Wagner, Fatrai, Fan

Tuina zur Behandlung und Selbstbehandlung

Diana Wagner, Agnes Fatrai
Fan Chaoyang

Tuina zur Behandlung und Selbstbehandlung

Ein Lehrbuch für Therapeuten, eine Anleitung für Patienten

Ärztl. Beratung Dr. med. Josef Hummelsberger

ELSEVIER
URBAN & FISCHER

URBAN & FISCHER
München • Jena

Zuschriften und Kritik an:
Elsevier GmbH, Urban & Fischer Verlag, Lektorat Komplementäre und Integrative Medizin, Hackerbrücke 6, 80335 München

Wichtiger Hinweis für den Benutzer
Die Erkenntnisse in der Medizin unterliegen laufendem Wandel durch Forschung und klinische Erfahrungen. Herausgeber und Autoren dieses Werkes haben große Sorgfalt darauf verwendet, dass die in diesem Werk gemachten therapeutischen Angaben (insbesondere hinsichtlich Indikation, Dosierung und unerwünschten Wirkungen) dem derzeitigen Wissensstand entsprechen. Das entbindet den Nutzer dieses Werkes aber nicht von der Verpflichtung, anhand der entsprechenden Literatur zu überprüfen, ob die dort gemachten Angaben von denen in diesem Buch abweichen und seine Verordnung in eigener Verantwortung zu treffen.

Wie allgemein üblich wurden Warenzeichen bzw. Namen (z. B. bei Pharmapräparaten) nicht besonders gekennzeichnet.

Bibliografische Information der Deutschen Nationalbibliothek
Die Deutsche Nationalbibliothek verzeichnet diese Publikation in der Deutschen Nationalbibliografie; detaillierte bibliografische Daten sind im Internet über http://dnb.d-nb.de abrufbar..

1. Auflage 2008

Der Urban & Fischer Verlag ist ein Imprint der Elsevier GmbH.

08 09 10 11 12 5 4 3 2 1

Planung und Lektorat: Christl Kiener, München
Projektmanagement: Annekathrin Sichling, München
Herstellung: Antje Arnold, München; Johannes Kressirer, München
Satz: abavo GmbH, Buchloe; TnQ, Chennai/Indien
Druck und Bindung: Printforce, Alphen/NL
Abbildungen: Henriette Rintelen, Velbert; Gerda Raichle, Ulm; Susanne Adler, Lübeck
Fotos und Titelfotografie: Christopher Tech, München (© D. Wagner)
Umschlaggestaltung: SpieszDesign, Neu-Ulm

ISBN 978-3-437-31348-6

Aktuelle Informationen finden Sie im Internet unter **www.elsevier.de** und **www.elsevier.com**

Vorwort

In den letzten Jahren hat das Interesse an ganzheitlichen manuellen Therapien, sowohl auf therapeutischer als auch auf Patientenseite, deutlich zugenommen. Die bisher isolierte, streng schulmedizinische Physiotherapie wird von einer modernen, integrativen Physiotherapie abgelöst, deren Aufgabe es ist, schulmedizinische und komplementäre Therapien in sich zu vereinen. Tuina als eine große Säule der chinesischen Medizin erfüllt alle Anforderungen an eine zeitgemäße, ganzheitliche manuelle Therapiemethode und stellt somit eine sinnvolle und wirkungsvolle Ergänzung zur Schulmedizin dar. Dabei spielt nicht nur die Behandlung durch einen Therapeuten, sondern auch die Selbstbehandlung mit der chinesischen manuellen Therapie Tuina eine große Rolle.

Unseren Recherchen zufolge gibt es zu diesem interessanten Teilgebiet der chinesischen Medizin nur sehr wenige Veröffentlichungen in westlichen Sprachen. Insbesondere die Selbstbehandlung mit Tuina wird stets vernachlässigt, obwohl sie eine sehr wichtige zusätzliche Maßnahme darstellt und auch mit anderen westlichen manualtherapeutischen Therapien sinnvoll kombiniert werden kann.

Umso naheliegender erschien die Idee, ein Buch mit dem Schwerpunkt Selbstbehandlung mit Tuina zu schreiben. Dabei war es uns sehr wichtig, die manuelle Therapie nicht als alternative Methode, sondern als komplementäre Maßnahme zu Akupunktur, chinesischer Arzneimitteltherapie und der Schulmedizin darzustellen, die erst nach ärztlicher Abklärung eine sinnvolle therapeutische Ergänzung bietet. Das vorliegende Buch ermöglicht es dem Behandler einerseits, die jeweiligen Behandlungsmethoden als Therapie einzusetzen, andererseits aber auch, den Patienten zur Selbstbehandlung anzuleiten. Voraussetzung für die sinnvolle Anwendung von Tuina ist ein fundiertes Wissen über die chinesische Medizin, die Erhebung einer chinesischen Diagnose und die daraus resultierende Formulierung eines Behandlungsprinzips. Dennoch bietet das vorliegende Buch auch interessierten Laien die Möglichkeit, sich an der Symptomatik der jeweiligen Krankheitsbilder zu orientieren und in Rücksprache mit dem Therapeuten oder behandelnden Arzt die entsprechenden Behandlungsmethoden anzuwenden.

Danken wollen wir an erster Stelle Dr. med. Josef Hummelsberger, unserem ärztlichen Berater, der durch seine hohe fachliche Kompetenz auf dem Gebiet der chinesischen Medizin, einem umfangreichen Wissen über die Tuina-Therapie und viel Geduld maßgebend zur Entstehung dieses Buches beigetragen hat. Des Weiteren gilt unser Dank Dr. med. Stefan Uhrig, der als Facharzt für Augenheilkunde beratend zur Seite stand, und Carola Krokowski, die Anregungen für das Kapitel Grundlagen der chinesischen Medizin lieferte.

Ein besonderes Lob und Dank gilt unserem Fotografen Christopher Tech, der durch die zahlreichen Fotos zur Veranschaulichung der einzelnen Behandlungsmethoden beiträgt und es damit auch Laien ermöglicht, Tuina korrekt anzuwenden. An dieser Stelle danken wir unseren Fotomodells Marianne Golus, Susanne Gerndt, Dorothea Bitterling, Pia Luisa Mosenthin, Ekkehard Groß und David Hoffmann für ihre geduldige Mitarbeit.

Ohne die Unterstützung durch den Elsevier-Verlag und insbesondere Christl Kiener und Annekathrin Sichling wäre dieses Buch nicht entstanden.

Unser besonderer Dank gilt unseren Familienangehörigen, die uns gegenüber besonders viel Geduld und Unterstützung entgegengebracht haben.

Im Frühjahr 2008, München
Die Herausgeber

Autorenverzeichnis

Diana Wagner
Staatlich geprüfte Masseurin, Sportphysiotherapeutin und Heilpraktikerin. Sie absolvierte als eine der ersten das komplette Fortbildungsprogramm der SMS (Societas Medicinae Sinensis) für die chinesische manuelle Therapie Tuina. Es folgte eine umfassende Weiterbildung in Hangzhou (VR China) bei dem bekannten chinesischen Tuina-Spezialisten Fan Chaoyang. Autorin der Zeitschrift *Chinesische Medizin* (Urban & Vogel) und Mit-Autorin des Buches *Allergiebehandlung mit chinesischer Medizin* (Elsevier 2007).
Seit 2005 in eigener Praxis tätig.
Hackenstr. 7c
D-80331 München
www.tuinamuenchen.de

Fan Chaoyang
Arzt an der Zhejiang-TCM-Universität in Hangzhou, VR China, spezialisiert auf Tuina und Orthopädie, Mit-Autor des 2006 im Verlag Müller & Steinicke erschienenen Buches „Tuina. Eine altchinesische manuelle Therapie neu entdeckt" (2. Auflage)
Zhejiang TCM Akademien, Zhongde Hospital
Tianmushanlu Section: 132 Tianmushan Rd
Hangzhou 310007, VR China

Agnes Fatrai
Staatlich geprüfte, öffentlich bestellte und beeidigte Übersetzerin für Chinesisch mit Schwerpunkt Medizin und Tiermedizin. Übersetzungen in der Fachzeitschrift Chinesische Medizin (Urban & Vogel), Mit-Herausgeberin *Chinesische Medizin in der Augenheilkunde* (Elsevier 2005) und *Allergiebehandlung mit chinesischer Medizin* (Elsevier 2007) sowie Mit-Autorin *Akupunktur und Phytotherapie bei Kaninchen und Meerschweinchen* (Sonntag 2007).
Mühlthaler Str. 91
D-81475 München
www.fatrai.de

Allgemeine Hinweise zu diesem Buch

Zum Inhalt und Gebrauch des Buches

Das erste Kapitel des Buches bietet einen kurzen **historischen Überblick** über die chinesische Massagemethode *tuina* und die Selbstbehandlung mit dieser Technik.
Kapitel 2 liefert zunächst einen Überblick über die **wichtigsten Begriffe der chinesischen Medizin** (Kapitel 2). Dabei handelt es sich um eine zusammenfassende Übersicht, da zu diesem Thema bereits umfangreiche Literatur existiert. Im Anschluss werden die **vier diagnostischen Verfahren** sowie die **Akupunkturpunkte**, die in der Selbstbehandlung mit Tuina verwendet werden, dargestellt.
Das 3. Kapitel beschreibt wesentliche **Voraussetzungen, Indikationen, Kontraindikationen und mögliche Reaktionen**. Dann folgt eine Abhandlung der **Behandlungsprinzipien der Tuina** sowie der **Wirkmechanismen aus chinesischer und westlicher Sicht** (Kapitel 4). In Kapitel 5 werden wichtige **Grundtechniken und -griffe** der Tuina-Therapie beschrieben, die für die Selbstbehandlung mit Tuina eine Rolle spielen. Darauf aufbauend stellen wir in Kapitel 6 Techniken zur **Selbstbehandlung bestimmter Körperregionen** dar.
Im Anschluss folgt im 7. Kapitel die **Abhandlung verschiedener Krankheitsbilder**, die nach westlichen Diagnosen geordnet sind. Bei den einzelnen Krankheitsbildern wird einleitend zunächst ein Überblick über wichtige westlich-medizinische Gesichtspunkte und Therapieverfahren gegeben. Die daran folgende chinesische Differenzierung ermöglicht es dem Leser, sich einen Eindruck über mögliche Differentialdiagnosen und Therapiemöglichkeiten aus Sicht der chinesischen Medizin zu verschaffen. Mit deren Hilfe kann der Therapeut ein Behandlungskonzept erstellen.
Auf die **Selbstbehandlung und Behandlung in der Geriatrie** und die **Behandlung von Kindern** gehen wir in eigenen Kapiteln ein (Kapitel 8 und 9). Das Kinder-Kapitel beinhaltet neben einem kurzen **geschichtlichen Überblick** die Darstellung **physiologischer und pathologischer Besonderheiten** bei Kindern sowie eine ausführliche Abhandlung über die **vier diagnostischen Verfahren** *(sizhen)*. Nach der Beschreibung der **Behandlungsmethoden der Kinder-Tuina** folgen Behandlungsbeispiele ausgewählter Krankheitsbilder.
In Kapitel 10 wird anhand von **Beispielen chinesischer Gesunderhaltung an speziellen Körperregionen** die Anwendung von Tuina im Sinne einer präventiven Maßnahme vorgestellt.
Am Ende des Buches ist das **Glossar** zu finden, in dem sowohl die wichtigsten Grundbegriffe der chinesischen Medizin als auch die Begriffe der chinesischen Tuina aufgeführt und kurz erklärt sind. In diesem Teil des Buches befindet sich auch ein zusammenfassendes, umfangreiches **Literaturverzeichnis** sowie **Ausbildungsadressen**.
Die mit dem Symbol (Download) gekennzeichneten Textpassagen können als Handout für Patienten ausgedruckt werden. Sie stehen exklusiv für den Käufer des Buchs zum Download bereit unter www.elsevier.de/plusimweb/errata?content = 978-3-437-31348-6 („Service & Support").

Zur Terminologie

Wie alle Autoren, die Texte zur chinesischen Medizin veröffentlichen, standen auch wir beim Verfassen dieses Buches vor dem großen Problem der Terminologie. Im deutschsprachigen Raum existiert in der chinesischen Medizin keine einheitlich verwendete Terminologie, was sich zum Teil mit den nur schwer übersetzbaren chinesischen Begriffen erklären lässt. Zum einen hat ein chinesisches Zeichen in der Regel mehrere Bedeutungen, so dass auch mehrere Übersetzungen mehr oder weniger „korrekt" sein können. Zum anderen sind viele Fachbegriffe der chinesischen Alltagssprache entnommen und bei den Chinesen mit vielen Assoziationen verknüpft. Diese Assoziationen in eine westliche, in diesem Fall in die deutsche Sprache zu transportieren, ist eine recht schwierige Aufgabe, denn man müsste idealerweise den gesamten kulturellen Hintergrund mit erfassen.

Um diese Schwierigkeit auch nur ansatzweise zu meistern, erscheint es uns am sinnvollsten, keine rein deutschen Begriffe zu verwenden, denn mit den Begriffen, die man bei einer wörtlichen Übersetzung benutzen müsste, sind häufig schon Begriffe aus der westlichen Medizin belegt. So versteht man im Allgemeinen unter „Leber" das schulmedizinisch definierte Organ Leber – der chinesische Begriff *gan* bezeichnet dagegen den abstrakten Begriff „Leber", also einerseits ein stofflich und räumlich umrissenes körperliches Substrat, und andererseits zeitlich und qualitativ begrenzte Funktionen dieses Substrats. In diesem speziellen Fall entspricht die „chinesische Leber" zum Teil der „westlichen Leber", geht darüber aber noch weit hinaus.

Manfred Porkert hat einen aus unserer Sicht sehr guten Lösungsansatz aufgezeigt: Er verwendet für die wichtigsten chinesischen Fachbegriffe lateinische Bezeichnungen, mit dem ein Deutschsprechender noch keine konkreten Vorstellungen verknüpft. Der Lernende muss zwar einige lateinische Ausdrücke beherrschen, dabei handelt es sich jedoch um eine überschaubare Anzahl von Begriffen. Auf diese Weise übersetzt er *gan* nun mit „orbis hepaticus" (abgekürzt o. hepaticus), so dass jedem, der sich mit der Terminologie beschäftigt hat, sofort klar ist, was gemeint ist.

Uns ist allerdings bewusst, dass diese Terminologie keine weite Verbreitung gefunden hat. Um allen Lesern gerecht zu werden und Missverständnisse möglichst auszuschließen, haben wir uns dazu entschlossen, sowohl die gebräuchliche, aus unserer Sicht „korrekteste" deutsche Bezeichnung als auch den lateinischen Begriff zu verwenden. Außerdem geben wir die chinesische Pinyin-Umschrift an. Eine Übersicht der wichtigsten Bezeichnungen liefert das Glossar.

Inhaltsverzeichnis

KAPITEL

1 Historischer Überblick

Die chinesische Massagemethode *tuina*, wörtlich „schieben und greifen", hat ihre Ursprünge in der Shang- bzw. Yin-Dynastie (16. Jh.–1066 v. Chr.). Vor der Ming-Dynastie (1368–1644) wurde der Begriff *anmo* benutzt, wörtlich „pressen und reiben", vor der Han-Zeit (206 v. Chr.–220 n. Chr.) waren zusätzlich weitere Begriffe in Gebrauch. Der Begriff *anmo* wird auch heute noch verwendet, wobei er in der Regel mit „Massage" übersetzt wird.

Die Anfänge und die Entwicklungen vor dem 6. Jahrhundert n. Chr.

Bereits in Orakelinschriften auf Knochen und Schildkrötenpanzern aus der Shang- bzw. Yin-Dynastie (16. Jh.–1066 v. Chr.) finden sich Hinweise auf Methoden der Massage und Selbstmassage. So werden z.B. Techniken wie das „Reiben des Gesichtes" (*momian*) erwähnt, die zur Behandlung von Erkrankungen sowie zur Gesundheitspflege und Kräftigung des Körpers eingesetzt wurden.

Im „Inneren Klassiker des Gelben Fürsten" (*Huangdi Neijing*, aus dem 1. Jh. v. Chr., in der Tang- und Song-Zeit überarbeitet) wird Massage zur Behandlung diverser Krankheitsbilder empfohlen, dabei werden zahlreiche noch heute eingesetzte Techniken erwähnt. Etwa zur gleichen Zeit ist das Werk „Zehn Bände des Gelben Kaisers und des Qibo zur Massage" (*Huangdi qibo anmo shijuan*) erschienen, das als erstes Buch speziell zur chinesischen Massage gilt. Leider ist dieses Buch nicht mehr erhalten.

Auch das in der Jin-Dynastie (265–420) von Ge Hong im 3. Jh. verfasste Werk „Die unter dem Ellenbogen zu tragende Notfallmedizin" *(Zhouhou beiji fang)* enthält zahlreiche Einträge zur Selbstbehandlung mit Massage, die in dieser Zeit weit verbreitet war.

Von der Sui-Zeit bis zu den Fünf Dynastien (589–960)

Eine große Entwicklung hat zwischen der Sui-Dynastie (589–618) und den Fünf Dynastien (907–960) stattgefunden. Zu Beginn der Tang-Dynastie (618–906) wurde die Massage durch das Oberste Medizinalamt (*taiyi shu*) staatlich anerkannt, es wurde eine Ausbildung vorgeschrieben, eine Prüfung wurde abgenommen, und die Bezeichnung des „Massage-Arztes" wurde erstmals offiziell eingeführt.

Wie Aufzeichnungen belegen, war die Selbstbehandlung mit Tuina in der Sui-Dynastie (589–618) weit verbreitet und entwickelte sich zu einem wichtigen Bestandteil der Tuina. Die „Abhandlung über Ursprung und Verlauf aller Krankheiten“ *(Zhubing yuanhou lun)*, die im kaiserlichen Auftrag von Chao Yuanfang zusammengestellt und 610 veröffentlicht wurde, geht bei den einzelnen Erkrankungen auch jeweils auf die Lebenspflege *(yangsheng)* ein – bei der hier beschriebenen Massage *(anmo)* handelt es sich hauptsächlich um Selbstmassage. Dazu gehört beispielsweise das „Reiben des Abdomens“ (*mofu*), das auch als eine wichtige Methode der Lebenspflege angesehen wurde.

Der Tang-zeitliche (618–907) Arzt Sun Simiao hat in den „Wichtigen Rezepturen, die tausend Goldstücke wert sind“ (*Qianjin yaofang*, um 650 n. Chr. verfasst) zahlreiche Empfehlungen zur Massage und zur Lebenspflege zusammengestellt, wobei er großen Wert auf die tägliche Massage zur Gesundheitspflege gelegt hat, die den Körper gesund erhalten, Krankheiten vorbeugen und ganz besonders die Alterung bremsen sollte. Zudem hat er sich ausführlich mit der Gesundheitspflege bei Kindern befasst, wobei er häufig den Einsatz spezieller Salben empfahl.

Im 8. Jahrhundert verbreiteten sich Methoden der chinesischen Massage bis nach Korea, Japan, Indien und in einige arabische Länder.

Die Song- und die Yuan-Dynastien (960–1368)

Das 1076 gegründete Oberste Medizinalamt (jetzt *taiyi ju* genannt) schaffte den seit der Sui-Zeit bestehenden Bereich der Massage ab, was dazu führte, dass sich in der Song- (960–1279) und Yuan-Zeit (1280–1368) die Massage in China nicht mehr in gleichem Maße weiterentwickeln konnte wie andere Bereiche der Medizin. Trotzdem wurde Massage häufig eingesetzt, und Werke wie die „Rezepte mustergültiger Gnade aus der Ära Taiping“ (*Taiping shenghui fang*, von Wang Huaiyin et al., 992 veröffentlicht) und die „Gesammelten Aufzeichnungen über den Beistand der Mustergültigen“ (*Shengji zonglu*, verfasst von Shen Fu et al. in der Zeit von 1111–1117) enthielten ausführliche Einträge zur Massage. Ein Abschnitt in den „Gesammelten Aufzeichnungen über den Beistand der Mustergültigen“ (*Shengji zonglu)* befasst sich dabei mit Selbstmassage.

Eine weite Verbreitung hatte die Massage weiterhin im Rahmen der Gesundheitspflege.

Die Ming- und die Qing-Dynastien (1368–1911)

In der Ming-Zeit (1368–1644) sowie in der ersten Hälfte der Qing-Zeit (1644–1911) entwickelten sich die chinesische Medizin und damit auch die chinesische Massage wesentlich weiter. Der Begriff *tuina* löste etwa zur Mitte der Ming-Dynastie die bis dahin verwendete Bezeichnung *anmo* ab, die Tuina-Techniken wurden immer weiter verfeinert. Vor allem die speziell auf die Behandlung von Kindern abgestimmte Tuina wurde in dieser Zeit stark weiterentwickelt, es erschienen zahlreiche Bücher zu diesem Thema. Auch Werke wie die „Summe der Aku-Moxi-Therapie“ *(Zhenjiu dacheng*, von Yang Jizhou, 1601 veröffentlicht), die als Standardwerk der Akupunktur- und

Moxibustionsbehandlung gilt, enthalten Hinweise auf die Möglichkeit, auf Akupunkturpunkte statt mit Nadeln oder Moxa mit den Händen einzuwirken.

Nach der Niederlage der Chinesen im Ersten Opiumkrieg (1839–1842) gegen die Engländer war ihr Vertrauen in ihre eigenen traditionellen Wissenschaften schwer erschüttert, und als Folge davon wurde auch die chinesische

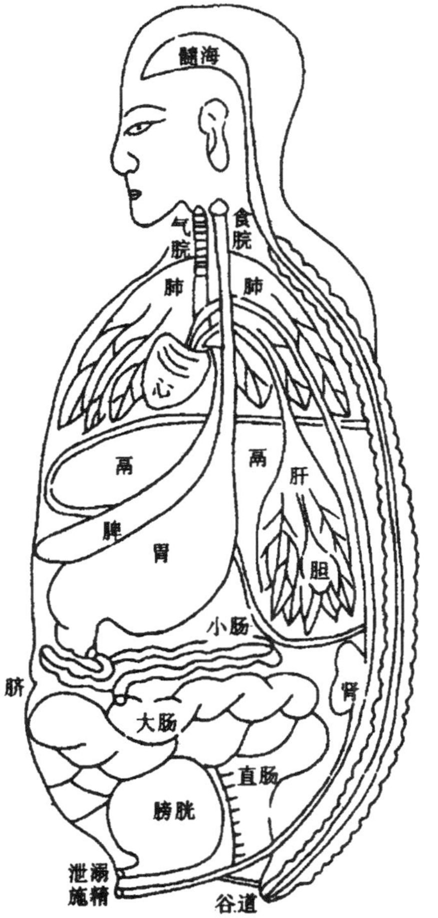

Abb. 1.1 Illustration zu den Funktionskreisen aus der Ming-zeitlichen „Summe der Aku-Moxi-Therapie" (*Zhenjiu dacheng*, Nachdruck erschienen im Chinesischen Verlag für Klassische Bücher, Beijing 1998)

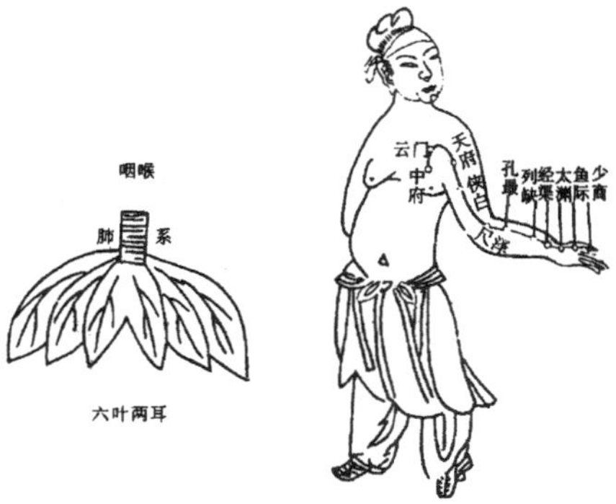

Abb. 1.2 Illustration zum Funktionskreis Lunge (o. pulmonalis, *fei*) und seiner Leitbahn aus der Ming-zeitlichen „Summe der Aku-Moxi-Therapie" (*Zhenjiu dacheng*, Nachdruck erschienen im Chinesischen Verlag für Klassische Bücher, Beijing 1998)

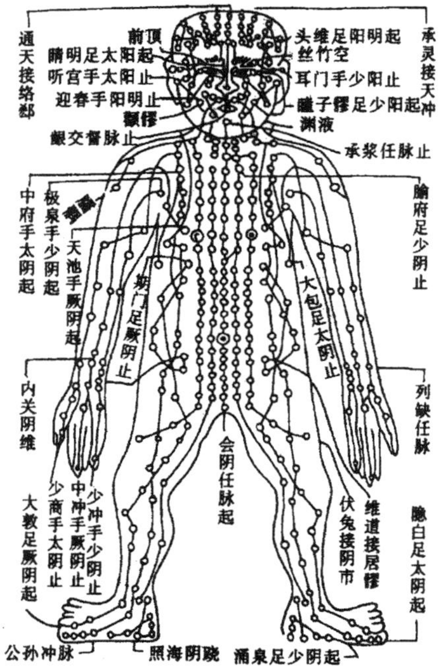

Abb. 1.3 Illustration zu den Akupunkturpunkten aus der Ming-zeitlichen „Summe der Aku-Moxi-Therapie" (*Zhenjiu dacheng*, Nachdruck erschienen im Chinesischen Verlag für Klassische Bücher, Beijing 1998)

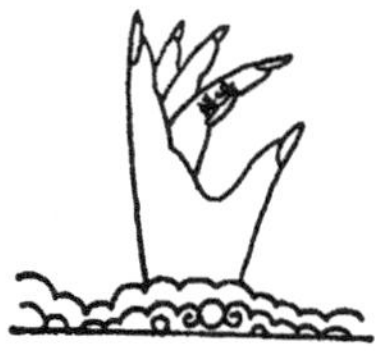

Abb. 1.4 Illustration zum Körpermaß Finger-*cun* aus der Ming-zeitlichen „Summe der Aku-Moxi-Therapie" (*Zhenjiu dacheng*, Nachdruck erschienen im Chinesischen Verlag für Klassische Bücher, Beijing 1998)

Medizin als „unwissenschaftlich" eingestuft. Gleichzeitig verbreitete sich im Zuge der Kolonialisierung die westliche Medizin in China. Dies führte zu einem starken Rückgang der chinesischen Medizin, so dass kaum noch Bücher veröffentlicht wurden. Teilweise kam es auch zu einer Verbindung von chinesischer und westlicher Medizin (➤ Abb. 1.1, Abb. 1.2, Abb. 1.3, Abb. 1.4 und Abb. 1.5).

Vom Ende des Kaiserreiches bis zur heutigen Zeit

Als 1911 mit der Gründung einer Republik das chinesische Kaiserreich endete, wuchs der Widerstand gegen die traditionelle Medizin. Nach Gründung der Volksrepublik China im Jahre 1949 erfuhr die chinesische Medizin wieder eine Stärkung, nicht zuletzt aus wirtschaftlichen Gründen. Zahlreiche alte Werke zur Tuina wurden wieder aufgelegt, und viele neue wurden verfasst und veröffentlicht. In ganz China wurden Forschungsinstitute, Ausbildungsinstitute und Krankenhäuser für Traditionelle Chinesische Medizin mit Abteilungen für Tuina eingerichtet. Die Ausbildung eines Arztes für chinesische Medizin umfasst heute in der Regel sowohl westliche als auch chinesische

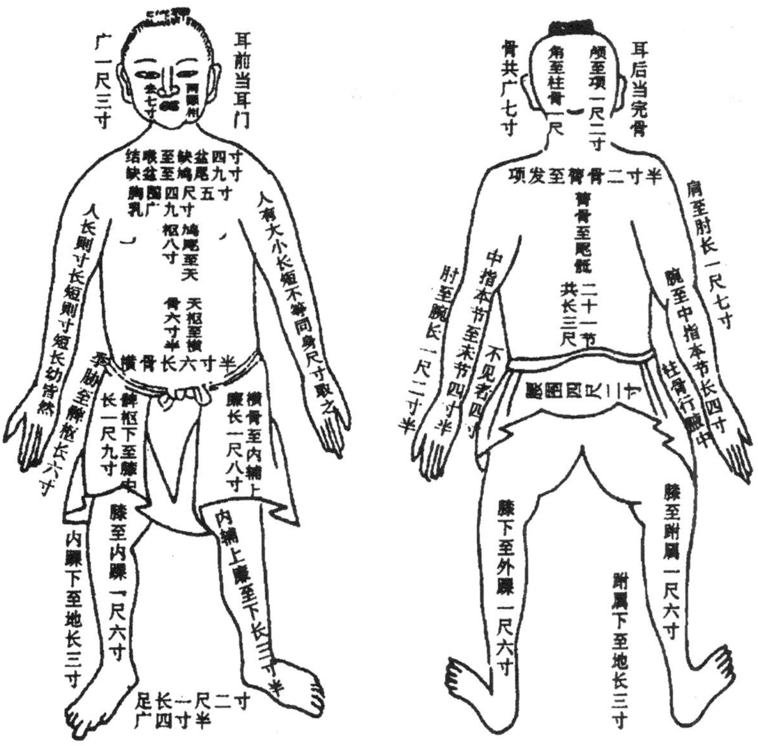

Abb. 1.5 Illustration zum Körpermaß Körper-*cun* aus der Ming-zeitlichen „Summe der Aku-Moxi-Therapie" (*Zhenjiu dacheng*, Nachdruck erschienen im Chinesischen Verlag für Klassische Bücher, Beijing 1998)

Medizin; anschließend hat er die Möglichkeit, sich auf Tuina zu spezialisieren. Daneben besteht auch die Möglichkeit einer nicht-universitären Tuina-Ausbildung an einem der Ausbildungsinstitute.

KAPITEL

2 Grundlagen der traditionellen chinesischen Medizin

2.1 Grundbegriffe der chinesischen Medizin

2.1.1 Die Akupunkturpunkte

腧穴

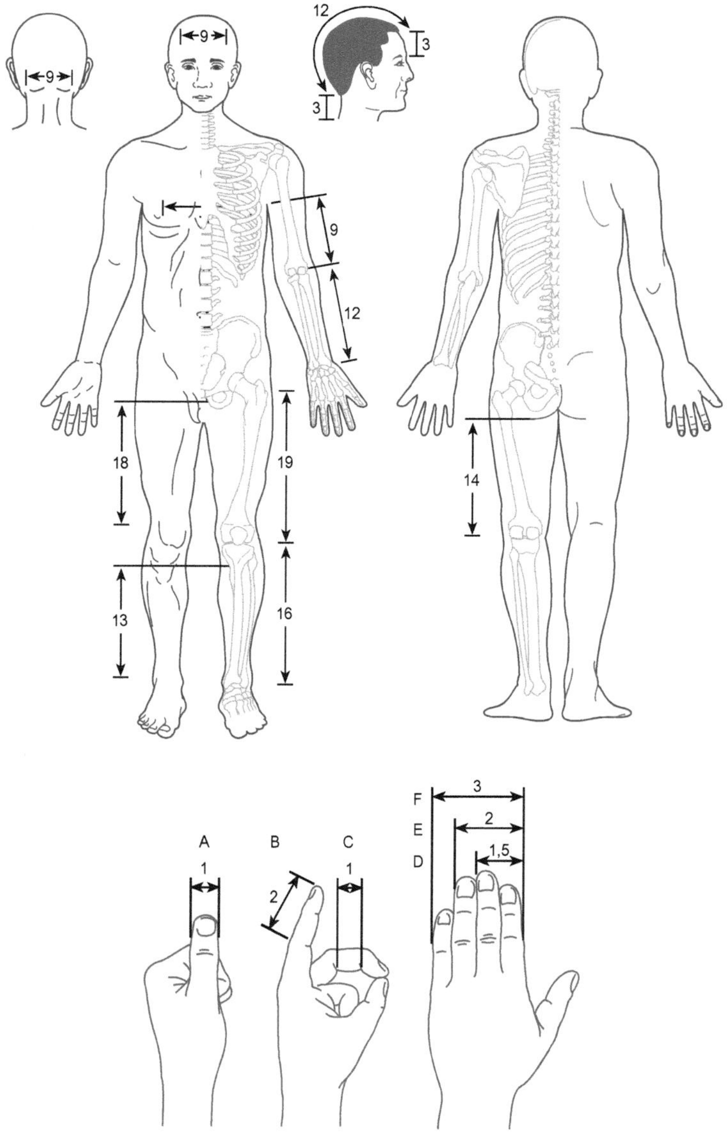

Abb. 2.1 Körpermaße in *cun* (aus Han Chaling, 2002)

Als Akupunkturpunkte werden genau definierte Orte auf der Körperoberfläche bezeichnet, über die von außen im Sinne einer Öffnung oder Zugangs auf den Energiefluss des Leitbahnsystems eingewirkt werden kann. Jeder dieser Reizpunkte hat einen bestimmten Namen, eine anatomisch genau beschriebene Lage und unterschiedliche Wirkungen. Die 361 „klassischen" Akupunkturpunkte liegen alle auf Leitbahnen und werden der Reihe nach nummeriert. Bei der Punktsuche sollte sich der Therapeut/Selbstbehandler zum einen nach der topographischen Beschreibung des jeweiligen Akupunkturpunktes richten und zum anderen die individuelle Maßeinheit *cun* (Proportionalzoll, PZ) verwenden. Ein *cun* entspricht der Daumenbreite des Patienten, wobei die Breite des Daumens nur einen groben Anhaltspunkt darstellt. Die Punktsuche sollte möglichst über die angegebenen Körper-*cun* erfolgen (➢ Abb. 2.1).

Wichtige Körper-*cun* sind:

Die Strecke zwischen

- Kniegelenksspalt und Malleolengabel: 16 *cun*
- Ellenbogenfalte und Handgelenksfalte: 12 *cun*
- Den Brustwarzen: 8 *cun*
- Schwertfortsatz und Bauchnabel: 8 *cun*
- Bauchnabel und Oberkante des Schambeins: 5 *cun*
- Dem medialen Schulterblattrand und den Dornfortsätzen: 3 *cun*

Das Auffinden des Punktes erfolgt außerdem durch Tastung. Viele Akupunkturpunkte liegen an palpatorisch markanten Stellen oder Hautvertiefungen und weisen Veränderungen des Spannungszustands und der Sensibilität auf. Für die exakte Punktauffindung sind also das Wissen über die genau beschriebene Lokalisation, die Verwendung der Maßeinheit Proportionalzoll *cun* und ein geschulter Tastsinn erforderlich.

2.1.2 Die Leitbahnen

经脉

Aus Sicht der chinesischen Medizin geht man davon aus, dass der gesamte Körper von einem aus Leitbahnen bestehenden Netzwerk durchzogen wird. Über das Leitbahnsystem wird das Qi als aktive Energieform und das Xue als stofflicher Energieträger im gesamten Körper rhythmisch verteilt. Vergleichbar ist das System der Leitbahnen mit den Arterien und Venen, in denen das Blut fließt. Fälschlicherweise wird als Synonym für Leitbahn häufig der Begriff „Meridian" verwendet. Diese aus der Geographie stammende Bezeichnung wurde von den ersten Europäern, die Kontakt zu China hatten, mangels einer besseren Übersetzung eingeführt, entspricht aber nicht der Bedeutung des chinesischen Wortes „*jingmai*". Die lateinische Bezeichnung für Leitbahn lautet „sinarteria" und bedeutet „chinesische Arterie".

Das Leitbahnsystem gliedert sich in zwölf Hauptleitbahnen, wobei häufig die zwei unpaarigen Hauptleitbahnen (cardinales impares, *qijing bamai*) Leitbahn der Steuerung (sinarteria regens, *dumai*) und Aufnehmende Leitbahn (sinarteria respondens, *renmai*) dazugerechnet werden, so dass man in diesem Fall 14 Hauptleitbahnen zählt. Das Leitbahnsystem gliedert sich weiter in zwölf Leitbahnzweige (paracardinales, *jingbie*), acht unpaarige Leitbahnen (cardinales impares, *qijing bamai*), zwölf Muskelleitbahnen (nervocardinales, *jin*), 15 Netzleitbahnen (reticulares, *luomai*), 15 Netzbahnzweige (pareticulares, *bieluo*) sowie Netzbahnen der 3. Generation (reticulares parvulae, *sunluo*). Die 12 bzw. 14 Hauptleitbahnen mit den für die Selbstbehandlung relevanten Akupunkturpunkten werden in ➢ Kapitel 2.3 (s. S. 45) genauer beschrieben.

2.1.3 Das Qi

气

In der chinesischen Medizin bezeichnet der Begriff Qi die aktive Lebensenergie, die alle Körperfunktionen (wie z. B. Atmung, Verdauung, Bewegungen) eines Lebewesens steuert. Da sich der Begriff Qi auf jede einzelne Person bezieht, wird er auch als „individualspezifisch" bezeichnet. Es können zahlreiche Formen des Qi differenziert werden:

- Geradläufiges Qi (qi orthopathicum, *zhengqi*), das die physiologischen Kreisläufe aufrecht erhält
- Schrägläufiges Qi (qi heteropathicum, *xieqi*), das in Form einer krankheitsauslösenden Ursache die Geradläufigkeit (Orthopathie, *zheng*) stört
- Die Wehrenergie (qi defensivum, *weiqi*), die die Oberfläche (extima, *biao*) beherrscht, der Abwehr dient und Haut und Muskulatur erwärmt
- Die Bauenergie (qi constructivum, *yingqi*), die in den Leitbahnen zirkuliert und der Versorgung und dem Aufbau der Gewebe dient
- Das Qi der erworbenen Konstitution (qi ascitum, *houtian zhi qi*), die momentane Körperverfassung
- Das Qi der angeborenen Konstitution (qi nativum, *xiantian zhi qi*), die im Leben verfügbare, aber nicht auffüllbare Lebensenergie

Folgende pathologische Veränderungen des Qi sind möglich:

- Energetische Überladung des Qi (repletio qi, *qishi*)
- Energetische Schwäche des Qi (depletio qi, *qixu*)
- Blockaden des Qi, die zu Schmerzen und pathologischen Veränderungen in den Funktionskreisen führen
- Gegenläufiges (kontravektives, *ni*) Qi, das entgegen der physiologischen Richtung verläuft

2.1.4 Das Xue

血

Das Xue ist der stoffliche Energieträger eines Lebewesens, der durch die Kraft des Qi in den Leitbahnen bewegt werden kann. Dieser Begriff kann zwar auch mit „Blut" übersetzt werden, er bezeichnet aber viel mehr. Das Xue befeuchtet und nährt den Körper.

Folgende pathologische Veränderungen des Xue sind möglich:

- Xue-Stasen im Sinne eines gestörten Flusses des Xue (z. B. Hämatome, Durchblutungsstörungen)

- Energetische Schwäche des Xue (depletio xue, *xuexu*), z. B. bei Anämien
- Hitze des Xue (calor xue, *xuere*), z. B. bei Blutungen, Speichelfluss, gynäkologischen Blutungen, die außerhalb der Menstruation auftreten

Qi und Xue sind voneinander abhängig, denn wo Qi fließt, fließt auch Xue. Pathologische Veränderungen des Qi können sich auch auf das Xue auswirken und umgekehrt.

2.1.5 Die Körpersäfte *(jinye)*

津液

Die Körpersäfte entstammen der flüssigen und festen Nahrung, aus der sie mit Hilfe der „Mitte" (Fk Milz und Magen, oo. lienalis et stomachi, *pi wei*) gewonnen werden. Sie lassen sich in zwei große Gruppen einteilen: die aktiven, klaren Säfte *(jin)* und die struktiven, nährenden Säfte *(ye)*. Die aktiven Säfte *(jin)* entsprechen dem Schweiß, dem Speichel, der Tränenflüssigkeit und der Feuchtigkeit von Haut und Schleimhäuten. Sie werden zusammen mit der Wehrenergie (qi defensivum, *weiqi*) verteilt. Die stofflichen oder struktiven Säfte *(ye)* befinden sich in den Leitbahnen und tieferen Gewebsschichten. Sie versorgen Knochen, Gelenke, Gehirn und die Funktionskreise.

2.1.6 Die konstellierende Kraft *(shen)*

神

Die konstellierende Kraft hat einen starken Bezug zum Fk Herz (o. cardialis, *xin*) und ist die Kraft, die eine Persönlichkeit und deren Ausdruck prägt. Sie bestimmt das Bewusstsein, die geistigen Kräfte, die Fähigkeit, klar zu denken und den Schlaf. Wenn sich die konstellierende Kraft *(shen)* in das Yin des Fk Herz (yin cardiale, *xinyin*) zurückzieht, bedeutet dies Schlaf. Bei pathologischen Veränderungen des Fk Herz (o. cardialis, *xin*) kann es also u. a. zu Veränderungen des Bewusstseins, des Denkens und des Schlafes kommen.

2.1.7 Die acht Leitkriterien *(bagang)*

八纲

Die acht Leitkriterien stellen in der chinesischen Diagnostik ein Hilfsmittel dar, um gesammelte Symptome einordnen und Funktionsabweichungen deuten zu können. Dabei handelt es sich um vier polare Begriffspaare:

- Yin und Yang
- Inneres (intima, *li*) und Oberfläche (extima, *biao*)
- Energetische Schwäche (depletio, *xu*) und energetische Überladung (repletio, *shi*)
- Kälte (algor, *han*) und Hitze (calor, *re*)

Yin und Yang

阴阳

Das Begriffspaar Yin und Yang ist Grundlage des chinesischen Denkens und beschreibt die polaren Aspekte aller Gegebenheiten, Bewegungen, Wirkungen und Kräfte. In Bezug auf die chinesische Medizin steht Yin für das Materielle, also die stofflichen Bestandteile des menschlichen Körpers. Yang hingegen steht für Aktivität und Dynamik aller gegenwärtigen Lebensvorgänge und Lebensäußerungen. Die Polaritäten Yin und Yang sind zwar gegensätzlich, aber nicht trennbar. Die chinesische Medizin versteht unter dem Begriff „Gesundheit" das Gleichgewicht zwischen Yin und Yang (➤ Tab. 2.1).

Wenn das harmonische Gleichgewicht von Yin und Yang gestört ist und einer der Anteile im Überschuss vorhanden ist, ist der Mensch aus Sicht der chinesischen Medizin krank. Die Differenzierung zwischen einem relativen und absoluten Überschuss ist dabei von großer therapeutischer Bedeutung. Während bei einem absoluten Überschuss die pathologisch erhöhte Energie ausgeleitet wird, wird bei einem relativen Überschuss der energetisch schwächere Bereich aufgebaut und gestützt (➤ Abb. 2.2).

Inneres (intima, *li*) und Oberfläche (extima, *biao*)

里表

Das Begriffspaar Inneres und Oberfläche dient der Differenzierung über die Eindringtiefe einer Erkrankung. Handelt es sich um eine Erkrankung der Oberfläche, sind die Symptome eher leicht und akut und betreffen die Haut, die Schleimhaut und das Leitbahnsystem. Strukturen also, die eher an der Oberfläche liegen. Sind hingegen die im Inneren liegenden Funktionskreise und tiefliegende Gewebe, z. B. Knochen, betroffen, handelt es sich um eine chronische Erkrankung, die bereits bis ins Innere (intima, *li*) vorgedrungen ist. Leichtes Fieber, Frösteln, Kopfschmerzen, verstopfte Nase, dünner und weißlicher Zungenbelag und oberflächliche Pulse (superficiales, *fu*) sind typische Symptome der Oberfläche (extima, *biao*). Im Vergleich dazu weisen hohes Fieber, Durst, trockener Mund, Unruhe, Obstipation oder Diarrhö, ein gelber Zungenbelag und untergetauchte Pulse (mersi, *chen*) auf eine Erkrankung des Inneren (intima, *li*) hin.

Energetische Schwäche (depletio, *xu*) und energetische Überladung (repletio, *shi*)

虚实

Energetische Schwäche oder energetische Überladung sind Bezeichnungen für den energetischen Zustand eines Menschen. Energetische Schwäche (depletio, *xu*) bedeutet dabei eine Anfälligkeit, Labilität, Erschöpfung oder völligen Mangel aller Energieformen.

Energetische Überladung (repletio, *shi*) drückt stets eine Überfülle energetischen Potenzials und damit zwingend das Auftreten äußerer oder innerer

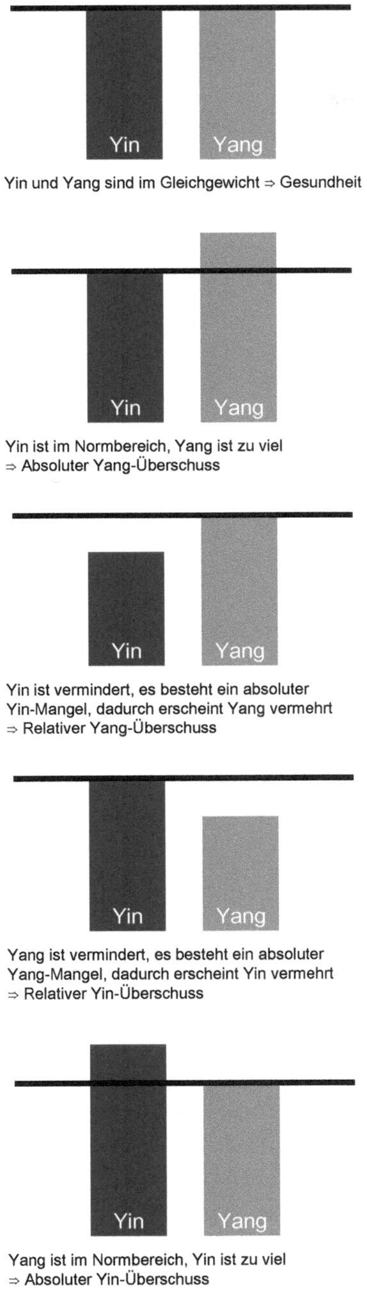

Abb. 2.2 Yin und Yang. Die waagerechte Linie repräsentiert jeweils den Normwert, also den physiologischen Zustand

krankheitsauslösender Faktoren aus. Klinisch zeigt sich eine energetische Schwäche (depletio, *xu*) in Symptomen wie z. B. dünne, leise Stimme, Schmerzen, die sich durch Druck bessern, kalte Extremitäten, Appetitlosigkeit, weiche, flüssige Stühle und Kraftlosigkeit der Extremitäten. Symptome wie laute, dröhnende Stimme, durch Druck zunehmende Schmerzen, Neigung zu Obstipation und wahrnehmbare Atemgeräusche sind Zeichen einer energetischen Überladung (repletio, *shi*).

Tab. 2.1 Beispiele für die Entsprechungen von Yin und Yang

	Yin	Yang
Zeit	Nacht Winter	Tag Sommer
In der Natur	Mond Erde	Sonne Himmel
Räumlich	Innen Unten Vorn (bauchwärtig)	Außen Oben Hinten (rückenwärtig)
Temperatur	Kalt	Warm
Geschlecht	Weiblich	Männlich
Kräfte	Passivität	Aktivität
Geschmack	Saures/Bitteres	Süßes/Scharfes
Anatomie/Physiologie	Bauch Inneres (intima, *li*) Xue Struktivpotenzial *(jing)*	Rücken Oberfläche (extima, *biao*) Qi Konstellierende Kraft *(shen)*

Zur Therapie ist daraus resultierend bei einer energetischen Schwäche (depletio, *xu*) zu stützen (suppletio, *bu*), bei einer energetischen Überladung (repletio, *shi*) dagegen auszuleiten (dispulsio, *xie*). Diese zwei gegensätzlichen Behandlungsprinzipien müssen bei der Anwendung von Tuina berücksichtigt werden und wirken sich auf die Behandlungsintensität, -dauer und -richtung aus (s. S. 92).

Kälte (algor, *han*) und Hitze (calor, *re*)

寒 热

Kälte und Hitze beschreiben die Geschwindigkeit und Dynamik aller Lebensprozesse und Funktionen. Kälte (algor, *han*) führt nicht nur zu einem allgemeinen Kälteempfinden und einer Reduzierung der Körpertemperatur, sondern auch zu einer Verlangsamung, einer Hemmung und Stauung von Aktivität und Dynamik. Demgegenüber führt Hitze (calor, *re*) zu einer Beschleunigung der Funktionen und zu einer Erhöhung der Körpertemperatur. Ortsfeste, chronische Schmerzen, ein starkes Ruhebedürfnis, Verlangen nach heißen Getränken, klarer, reichlicher Urin, kalte Extremitäten und ein blasser Zungenkörper sind klassische Kälte-Zeichen (algor, *han*). Plötzlich auftretende, akute Schmerzen, Unruhe, Verlangen nach kalten Getränken, wenig gelblicher Urin, warme Extremitäten und ein dicker, gelber Zungenbelag sind typische Hitze-Symptome (calor, *re*).

2.1.8 Definition von Gesundheit aus chinesischer Sicht

Aus Sicht der chinesischen Medizin versteht man unter Gesundheit einen Zustand, in dem sich Yin und Yang im Gleichgewicht befinden. Im 62. Kapitel der „Unbefangenen Fragen“ im „Inneren Klassiker des Gelben Fürsten“ (*Huangdi Neijing Suwen*, etwa 1. Jh. v. Chr.) heißt es dazu: „Wenn Yin und Yang im Gleichgewicht sind, erfüllen sie die Gestalt [...] und man spricht vom ausgewogenen Menschen.“

Zudem muss der Mensch in der Lage sein, alle Lebensvorgänge physiologisch aufrechtzuerhalten und harmonisch aufeinander abzustimmen. Diese Fähigkeit bezeichnet man als Geradläufigkeit (Orthopathie, *zheng*). Im 72. Kapitel der „Unbefangenen Fragen“ im „Inneren Klassiker des Gelben Fürsten“ (*Huangdi Neijing Suwen*) steht dazu: „Bei geradläufigem (orthopathischem, *zheng*) Qi im Inneren kann keine Schrägläufigkeit (Heteropathie, *xie*) eindringen.“

2.1.9 Entstehung von Krankheiten aus Sicht der chinesischen Medizin

Wenn es zu einer Störung der Geradläufigkeit (Orthopathie, *zheng*) der physiologischen Lebensvorgänge kommt, entstehen Schrägläufigkeiten (Heteropathien, *xie*), also Ablenkungen und pathologische Veränderungen innerhalb der Funktionskreise und Leitbahnen. Dies entspricht im westlichen Sinne Erkrankungen. Schrägläufigkeiten (Heteropathien, *xie*) können entstehen, wenn von außen kommende, krankheitsauslösende Faktoren (Krankheitsagenzien, *bingyin*) die Geradläufigkeit (Orthopathie, *zheng*) stören. Dies ist nur dann möglich, wenn das geradläufige Qi (orthopathisches Qi, *zhengqi*) energetisch schwach (deplet, *xu*) und die Schrägläufigkeit (Heteropathie, *xie*) energetisch überladen (replet, *shi*) ist. So findet sich bereits im „Inneren Klassiker des Gelben Fürsten“ (*Huangdi Neijing*, aus dem 1. Jh. v. Chr., in der Tang- und Song-Zeit überarbeitet) folgende Aussage: „Damit die Schrägläufigkeit (Heteropathie, *xie*) eindringen kann, muss das Qi energetisch geschwächt (deplet, *xu*) sein.“

2.1.10 Die krankheitsauslösenden Faktoren (Agenzien, *bingyin*)

Als krankheitsauslösende Faktoren (Agenzien, *bingyin*) bezeichnet man Störfaktoren, die die Geradläufigkeit (Orthopathie, *zheng*) eines Individuums ablenken können und auf diesem Weg zu Erkrankungen führen.

Man unterscheidet:

- Die sechs klimatischen Exzesse (Heteropathien, *xie*)
- Die sieben Emotionen (endogene Agenzien, *qiqing*)
- Die neutralen Agenzien

2

Die sechs klimatischen Exzesse (exogene Agenzien, *liuyin*)

Die sechs klimatischen Exzesse (exogene Agenzien, *liuyin*) treten oft in Abhängigkeit der Jahreszeiten auf und können leicht über die Haut und Schleimhaut, die Nase, den Mund und die Augen in den Körper eindringen.

Wind (ventus, *feng*)

Wind (ventus, *feng*) ist ein Yang-Agens und zeichnet sich durch eine große Dynamik und Aggressivität aus. Er kann in Form von Zugluft und Klimaanlagen wirksam werden, aber auch, beladen mit Allergenen (z. B. Pollen), beispielsweise die Symptome eines Heuschnupfens hervorrufen. Wind (ventus, *feng*) hat einen starken Bezug zur Wandlungsphase Holz und damit zu den Fk Leber und Gallenblase (oo. hepaticus et felleus, *gan dan*). Anatomisch präsentiert sich der Fk Leber (o. hepaticus, *gan*) in den Muskeln und Sehnen und reagiert besonders anfällig auf das Agens Wind (ventus, *feng*). Deshalb werden muskuläre Verspannungen, Krämpfe, Spasmen, Paresen, aber auch alle wandernden, nicht ortsfesten Schmerzen z. B. am Bewegungsapparat als Wind-Symptomatik (ventus, *feng*) bezeichnet und können gut und effektiv mit Tuina behandelt werden.

Charakteristisch für Wind (ventus, *feng*) ist die Fähigkeit, sich mit anderen Agenzien zu verbinden und so zu komplexen Symptomenbildern wie z. B. Wind-Kälte (algor venti, *fenghan*), Wind-Hitze (calor venti, *fengre*) oder Wind-Feuchtigkeit (humor venti, *fengshi*) zu führen. Wind (ventus, *feng*) dient dabei dem beteiligten Agens als „Transportmittel".

Der klassische Wind-Puls (ventus, *feng*) ist saitenförmig (chordal, *xian*).

Kälte (algor, *han*)

Kälte (algor, *han*) ist ein Yin-Agens und führt zu einer Verminderung und Hemmung aller Funktionen und Bewegungen und somit zu einer mangelnden Dynamik des Qi-Flusses.

Das Agens Kälte (algor, *han*) wird der Wandlungsphase Wasser zugeordnet und hat einen starken Bezug zu den Fk Niere und Blase (oo. renalis et vesicalis, *shen pangguang*). In Verbindung mit Wind (ventus, *feng*) kann Kälte (algor, *han*) den Fk Lunge (o. pulmonalis, *fei*) schädigen und zu Erkältungssymptomen wie z. B. Kälte- und Windabneigung, Schüttelfrost, Husten, Niesen, verstopfte oder laufende Nase mit klarem Sekret, Verlangen nach warmen Getränken und Kopf- und Nackenschmerzen führen. Gelenkschmerzen aufgrund Kälte (algor, *han*) sind ortsfest und ziehend. Die Pulsqualität bei Kälte (algor, *han*) ist gespannt (intent, *jin*).

Sommerhitze (aestus, *shu*)

Sommerhitze (aestus, *shu*) ist ein Yang-Agens und hat einen starken Bezug zur Wandlungsphase Feuer. Sie kann an heißen Sommertagen wirksam werden und führt zu einer ungebremsten und gesteigerten Dynamik, die sich in Symptomen wie hohes Fieber, Durst, Benommenheit, extreme Müdigkeit,

Schweißausbrüche, spärlicher, rötlicher Urin und tiefroter Zungenkörper mit gelbem Belag zeigt. Im Extremfall kann sich dieses Agens im Hitzschlag äußern.

Feuchtigkeit (humor, *shi*)

Feuchtigkeit (humor, *shi*) ist ein Yin-Agens und hat einen starken Bezug zur Wandlungsphase Erde und somit zu den Fk Milz und Magen (oo. lienalis et stomachi, *pi wei*). Wenn die Geradläufigkeit (Orthopathie, *zheng*) des Fk Milz (o. lienalis, *pi*) stark genug ist, kann keine Feuchtigkeit (humor, *shi*) entstehen. Sind allerdings das Qi und das Yang des Fk Milz (qi et yang lienale, *pi qi yang*) durch z. B. übermäßigen Genuss süßer Nahrungsmittel energetisch geschwächt (deplet, *xu*), kann der Fk Milz (o. lienalis, *pi*) seiner klärenden Funktion nicht mehr nachkommen. Die Folge ist, dass Trübes und Ungeklärtes zurückbleibt und als Feuchtigkeit (humor, *shi*) liegen bleibt. Die klassischen Symptome sind Völlegefühl, Übelkeit, Abgeschlagenheit, Müdigkeit und Durstlosigkeit. Als klimatischer Störfaktor durch beispielsweise zu langen Aufenthalt in feuchter Umgebung oder durch das Tragen von eingeschwitzter oder nasser Kleidung kann Feuchtigkeit (humor, *shi*) zu Symptomen wie Benommenheit, verstopfte Nase und erschwerte Atmung führen. Auch emotionaler Stress, geistige oder intellektuelle Überarbeitung oder ständiges Grübeln können zu einer Überlastung der „Mitte“ (Fk Milz und Magen, oo. lienalis et stomachi, *pi wei*) und somit zur Bildung von Feuchtigkeit (humor, *shi*) führen. Die Pulsqualität bei Feuchtigkeit (humor, *shi*) ist gespannt (lubricus, *hua*), der Zungenbelag ist weiß und dick.

Schleim (pituita, *tan*)

Schleim kann v.a. in der „Mitte“ (Fk Milz und Magen, oo. lienalis et stomachi, *pi wei*) und den Fk Lunge und Herz (oo. pulmonalis et cardialis, *fei xin*) zu Störungen führen. Wenn z. B. das Qi des Fk Milz (qi lienale, *piqi*) energetisch geschwächt (deplet, *xu*) ist, kann der Fk Milz (o. lienalis, *pi*) seiner Funktion, Klares von Trübem zu trennen, nicht mehr nachkommen. Die Folge ist, dass Trübes und Ungeklärtes zurückbleibt und als Feuchtigkeit (humor, *shi*) liegen bleibt. Aus der Ansammlung von Feuchtigkeit (humor, *shi*) kann Schleim (pituita, *tan*) entstehen und zu Symptomen wie Schwindel und geistiger Beeinträchtigung führen. Schleim (pituita, *tan*) im Fk Lunge (o. pulmonalis, *fei*) führt zu Beschwerden wie chronischer Husten mit viel zähem Sputum. Zudem können z. B. Schwellungen in den Leitbahnen auch ein Hinweis auf Schleim (pituita, *tan*) sein.

Trockenheit (ariditas, *zao*)

Trockenheit (ariditas, *zao*) ist ein Yang-Agens und hat einen starken Bezug zur Wandlungsphase Metall und somit zum Fk Lunge (o. pulmonalis, *fei*). Sie kann z. B. bei Hitze- (calor, *re*) und Glut-Prozessen (ardor, *huo*) als Zeichen eines massiven Säfteverbrauchs *(jinye)* entstehen. Typische Symptome sind trockene Haut und Schleimhäute, Rötung der Schleimhäute, Juckreiz und

Brennen der Haut, vermehrter Durst und Obstipation. Die Pulsqualität bei Trockenheit (ariditas, *zao*) ist saitenförmig (chordal, *xian*) und beschleunigt (celer, *shu*).

Glut (ardor, *huo*)

Glut (ardor, *huo*) ist ein Yang-Agens und hat einen starken Bezug zur Wandlungsphase Feuer. Dieser krankheitsauslösende Faktor führt zu einem deutlichen Verbrauch des Yin, der Säfte *(jinye)* und des Xue. Glut (ardor, *huo*) kann sich in entzündlichen Erkrankungen mit hohem Fieber, starkem Durst, großer Unruhe, rotem Gesicht, Halsschmerzen und Tonsillitis äußern. Im Extremfall kann Glut (ardor, *huo*) zu lebensbedrohlichen Erkrankungen mit Blutungen unterschiedlicher Art führen. Die Pulsqualität bei Glut (ardor, *huo*) ist beschleunigt (celer, *shu*).

Die sieben Emotionen (endogene Agenzien, *qiqing*)

Als die sieben Emotionen bezeichnet man Gefühlsregungen, die pathologisch entgleist oder übersteigert sind und dadurch zu Schrägläufigkeiten (Heteropathien, *xie*) und Störungen der physiologischen Abläufe in und zwischen den Funktionskreisen führen können.

Lust (voluptas, *xi*)

Lust (voluptas, *xi*) wird der Wandlungsphase Feuer zugeordnet und hat einen starken Bezug zum Fk Herz (o. cardialis, *xin*). Ein übermäßiges Ausleben von Lust (voluptas, *xi*), auch im Sinne von Kaufsucht, Spielsucht, Drogenkonsum etc., schwächt das Qi des Fk Herz (qi cardiale, *xinqi*) und führt zu einer Zerstreuung der konstellierenden Kraft (*shen*). Typische Symptome sind Bewusstseinstrübung, Absencen, Koordinationsstörungen, Schlafstörungen und Vergesslichkeit.

Zorn (ira, *nu*)

Zorn (ira, *nu*) wird der Wandlungsphase Holz zugeordnet und hat einen starken Bezug zum Fk Leber (o. hepaticus, *gan*). Übermäßiger Zorn durch z. B. familiären oder beruflichen Ärger und Frustration führt zu Blockaden und Gegenläufigkeit (Kontravektion, *ni*) des Qi, also zu repletiven Störungen des Fk Leber (o. hepaticus, *gan*). Symptomatisch führt dies einerseits zu starken Gefühlsregungen wie Zornesausbrüchen, Aggressivität und Wut, andererseits zu Symptomen wie Schwindel, roter Kopf, Muskelkrämpfe, muskuläre Verspannungen bis hin zu Ohnmacht und Schlaganfall.

Sorge (solicitudo, *you*)

Sorge (solicitudo, *you*) wird der Wandlungsphase Metall zugeordnet und hat einen starken Bezug zu den Fk Lunge und Milz (oo. pulmonalis et lienalis, *fei pi*). Sorgt man sich übermäßig und hat z. B. Existenzängste oder verliert den Arbeitsplatz, wird die rhythmische Energieverteilung durch den Fk Lunge (o. pulmonalis, *fei*) in die Funktionskreise und das Leitbahnsystem gestört und die Wehrenergie (qi defensivum, *weiqi*) beeinträchtigt. Symptome wie z. B. allgemeiner Tonusverlust, Kraftlosigkeit in den Extremitäten, mangelnde Abwehrkräfte, Verdauungsstörungen, Durchfälle und Gewichtsverlust sind die Folge.

Grübeln (cogitatio, *si*)

Grübeln (cogitatio, *si*) wird der Wandlungsphase Erde zugeordnet und hat einen starken Bezug zu den Fk Milz und Magen (oo. lienalis et stomachi, *pi wei*). Übermäßiges Grübeln, aber auch eine Flut an Informationen und Sinneseindrücken, schädigt den Fk Milz (o. lienalis, *pi*) und führt zu Symptomen wie Müdigkeit, Appetitlosigkeit und Gewichtsverlust.

Trauer (maeror, *bei*)

Trauer (maeror, *bei*) wird der Wandlungsphase Metall zugeordnet und hat einen starken Bezug zum Fk Lunge (o. pulmonalis, *fei*). Anhaltende Trauer (maeror, *bei*), z. B. der Verlust eines Angehörigen, eines Kindes oder eines Freundes, führt zu Symptomen wie blasses und eingefallenes Gesicht und Teilnahmslosigkeit.

Furcht (timor, *kong*)

Furcht (timor, *kong*) und Angst werden der Wandlungsphase Wasser zugeordnet und haben einen starken Bezug zum Fk Niere (o. renalis, *shen*). Eine verminderte Geradläufigkeit (Orthopathie, *zheng*) des Fk Niere (o. renalis, *shen*) begünstigt die Entstehung von Ängstlichkeit und Schreckhaftigkeit. Andererseits können chronische Angstzustände den Fk Niere (o. renalis, *shen*) schädigen und äußern sich dann in Symptomen wie Entschlusslosigkeit, schwache und bebende Stimme, Unruhe, bis hin zu Verfolgungswahn und Angstneurosen.

Schreck (pavor, *jing*)

Schreck (pavor, *jing*) wird der Wandlungsphase Feuer zugeordnet und hat einen starken Bezug zum Fk Herz (o. cardialis, *xin*). Leichte Erschreckbarkeit ist in erster Linie auf eine energetische Schwäche (depletio, *xu*) des Fk Herz (o. cardialis, *xin*) zurückzuführen. Andererseits können aber auch Schreck- und Schockerlebnisse den Fk Herz (o. cardialis, *xin*) schädigen und zu Symptomen wie beschleunigte und unregelmäßige Atmung, Verwirrung, Ratlosigkeit und Unruhe führen.

Die neutralen Agenzien

Als neutrale Agenzien werden diejenigen Störfaktoren bezeichnet, die weder den äußeren noch den inneren krankheitsauslösenden Faktoren zugeordnet werden können. Dazu zählen Ernährungsfehler, hoher Alkoholkonsum, Einnahme von Drogen, geistige und körperliche Überanstrengung, Verletzungen, Traumen sowie sexuelle Überanstrengung.

2.1.11 Die fünf Wandlungsphasen *(wuxing)*

Mit Hilfe des Denkmodells der fünf Wandlungsphasen *(wuxing)* lassen sich dynamische Vorgänge im menschlichen Körper und auch zeitliche Prozesse wie z. B. der Tagesverlauf darstellen. Dabei kann sowohl eine physiologische als auch eine pathologische Abfolge beschrieben werden. Die fünf Wandlungsphasen *(wuxing)* Holz, Feuer, Erde, Metall und Wasser zeichnen sich durch charakteristische Eigenschaften und Funktionen aus. Jede Wandlungsphase lässt sich daher als Sinnbild ihrer zugeordneten Funktion und Eigenschaft verstehen.

Die Wandlungsphasen können einerseits in der Reihenfolge der Hervorbringung aufeinander Einfluss nehmen, sich andererseits aber auch gegenseitig bändigen und kontrollieren (➤ Abb. 2.3).

2.1.12 Die Funktionskreise (orbes, *zangfu*)

Unter dem Begriff Funktionskreis (orbes, *zangfu*) fasst man miteinander verwandte, natürliche Funktionsabläufe sowie physiologische Phänomene, die nach einer Wandlungsphase qualifiziert werden, zusammen.

Die Funktionskreise werden zwar nach westlichen Organen (z. B. Fk Leber (o. hepaticus, *gan*), Fk Milz (o. lienalis, *pi*) etc.) benannt, sie dürfen aber mit diesen nicht gleichgesetzt und auf die jeweilige anatomische Namensgebung

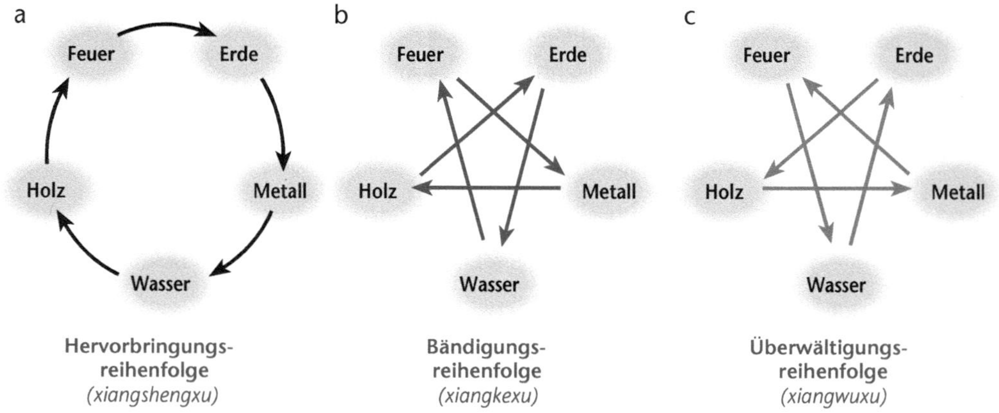

Abb 2.3 Reihenfolge der Wandlungsphasen (aus Han Chaling 2005)

reduziert werden. So werden z. B. dem Fk Leber (o. hepaticus, *gan*) die Muskulatur und die Sehnen und nicht nur die Leber als anatomische Struktur zugeordnet. Vergegenwärtigt man sich allerdings eine der Hauptfunktionen des Fk Leber (o. hepaticus, *gan*) und seine daraus entstandene Bezeichnung „Meer des Xue" (mare xue, *xuehai*), nämlich die Speicherung des Xue, und lässt die Assoziation mit dem stark durchbluteten Organ Leber zu, sind Übereinstimmungen möglich und legitim, wenn auch nur bildhafte. Die Darstellung der Funktionskreise folgt einem bestimmten Beschreibungsmuster, über das die zugehörigen Gewebsstrukturen, Sinnesorgane, Emotionen, Funktionen, räumliche und klimatische Faktoren etc. dargestellt werden.

Insgesamt werden sechs Yin-Funktionskreise *(zang)* und sechs Yang-Funktionskreise *(fu)* unterschieden, wobei jeweils ein Yin-Funktionskreis mit seinem komplementären Yang-Funktionskreis ein Gespann bildet und einer Wandlungsphase zugeordnet ist. Alle physiologischen Funktionen und auch pathologischen Veränderungen werden den Funktionkreisen zugeordnet. Die Funktionskreise dienen also der Einordnung bestimmter Symptome und stellen dadurch ein wichtiges System der chinesischen Diagnosestellung dar.

Die Yin-Funktionskreise bezeichnet man auch als Speicherfunktionskreise (oo. horreales, *zang)* oder Innen-Funktionskreise. Die Yin-Funktionskreise sind:

- Fk Leber (o. hepaticus, *gan*)
- Fk Herz (o. cardialis, *xin)*
- Fk Herzbeutel (o. pericardialis, *xinbao*)
- Fk Milz (o. lienalis, *pi)*
- Fk Lunge (o. pulmonalis, *fei)*
- Fk Niere (o. renalis, *shen)*

Die Yang-Funktionskreise bezeichnet man auch als Durchgangsfunktionskreise (oo. aulici, *fu)* oder Außen-Funktionskreise. Die Yang-Funktionskreise sind:

- Fk Gallenblase (o. felleus, *dan)*
- Fk Dünndarm (o. intestini tenuis, *xiaochang)*
- Fk Drei Wärmebereiche (o. tricalorii, *sanjiao)*
- Fk Magen (o. stomachi, *wei)*
- Fk Dickdarm (o. intestini crassi, *dachang)*
- Fk Blase (o. vesicalis, *pangguang)*

Die Wandlungsphase Holz – Die Fk Leber und Gallenblase (oo. hepaticus et felleus, *gan dan*)

Der Fk Leber (o. hepaticus, *gan*) (➤ Tab. 2.2)

Wandlungsphase

Der Fk Leber (o. hepaticus, *gan*) ist der Wandlungsphase Holz zugeordnet. Die Wandlungsphase Holz entspricht dem Kleinen Yang (yang minor, *shaoyang)*, der Aktivität und Dynamik, dem Morgen und dem Frühling.

2

Tab. 2.2 Der Fk Leber (o. hepaticus, *gan*) im Überblick

Wandlungsphase	Holz
Komplementärer Funktionskreis	Fk Gallenblase (o. felleus, *dan*)
Historische Bezeichnung	Feldherr, General
Gewebe	Muskeln und Sehnen
Äußere Entfaltung (Blüte, flos)	Finger- und Zehennägel
Sinnesorgan	Augen
Körperöffnung	Augen
Zeit	Früher Morgen, Frühjahr
Geruch	Nach saurem Schweiß oder Urin
Geschmack	Saures
Farbe	Grün
Stimmliche Manifestation	Rufen
Emotion	Zorn (ira, *nu*)
Abneigung gegenüber	Wind (ventus, *feng*)
Pulsqualität	Saitenförmig (chordal, *xian*)
Leitbahn	Leber-Leitbahn (c. hepatica, *gan jing*)

Komplementärer Funktionskreis

Der Fk Leber (o. hepaticus, *gan*) ist der Yin-Funktionskreis oder Speicherfunktionskreis (o. horrealis, *zang*) innerhalb der Wandlungsphase Holz. Sein komplementärer Yang-Funktionskreis oder Durchgangsfunktionskreis (o. aulicus, *fu*) ist der Fk Gallenblase (o. felleus, *dan*).

Historische Bezeichnung

Der Fk Leber (o. hepaticus, *gan*) wird im „Inneren Klassiker des Gelben Fürsten" (*Huangdi Neijing*, aus dem 1. Jh. v. Chr., in der Tang- und Song-Zeit überarbeitet) als „General" oder „Feldherr" bezeichnet. Er ist die Instanz, von der Pläne und Überlegungen ausgehen, und er stellt die Quelle von Initiative, Phantasie und Entscheidungsbereitschaft dar.

Funktionen

Der Fk Leber (o. hepaticus, *gan*) reguliert den freien Fluss des Qi und ist für die gleichmäßige Qi-Verteilung zuständig. Ein freier, gleichmäßiger und harmonischer Qi-Fluss zeigt sich in Ausgeglichenheit, Harmonie und Entspannung. Wird der freie Fluss des Qi blockiert, können Symptome wie z. B. Reizbarkeit, depressive Verstimmungen, Frustrationsgefühl, Verdauungsstörungen, Menstruationsstörungen, Globusgefühl, Kopfschmerzen und muskuläre Verspannungen entstehen. Der Fk Leber (o. hepaticus, *gan*) wird auch als „Meer des Xue" (mare xue, *xuehai*) bezeichnet. Er speichert das Xue und versorgt bei Bedarf, z. B. bei Bewegung und Sport, Muskulatur, Sehnen und Gelenke mit Xue. Bei einer energetischen Schwäche (depletio, *xu*) des Xue entstehen daher Symptome wie Taubheitsgefühle in den Extremitäten, Muskelkrämpfe, Kraftlosigkeit und Lähmungen. Das dem Fk Leber (o. hepaticus, *gan*) zugehörige Sinnesorgan und gleichzeitig auch seine Körperöffnung ist das Auge. Hitze (calor, *re*) im Fk Leber (o. hepaticus, *gan*) führt zu geröteten, brennenden und schmerzenden Augen. Eine energetische Schwäche (depletio, *xu*) des Xue führt zu Symptomen wie z. B. trockene Augen und Kurzsichtigkeit.

Emotion

Die dem Fk Leber (o. hepaticus, *gan*) zugeordnete Emotion ist Zorn (ira, *nu)* und Ärger. Aber auch alle anderen Emotionen können den Fk Leber (o. hepaticus, *gan*) blockieren.

Klimatische Faktoren

Der Fk Leber (o. hepaticus, *gan*) ist besonders anfällig gegenüber Wind (ventus, *feng*). Obwohl Wind (ventus, *feng*) zunächst auf den Fk Lunge (o. pulmonalis, *fei*) trifft, greift dieser relativ schnell auf den Fk Leber (o. hepaticus, *gan*) über, und es entstehen Symptome wie z. B. tränende und gerötete Augen, muskuläre Verspannungen, Neuralgien und Neigung zu Muskelkrämpfen.

Tages- und Jahreszeiten

Dem Fk Leber (o. hepaticus, *gan*) sind der frühe Morgen und das Frühjahr zugeordnet. Entsprechend dem Kleinen Yang (yang minor, *shaoyang*) und der Wandlungsphase Holz können Begriffe wie Dynamik, Entfaltung und auch Wachstum assoziiert werden. Blockaden des Qi des Fk Leber (qi hepatici, *ganqi*) können sich deshalb in Symptomen wie Migräne in den frühen Morgenstunden zeigen.

Puls

Die Pulstaststelle für den Fk Leber (o. hepaticus, *gan*) befindet sich an der linken Hand, am mittleren Situs (situs clusalis sinister) (s. S. 41). Der dem Fk Leber (o. hepaticus, *gan*) zugeordnete Puls ist der saitenförmige Puls (chordal, *xian*).

Der Fk Gallenblase (o. felleus, *dan*)

Die Aufgabe des Fk Gallenblase (o. felleus, *dan*) ist es, die im Fk Leber (o. hepaticus, *gan*) gefassten Entschlüsse zu steuern und zu lenken. Außerdem reguliert er den Fluss aller Energieformen in- und auch außerhalb des Leitbahnsystems.

Die Wandlungsphase Feuer – Die Fk Herz und Dünndarm (oo. cardialis et intestini tenuis, *xin xiaochang)* sowie die Fk Herzbeutel und Drei Wärmebereiche (oo. pericardialis et tricalorii, *xinbao sanjiao)*

Der Wandlungsphase Feuer sind zwei Funktionskreis-Paare zugeordnet: die Fk Herz und Dünndarm (oo. cardialis et intestini tenuis, *xin xiaochang*) sowie die Fk Herzbeutel und Drei Wärmebereiche (oo. pericardialis et tricalorii, *xinbao sanjiao*).

Der Fk Herz (o. cardialis, *xin*) (➤ Tab. 2.3)

Tab. 2.3 Der Fk Herz (o. cardialis, *xin*) im Überblick

Wandlungsphase	Feuer
Komplementärer Funktionskreis	Fk Dünndarm (o. intestini tenuis, *xiaochang*)
Historische Bezeichnung	Fürst
Gewebe	Leitbahnen
Äußere Entfaltung (Blüte, flos)	Gesicht (Ausstrahlung, Teint, Gesichtsfarbe)
Sinnesorgan	Zunge
Körperöffnung	Ohren
Körperflüssigkeit	Schweiß
Zeit	Mittagszeit, Sommer
Geruch	Verbrannt riechend
Geschmack	Scharfes und Bitteres
Farbe	Scharlachrot
Stimmliche Manifestation	Lachen
Emotion	Lust (voluptas, *xi*)
Abneigung gegenüber	Sommerhitze (aestus, *shu*)
Pulsqualität	Überflutend (exudans, *hong*)
Leitbahn	Herz-Leitbahn (c. cardiale, *xin jing*)

Wandlungsphase

Der Fk Herz (o. cardialis, *xin*) ist der Wandlungsphase Feuer zugeordnet. Die Wandlungsphase Feuer entspricht dem Großen Yang (yang maior, *taiyang*), höchster Dynamik, dem Sommer und dem höchsten Stand der Sonne.

Komplementärer Funktionskreis

Der Fk Herz (o. cardialis, *xin*) ist der Yin-Funktionskreis oder Speicherfunktionskreis (o. horrealis, *zang*) innerhalb dieses Funktionskreis-Gespanns. Sein komplementärer Yang-Funktionskreis oder Durchgangsfunktionskreis (o. aulicus, *fu*) ist der Fk Dünndarm (o. intestini tenuis, *xiaochang*).

Historische Bezeichnung

Der Fk Herz (o. cardialis, *xin*) wird in historischen Texten als „Fürst/Herrscher“ bezeichnet. Er stellt eine Instanz dar, die auf alle anderen Funktionskreise Einfluss nimmt.

Funktionen

Der Fk Herz (o. cardialis, *xin*) ist der Sitz der konstellierenden Kraft (*shen*). Er prägt durch die konstellierende Kraft *(shen)* die Persönlichkeit und koordiniert alle Funktionen und Bewegungen. Die konstellierende Kraft *(shen)* zeigt sich z. B. in der Klarheit des Denkens, dem Gedächtnis und auch dem Schlaf. Bei pathologischen Veränderungen des Fk Herz (o. cardialis, *xin*) kann es daher zu Störungen dieser Funktionen kommen. Der Fk Herz (o. cardialis, *xin*) wandelt außerdem Bauenergie (qi constructivum, *yingqi*) in das Xue um und gibt es an das ihm zugeordnete Leitbahnsystem weiter. Er ist daher für die Zirkulation und Verteilung des Xue verantwortlich.

Emotion

Die dem Fk Herz (o. cardialis, *xin*) zugeordnete Emotion ist die Lust (voluptas, *xi*). Ein ausgeglichener Fk Herz (o. cardialis, *xin*) zeigt sich z. B. in häufigem Lachen und Heiterkeit. Pathologische Veränderungen in diesem Funktionskreis können hingegen zu ungebremster Lust, Schlafstörungen und Albträumen führen.

Klimatische Faktoren

Der Fk Herz (o. cardialis, *xin*) ist besonders anfällig gegenüber Sommerhitze (aestus, *shu*), die klare Gedankengänge verhindert und in schweren Fällen zu Beeinträchtigungen des Bewusstseins führen kann.

Tages- und Jahreszeiten

Dem Fk Herz (o. cardialis, *xin*) sind der Mittag und der Sommer zugeordnet. Während dieser Zeiten ist der Fk Herz (o. cardialis, *xin*) besonders empfindlich.

Puls

Die Pulstaststelle für den Fk Herz (o. cardialis, *xin*) befindet sich an der linken Hand, an dem am weitesten distal gelegenen Situs (situs pollicaris sinister) (s. S. 41). Der dem Fk Herz (o. cardialis, *xin*) zugeordnete Puls ist der überflutende Puls (exundans, *hong*).

Der Fk Dünndarm (o. intestini tenuis, *xiaochang*)

Die Hauptaufgabe des Fk Dünndarm (o. intestini tenuis, *xiaochang*) ist es, die Nahrungsbestandteile weiter in flüssige und feste, klare und trübe Anteile aufzuspalten.

Die Fk Herzbeutel und Drei Wärmebereiche (oo. pericardialis et tricalorii, *xinbao sanjiao*)

Für diese beiden Funktionskreise gibt es nur wenig Zuordnungen und Entsprechungen.

Der Fk Herzbeutel (o. pericardialis, *xinbao*) (➤ Tab. 2.4)

Wandlungsphase

Der Fk Herzbeutel (o. pericardialis, *xinbao*) ist der Wandlungsphase Feuer zugeordnet.

Tab. 2.4 Der Fk Herzbeutel (o. pericardialis, *xinbao*) im Überblick	
Wandlungsphase	Feuer
Historische Bezeichnung	Abhängiger Gesandter
Komplementärer Funktionskreis	Fk Drei Wärmebereiche (o. tricalorii, *sanjiao*)
Farbe	Rot

Komplementärer Funktionskreis

Der Fk Herzbeutel (o. pericardialis, *xinbao*) ist der Yin-Funktionskreis oder Speicherfunktionskreis (o. horrealis, *zang*) innerhalb dieses Funktionskreis-Gespanns. Sein komplementärer Yang-Funktionskreis oder Durchgangsfunktionskreis (o. aulicus, *fu*) ist der Fk Drei Wärmebereiche (o. tricalorii, *sanjiao*).

Historische Bezeichnung

In klassischen Texten wird der Fk Herzbeutel (o. pericardialis, *xinbao*) auch als „abhängiger Gesandter" bezeichnet.

Funktionen

Der Fk Herzbeutel (o. pericardialis, *xinbao*) ist ebenso wie der Fk Herz (o. cardialis, *xin*) eine Instanz der Koordination und dient als Ausgleichsreservoir für das genuine Qi (qi genuinum, *zongqi*). Seine Funktion ist es, den Fk Herz (o. cardialis, *xin*) vor krankheitsauslösenden Faktoren zu schützen.

Der Fk Drei Wärmebereiche (o. tricalorii, *sanjiao*)

Der Fk Drei Wärmebereiche (o. tricalorii, *sanjiao*) wird im „Inneren Klassiker des Gelben Fürsten" (*Huangdi Neijing*, aus dem 1. Jh. v. Chr., in der Tang- und Song-Zeit überarbeitet) auch als „Organ der verbindenden Wasserwege" bezeichnet. Er bewegt die Körperflüssigkeiten *(jinye)* und kontrolliert die Wasserwege. Unterstützend hilft er bei der Bildung und Bewegung der Bauenergie (qi constructivum, *yingqi*) und der Wehrenergie (qi defensivum, *weiqi*).

Die Wandlungsphase Erde – Die Fk Milz und Magen (oo. lienalis et stomachi, *pi wei*)

Der Fk Milz (o. lienalis, *pi*) (➤ Tab. 2.5)

Wandlungsphase

Der Fk Milz (o. lienalis, *pi*) ist der Wandlungsphase Erde zugeordnet. Die Wandlungsphase Erde entspricht dem Yin im Yin, also der Mitte.

Komplementärer Funktionskreis

Der Fk Milz (o. lienalis, *pi*) ist der Yin-Funktionskreis oder Speicherfunktionskreis (o. horrealis, *zang*) innerhalb der Wandlungsphase Erde. Sein komplementärer Yang-Funktionskreis oder Durchgangsfunktionskreis (o. auli-

Tab. 2.5 Der Fk Milz (o. lienalis, *pi*) im Überblick

Wandlungsphase	Erde
Historische Bezeichnung	Wurzel der erworbenen Konstitution
Komplementärer Funktionskreis	Fk Magen (o. stomachi, *wei*)
Gewebe	Fleisch, das die Körperform bedingt
Äußere Entfaltung (Blüte, flos)	Lippen
Sinnesorgan	Geschmackssinn des Mundes
Körperöffnung	Mund
Zeit	Nachmittag, Spätsommer
Geruch	Wohlriechende und aromatische Düfte
Geschmack	Süßes
Farbe	Gelb
Stimmliche Manifestation	Singen
Emotion	Grübeln (cogitatio, *si*)
Abneigung gegenüber	Feuchtigkeit (humor, *shi*)
Pulsqualität	Behäbig (languidus, *huan*)
Leitbahn	Milz-Leitbahn (c. lienale, *pi jing*)

cus, *fu*) ist der Fk Magen (o. stomachi, *wei*). Beide Funktionskreise zusammen werden auch als „Mitte" bezeichnet.

Historische Bezeichnung

Der Fk Milz (o. lienalis, *pi*) wird aufgrund seiner Funktion in klassischen Texten auch als „Wurzel der erworbenen Konstitution" bezeichnet.

Funktionen

Eine der Hauptaufgaben des Fk Milz (o. lienalis, *pi*) ist die Trennung von Klarem und Trübem. Dabei wird nicht nur die aufgenommene Nahrung geklärt, sondern auch alle Fremdeinflüsse, die von außen auf den Menschen einwirken. Hierzu zählen also intellektuelle, zwischenmenschliche, soziale und emotionale Einflüsse und auch Sinneseindrücke. Nach der Aufnahme und Klärung folgt die Umsetzung und Verdauung. Unbrauchbares und Trübes wird dabei ausgeschieden, Brauchbares und Wertvolles aufgenommen.

Der Fk Milz (o. lienalis, *pi*) ist der Sitz der Bauenergie (qi constructivum, *yingqi*). Diese wird aus den geklärten Säften *(jinye)* gebildet und ist die Voraussetzung für die Bildung des Xue.

Der Fk Milz (o. lienalis, *pi*) ist der Entstehungsort von Qi und Xue. Einerseits wird die aus der Nahrung gewonnene Energie (qi frumentarium, *guqi*) im gesamten System verteilt und so das Individuum mit der benötigten aktiven Energie versorgt. Andererseits erreicht die Bauenergie (qi constructivum, *yingqi*) über die Leitbahnen den Fk Herz (o. cardialis, *xin*) und sorgt dort für die Hervorbringung des Xue.

Das Qi des Fk Milz (qi lienale, *piqi*) muss aufsteigen und sich in das Gewebe verteilen. Es dient deshalb der Stabilisierung und Festigkeit des Gewebes. Bei pathologischen Veränderungen des Fk Milz (o. lienalis, *pi*) können deshalb Symptome wie Bindegewebsschwäche, Protrusionen, Vorfälle und Ptosen entstehen.

Die körperliche Darstellung des Fk Milz (o. lienalis, *pi*) ist das Fleisch. Damit ist die Körperfülle, die äußere Form eines Menschen, die Festigkeit des Gewebes, nicht aber die Muskulatur gemeint. Ein abgemagerter Körper oder auch ein aufgedunsener, fetter, teigiger Körper sind häufig Symptome einer pathologischen Veränderung des Fk Milz (o. lienalis, *pi*).

Emotion

Die dem Fk Milz (o. lienalis, *pi*) zugeordnete Emotion ist das Grübeln (cogitatio, *si*). Klare Gedankengänge, Konzentrationsfähigkeit und eine angemessene Gedächtnisleistung sind Kennzeichen eines intakten Fk Milz (o. lienalis, *pi*). Kommt es zu pathologischen Entgleisungen des Yang des Fk Milz (yang lienale, *piyang*), kann eine mentale Klärung nicht mehr stattfinden. Probleme und Alltagsaufgaben können nicht mehr gelöst werden, der Betroffene grübelt und dreht sich mental im Kreis.

Klimatische Faktoren

Der Fk Milz (o. lienalis, *pi*) ist besonders anfällig gegenüber Feuchtigkeit (humor, *shi*). Feuchtigkeit (humor, *shi*) hemmt die klärende Funktion des Fk Milz (o. lienalis, *pi*) und blockiert das Aufsteigen des Qi des Fk Milz (qi lienale, *piqi*).

Tages- und Jahreszeiten

Dem Fk Milz (o. lienalis, *pi*) sind der Nachmittag und der Spätsommer zugeordnet. Aufgrund der Wandlungsphase Erde als zentraler Dreh- und Angelpunkt ist eine eindeutige zeitliche Entsprechung nicht ganz möglich.

Puls

Die Pulstaststelle für den Fk Milz (o. lienalis, *pi*) befindet sich an der rechten Hand, am mittleren Situs (situs clusalis dexter) (s. S. 41). Der dem Fk Milz (o. lienalis, *pi*) zugeordnete Puls ist der behäbige Puls (languidus, *huan*).

Der Fk Magen (o. stomachi, *wei*)

Die Aufgaben des Fk Magen (o. stomachi, *wei*) und des Fk Milz (o. lienalis, *pi*) sind sehr ähnlich und kaum trennbar. Der Fk Magen (o. stomachi, *wei*) nimmt die Nahrung auf und leitet den aufgespalteten Nahrungsbrei zum Fk Dünndarm (o. intestini tenuis, *xiaochang*) weiter. Im Gegensatz zum Qi des Fk Milz (qi lienale, *piqi*) muss das Qi des Fk Magen (qi stomachi, *weiqi*) abgesenkt werden. Bewegt sich das Qi des Fk Magen (qi stomachi, *weiqi*) aufgrund pathologischer Veränderungen gegenläufig (kontravektiv, *ni*), also nach oben, kommt es zu einem typischen Symptom, dem Erbrechen.

Die Wandlungsphase Metall – Die Fk Lunge und Dickdarm (oo. pulmonalis et intestini crassi, *fei dachang*)

Der Fk Lunge (o. pulmonalis, *fei*) (➤ Tab. 2.6)

Wandlungsphase

Der Fk Lunge (o. pulmonalis, *fei*) ist der Wandlungsphase Metall zugeordnet. Die Wandlungsphase Metall entspricht dem Kleinen Yin (yin minor, *shaoyin)*, dem Abend und Herbst, dem sich Zurückziehenden und Zur-Ruhe-Kommenden.

Komplementärer Funktionskreis

Der Fk Lunge (o. pulmonalis, *fei*) ist der Yin-Funktionskreis oder Speicherfunktionskreis (o. horrealis, *zang*) innerhalb der Wandlungsphase Metall. Sein komplementärer Yang-Funktionskreis oder Durchgangsfunktionskreis (o. aulicus, *fu*) ist der Fk Dickdarm (o. intestini crassi, *dachang*).

Historische Bezeichnung

Der Fk Lunge (o. pulmonalis, *fei*) wird aufgrund seiner Hauptfunktion in klassischen Texten auch als „Minister" bezeichnet, der für die rhythmische Ordnung zuständig ist.

Funktionen

Der Fk Lunge (o. pulmonalis, *fei*) repräsentiert die Oberfläche (extima, *biao*), die sich als Haut und Schleimhaut von Nase, Mund, Rachen, Bronchien und Lunge im menschlichen Körper darstellt. Alle von außen kommenden Einflüsse treffen zunächst auf diesen Funktionskreis.

Die Oberfläche (extima, *biao*) wird von der im Fk Lunge (o. pulmonalis, *fei*) gebildeten Wehrenergie (qi defensivum, *weiqi*) beherrscht. Sie dient der Abwehr von äußeren Agenzien, kontrolliert die Öffnung und Schließung der Poren, reguliert die Schweißproduktion und erwärmt Haut und Muskulatur. Ist die Wehrenergie (qi defensivum, *weiqi*) geschwächt, schwitzt der Patient bei geringer Anstrengung, fröstelt, ist anfällig gegenüber Infekten und hat eine starke Kälteabneigung.

Als Minister sorgt der Fk Lunge (o. pulmonalis, *fei*) für die rhythmische Ordnung im gesamten Organismus. Die Aufgabe des Fk Lunge (o. pulmonalis, *fei*) ist es daher, aus Luft, Licht und Nahrung Qi aufzunehmen, es zu sammeln und es in rhythmischer Weise über die Atmung dem gesamten Körper mitzuteilen. Der Fk Lunge (o. pulmonalis, *fei*) stellt daher die Grundlage für die Bildung des Qi dar. Das Qi des Fk Lunge (qi pulmonale, *feiqi*) muss dabei aus dem oberen Wärmebereich (oberes Calorium, *shangjiao*) abgesenkt werden. Der Fk Lunge (o. pulmonalis, *fei*) befeuchtet und kühlt das gesamte Funktionskreissystem.

Emotionen

Die Emotionen Trauer (maeror, *bei)* und Sorge (solicitudo, *you)* führen dazu, dass sich der Betroffene zurückzieht, Schutz sucht und sich sammelt. Andererseits können die Emotionen Trauer (maeror, *bei*) und Sorge (solicitudo,

Tab. 2.6 Der Fk Lunge (o. pulmonalis, *fei*) im Überblick

Wandlungsphase	Metall
Historische Bezeichnung	Minister
Komplementärer Funktionskreis	Fk Dickdarm (o. intestini crassi, *dachang*)
Gewebe	Haut und Schleimhaut
Äußere Entfaltung (Blüte, flos)	Körperhaar
Sinnesorgan	Geruchssinn der Nase
Körperöffnung	Nase
Zeit	Früher Abend, Herbst
Geruch	Nach rohem Fleisch und Fisch
Geschmack	Scharf
Farbe	Weiß
Stimmliche Manifestation	Weinen
Emotionen	Trauer (maeror, *bei*) und Sorge (solicitudo, *you*)
Abneigung gegenüber	Kälte (algor, *han*), Wind (ventus, *feng*) und Trockenheit (ariditas, *zao*)
Pulsqualität	Oberflächlich (superficialis, *fu*)
Leitbahn	Lungen-Leitbahn (c. pulmonalis, *fei jing*)

you) das Qi des Fk Lunge (qi pulmonale, *feiqi*) schädigen und somit zu Symptomen wie z. B. Kurzatmigkeit und erschwerte Atmung führen.

Klimatische Faktoren

Der Fk Lunge (o. pulmonalis, *fei*) ist besonders anfällig gegenüber Kälte (algor, *han*). Kälte (algor, *han*) führt zu einer Blockade des Qi des Fk Lunge (qi pulmonale, *feiqi*) und verhindert die physiologische Verteilung des Qi. Das Qi des Fk Lunge (qi pulmonale, *feiqi*) kann nicht mehr abgesenkt werden, verläuft gegenläufig (kontravektiv, *ni*), und es entstehen Symptome wie z. B. Niesen und Husten. Häufig kommt es zu einer Kombination von Kälte (algor, *han*) mit Wind (ventus, *feng*), wobei Wind (ventus, *feng*) die Oberfläche (extima, *biao*; Haut und Schleimhaut) und somit die Wehrenergie (qi defensivum, *weiqi*) attackiert. Symptomatisch äußert sich dies in Schüttelfrost, Kopf- und Gliederschmerzen.

Besonders gefährdet wird der Fk Lunge (o. pulmonalis, *fei*) auch durch Trockenheit (ariditas, *zao*), die zu einer Reduzierung der Säfte (*jinye*) und damit des Yin des Fk Lunge (yin pulmonale, *feiyin*) führt. Trockener Husten, trockener Mund und Heiserkeit können dann z. B. auftreten.

Tages- und Jahreszeiten

Dem Fk Lunge (o. pulmonalis, *fei*) sind der frühe Abend und der Herbst zugeordnet. Entsprechend dem Kleinen Yin (yin minor, *shaoyin*) und der Wandlungsphase Metall handelt es sich um Zeiten, in denen das Bedürfnis nach Ruhe, Sammlung und Schutz zunimmt.

Puls

Die Pulstaststelle für den Fk Lunge (o. pulmonalis, *fei*) befindet sich an der rechten Hand, am weitesten distal gelegen (situs pollicaris dexter) (s. S. 41). Der dem Fk Lunge (o. pulmonalis, *fei*) zugeordnete Puls ist der oberflächliche Puls (superficialis, *fu*).

Der Fk Dickdarm (o. intestini crassi, *dachang*)

Die Aufgabe des Fk Dickdarm (o. intestini crassi, *dachang*) ist es, die bereits in den Fk Magen und Dickdarm (oo. stomachi et intestini crassi, *wei dachang*) begonnene Umsetzung der Nahrung fortzuführen. Als komplementärer Funktionskreis des Fk Lunge (o. pulmonalis, *fei*) verfügt der Fk Dickdarm (o. intestini crassi, *dachang*) über einen ausgeprägten Eigenrhythmus.

Die Wandlungsphase Wasser – Die Fk Niere und Blase (oo. renalis et vesicalis, *shen pangguang*)

Der Fk Niere (o. renalis, *shen*) (➤ Tab. 2.7)

Wandlungsphase

Der Fk Niere (o. renalis, *shen*) ist der Wandlungsphase Wasser zugeordnet. Die Wandlungsphase Wasser entspricht dem Großen Yin (yin maior, *taiyin)*, der Nacht, dem Winter, dem Alten und Vergangenen.

Komplementärer Funktionskreis

Der Fk Niere (o. renalis, *shen*) ist der Yin-Funktionskreis oder Speicherfunktionskreis (o. horrealis, *zang*) innerhalb der Wandlungsphase Wasser. Sein komplementärer Yang-Funktionskreis oder Durchgangsfunktionskreis (o. aulicus, *fu*) ist der Fk Blase (o. vesicalis, *pangguang*).

Historische Bezeichnung

Der Fk Niere (o. renalis, *shen*) wird in klassischen Texten auch als „Organ der Potenzierung von Kraft" bezeichnet. Langandauernde körperliche oder geistige Arbeit ist nur bei kräftiger Konstitution des Fk Niere (o. renalis, *shen*) möglich.

Funktionen

Der Fk Niere (o. renalis, *shen*) ist Sitz des Qi der angeborenen Konstitution (qi nativum, *xiantian zhi qi*), die in etwa dem westlichen Begriff Erbgut entspricht. Der Fk Niere (o. renalis, *shen*) speichert das Struktivpotenzial *(jing)*, die stoffliche Grundlage des Menschen. Das Struktivpotenzial *(jing)* beinhaltet Erbanlagen, Samen und Sperma. Ein kräftiges Struktivpotenzial (*jing*) zeigt sich z. B. in einem kräftigen Körperbau, einer stabilen Konstitution und einer guten geistigen und körperlichen Entwicklung. Durch die Weitergabe des Erbguts ist der Fk Niere (o. renalis, *shen*) also Sitz der Sexualfunktion und Fortpflanzungsfähigkeit. Im Fk Niere (o. renalis, *shen*) ist die „Kraft des Wil-

Tab. 2.7 Der Fk Niere (o. renalis, *shen*) im Überblick

Wandlungsphase	Wasser
Historische Bezeichnung	Organ der Potenzierung von Kraft
Komplementärer Funktionskreis	Fk Blase (o. vesicalis, *pangguang*)
Gewebe	Knochen, Zähne, Mark und Nerven
Äußere Entfaltung (Blüte, flos)	Haare (insbesondere das Haupthaar)
Sinnesorgan	Ohren
Körperöffnung	Ausscheidungsorgane
Zeit	Mitternacht und Winter
Geruch	Faulig, verwesend
Geschmack	Salzig und bitter
Farbe	Schwarz
Stimmliche Manifestation	Stöhnen
Emotionen	Schreck (pavor, *jing*) und Furcht (timor, *kong*)
Abneigung gegenüber	Trockenheit (ariditas, *zao*) und Kälte (algor, *han*)
Pulsqualität	Untergetaucht (mersus, *chen*)
Leitbahn	Nieren-Leitbahn (c. renalis, *shen jing*)

lens" beherbergt. Ausdauer und Durchhaltevermögen spiegeln diese Willenskraft wider und damit auch gute angeborene Reserven.

Seine körperliche Darstellung erfährt der Fk Niere (o. renalis, *shen*) in den ältesten und härtesten Geweben, den Knochen, den Zähnen, dem Mark und dem Nervengewebe. Stabile Knochen und Zähne sind Zeichen eines kräftigen und widerstandsfähigen Fk Niere (o. renalis, *shen*). Schlechtes Zahnwachstum, schwache Knochen, auch Osteoporose und Erkrankungen des Nervensystems sind Zeichen für eine pathologische Veränderung im Fk Niere (o. renalis, *shen*). Das dem Fk Niere (o. renalis, *shen*) zugeordnete Sinnesorgan ist das Ohr mit der Funktion des Hörens. Das Qi des Fk Niere (qi renale, *shenqi*) muss nach oben steigen, um das Gehör zu öffnen. Tinnitus oder Schwerhörigkeit können daher ein Symptom einer pathologischen Veränderung im Fk Niere (o. renalis, *shen*) sein.

Emotionen

Schreck (pavor, *jing)* und Furcht (timor, *kong)* sind die dem Fk Niere (o. renalis, *shen*) zugeordneten Emotionen. Schockerlebnisse führen, ähnlich wie Kälte (algor, *han*), zu einer Blockade des Qi des Fk Niere (qi renale, *shenqi*). Andererseits können aber auch bei pathologischen Veränderungen im Fk Niere (o. renalis, *shen*) Symptome wie Ängstlichkeit und Schreckhaftigkeit entstehen.

Klimatische Faktoren

Der Fk Niere (o. renalis, *shen*) hat eine starke Abneigung gegenüber Trockenheit (ariditas, *zao).* Trockenheit (ariditas, *zao*) z. B. bedingt durch einen langen Aufenthalt in heißer Umgebung, durch heißes Klima und auch durch hohes Fieber führt zu einer Verminderung der Säfte *(jinye)* und damit zu einer Schmälerung des Yin des Fk Niere (yin renale, *shenyin*). Andererseits kann aber auch Kälte (algor, *han*) eine Hemmung des Yang des Fk Niere (yang renale, *shenyang*) zur Folge haben. Symptome wie verlangsamte Gedankengänge, eine gehemmte Willenskraft, aber auch rheumatische und arthrotische Erkrankungen können die Folge sein.

Tages- und Jahreszeiten

Dem Fk Niere (o. renalis, *shen*) sind die Mitternacht und der Winter zugeordnet. Entsprechend der Wandlungsphase Wasser handelt es sich um Zeiten der Sammlung und Ruhe.

Puls

Die Pulstaststelle für den Fk Niere (o. renalis, *shen*) befindet sich an beiden Händen an den am weitesten proximal gelegen Pulstaststellen (s. S. 41). Der dem Fk Niere (o. renalis, *shen*) zugeordnete Puls ist der untergetauchte Puls (mersus, *chen*).

Der Fk Blase (o. vesicalis, *pangguang*)

Die Funktion des Fk Blase (o. vesicalis, *pangguang*) ist es, die Flüssigkeiten aufzunehmen, sie zu speichern und die trüben Säfte als Urin auszuscheiden. Außerdem unterstützt der Fk Blase (o. vesicalis, *pangguang*) den Fk Niere (o. renalis, *shen*) beim Trennen von trüben und klaren Säften. Auf der zugehörigen Blasen-Leitbahn (c. vesicalis, *pangguang jing*) liegen zahlreiche so genannte „Einflusspunkte des Rückens" (inductoria dorsalia, *beishuxue*) (s. S. 58).

2.1.13 Die Wärmebereiche (Calorien, *jiao*)

Aus Sicht der chinesischen Medizin können der Körper und somit die Funktionskreise in drei Ebenen eingeteilt werden. Die sich daraus ergebenden Wärmebereiche (Calorien, *jiao*) korrespondieren mit bestimmten Funktionskreisen.

Der **obere Wärmebereich (oberes Calorium,** ***shangjiao*****)** ist die Region vom Kopf bis zum Zwerchfell. Die entsprechenden Funktionskreise sind die Fk Lunge und Herz (oo. pulmonalis et cardialis, *fei xin*).

Der **mittlere Wärmebereich (mittleres Calorium,** ***zhongjiao*****)** ist die Region vom Zwerchfell bis zum Nabel. Die zugehörigen Funktionskreise sind die Fk Milz und Leber (oo. lienalis et hepaticus, *pi gan*).

Der **untere Wärmebereich** ist die Region vom Nabel bis zum Fuß. Der zugehörige Funktionskreis ist der Fk Niere (o. renalis, *shen*).

2.1.14 Die sechs Neben-Funktionskreise (paraorbes, *qiheng zhi fu*)

Die sechs Neben-Funktionskreise (paraorbes, *qiheng zhi fu*), die zugleich Yin- und Yang-Charakter besitzen, werden auch als außerordentliche Funktionskreise oder sechs außerordentliche Fu-Organe bezeichnet.

Die sechs Neben-Funktionskreise (paraorbes, *qiheng zhi fu*) sind:

- Neben-Fk Gehirn (paraorbis cerebri, *nao*)
- Neben-Fk Rückenmark (paraorbis medullae, *sui*)
- Neben-Fk Knochen (paraorbis ossum, *gu*)
- Neben-Fk Leitbahnen (paraorbis sinarteriarum, *mai*)
- Fk Gallenblase (paraorbis felleus, *dan*); die Gallenblase wird sowohl zu den „normalen" Funktionskreisen als zu den Neben-Funktionskreisen (paraorbes, *qiheng zhi fu*) gerechnet.

2.2 Die chinesische Diagnose

2.2.1 Die vier diagnostischen Verfahren *(sizhen)*

Um eine chinesische Diagnose zu erstellen, geht der Tuina-Therapeut nach dem Prinzip der vier diagnostischen Verfahren vor. Dies sind:

1. Betrachtung (inspectio, *wangzhen*)
2. Beurteilung durch Geruch und Gehör (olfactio et auscultatio, *wenzhen*)
3. Betastung (palpatio, *qiezhen*)
4. Befragung (interrogatio, *wenzhen*)

1. Die Betrachtung (inspectio, *wangzhen*)

Gesamtkonstitution und Körperhaltung

- Kräftige Muskeln und Sehnen → gute Bereitstellung des Xue des Fk Leber (xue hepatici, *ganxue*)
- Stabile Knochen → kräftiger Fk Niere (o. renalis, *shen*) und angeborene Reserven
- Asthenischer Körperbau → schwache Entfaltung des Fk Lunge (o. pulmonalis, *fei*)
- Abgemagerter Körper → energetische Schwäche (depletio, *xu*) von Qi und Xue
- Fetter Körper in Kombination mit wenig Appetit → energetische Schwäche (depletio, *xu*) der „Mitte" (Fk Milz und Magen, oo. lienalis et stomachi, *pi wei*)
- Kräftiger Körper verbunden mit gutem Appetit → kräftige Geradläufigkeit (Orthopathie, *zheng*)

- Vornübergebeugte Haltung und gebückter Gang → Erkrankung der Muskeln und Sehnen
- Unfähigkeit, lange zu stehen → Schädigung der dem Fk Niere (o. renalis, *shen*) zugeordneten Knochen

Form des Kopfes und Kopfbehaarung

Der Bereich des Kopfes ist der Zusammenkunftsort aller Yang-Leitbahnen, und das Kopfhaar stellt die äußere Entfaltung des Fk Niere (o. renalis, *shen*) dar. Ein wohlgeformter Kopf mit vollem Haar ist physiologisch und deutet auf ein kräftiges Qi des Fk Niere (qi renale, *shenqi*) hin.

Pathologische Veränderungen und ihre Bedeutung:

- Haarausfall → Verfall des Qi des Fk Niere (qi renale, *shenqi*) oder Schädigung des Xue durch Glut (ardor, *huo*)
- Haarausfall nach langer Krankheit → energetische Schwäche (depletio, *xu*) des Struktivpotenzials *(jing)*
- Brüchiges und trockenes Haar → Schmälerung von Yang und Qi

Gesichtsfarbe

Das Gesicht eines gesunden Menschen hat einen rosigen Teint, die Haut ist weder zu trocken noch zu fettig oder feucht.

Pathologische Veränderungen und ihre Bedeutung:

- Weißer Teint → energetische Schwäche (depletio, *xu*), Kälte (algor, *han*) oder Defizienz von Yin
- Roter Teint → Hitze-Erkrankung (calor, *re*)
- Gelber Teint → Feuchtigkeit (humor, *shi*) bzw. pathologische Veränderungen in den Fk Milz und Magen (oo. lienalis et stomachi, *pi wei*). Blasses Gelb zum Beispiel deutet auf eine energetische Schwäche (depletio, *xu*) der Fk Milz und Magen (oo. lienalis et stomachi, *pi wei*) hin. Schmutziges, mattes Gelb deutet auf Feuchtigkeit-Kälte (algor humidus, *shihan*).
- Schwärzlicher Teint → Kälte (algor, *han*)

Die konstellierende Kraft *(shen)* in den Augen

Gesunde Menschen haben klare, schimmernde Augen, und die Pupillen sind von reiner Zeichnung. Klagt ein Patient dennoch über Beschwerden, handelt es sich in der Regel um leichte Erkrankungen, die schnell vorübergehen.

Glänzen die Augen ungewöhnlich stark und sind die Pupillen getrübt, ist die konstellierende Kraft (*shen*) verlorengegangen oder zumindest beeinträchtigt.

Nasenfluss

- Gelbes, trübes, dickes Nasensekret → Wind-Hitze-Schädigung (calor venti, *fengre*)
- Klares, weißes, dünnes Nasensekret → Wind-Kälte-Schädigung (algor venti, *fenghan*)

Farbe der Lippen

Bei einem gesunden Menschen sind die Lippen von mittelroter Farbe.

Pathologische Veränderungen und ihre Bedeutung:

- Tiefrote Lippen → Hitze (calor, *re*) oder energetische Überladung (repletio, *shi*)
- Blassrote Lippen → Kälte (algor, *han*) oder energetische Schwäche (depletio, *xu*)
- Tiefrote und trockene Lippen → Glut (ardor, *huo*) mit einer Schmälerung der Säfte *(jinye)*

Farbe des Urins

- Reichlicher, klarer, heller Urin → Kälte (algor, *han*)
- Spärlicher, trüber, dunkler Urin → Hitze (calor, *re*)

Farbe und Konsistenz des Stuhls

- Wässrig, fast geruchlos, mit unverdauten Speiseresten vermischt → Kälte (algor, *han*) im unteren Wärmebereich (unteres Calorium, *xiajiao*)
- Breiig oder verstopft, hart und übelriechend → Hitze (calor, *re*) im unteren Wärmebereich (unteres Calorium, *xiajiao*)
- Dünn und klar in Kombination mit Fieber und Schüttelfrost → Wind-Erkrankung (ventus, *feng*)

Farbe und Konsistenz von Erbrochenem

- Geruchlos, wässrig und klar → Kälte (algor, *han*)
- Säuerlich riechend und klumpig → Hitze (calor, *re*)
- Fadenziehend und schleimig, in Kombination mit Durstlosigkeit → Schleim (pituita, *tan*)

Betrachtung des Zungenkörpers

Die Darstellung der Funktionskreise auf der Zungenoberfläche

Die Zungenoberfläche ist in bestimmte Regionen eingeteilt, die die einzelnen Funktionskreise repräsentieren und dadurch diagnostische Rückschlüsse zulassen (➢ Abb. 2.4).

Folgende Zuordnungen können getroffen werden:

- Die Zungenspitze hat einen starken Bezug zu den Fk Herz, Lunge und Herzbeutel (oo. cardialis, pulmonalis et pericardialis, *xin fei xinbao*) und entspricht dem oberen Wärmebereich (oberes Calorium, *shangjiao*).
- Die Mitte der Zunge entspricht den Fk Milz und Magen (oo. lienalis et stomachi, *pi wei*)
- Die Ränder der Zunge entsprechen den Fk Leber und Gallenblase (oo. hepaticus et felleus, *gan dan*)
- Die Zungenwurzel hat einen starken Bezug zu den Fk Niere, Blase und Dickdarm (oo. renalis, vesicalis et intestini crassi, *shen pangguang dachang*)

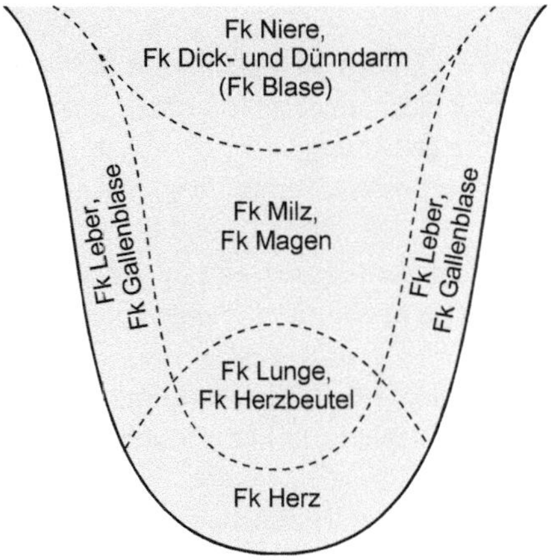

Abb 2.4 Darstellung der Funktionskreise auf der Zungenoberfläche

Die Farbe des Zungenkörpers

Bei einem gesunden Erwachsenen ist die Zunge von frischem, mittlerem Rot. Sie glänzt, ist weich und gut beweglich.

Pathologische Veränderungen und ihre Bedeutung:

- Tiefroter Zungenkörper → Hitze (calor, *re*) und energetische Überladung (repletio, *shi*)
- Blassroter Zungenkörper → Kälte (algor, *han*) und energetische Schwäche (depletio, *xu*)
- Scharlachroter Zungenkörper → pathologische Veränderung im Fk Herzbeutel (o. pericardialis, *xinbao*)
- Scharlachrote Zungenspitze → Glut des Fk Herz (ardor cardiale, *xinhuo*)
- Purpurfarbener, feuchter Zungenkörper → Xue-Stasen
- Schwarzer, unbeweglicher und trockener Zungenkörper→ Glut (ardor, *huo*)
- Schwarzer, weicher und feuchter Zungenkörper → Kälte aufgrund energetischer Schwäche (algor depletionis, *xuhan*)

Die Form des Zungenkörpers

- Gedunsener Zungenkörper → Erkrankungen des Xue aufgrund Hitze-Schrägläufigkeiten (calor-Heteropathien, *rexie*) des Inneren (intima, *li*) oder aufgrund Schleim (pituita, *tan*)
- Geschrumpfter Zungenkörper von blasser bis leichtroter Farbe → Defizienz von Qi und Xue oder energetische Schwäche (depletio, *xu*) von Qi und Xue
- Geschrumpfter Zungenkörper von scharlachroter Farbe → Schmälerung der Säfte *(jinye)* und Glut (ardor, *huo*)
- Risse und Furchen der Zunge → starke Hitze-Schrägläufigkeit (calor-Heteropathie, *rexie*)
- Spitze Erhebungen der Zunge → Hitze (calor, *re*), wobei der betroffene Bereich auf der Zungenoberfläche den betroffenen Funktionskreis repräsentiert und Größe und Anzahl die Intensität der Hitze (calor, *re*)

Der Zungenbelag

Der Zungenbelag bei einem gesunden Menschen ist weißlich bis schwach gelblich, durchschimmernd und weder zu feucht noch zu trocken.

Pathologische Veränderungen und ihre Bedeutung:

- Weißer Zungenbelag → Kälte (algor, *han*), Wind (ventus, *feng*) und Feuchtigkeit (humor, *shi*)
- Weißer, klebriger Zungenbelag → Feuchtigkeit-Hitze (calor humidus, *shire*) im mittleren Wärmebereich (mittleres Calorium, *zhongjiao*)
- Gelber Zungenbelag → Hitze (calor, *re*)
- Schwach gelber, fast farbloser Zungenbelag → Feuchtigkeit (humor, *shi*) aufgrund einer energetischen Schwäche (depletio, *xu*) des Fk Milz (o. lienalis, *pi*)
- Dicker, gelber, ausgetrockneter Zungenbelag → Hitze (calor, *re*) im Fk Magen (o. stomachi, *wei*)

Zungengrundvenen

Gestaute Zungengrundvenen auf der Unterseite der Zunge deuten auf Xue-Stasen des Fk Leber (o. hepaticus, *gan*).

2. Die Beurteilung durch Geruch und Gehör (olfactio et auscultatio, *wenzhen*)

Beurteilung durch Geruch

Geruch von Stuhl und Urin

Übel riechender Stuhl und Urin deuten auf Hitze (calor, *re*). Sind die Ausscheidungen eher geruchlos, ist das ein Hinweis auf Kälte (algor, *han*).

Geruch des Atems

Übler Mundgeruch deutet auf Hitze (calor, *re*) im Fk Magen (o. stomachi, *wei*).

Geruch des Schweißes

Penetranter Schweißgeruch kann durch Wind (ventus, *feng*), Feuchtigkeit (humor, *shi*) oder Hitze (calor, *re*) hervorgerufen werden.

Beurteilung durch Gehör

Atemgeräusche

- Geräuschvolle und laute Atmung → kommt bei energetischer Überladung (repletio, *shi*) vor und kann auch nach langer Krankheit bei einer energetischen Schwäche (depletio, *xu*) der Fk Lunge und Niere (oo. pulmonalis et renalis, *fei shen*) auftreten
- Kaum hörbare und leise Atmung → kommt bei energetischer Schwäche (depletio, *xu*) vor und kann auch bei Hitze des Fk Herzbeutel (calor pericardiale, *xinbao re*) auftreten.

Klang des Hustens
- Lauter und rauer Husten mit weißlichem Auswurf und verstopfter Nase → äußere Affektion durch Wind-Kälte (algor venti, *fenghan*)
- Gedämpfter Husten mit gelblichem Auswurf → Hitze (calor, *re*)
- Husten mit wenig klebrigem Auswurf → Glut (ardor, *huo*)

Klang der Stimme
- Schwache, leise, piepsende Stimme → energetische Schwäche (depletio, *xu*) als Folge von Kälte (algor, *han*) des Inneren (intima, *li*)
- Laute, kräftige, dröhnende Stimme → energetische Überladung (repletio, *shi*) aufgrund Hitze (calor, *re*)

Redefluss
- Redeunlust und Wortkargheit → Kälte (algor, *han*)
- Geschwätzigkeit → Hitze (calor, *re*)
- Laute, dröhnende Stimme → energetische Überladung (repletio, *shi*)
- Leise und schwache Stimme → energetische Schwäche (depletio, *xu*)

3. Betastung (palpatio, *qiezhen*)

Die Betastung des Pulses

Der Pulsdiagnose kommt im Rahmen der chinesischen Diagnostik eine besonders wichtige Rolle zu. Mit ihrer Hilfe gewinnt der Therapeut Informationen über den Ist-Zustand der Funktionen im Körper und der energetischen Situation des Menschen. Dabei werden jeweils drei Pulstaststellen am rechten und linken Arm unterschieden (➤ Abb. 2.5). Die Stelle, die am weitesten distal liegt, wird als pollex, die mittlere als clusa und die proximal gelegene Palpationsstelle als pes bezeichnet.

Am rechten Arm wird das Qi, am linken Arm das Xue beurteilt (➤ Abb. 2.6). Der Pollikarpuls spiegelt die energetische Situation im oberen Wärmebereich (oberes Calorium, *shangjiao*) und damit am rechten Arm im Fk Lunge (o. pulmonalis, *fei*) und am linken Arm im Fk Herz (o. cardialis, *xin*) wider. Der Clusalpuls beschreibt die energetische Situation im mittleren Wärmebereich (mittleres Calorium, *zhongjiao*), also zwischen Bauchnabel und Zwerchfell. Die zugehörigen Funktionskreise sind am linken Arm die Fk Leber und Gallenblase (oo. hepaticus et felleus, *gan dan*) und am rechten Arm die Fk Milz und Magen (oo. lienalis et stomachi, *pi wei*). Der Pedalpuls spiegelt die energetische Situation im unteren Wärmebereich (unteres Calorium, *xiajiao*) wider. Die zugehörigen Funktionskreise sind die Fk Niere und Blase (oo. renalis et vesicalis, *shen pangguang*).

Im folgenden Abschnitt werden die wichtigsten Pulse vorgestellt:
- Zarter Puls (minutus, *xi*) → energetische Schwäche (depletio, *xu*) von Qi und Xue oder Feuchtigkeit (humor, *shi*)
- Oberflächlicher Puls (superficialis, *fu*) → ist der Puls kräftig, handelt es sich um eine energetische Überladung (repletio, *shi*) der Oberfläche (exti-

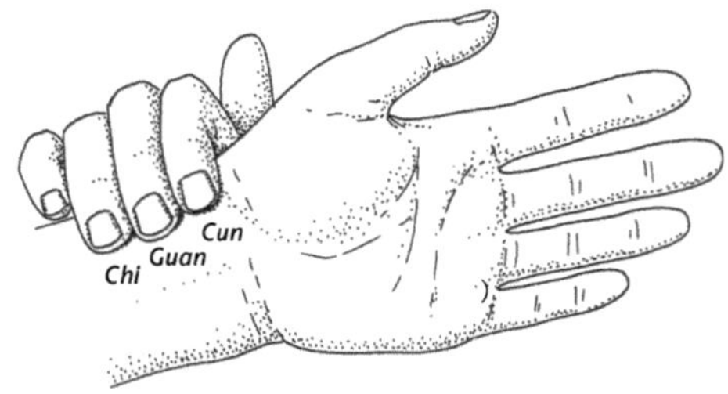

1. **Position *Cun*:** Bei Lu 9 *(taiyuan)*
2. **Position *Guan*:** 0,5 *Cun* proximal von Lu 9 *(taiyuan)* am Processus styloideus radii
3. **Position *Chi*:** Proximal von Lu 8 *(jingqu)*

Abb 2.5 Technik der Pulstastung

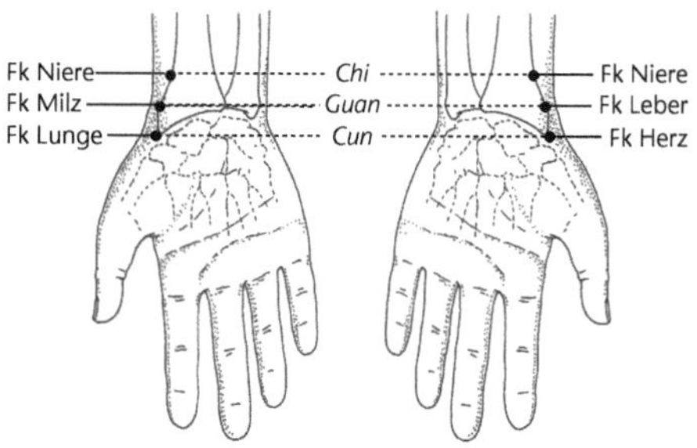

Abb 2.6 Organzuordnung zur Pulsposition

ma, *biao*), ist er dabei kraftlos, handelt es sich um eine energetische Schwäche (depletio, *xu*) der Oberfläche (extima, *biao*)

- Verlangsamter Puls (tardus, *chi*) → Kälte (algor, *han*)
- Beschleunigter Puls (celer, *shu*) → Hitze (calor, *re*)
- Saitenförmiger Puls (chordal, *xian*) → Wind (ventus, *feng*) im Fk Leber (o. hepaticus, *gan*), Schmerzen, Schleim-Blockaden (pituita, *tan*)
- Erschöpfter Puls (depletus, *xu*) → energetische Schwäche (depletio, *xu*)
- Angefüllter Puls (repletus, *shi*) → energetische Überladung (repletio, *shi*) einer Schrägläufigkeit (Heteropathie, *xie*)
- Schwacher Puls (invalidus, *ruo*) → energetische Schwäche (depletio, *xu*) von Qi und Xue
- Schlüpfriger Puls (lubricus, *hua*) → Feuchtigkeit (humor, *shi*) oder Schleim (pituita, *tan*), Hitze (calor, *re*) oder während der Schwangerschaft
- Rauer Puls (asper, *se*) → Defizienz des Xue, Blockaden des Qi oder Schädigung des Struktivpotenzials (*jing*)
- Untergetauchter Puls (mersus, *chen*) → Schädigung des Inneren (intima, *li*)
- Kraftvoller Puls → energetische Überladung (repletio, *shi*) des Inneren (intima, *li*)
- Kraftloser Puls → energetische Schwäche (depletio, *xu*) des Inneren (intima, *li*)

- Langer Puls (longus, *chang*) → energetische Überladung (repletio, *shi*)
- Kurzer Puls (brevis, *duan*) → ein gleichzeitig kraftvoller Puls deutet auf Zusammenballungen des Qi, ein zugleich kraftloser Puls auf eine Defizienz des Qi
- Gespannter Puls (intentus, *jin*) → Schmerzen, chronische Schmerzzustände und Kälte (algor, *han*)
- Behäbiger Puls (languidus, *huan*) → Feuchtigkeit (humor, *shi*)
- Saitenförmiger Puls (chordalis, *xian*) → Schmerzen, Schleim (pituita, *tan*) oder Wind (ventus, *feng*) im Fk Leber (o. hepaticus, *gan*)
- Beweglicher Puls (mobilis, *dong*) → Schreck (pavor, *jing*), Schmerz oder Konflikt zwischen Yin und Yang

4. Die Befragung (interrogatio, *wenzhen*)

Temperaturempfinden

- Frösteln (Windaversion, *wufeng*), das eine Gänsehaut hervorruft → Kälte- (algor, *han*) oder Wind-Hitze-Schrägläufigkeiten (calor-venti-Heteropathien, *fengre xie*)
- Schüttelfrost und Frösteln bei niedrigem Fieber → Affektion mit Wind-Kälte (algor venti, *fenghan*)
- Schüttelfrost und Frösteln bei hohem Fieber → Affektion mit Wind-Hitze (calor venti, *fengre*)
- Gefühl innerer Kälte → überhandnehmendes Yin (yin vigens, *yinsheng*)
- Gefühl innerer Hitze → energetische Schwäche (depletio, *xu*) des Yin
- Fieber ohne Schüttelfrost → innere Hitze (calor, *re*)

Schweiße

- Spontane Schweiße bei geringster Anstrengung → energetische Schwäche (depletio, *xu*) des Yang
- Vermehrte Absonderung des Schweißes → energetische Schwäche (depletio, *xu*) der Oberfläche (extima, *biao*)
- Schweiße während des Schlafes → energetische Schwäche (depletio, *xu*) des Yin
- Schweiße im Kopfbereich → Hitze (calor, *re*) im oberen Wärmebereich (oberes Calorium, *shangjiao*)
- Schweiße im Kopfbereich verbunden mit Müdigkeit → Feuchtigkeit-Hitze (calor humidus, *shire*)
- Schweiße im Kopfbereich verbunden mit kalten Extremitäten → energetische Schwäche (depletio, *xu*) des Yang

Miktion und Stuhlgang

- Vermehrter Urin ohne Durst → energetische Schwäche (depletio, *xu*) des Fk Niere (o. renalis, *shen*)
- Geringe Ausscheidungen von Urin → Hitze (calor, *re*)

- Häufige Ausscheidungen von klarem Urin → Kälte aufgrund energetischer Schwäche (algor depletionis, *xuhan*) im unteren Wärmebereich (unteres Calorium, *xiajiao*)
- Ständiges Harnträufeln → energetische Schwäche (depletio, *xu*) des Yin und innere Hitze (calor intimae, *neire*)
- Obstipation → Säftemangel *(jinye)* in den Fk Dickdarm und Dünndarm (oo. intestinorum, *chang*)
- Obstipation mit gelbem Zungenbelag und trockener Zunge → Hitze (calor, *re*)
- Obstipation mit blassem Gesicht und Verlangen nach heißen Getränken → Kälte (algor, *han*)
- Diarrhö mit üblem Geruch des Stuhls → Hitze (calor, *re*)
- Diarrhö in Kombination mit kalten Extremitäten und weißer Zunge → Hinweis auf Kälte (algor, *han*)

Appetit und Durst

- Verminderter Appetit → Schädigung des Qi des Fk Magen (qi stomachi, *weiqi*)
- Verminderter Appetit bei exogenen Affektionen → Blockade des Qi der Fk Milz und Magen (qi lienale et stomachi, *pi wei qi*)
- Verminderter Appetit bei endogenen Affektionen → energetische Schwäche (depletio, *xu*) der Fk Milz und Magen (oo. lienalis et stomachi, *pi wei*)
- Trotz guter Nahrungsaufnahme Magerkeit und Hunger → Glut (ardor, *huo*) des Fk Magen (o. stomachi, *wei*)
- Appetitlosigkeit → Schädigung des Qi des Fk Magen (qi stomachi, *weiqi*)
- Verlangen nach heißen Getränken → Kälte aufgrund energetischer Schwäche (algor depletionis, *xuhan*), Schleim (pituita, *tan*) oder überhandnehmende Feuchtigkeit (humor, *shi*) in der „Mitte" (Fk Milz und Magen, oo. lienalis et stomachi, *pi wei*)
- Verlangen nach kalten Getränken → Hitze (calor, *re*)

Schlaf

- Schlaflosigkeit in Kombination mit übermäßigem Nachdenken → Defizienz des Xue des Fk Herz (xue cardiale, *xinxue*)
- Schlaflosigkeit, verbunden mit Palpitationen und trockenem Mund → energetische Schwäche (depletio, *xu*) des Yin
- Einschlafstörungen → energetische Schwäche (depletio, *xu*) des Xue des Fk Herz (xue cardiale, *xinxue*) oder energetische Schwäche (depletio, *xu*) des Yin des Fk Herz (yin cardiale, *xinyin*)
- Durchschlafstörungen → energetische Schwäche (depletio, *xu*) des Yin des Fk Herz (yin cardiale, *xinyin*)
- Traumreicher Schlaf → hochschlagende Glut (ardor, *huo*) im Fk Herz (o. cardialis, *xin*)

Schmerzen

- Schmerzen, die sich durch Wärme bessern → Kälte (algor, *han*)

- Schmerzen, die sich duch Kälte bessern → Hitze (calor, *re*)
- Schmerzen, die sich durch Druck bessern → energetische Schwäche (depletio, *xu*) von Qi, Xue und Yin
- Schmerzen, die sich durch Druck verschlechtern → energetische Überladung (repletio, *shi*), Qi-Blockaden, Xue-Stasen
- Ortsfeste, schwer therapierbare Schmerzen in den Gelenken und der Muskulatur → Feuchtigkeit (humor, *shi*)
- Wandernde Schmerzen, v.a. in den Gelenken → Wind (ventus, *feng*)
- Ortsfeste, unerträgliche, schneidende oder stechende Schmerzen → Kälte (algor, *han*)
- Schmerzen im Lendenwirbelsäulenbereich, verbunden mit einem Gefühl der Kraftlosigkeit, Diarrhö und hellem Urin → energetische Schwäche (depletio, *xu*) des Yang des Fk Niere (yang renale, *shenyang*)
- Schmerzen im Lendenwirbelsäulenbereich, verbunden mit Kopfschmerz und Obstipation → Glut (ardor, *huo*) bedingt durch eine energetische Schwäche (depletio, *xu*) des Yin des Fk Niere (yin renale, *shenyin*)
- Schmerzen im Lendenwirbelsäulenbereich, verbunden mit einem Schweregefühl der Extremitäten mit Schmerzverschlechterung bei feuchter Witterung → Feuchtigkeit (humor, *shi*)

Menstruation

- Ausbleibende Menstruation (Amenorrhö) → Xue-Stasen oder energetische Schwäche (depletio, *xu*) des Xue bedingt durch körperliche und geistige Überanstrengung oder Qi-Blockaden in den Fk Milz und Leber (oo. lienalis et hepaticus, *pi gan*)
- Schmerzen vor der Menstruation, wobei das untere Abdomen gespannt und hart ist → Qi-Blockaden, Xue-Stasen
- Schmerzen nach der Menstruation → energetische Schwäche (depletio, *xu*) und zusätzlich Kälte (algor, *han*)
- Schmerzen während der Menstruation → Kälte (algor, *han*) oder Xue-Stasen

Nach der umfassenden Untersuchung des Patienten werden alle gesammelten Symptome nach den acht Leitkriterien bewertet (s. S. 12), und die krankheitsauslösenden Faktoren sowie die betroffenen und pathologisch veränderten Funktionskreise werden bestimmt. Der Tuina-Therapeut kann nun im Sinne der TCM eine Diagnose und ein daraus resultierendes Behandlungsprinzip formulieren.

2.3 Leitbahnen und Akupunkturpunkte für die Selbstbehandlung

Die Voraussetzung für eine wirkungsvolle Behandlung mit Tuina, sei es durch einen Therapeuten oder sei es im Rahmen der Eigenbehandlung durch den Patienten selbst, ist ein umfassendes Wissen über die Leitbahnen, ihren Verlauf und die Lokalisation der zu behandelnden Akupunkturpunkte (➢ Abb. 2.23 und Abb. 2.24). Das folgende Kapitel dient der Darstellung des Verlaufs der zwölf Hauptleitbahnen und von zwei unpaarigen Leitbahnen (Leitbahn der Steuerung (sinarteria regens, *dumai*) und Aufnehmende Leitbahn (sinarteria respondens, *renmai*)) sowie den dazugehörigen Reizpunkten, die für die Selbstbehandlung mit Tuina relevant sind. Bei der Behandlung und Selbstbehandlung mit Tuina werden die jeweiligen Akupunkturpunkte durch bestimmte Grundtechniken bearbeitet. Besonders gut eignen sich die Manipulationen Pressen *(an)* und Kneten *(rou)*, die überwiegend in Kombination angewendet werden. Des Weiteren ist es möglich, die Reizpunkte mit Techniken wie Pressen mit dem Fingernagel *(qia)*, punktartiges Pressen *(dian)*, Reiben *(mo)* oder Greifen und Kneifen *(na nie)* zu stimulieren. Wie in ➢ Kapitel 5 (S. 99) dargestellt, zeichnen sich die Grundtechniken durch spezielle Wirkungen aus. Zum Beispiel kann man durch Greifen und Kneifen *(na nie)* Schmerzen lindern, die Leitbahnen lösen und durchgängig machen, die Muskulatur lockern und das Xue dynamisieren. Wendet man diese Technik an einem bestimmten Akupunkturpunkt an, kommen zusätzlich noch die Wirkungen dieses Punktes hinzu. Die Wirkungen der Akupunkturpunkte sind in ➢ Kapitel 6, Selbstbehandlung bestimmter Körperregionen mit Tuina, S. 115 ff., beschrieben.

Wichtige Lage- und Richtungsbezeichnungen zur Punktauffindung (➢ Abb. 2.7):

- **proximal:** lat. proximus: der Nächste; zum Körper hin gelegen; rumpfnah
- **distal:** lat. distare: sich entfernen; vom Körper entfernt gelegen; rumpffern
- **fibular:** auf der Wadenbeinseite (Fibula: Wadenbein)
- **tibial:** auf der Schienbeinseite (Tibia: Schienbein)
- **ulnar:** auf der Ellenseite (kleinfingerseitig) (Ulna: Elle)
- **radial:** auf der Speichenseite (daumenseitig) (Radius: Speiche)
- **medial:** nach der Mittellinie des Körpers zu gelegen, innen
- **lateral:** lat. latus: Seite; außen, seitlich
- **posterior:** lat. der Hintere; hinten
- **anterior:** lat. der Vordere; vorne
- **superior:** lat. der Obere; oben
- **inferior:** lat. der Untere; unten
- **dorsal:** rückenwärts gelegen
- **ventral:** bauchseitig gelegen
- **Mediane:** Rumpfmittellinie
- **Mamillarlinie:** senkrechte Linie durch die Mamillen (Brustwarzen)
- **ICR:** Interkostalraum; Zwischenrippenraum

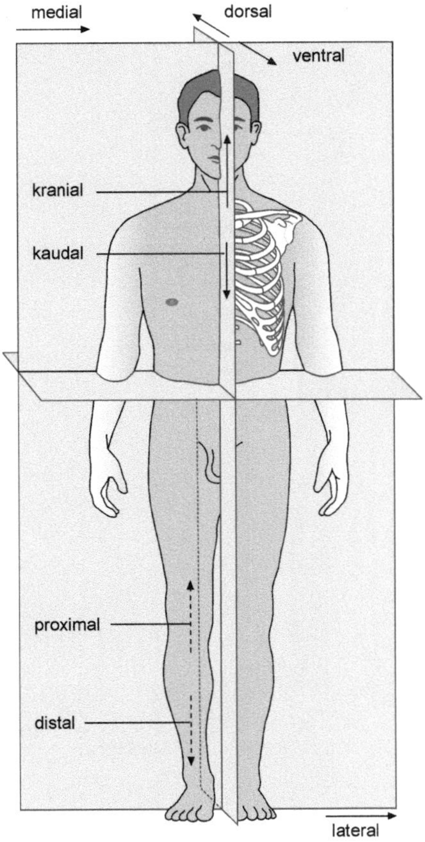

Abb. 2.7 Lage- und Richtungsbezeichnungen

Grundsätzlich gilt zu beachten:

- Die Anwendung des *cun*
- Die Lokalisation der Akupunkturpunkte mit Hilfe der Maßeinheit *cun* (Proportionalzoll oder persönliches Zoll) (s. ➢ Kapitel 2.1.1, S. 8).

Kennzeichnung der lokalisierten Akupunkturpunkte:

Wie in ➢ Kapitel 3.1.5 (S. 83) beschrieben, ist es sinnvoll, den gefundenen Akupunkturpunkt (wenn möglich) mit einem Kreuz zu markieren, indem der Therapeut/Selbstbehandler mit seinem Daumennagel auf die Haut drückt.

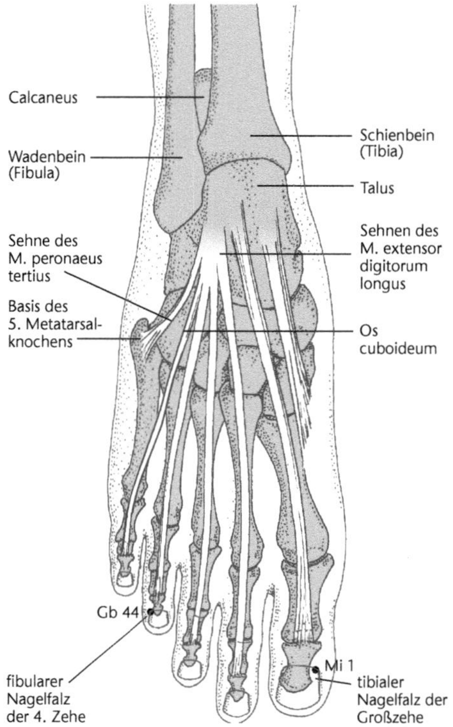

Abb. 2.8 Beispiele für Lagebezeichnungen bestimmter Akupunkturpunkte am Fuß

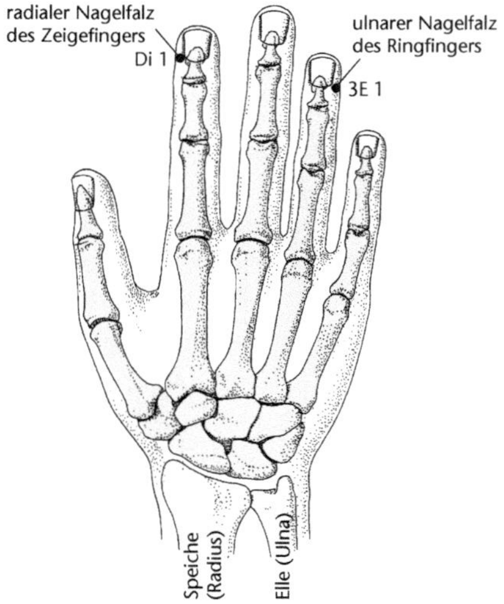

Abb. 2.9 Beispiele für Lagebezeichnungen bestimmter Akupunkturpunkte an der Hand

2.3.1 Die Hauptleitbahn des Fk Lunge (c. pulmonalis, *fei jing*)

Verlauf

Die Hauptleitbahn des Fk Lunge: Verlauf (c. pulmonalis, *fei jing*) beginnt im ersten Interkostalraum, unterhalb des Schlüsselbeins (Clavicula). Von dort zieht sie über die Oberarminnenseite, die Ellenbeuge, den Daumenballen, zum radialen Nagelfalz des Daumens (➤ Abb. 2.10a, Abb. 2.10b, Abb. 2.10c und Tab. 2.8).

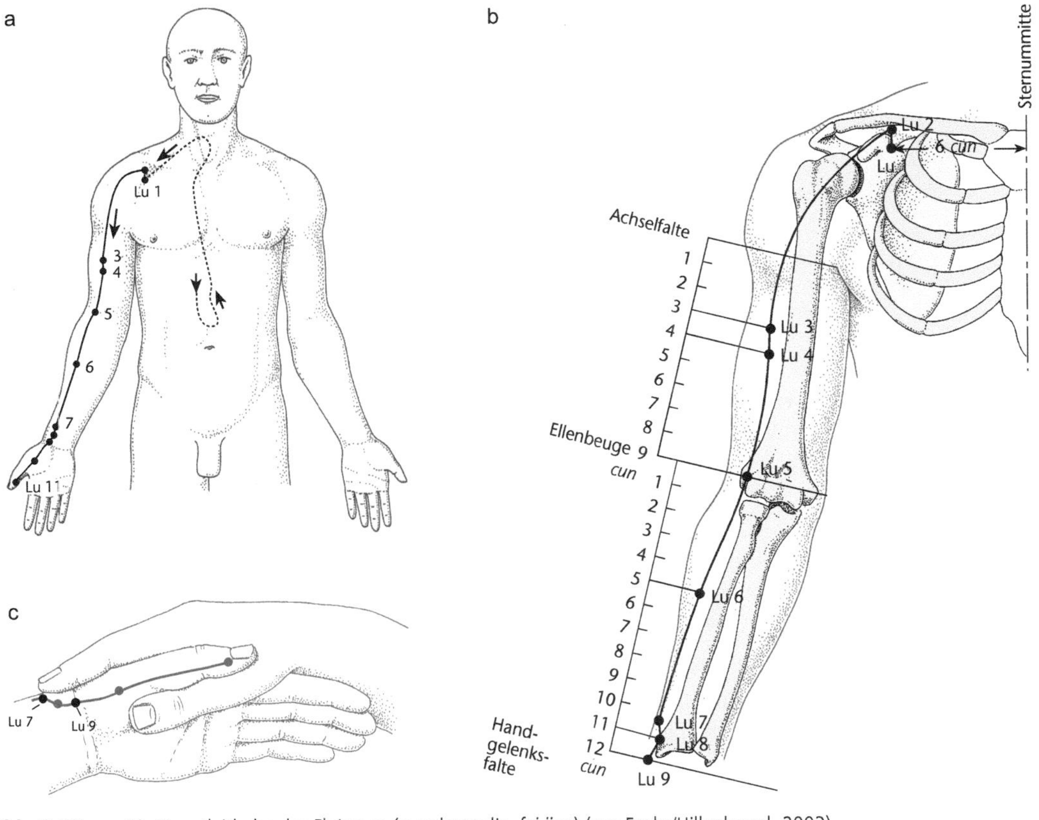

Abb. 2.10a–c Die Hauptleitbahn des Fk Lunge (c. pulmonalis, *fei jing*) (aus Focks/Hillenbrand, 2003)

2

Tab. 2.8 In der Selbstbehandlung mit Tuina eingesetzte Akupunkturpunkte der Lungen-Leitbahn (c. pulmonalis, *fei jing*)

Deutsche Bezeichnung	Lateinische Bezeichnung	Deutsche Übersetzung des chinesischen Namens	Pinyin	Lokalisation
Lu 5	P 5	„Moorsee am Fußpunkt"	*chize*	In der Mitte der Ellenbeuge, an der Innenkante des M. brachioradialis
Lu 6	P 6	„Die Tiefe des Lochs"	*kongzui*	5 *cun* unterhalb der Ellenbogenfalte oder 7 *cun* oberhalb der Handgelenksfalte am radialen Unterarm auf der Verbindungslinie zwischen Lu 5/P 5 und Lu 9/P 9
Lu 7	P 7	„Reihe von Lücken"	*lieque*	1,5 *cun* proximal der Handgelenksfurche am Processus styloideus radii
Lu 9	P 9	„Großer Wasserschlund"	*taiyuan*	Am radialen Ende der Handgelenksfurche in der Vertiefung radial der Pulstaststelle

2.3.2 Die Hauptleitbahn des Fk Dickdarm (c. intestini crassi, *dachang jing*)

Verlauf

Die Hauptleitbahn des Fk Dickdarm (c. intestini crassi, *dachang jing*) beginnt am radialen Nagelwinkel des Zeigefingers, zieht über das Handgelenk und der radialen Seite des Unterarms zur Ellenbeuge. Von dort verläuft sie an der Oberarmaußenseite weiter bis über das Schultergelenk und gelangt über den seitlichen Hals zur Nase. Die Leitbahn endet am Nasenflügel der kontralateralen Seite (➤ Abb. 2.11a, Abb. 2.11b, Abb. 2.11c und Tab 2.9).

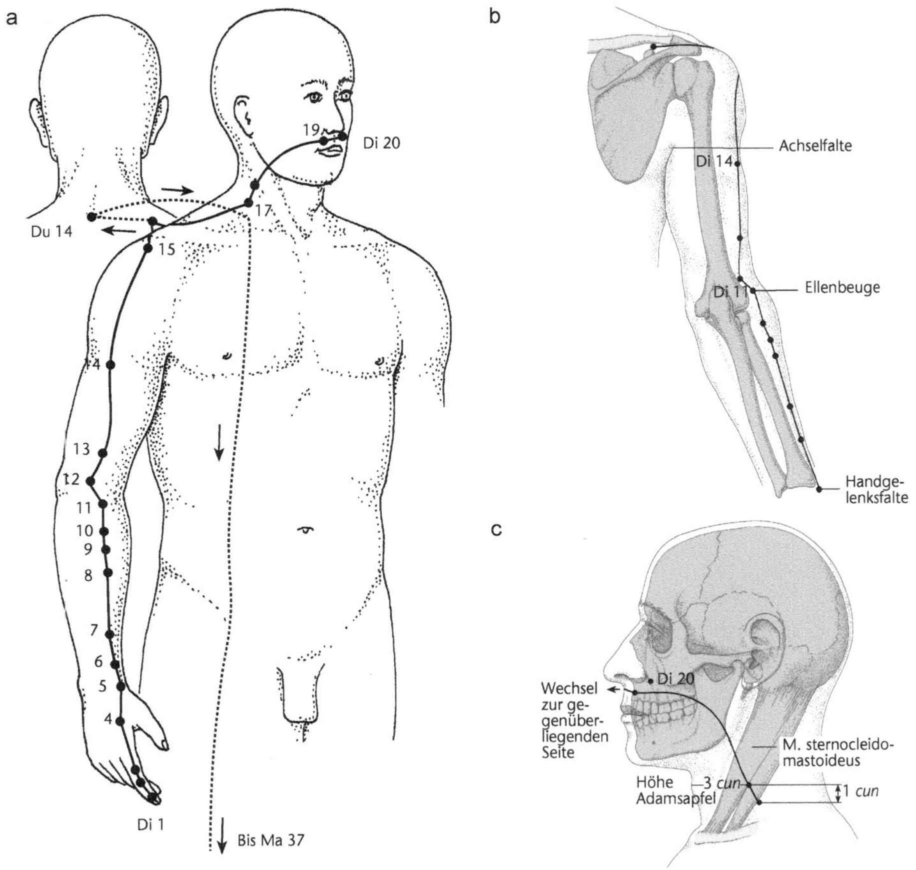

Abb. 2.11a–c Die Hauptleitbahn des Fk Dickdarm (c. intestini crassi, *dachang jing*) (aus Focks/Hillenbrand, 2003)

Tab. 2.9 In der Selbstbehandlung mit Tuina eingesetzte Akupunkturpunkte der Dickdarm-Leitbahn (c. intestini crassi, *dachang jing*)

Deutsche Bezeichnung	Lateinische Bezeichnung	Deutsche Übersetzung des chinesischen Namens	Pinyin	Lokalisation
Di 3	IC 3	„Drittes Interstitium"	*sanjian*	Bei lockerer Faust Punkt in der Vertiefung proximal des Zeigefingergrundgelenkes an der radialen Seite
Di 4	IC 4	„Vereinte Täler"	*hegu*	Nahe der radialen Seite, etwa in der Mitte des 2. Mittelhandknochens
Di 10	IC 10	„Dritter Weiler der Hand"	*shousanli*	2 *cun* unter Di 11/IC 11 auf der Verbindungslinie zu Di 5/IC 5

Tab. 2.9 In der Selbstbehandlung mit Tuina eingesetzte Akupunkturpunkte der Dickdarm-Leitbahn (c. intestini crassi, *dachang jing*) *(Forts.)*

Deutsche Bezeichnung	Lateinische Bezeichnung	Deutsche Übersetzung des chinesischen Namens	Pinyin	Lokalisation
Di 11	IC 11	„Gekrümmter Teich"	*quchi*	Bei 90° gewinkeltem Ellenbogen in Verbindung der Ellenbogenfalte zum Epicondylus lateralis in einer Vertiefung davor
Di 20	IC 20	„Empfangen der Wohlgerüche"	*yingxiang*	Am unteren Rand des Nasenflügels in einer Vertiefung

2.3.3 Die Hauptleitbahn des Fk Magen (c. stomachi, *wei jing*)

Verlauf

Die Hauptleitbahn des Fk Magen (c. stomachi, *wei jing*) beginnt mit zwei Ästen im Bereich des Gesichts. Der eine Ast hat seinen Ursprung am unteren Augenhöhlenrand, der andere im Schläfenwinkel. Im Bereich des Unterkiefers vereinigen sie sich wieder zu einer Leitbahn. Die Hauptleitbahn zieht dann seitlich am Hals zum Thorax und von dort senkrecht durch die Brustwarzen nach unten zum Bauchraum. Über die laterale Vorderseite des Oberschenkels, des Unterschenkels und die Mitte des Fußrückens zieht die Hauptleitbahn des Fk Magen (c. stomachi, *wei jing*) weiter zum fibularen Nagelwinkel der 2. Zehe, in dessen Nähe sie endet (➤ Abb. 2.12a, Abb. 2.12b, Abb. 2.12c und Tab 2.10).

Tab. 2.10 In der Selbstbehandlung mit Tuina eingesetzte Akupunkturpunkte der Magen-Leitbahn (c. stomachi, *wei jing*)

Deutsche Bezeichnung	Lateinische Bezeichnung	Deutsche Übersetzung des chinesischen Namens	Pinyin	Lokalisation
Ma 1	S 1	„Punkt, der die Tränen aufnimmt"	*chengqi*	Knapp oberhalb der Mitte des unteren Orbitarandes; cave!
Ma 2	S 2	„Rand des Wangenbeins"	*sibai*	1 *cun* unterhalb der geradeaus blickenden Pupille auf dem Rand des Wangenbeins; cave!
Ma 3	S 3	„Weites Kellerloch"	*juliao*	0,7 *cun* lateral der Nasenöffnung, in Höhe des unteren Randes des Nasenflügels, in Höhe Di 20/ IC 20

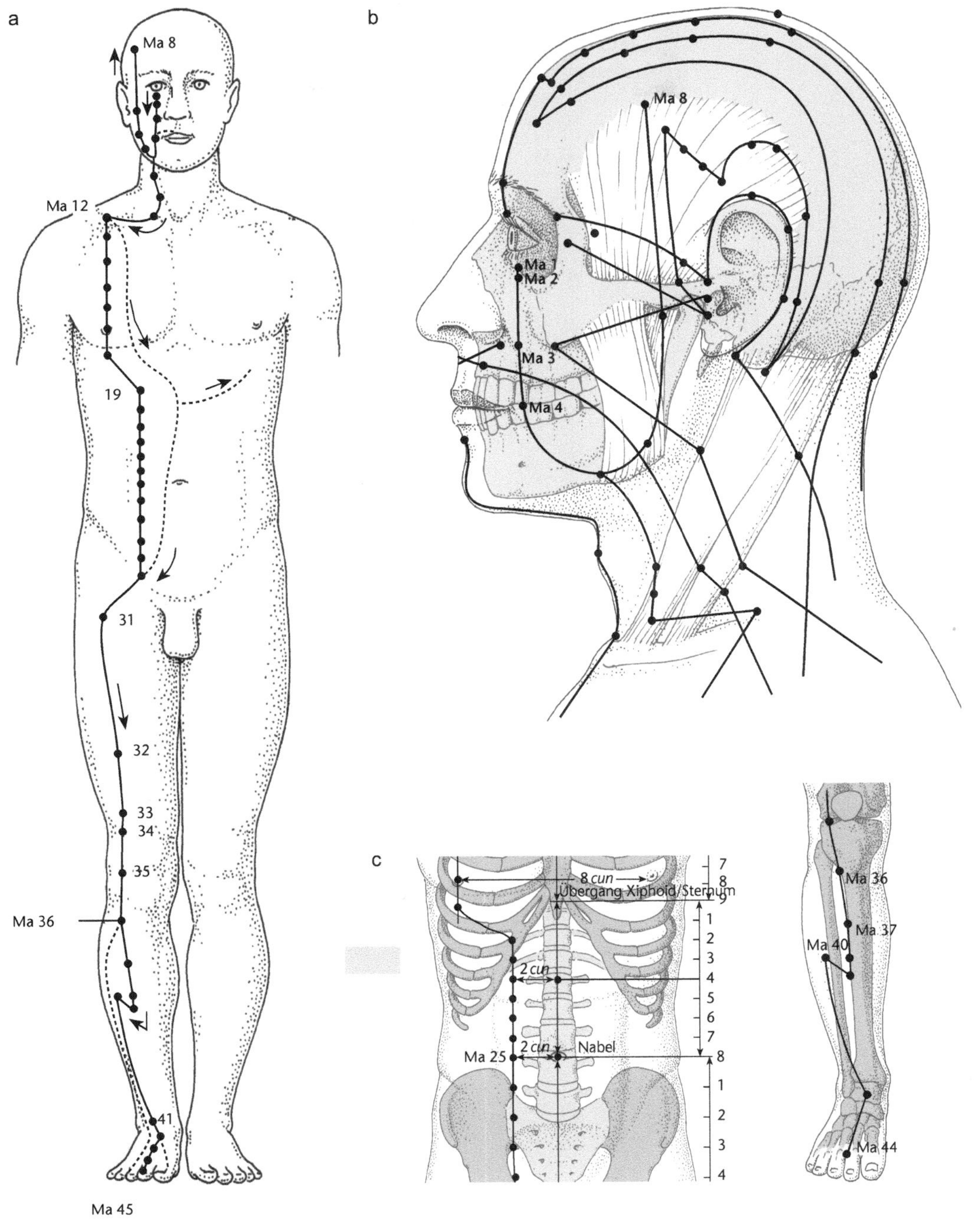

Abb. 2.12a–c Die Hauptleitbahn des Fk Magen (c. stomachi, *wei jing*)

Tab. 2.10 In der Selbstbehandlung mit Tuina eingesetzte Akupunkturpunkte der Magen-Leitbahn (c. stomachi, *wei jing*) *(Forts.)*

Deutsche Bezeichnung	Lateinische Bezeichnung	Deutsche Übersetzung des chinesischen Namens	Pinyin	Lokalisation
Ma 4	S 4	„Zwischenspeicher der Erde"	*dicang*	0,5 *cun* seitlich des Mundwinkels
Ma 5	S 5	„Punkt, der Großes empfängt"	*daying*	In einer Grube an der vorderen Grenze des M. masseter, wo ein Puls zu spüren ist
Ma 6	S 6	„Maxilla"	*jiache*	Bei fest zusammengepresstem Kiefer auf der höchsten Erhebung des M. masseter, etwas vor und oberhalb des Unterkieferwinkels
Ma 7	S 7	„Unteres Passtor"	*xiaguan*	Bei geschlossenem Mund in der Vertiefung an der unteren Jochbeingrenze vor dem Processus articularis der Mandibula am Hinterrand des M. masseter
Ma 8	S 8	„Punkt der Halteleitbahn am Kopf"	*touwei*	Im Schläfenwinkel, 0,5 *cun* innerhalb der Haargrenze, 1,5 *cun* lateral von Gb 13/F 13, 1 *cun* über Gb 4/F 4
Ma 12	S 12	„Grube über dem Schlüsselbein"	*quepen*	Im Mittelpunkt der Fossa supraclavicularis, 4 *cun* lateral der vorderen Medianlinie oder auf der Mamillarlinie
Ma 25	S 25	„Angel des Himmels"	*tianshu*	2 *cun* lateral des Nabels
Ma 30	S 30	„Breite Straße des Qi"	*qichong*	5 *cun* unter dem Nabel und 2 *cun* lateral der vorderen Medianlinie, am Symphysenoberrand medial der A. femoralis
Ma 36	S 36	„Dritter Weiler am Fuß"	*zusanli*	3 *cun* unterhalb der Patellaunterkante, 1 *cun* fibular der Tibiakante, auf Höhe der Tuberositas tibiae

Tab. 2.10 In der Selbstbehandlung mit Tuina eingesetzte Akupunkturpunkte der Magen-Leitbahn (c. stomachi, *wei jing*) *(Forts.)*

Deutsche Bezeichnung	Lateinische Bezeichnung	Deutsche Übersetzung des chinesischen Namens	Pinyin	Lokalisation
Ma 40	S 40	„Üppige Fülle"	*fenglong*	In der Mitte zwischen Unterkante der Patella und Spitze des Malleolus externus, 1 *cun* lateral von Ma 38/S 38
Ma 44	S 44	„Innere Vorhalle"	*neiting*	Distal des Metatarso-Phalangeal-Gelenks (Zehengrundgelenk) der 2. Zehe an der fibularen Seite in einer Vertiefung an der Aponeurose

2.3.4 Die Hauptleitbahn des Fk Milz (c. lienalis, *pi jing*)

Verlauf

Die Hauptleitbahn des Fk Milz (c. lienalis, *pi jing*) beginnt nahe dem tibialen Nagelfalz der Großzehe und verläuft an der Innenseite des Beins, über die Leistenregion zum Bauchraum. Von dort gelangt sie zum Thorax und endet dort (➤ Abb. 2.13a, Abb. 2.13b und Tab 2.11).

Tab. 2.11 In der Selbstbehandlung mit Tuina eingesetzte Akupunkturpunkte der Milz-Leitbahn (c. lienalis, *pi jing*)

Deutsche Bezeichnung	Lateinische Bezeichnung	Deutsche Übersetzung des chinesischen Namens	Pinyin	Lokalisation
Mi 1	L 1	„Verborgene Weiße"	*yinbai*	An der medialen Seite der Großzehe, 0,1 *cun* proximal und medial vom Nagelfalzwinkel
Mi 6	L 6	„Die Verbindung der drei Yin"	*sanyinjiao*	3 *cun* oberhalb des Malleolus medialis (Innenknöchel) am Hinterrand der Tibia
Mi 8	L 8	„Mechanismus der Erde"	*diji*	3 *cun* distal von Mi 9/L 9 auf der Verbindungslinie der Spitze des Malleolus medialis (Innenknöchel) und Mi 9/L 9

2

Tab. 2.11 In der Selbstbehandlung mit Tuina eingesetzte Akupunkturpunkte der Milz-Leitbahn (c. lienalis, *pi jing*) *(Forts.)*

Deutsche Bezeichnung	Lateinische Bezeichnung	Deutsche Übersetzung des chinesischen Namens	Pinyin	Lokalisation
Mi 9	L 9	„Die Quelle am Yin-Grabhügel"	*yinlingquan*	Bei gebeugtem Knie in der Vertiefung posterior und inferior des medialen Condylus der Tibia
Mi 10	L 10	„Meer des Xue"	*xuehai*	2 *cun* proximal des Oberrandes der Patella über dem medialen Patellarand

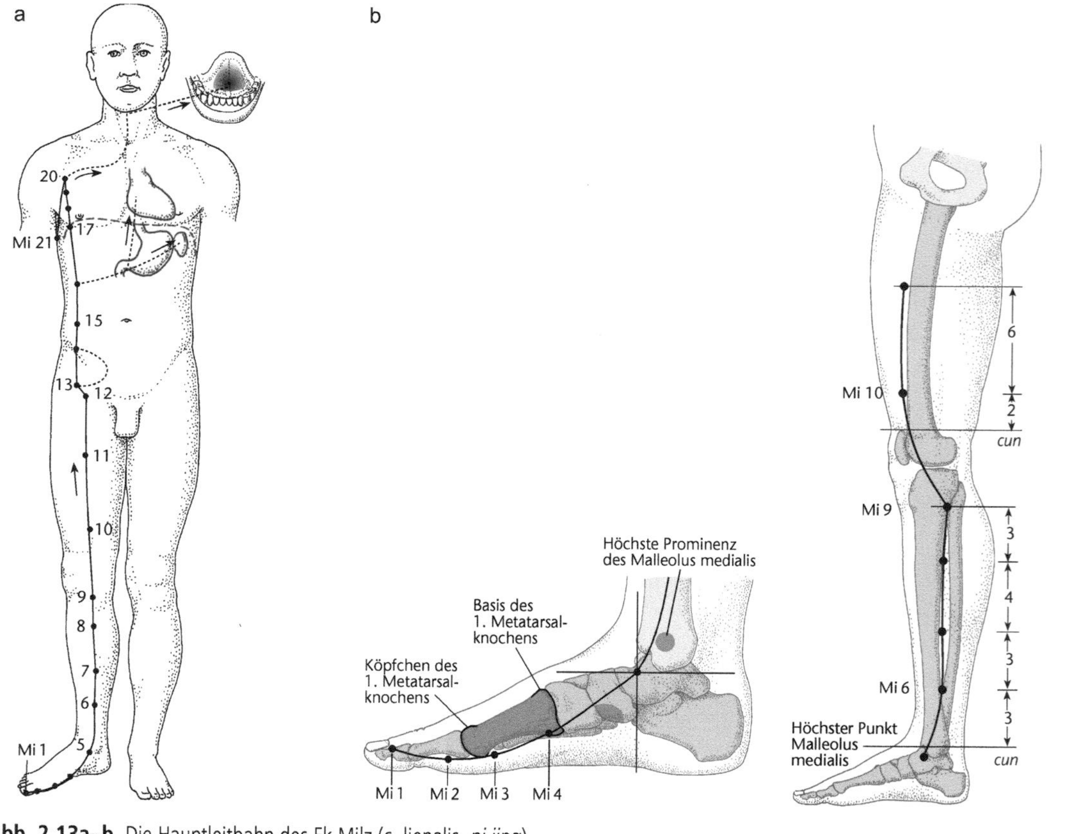

Abb. 2.13a–b Die Hauptleitbahn des Fk Milz (c. lienalis, *pi jing*)

2.3.5 Die Hauptleitbahn des Fk Herz (c. cardialis, *xin jing*)

Verlauf

Die Hauptleitbahn des Fk Herz (c. cardialis, *xin jing*) zieht von der Achsel (Axilla) über die Innenseite des Oberarms, das mediale Ende der Ellenbogenfalte und die Unterarminnenseite zum Handteller. Von dort verläuft sie entlang der radialen Seite des Kleinfingers zum radialen Nagelwinkel und endet dort (➤ Abb. 2.14a, Abb. 2.14b und Tab 2.12).

Tab. 2.12 In der Selbstbehandlung mit Tuina eingesetzte Akupunkturpunkte der Herz-Leitbahn (c. cardialis, *xin jing*)

Deutsche Bezeichnung	Lateinische Bezeichnung	Deutsche Übersetzung des chinesischen Namens	Pinyin	Lokalisation
He 3	C 3	„Das kleine Meer"	*shaohai*	Bei gebeugtem Ellenbogen (Hand anwinkeln) Vertiefung zwischen dem medialen ulnaren Ende der Ellenbogenfalte und dem medialen Epicondylus
He 7	C 7	„Pforte des Shen"	*shenmen*	Proximal und radial des Os pisiforme in der Handgelenksfalte, radial der Sehne des M. flexor carpi ulnaris

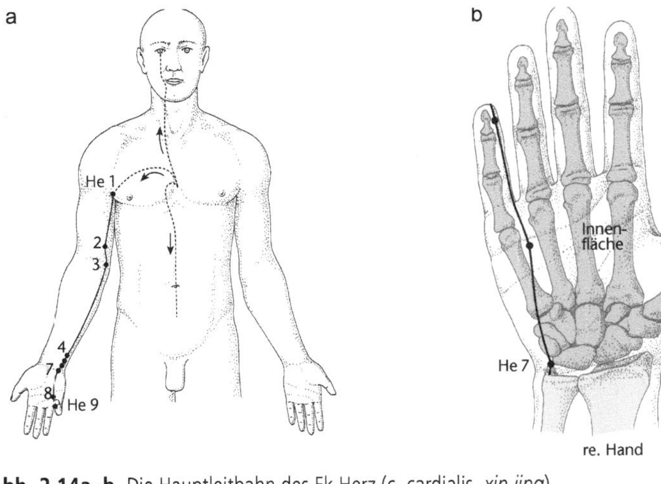

Abb. 2.14a–b Die Hauptleitbahn des Fk Herz (c. cardialis, *xin jing*)

2.3.6 Die Hauptleitbahn des Fk Dünndarm (c. intestini tenuis, *xiaochang jing*)

Verlauf

Die Hauptleitbahn des Fk Dünndarm (c. intestini tenuis, *xiaochang jing*) beginnt an der ulnaren Seite des Kleinfingers im Nagelfalz. Sie zieht über die ulnare Seite des Handrückens und des Unterarms zum Ellenbogen. Von dort verläuft sie weiter über die Außenseite des Oberarms zum Schulterblatt im oberen Rückenbereich und über den seitlichen Hals zum Gesicht und endet vor dem Ohr (➤ Abb. 2.15a, Abb. 2.15b, Abb. 2.15c und Tab 2.13).

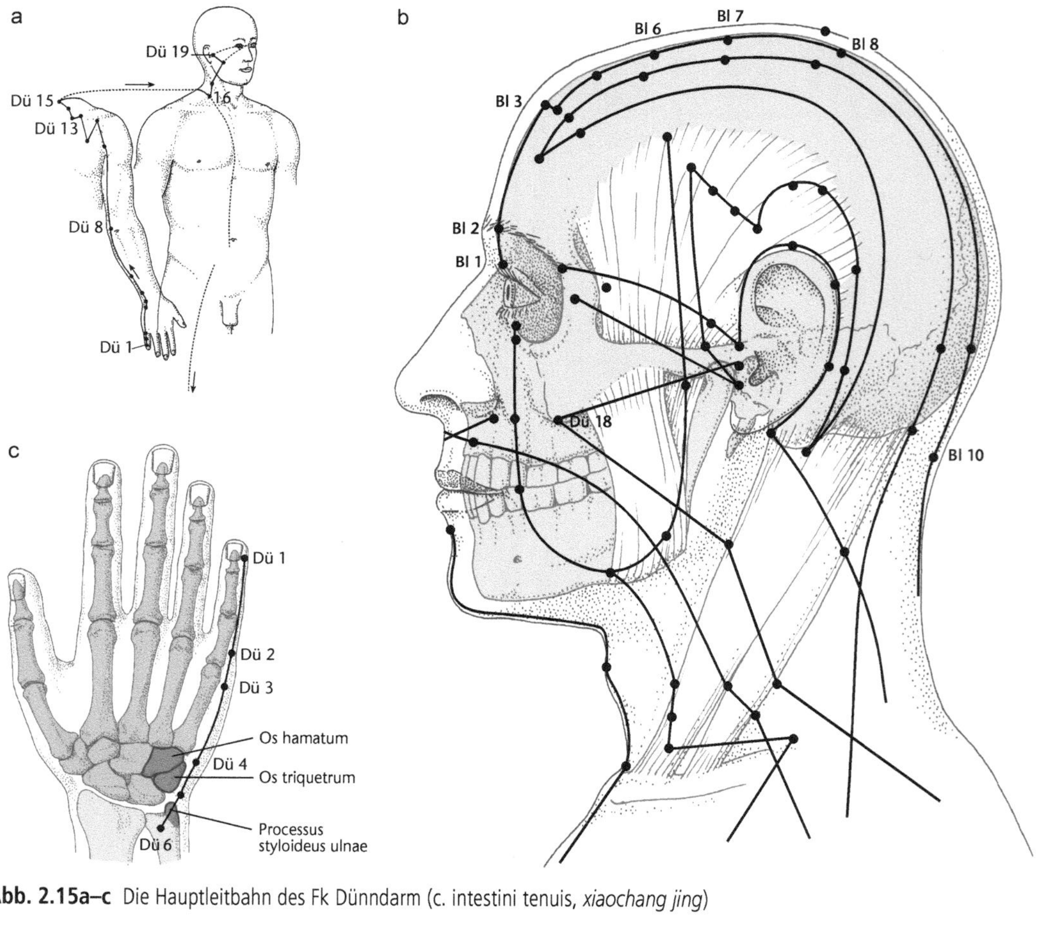

Abb. 2.15a–c Die Hauptleitbahn des Fk Dünndarm (c. intestini tenuis, *xiaochang jing*)

Tab. 2.13 In der Selbstbehandlung mit Tuina eingesetzte Akupunkturpunkte der Dünndarm-Leitbahn (c. intestini tenuis, *xiaochang jing*)

Deutsche Bezeichnung	Lateinische Bezeichnung	Deutsche Übersetzung des chinesischen Namens	Pinyin	Lokalisation
Dü 3	IT 3	„Der hintere Wasserlauf"	*houxi*	Proximal des Metacarpophalangeal-Gelenks des kleinen Fingers (Grenze „weißes/rotes Fleisch")
Dü 6	IT 6	„Glückliches Alter"	*yanglao*	In einer Vertiefung an der radialen Seite des Processus styloideus ulnae
Dü 19	IT 19	„Palast des Gehörs"	*tinggong*	In einer Vertiefung zwischen Tragus und Kiefergelenk bei leichter Mundöffnung

2.3.7 Die Hauptleitbahn des Fk Blase (c. vesicalis, *pangguang jing*)

Verlauf

Die Hauptleitbahn des Fk Blase (c. vesicalis, *pangguang jing*) beginnt am inneren Augenkanthus, zieht über den Bereich der Stirn auf das Schädeldach und verläuft dann über den Nacken zum oberen Rücken. Dort verzweigt sie sich in zwei Stränge, die senkrecht über den Rücken nach unten verlaufen. Die Leitbahnzweige ziehen dann über die Hinterseite des Oberschenkels und vereinigen sich in der Kniekehle. Die Leitbahn zieht dann über die fibulare Rückseite des Unterschenkels zum fibularen Nagelfalz der Kleinzehe, an dem sie schließlich endet (➢ Abb. 2.16a, Abb. 2.16b, Abb. 2.16c, Abb. 2.16d und Tab 2.14).

2

Tab. 2.14 In der Selbstbehandlung mit Tuina eingesetzte Akupunkturpunkte der Blasen-Leitbahn (c. vesicalis, *pangguang jing*)

Deutsche Bezeichnung	Lateinische Bezeichnung	Deutsche Übersetzung des chinesischen Namens	Pinyin	Lokalisation
Bl 1	V 1	„Helle des Auges"	*jingming*	In einer Vertiefung leicht medial und oberhalb des inneren Augenkanthus; cave!
Bl 2	V 2	„Zusammengelegter Bambus"	*cuanzhu*	Am medialen Ende der Augenbraue
Bl 7	V 7	„Himmelskommunikation"	*tongtian*	1,5 *cun* lateral der Medianen, 4 *cun* hinter der vorderen Haargrenze
Bl 21	V 21	„Einflusspunkt des Magen-Funktionskreises"	*weishu*	1,5 *cun* lateral des Dornfortsatzes des 12. BWK
Bl 23	V 23	„Einflusspunkt des Nieren-Funktionskreises"	*shenshu*	1,5 *cun* lateral des Dornfortsatzes des 2. LWK
Bl 31	V 31	„Oberes Kellerloch"	*shangliao*	Im ersten Foramen sacrale
Bl 32	V 32	„Das nächstfolgende Kellerloch"	*ciliao*	Im zweiten Foramen sacrale
Bl 33	V 33	„Mittleres Kellerloch"	*zhongliao*	Im dritten Foramen sacrale
Bl 34	V 34	„Unteres Kellerloch	*xialiao*	Im vierten Foramen sacrale
Bl 40	V 40	„Die Mitte des Staugewässers"	*weizhong*	In der Mitte der Beugefalte des Kniegelenkes, wo ein Puls tastbar ist
Bl 57	V 57	„Säule des Fleisches"	*chengshan*	In der Mitte der Wade zwischen den Köpfen des M. gastrocnemius auf der Verbindungslinie von Bl 40/V 40 und der Achillessehne, ca. 8 *cun* unter Bl 40/V 40
Bl 62	V 62	„Ursprung der emporziehenden Yang-Leitbahn"	*shenmai*	Am unteren Rand des Malleolus lateralis in einer Vertiefung
Bl 67	V 67	„Das äußerste Yin"	*zhiyin*	Am fibularen Nagelwinkel des kleinen Zehs

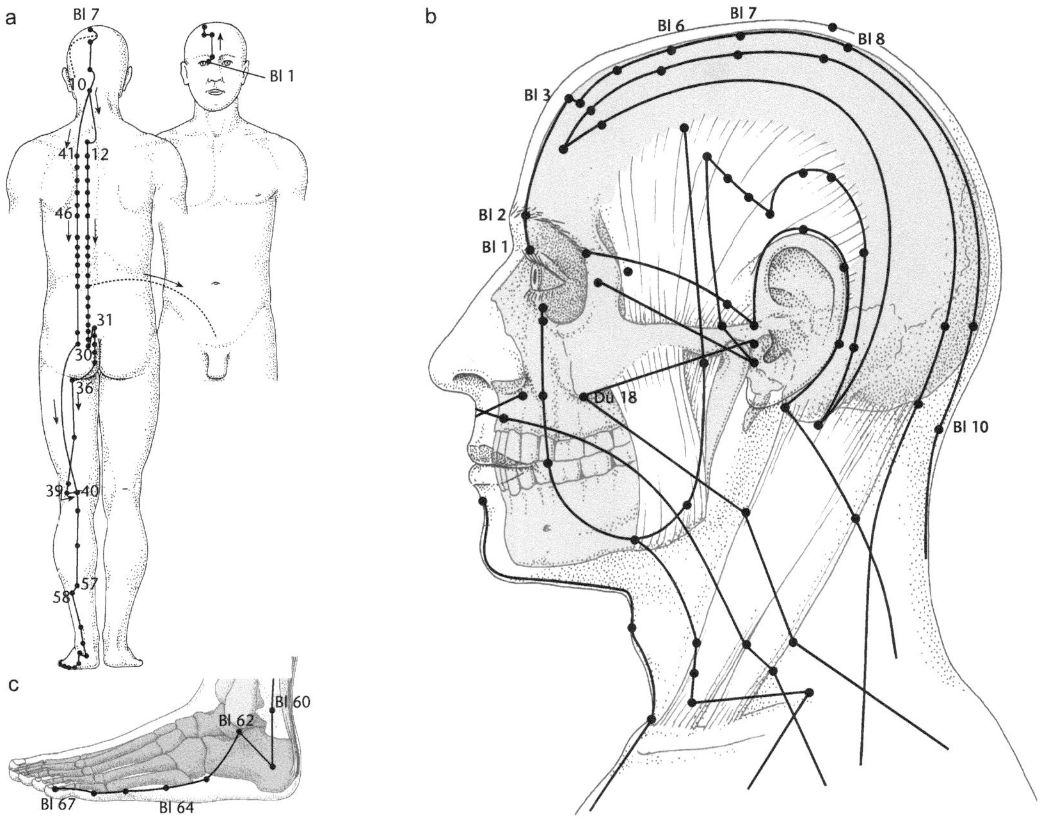

Abb. 2.16a–c Die Hauptleitbahn des Fk Blase (c. vesicalis, *pangguang jing*)

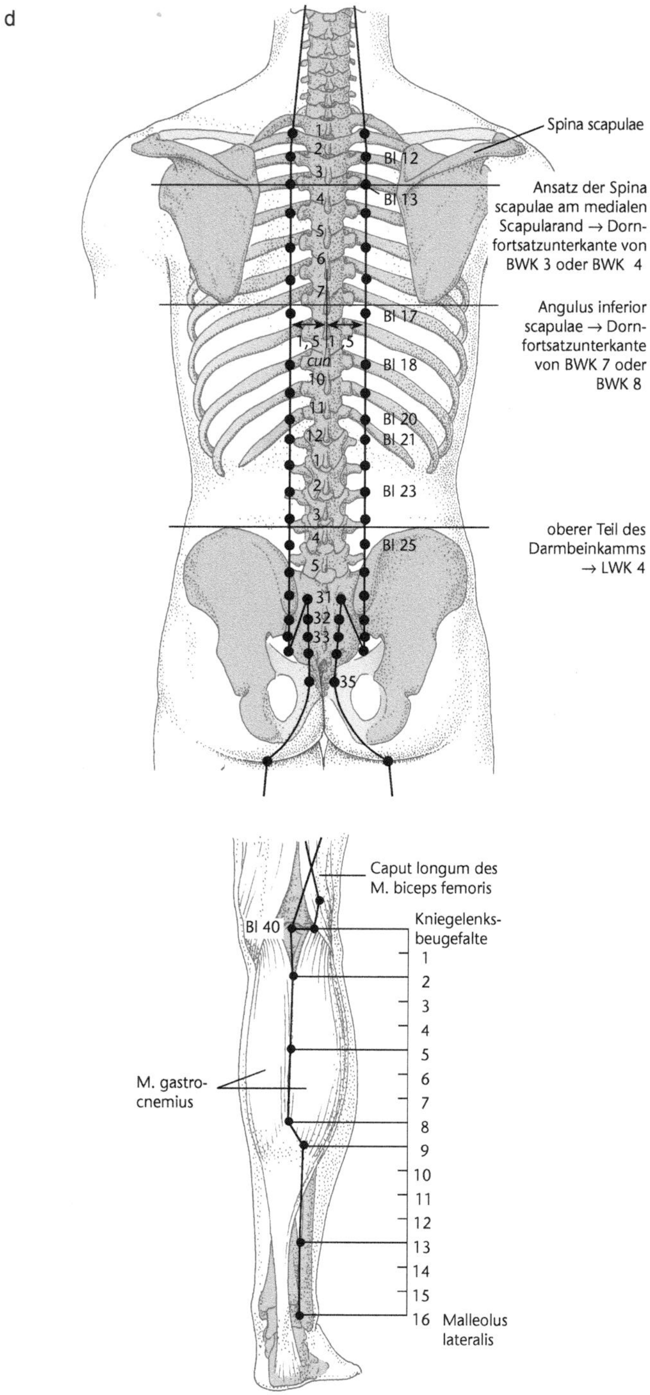

Abb. 2.16d Die Hauptleitbahn des Fk Blase (c. vesicalis, *pangguang jing*)

2.3.8 Die Hauptleitbahn des Fk Niere (c. renalis, *shen jing*)

Verlauf

Die Hauptleitbahn des Fk Niere (c. renalis, *shen jing*) beginnt auf der Fußsohle, zieht um den Innenknöchel (Malleolus medialis) herum zur medialen Unterschenkelseite. Über die mediale Seite des Oberschenkels gelangt sie zum Bauchraum und endet im Bereich des Brustkorbs, zwischen Klavikula und 1. Rippe (➢ Abb. 2.17a, Abb. 2.17b und Tab 2.15).

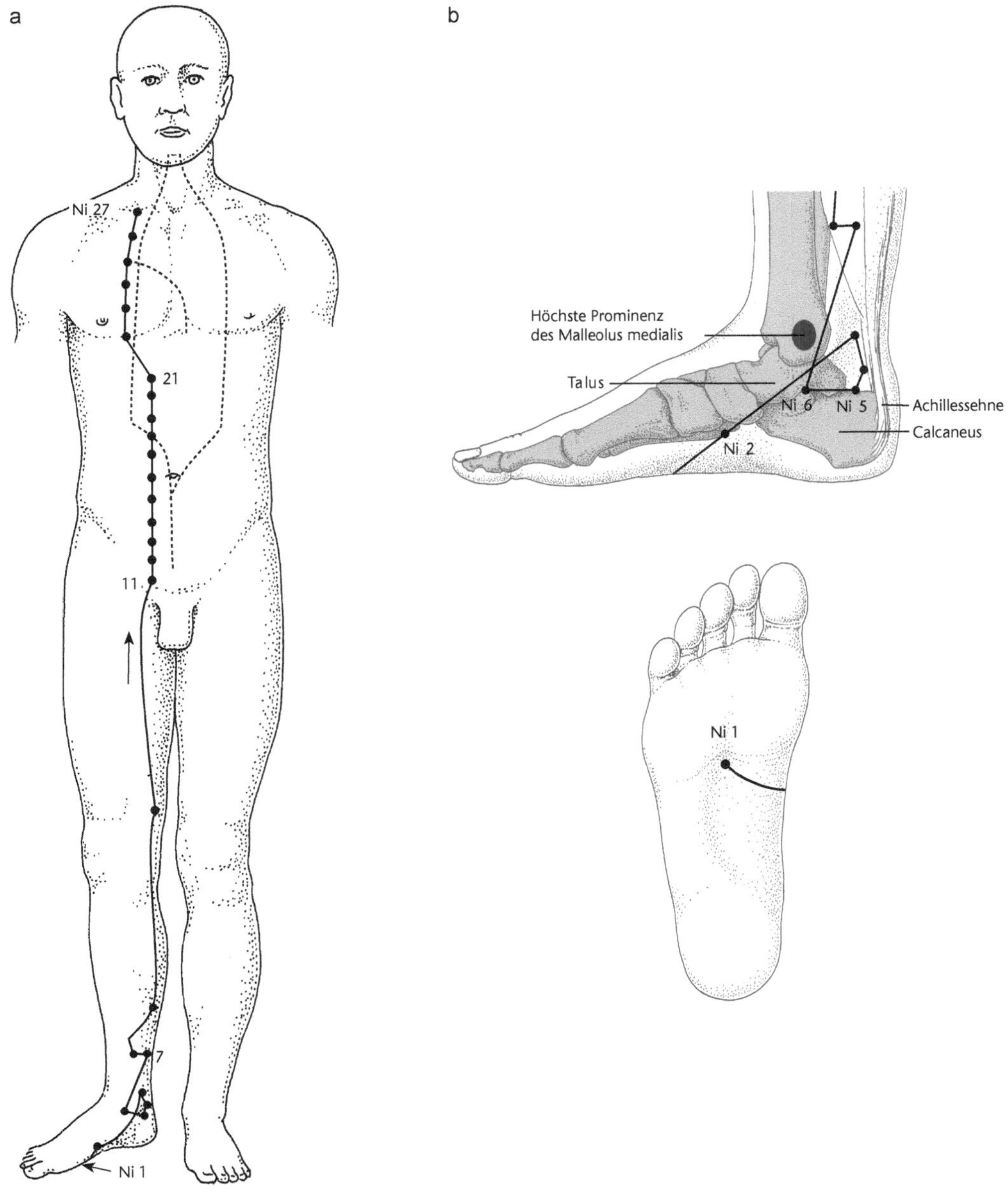

Abb. 2.17a–b Die Hauptleitbahn des Fk Niere (c. renalis, *shen ying*)

Tab. 2.15 In der Selbstbehandlung mit Tuina eingesetzte Akupunkturpunkte der Nieren-Leitbahn (c. renalis, *shen jing*)

Deutsche Bezeichnung	Lateinische Bezeichnung	Deutsche Übersetzung des chinesischen Namens	Pinyin	Lokalisation
Ni 1	R 1	„Die emporsprudelnde Quelle"	*yongquan*	In einer Vertiefung an der Grenze zwischen 1. und 2. Drittel der zentralen Fußsohle (zwischen 2. und 3. Metatarsophalangeal-Gelenk)
Ni 2	R 2	„Drachenquelle"	*rangu*	In einer Vertiefung vor und unterhalb des Unterrandes des Os naviculare, 1 *cun* proximal Mi 4/L 4
Ni 5	R 5	„Wasserquelle"	*shuiquan*	1 *cun* unterhalb Ni 3/R 3 (dieser liegt in der Mitte der Verbindungslinie zwischen Innenknöchel und der Achillessehne)
Ni 6	R 6	„Meer der Erhellung"	*zhaohai*	Direkt unterhalb der Spitze des Innenknöchels

2.3.9 Die Hauptleitbahn des Fk Herzbeutel (c. pericardialis, *xinbao jing*)

Verlauf

Die Hauptleitbahn des Fk Herzbeutel (c. pericardialis, *xinbao jing*) entspringt im Brustkorb, neben der Brustwarze. Sie zieht über die Achsel auf die Innenseite des Oberarms und dann über die Ellenbeuge und die Innenseite des Unterarms zum Handteller. Über die radiale Seite des Mittelfingers verläuft die Leitbahn zu dessen Spitze, an der sie endet (➤ Abb. 2.18a, Abb. 2.18b und Tab 2.16).

Tab. 2.16 In der Selbstbehandlung mit Tuina eingesetzte Akupunkturpunkte der Herzbeutel-Leitbahn (c. pericardialis, *xinbao jing*)

Deutsche Bezeichnung	Lateinische Bezeichnung	Deutsche Übersetzung des chinesischen Namens	Pinyin	Lokalisation
Pe 6	Pc 6	„Inneres Passtor"	*neiguan*	Zwischen den Sehnen des M. palmaris longus und des M. flexor carpi radialis, 2 *cun* proximal der Handgelenksfalte

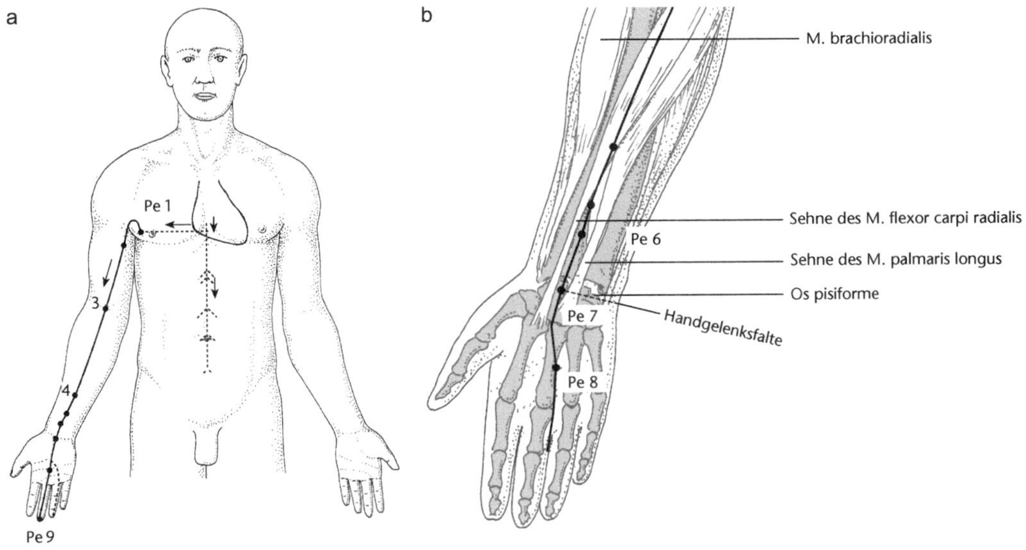

Abb. 2.18a–b Die Hauptleitbahn des Fk Herzbeutel (c. pericardialis, *xinbao jing*) (aus Focks/Hillenbrand, 2003)

Tab. 2.16 In der Selbstbehandlung mit Tuina eingesetzte Akupunkturpunkte der Herzbeutel-Leitbahn (c. pericardialis, *xinbao jing*) (Forts.)

Deutsche Bezeichnung	Lateinische Bezeichnung	Deutsche Übersetzung des chinesischen Namens	Pinyin	Lokalisation
Pe 7	Pc 7	„Großer Grabhügel"	*daling*	In der Mitte der inneren Handgelenksfalte, zwischen den Sehnen des M. palmaris longus und des M. flexor carpi radialis
Pe 8	Pc 8	„Mitte des Handtellers"	*laogong*	In der Mitte der Innenhand zwischen dem 2. und 3. Metakarpalknochen proximal zum Metacarpophalangeal-Gelenk

2.3.10 Die Hauptleitbahn des Fk Drei Wärmebereiche (c. tricalorii, *sanjiao jing*)

Verlauf

Die Hauptleitbahn des Fk Drei Wärmebereiche (c. tricalorii, *sanjiao jing*) beginnt am ulnaren Nagelfalz des Ringfingers und zieht über den Handrücken und die Außenseite des Unterarms zur Ellenbogenspitze (Olecranon). Von dort verläuft sie über die Außenseite des Oberarms und den Schulterbereich zur seitlichen Halsregion, zieht von hinten um das Ohr herum und endet schließlich neben dem äußeren Ende der Augenbraue (➤ Abb. 2.19a, Abb. 2.19b, Abb. 2.19c und Tab 2.17).

Tab. 2.17 In der Selbstbehandlung mit Tuina eingesetzte Akupunkturpunkte der Drei-Wärmebereiche-Leitbahn (c. tricalorii, *sanjiao jing*)

Deutsche Bezeichnung	Lateinische Bezeichnung	Deutsche Übersetzung des chinesischen Namens	Pinyin	Lokalisation
3E 1	T 1	„Die große Straße am Passtor"	*guanchong*	An der ulnaren Seite des Ringfingers, 0,1 *cun* proximal des Nagelwinkels
3E 3	T 3	„Mittlere Insel"	*zhongzhu*	In einer Vertiefung des Handrückens, zwischen dem 4. und 5. Metacarpale, proximal des Matacarpophalangeal-Gelenks
3E 5	T 5	„Äußeres Passtor"	*waiguan*	2 *cun* proximal der Handgelenksfalte, Mitte des Unterarmes zwischen Elle und Speiche, gegenüber Pe 6/Pc 6
3E 6	T 6	„Der fliegende Tiger"	*feihu*	3 *cun* proximal der Handgelenksfalte, Mitte des Unterarms zwischen Elle und Speiche
3E 17	T 17	„Schutzschirm gegen Wind"	*yifeng*	Am Vorderrand des Processus mastoideus, wo das Ohrläppchen bei Druck den Processus berührt
3E 21	T 21	„Pforte des Ohres"	*ermen*	Bei leicht geöffnetem Mund in der tastbaren Vertiefung vor dem Tragus auf Höhe der Incisura mandibulae
3E 22	T 22	„Kellerloch der Harmonie"	*heliao*	1 *cun* vor der oberen Wurzel der Ohrmuschel
3E 23	T 23	„Mit Geigen und Flöten"	*sizhukong*	In einer Vertiefung neben dem äußeren Augenbrauenende

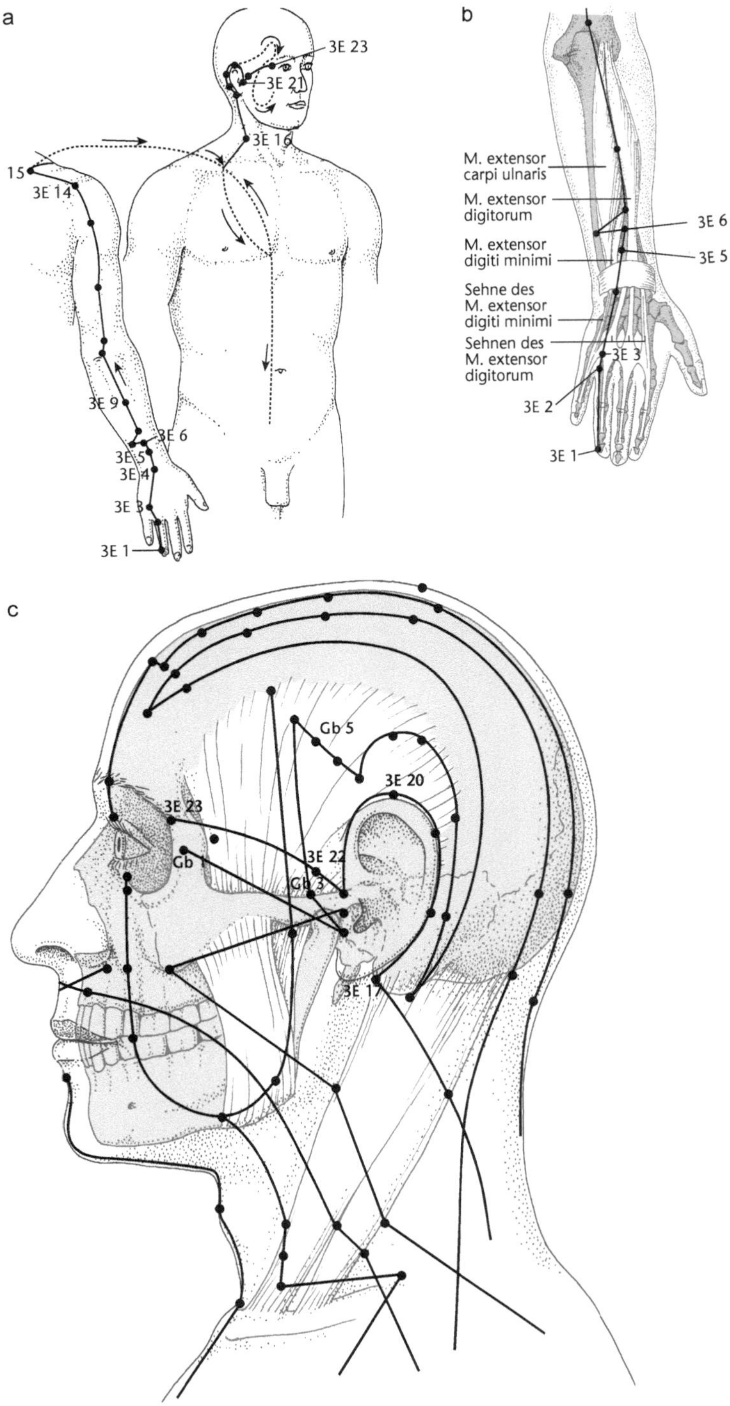

Abb. 2.19a–c Die Hauptleitbahn des Fk Drei Wärmebereiche (c. tricalorii, *sanjiao jing*) (nach Focks/Hillenbrand, 2003)

2.3.10 Die Hauptleitbahn des Fk Gallenblase (c. fellea, *dan jing*)

Verlauf

Die Hauptleitbahn des Fk Gallenblase (c. fellea, *dan jing*) beginnt am lateralen Augenkanthus, zieht zunächst in einer „Zickzack-Linie" um das Ohr herum und erreicht über den Hinterkopf und den Hals den seitlichen Brustkorb. Von dort verläuft sie über den seitlichen Bauchraum zum Hüftgelenk und über die Außenseite von Oberschenkel, Kniegelenk und Unterschenkel zum Fußrücken. Schließlich zieht sie zur 4. Zehe und endet nahe dem fibularen Nagelfalz (➤ Abb. 2.20a, Abb. 2.20b, Abb. 2.20c, Abb. 2.20d, Abb. 2.21 und Tab 2.18).

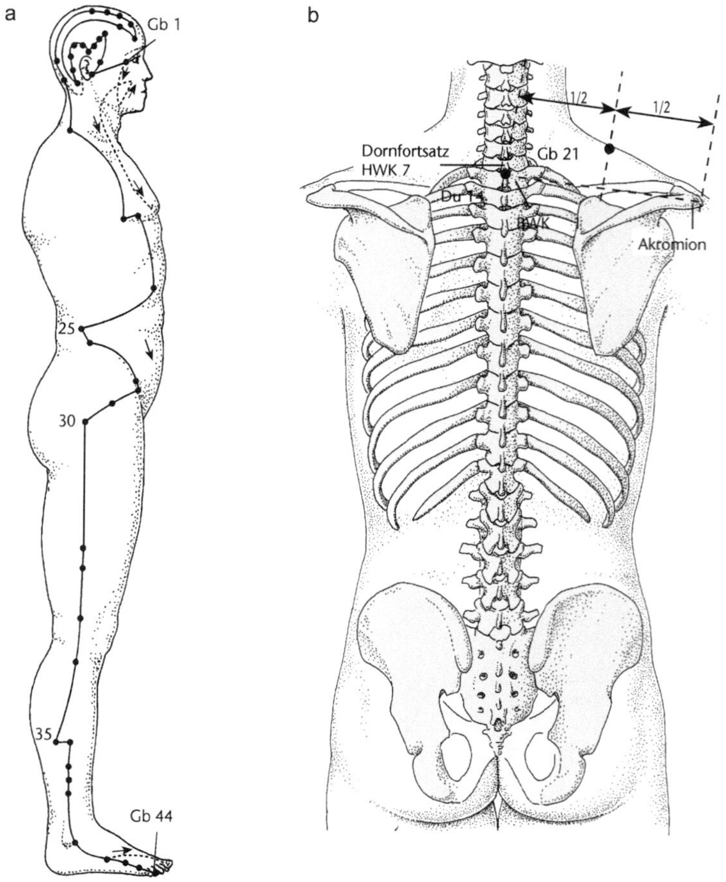

Abb. 2.20a–b Die Hauptleitbahn des Fk Gallenblase (c. fellea, *dan ying*)

c

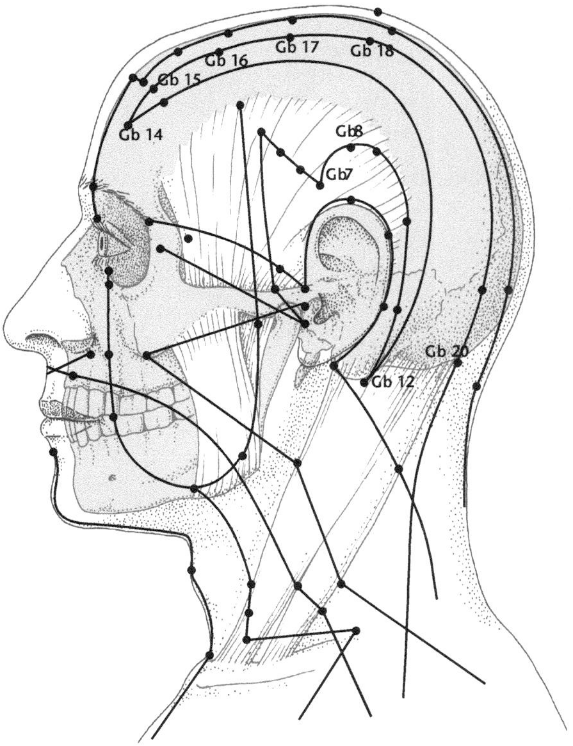

d

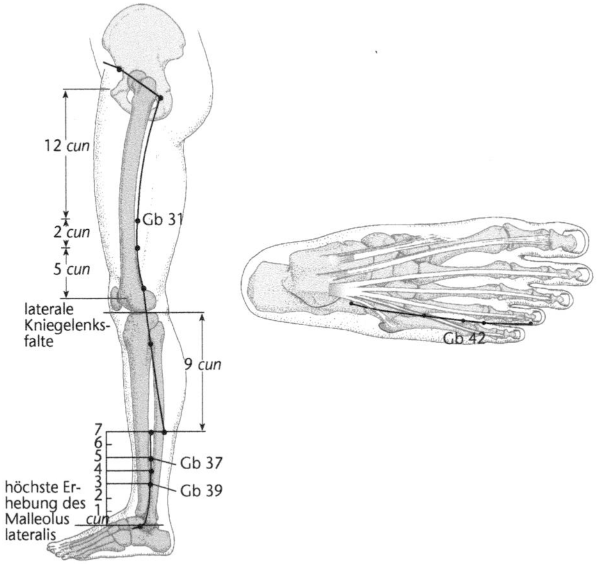

Abb. 2.20c–d Die Hauptleitbahn des Fk Gallenblase (c. fellea, *dan ying*)

2

Tab. 2.18 In der Selbstbehandlung mit Tuina eingesetzte Akupunkturpunkte der Gallenblasen-Leitbahn (c. fellea, *dan jing*)

Deutsche Bezeichnung	Lateinische Bezeichnung	Deutsche Übersetzung des chinesischen Namens	Pinyin	Lokalisation
Gb 1	F 1	„Kellerloch der Pupille"	*tongziliao*	0,5 *cun* lateral des Kanthus lateralis
Gb 2	F 2	„Versammlungspunkt für das Gehör"	*tinghui*	Bei geöffnetem Mund in der Vertiefung vor dem Tragus auf Höhe der Incisura intertragica, dorsal des Processus condylaris mandibulae unter Dü 19/IT 19
Gb 3	F 3	„Oberes Passtor"	*shangguan*	Am oberen Rand des Jochbeinbogens, vor dem Ohr, über Ma 7/S 7
Gb 8	F 8	„Der obere Punkt des Ohres"	*shuaigu*	1,5 *cun* über der Ohrspitze
Gb 12	F 12	„Processus mastoideus"	*wangu*	Etwas unterhalb und hinter der Spitze des Processus mastoideus
Gb 16	F 16	„Fenster des Auges"	*muchuang*	1,5 *cun* hinter Gb 15/F 15
Gb 20	F 20	„Teich des Windes"	*fengchi*	In der geräumigen Vertiefung zwischen M. sternocleidomastoideus und M. trapezius (Höhe von Du 16/Rg 16)
Gb 21	F 21	„Brunnen der Schulter"	*jianjing*	Auf dem höchsten Punkt der Schulter, in der Mitte der Verbindungsstrecke zwischen Du 14/Rg 14 und dem Akromion
Gb 30	F 30	„Angelpunkt des Femurs"	*huantiao*	In Seitenlage und gebeugtem Hüftgelenk auf der Grenze zwischen mittlerem und lateralem Drittel des Abstandes zwischen dem höchsten Punkt des Trochanter major und dem Hiatus sacralis
Gb 34	F 34	„Quelle am sonnenbeschienenen Grabhügel"	*yanglingquan*	In der Vertiefung anterior und inferior des Fibulaköpfchens zwischen dem M. peronaeus longus und dem M. extensor digitorum longus

Tab. 2.18 In der Selbstbehandlung mit Tuina eingesetzte Akupunkturpunkte der Gallenblasen-Leitbahn (c. fellea, *dan jing*) *(Forts.)*

Deutsche Bezeichnung	Lateinische Bezeichnung	Deutsche Übersetzung des chinesischen Namens	Pinyin	Lokalisation
Gb 41	F 41	„Am Rand der Tränen des Fußes"	*zulinqi*	Distal des 4. und 5. Tarso-Metatarsal-Gelenks in einer Vertiefung lateral der Sehne des M. extensor digiti longus V

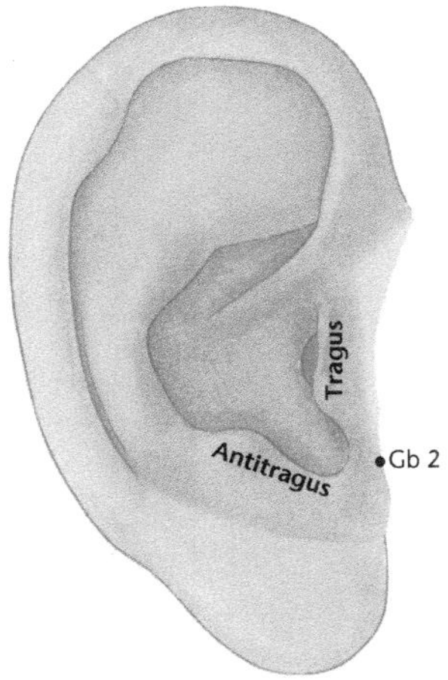

Abb. 2.21 Ohr mit Akupunkturpunkt der Gallenblasen-Leitbahn (c. fellea, *dan jing*)

2.3.11 Die Hauptleitbahn des Fk Leber (c. hepatica, *gan jing*)

Verlauf

Die Hauptleitbahn des Fk Leber (c. hepatica, *gan jing*) beginnt am fibularen Nagelfalz der großen Zehe, zieht zwischen dem 1. und 2. Strahl, dem Fußrücken und dem Innenknöchel (Malleolus internus) zur Innenseite des Unterschenkels. Über die Oberschenkelinnenseite gelangt sie zur Leistenregion und erreicht über eine Verzweigung die Genitalorgane. An der Oberfläche verläuft die Leitbahn weiter über den Bauchraum bis zum 6. ICR. In der Tiefe zieht die Leitbahn weiter durch den Brustraum und über den Kehlkopf zum Kopf. Sie berührt die Region der Augen und endet schließlich im Scheitelbereich (➤ Abb. 2.22a, Abb. 2.22b, Abb. 2.22c und Tab 2.19).

Tab. 2.19 In der Selbstbehandlung mit Tuina eingesetzte Akupunkturpunkte der Leber-Leitbahn (c. hepatica, *gan jing*)

Deutsche Bezeichnung	Lateinische Bezeichnung	Deutsche Übersetzung des chinesischen Namens	Pinyin	Lokalisation
Le 2	H 2	„Der Zwischenraum des Gehens"	*xingjian*	Distal vom Zehengrundgelenk, zwischen der 1. und 2. Zehe
Le 3	H 3	„Die mächtige große Straße"	*taichong*	Zwischen dem Mittelfußknochen der 1. und 2. Zehe in einer Vertiefung ca. 1,5 *cun* proximal des Grundgelenks
Le 13	H 13	„Dekorierte Pforte"	*zhangmen*	Am freien Ende der 11. Rippe
Le 14	H 14	„Zusammenkunftspunkt des Leber-Kreises"	*qimen*	Im 6. ICR auf der Mamillarlinie

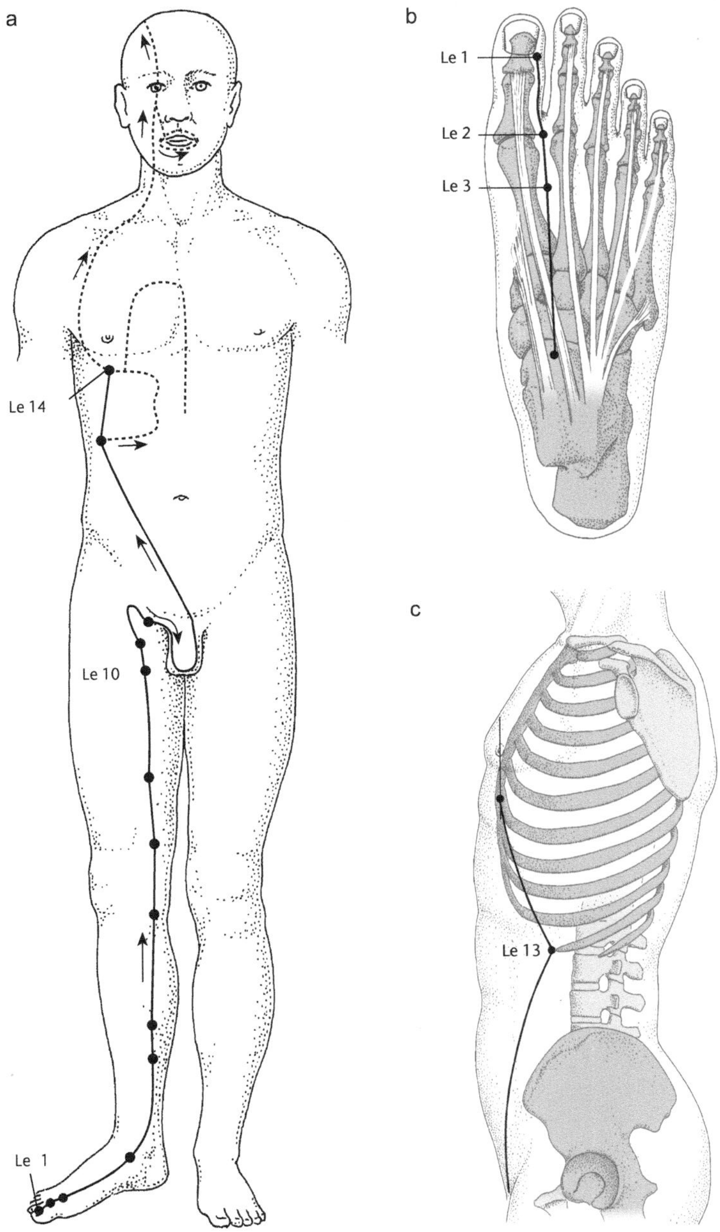

Abb. 2.22a–c Die Hauptleitbahn des Fk Leber (c. hepatica, *gan jing*)

2.3.12 Die Leitbahn der Steuerung (sinarteria regens, *dumai*)

Verlauf

Die Leitbahn der Steuerung (sinarteria regens, *dumai*) beginnt unterhalb der Steißbeinspitze. Sie zieht in der Mittellinie entlang der Wirbelsäule den Rücken aufwärts und erreicht über den Nacken das Schädeldach. Von dort zieht sie weiter über die Stirn und die Nase zum Grübchen in der Oberlippe (Philtrum) und endet am Lippenbändchen (➤ Abb. 2.23 und Tab. 2.20).

Tab. 2.20 In der Selbstbehandlung mit Tuina eingesetzte Akupunkturpunkte der Leitbahn der Steuerung (s. regens, *dumai*)

Deutsche Bezeichnung	Lateinische Bezeichnung	Deutsche Übersetzung des chinesischen Namens	Pinyin	Lokalisation
Du 4	Rg 4	„Pforte des Lebensloses"	*mingmen*	Unterhalb des Dornfortsatzes des 2. LWK
Du 14	Rg 14	„Punkt aller Strapazen"	*dazhui*	Unterhalb des Dornfortsatzes des 7. HWK, auf der Medianen
Du 16	Rg 16	„Versammlungshalle des Windes"	*fengfu*	1 *cun* oberhalb der Haargrenze auf der Medianen, direkt unter der Protuberantia occipitale
Du 19	Rg 19	„Hinteres Schädeldach"	*houding*	1,5 *cun* hinter Du 20/ Rg 20
Du 20	Rg 20	„Zusammenkunft aller Leitbahnen"	*baihui*	An der höchsten Stelle des Kopfes, am Schnittpunkt der Medianen mit der Verbindungslinie zwischen den höchsten Punkten der Ohrmuscheln
Du 23	Rg 23	„Oberer Stern"	*shangxing*	Auf der Kopfmittellinie, 0,5 *cun* hinter der vorderen Haargrenze

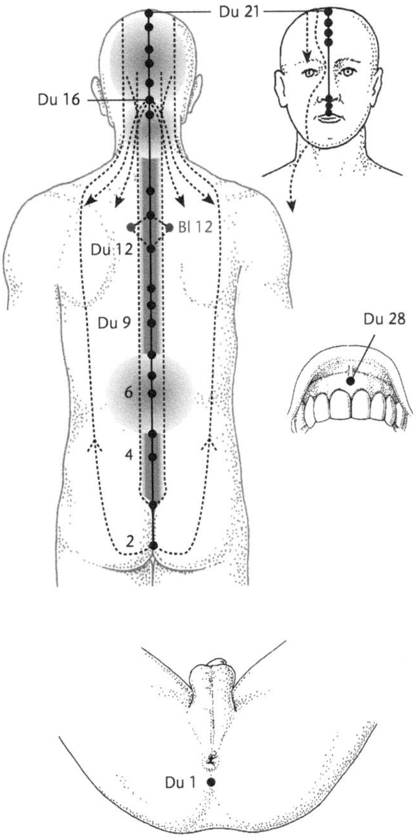

Abb. 2.23 Die Leitbahn der Steuerung (s. regens, *dumai*)

2.3.13 Die Aufnehmende Leitbahn (sinarteria respondens, *renmai*)

Verlauf

Die Aufnehmende Leitbahn (sinarteria respondens, *renmai*) beginnt am Perineum und zieht über das Schambein in der Mittellinie zum Bauchbereich. Sie verläuft senkrecht durch den Brustkorb und erreicht über den Kehlkopf und das Kinn die Unterlippe, unter der sie in einer Vertiefung endet (➢ Abb. 2.24 und Tab. 2.21).

Tab. 2.21 In der Selbstbehandlung mit Tuina eingesetzte Akupunkturpunkte der Aufnehmenden Leitbahn (s. respondens, *renmai*)

Deutsche Bezeichnung	Lateinische Bezeichnung	Deutsche Übersetzung des chinesischen Namens	Pinyin	Lokalisation
Ren 3	Rs 3	„Sammlungspunkt für den Blasen-Bereich"	*zhongji*	4 *cun* unterhalb des Bauchnabels oder 1 *cun* oberhalb des Symphysenoberrandes auf der Mittellinie des Abdomens
Ren 4	Rs 4	„Das erste der Passtore"	*guanyuan*	3 *cun* unterhalb des Nabels
Ren 6	Rs 6	„Meer des Qi"	*qihai*	1,5 *cun* unterhalb des Nabels
Ren 8	Rs 8	„Mitte des Nabels"	*shenque*	Im Bauchnabelzentrum
Ren 10	Rs 10	„Punkt des Magenausganges"	*xiawan*	2 *cun* oberhalb des Nabels
Ren 12	Rs 12	„Sammlungspunkt des Magen-Funktionskreises"	*zhongwan*	4 *cun* oberhalb des Nabels und 4 *cun* unterhalb des Processus xiphoideus
Ren 16	Rs 16	„Mittlere Vorhalle"	*zhongting*	In der Medianlinie, auf dem Sternum in Höhe des 5. ICR, 1,6 *cun* unterhalb Ren 17/Rs 17
Ren 17	Rs 17	„Vorhof der Brust"	*tanzhong*	Auf der vorderen Medianlinie in Höhe des 4. ICR
Ren 21	Rs 21	„Das Visierrohr"	*xuanji*	In der Mitte des Manubrium sterni am oberen Ende des Sternums, 1 *cun* unterhalb Ren 22/Rs 22
Ren 22	Rs 22	„Bresche des Himmels"	*tiantu*	0,5 *cun* oberhalb des Sternums, in der Mitte der Fossa suprasternalis

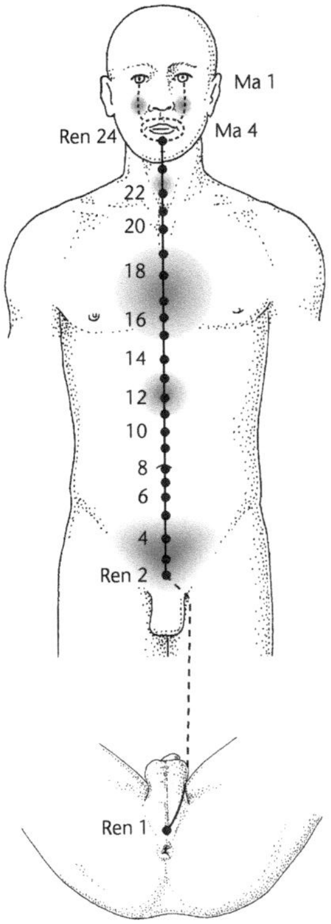

Abb. 2.24 Die Aufnehmende Leitbahn (s. respondens, *renmai*)

2.3.14 Die Extrapunkte

Definition: Extrapunkte sind Akupunkturpunkte, die nicht auf einer der Hauptleitbahnen liegen. Im Rahmen der Tuina werden diese Punkte aufgrund ihrer hohen Wirksamkeit häufig verwendet. In der chinesischen Literatur werden ca. 1.500, teilweise auch 2.200 Extrapunkte beschrieben. Die wichtigsten Extrapunkte für die Selbstbehandlung und Behandlung mit Tuina werden in der folgenden Tabelle beschrieben (➢ Abb. 2.25a, Abb. 2.25b, Abb. 2.25c und Abb. 2.26).

Den beschriebenen Hauptleitbahnen (cardinales, *jingmai*), die jeweils mit einem Funktionskreis in Beziehung stehen, kommt eine ganz besondere Bedeutung zu. Wie aus dem 16. Kapitel des „Inneren Klassikers des Geben Fürsten" – „Angelpunkt der Struktivkraft" (*Huangdi Neijing Lingshu*, aus dem 1. Jh. v. Chr., um 1093 rekonstruiert) hervorgeht, durchläuft das Qi die zwölf Hauptleitbahnen innerhalb von 24 Stunden einmal. Demnach erscheint im Laufe eines Tages und einer Nacht jede Leitbahn und jeder Funktionskreis einmal deutlich aktiver. Die Hauptleitbahnen lassen sich nach Yin und Yang einteilen, so dass jeweils an der oberen und an der unteren Extremität drei Yin- und drei Yang-Leitbahnen unterschieden werden (➢ Tab. 2.22).

Die sechs Yin-Leitbahnen verlaufen auf der Körperinnenseite, am Bauchraum, der Brust und der Innenseite von Armen und Beinen. Die sechs Yang-Leitbahnen verlaufen auf der Körperaußenseite, dem Rücken und den Außenseiten von Armen und Beinen. Zusätzlich werden die Leitbahnen entsprechend den klassischen Yin- und Yang-Aspekten unterteilt.

Tab. 2.22 Korrespondierende Hauptleitbahnen

Yin-Aspekt	Yin-Leitbahn	Yang-Leitbahn	Yang-Aspekt
Großes Yin (yin maior, *taiyin*)	Lungen-Leitbahn (c. pulmonalis, *fei jing*)	Dickdarm-Leitbahn (c. intestini crassi, *dachang jing*)	Überstrahlung des Yang (splendor yang, *yangming*)
	Milz-Leitbahn (c. lienalis, *pi jing*)	Magen-Leitbahn (c. stomachi, *wei jing*)	
Kleines Yin (yin minor, *shaoyin*)	Herz-Leitbahn (c. cardialis, *xin jing*)	Dünndarm-Leitbahn (c. intestini tenuis, *xiaochang jing*)	Großes Yang (yang maior, *taiyang*)
	Nieren-Leitbahn (c. renalis, *shen jing*)	Blasen-Leitbahn (c. vesicalis, *pangguang jing*)	
Weichendes Yin (yin flectens, *jueyin*)	Herzbeutel-Leitbahn (c. pericardialis, *xinbao jing*)	Drei-Wärmebereiche-Leitbahn (c. tricalorii, *sanjiao jing*)	Kleines Yang (yang minor, *shaoyang*)
	Leber-Leitbahn (c. hepatica, *gan jing*)	Gallenblasen-Leitbahn (c. fellea, *dan jing*)	

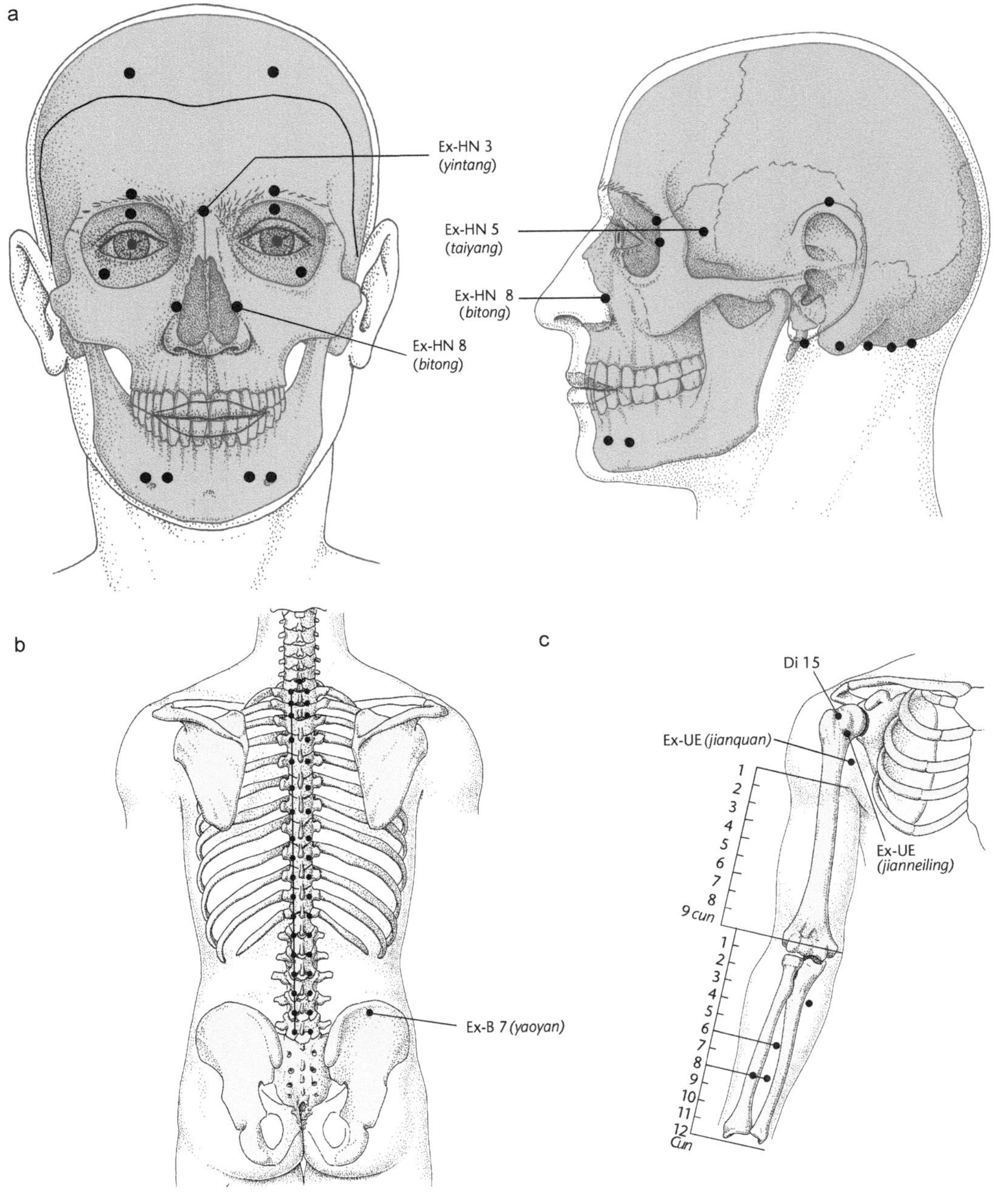

Abb. 2.25a–c Extrapunkte

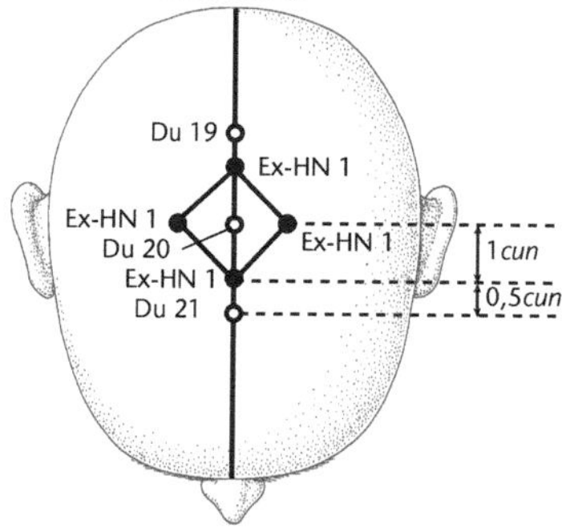

Abb. 2.26 Ex-HN 1

Eine Yin-Leitbahn ist jeweils mit einer Yang-Leitbahn gekoppelt, wobei sich die Hauptleitbahnen jeweils im Bereich der Finger- und Zehenspitzen treffen. Wie bereits im ➤ Kapitel 2.1.12 erwähnt, unterliegt die rhythmische Verteilung des Qi im gesamten Leitbahnsystem der Kontrolle des Fk Lunge (o. pulmonalis, *fei*). Mit Hilfe der folgenden drei Zyklen kann man die Bewegung des Qi im Laufe eines Tages in den Hauptleitbahnen beschreiben.

Tab. 2.23 Die drei Yin- und Yan-Leitbahnen am Arm und am Bein

Die drei Yang-Leitbahnen am Arm	Dickdarm-Leitbahn (c. intestini crassi, *dachang jing*)	Dünndarm-Leitbahn (c. intestini tenuis, *xiaochang jing*)	Drei Wärmebereiche-Leitbahn (c. tricalorii, *sanjiao jing*)
Die drei Yin-Leitbahnen am Arm	Lungen-Leitbahn (c. pulmonalis, *fei jing*)	Herzbeutel-Leitbahn (c. pericardialis, *xinbao jing*)	Herz-Leitbahn (c. cardialis, *xin jing*)
Die drei Yang-Leitbahnen am Bein	Magen-Leitbahn (c. stomachi, *wei jing*)	Blasen-Leitbahn (c. vesicalis, *pangguang jing*)	Gallenblasen-Leitbahn (c. fellea, *dan jing*)
Die drei Yin-Leitbahnen am Bein	Milz-Leitbahn (c. lienalis, *pi jing*)	Nieren-Leitbahn (c. renalis, *shen jing*)	Leber-Leitbahn (c. hepatica, *gan jing*)

Tab. 2.24 In der Selbstbehandlung mit Tuina eingesetzte Extrapunkte

WHO-Klassifikation	Bezeichnung nach Hempen	Deutsche Übersetzung des chinesischen Namens	Pinyin	Lokalisation
Ex-HN 3	Ex 1	„Siegelhalle"	*yintang*	In der Mitte zwischen den Augenbrauen
Ex-HN 5	Ex 2	„Die Sonne"	*taiyang*	Vom Mittelpunkt zwischen Außenkanthus und äußerem Ende der Augenbraue, ca. 1 *cun* seitlich in einer geräumigen Vertiefung
Ex-HN 8	Ex 3	„Durchgängige Nase"	*bitong*	Am oberen Ende der Nasolabialfalte
Ex-HN 14	Ex 4	„Klarheit des Auges"	*yiming*	1 *cun* dorsal von 3E 17/T 17
Ex-HN 1	Ex 6	„Die vier Punkte der Geistesschärfe"	*sishencong*	Vier Punkte anterior, posterior, lateral von Du 20/Rg 20
Ex-UE (*jianqian/jianneiling*)	Ex 16	„Vor der Schulter"	*jianqian*	In der Mitte zwischen vorderem Ende der Axillarfalte und Di 15/IC 15
Ex-B 7	–	„Lendenauge"	*yaoyan*	In einer Vertiefung 3,5 bis 4 *cun* lateral vom Unterrand des Processus spinosus des 4. LWK

2

Erster Zyklus

Das Qi fließt zunächst durch die im Brustkorb entspringende und dem Yin zugordnete Lungen-Leitbahn (c. pulmonalis, *fei jing*) über die Innenseite des Arms an die Daumenspitze. Dort geht die Leitbahn in die gekoppelte, dem Yang zugeordnete Dickdarm-Leitbahn (c. intestini crassi, *dachang jing*) über und zieht über die Außenseite der Finger und des Arms zurück zum Kopf. Im Kopfbereich geht sie in die Magen-Leitbahn (c. stomachi, *wei jing*) über, die ebenfalls dem Yang zugeordnet wird, und führt über die Beinaußenseite zur Großzehe. Über die gekoppelte Milz-Leitbahn (c. lienalis, *pi jing*) gelangt das Qi wieder zur Leibesmitte zurück.

Zweiter Zyklus

In der Leibesmitte gelangt das Qi aus der Milz-Leitbahn (c. lienalis, *pi jing*) in die dem Yin zugeordnete Herz-Leitbahn (c. cardialis, *xin jing*) und fließt über die Innenseite des Arms zum Kleinfinger. Dort fließt das Qi in die gekoppelte und dem Yang zugeordnete Dünndarm-Leitbahn (c. intestini tenuis, *xiaochang jing*) und gelangt über die Außenseite des Arms zum Kopf zurück. Im Kopfbereich tritt das Qi aus der Dünndarm-Leitbahn (c. intestini tenuis, *xiaochang jing*) in die dem Yang zugeordnete Blasen-Leitbahn (c. vesicalis, *pangguang jing*) über und gelangt über die Hinter- und Außenseite des Beins zur Kleinzehe. Dort wechselt das Qi in die dem Yin zugeordnete und gekoppelte Nieren-Leitbahn (c. renalis, *shen jing*) und gelangt über diese Leitbahn wieder zur Leibesmitte.

Dritter Zyklus

Der letzte Zyklus beginnt in der Leibesmitte, wobei das Qi die dort endende Nieren-Leitbahn (c. renalis, *shen jing*) verlässt und in die dem Yin zugeordnete Herzbeutel-Leitbahn (c. pericardialis, *xinbao jing*) eintritt. Über die Innenseite von Arm und Hand gelangt das Qi an die Spitze des Mittelfingers und tritt in die gekoppelte, dem Yang zugeordnete, komplementäre Drei-Wärmebereiche-Leitbahn (c. tricalorii, *sanjiao jing*) über. Von dort gelangt es wieder zum Kopfbereich und wechselt in die dem Yang zugeordnete Gallenblasen-Leitbahn (c. fellea, *dan jing*). Diese leitet das Qi bis zur 4. Zehe, an der es in die gekoppelte, dem Yin zugeordnete Leber-Leitbahn (c. hepatica, *gan jing*) übertritt. Über die Beininnenseite erreicht das Qi die Leibesmitte und gelangt von dort wieder in den Fk Lunge (o. pulmonalis, *fei*) zurück.

KAPITEL

3 Wesentliche Voraussetzungen, Indikationen, Kontraindikationen und Reaktionen

3.1 Wesentliche Voraussetzungen für eine effektive Tuina-Behandlung

3.1.1 Westliche und chinesische Diagnosestellung

Die Grundvoraussetzung für eine effektive Tuina-Behandlung ist eine exakte Diagnosestellung. Sie setzt sich zum einen aus westlichen Untersuchungsmöglichkeiten wie z. B. Anamnese, Inspektion, Labor und auch bildgebenden Verfahren (z. B. Röntgen, Kernspintomographie, Ultraschall etc.) und zum anderen aus der Diagnosestellung durch die „vier diagnostischen Verfahren" der chinesischen Medizin zusammen (➤ Kap. 2.2).

3.1.2 Der Behandlungsraum

Der Raum, in dem der Patient/Therapeut Tuina anwendet, sollte angenehm warm sein und eine Temperatur von 25 °C nicht unterschreiten. Vor und nach der Selbstbehandlung bzw. Behandlung sollte der Raum gut gelüftet werden. Die Beleuchtung sollte so gewählt sein, dass der Patient nie direkt in die Lichtquelle blicken muss, wenn er z. B. auf dem Rücken liegt.

3.1.3 Die Ausgangsstellung der Selbstbehandlung

Viele Behandlungsmethoden können sowohl in stehender und sitzender als auch liegender Position durchgeführt werden. Hier bleibt es dem Patienten überlassen, für welche Ausgangsstellung er sich entscheidet. Bei anderen Behandlungsmethoden ist die Ausgangsstellung aufgrund der Lokalisation des zu behandelnden Hautareals oder Akupunkturpunktes vorgegeben. Generell gilt, dass sich der Patient bei der Selbstbehandlung nicht verspannen, verkrampfen oder sich durch eine unökonomische Behandlungshaltung sogar Schmerzen zufügen darf.

3.1.4 Die behandelnde Hand

Die Hand des Patienten/Therapeuten ist sein wichtigstes Arbeitswerkzeug und muss deshalb bestimmte Eigenschaften erfüllen. Sie sollte warm, weich, mobil, trockenfühlig, kräftig und hygienisch einwandfrei sein. Die Fingernägel sollten kurz und rund sein. Der Patient/Therapeut sollte bei der Behandlung keine Fingerringe, Armbänder und Armbanduhren tragen, um das zu behandelnde Hautareal nicht zu verletzen oder ein unangenehmes Druckgefühl zu verursachen.

3.1.5 Die zu behandelnden Hautregionen und Akupunkturpunkte

Die zu behandelnden Hautregionen und Akupunkturpunkte sollte der Patient bequem erreichen können. Falls eine Behandlungsmethode nur schwer durchzuführen ist oder gar zu Schmerzen in anderen Gelenken führt, sollte sie weggelassen oder durch eine andere ersetzt werden.

Häufig wendet der Patient/Therapeut Behandlungsmethoden an, in der spezielle Akupunkturpunkte bearbeitet werden. Es ist daher hilfreich, vor der eigentlichen Behandlung alle in den Behandlungsmethoden beschriebenen Akupunkturpunkte gegebenenfalls nachzuschlagen und auf der Haut zu markieren. Dazu presst der Patient/Therapeut nach Auffindung des entsprechenden Punktes vorsichtig mit einem Fingernagel ein Kreuz auf die Haut. Außerdem kann sich der Patient auch mit einem Blick in den Spiegel behelfen.

3.1.6 Dauer einer Behandlung

Tuina im Rahmen der Selbstbehandlung sollte mindestens zweimal täglich, am besten morgens und abends durchgeführt werden und jeweils ungefähr 20 Minuten dauern. Bei akuten Erkrankungen kann Tuina bis zu viermal täglich angewendet werden. Bei chronischen Erkrankungen ist eine Selbstbehandlung mit Tuina einmal pro Tag ausreichend.

3.1.7 Hilfsmittel

Wasserbüffel- und Jadehörner

Die Hände des Tuina-Therapeuten sind, wie bereits erwähnt, sein unverzichtbares Therapiewerkzeug. Dennoch kann er spezielle Hilfsmittel einsetzen, um

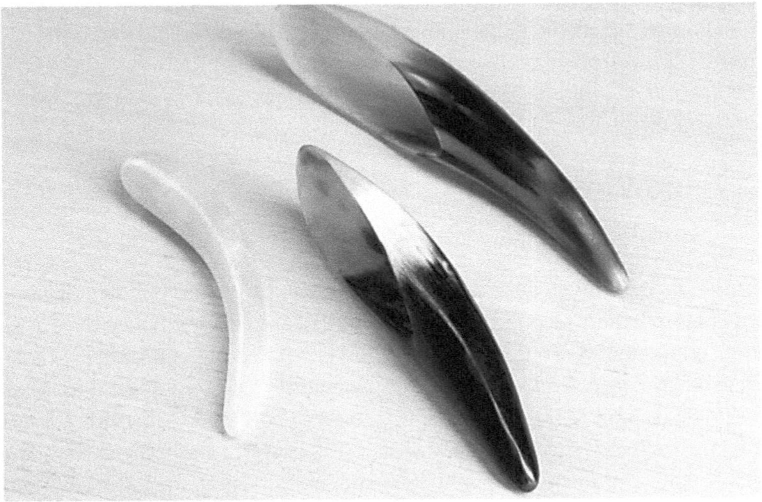

Abb. 3.1 Wasserbüffel- und Jadehörner

die Wirkung bestimmter Grifftechniken zu verstärken. So werden zum Beispiel Wasserbüffelhörner und Jadehörner bei der Manipulationstechnik „Pressen“ *(an)* verwendet, um den Druck auf die zu behandelnde Körperregion zu erhöhen. Die Verwendung dieses Hilfsmittels eignet sich besonders gut zur Behandlung von Körperstellen mit viel Muskulatur. Um die Charaktereigenschaften dieser Materialien optimal zu nutzen, empfiehlt es sich, Wasserbüffelhörner mit eher wärmendem Charakter bei Erkrankungen aufgrund von Kälte (algor, *han*) anzuwenden, um dadurch zu erwärmen. Analog dazu sollten Hilfsmittel aus Jade mit einem kühlenden Charakter bei Erkrankungen aufgrund von Hitze (calor, re) verwendet werden, um auf diese Weise zu kühlen (➤ Abb. 3.1).

Massageöle

Öle werden in der Tuina-Therapie deutlich sparsamer als in der westlichen, klassischen Massage eingesetzt. Dennoch kann sich der Patient/Therapeut zusätzlich die therapeutische Wirkung der Öle aus chinesischer Sicht zunutze machen. So verwendet er zum Beispiel bei einer Hitze-Schädigung (calor, *re*) Pfefferminzöl mit deutlich kühlender Wirkung und bei einer Kälte-Schädigung (algor, *han*) Ingweröl mit stark erwärmender Wirkung.

Durch die Verwendung von Ölen kann außerdem der Reibungswiderstand der Haut reduziert werden.

3.1.8 Tuina als ergänzende Maßnahme

Tuina ist eine hochwirksame manuelle Technik, die in erster Linie als komplementäre, also ergänzende, und nicht alternative Therapiemethode angesehen werden sollte. Als eine der fünf großen Säulen der chinesischen Medizin eignet sich ihre Anwendung besonders gut in Kombination mit Akupunktur, chinesischer Arzneimitteltherapie, Diätetik und Qigong/Taiji. Auch die Kombination mit westlichen Therapieverfahren wie Physiotherapie und Osteopathie ist sinnvoll und effektiv.

3.2 Indikationen

Tuina, als Bestandteil der chinesischen Medizin, kann aufgrund der vielfältigen Manipulationstechniken und der unmittelbaren Beeinflussung der Funktionskreise über Akupunkturpunkte und Leitbahnen bei zahlreichen Krankheitsbildern angewendet werden. Durch den direkten Einfluss auf die Gelenke, Muskeln und Sehnen ist die Indikationsbreite orthopädischer Erkrankungen am größten. Zudem können auch zahlreiche internistische, neurologische, gynäkologische sowie allergische Krankheiten mit Tuina unterstützend und wirksam behandelt werden. Auch die Anwendung von Tuina bei Kindern und älteren Menschen ist eine therapeutisch sinnvolle und unverzichtbare Ergänzung zur TCM und Schulmedizin.

3.2.1 Orthopädische Krankheitsbilder

- Erkrankungen der Muskulatur (hyper- oder hypotone Muskulatur, Muskelhartspann, Myogelosen, Gelosen, Verklebungen etc.)
- Akuter Schiefhals (Torticollis)
- Zervikaler und lumbaler Bandscheibenprolaps
- Zervikalspondylose
- Periarthritis humeroscapularis (PHS)
- Versteifung der Schulter (frozen shoulder)
- Epicondylitis radialis und ulnaris (Tennis-, Golferellenbogen)
- Karpaltunnelsyndrom
- Intercostalneuralgien
- Lumbago („Hexenschuss“)
- Wurzelreizungssyndrome
- Lumbaler Bandscheibenvorfall
- Lumbalgien
- Iliosakralgelenks-Blockaden
- Musculus-piriformis-Syndrom
- Rheumatoide Arthritis
- Hüftgelenksarthrose (Coxarthrose)
- Kniegelenksarthrose (Gonarthrose)
- Bänderrisse am Sprunggelenk
- Achillodynie
- Frakturen
- Allgemeine Schmerzsyndrome (z. B. Fibromyalgie)

3.2.2 Internistische Erkrankungen

- Verdauungsbeschwerden
- Obstipation
- Diarrhö
- Hypertonie
- Hypotonie

3.2.3 Gynäkologische Erkrankungen

- Schmerzhafte Regelblutung (Dysmenorrhö)
- Ausbleiben der Regelblutung (Amenorrhö)
- Endometriose
- Prämenstruelles Syndrom
- Klimakterisches Syndrom
- Uterusmyome

3.2.4 Neurologische Erkrankungen

- Gesichtsnervlähmungen (Facialisparesen)
- Trigeminusneuralgien
- Spastische Lähmungen und trophische Veränderungen, auch nach Apoplex
- Schmerzen und Lähmungserscheinungen bei Multipler Sklerose (MS)

3.2.5 Erkrankungen der Sinnesorgane

- Myopie, v.a. bei Jugendlichen
- Symptomatik des Sicca-Syndroms
- Tinnitus
- Akute Rhinitis
- Chronische Rhinitis

3.2.6 Allergische Erkrankungen

- Allergische Konjunktivitis
- Allergische Rhinitis
- Allergische Sinusitis
- Allergisches Asthma bronchiale

3.2.7 Allgemeinerkrankungen

- Kopfschmerzen
- Schluckauf
- Ein- und Durchschlafstörungen
- Drehschwindel
- Zahnschmerzen
- Wadenkrämpfe

3.2.8 Geriatrische Krankheitsbilder

- Leichte Demenz
- Stressinkontinenz
- Osteoporose (um eine Zunahme der Symptomatik zu verhindern)

3.2.9 Kinderkrankheiten

- Enuresis (nächtliches Wasserlassen)
- ADHS/Hyperaktivität
- Meteorismus

- Wiederholte Atemwegsinfektionen
- Angeborener Schiefhals
- Sichelfüße
- Verdauungsblockaden
- Vermehrter Speichelfluss

Neben der Behandlung zahlreicher Erkrankungen kann Tuina auch im Sinne der Prävention als vorbeugende Maßnahme und zur Gesunderhaltung eingesetzt werden.

3.3 Kontraindikationen

Wie auch in der westlichen klassischen Massagetherapie, gibt es für Tuina einige Gegenanzeigen (Kontraindikationen), die die Anwendung dieser Therapie nur eingeschränkt erlauben oder sogar verbieten. Man unterscheidet relative und absolute Gegenanzeigen (Kontraindikationen).

3.3.1 Relative Kontraindikationen

Osteoporose

Patienten, die unter Osteoporose leiden, dürfen mit Tuina behandelt werden. Der Patient/Therapeut muss aber die Intensität der einzelnen Grifftechniken auf das Krankheitsbild abstimmen, d.h. mit deutlich weniger Kraftaufwand arbeiten. Manipulative oder chiropraktische Manöver sind kontraindiziert.

Schwangerschaft

Nach dem 3. Schwangerschaftsmonat darf der Patient/Therapeut im Bauch- und Lumbosakralbereich keine Tuina-Techniken mehr anwenden. Die übrigen Körperbereiche darf er mit geringerer Intensität behandeln.

Erkrankungen der Haut

Wenn es sich um eine nicht ansteckende Hauterkrankung handelt und die zu behandelnden Körperregionen nicht betroffen sind, darf Tuina angewendet werden. Der Patient/Therapeut darf aber nicht direkt auf erkrankten Hautarealen arbeiten, sondern sollte diese vielmehr aussparen. Eine Tuina-Behandlung bei einem Patienten mit einer ansteckenden Hauterkrankung oder bei Verbrennungen ist kontraindiziert.

3.3.2 Absolute Kontraindikationen

Die folgenden Umstände und Krankheitsbilder stellen absolute Kontraindikationen dar und verbieten in jedem Fall die Anwendung von Tuina.

- Unklare Diagnose
- Infektionskrankheiten (z. B. Hepatitiden)
- Fiebrige Erkrankungen
- Wenn die Haut an der zu behandelnden Stelle verletzt oder verbrannt ist oder eine ansteckende Hauterkrankung vorliegt
- Die ersten drei Monate jeder Schwangerschaft
- Nach dem 3. Schwangerschaftsmonat im Lumbosakralbereich und Bauchraum
- Risikoschwangerschaften
- Wenn gleichzeitig ernsthafte Herz- oder zerebrovaskuläre Erkrankungen bestehen wie Herzinfarkt, Hirnblutung, Hirntumor etc.
- Bei hämorrhagischen Erkrankungen wie Hämatemesis, Hämaturie, Hämatochezie etc.
- Einnahme von Antikoagulanzien und Muskelrelaxanzien
- Nach körperlicher Überanstrengung durch schwere Arbeit oder sportlicher Höchstleistung
- Direkt nach Alkoholgenuss, Übersättigung, aber auch bei großem Hunger
- Starke Nervosität und Gereiztheit

3.4 Reaktionen auf eine Selbstbehandlung mit Tuina

Nach einer Selbstbehandlung mit Tuina sollte sich der Patient in erster Linie wohl und ausgeglichen fühlen. Häufig beschreiben Patienten auch ein Gefühl von Leichtigkeit am gesamten Körper. Es sollten keine starken Schmerzen auftreten, und die Symptome, unter denen der Patient leidet, sollten, v.a. nach regelmäßiger und konsequenter Anwendung, reduziert sein. Durch den großen Einfluss, den der Patient/Therapeut über die hochwirksamen Grifftechniken und die Behandlung der Akupunkturpunkte auf den Organismus nehmen kann, ist es aber möglich, dass es auch zu anderen Reaktionen kommt, die aus Sicht der chinesischen Medizin aber nicht negativ zu bewerten sind. In der Regel treten die folgenden Symptome bei regelmäßiger Anwendung der Selbstbehandlung/Behandlung nicht mehr auf.

3.4.1 Müdigkeit

Nach einer Selbstbehandlung/Behandlung mit Tuina fühlen sich die Patienten häufig angenehm müde. Ratsam ist es, sich anschließend auszuruhen und größere Unternehmungen oder sportliche Aktivitäten zu vermeiden. Die

Wirkung der Tuina-Behandlung kann durch einen kurzen Schlaf unmittelbar nach der Behandlung noch verstärkt werden.

3.4.2 Vermehrter Stuhlgang/vermehrte Miktion

Nach einer Selbstbehandlung/Behandlung mit Tuina können vereinzelt Veränderungen von Stuhlgang und Miktion entstehen. Häufige Darmentleerungen mit weichem Stuhl und vermehrtes Wasserlassen können in seltenen Fällen zu Beginn der Therapie auftreten.

3.4.3 Veränderungen der Menstruation

Bei Frauen kann sich die Regelblutung in Dauer, Intensität und Aussehen verändern. Die Menstruation kann teilweise verlängert sein, das Blut kann Klumpen enthalten und schwärzlich verfärbt sein.

3.4.4 Leichte Schmerzen

Vor allem zu Beginn einer Selbstbehandlung mit Tuina berichten die Patienten häufig von leichten Schmerzen nach der Behandlung. Die Muskulatur ist anfänglich häufig schmerzhaft verspannt, wird aber durch regelmäßige Anwendung detonisiert. Der Muskelstoffwechsel wird reguliert, und die Schmerzen lassen nach.

KAPITEL

4 Behandlungsprinzipien und Wirkungen der Selbstbehandlung mit Tuina

4.1 Behandlungsprinzipien der Selbstbehandlung mit Tuina

In Abhängigkeit von der Krankheitsentstehung und dem daraus resultierenden Behandlungsprinzip können die Grifftechniken auf zwei Arten angewendet werden.

Stützend (suppletio, *bu*)

Leidet der Patient unter einer energetischen Schwäche (depletio, *xu*) von Yin und Yang, Qi oder Xue, so lautet das Behandlungsprinzip „Zuführen von Qi" (suppletio, *bu*). Die Grifftechniken werden dann folgendermaßen ausgeführt:

- Sanft und behutsam
- Im Uhrzeigersinn
- Im Leitbahnverlauf
- Langsam und lange
- Wenn der Patient/Therapeut mit zwei Fingern gleichzeitig arbeitet, zur Körpermitte hin.

Im Buch verwendete Symbole:

Bei der Ausführung der Technik mit einem Finger/einer Hand: ↻

Bei der Ausführung der Technik mit zwei Fingern/zwei Händen: ↻ ↺

Ausleitend (dispulsio, *xie*)

Wenn der Patient unter einer energetischen Überladung (repletio, *shi*) leidet, so muss das Behandlungsprinzip „Ausleiten von Qi" (dispulsio, *xie*) lauten. Die Grifftechniken werden dann folgendermaßen ausgeführt:

- Kraftvoll und schnell
- Gegen den Uhrzeigersinn
- Gegen den Leitbahnverlauf
- Wenn der Patient/Therapeut mit zwei Fingern arbeitet, vom Körperzentrum weg.

Im Buch verwendete Symbole:

Bei der Ausführung der Technik mit einem Finger/einer Hand: ↺

Bei der Ausführung der Technik mit zwei Fingern/zwei Händen: ↺ ↻

4.2 Die Wirkungen der Tuina-Therapie aus chinesischer Sicht

Lösen und Durchgängigmachen der Leitbahnen

Die Leitbahnen überziehen wie ein Netz den gesamten Körper und sind die wichtigsten Wege für die Zirkulation von Qi und Xue im Körper des Menschen. Nach innen knüpfen sie an den Funktionskreisen und nach außen an den Extremitäten, Körperöffnungen, der Haut und Behaarung, den Sehnen, Muskeln und Knochen an. Sie verbinden die Oberfläche (extima, *biao*) und das Innere (intima, *li*) sowie Oben und Unten miteinander. Die Leitbahnen haben die Funktion, Qi und Xue zu bewegen und dadurch die Sehnen, Muskeln und Knochen zu befeuchten und zu nähren sowie die Gelenke durchgängig und beweglich zu halten. So können die einzelnen Gelenke und die Extremitäten ihren Funktionen nachkommen. Wenn die normalen physiologischen Funktionen der Leitbahnen gestört werden, können außen die Haut, das Muskelfleisch, die Sehnen und die Knochen nicht mehr genährt werden, so dass sie in ihren Funktionen beeinträchtigt werden. Innen werden die fünf Speicherfunktionskreise (oo. horreales, *zang*) nicht mehr versorgt, und die sechs Durchgangsfunktionskreise (oo. aulici, *fu*) können nicht mehr umsetzen. Durch den Einsatz von Tuina-Techniken können Qi und Xue in den Leitbahnen bewegt und durchgängig gemacht werden, so dass pathologische Veränderungen des Organismus und der Funktionskreise wieder reguliert und harmonisiert werden. Die Leitbahnen sind dann wieder durchgängig, und Qi und Xue können ungehindert transportiert werden.

Bewegen des Qi und Dynamisieren des Xue

Aus Sicht der chinesischen Medizin stellen Qi und Xue die energetischen Grundformen des menschlichen Körpers dar. Für den ungehinderten Ablauf aller physiologischen Lebensvorgänge, die Entfaltung der Funktionskreise und Ausbildung kräftiger Extremitäten ist der freie Fluss von Qi und Xue in den Leitbahnen die Grundvoraussetzung. Im 62. Kapitel des „Inneren Klassikers des Gelben Fürsten – Unbefangene Fragen" (*Huangdi Neijing Suwen*, aus dem 1. Jh. v. Chr.) steht: „Wenn Qi und Xue disharmonisch sind, kann es zu den unterschiedlichsten Erkrankungen kommen." Das heißt, wenn Qi und Xue disharmonisch sind, sind auch Yin und Yang nicht mehr im Gleichgewicht. Die Haut, Muskulatur, Sehnen, Knochen und Gelenke sowie die fünf Speicherfunktionskreise (oo. horreales, *zang*) und sechs Durchgangsfunktionskreise (oo. aulici, *fu*) können nicht mehr versorgt werden. Die physiologischen Funktionen im menschlichen Körper können sich nicht mehr entfalten, und dies führt zur Entstehung pathologischer Veränderungen. Der Einsatz von Tuina an der Körperoberfläche bewirkt eine lokale Reaktion in den Leitbahnen. Das in der Leitbahn fließende Qi wird harmonisiert, reguliert und dynamisiert. Die Funktionskreise werden wieder versorgt, die Hervorbringung und Umwandlung von Qi und Xue wird verstärkt, und die Zirkulation von Qi und Xue wird angetrieben.

Erwärmen der Leitbahnen, Zerstreuen von Kälte (algor, *han*) und Stillen von Schmerzen

Das Auftreten und die Entwicklung aller Erkrankungen im menschlichen Körper stehen mit pathologischen Veränderungen in den Funktionskreisen, den Leitbahnen und dem Einfluss äußerer krankheitsauslösender Faktoren (exogene Agenzien) in Zusammenhang. Im 39. Kapitel des „Inneren Klassikers des Gelben Fürsten – Unbefangene Fragen“ (*Huangdi Neijing Suwen*) heißt es: „Wenn sich Kälte-Qi (algor, *han*) in den Fk Dick- und Dünndarm (oo. intestinorum, *chang*) und im Fk Magen (o. stomachi, *wei*) unter der Membran festsetzt, wird das Xue nicht mehr zerstreut, die feinen Netzleitbahnen (reticulares, *luomai*) spannen sich, und dies führt zu Schmerzen. Durch Pressen *(an)* werden Qi und Xue zerstreut, daher können Schmerzen durch Pressen *(an)* gestillt werden.“ Dieses Zitat macht deutlich, dass mit der Tuina-Technik Pressen *(an)* Schmerzen gelindert werden können, die durch das Eindringen von Kälte (algor, *han*) hervorgerufen wurden. Kälte (algor, *han*) führt zu Einstauungen und Blockaden von Qi und Xue in den Leitbahnen. Tuina hat hier eine die Leitbahnen erwärmende, Kälte (algor, *han*) zerstreuende, dynamisierende und damit schmerzstillende Wirkung.

Regulieren der Sehnen und Muskeln, Zerstreuen von Zusammenballungen und Durchgängigmachen von Gelenken

Die physiologischen Funktionen der Muskeln, Sehnen, Knochen und Gelenke können durch Traumen, Verstauchungen, Prellungen, Muskelfaserrupturen, Sehnenabrisse, Gelenkluxationen etc. stark beeinträchtigt werden. Durch eine Tuina-Behandlung kann man lokal die Zirkulation von Qi und Xue fördern, Schwellungen reduzieren, Zusammenballungen in Form von muskulären Verspannungen und Myogelosen zerstreuen und den Stoffwechsel verbessern. Im 47. Kapitel des „Inneren Klassikers des Gelben Fürsten – Angelpunkt der Struktivkraft“ (*Huangdi Neijing Lingshu*, aus dem 1. Jh. v. Chr., um 1093 rekonstruiert) steht: „Wenn also das Xue harmonisch ist, ist der Fluss in den Leitbahnen durchgängig, die Yin- und Yang(-Leitbahnen) werden versorgt, die Sehnen und Knochen sind kräftig, und die Gelenke sind leichtgängig und durchgängig.“ Der Einsatz angemessener passiver Bewegungen hilft, Adhäsionen zu lösen, die Gelenkbeweglichkeit zu verbessern, Fehlstellungen in den Gelenken zu korrigieren und die normalen physiologischen Funktionen im Körper des Menschen wiederherzustellen.

Regulieren und Harmonisieren der Funktionen der Funktionskreise und Erhöhen der Widerstandsfähigkeit gegen Krankheiten

Die Funktionskreise sind wichtige Orte, an denen Qi und Xue umgewandelt und hervorgebracht, die Leitbahnen durchgängig gemacht und die Lebensaktivitäten des menschlichen Körpers aufrechterhalten werden. Wenn Tuina an der Körperoberfläche ausgeübt wird, hat dies durch die Weiterleitung über die Leitbahnen eine regulierende Wirkung auf die Funktionen der Funktionskreise. Die Theorie der chinesischen Medizin geht davon aus, dass die Entstehung, die Entwicklung und der ganze Prozess von Erkrankungen das Ergebnis des Kampfes zwischen geradläufigem (orthopathischem, *zheng*) und schrägläufigem (heteropathischem, *xie*) Qi ist. „Wenn geradläufiges Qi (orthopathisches Qi, *zhengqi*) im Inneren existent ist, können Schrägläufigkeiten (Heteropathien, *xie*) nicht stören." (72. Kapitel des „Inneren Klassikers des Gelben Fürsten – Unbefangene Fragen", *Huangdi Neijing Suwen*) Das heißt, wenn der Körper über eine ausreichende Widerstandsfähigkeit gegen Krankheiten verfügt, spielen krankheitsauslösende Faktoren keine Rolle. „Wenn Schrägläufigkeiten (Heteropathien, *xie*) zu finden sind, ist das Qi zwangsläufig energetisch schwach (deplet, *xu*)." (33. Kapitel des „Inneren Klassikers des Gelben Fürsten – Unbefangene Fragen", *Huangdi Neijing Suwen*). Krankheiten können also auftreten und sich entwickeln, wenn die Widerstandskraft des Organismus gegen Krankheiten relativ schwach ist und das schrägläufige (heteropathische, *xie*) Qi die energetische Schwäche (depletio, *xu*) ausnutzt und eindringt. Mit Tuina ist es möglich, den Organismus in eine gute körperliche und psychische Lage zu versetzen und somit die Widerstandsfähigkeit und Abwehrkräfte gegen Krankheiten zu erhöhen.

Zusammenfassend können die Wirkungen der Tuina-Therapie folgendermaßen beschrieben werden:

1. Lösen und Durchgängigmachen der Haupt- und Netzleitbahnen (cardinales und reticulares, *jingmai luomai*)
2. Stillen von Schmerzen durch
   - Bewegen des Qi und Dynamisieren des Xue
   - Beseitigen von Blockaden des Qi und Stasen des Xue
   - Erwärmen der Leitbahnen und Zerstreuen von Kälte (algor, *han*)
3. Regulieren und Harmonisieren der Funktionen der Funktionskreise
4. Erhöhen der Widerstandsfähigkeit gegen Krankheiten
5. Reposition von Gelenken, Sehnen und Muskeln
6. Lösen der Sehnen und Muskeln
7. Eliminieren von Bi-Blockaden (occlusiones)
8. Regulieren und Harmonisieren von Bauenergie (qi constructivum, *yingqi*) und Wehrenergie (qi defensivum, *weiqi*)
9. Beseitigen der krankheitsauslösenden Faktoren (Agenzien)
10. Regulieren und Harmonisieren von Yin und Yang

4.3 Die Wirkmechanismen von Tuina aus westlicher Sicht

Tuina kann nicht nur wie oben dargestellt über die Akupunkturpunkte und Leitbahnen Einfluss auf die Funktionskreise und den freien Fluss von Qi und Xue nehmen, sondern sie erfüllt gleichzeitig durch die unmittelbare Behandlung von Haut, Muskulatur, Gefäßen, Knochen und Gelenken alle wichtigen Wirkungen der klassischen Massage.

Schmerzlindernde Wirkung

Tuina kann eine deutlich schmerzlindernde Wirkung haben. Zurückzuführen ist dieser Effekt auf die vermehrte Bildung von Endomorphinen und die Ausschüttung schmerzlösender Substanzen wie z. B. Histamin und Serotonin. Andererseits kommt es durch Grifftechniken, die als schmerzhaft empfunden werden, zu einem Überlagerungseffekt im Sinne eines Gegenreizes.

Großflächige und lokale Mehrdurchblutung (Hyperämie)

Eine großflächige Hyperämie kann mit Grifftechniken wie „Flaches Schieben mit der Handfläche" *(zhang pingtui)*, „Reiben mit der Handfläche" *(zhangmo)* und „Greifen und Kneifen" *(na nie)* verursacht werden, eine lokale Hyperämie hingegen mit Griffen wie „Pressen mit dem Finger" *(zhi'an)* und „Kneten mit der Linienseite der Finger" *(zhifu rou)*. Die Mehrdurchblutung entsteht durch eine Gefäßerweiterung (Dilatation) von Kapillaren, Venolen, Arteriolen und größeren Gefäßen und ist daher in den oberflächlichen wie auch tieferen Gewebsschichten und der Muskulatur zu beobachten.

Verschiebung von Gewebs- und Gefäßflüssigkeiten

Durch die Anwendung großflächige Grifftechniken werden Gefäßflüssigkeiten im inter- und intrazellulären Raum verschoben und eine resorptionsfördende und entstauende Wirkung auf das Lymphgefäßsystem erzielt. Der venöse Rückstrom wird durch eine Erhöhung der Strömungsgeschwindigkeit, und zwar durch eine Sogwirkung, verbessert. Die therapeutische Wirkung ist allerdings nur bei Stauungen und nicht bei physiologischen Gegebenheiten möglich. Die Wirkung auf die arteriellen Gefäße lässt sich mit einer vermehrten Gefäßerweiterung (Dilatation), Kapillarisation und der Erschließung ruhender Kapillarbezirke beschreiben.

Tonusregulierung der Muskulatur

Durch die Anwendung von Tuina kann ein hypertoner Muskel, also ein Muskel, dessen Ruhespannung zu hoch ist, detonisiert und ein hypotoner Muskel, dessen Ruhespannung zu niedrig ist, tonisiert werden. Tonisierende Tuina-Techniken sind z. B. „Klopfen und Schlagen" *(kou ji)*. Zur Detonisierung hypertoner Muskeln eignen sich Techniken wie „Greifen und kneifen" *(na nie)* und „Schütteln" *(dou)*. Diese Techniken nehmen Einfluss auf die Sinnesorgane der Muskulatur, die Muskelspindel, und führen zu einer Entspannung des Muskels.

Steigerung der Stoffwechselvorgänge

Die Anwendung von Massagetechniken nach z. B. sportlicher Betätigung führt zu einer beschleunigten Erholung der Muskulatur und daher auch zu einer vermehrten Ausscheidung von Harnstoffen und Milchsäure (Laktat).

Reflektorische Wirkung

Durch die Einwirkung auf Dermatome und Myotome (Mackenzie-, Head-Zonen) ist über einen cutiviszeralen Reflexbogen eine Beeinflussung der inneren Organe möglich.

Kräftigende Wirkung auf das Immunsystem

Mit Tuina kann das Immunsystem im Allgemeinen harmonisiert und gekräftigt werden. Dazu muss Tuina einmal wöchentlich in Form einer Ganzkörperbehandlung angewendet werden.

Psychische Wirkungen

Die psychische Beeinflussung des Menschen durch Massage oder Tuina ist bekannt. Abhängig von der Auswahl der Grifftechniken und der Behandlungsdauer kann einerseits eine entspannende und beruhigende, andererseits eine belebende Wirkung erzielt werden.

KAPITEL

5 Grundtechniken der Selbstbehandlung mit Tuina

Tuina ist für ihre zahlreichen Manipulationstechniken und unterschiedlichen Stilrichtungen bekannt. So werden nach neueren Statistiken in chinesischen Büchern über 200 verschiedene Manipulationstechniken beschrieben, und noch mehr sind im Volk verbreitet. Die Grifftechniken können sowohl von dem Patienten selbst als auch durch einen Therapeuten ausgeführt werden. Im folgenden Abschnitt werden nur die Grifftechniken dargestellt, die für die Selbstbehandlung mit Tuina relevant sind.

CAVE

Grundsätzlich gilt, dass die Anwendung der Grifftechniken im Gesicht, am Abdomen und auf der Brust mit deutlich weniger Kraftaufwand erfolgt als am Rücken, am Gesäß, an den Armen und an den Beinen.

Wichtige Begriffserklärung: In chinesischen Büchern wird im Rahmen der Grundtechniken und der Behandlungsmethoden häufig der Begriff **„Linienseite"** verwendet. Gemeint sind damit die an der Handinnenfläche gelegenen Seiten der Finger einschließlich der Fingerendglieder (Fingerbeeren).

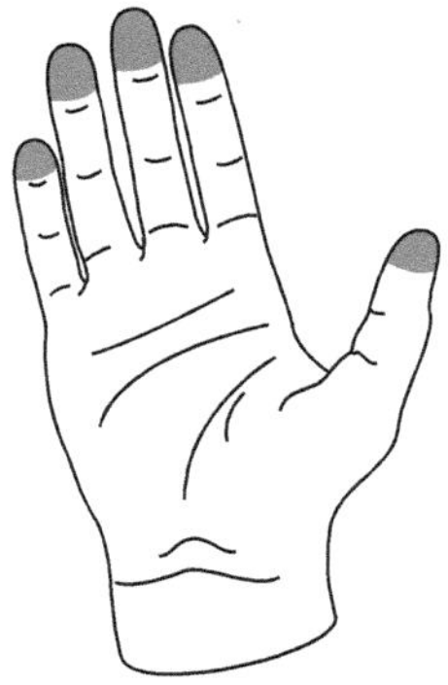

Abb. 5.1 Linienseiten der Finger und Fingerbeeren

5.1 Pressen *(an)*

Der Patient/Therapeut legt seine Handflächen, Handballen, Finger oder auch Ellenbogen auf die zu behandelnde Körperregion. Dann übt er senkrecht zur Körperoberfläche in die Tiefe gehend Kraft aus (➢ Abb. 5.2). Dabei steigert er langsam und vorsichtig den Druck, verweilt einige Sekunden und löst ihn schließlich wieder. Die Intensität der auszuübenden Kraft richtet sich zum einen nach dem Schmerzempfinden des Patienten und zum anderen nach der zu behandelnden Körperregion.

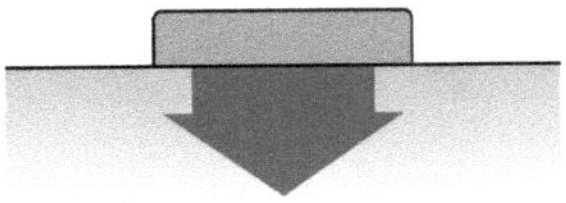

Abb. 5.2 Pressen *(an)*

5.1.1 Pressen mit dem Finger *(zhi'an)*

Bei dieser Technik wird die Spitze des Daumens oder die Linienseite eines Fingers eingesetzt. Arbeitet der Patient/Therapeut mit seinem Daumen, wird dieser gestreckt, die übrigen vier Finger sind locker gebeugt. Der Zeigefinger stützt den Daumen und verstärkt dessen Kraft. Der Patient/Therapeut presst und drückt *(an ya)* allmählich nach unten, wobei er die Kraft des Unterarmes auf den jeweiligen Finger überträgt. Dabei steigert er den Druck, bis die Stimulation auch die tiefen Schichten des Gewebes erreicht hat. Dann löst der Patient/Therapeut langsam wieder den Druck und wiederholt das Vorgehen mehrmals.

Beim Pressen mit dem Finger *(zhi'an)* ist die Kontaktfläche relativ klein und konzentriert. Der Patient/Therapeut kann die Stärke der Stimulation leicht kontrollieren (➢ Abb. 5.3).

Wirkungen: Die des jeweiligen Akupunkturpunktes

Anwendungsgebiete: Akupunktur- und Druckschmerzpunkte am gesamten Körper

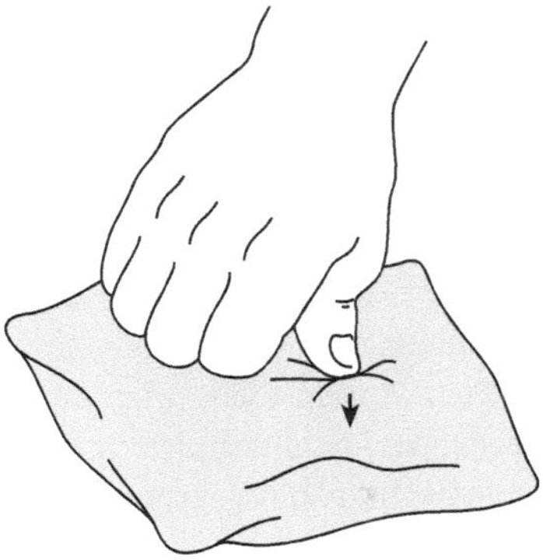

Abb. 5.3 Pressen mit dem Finger *(zhi'an)*

5.1.2 Pressen mit dem Fingernagel *(qia)*

Um die Behandlungsfläche noch weiter zu verkleinern, kann man Akupunkturpunkte mit dem Fingernagel pressen *(qia)* (➤ Abb. 5.4). Die Stimulation wird dadurch noch intensiver.

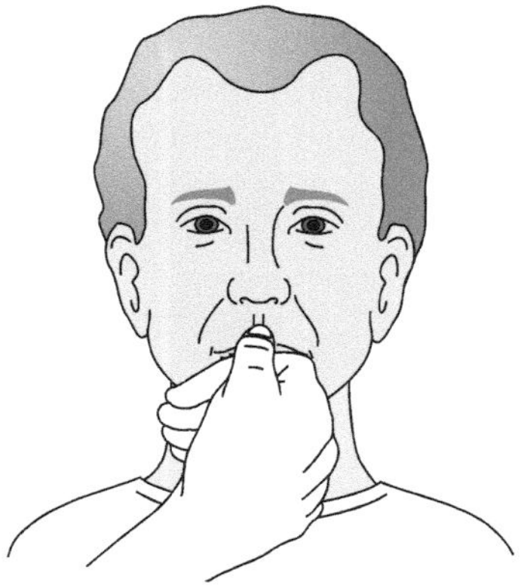

Abb. 5.4 Pressen mit dem Fingernagel *(qia)*

5

Um den Schmerz, der durch das Pressen mit dem Fingernagel *(qia)* entsteht, zu lindern, sollte die behandelte Stelle anschließend geknetet *(rou)* werden.
Wirkungen: Die des jeweiligen Akupunkturpunktes
Anwendungsgebiete: Akupunkturpunkte am gesamten Körper

5.1.3 Punktartiges Pressen *(dian, dian an)*

Mit Hilfe der Technik punktartiges Pressen *(dian, dian an)* kann der Patient/Therapeut die Intensität der Behandlung von Akupunktur- und Schmerzpunkten noch verstärken. Dabei reduziert er durch eine spezielle Fingerhaltung die Kontaktfläche zwischen seiner arbeitenden Hand und seiner bzw. der Haut des Patienten und kann dadurch eine stärkere Stimulation als beim Pressen mit dem Finger *(zhi'an)* erzeugen. Das punktartige Pressen *(dian)* kann in mehrere Unterformen eingeteilt werden. Eine Unterform ist das punktartige Pressen mit dem Mittelfinger *(zhongzhi dian).*

Punktartiges Pressen mit dem Mittelfinger *(zhongzhi dian)*

Daumen, Zeige- und Mittelfinger werden locker gestreckt, der Daumen liegt an der Linienseite des Mittelfingers, der Zeigefinger liegt an der dorsalen Seite des Mittelfingers. Daumen und Zeigefinger können so den Mittelfinger unterstützen. Anschließend wird durch Kraftübertragung aus Handwurzel, Ellenbogen- und Schultergelenk mit der Spitze des Mittelfingers der Akupunkturpunkt punktartig gepresst *(zhongzhi dian).* Der Patient/Therapeut soll so viel Druck ausüben, dass auch die tiefen Schichten des Gewebes stimuliert werden. Danach löst er den Druck wieder und hebt den Finger von der Hautfläche ab (➤ Abb. 5.5).

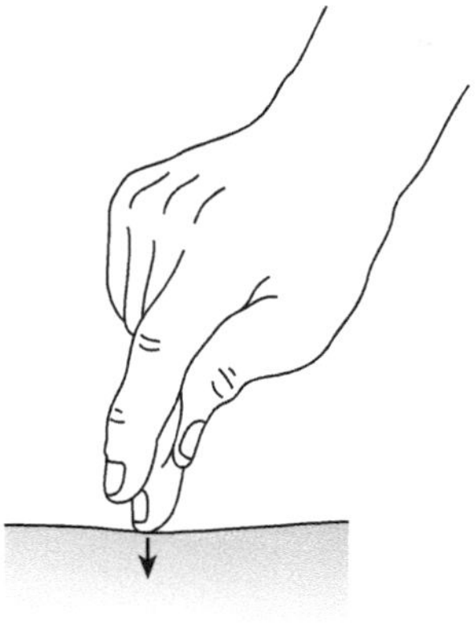

Abb. 5.5 Punktartiges Pressen mit dem Mittelfinger *(zhongzhi dian)*

Wirkungen: Die des jeweiligen Akupunkturpunktes
Anwendungsgebiete: Akupunktur- und Druckschmerzpunkte am gesamten Körper

5.2 Kneten *(rou)*

Beim Kneten *(rou)* wird mit der ganzen Handfläche, dem Handballen, einem oder mehreren Fingern oder dem Ellenbogen vertikaler Druck durch kleine kreisende Bewegungen ausgeübt. Die Finger bzw. die Handfläche des Patienten/Therapeuten verlassen dabei die zu behandelnde Hautstelle nicht. Das oberflächliche Gewebe soll sich auf den tieferen Gewebsschichten kreisend bewegen (➤ Abb. 5.6).

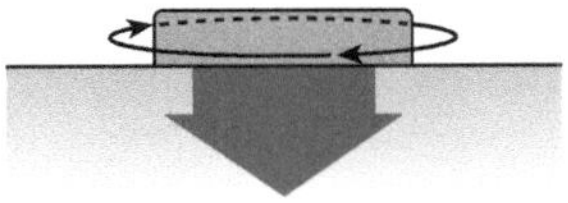

Abb. 5.6 Kneten *(rou)*

Eine Untergruppe des Knetens *(rou)* ist das Kneten mit der Linienseite der Finger *(zhifu rou)*.

5.2.1 Kneten mit der Linienseite der Finger *(zhifu rou)*

Bei dieser Technik wird mit der Linienseite von Zeige-, Mittel-, Ringfinger oder Daumen geknetet *(rou)*. Das Ellenbogengelenk wird dabei leicht gebeugt, das Handwurzelgelenk locker gelassen, die Finger locker gestreckt. Mit der Linienseite der Fingerendglieder von Zeige-, Mittel-, Ringfinger oder Daumen wird die zu behandelnde Körperoberfläche leicht berührt, und mit dem Unterarm wird eine schwingende Bewegung ausgeführt. Das Handwurzelgelenk soll dabei kreisend bewegt werden. Die Finger des Patienten/Therapeuten üben dadurch auf der zu behandelnden Körperoberfläche kreisende, reibende Bewegungen aus. Die zu behandelnde Körperstelle wird dabei nicht verlassen. Die Bewegung sollte leicht, schnell und sanft sein, es sollte nicht zu viel Druck aufgewendet werden. Die kreisende Bewegung wird abhängig vom Krankheitsmechanismus entweder im oder gegen den Uhrzeigersinn ausgeführt. Die Stimulation ist leicht, sanft und mild (➤ Abb. 5.7).

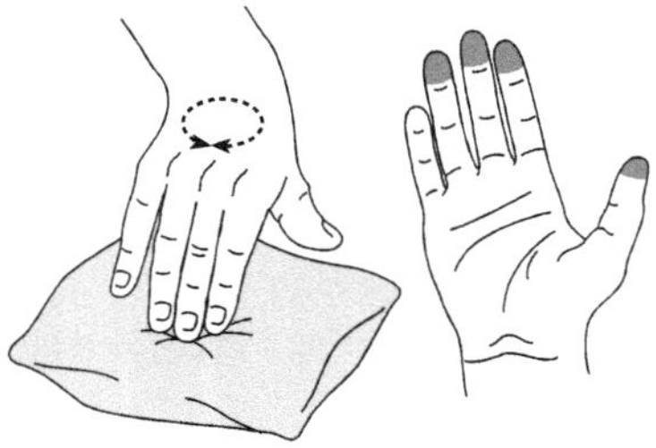

Abb. 5.7 Kneten mit der Linienseite der Finger *(zhifu rou)*

Wirkungen: Stillt Schmerzen, wirkt abschwellend, macht die Brust frei, reguliert das Qi, kräftigt den Fk Milz (o. lienalis, *pi*), harmonisiert den Fk Magen (o. stomachi, *wei*), dynamisiert das Xue, wandelt Stasen um, löst die Sehnen und Muskeln, löst Krämpfe
Anwendungsgebiete: Zur Behandlung von Akupunktur- und Druckschmerzpunkten am gesamten Körper

5.2.2 Kneten mit der Handflächen-Wurzel *(zhanggen rou)*

Bei dieser Technik wird das Handwurzelgelenk leicht nach hinten gebeugt (nach dorsal flektiert), die Finger werden locker gebeugt, und mit dem Bereich der Handflächen-Wurzel wird auf der zu behandelnden Körperoberfläche kraftvoll kreisend geknetet *(rou)* (➤ Abb. 5.8). Das Vorgehen entspricht im Wesentlichen dem beim Reiben mit der Handfläche *(zhangmo)*.

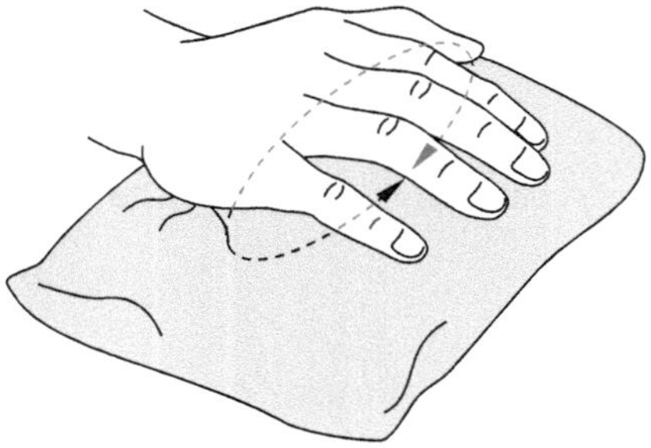

Abb. 5.8 Kneten mit der Handflächen-Wurzel *(zhanggen rou)*

5.3 Kombinationstechnik: Pressen und Kneten *(an rou)*

Beim Pressen und Kneten *(an rou)* wird auf Basis des Pressens *(an)* zusätzlich langsam kreisend geknetet *(rou)*, oder auf Basis des Knetens *(rou)* wird der Druck nach unten erhöht. Dadurch wird die Stimulation des Akupunkturpunktes erhöht, ohne dass der Patient mehr Schmerzen verspürt (➤ Abb. 5.9).

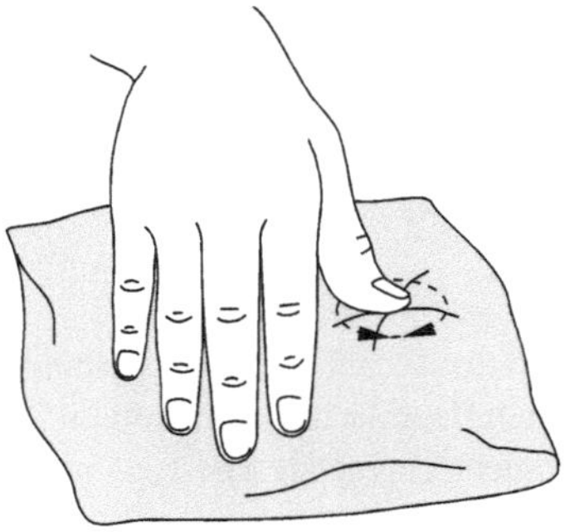

Abb. 5.9 Pressen und Kneten *(an rou)*

Anwendungsgebiete: Akupunkturpunkte und Schmerzpunkte

5.4 Schieben *(tui)*

Bei der als Schieben *(tui)* bezeichneten Technik werden Finger, Handflächen oder Ellenbogen des Patienten/Behandlers auf die zu behandelnde Körperoberfläche gelegt. Anschließend führt der Patient/Therapeut mit konstantem vertikalem Druck gerade oder kreisförmige Bewegungen aus (➤ Abb. 5.10).

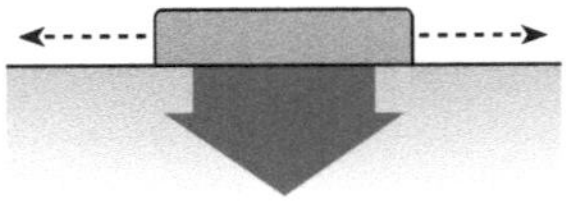

Abb. 5.10 Schieben *(tui)*

5.4.1 Gerades Schieben mit dem Daumen *(muzhi zhitui)*

Der Patient/Therapeut streckt die Finger, der Daumen zeigt nach hinten. Die Linienseite des Daumens berührt die Haut und liegt auf dem Ausgangspunkt des zu schiebenden *(tui)* Akupunkturpunktes auf. Die vier nach vorne zeigenden Finger berühren den Endpunkt des zu schiebenden *(tui)* Akupunkturpunktes. Anschließend werden der Daumen und die vier Finger rasch abwechselnd voneinander weg- und aufeinander zugeschoben *(tui)*. Die Frequenz sollte pro Minute 200 bis 240 betragen (➤ Abb. 5.11).

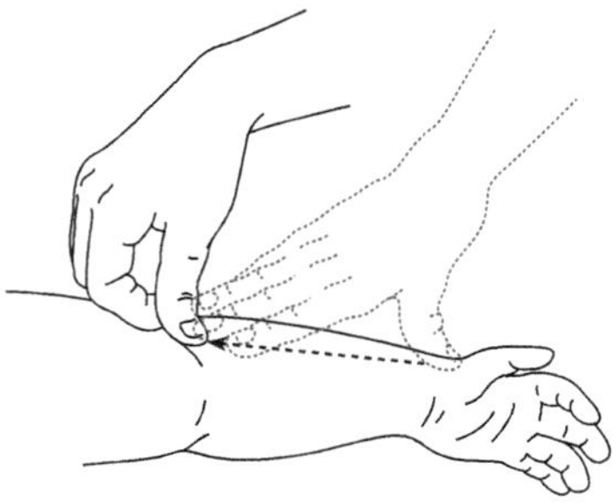

Abb. 5.11 Gerades Schieben mit dem Daumen *(muzhi zhitui)*

5.5 Kräftiges gerades Reiben *(ca)*

Das Ziel der Technik „Kräftiges gerades Reiben" *(ca)* ist es, durch die Bewegung zwischen Handfläche sowie Haut und Gewebe Wärme zu erzeugen. Dafür muss der Patient/Therapeut eine Hin- und Herbewegung ausüben. Beim kräftigen geraden Reiben *(ca)* sollte der Patient/Therapeut nicht zu viel Kraft aufwenden, damit sich keine schmerzenden Hautfalten bilden (➤ Abb. 5.12).

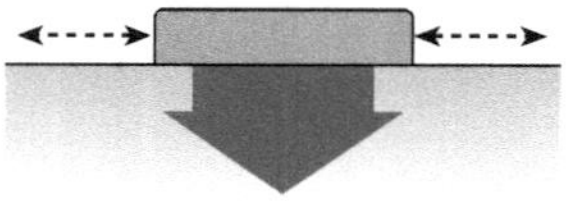

Abb. 5.12 Kräftiges gerades Reiben *(ca)*

5.5.1 Kräftiges gerades Reiben mit der Handfläche *(zhangca)*

Bei dieser Methode wird auf einer geraden Linie mit der Handfläche hin- und hergerieben und kräftig gerade gerieben *(mo ca)*, wobei relativ wenig Druck

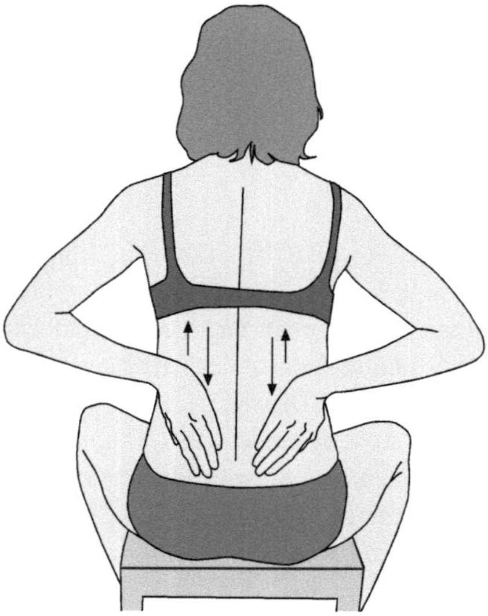

Abb. 5.13 Kräftiges gerades Reiben mit der Handfläche *(zhangca)*

aufgewendet wird (➤ Abb. 5.13). In den tiefen Gewebsschichten entwickelt sich auf diese Weise Wärme.
Wirkungen: Erwärmt die Leitbahnen (cardinales, *jingmai*), macht die Netzleitbahnen (reticulares, *luomai*) durchgängig, macht die Brust frei, reguliert das Qi, reguliert die Fk Milz und Magen (oo. lienalis et stomachi, *pi wei*), stärkt den Körper
Anwendungsgebiete: Schulter, Rücken, Brust, Abdomen

5.6 Reiben *(mo)*

Bei der als „Reiben" *(mo)* bezeichneten Technik werden Finger, Handflächen oder andere Körperteile (z. B. Ellenbogen) des Patienten/Therapeuten auf die zu behandelnde Körperoberfläche gelegt, anschließend werden mit konstantem Druck kreisende Bewegungen ausgeführt (➤ Abb. 5.14).

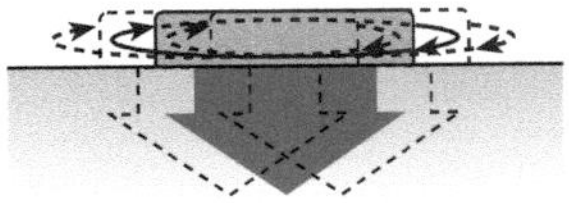

Abb. 5.14 Reiben *(mo)*

5.6.1 Reiben mit der Handfläche *(zhangmo)*

Das Ellenbogengelenk wird leicht gebeugt, das Handwurzelgelenk locker gelassen, die Finger locker gestreckt. Die Handfläche des Patienten/Therapeuten berührt leicht die zu behandelnde Körperoberfläche. Mit dem Unterarm wird eine schwingende Bewegung ausgeführt, so dass sich das Handwurzelgelenk kreisend bewegt und die Hand des Patienten/Therapeuten auf der zu behandelnden Körperoberfläche kreisend reibt (➤ Abb. 5.15).

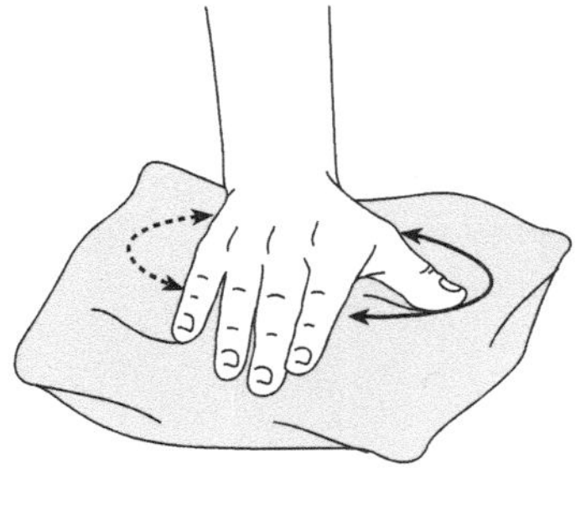

Abb. 5.15 Reiben mit der Handfläche *(zhangmo)*

5

5.6.2 Reiben *(mo)* mit der Daumen- und Zeigefingerseite

Der Patient/Therapeut ballt seine Hände zu Fäusten und reibt mit der Daumen-Zeigefinger-Seite auf dem zu behandelnden Körperbereich (➤ Abb. 5.16a und Abb. 5.16b).

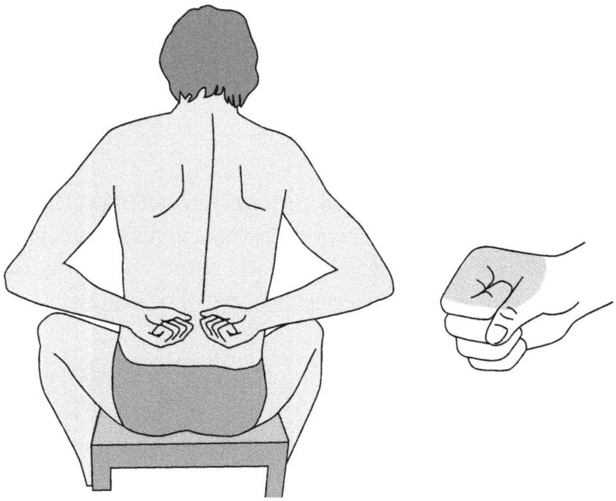

Abb. 5.16a–b Reiben *(mo)* **mit der Daumen- und Zeigefingerseite**

Bei der Technik des Reibens *(mo)* sollte die Bewegung leicht und weich sein, es sollte nicht zu viel Druck aufgewendet werden. Dabei ist ein kreisendes Reiben *(mo)* sowohl im als auch gegen den Uhrzeigersinn möglich. Die Stimulation sollte angenehm und mild sein.

Wirkungen: Lindert Schmerzen, beseitigt Schwellungen, macht die Brust frei, reguliert das Qi, löst den Fk Leber (o. hepaticus, *gan*), harmonisiert die „Mitte" (Fk Milz und Magen, oo. lienalis et stomachi, *pi wei*), leitet Qi-Blockaden aus, dynamisiert das Xue, zerstreut Stasen

Anwendungsgebiete: Rücken-, Brust-, Abdomen-, Flanken- und Rippenbereich

Hinweis: Früher wurden beim Einsatz der Technik Reiben *(mo)* auf die zu behandelnden Stellen Arzneimittel-Pasten aufgetragen, um die Wirkung der Behandlung zu verstärken. Dieses Verfahren nennt man „Reiben mit Pasten" *(gaomo)*.

5.7 Greifen *(na)* und Kneifen *(nie)*

Das Greifen *(na)* und das Kneifen *(nie)* sind sich sehr ähnlich, und auch die Bezeichnungen werden häufig verwechselt. Beim Kneifen *(nie)* wird Haut und ein wenig Hypodermis angehoben. Beim Greifen *(na)* wird mehr Gewebe mit mehr Kraft angehoben, so dass mit der Haut und der Hypodermis auch Muskulatur angehoben wird und die Haut allmählich aus den Händen herausgleitet (➢ Abb. 5.17a und Abb. 5.17b).

a

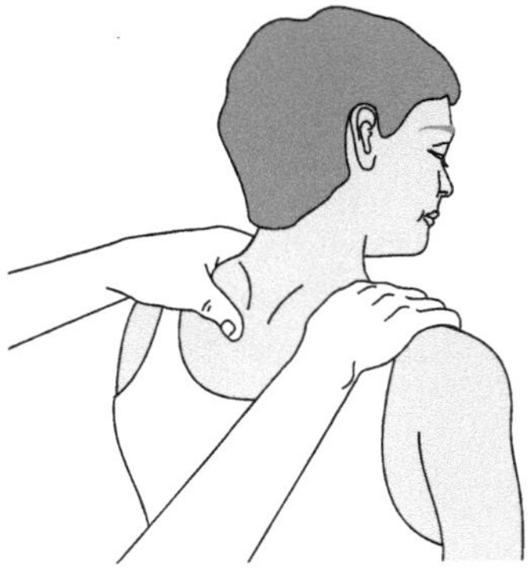

b

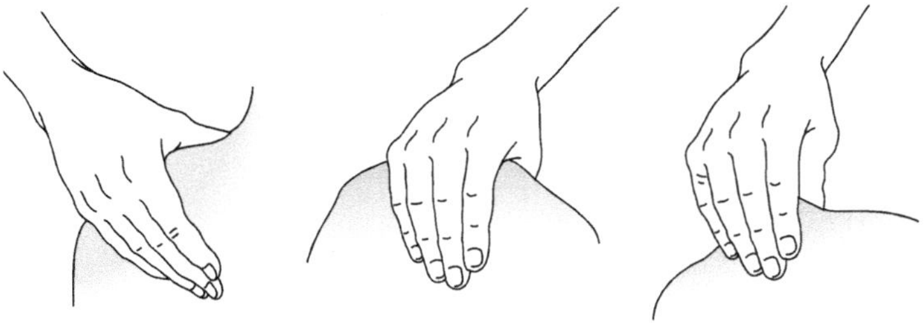

Abb. 5.17a–b Das Vorgehen beim Greifen *(na)* **und Kneifen** *(nie)*

Die Stimulation beim Greifen *(na)* ist relativ stark, deshalb sollten die Finger gestreckt sein, damit sie flach auf die Haut gelegt werden können, wie eine Art Klammer.

Die Finger dürfen nicht gebeugt werden, denn dadurch würde eine zangenartige Bewegung ausgeführt werden, die für den Patienten unangenehm wäre (➢ Abb. 5.18). Behandelt sich der Patient selbst, führt er die Technik nur mit einer Hand aus.

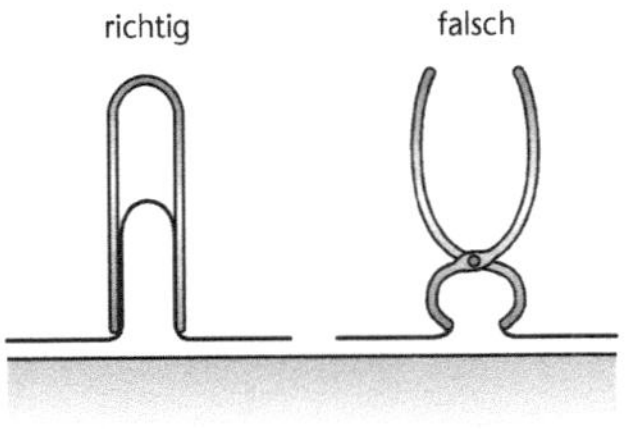

Abb 5.18 Richtige und falsche Technik beim Greifen *(na)* und Kneifen *(nie)*

Beim Greifen *(na)* sollte das Handgelenk locker sein, und die Bewegungen werden ohne Pausen ausgeführt. Die eingesetzte Kraft wird dabei zunächst immer stärker und anschließend wieder geringer.
Wirkungen: Lindert Schmerzen, löst die Leitbahnen (cardinales, *jingmai*) und macht sie durchgängig, lockert die Muskulatur, löst die Oberfläche (extima, *biao*), dynamisiert das Xue
Anwendungsgebiete: Körperregionen mit viel Muskulatur, z. B. Nacken- und Schulterbereich, Extremitäten

5.8 Zwirbeln *(cuo)*

Beim Zwirbeln *(cuo)* wird mit beiden Handflächen aus den zwei entgegengesetzten Seiten der Extremität kreisförmig geknetet *(rou)*. Gleichzeitig wird die Bewegung entlang der Längsachse der Extremität nach oben und unten geführt (➢ Abb. 5.19).

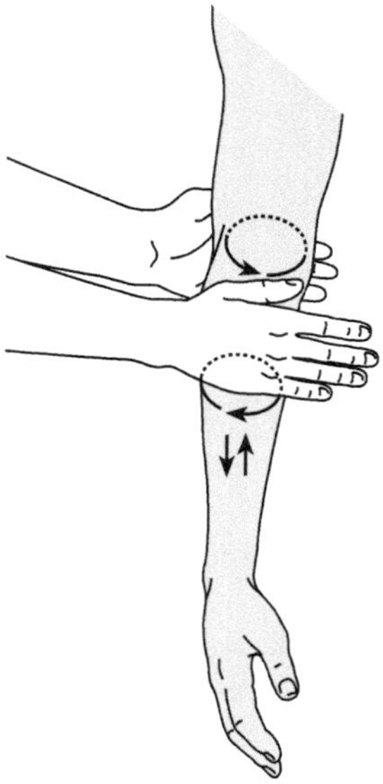

Abb. 5.19 Zwirbeln *(cuo)*

Behandelt sich der Patient selbst, kann er diese Technik nur an bestimmten Körperstellen (z. B. an den Beinen und Ohren) anwenden.
Wirkungen: Lindert Schmerzen, löst die Muskulatur, fördert die Blutzirkulation
Anwendungsgebiete: Als Abschlussbehandlung an Extremitäten, im Lendenbereich und im Flanken- und Rippenbereich

5.9 Klopfen und Schlagen *(kou ji)*

Bei den als Klopfen und Schlagen (*kou ji*) bezeichneten Techniken werden auf der zu behandelnden Körperoberfläche mit Fingern, mit der Handfläche, mit der Faust oder mit Gegenständen rhythmische und ausdauernde schlagende Bewegungen ausgeführt (➤ Abb. 5.20).

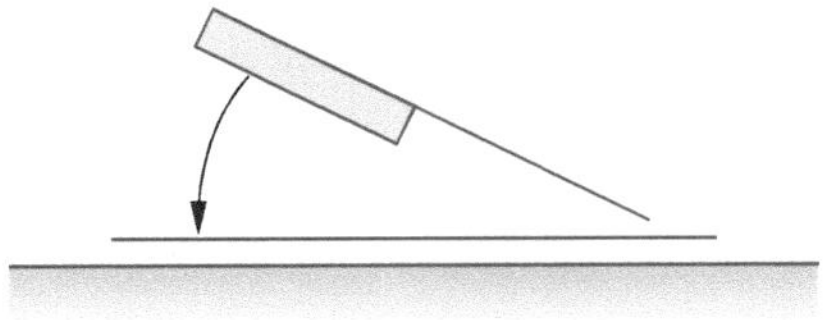

Abb. 5.20 Klopfen und Schlagen *(kou ji)*

5.9.1 Schlagen *(ji)*

5

Beim Schlagen *(ji)* wird mit relativ viel Kraft einmal oder mehrfach auf eine Stelle an der zu behandelnden Körperoberfläche geschlagen, so dass dabei tief liegendes Gewebe wie Muskulatur, Knochen etc. erreicht wird. Beim Schlagen *(ji)* kann man die Faust, die Handfläche, aber auch spezielle Stöcke (z. B. aus Maulbeerzweigen oder Bambus) einsetzen.

Mit der Faust schlagen *(chuiji)*

Die Hand wird zu einer Faust geballt, das Handwurzelgelenk wird locker gelassen, die Kraft kommt aus dem Ellenbogenbereich. Die beiden Fäuste werden abwechselnd entweder mit der Kleinfingerseite (➤ Abb. 5.21a) oder mit den Mittel- und Endgliedern der vier Finger (➤ Abb. 5.21b) auf eine Stelle

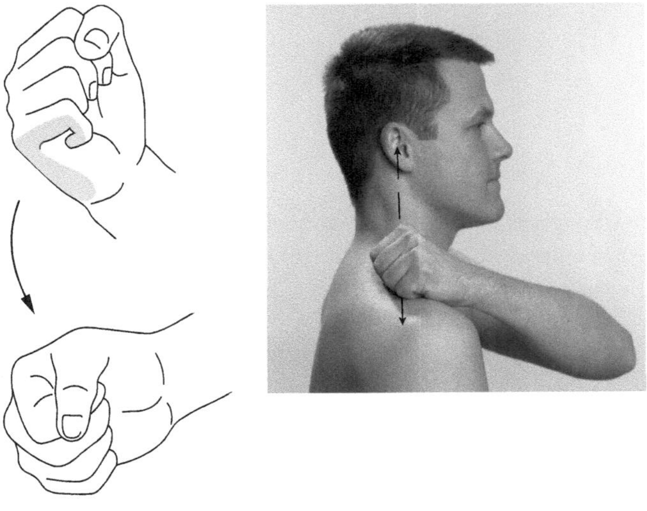

Abb. 5.21 a–b Mit der Faust schlagen *(chuiji)*

am Körper geschlagen, wobei hier in der Regel wenig Kraft eingesetzt wird. Das Schlagen mit der Faust *(chuiji)* eignet sich für den Einsatz an den Schultern, am Rücken und an den Extremitäten.

5.9.2 Klopfen *(kou)*

Auf Basis des Schlagens *(ji)* wird beim Klopfen *(kou)* noch weniger Kraft eingesetzt, so dass die Wirkung sich auf das Gewebe und die Muskeln unter der Haut ausbreitet. Außerdem wird die Frequenz auf etwa 80- bis 100-mal pro Minute erhöht.

5.10 Klatschen *(pai)*

Leichtes und schnelles Schlagen bei hohler Handfläche bezeichnet man als Klatschen *(pai)*. Dabei werden die fünf Finger aneinandergelegt, die Handfläche bildet einen Hohlraum, das Handgelenk wird locker gelassen; nun wird mit Kraft aus dem Handgelenk leicht und schnell auf die Körperoberfläche geschlagen *(ji)* (➤ Abb. 5.22).

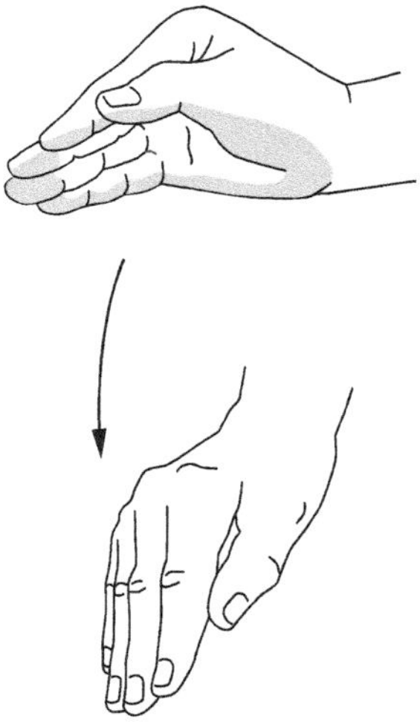

Abb. 5.22 Klatschen *(pai)*

Wirkungen: Löst die Muskeln und Sehnen, regt die Blutzirkulation an
Anwendungsgebiete: Schulterbereich, Rücken, Lumbosakralbereich und Gelenke der Extremitäten

5.11 Kämmen *(shu)*

Der Patient/Therapeut beugt seine Finger leicht und führt mit den Fingerkuppen vom vorderen Haaransatz beginnend über den gesamten Kopf bis zum hinteren Haaransatz eine kämmende Bewegung aus (➤ Abb. 5.23).

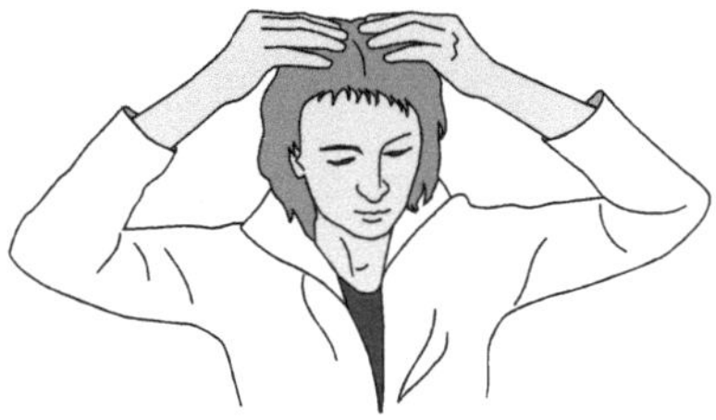

Abb. 5.23 Kämmen *(shu)*

Wirkungen: Reguliert und harmonisiert Bauenergie (qi constructivum, *yingqi*) und Wehrenergie (qi defensivum, *weiqi*), löst und reguliert das Qi des Fk Leber (qi hepatici, *ganqi*), beseitigt Einstauungen, beendet Unruhe, löst Wind (ventus, *feng*) heraus, zerstreut Kälte (algor, *han*), löst die Oberfläche (extima, *biao*), stützt das Yang, erwärmt die Leitbahnen (cardinales, *jingmai*), macht die Netzleitbahnen (reticulares, *luomai*) durchgängig, bewegt Qi und Xue
Anwendungsgebiete: Der behaarte Kopf

5.12 Kratzen *(gua)*

Beim Kratzen *(gua)* wird mit der Linienseite des Fingers relativ kräftig in eine Richtung über die Haut gerade gerieben *(ca)*. Der Patient/Therapeut kann auch mit dem Rand eines Löffels oder einer Kupfermünze über die Haut kräftig gerade reiben *(ca)*, bis sich unter der Haut Blut ansammelt (➤ Abb. 5.24).

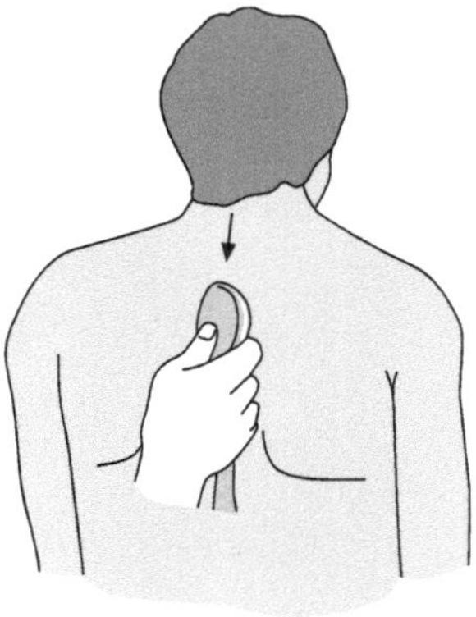

Abb. 5.24 Kratzen *(gua)*

Wirkungen: Erwärmt die Leitbahnen (cardinales, *jingmai*), macht die Netzleitbahnen (reticulares, *luomai*) durchgängig, macht die Brust frei, reguliert das Qi
Anwendungsgebiete: Schulter-Nacken-Bereich, Extremitäten, Rücken

5.13 Vibrierendes Bewegen *(zhendong)*

5.13.1 Anhebendes Zittern *(ti chan)*

Bei dieser Technik handelt es sich um eine Kombination aus Kneifen und Greifen *(nie na)* sowie vibrierendes Bewegen *(zhendong)*. Die Hand ist halbkreisförmig geöffnet. Zunächst wird mit Daumen, Mittel- und Zeigefinger die Haut leicht gekniffen *(nie)* und angehoben *(ti)*. Anschließend werden mit der Handwurzel und den Fingern rasche, zitternde *(chan)* Bewegungen ausgeführt. Dieser Vorgang wird mit beiden Händen abwechselnd durchgeführt (➤ Abb. 5.25).

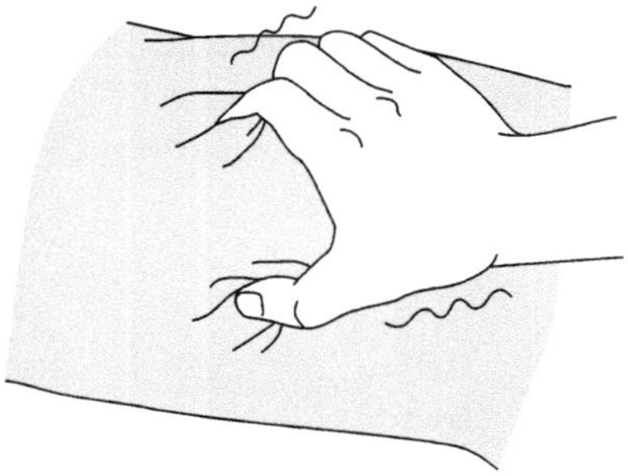

Abb. 5.25 Anhebendes Zittern *(ti chan)*

Wirkungen: Löst die Muskeln, dynamisiert das Xue, wandelt Stasen um, stillt Schmerzen, löst Adhäsionen
Anwendungsgebiete: Hals- und Nackenbereich, Extremitäten, Abdomen

5.13.2 Schwingen *(dang)*

Auf der Basis des anhebenden Zitterns *(ti chan)* wird die Amplitude der zitternden *(chan)* Bewegung nach links, rechts, oben und unten vergrößert und die Frequenz verkleinert (➤ Abb. 5.26).

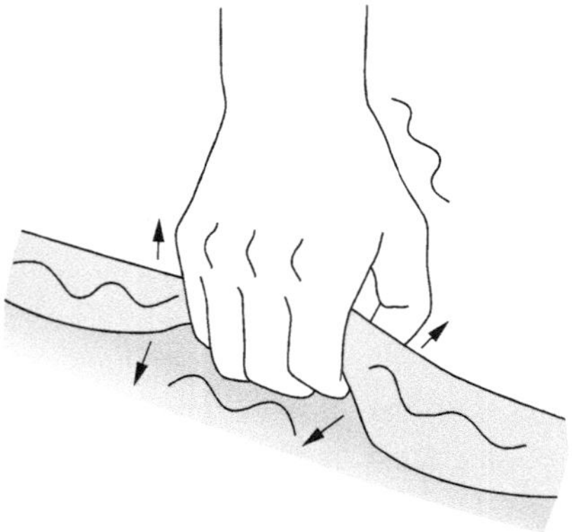

Abb. 5.26 Schwingen *(dang)*

Wirkungen: Löst die Muskeln, dynamisiert das Xue, wandelt Stasen um, stillt Schmerzen, löst Adhäsionen
Anwendungsgebiet: Abdomen

KAPITEL

6 Selbstbehandlung bestimmter Körperregionen mit Tuina

6

Bei der Selbstbehandlung bestimmter Körperregionen mit Tuina werden mit den Händen an entsprechenden Stellen des Körpers bestimmte Tuina-Techniken in Form von Behandlungsmethoden angewendet.

Sie dienen einerseits der Behandlung der genannten Krankheitsbilder, andererseits können sie aber auch prophylaktisch eingesetzt werden und somit den jeweiligen Erkrankungen vorbeugen.

Die Behandlungsmethoden sollten, wenn möglich, immer beidseitig durchgeführt werden. Die betroffene Körperhälfte sollte intensiver und länger behandelt werden, die nicht betroffene etwas kürzer.

Wie bereits erwähnt, werden in der chinesischen Literatur häufig Behandlungsmethoden beschrieben, die mit der „Linienseite" eines bestimmten Fingers durchgeführt werden. Damit ist die zur Handfläche gehörende Region des gesamten Fingers oder des Fingerendglieds (Fingerbeere) gemeint (Abb. 5.1).

Die Anwendung der Behandlungsmethoden sollte keineswegs zu starken Schmerzen führen. Häufig ist während der Anwendung ein ziehendes, leicht schmerzendes, spannendes und elektrisierendes Gefühl festzustellen, das dem „Erreichen des Qi" *(deqi)* entspricht und durchaus wünschenswert ist.

Die im folgenden Kapitel aufgeführten Behandlungsmethoden können seperat, aber auch, wie später bei den Krankheitsbildern beschrieben, in Kombination mit anderen Behandlungsmethoden angewendet werden. Um einen zufriedenstellenden Therapieerfolg zu erzielen, sollten die Behandlungsmethoden in der Regel zweimal täglich angewendet werden.

6.1 Selbstbehandlung im Kopf- und Nackenbereich

6.1.1 Den Kopf kämmen *(shu tou)*

Ausgangsstellung	Der Patient sitzt.
Ausführung	Alle zehn Finger leicht beugen und die Fingerbeeren auf die Kopfhaut pressen *(an)*. Von der vorderen Haargrenze nach hinten und anschließend vom Scheitel zu den Seiten kämmen.
Behandlungsdauer	Jeweils 10- bis 20-mal nach hinten und zu den Seiten kämmen.

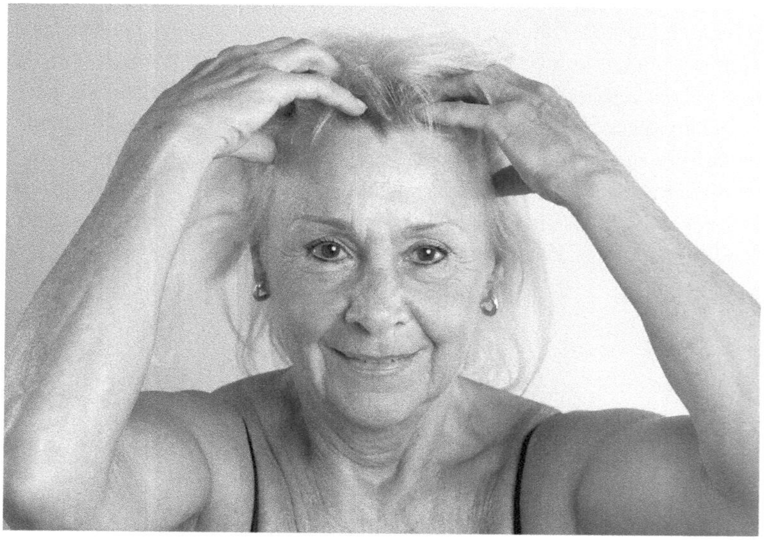

Abb. 6.1.1 Den Kopf kämmen

Wirkungen:
- Dynamisiert die Leitbahnen
- Beugt Ergrauung vor
- Zerstreut Wind-Feuchtigkeit (humor venti, *fengshi)*

Indikationen:
- Kopfschmerzen
- Benommenheit und Schwindel
- Schlafstörungen
- Müdigkeit

6.1.2 Den Kopf klopfen *(kou tou)*

Ausgangsstellung	Der Patient sitzt.
Ausführung	Die zehn Finger leicht spreizen und beugen, das Handgelenk locker lassen. Mit den Fingerspitzen mit mittlerer Stärke auf den Kopf klopfen. Die Frequenz sollte etwa 100 pro Minute sein.
Behandlungsdauer	Insgesamt etwa 30- bis 50-mal auf den Kopf klopfen *(kou tou)*.

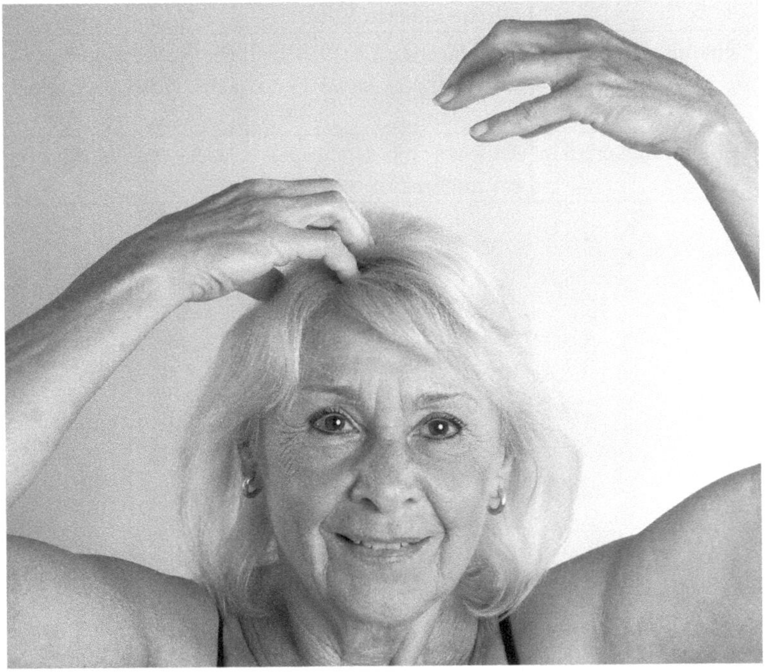

Abb. 6.1.2 Den Kopf klopfen

Wirkungen:
- Klärt den Neben-Fk Gehirn (paraorbis cerebri, *nao*)
- Regt die konstellierende Kraft *(shen)* an
- Macht die Netzleitbahnen (reticulares, *luomai*) durchgängig
- Klärt die Sicht

Indikationen:
- Kopfschmerzen
- Demenz
- Benommenheit
- Verschwommene Sicht

6.1.3 Den Hinterkopf pressen und kneten *(an rou naohou)*

Ausgangsstellung	Der Patient sitzt.
Ausführung a	Mit der Linienseite oder der Spitze beider Daumen Gb 20/F 20 („Teich des Windes", *fengchi*) fest pressen *(an)* und kneten *(rou)*.
Behandlungsdauer a	Ca. 10-mal Gb 20/F 20 („Teich des Windes", *fengchi*) fest pressen *(an)* und kneten *(rou)*.
Ausführung b	Mit der Linienseite oder der Spitze beider Daumen Gb 19/F 19 („Die Spalte zum Hirn", *naokong*) pressen *(an)* und kneten *(rou)*.
Behandlungsdauer b	Etwa 80-mal, Gb 19/F 19 („Die Spalte zum Hirn", *naokong*) pressen *(an)* und kneten *(rou)*, bis es zieht und spannt.
Behandlungsprinzip	Ausleiten von Qi (dispulsio, *xie*) → vom Körperzentrum weg kneten *(rou)*

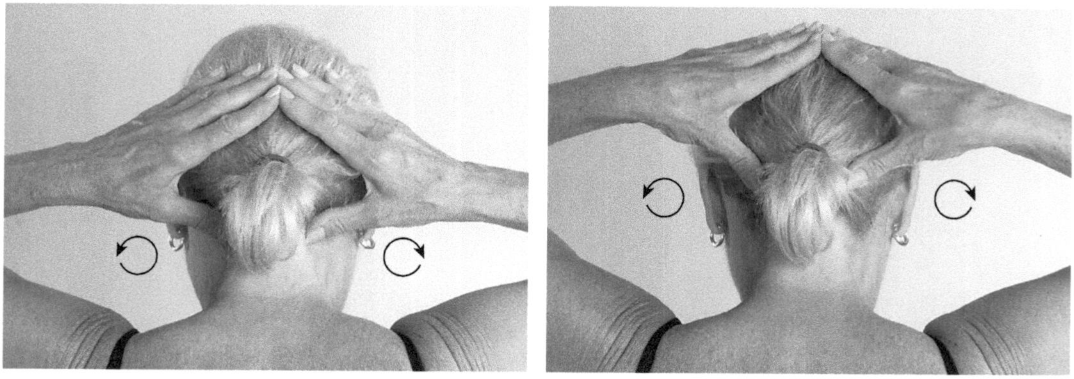

Abb. 6.1.3a und b Den Hinterkopf pressen und kneten

Wirkungen:
- Kräftigt den Neben-Fk Gehirn (paraorbis cerebri, *nao*)
- Stärkt die Intelligenz
- Beruhigt die konstellierende Kraft *(shen)*

Indikationen:
- Fazialisparese
- Kopfschmerzen
- Schlafstörungen
- Benommenheit
- Vergesslichkeit
- Zur allgemeinen Gesunderhaltung

6.1.4 Die Stirn reiben *(mo qian'e)*

Ausgangsstellung	Der Patient sitzt.
Ausführung	Mit den Linienseiten von Zeige-, Mittel- und Ringfinger die Stirn waagerecht hin- und herreiben *(mo)*, bis ein lokales Wärmegefühl entsteht.
Behandlungsdauer	Etwa 20-mal reiben *(mo)*.

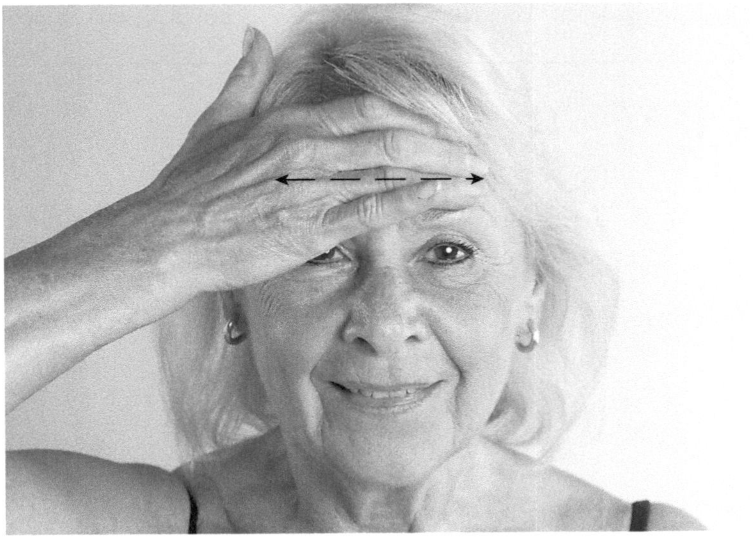

Abb. 6.1.4 Die Stirn reiben

Wirkungen:
- Beruhigt die konstellierende Kraft *(shen)*
- Beseitigt Wind (ventus, *feng*)
- Beendet Kopfschmerzen

Indikationen:
- Fazialisparese
- Kopfschmerzen
- Drehschwindel
- Benommenheit

6.1.5 Den Scheitel klatschen und schlagen
(pai ji touding)

Ausgangsstellung	Der Patient sitzt. Die oberen und unteren Zähne liegen locker aufeinander.
Ausführung	Mit der Mitte des Handtellers am Foramen Du 22/ Rg 22 („Die große Fontanelle", *xinhui*) rhythmisch klatschen *(pai)* und schlagen *(ji)*.
Behandlungsdauer	Etwa 10-mal rhythmisch klatschen *(pai)* und schlagen *(ji)*.

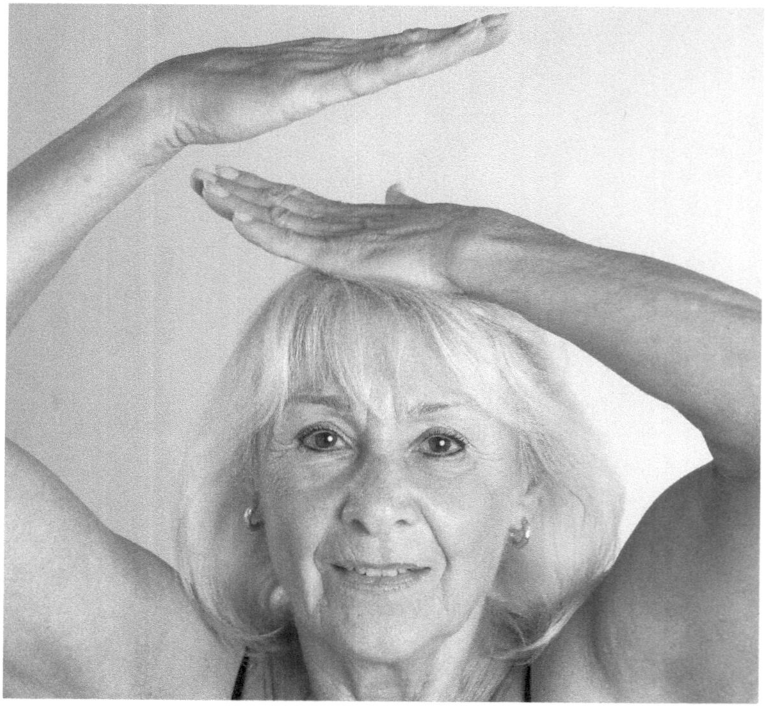

Abb. 6.1.5 Den Scheitel klatschen und schlagen

Wirkungen:
- Kräftigt den Neben-Fk Gehirn (paraorbis cerebri, *nao*)
- Stärkt die Intelligenz
- Beruhigt die konstellierende Kraft *(shen)*

Indikationen:
- Fazialisparese
- Kopfschmerzen
- Schlafstörungen
- Benommenheit
- Vergesslichkeit
- Zur allgemeinen Gesunderhaltung

6.1.6 Die Schläfen streichen *(mo liangnie)*

Ausgangsstellung	Der Patient sitzt.
Ausführung	Mit der Linienseite der Daumen an beiden Schläfen in der Ecke des Schläfenhaars kräftig pressen *(an)* und mehrmals von vorne nach hinten kraftvoll schieben *(tui)* und streichen *(mo)*.
Behandlungsdauer	Etwa 30-mal, bis es zieht und spannt.

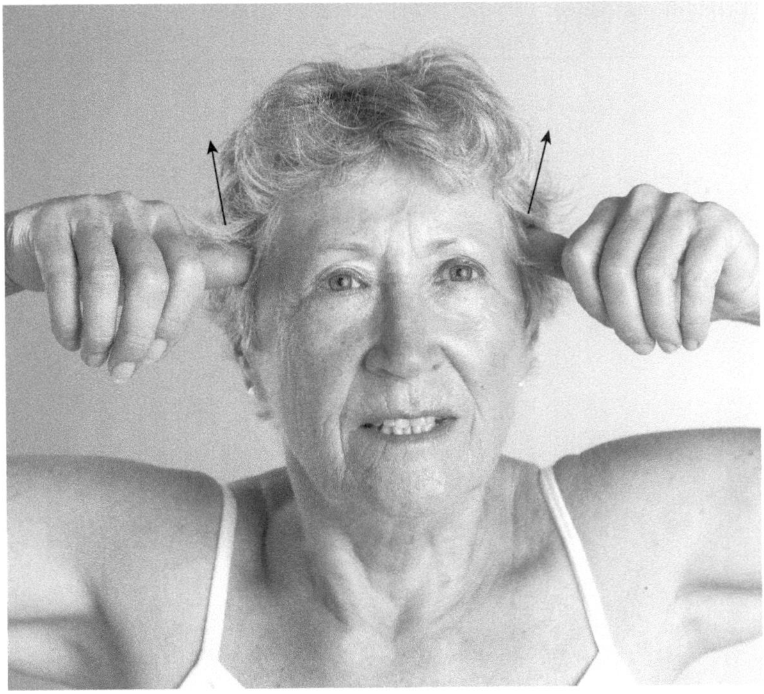

Abb. 6.1.6 Die Schläfen streichen

Wirkungen:
- Kräftigt den Neben-Fk Gehirn (paraorbis cerebri, *nao*)
- Schärft die Intelligenz
- Regt die konstellierende Kraft (*shen*) an

Indikationen:
- Migräne
- Schlafstörungen
- Demenz
- Vergesslichkeit
- Spannungsgefühle am Kopf

6.1.7 Das Gesicht reiben *(mo mian)*

Ausgangsstellung	Der Patient sitzt oder liegt auf dem Rücken.
Ausführung	Zunächst reibt der Patient die Hände gegeneinander, bis sich ein Wärmegefühl entwickelt. Danach legt er beide Hände auf das Gesicht und reibt *(mo)* mit den Handflächen von der Stirn beginnend nach unten über die Augenbrauen, Augen, Nase, Wangen und Mundwinkel.
Behandlungsdauer	10- bis 20-mal, bis im Gesicht ein Gefühl von Wärme entsteht.

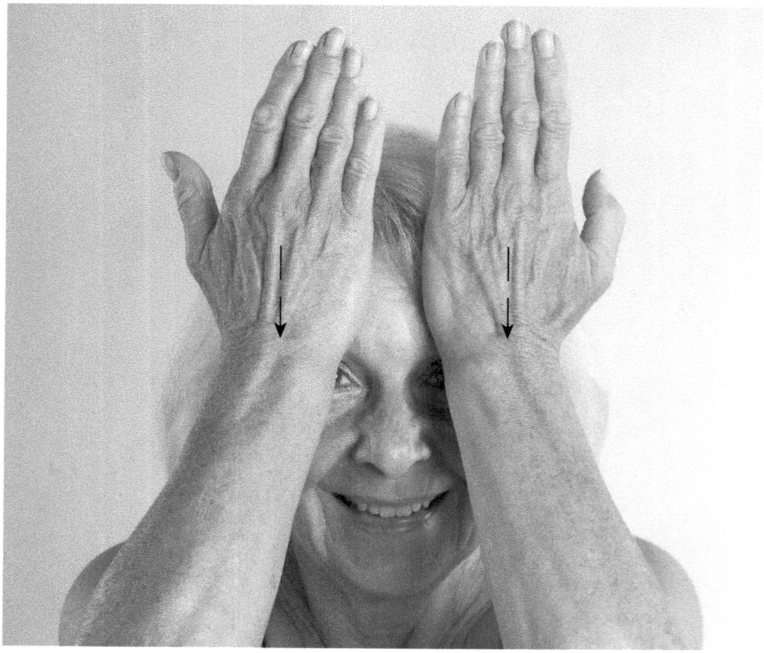

Abb. 6.1.7 Das Gesicht reiben

Wirkungen:
- Befeuchtet die Gesichtshaut
- Beseitigt Falten
- Zerstreut Kälte (algor, *han*)

Indikationen:
- Fazialisparese
- Gesichtsschmerzen
- Akute Rhinitis
- Chronische Rhinitis
- Hautalterung

6.1.8 Die Augen reiben *(mo mu)*

Ausgangsstellung	Der Patient sitzt oder liegt auf dem Rücken.
Ausführung	Mit dem Bereich des Hypothenars oder mit dem Daumenrücken leicht auf den Lidern reiben *(mo)*.
Behandlungsdauer	Bis sich ein Wärmegefühl entwickelt oder eine Minute.

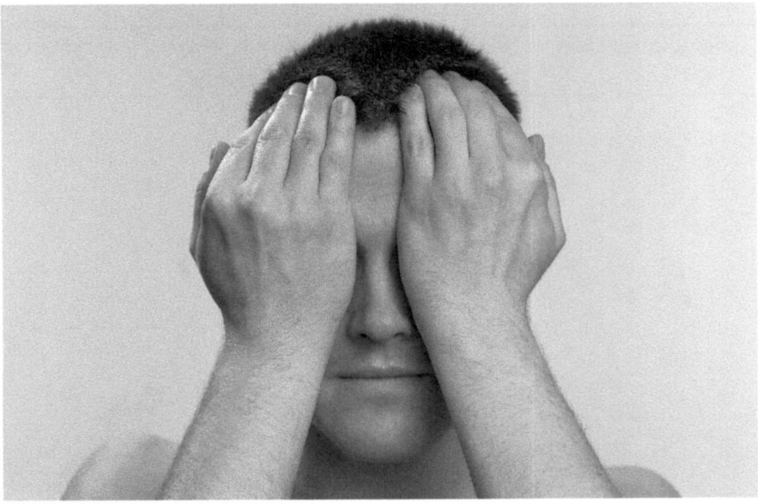

Abb. 6.1.8 Die Augen reiben

Wirkungen:
- Beseitigt Wind (ventus, *feng*)
- Klärt die Sicht

Indikationen:
- Allergische Konjunktivitis
- Augenbeschwerden wie gerötete, geschwollene und schmerzende Augen
- Tränenfluss bei Wind
- Weitsichtigkeit

6.1.9 An der Augenhöhle reiben *(mo yankuang)*

Ausgangsstellung	Der Patient sitzt.
Ausführung	Beide Zeigefinger beugen und die radialen (daumenseitigen) Fingerflächen fest auf die Augenhöhle drücken. Dann von innen nach außen zuerst auf dem oberen, dann auf dem unteren Augenhöhlenrand reiben *(mo)*. Während der Behandlung hält der Patient die Augen geschlossen.
Behandlungsdauer	Jeweils 20- bis 30-mal am oberen und unteren Augenhöhlenrand reiben *(mo)*.

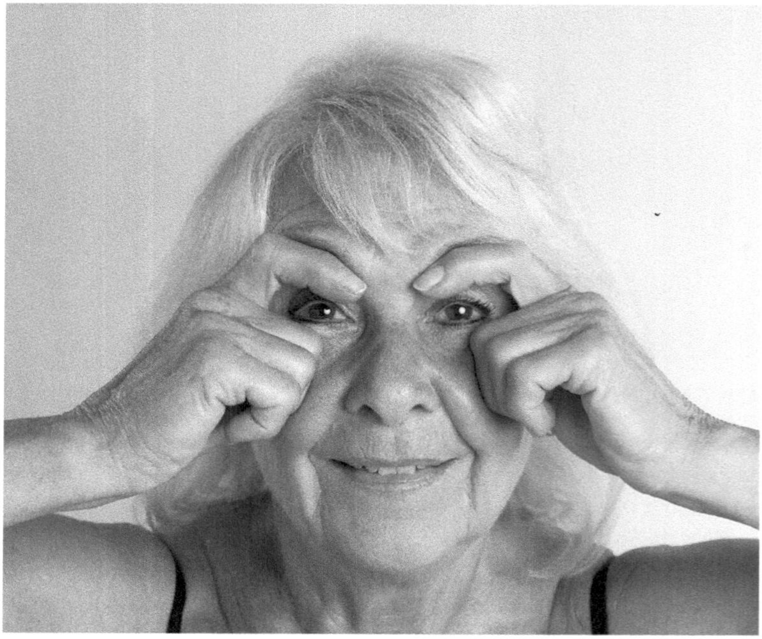

Abb. 6.1.9 An der Augenhöhle reiben

Wirkungen:
- Löst Wind (ventus, *feng*)
- Macht die Netzleitbahnen (reticulares, *luomai*) durchgängig
- Klärt die Sicht
- Beseitigt Schleier vor den Augen

Indikationen:
- Gerötete, geschwollene und schmerzende Augen
- Tränenfluss bei Wind
- Erkrankungen der Augen

6

6.1.10 Die Augen bügeln *(yun mu)*

Ausgangsstellung	Der Patient sitzt.
Ausführung	Zunächst reibt der Patient die Hände gegeneinander, bis sich ein Wärmegefühl entwickelt. Dann die Handflächenballen mit leichtem Druck auf die geschlossenen Augen auflegen und leicht über die Augen kreisen.
Behandlungsdauer	Die Handflächenballen für ca. 30 Sekunden auf die Augen legen. Anschließend 10-mal in beide Richtungen leicht über die Augen kreisen.

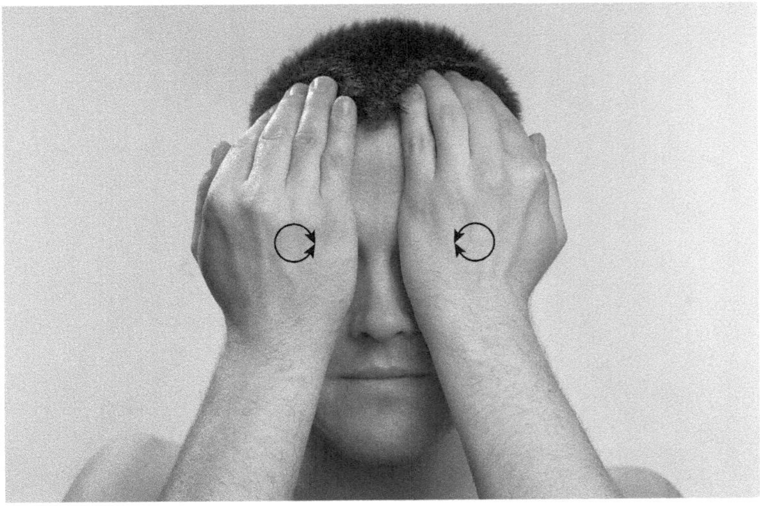

Abb. 6.1.10 Die Augen bügeln

Wirkungen:
- Macht die Netzleitbahnen (reticulares, *luomai*) durchgängig
- Klärt die Sicht
- Beseitigt Müdigkeit der Augenmuskeln

Indikationen:
- Kurzsichtigkeit
- Tränenfluss bei Wind
- Erkrankungen der Augen

6.1.11 Den Nasenrücken kneifen *(nie biliang)*

Ausgangsstellung	Der Patient sitzt oder liegt auf dem Rücken.
Ausführung	Mit den Linienseiten von Daumen und Zeigefinger den Nasenrücken von oben nach unten und umgekehrt kneifen *(nie)*.
Behandlungsdauer	Etwa 20- bis 30-mal kneifen *(nie)* oder bis sich lokal Wärme entwickelt und es zieht und spannt.

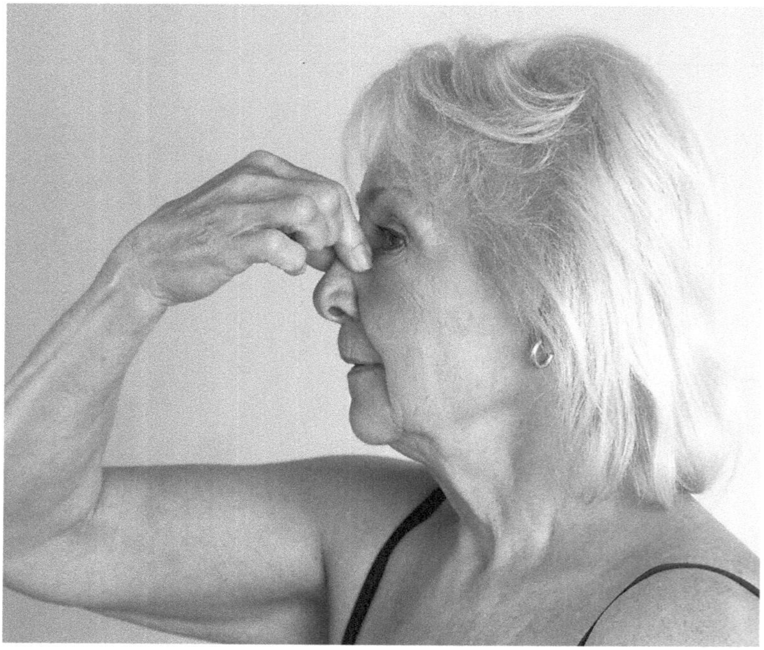

Abb. 6.1.11 Den Nasenrücken kneifen

Wirkung:
- Macht die Nase durchgängig

Indikationen:
- Akute Rhinitis
- Chronische Rhinitis
- Sinusitis
- Schnupfen
- Verstopfte Nase
- Allergische Sinusitis

6.1.12 Den Nasenrücken und die Nasenmuscheln kräftig gerade reiben *(ca biliang bijia)*

Ausgangsstellung	Der Patient sitzt oder liegt auf dem Rücken.
Ausführung	Mit den Linienseiten beider Zeigefinger an beiden Seiten des Nasenrückens und auf den Nasenmuscheln von unten nach oben kräftig gerade reiben *(ca)*. Vor dem Reiben die Finger mit Wasser befeuchten oder mit Öl benetzen, damit durch das Reiben die Haut nicht verletzt wird.
Behandlungsdauer	Etwa 40- bis 50-mal kräftig gerade reiben *(ca)*, bis es im Bereich der Nase zieht, spannt und leicht schmerzt.

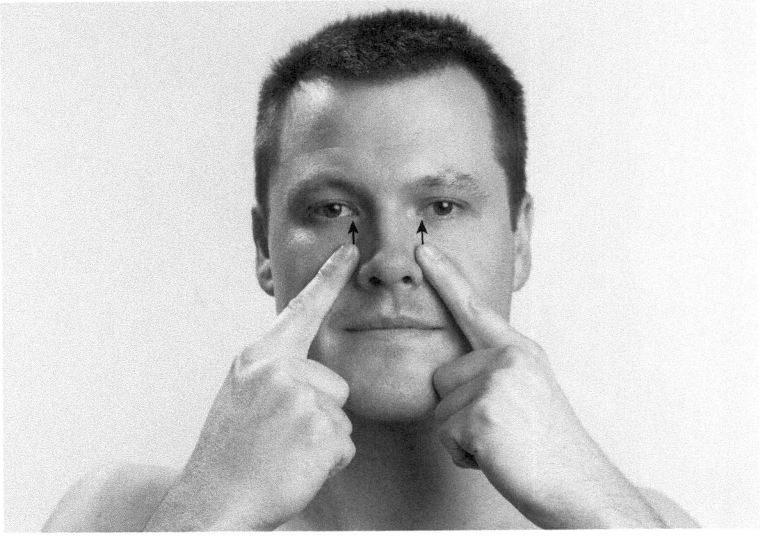

Abb. 6.1.12 Den Nasenrücken und die Nasenmuscheln kräftig gerade reiben

Wirkungen:
- Zerstreut Wind (ventus, *feng*)
- Macht die Körperöffnung Nase durchgängig
- Verbessert die Blutzirkulation in der Nase
- Dynamisiert Qi und Xue

Indikationen:
- Akute Rhinitis
- Chronische Rhinitis
- Erkältung
- Allergische Rhinitis

6.1.13 Die Ohröffnungen pressen und drücken *(an na erqiao)*

Ausgangsstellung	Der Patient sitzt.
Ausführung	Die Mitte der Handteller beider Hände jeweils auf die Ohröffnung drücken. Abwechselnd fest drücken *(na)* und pressen *(an)* und wieder locker lassen, so dass durch das Auftreffen der Luft auf das Trommelfell ein Ton erzeugt wird.
Behandlungsdauer	Etwa 20-mal pressen *(an)* und drücken *(na)*.

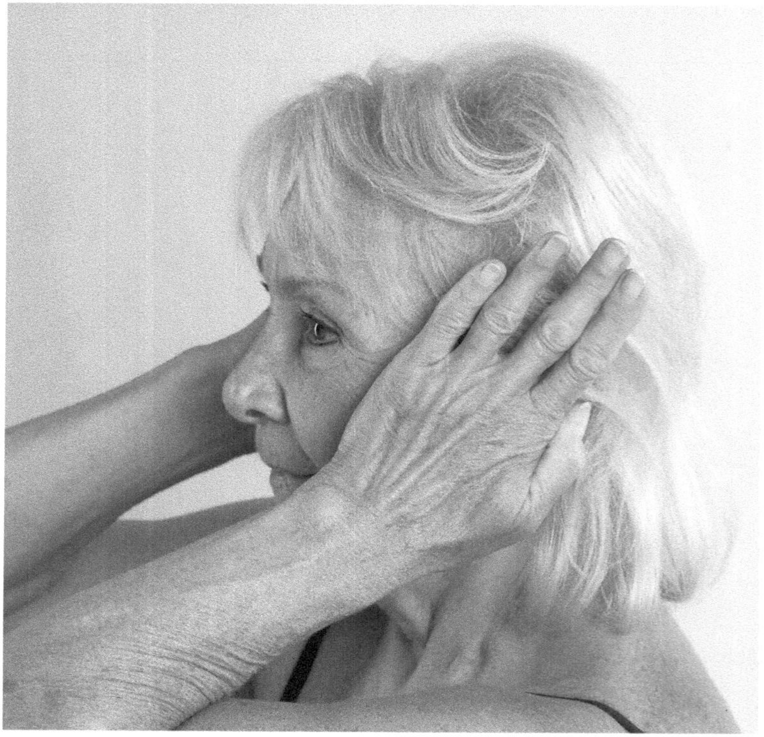

Abb. 6.1.13 Die Ohröffnungen pressen und drücken

Wirkungen:
- Macht die Ohren durchgängig
- Unterstützt das Hörvermögen

Indikationen:
- Tinnitus
- Taubheit

6.1.14 Die „blutdrucksenkende Furche" streichen *(mo jiangyagou)*

Ausgangsstellung	Der Patient sitzt.
Ausführung	Mit Daumen und Zeigefinger die Ohrmuschel festhalten, wobei der Daumen auf der Rückseite des Ohres liegt und der gebeugte Zeigefinger auf der Innenseite. Der Patient streicht *(mo)* mit seinem Daumen vom oberen Ende der Ohrmuschel in Richtung Ohrläppchen, entlang der „blutdrucksenkenden Furche" *(jiangyagou)*. Der Zeigefinger wird dabei nicht bewegt.
Behandlungsdauer	An beiden Ohren etwa 100-mal streichen *(mo)*.

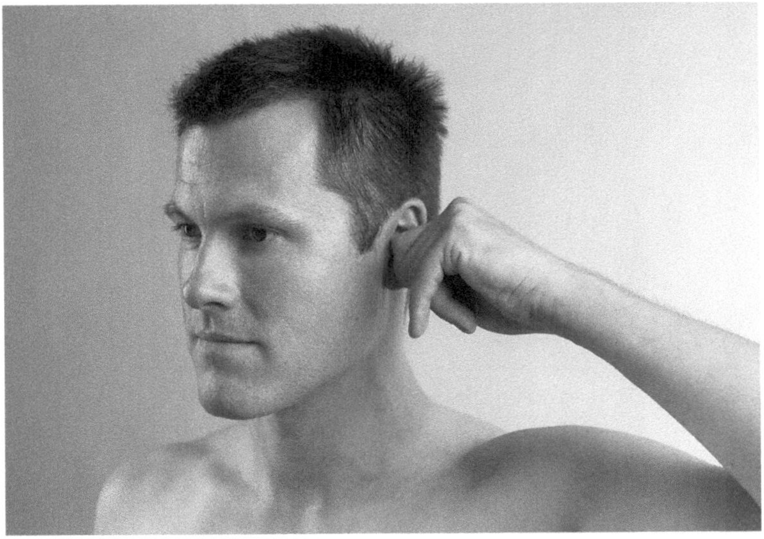

Abb. 6.1.14 Die „blutdrucksenkende Furche" streichen

Wirkungen:
- Senkt den Blutdruck
- Löst Muskeln und Sehnen

Indikationen:
- Beschwerden in der Halswirbelsäule
- Bluthochdruck

6.1.15 Die Ohren greifen *(na er)* und kreisend ziehen

Ausgangsstellung	Der Patient sitzt.
Ausführung	Mit Daumen und Zeigefinger beider Hände die beiden Ohren greifen *(na)* und kreisend ziehende Bewegungen machen. Dabei dürfen keine Schmerzen entstehen.
Behandlungsdauer	Etwa 20- bis 30-mal kreisend ziehen.

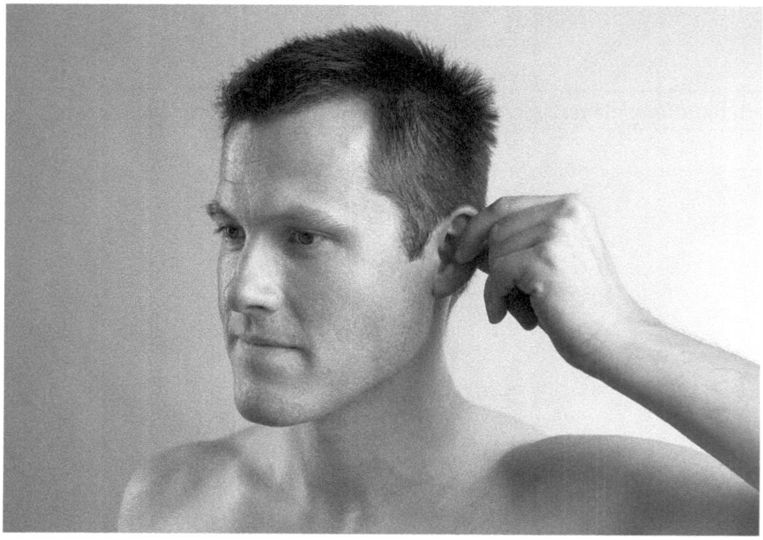

Abb. 6.1.15 Die Ohren greifen und kreisend ziehen

Wirkung:
- Stützt das Qi des Fk Niere (qi renale, *shenqi*)

Indikationen:
- Tinnitus
- Schwerhörigkeit
- Juckreiz im Ohr

6.1.16 Die Ohrmuschelleiste reiben und kräftig gerade reiben *(mo ca erlun)*

Ausgangsstellung	Der Patient sitzt.
Ausführung	Mit der Linienseite beider Daumen und den radialen (daumenseitigen) Seiten der gebeugten Zeigefinger die Ohrleisten an beiden Ohren leicht kneifen *(nie)*, nach oben und unten reiben *(mo)* und kräftig gerade reiben *(ca)*
Behandlungsdauer	Die Ohrleisten etwa 20- bis 30-mal reiben *(mo)* und kräftig gerade reiben *(ca)*.

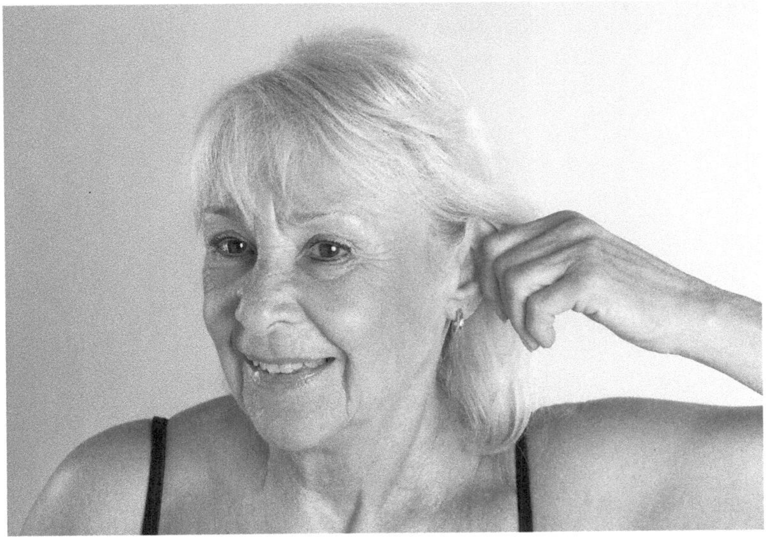

Abb. 6.1.16 Die Ohrmuschelleiste reiben und kräftig gerade reiben

Wirkungen:
- Macht die Leitbahnen durchgängig
- Schärft das Gehör
- Suppletiert das Qi des Fk Niere (qi renale, *shenqi*)

Indikationen:
- Tinnitus
- Schwerhörigkeit
- Kalte Ohren
- Zur allgemeinen Gesunderhaltung

6.1.17 Die Ohren zwirbeln *(cuo)*

Ausgangsstellung	Der Patient sitzt oder liegt auf dem Rücken.
Ausführung	Mit den Linienseiten beider Daumen und Zeigefinger die Ohrmuschelleisten greifen und von oben nach unten und von unten nach oben zwirbeln *(cuo)*.
Behandlungsdauer	Etwa 30-mal zwirbeln *(cuo)* oder bis sich Wärme entwickelt.

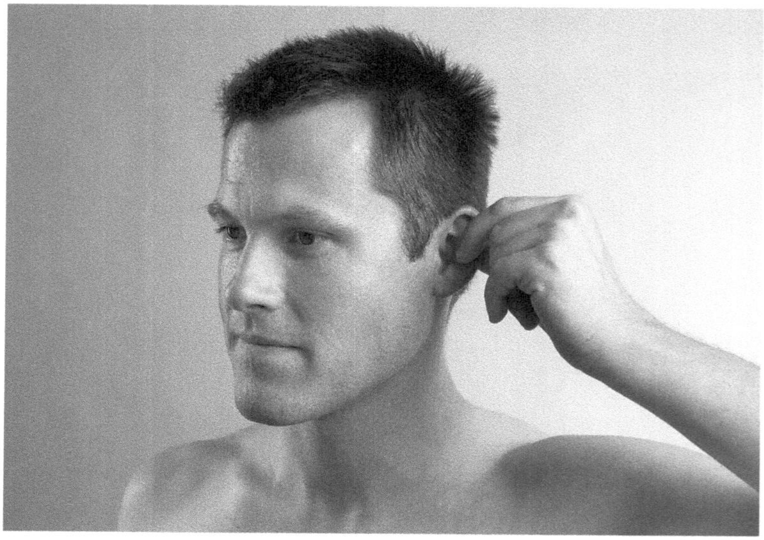

Abb. 6.1.17 Die Ohren zwirbeln

Wirkungen:
- Macht die Leitbahnen durchgängig
- Bewegt das Qi
- Suppletiert das Qi des Fk Niere (qi renale, *shenqi*)

Indikationen:
- Tinnitus
- Taubheit

6.1.18 Mit den Zähnen klappern *(kou chi)*

Ausgangsstellung	Der Patient sitzt.
Ausführung	Die oberen und unteren Zähne aufeinander klopfen, zuerst die vorderen, dann die seitlichen Zähne.
Behandlungsdauer	Etwa 50-mal mit den Zähnen klappern *(kou chi)*.

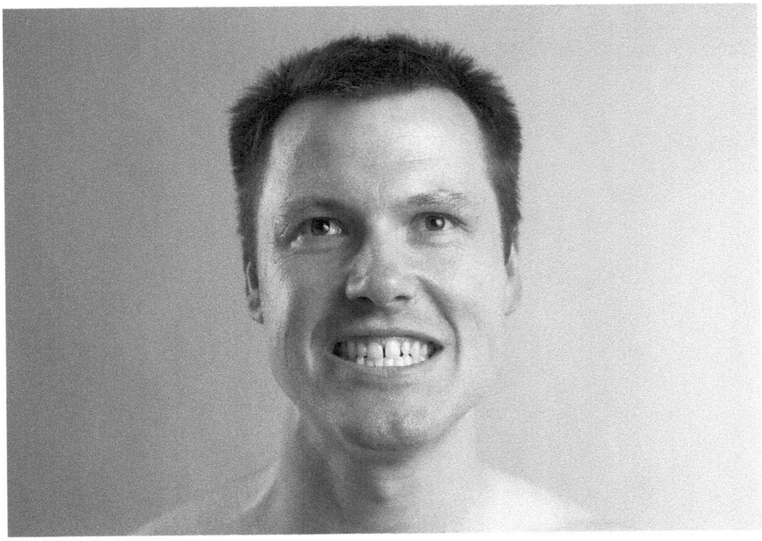

Abb. 6.1.18 Mit den Zähnen klappern

Wirkungen:
- Festigt die Zähne
- Fördert die Verdauung

Indikationen:
- Zahnschmerzen
- Lockere Zähne

6.1.19 Di 20/IC 20 pressen und kneten *(an rou yingxiang)*

Ausgangsstellung	Der Patient sitzt.
Ausführung	Mit den Fingerspitzen der Zeige- oder Mittelfinger beidseitig Di 20/IC 20 („Empfangen der Wohlgerüche“, *yingxiang*) pressen *(an)* und kneten *(rou)*.
Behandlungsprinzip	Ausleiten von Qi (dispulsio, *xie)* → vom Körperzentrum weg kneten *(rou)*
Behandlungsdauer	Bis es lokal zieht und spannt oder eine Minute.

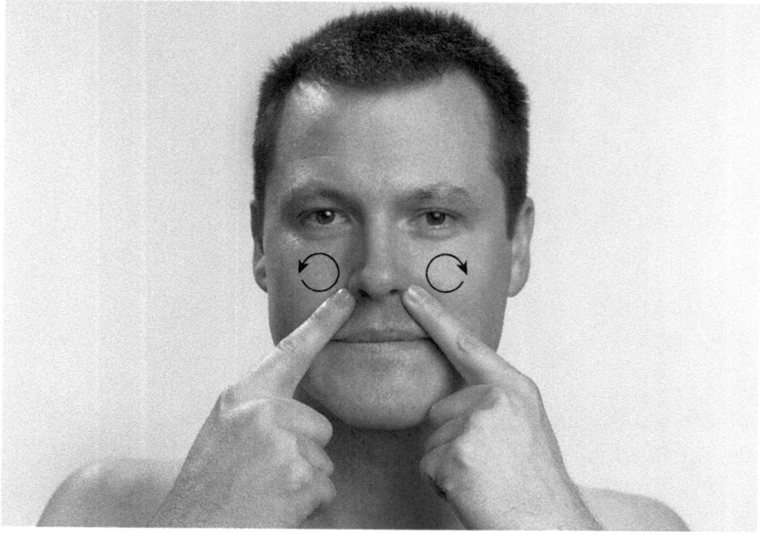

Abb. 6.1.19 Di 20/IC 20 pressen und kneten

Wirkungen:

- Macht die Nase durchgängig
- Zerstreut Wind-Hitze (calor venti, *fengre*)

Indikationen:

- Paresen der Gesichtsmuskulatur
- Akute Rhinitis
- Chronische Rhinitis
- Schnupfen
- Erkältungen
- Verstopfte Nase
- Allergische Rhinitis

6.1.20 Ma 1/S 1 pressen *(an chengqi)*

Ausgangsstellung	Der Patient sitzt.
Ausführung	Mit den Fingerspitzen beider Zeigefinger Ma 1/S 1 („Punkt, der die Tränen aufnimmt“, *chengqi*) beidseitig pressen *(an)*.
Behandlungsdauer	Bis es zieht und spannt oder eine Minute.

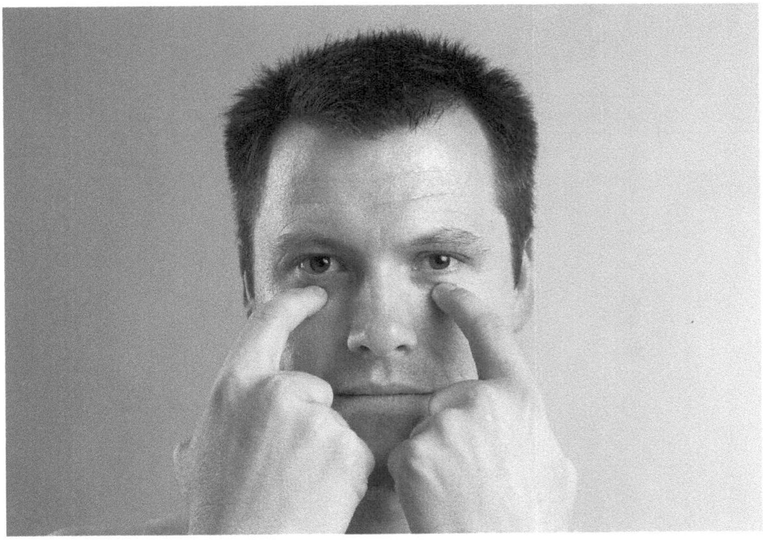

Abb. 6.1.20 Ma 1/S 1 pressen

Wirkungen:
- Klärt die Sicht
- Zerstreut Wind (ventus, *feng*)
- Leitet Wind-Hitze (calor venti, *fengre*) aus

Indikationen:
- Weitsichtigkeit
- Nachtblindheit
- Farbenblindheit
- Tränenfluss
- Zucken der Gesichtsmuskulatur

6.1.21 Ma 2/S 2 pressen und kneten *(an rou sibai)*

Ausgangsstellung	Der Patient sitzt.
Ausführung	Mit den Fingerspitzen beider Zeigefinger Ma 2/S 2 („Rand des Wangenbeins", *sibai*) beidseitig pressen *(an)* und kneten *(rou)*.
Behandlungsprinzip	Ausleiten von Qi (dispulsio, *xie*) → vom Körperzentrum weg kneten *(rou)* oder: Zuführen von Qi (suppletio, *bu*) → zum Körperzentrum hin kneten (rou)
Behandlungsdauer	Bis es zieht und spannt oder eine Minute.

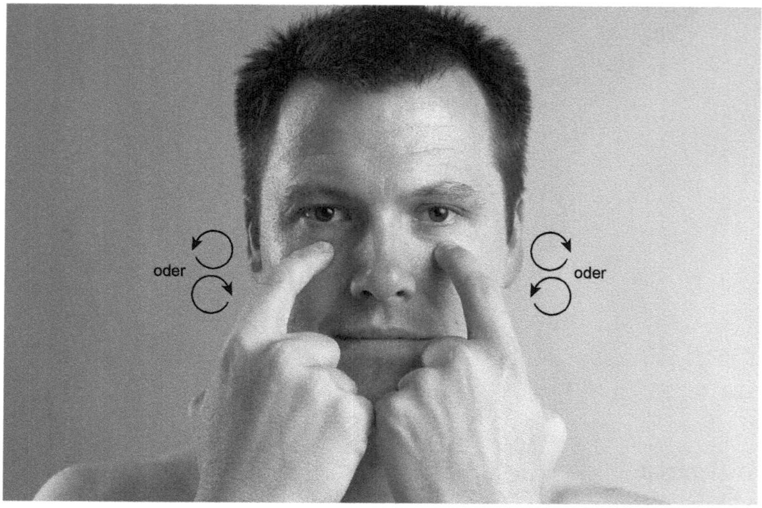

Abb. 6.1.21 Ma 2/S 2 pressen und kneten

Wirkungen:
- Leitet Wind (ventus, *feng*) aus
- Klärt die Sicht
- Regt den Fk Leber (o. hepaticus, *gan*) an und reguliert ihn
- Beugt Kurzsichtigkeit vor

Indikationen:
- Fazialisparese
- Trigeminusneuralgie
- Kurzsichtigkeit
- Sicca-Syndrom
- Konjunktivitis
- Tränenfluss bei Wind
- Augenjucken
- Allergische Konjunktivitis
- Erkrankungen der Augen

6

6.1.22 Ma 3/S 3 pressen *(an juliao)*

Ausgangsstellung	Der Patient sitzt.
Ausführung	Mit den Fingerspitzen beider Zeigefinger Ma 3/S 3 („Weites Kellerloch", *juliao*) beidseitig pressen *(an)*.
Behandlungsdauer	Bis es zieht und spannt oder eine Minute.

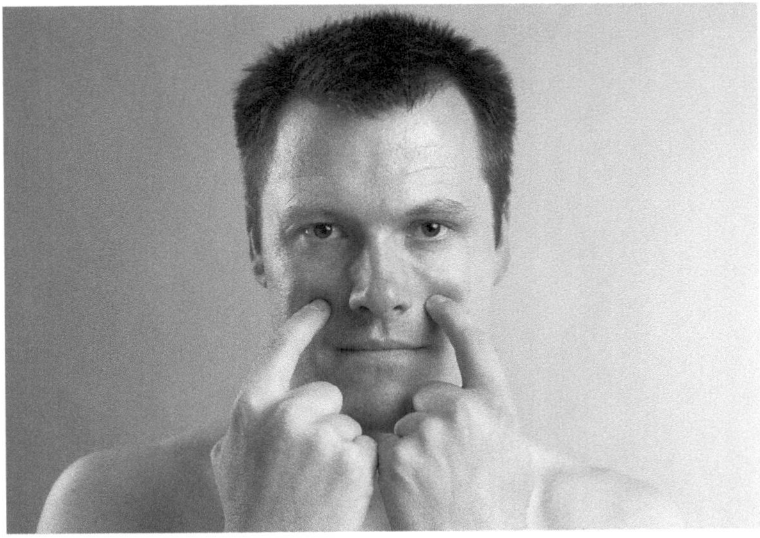

Abb. 6.1.22 Ma 3/S 3 pressen

Wirkungen:
- Zerstreut Wind (ventus, *feng*)
- Stützt das Qi des Fk Leber (qi hepatici, *ganqi*)
- Bewegt das Xue
- Senkt Wind-Hitze (calor venti, *fengre*) ab

Indikationen:
- Paresen der Gesichtsmuskulatur
- Kurzsichtigkeit
- Nachtblindheit
- Erkrankungen der Augen
- Schwellungen des Gesichts

6.1.23 Ma 4/S 4 mit dem Fingernagel pressen *(qia dicang)*

Ausgangsstellung	Der Patient sitzt.
Ausführung	Mit beiden Zeigefingernägeln Ma 4/S 4 („Zwischenspeicher der Erde", *dicang*) pressen *(an)*.
Behandlungsdauer	Bis es zieht und spannt oder eine Minute.

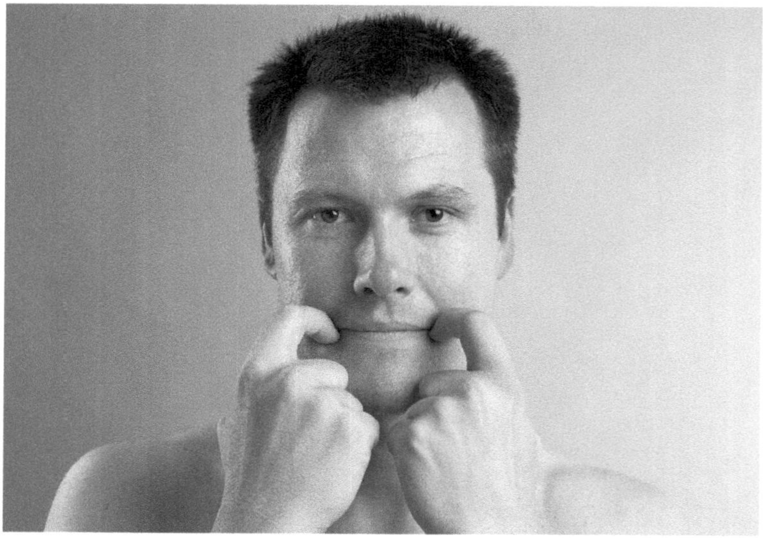

Abb. 6.1.23 Ma 4/S 4 mit dem Fingernagel pressen

Wirkungen:
- Besänftigt inneren Wind (ventus internus, *neifeng*)
- Hebt Paresen und Paralysen auf
- Beendet Zahnschmerzen

Indikationen:
- Fazialisparese
- Trigeminusneuralgie
- Kurzsichtigkeit
- Augenschmerzen
- Nachtblindheit
- Zahnschmerzen
- Stimmverlust

6.1.24 Ma 5/S 5 pressen *(an daying)*

Ausgangsstellung	Der Patient sitzt.
Ausführung	Mit den Fingerspitzen beider Zeigefinger Ma 5/S 5 („Punkt, der Großes empfängt", *daying*) pressen *(an)*.
Behandlungsdauer	Etwa eine bis zwei Minuten pressen *(an)*.

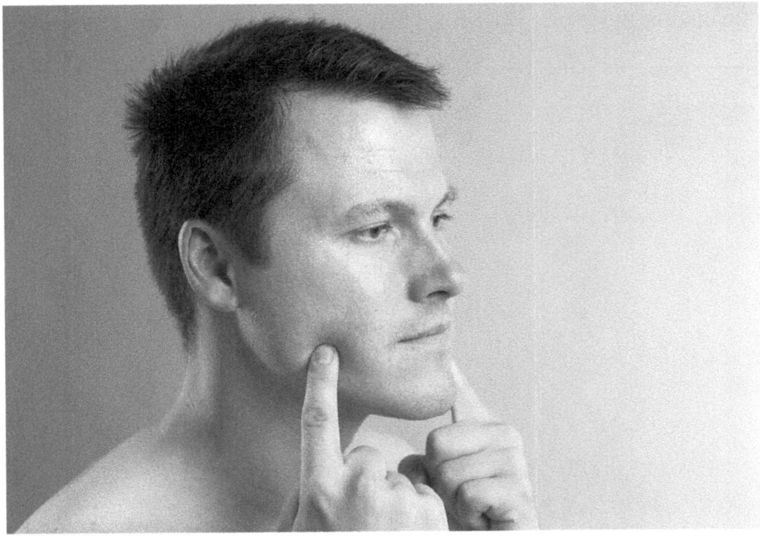

Abb. 6.1.24 Ma 5/S 5 pressen

Wirkungen:
- Zerstreut Wind (ventus, *feng*)
- Macht die Netzleitbahnen (reticulares, *luomai*) durchgängig
- Hebt die Wehrenergie (qi defensivum, *weiqi*) empor

Indikationen:
- Fazialisparese
- Hängender Mundwinkel
- Halbseitenlähmung
- Gedunsenheit von Gesicht und Hals
- Zahnschmerzen (untere Zahnreihe)

6.1.25 Ma 6/S 6 pressen und kneten *(an rou jiache)*

Ausgangsstellung	Der Patient sitzt.
Ausführung	Mit den Fingerspitzen beider Zeigefinger Ma 6/S 6 („Maxilla“, *jiache*) pressen *(an)* und kneten *(rou)*.
Behandlungsprinzip	Ausleiten von Qi (dispulsio, *xie*) → vom Körperzentrum weg kneten *(rou)*
Behandlungsdauer	Etwa eine bis zwei Minuten pressen *(an)* und kneten *(rou)*

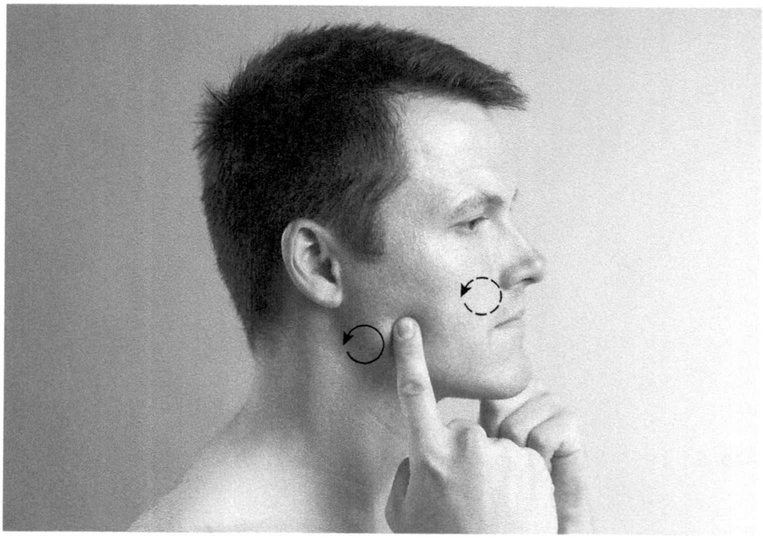

Abb. 6.1.25 Ma 6/S 6 pressen und kneten

Wirkungen:
- Löst Wind (ventus, *feng*)
- Macht die Netzleitbahnen (reticulares, *luomai*) durchgängig
- Behebt Kiefergelenksblockaden

Indikationen:
- Nackensteifigkeit
- Kiefergelenksblockaden
- Trigeminusneuralgie
- Paresen im Gesichtsbereich
- Zahnschmerzen (obere Zahnreihe)

6.1.26 Ma 7/S 7 pressen *(an xiaguan)*

Ausgangsstellung	Der Patient sitzt.
Ausführung	Mit den Fingerspitzen beider Zeigefinger Ma 7/S 7 („Unteres Passtor", *xiaguan*) pressen *(an)*.
Behandlungsdauer	Bis es zieht und spannt oder eine Minute.

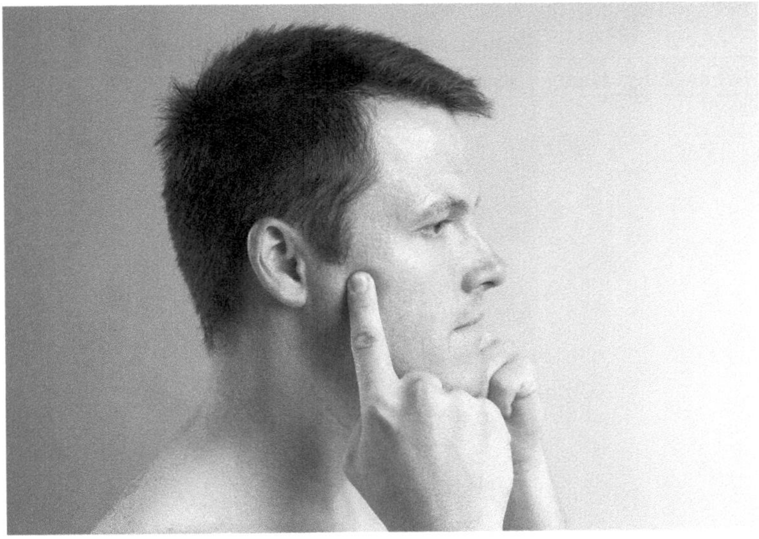

Abb. 6.1.26 Ma 7/S 7 pressen

Wirkungen:
- Stützt und kräftigt die Fk Milz, Lunge und Niere (oo. lienalis, pulmonalis et renalis, *pi fei shen*)
- Leitet Feuchtigkeit-Hitze (calor humidus, *shire*) aus
- Macht die Netzleitbahnen (reticulares, *luomai*) frei
- Stillt Schmerzen
- Beseitigt Schwellungen

Indikationen:
- Luxation des Kiefergelenks
- Krämpfe des Musculus masseter
- Trigeminusneuralgie
- Gesichtsparesen
- Tinnitus
- Schwerhörigkeit
- Ohrenschmerzen
- Zahnschmerzen
- Schwellungen des Zahnfleisches

6.1.27 Ma 8/S 8 pressen und kneten *(an rou touwei)*

Ausgangsstellung	Der Patient sitzt.
Ausführung	Die Fingerspitzen beider Zeigefinger fest auf Ma 8/S 8 („Punkt der Halteleitbahn am Kopf", *touwei*) drücken und das Foramen pressen *(an)* und kneten *(rou)*.
Behandlungsprinzip	Ausleiten von Qi (dispulsio, *xie*) → vom Körperzentrum weg kneten *(rou)*
Behandlungsdauer	Bis es zieht und spannt oder eine Minute.

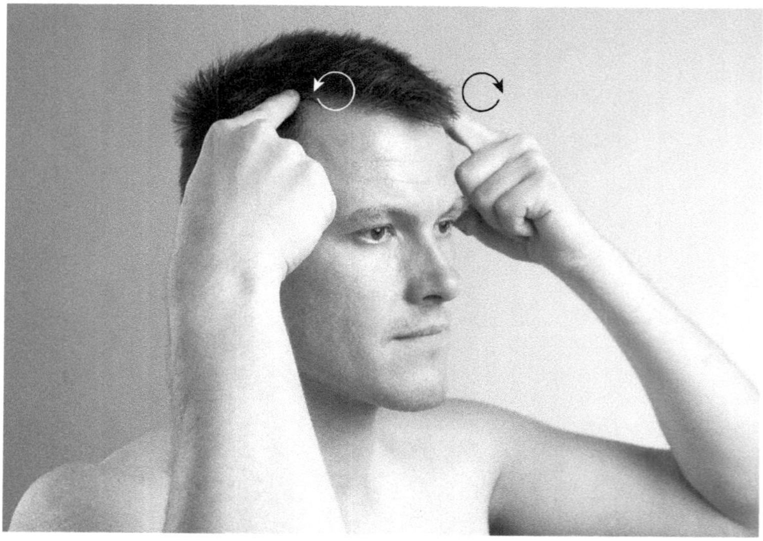

Abb. 6.1.27 Ma 8/S 8 pressen und kneten

Wirkungen:
- Zerstreut Wind (ventus, *feng*)
- Stützt und harmonisiert die Fk Leber und Gallenblase (oo. hepaticus et felleus, *gan dan*)
- Leitet Feuchtigkeit (humor, *shi*) aus

Indikationen:
- Halbseitenparesen
- Stärkste Schmerzen in den Augen
- Zuckungen des Augenlids
- Heftige Kopfschmerzen
- Aufstoßen

6.1.28 Dü 19/IT 19 mit dem Fingernagel pressen *(qia tinggong)*

Ausgangsstellung	Der Patient sitzt.
Ausführung	Mit den Fingernägeln beider Zeigefinger Dü 19/IT 19 („Palast des Gehörs“, *tinggong*) beidseitig pressen *(qia)*.
Behandlungsdauer	Bis es zieht und spannt oder eine Minute.

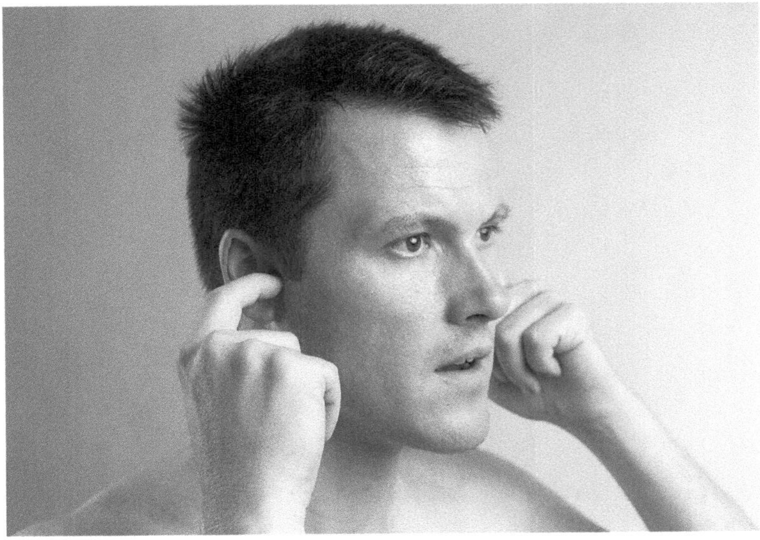

Abb. 6.1.28 Dü 19/IT 19 mit dem Fingernagel pressen

Wirkungen:
- Behebt Gehörstörungen aller Art
- Beendet Tinnitus

Indikationen:
- Fazialisparese
- Trigeminusneuralgie
- Tinnitus
- Schwerhörigkeit

6.1.29 Bl 1/V 1 pressen *(an jingming)*

Ausgangsstellung	Der Patient sitzt.
Ausführung	Mit den Spitzen der Zeigefinger Bl 1/V 1 („Helle des Auges", *jingming*) pressen *(an)*.
Behandlungsdauer	Mehrfach wiederholen, bis es zieht und spannt oder eine Minute.

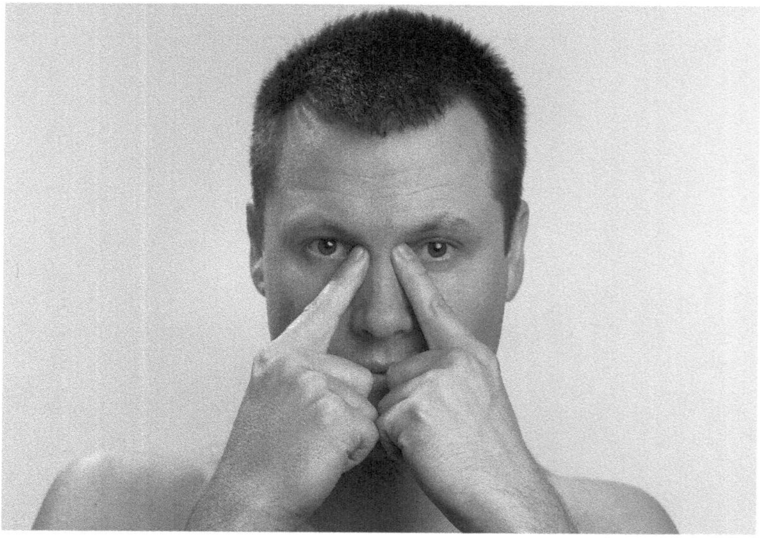

Abb. 6.1.29 Bl 1/V 1 pressen

Wirkungen:
- Macht die Netzleitbahnen (reticulares, *luomai*) durchgängig
- Klärt die Sicht
- Zerstreut Wind (ventus, *feng*)
- Kühlt Hitze (calor, *re*)

Indikationen:
- Trigeminusneuralgie
- Kurzsichtigkeit
- Weitsichtigkeit
- Sicca-Syndrom
- Gerötete, geschwollene und schmerzende Augen
- Tränenfluss bei Wind
- Nachtblindheit
- Augenerkrankungen
- Allergische Konjunktivitis

6.1.30 Bl 2/V 2 pressen *(an cuanzhu)*

Ausgangsstellung	Der Patient sitzt.
Ausführung	Mit der Linienseite beider Zeigefinger das Foramen Bl 2/V 2 („Zusammengelegter Bambus ", *cuanzhu*), kraftvoll, aber nicht zu kräftig pressen *(an)*.
Behandlungsdauer	Bis es zieht und spannt oder eine Minute.

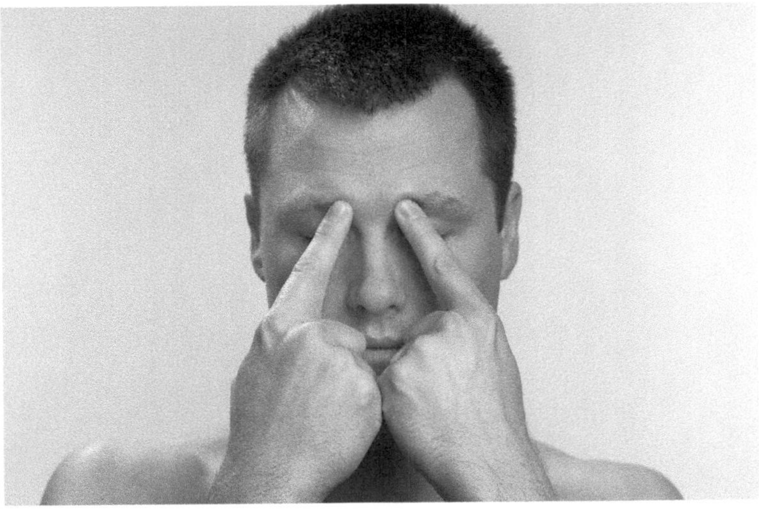

Abb. 6.1.30 Bl 2/V 2 pressen

Wirkungen:
- Zerstreut Wind (ventus, *feng*)
- Macht die Netzleitbahnen (reticulares, *luomai*) frei
- Klärt die Sicht
- Beseitigt Müdigkeit der Augenmuskeln
- Beendet Kopfschmerzen

Indikationen:
- Hypertonie
- Chronische Polyarthritis
- Fazialisparese
- Trigeminusneuralgie
- Kurzsichtigkeit
- Sicca-Syndrom
- Augenschmerzen
- Augenjucken
- Rötung der Augen
- Erkrankungen der Augen
- Verstopfte Nase
- Allergische Konjunktivitis
- Kopfschmerzen

6.1.31 Bl 7/V 7 pressen *(an tongtian)*

Ausgangsstellung	Der Patient sitzt.
Ausführung	Mit den Fingerspitzen der Mittelfinger Bl 7/V 7 („Himmelskommunikation", *tongtian*) beidseitig pressen *(an)*.
Behandlungsdauer	Bis es zieht und spannt oder eine Minute.

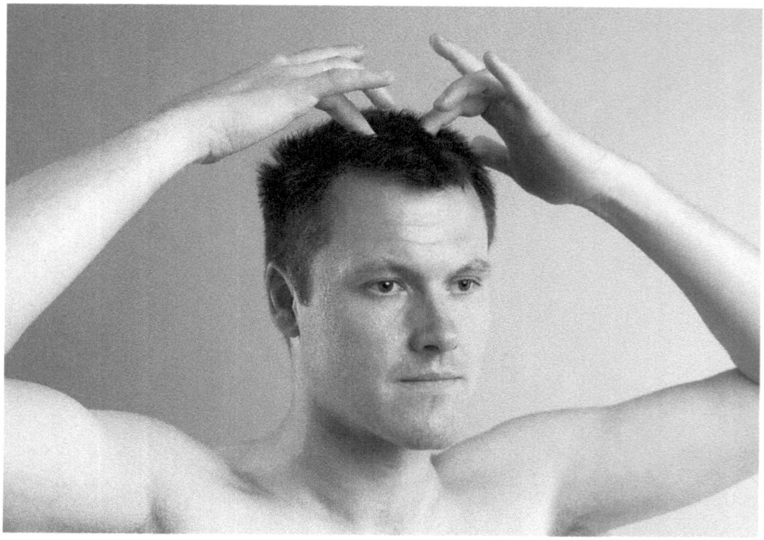

Abb. 6.1.31 Bl 7/V 7 pressen

Wirkungen:
- Zerstreut Wind (ventus, *feng*)
- Löst Wind-Feuchtigkeit-Blockaden (humor venti, *fengshi*) auf
- Löst Krämpfe

Indikationen:
- Nackensteifigkeit
- Halbseitenparesen
- Epilepsie
- Verstopfte Nase

6.1.32 3E 17/T 17 pressen *(an yifeng)*

Ausgangsstellung	Der Patient sitzt.
Ausführung	Mit den Fingerspitzen beider Zeigefinger 3E 17/T 17 („Schutzschirm gegen Wind", *yifeng*) beidseitig pressen *(an)*.
Behandlungsdauer	Etwa eine Minute pressen *(an)*.

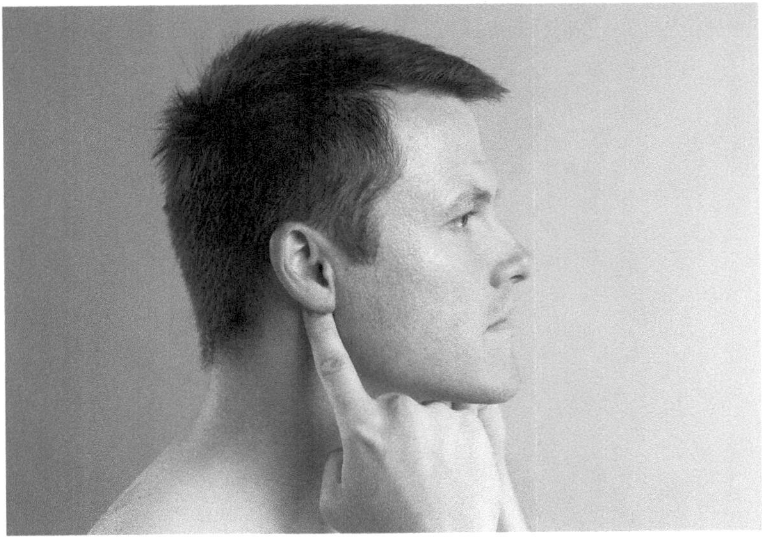

Abb. 6.1.32 3E 17/T 17 pressen

Wirkungen:
- Wehrt Wind (ventus, *feng*) ab
- Schützt vor Apoplex
- Klärt Sicht und Gehör

Indikationen:
- Fazialisparese
- Trigeminusneuralgie
- Tinnitus
- Schwerhörigkeit

6.1.33 3E 21/T 21 mit dem Fingernagel pressen
(qia ermen)

Ausgangsstellung	Der Patient sitzt.
Ausführung	Mit den Fingernägeln beider Zeigefinger 3E 21/T 21 („Pforte des Ohres", *ermen*) beidseitig pressen *(qia)*.
Behandlungsdauer	Bis es zieht, spannt und schmerzt oder eine Minute.

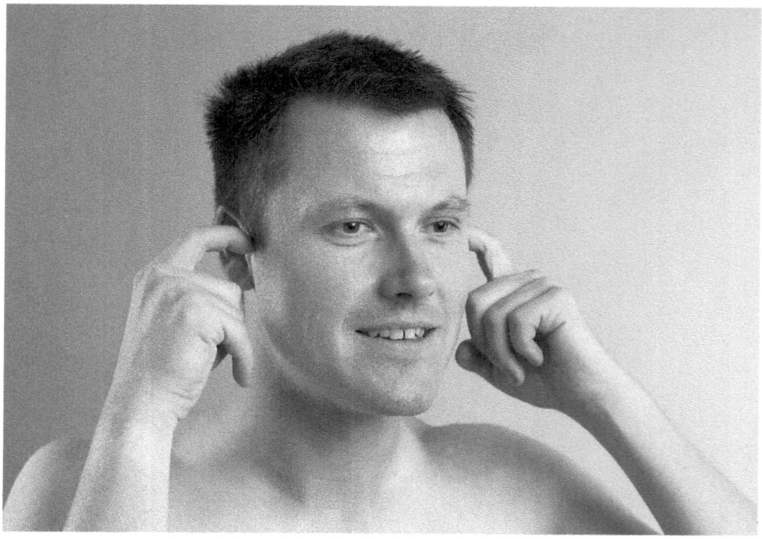

Abb. 6.1.33 3E 21/T 21 mit dem Fingernagel pressen

Wirkungen:
- Zerstreut Hitze (calor, *re*)
- Öffnet das Ohr

Indikationen:
- Tinnitus
- Schwerhörigkeit
- Schwellungen und Geschwüre im und am Ohr

6.1.34 3E 22/T 22 pressen *(an heliao)*

Ausgangsstellung	Der Patient sitzt.
Ausführung	Mit den Fingerspitzen beider Zeigefinger beidseitig 3E 22/T 22 („Kellerloch der Harmonie", *heliao*) pressen *(an)*.
Behandlungsdauer	Bis es zieht, spannt und schmerzt oder eine Minute.

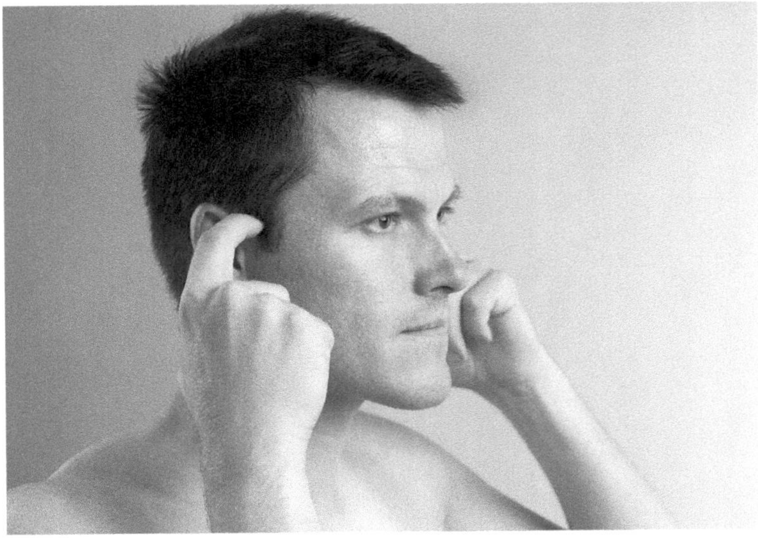

Abb. 6.1.34 3E 22/T 22 pressen

Wirkungen:
- Stützt das Qi
- Zerstreut Wind (ventus, *feng*)
- Leitet Feuchtigkeit (humor, *shi*) aus

Indikationen:
- Krämpfe der Kaumuskulatur
- Spastisches Zucken des Mundes
- Lid- und Augenzucken
- Zirpendes Ohrgeräusch
- Schweregefühl des Kopfes

6.1.35 3E 23/T 23 pressen *(an sizhukong)*

Ausgangsstellung	Der Patient sitzt.
Ausführung	Mit den Fingerspitzen beider Zeigefinger 3E 23/T 23 („Mit Geigen und Flöten“, *sizhukong*) beidseitig pressen *(an)*.
Behandlungsdauer	Bis es zieht und spannt oder eine Minute.

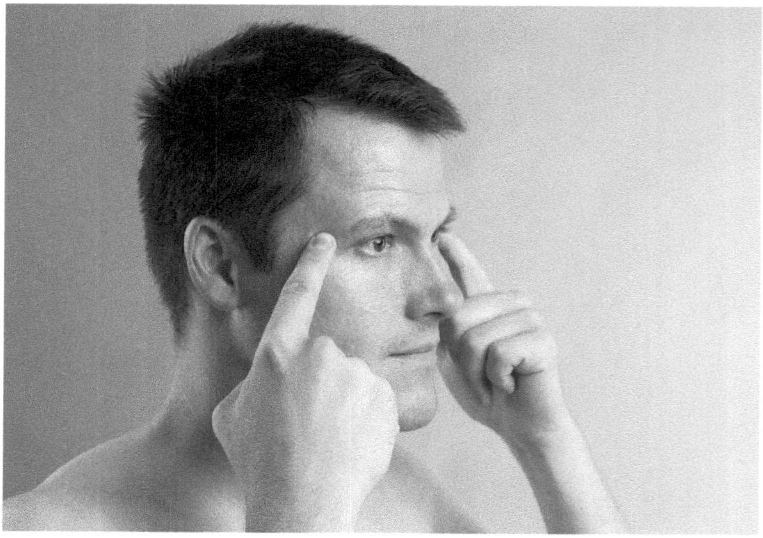

Abb. 6.1.35 3E 23/T 23 pressen

Wirkungen:
- Zerstreut Wind (ventus, *feng*)
- Reguliert das Qi
- Bewegt das Xue

Indikationen:
- Gerötete Augen
- Geschwächte Sehkraft
- Erkrankungen der Augen
- Frösteln und Frieren

6.1.36 Gb 1/F 1 pressen *(an tongziliao)*

Ausgangsstellung	Der Patient sitzt.
Ausführung	Mit den Fingerspitzen beider Zeigefinger Gb 1/F 1 („Kellerloch der Pupille“, *tongziliao*) beidseitig pressen *(an)*.
Behandlungsdauer	Bis es zieht und spannt oder eine Minute.

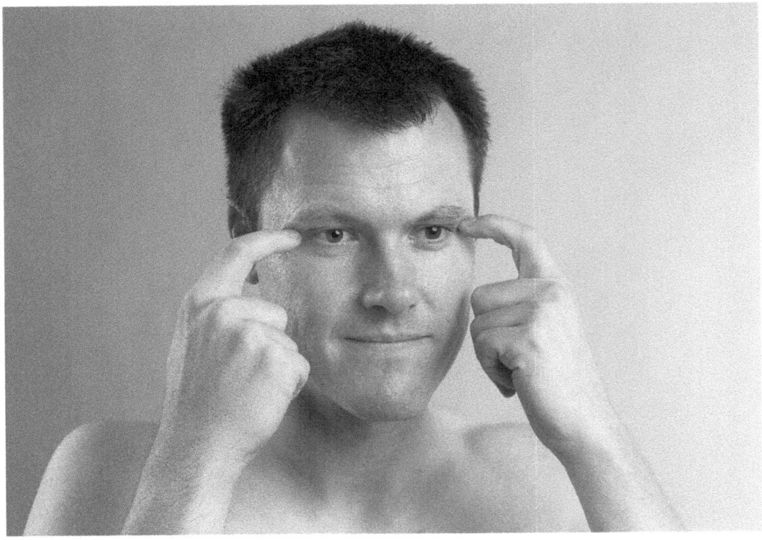

Abb. 6.1.36 Gb 1/F 1 pressen

Wirkungen:
- Zerstreut Wind (ventus, *feng*)
- Zerstreut Wind-Hitze (calor venti, *fengre*)
- Klärt die Sicht

Indikationen:
- Kurzsichtigkeit
- Sicca-Syndrom
- Schleier vor den Augen
- Nachtblindheit
- Kopfschmerzen

6.1.37 Gb 2/F 2 mit dem Fingernagel pressen
(qia tinghui)

Ausgangsstellung	Der Patient sitzt.
Ausführung	Mit den Fingernägeln beider Zeigefinger Gb 2/F 2 („Versammlungspunkt für das Gehör“, *tinghui*) beidseitig pressen *(qia)*.
Behandlungsdauer	Bis es zieht und spannt oder eine Minute.

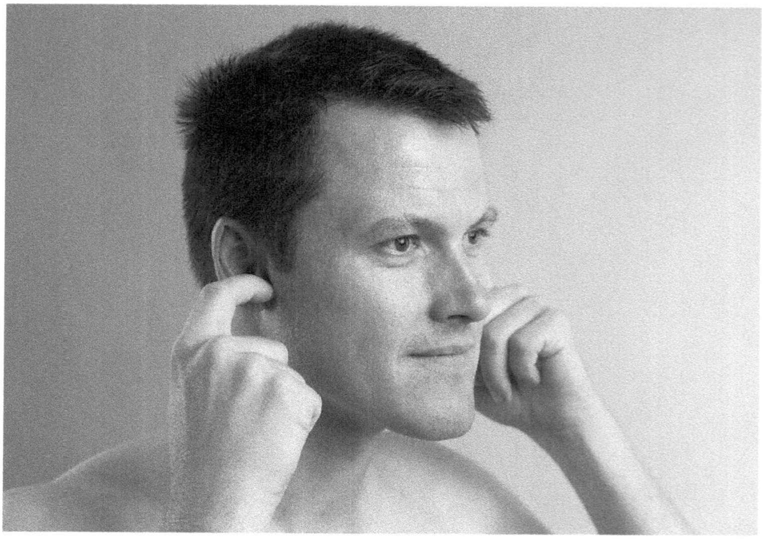

Abb. 6.1.37 Gb 2/F 2 mit dem Fingernagel pressen

Wirkungen:
- Zerstreut Wind (ventus, *feng*)
- Lässt das Qi fließen
- Harmonisiert das Gehör

Indikationen:
- Fazialisparese
- Trigeminusneuralgie
- Krämpfe der Kaumuskulatur
- Tinnitus
- Schwerhörigkeit

6.1.38 Gb 3/F 3 pressen und kneten *(an rou shangguan)*

Ausgangsstellung	Der Patient sitzt.
Ausführung	Die Fingerspitzen beider Zeigefinger fest auf Gb 3/F 3 („Oberes Passtor“, *shangguan*) drücken und dieses Foramen pressen *(an)* und kneten *(rou)*.
Behandlungsprinzip	Ausleiten von Qi (dispulsio, *xie*) → vom Körperzentrum weg kneten *(rou)*
Behandlungsdauer	Bis es zieht und spannt oder eine Minute.

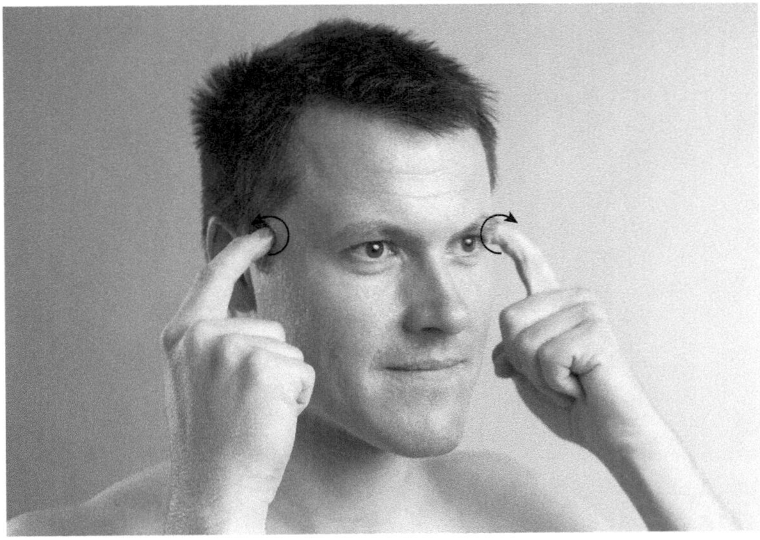

Abb. 6.1.38 Gb 3/F 3 pressen und kneten

Wirkungen:
- Leitet Feuchtigkeit (humor, *shi*) aus
- Zerstreut Wind (ventus, *feng*)
- Löst Spasmen
- Verbessert das Hörvermögen

Indikationen:
- Fazialisparese
- Tinnitus
- Schwerhörigkeit
- Sehstörungen
- Kopfschmerzen

6.1.39 Gb 8/F 8 pressen *(an erjian)*

Ausgangsstellung	Der Patient sitzt.
Ausführung	Mit den Fingerspitzen beider Zeigefinger Gb 8/F 8 („Der obere Punkt des Ohres“, *erjian*) pressen *(an)*. Dabei sollte es ziehen, spannen und schmerzen.
Behandlungsdauer	Etwa eine Minute pressen *(an)*.

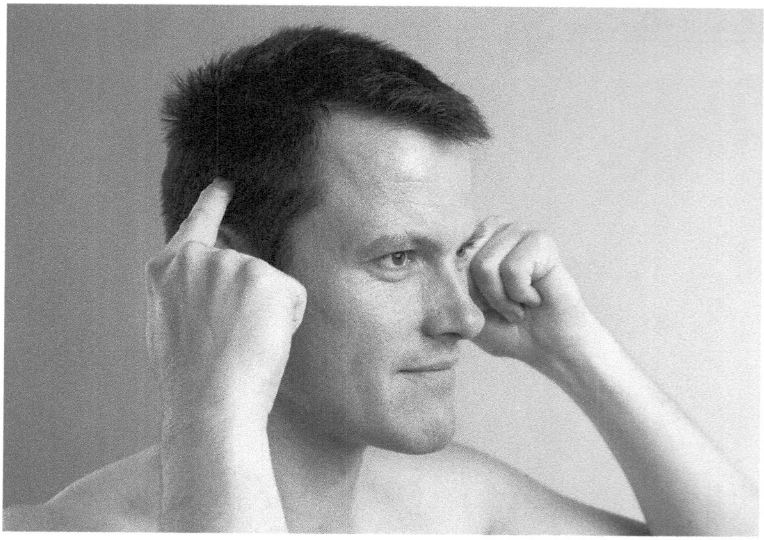

Abb. 6.1.39 Gb 8/F 8 pressen

Wirkungen:
- Wandelt Schleim (pituita, *tan*) um
- Zerstreut Wind-Feuchtigkeit (humor venti, *fengshi*)
- Zerstreut Wind (ventus, *feng*)

Indikationen:
- Augenerkrankungen
- Kopfschmerz
- Schweregefühl des Kopfes
- Benommenheit
- Druck und Klumpengefühl im Magen
- Übelkeit
- Erbrechen
- Gedunsenheit

6.1.40 Gb 12/F 12 pressen *(an wangu)*

Ausgangsstellung	Der Patient sitzt.
Ausführung	Mit den Fingerspitzen beider Zeigefinger Gb 12/F 12 („Processus mastoideus", *wangu*) beidseitig pressen *(an)*.
Behandlungsdauer	Etwa eine Minute pressen *(an)*.

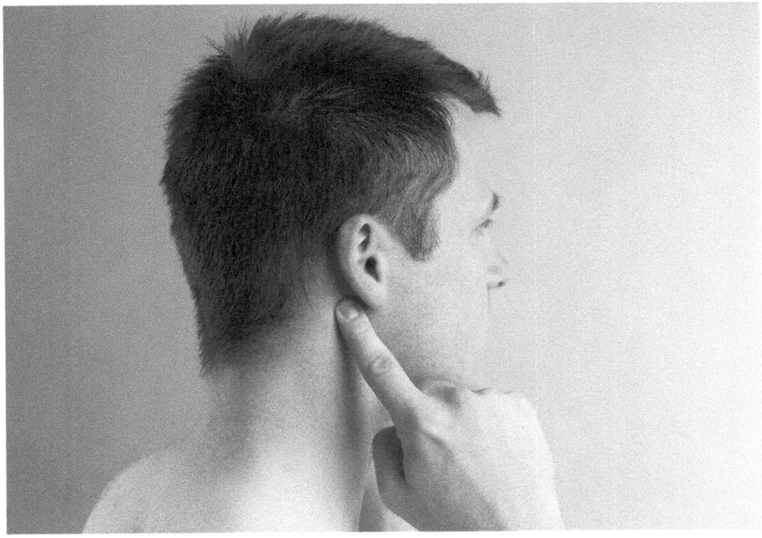

Abb. 6.1.40 Gb 12/F 12 pressen

Wirkungen:
- Reguliert das Qi des Fk Leber (qi hepatici, *ganqi*)
- Leitet Wind (ventus, *feng*) aus
- Leitet Wind-Hitze (calor venti, *fengre*) aus

Indikationen:
- Nackensteifigkeit
- Kiefergelenksblockaden
- Tinnitus
- Epilepsie

6.1.41 Gb 16/F 16 pressen *(an muchuang)*

Ausgangsstellung	Der Patient sitzt.
Ausführung	Mit den Fingerspitzen beider Zeigefinger Gb 16/F 16 („Fenster des Auges", *muchuang*) pressen *(an)*.
Behandlungsdauer	Etwa eine Minute pressen *(an)*.

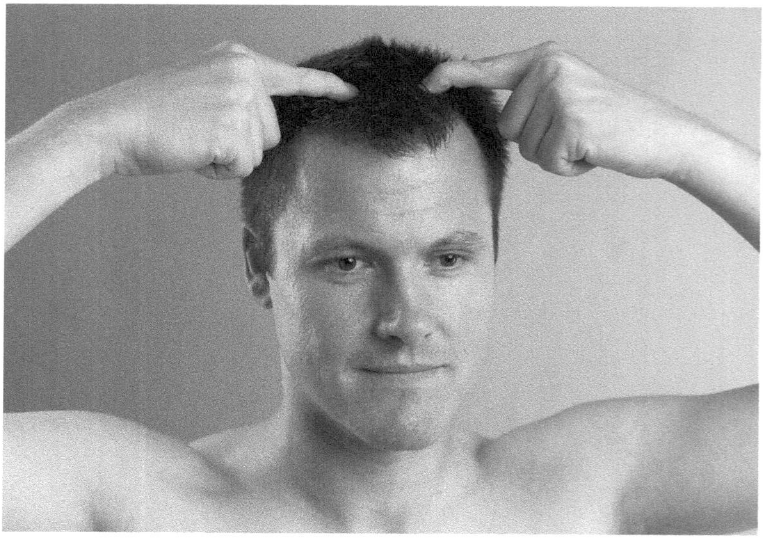

Abb. 6.1.41 Gb 16/F 16 pressen

Wirkungen:
- Stützt und reguliert die Fk Leber und Gallenblase (oo. hepaticus et felleus, *gan dan*)
- Zerstreut Wind (ventus, *feng*)

Indikationen:
- Sicca-Syndrom
- Rötung der Augen
- Geschwächte Sehkraft
- Weitsichtigkeit

6.1.42 Gb 20/F 20 pressen und kneten *(an rou fengchi)*

Ausgangsstellung	Der Patient sitzt oder liegt auf dem Rücken.
Ausführung	Mit den Spitzen beider Daumen beidseitig Gb 20/F 20 („Teich des Windes", *fengchi*) pressen *(an)* und kneten *(rou)*, dabei sollte es ziehen, spannen und schmerzen.
Behandlungsprinzip	Ausleiten von Qi (dispulsio, *xie*) → vom Körperzentrum weg kneten *(rou)*
Behandlungsdauer	Etwa eine bis drei Minuten pressen *(an)* und kneten *(rou)*.

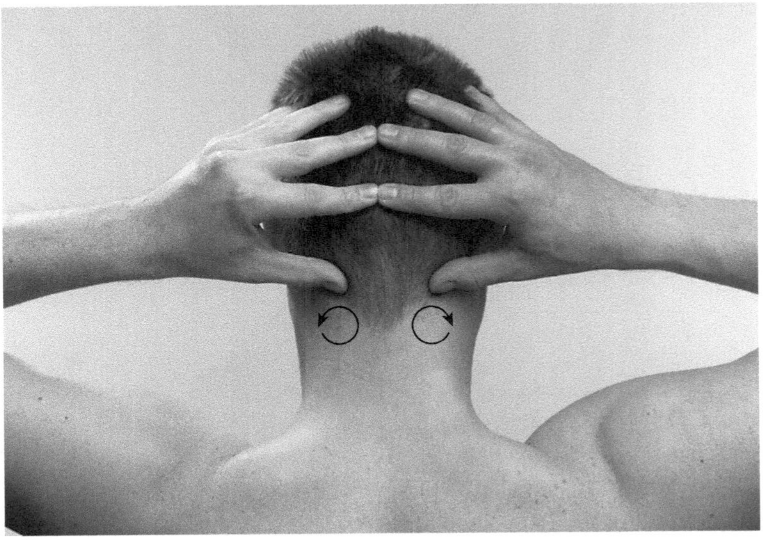

Abb. 6.1.42 Gb 20/F 20 pressen und kneten

Wirkungen:
- Zerstreut Wind (ventus, *feng*)
- Kühlt Hitze (calor, *re*)
- Schärft das Gehör
- Klärt die Sicht

Indikationen:
- Akuter Schiefhals
- Zervikalspondylose
- Periarthritis humeroscapularis
- Schmerzen im Lumbalbereich
- Hypertonie
- Trigeminusneuralgie
- Tinnitus
- Schwerhörigkeit
- Taubheit
- Erkrankungen der Augen
- Akute Rhinitis
- Erkältungen
- Allergische Konjunktivitis
- Allergische Rhinitis
- Allergische Sinusitis
- Allergisches Asthma
- Kopfschmerzen
- Drehschwindel
- Morbus Parkinson

6

6.1.43 Gb 21/F 21 mit der Faust schlagen *(chuiji jianjing)*

Ausgangsstellung	Der Patient sitzt.
Ausführung	Eine Hand zu einer Faust ballen und damit auf Gb 21/F 21 („Brunnen der Schulter", *jianjing*) an der anderen Schulter schlagen *(chuiji)*.
Behandlungsdauer	20- bis 30-mal schlagen *(chuiji)*.

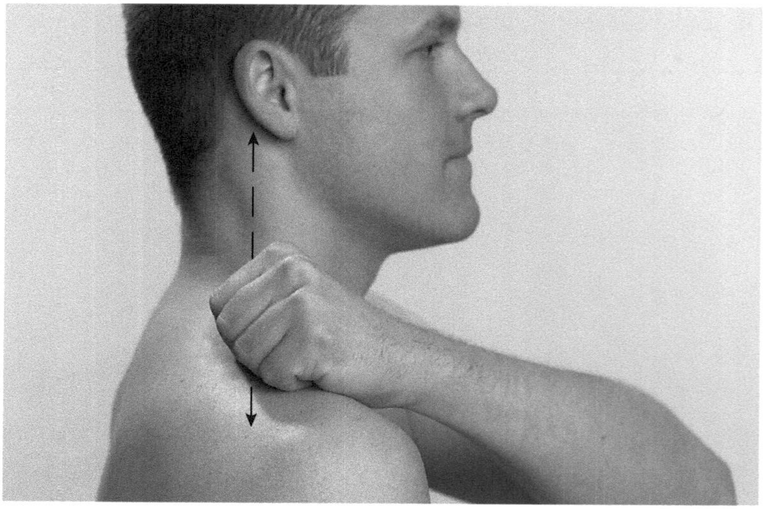

Abb. 6.1.43 Gb 21/F 21 mit der Faust schlagen

Wirkungen:

- Zerstreut Wind (ventus, *feng*)
- Kühlt Hitze (calor, *re*)
- Bewegt das Qi
- Dynamisiert das Xue

Indikationen:

- Akuter Schiefhals
- Zervikalspondylose
- Ziehen und Schmerzen im Schulter- und Rückenbereich
- Nackenschmerzen
- Nackensteifigkeit
- Erkrankungen der Halswirbelsäule
- Periarthritis humeroscapularis
- Multiple Sklerose
- Akute Rhinitis
- Asthma
- Allergische Konjunktivitis
- Allergische Rhinitis
- Kopfschmerzen

6.1.44 Du 14/Rg 14 greifen *(na dazhui)*

Ausgangsstellung	Der Patient sitzt.
Ausführung	Mit Daumen und Zeigefinger einer Hand Du 14/Rg 14 („Punkt aller Strapazen“, *dazhui*) greifen *(na)*. Dabei soll es ziehen, spannen und schmerzen.
Behandlungsdauer	Bis sich im Nacken Wärme entwickelt oder eine Minute.

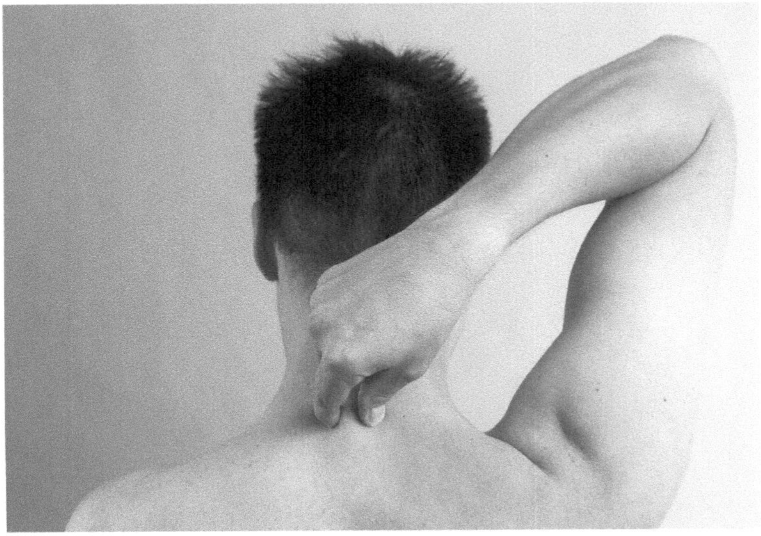

Abb. 6.1.44 Du 14/Rg 14 greifen

Wirkungen:
- Stützt und reguliert das Qi der „Mitte“ (Fk Milz und Magen, oo. lienalis et stomachi, *pi wei*)
- Leitet Feuchtigkeit-Hitze (calor humidus, *shire*) aus
- Senkt Glut (ardor, *huo*) ab
- Kräftigt die Fk Leber und Lunge (oo. hepaticus et pulmonalis, *gan fei*)
- Löst Krämpfe
- Öffnet die Oberfläche (extima, *biao*)

Indikationen:
- Akuter Schiefhals
- Zervikalspondylose
- Verspannungen der Rückenmuskulatur
- Krämpfe in den oberen Extremität
- Kalte Extremitäten
- Fieber
- Übelkeit
- Erbrechen
- Husten

6.1.45 Du 16/Rg 16 greifen *(na fengfu)*

Ausgangsstellung	Der Patient sitzt.
Ausführung	Mit Daumen und Zeigefinger einer Hand Du 16/Rg 16 („Versammlungshalle des Windes", *fengfu*) greifen *(na)*. Dabei soll es ziehen, spannen und schmerzen.
Behandlungsdauer	Bis sich im Nacken Wärme entwickelt oder eine Minute.

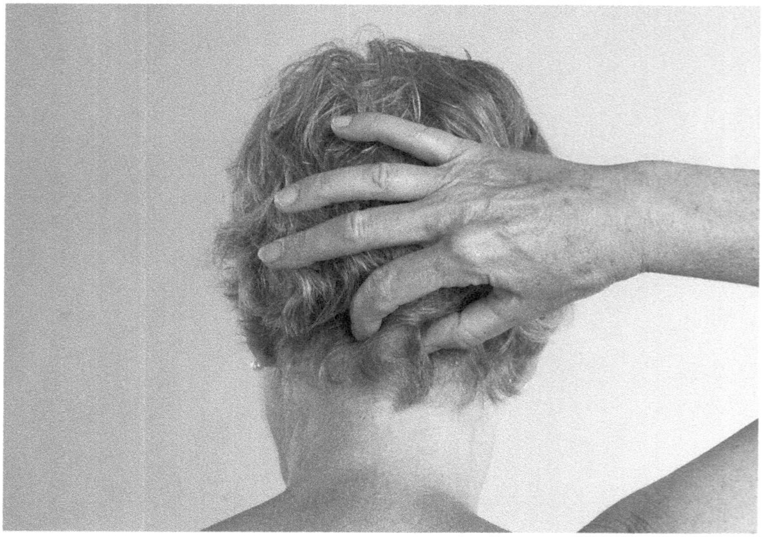

Abb. 6.1.45 Du 16/Rg 16 greifen

Wirkungen:
- Zerstreut Wind-Kälte (algor venti, *fenghan*)
- Wirkt schmerzstillend und krampflösend

Indikationen:
- Akuter Schiefhals
- Nackensteifigkeit
- Zervikalspondylose
- Chronische Polyarthritis
- Fazialisparese
- Trigeminusneuralgie
- Apoplexie
- Hemiplegie
- Krampfanfälle
- Morbus Parkinson
- Akute Rhinitis
- Erkältungen
- Kopfschmerzen

6.1.46 Du 19/Rg 19 pressen *(an houding)*

Ausgangsstellung	Der Patient sitzt.
Ausführung	Mit der Spitze des Zeigefingers Du 19/Rg 19 („Hinteres Schädeldach", *houding*) pressen *(an)*. Dabei soll es ziehen, spannen und schmerzen.
Behandlungsdauer	Etwa eine Minute pressen *(an)*.

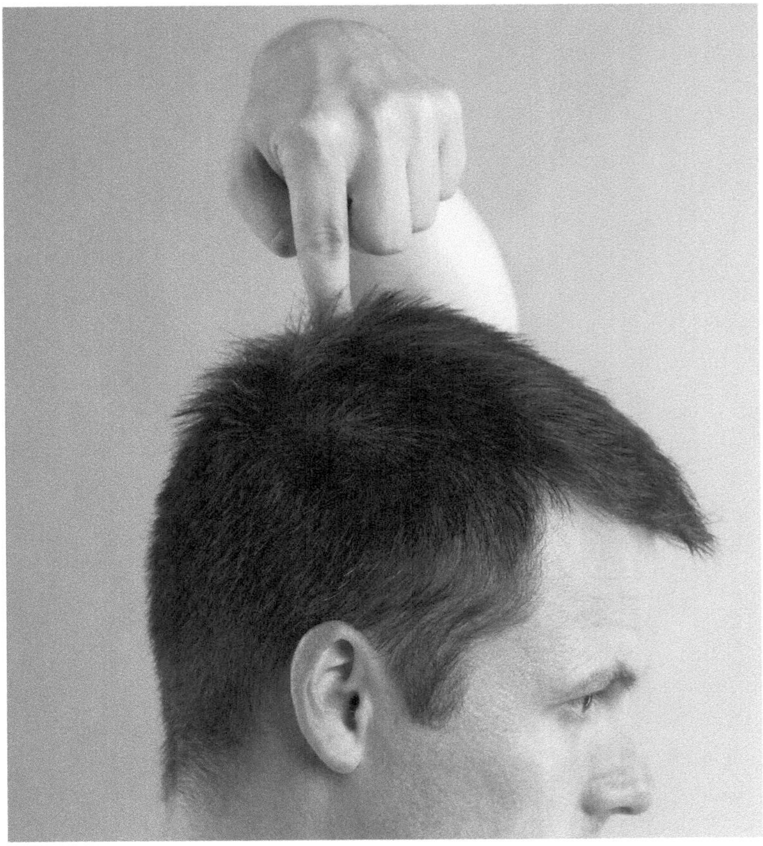

Abb. 6.1.46 Du 19/Rg 19 pressen

Wirkungen:
- Besänftigt Wind (ventus, *feng*)
- Reguliert das Qi des Fk Leber (qi hepatici, *ganqi*)

Indikationen:
- Nackensteifigkeit
- Verspannungen der Nackenmuskulatur
- Krampfanfälle
- Erkältungskrankheiten
- Kopfschmerzen

6.1.47 Du 20/Rg 20 punktartig pressen *(dian baihui)*

Ausgangsstellung	Der Patient sitzt oder liegt auf dem Rücken.
Ausführung	Mit der Fingerspitze des Zeige- oder Mittelfingers Du 20/Rg 20 („Zusammenkunft aller Leitbahnen", *baihui*) punktartig pressen *(dian)*.
Behandlungsdauer	Bis es zieht und spannt oder eine Minute.

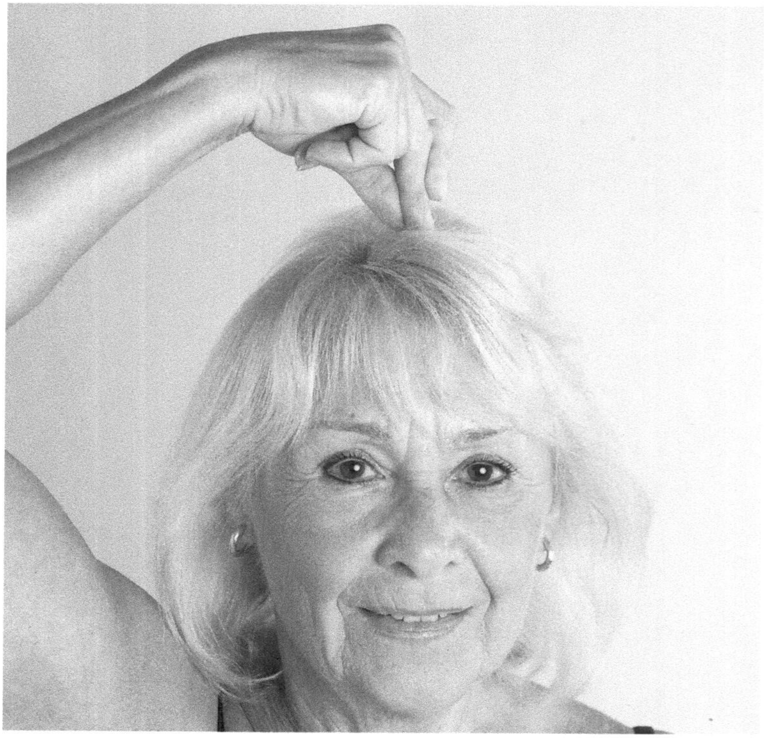

Abb. 6.1.47 Du 20/Rg 20 punktartig pressen

Wirkungen:

- Stabilisiert und reguliert den Fk Leber (o. hepaticus, *gan*)
- Senkt das Yang des Fk Leber (yang hepatici, *ganyang*) ab
- Besänftigt Wind (ventus, *feng*)
- Stützt den Fk Herz (o. cardialis, *xin*)
- Macht die Sinnesöffnungen frei
- Führt das echte Yang (yang merum, *zhenyang*) aus dem unteren Wärmebereich (unteres Calorium, *xiajiao*) empor
- Hebt das Qi empor

Indikationen:

- Hypertonie
- Endometriose
- Klimakterisches Syndrom
- Trigeminusneuralgie
- Krampfanfälle
- Erkrankungen der Augen
- Tinnitus
- Schnupfen
- Verstopfte Nase
- Allergische Konjunktivitis
- Allergische Rhinitis
- Kopfschmerzen
- Drehschwindel
- Demenz
- Morbus Parkinson
- Benommenheit
- Gleichgewichtsstörungen

6.1.48 Du 23/Rg 23 pressen *(an shangxing)*

Ausgangsstellung	Der Patient sitzt.
Ausführung	Mit der Spitze des Zeigefingers Du 23/Rg 23 („Oberer Stern", *shangxing*) pressen *(an)*. Dabei soll es ziehen, spannen und schmerzen.
Behandlungsdauer	Etwa eine Minute pressen *(an)*.

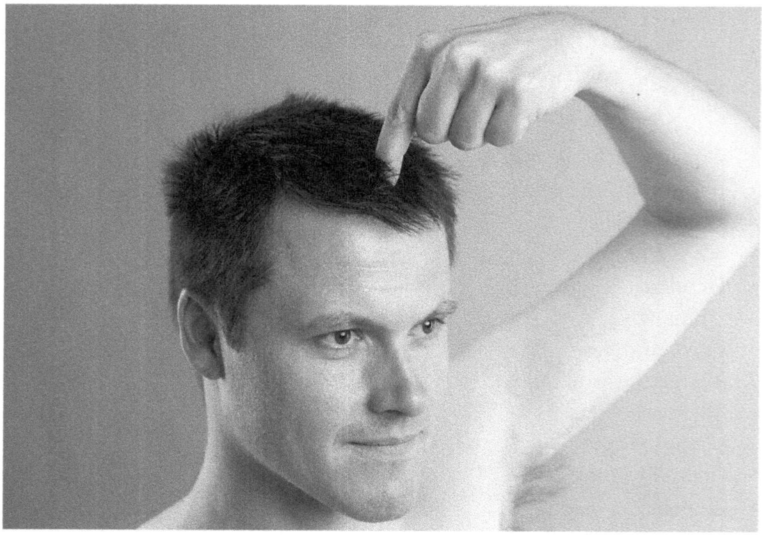

Abb. 6.1.48 Du 23/Rg 23 pressen

Wirkungen:
- Leitet Wind-Hitze (calor venti, *fengre*) aus
- Macht die Nase durchgängig

Indikationen:
- Kurzsichtigkeit
- Sehstörungen
- Augenschmerzen
- Verstopfte Nase
- Kopfschmerzen
- Schmerzen von Gesicht und Kopfhaut

6.1.49 Ex-HN 3/Ex 1 kneifen *(nie yintang)*

Ausgangsstellung	Der Patient sitzt oder liegt auf dem Rücken.
Ausführung	Mit den Fingerspitzen von Daumen und Zeigefinger die Stelle zwischen den Augenbrauen (Ex-HN 3/Ex 1, „Siegelhalle", *yintang*) kneifen *(nie)*.
Behandlungsdauer	Bis lokal rote Flecken zu sehen sind oder eine Minute.

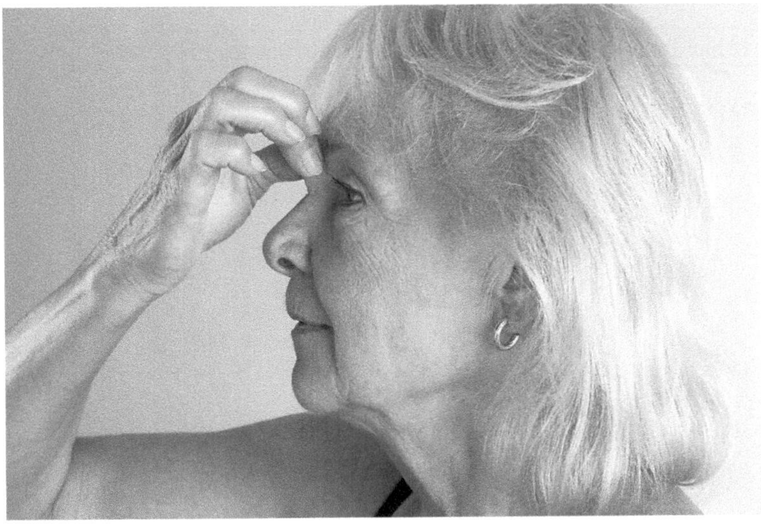

Abb. 6.1.49 Ex-HN 3/Ex 1 kneifen

Wirkungen:
- Klärt den Neben-Fk Gehirn (paraorbis cerebri, *nao*)
- Beseitigt Wind (ventus, *feng*)
- Kühlt Hitze (calor, *re*)
- Sediert die konstellierende Kraft *(shen)*
- Klärt die Sicht

Indikationen:
- Hypertonie
- Klimakterisches Syndrom
- Trigeminusneuralgie
- Erkrankungen der Augen
- Verschwommene Sicht
- Verstopfte Nase
- Erkältungen
- Chronische Rhinitis
- Allergische Konjunktivitis
- Allergische Rhinitis
- Allergisches Asthma bronchiale
- Kopfschmerzen
- Schlafstörungen

6.1.50 Ex-HN 5/Ex 2 pressen *(an taiyang)* oder pressen und kneten *(an rou taiyang)*

Ausgangsstellung	Der Patient sitzt.
Ausführung	Die Fingerspitzen beider Zeigefinger fest auf Ex-HN 5/Ex 2 („Die Sonne“, *taiyang*) drücken und diesen Extrapunkt pressen *(an)* und kneten *(rou)*.
Behandlungsprinzip	Ausleiten von Qi (dispulsio, *xie*) → vom Körperzentrum weg kneten *(rou)*
Behandlungsdauer	Bis es zieht und spannt oder eine Minute.

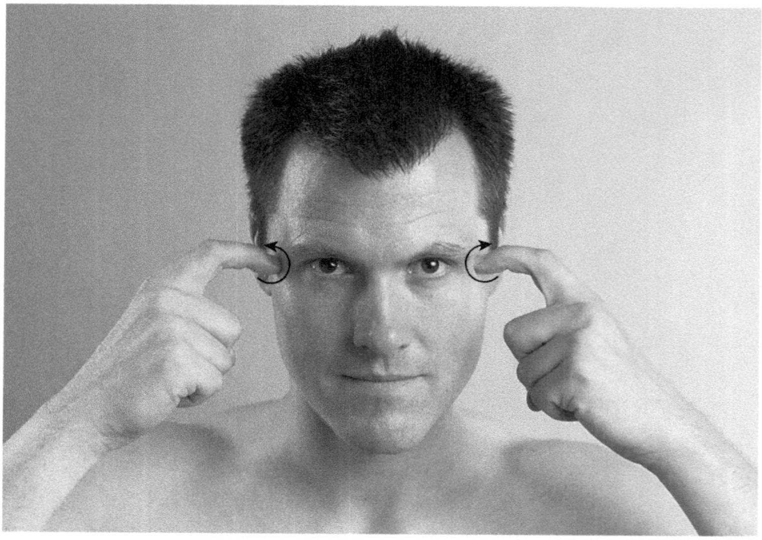

Abb. 6.1.50 Ex-HN 5/Ex 2 pressen oder pressen und kneten

Wirkungen:
- Leitet Wind (ventus, *feng*) und Wind-Hitze (calor venti, *fengre*) aus
- Kühlt Hitze (calor, *re*)
- Klärt die Augen

Indikationen:
- Hypertonie
- Fazialisparese
- Trigeminusneuralgie
- Erkrankungen der Augen
- Erkältungen
- Kopfschmerzen
- Migräne

6

6.1.51 Ex-HN 8/Ex 3 mit dem Fingernagel pressen *(qia bitong)*

Ausgangsstellung	Der Patient sitzt.
Ausführung	Mit den Fingernägeln beider Zeigefinger Ex-HN 8/ Ex 3 („Durchgängige Nase", *bitong*) beidseitig pressen *(qia)*.
Behandlungsdauer	Etwa eine Minute mit dem Fingernagel pressen *(qia)*.

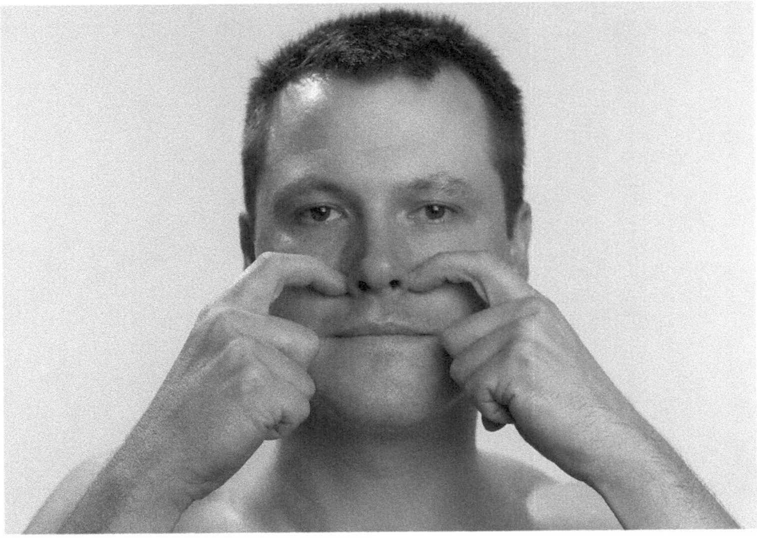

Abb. 6.1.51 Ex-HN 8/Ex 3 mit dem Fingernagel pressen

Wirkung:
- Macht die Nase frei

Indikationen:
- Akute Rhinitis
- Chronische Rhinitis
- Sinusitis
- Allergische Sinusitis

6.1.52 Ex-HN 14/Ex 4 pressen *(an yiming)*

Ausgangsstellung	Der Patient sitzt.
Ausführung	Mit den Linienseiten beider Daumen Ex-HN 14/Ex 4 („Klarheit des Auges", *yiming*) pressen *(an)*. Dabei soll es ziehen, spannen und schmerzen.
Behandlungsdauer	Eine Minute pressen *(an)*.

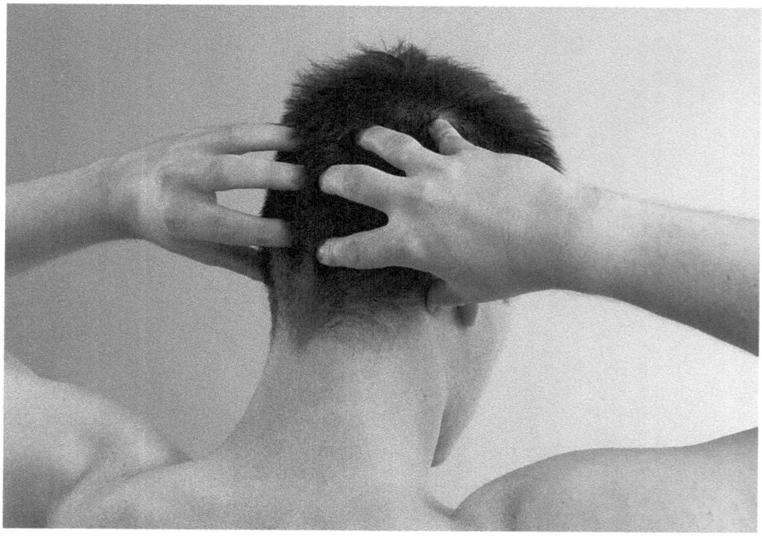

Abb. 6.1.52 Ex-HN 14/Ex 4 pressen

Wirkungen:
- Klärt das Augenlicht
- Beruhigt die konstellierende Kraft *(shen)*

Indikationen:
- Sicca-Syndrom
- Erkrankungen der Augen
- Nachtblindheit

6.1.53 Ex-HN 1/Ex 6 pressen *(an sishencong)*

Ausgangsstellung	Der Patient sitzt.
Ausführung	Der Patient presst gleichzeitig mit beiden Daumen und Zeigefingern „Die vier Punkte der Geistesschärfe“ (Ex-HN 1/Ex 6, *sishencong*).
Behandlungsdauer	Bis es zieht und spannt oder eine Minute.

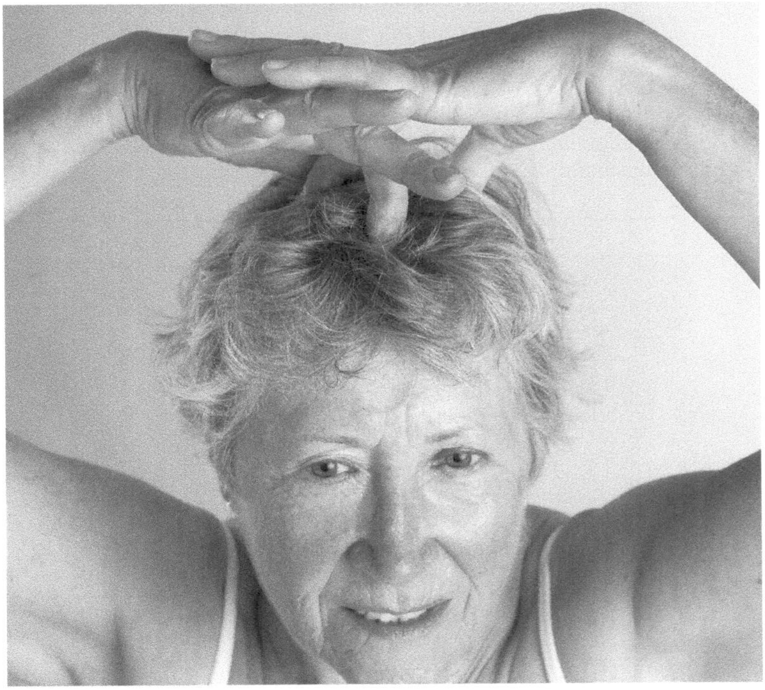

Abb. 6.1.53 Ex-HN 1/Ex 6 pressen

Wirkungen:
- Senkt das Yang ab
- Besänftigt Wind (ventus, *feng*)
- Stillt Schmerzen
- Löst Spasmen
- Schärft das Gedächtnis

Indikationen:
- Halbseitenlähmung nach Schlaganfall
- Epilepsie
- Kopfschmerz
- Schwindel
- Schlafstörungen
- Demenz
- Benommenheit
- Gedächtnisstörungen

6.1.54 Den „Brückenbogen" streichen *(mo qiaogong)*

Ausgangsstellung	Der Patient sitzt.
Ausführung	Mit der Linienseite der vier Finger der linken Hand den „Brückenbogen" auf der rechten Halsseite (*qiaogong,* die Verbindungslinie zwischen 3E 17/T 17 („Schutzschirm gegen Wind", *yifeng*) und Ma 12/S 12 („Grube über dem Schlüsselbein", *quepen*) der gleichen Seite) von oben nach unten streichen *(mo)*. Anschließend mit der rechten Hand die linke Seite behandeln. Dabei wenig Kraft einsetzen und mit einer relativ hohen Frequenz arbeiten. Es darf nicht an beiden Seiten gleichzeitig gearbeitet werden.
Behandlungsdauer	Auf jeder Seite 20-mal streichen *(mo)*, bis sich ein Wärmegefühl entwickelt.

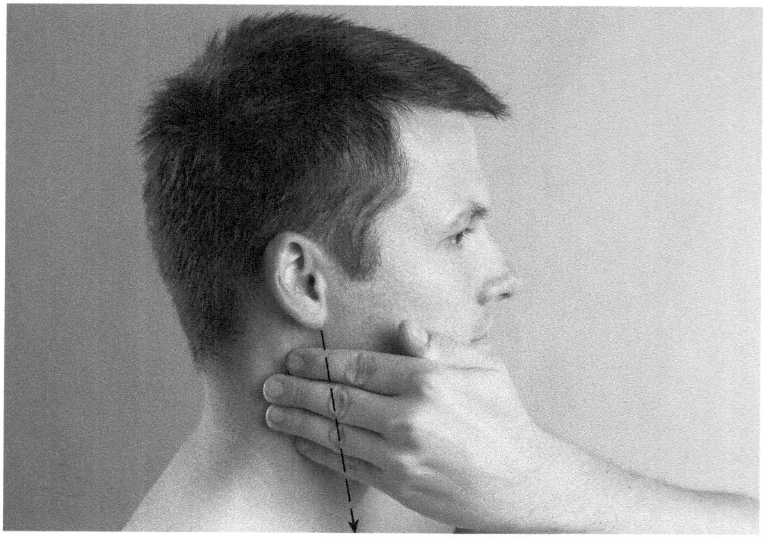

Abb. 6.1.54 Den „Brückenbogen" streichen

Wirkungen:
- Bewegt das Qi
- Löst Muskeln und Sehnen
- Senkt den Blutdruck

Indikationen:
- Erkrankungen der Halswirbel
- Nackensteifigkeit
- Hypertonie

Cave: Diese Behandlungsmethode darf nicht angewendet werden bei:
- Herzrhythmusstörungen
- Überempfindlichkeit des Sinus carotis
- Überfunktion der Schilddrüse
- Patienten über 60 Jahren
- Bekannten Erkrankungen der Carotiden (z.B. Arteriosklerose)
- Hypotonie

6.1.55 Den Nacken greifen *(na jingxiang)*

Ausgangsstellung	Der Patient sitzt.
Ausführung	Mit dem Daumen sowie dem Zeige- und Mittelfinger die zwei großen Muskeln (Musculus sternocleidomastoideus, Musculus trapezius) an der Seite des Nackens greifen *(na)* und kneifen *(nie)*. Beim Greifen *(na)* sollte es ziehen, spannen und schmerzen. Beim Greifen *(na)* beginnt man zunächst sanft und vorsichtig und hört mit kräftigen Griffen auf.
Behandlungsdauer	Zwei Minuten auf jeder Seite greifen *(na)* oder bis sich lokal Wärme bildet.

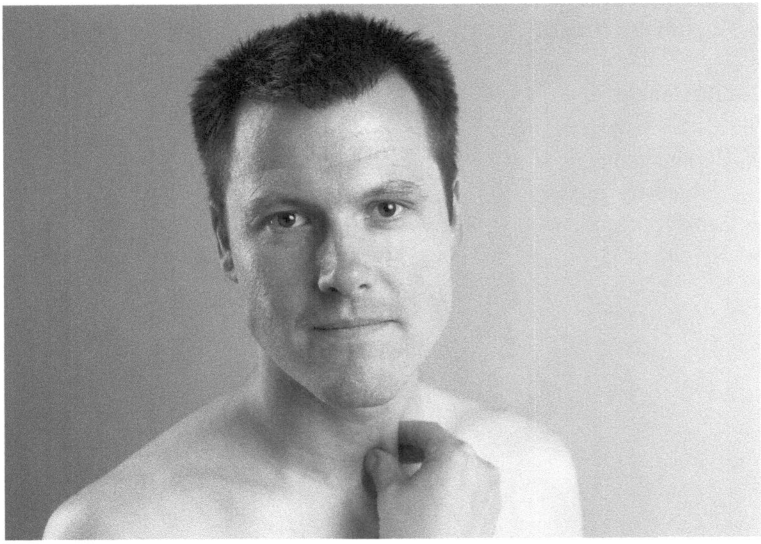

Abb. 6.1.55a Den Nacken greifen

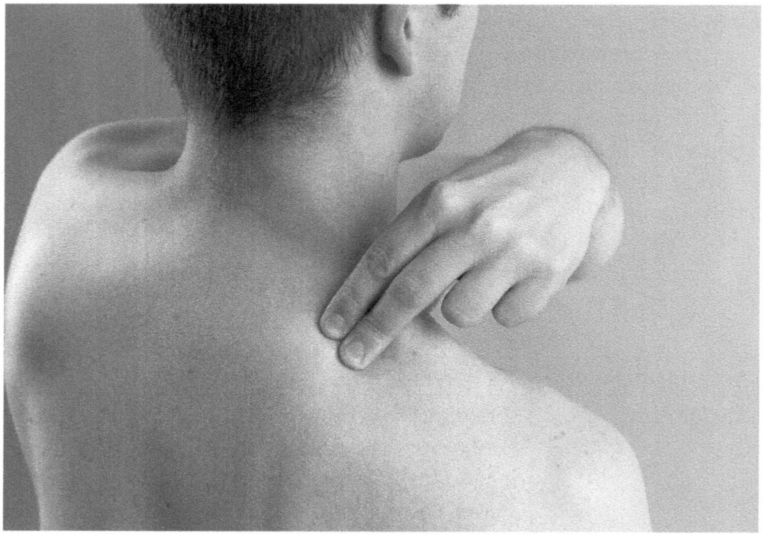

Abb. 6.1.55b Den Nacken greifen

Wirkungen:
- Reguliert Qi und Xue
- Macht die Kehle durchgängig
- Klärt die Sicht
- Wärmt den Nacken

Indikationen:
- Akuter Schiefhals
- Zervikalspondylose
- Nackensteifigkeit
- Sehstörungen
- Heiserkeit

6.1.56 Den Nacken reiben *(mo jingxiang)*

Ausgangsstellung	Der Patient sitzt.
Ausführung	Den Nacken mit den Handflächen reiben *(mo)* und kräftig gerade reiben *(ca)*. Abwechselnd mit der rechten und linken Hand arbeiten.
Behandlungsdauer	Bis sich im Nacken Wärme entwickelt oder eine Minute.

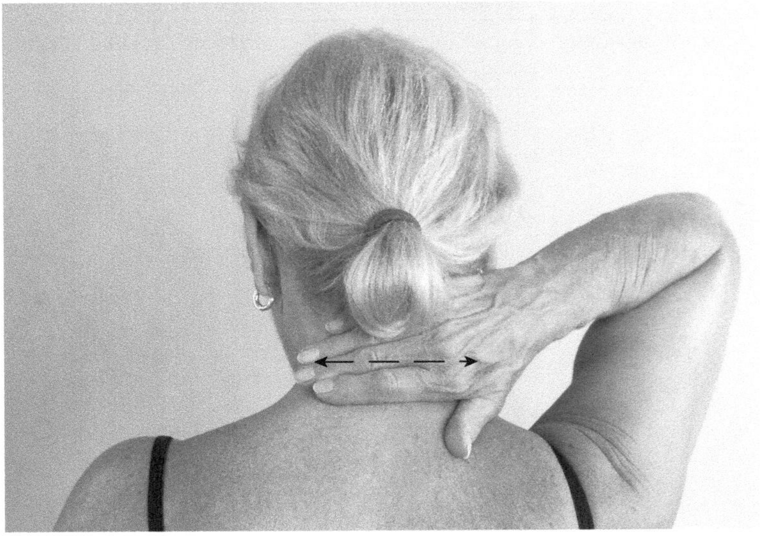

Abb. 6.1.56 Den Nacken reiben

Wirkungen:
- Macht die Haupt- und Netzleitbahnen (cardinales und reticulares, *jingmai luomai*) durchgängig
- Bewegt das Qi
- Dynamisiert das Xue
- Zerstreut Kälte (algor, *han*)

Indikationen:
- Akuter Schiefhals
- Zervikalspondylose
- Ziehen und Schmerzen im Nacken
- Akute Rhinitis
- Chronische Rhinitis
- Kopfschmerzen

6.2 Obere Extremität

6.2.1 Den Arm kneifen *(nie shangzhi)*

Ausgangsstellung	Der Patient sitzt.
Ausführung	Mit dem Daumen und den gegenüberliegenden vier anderen Fingern kräftig die Muskeln am Oberarm bis zum Unterarm greifen *(na)* und kneifen *(na)*. Abwechselnd mit beiden Händen arbeiten.
Behandlungsdauer	An jedem Arm 3- bis 5-mal greifen *(na)* und kneifen *(na)*.

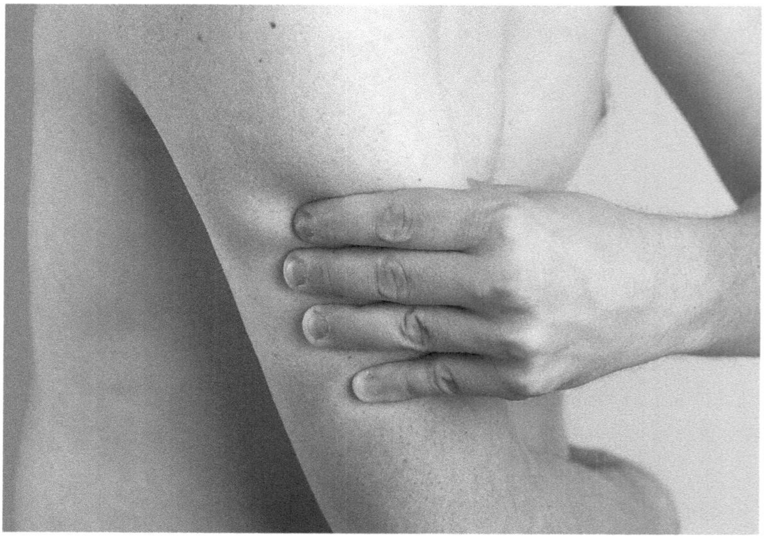

Abb. 6.2.1 Den Arm kneifen

Wirkungen:
- Löst die Muskeln und Sehnen
- Macht die Netzleitbahnen (reticulares, *luomai*) durchgängig
- Reguliert und harmonisiert die Bauenergie (qi constructivum, *yingqi*) und das Xue

Indikationen:
- Zervikalspondylose
- Epikondylitis
- Taubheitsgefühle, Verspannungen, Krämpfe und Bewegungseinschränkungen in den Armen
- Chronische Polyarthritis
- Multiple Sklerose

6

6.2.2 Die erkrankte Schulter kneten und reiben *(rou mo huanjian)*

Ausgangsstellung	Der Patient sitzt.
Ausführung	Die Hand der gesunden Seite auf die erkrankte Schulter legen und im Uhrzeigersinn 100-mal kneten *(rou)* und reiben *(mo)*. Dabei sollten die Handfläche und die Finger ganz auf der Haut aufliegen. Beim Kneten *(rou)* und Reiben *(mo)* an der Vorderseite der Schulter mit der Handwurzel viel Kraft einsetzen, an der Außenseite der Schulter vor allem mit der Mitte der Handfläche und an der Rückseite der Schulter vor allem mit den Fingern arbeiten. Lokal soll sich deutlich Wärme entwickeln, diese soll bis in die Tiefe reichen.
Behandlungsdauer	Bis sich lokal Wärme entwickelt oder eine Minute. Die Schulter sollte sich nach der Behandlung leicht und locker anfühlen.

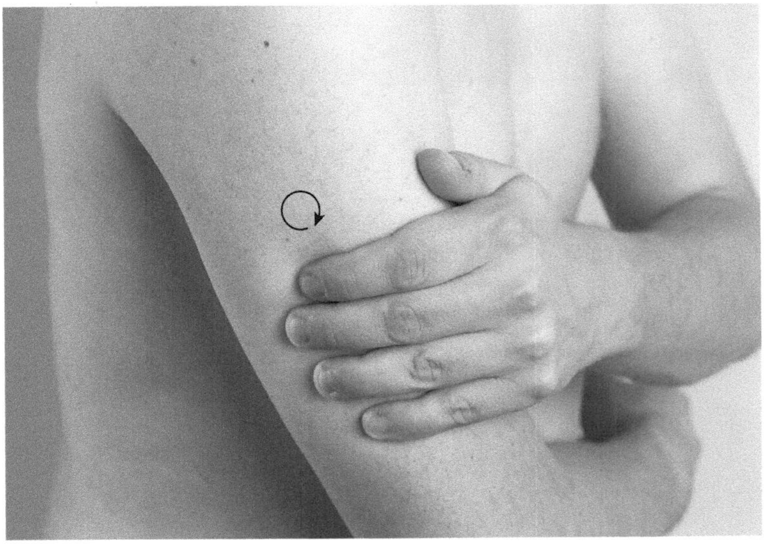

Abb. 6.2.2 Die erkrankte Schulter kneten und reiben

Wirkungen:
- Löst die Muskeln und Sehnen
- Stillt Schmerzen
- Macht das Schultergelenk beweglicher

Indikationen:
- Periarthritis humeroscapularis
- Schulterschmerzen
- Bewegungseinschränkungen der Schulter

6.2.3 Den Arm schlagen *(ji shangzhi)*

Ausgangsstellung	Der Patient sitzt.
Ausführung	Die Hand leicht zu einer Faust ballen und mit der Faust den anderen Arm klopfen *(kou)* und schlagen *(ji)*. Die Behandlung beginnt am Oberarm und endet am Unterarm. Abwechselnd mit der linken und der rechten Hand klopfen *(kou)* und schlagen *(ji)*.
Behandlungsdauer	Jeweils 3- bis 5-mal klopfen *(kou)* und schlagen *(ji)*.

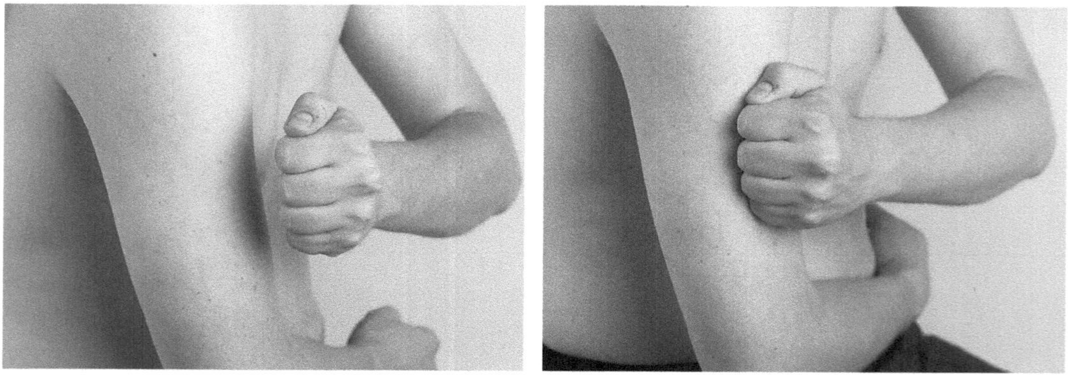

Abb. 6.2.3 Den Arm schlagen

Wirkung:

- Erwärmt die Haupt- und Netzleitbahnen (cardinales und reticulares, *jingmai luomai*) und macht sie durchgängig

Indikationen:

- Ziehen und Schmerzen der Arme
- Lähmungserscheinungen der Arme
- Halbseitenlähmung

6.2.4 Die erkrankte Schulter kräftig gerade reiben
(ca huanjian)

Ausgangsstellung	Der Patient sitzt.
Ausführung	Die Handfläche der gesunden Seite kräftig auf die Haut der erkrankten Schulter legen und den gesamten Bereich des Musculus deltoideus nach oben und unten hin- und herreiben *(mo)* und kräftig gerade reiben *(ca)*. Dabei mittlere Kraft einsetzen. Lokal soll ein deutliches Wärmegefühl entstehen, das bis in die tieferen Gewebsschichten reicht.
Behandlungsdauer	Bis sich ein deutliches Wärmegefühl entwickelt oder eine Minute.

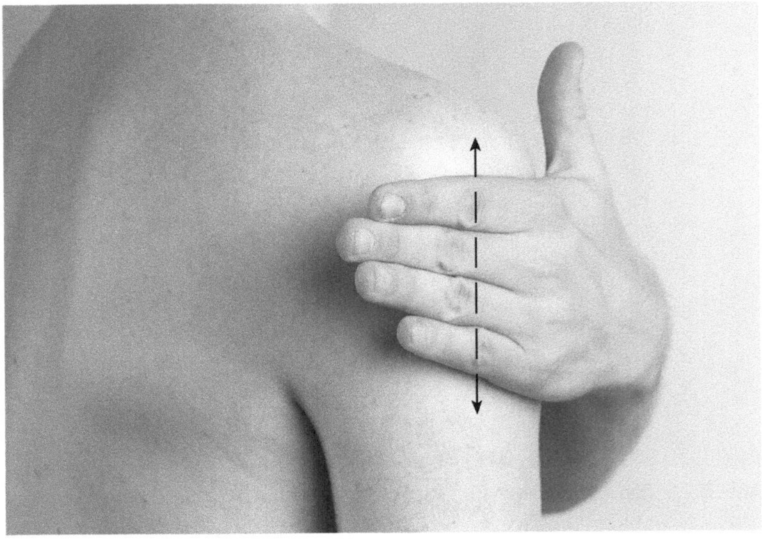

Abb. 6.2.4 Die erkrankte Schulter kräftig gerade reiben

Wirkungen:
- Macht die Haupt- und Netzleitbahnen (cardinales und reticulares, *jingmai luomai*) durchgängig
- Dynamisiert das Xue
- Stillt Schmerzen

Indikationen:
- Periarthritis humeroscapularis
- Schmerzen im Arm

6.2.5 Den Arm im Kreis schwenken *(shuaishou huaquan)*

Ausgangsstellung	Der Patient steht. Die Füße stehen etwa hüftbreit auseinander, die Hand der gesunden Seite stemmt der Patient in die Hüfte.
Ausführung	Den Arm der betroffenen Seite im und gegen den Uhrzeigersinn, nach vorne, nach hinten kreisend schwenken. Dabei den Arm immer stärker und immer schneller schwenken.
Behandlungsdauer	Den Arm etwa fünf Minuten lang im Kreis schwenken.

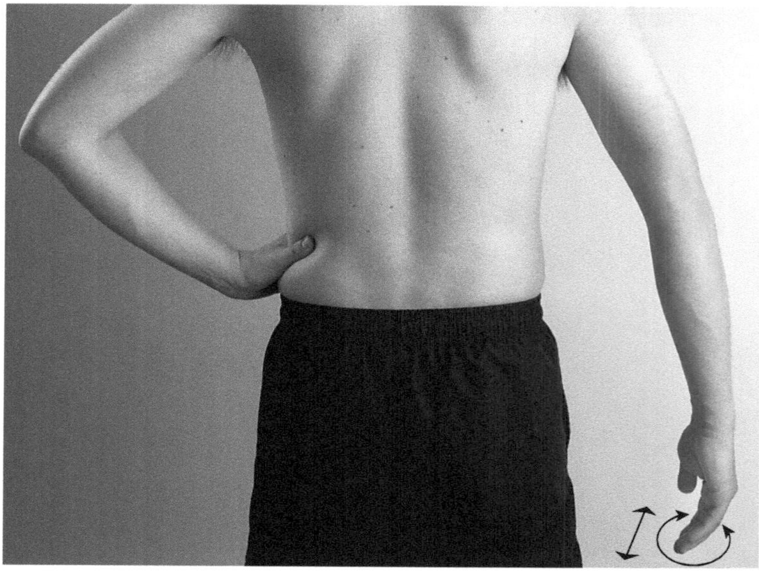

Abb. 6.2.5 Den Arm im Kreis schwenken

Wirkungen:
- Bewegt Qi und Xue
- Macht das Schultergelenk beweglicher

Indikationen:
- Periarthritis humeroscapularis
- Schmerzen im Schultergelenk
- Bewegungseinschränkungen im Schultergelenk

6.2.6 Den Ellenbogen aufstützen und die Schulter bewegen *(tuo zhou yun jian)*

Ausgangsstellung	Der Patient sitzt und stützt den Ellenbogen der betroffenen Seite auf der Handfläche der gesunden Seite auf.
Ausführung	Im Schultergelenk kreisende Bewegungen nach vorne und nach hinten ausführen.
Behandlungsdauer	Etwa achtmal nach vorne und nach hinten kreisen.

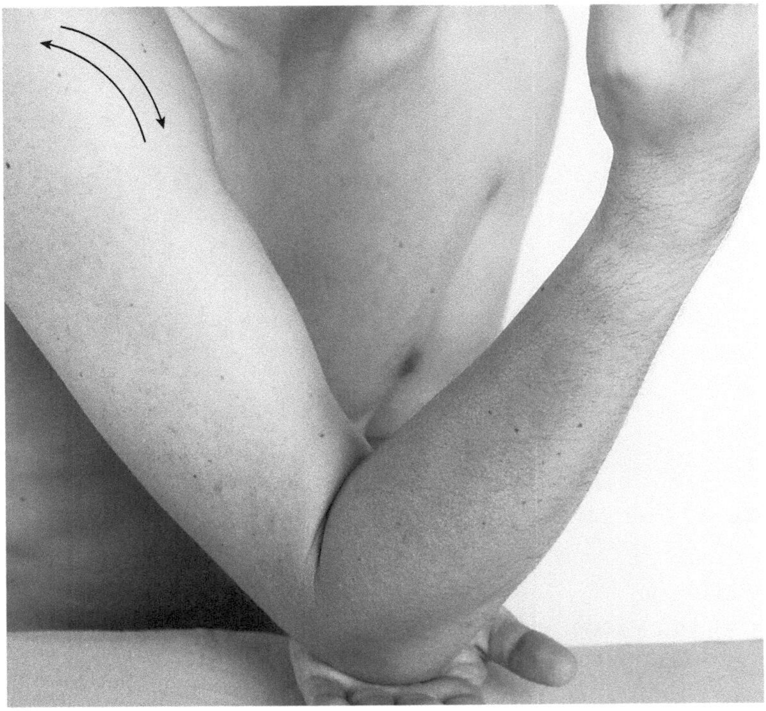

Abb. 6.2.6 Den Ellenbogen aufstützen und die Schulter bewegen

Wirkungen:
- Erhöht die Beweglichkeit im Schultergelenk
- Bewegt Qi und Xue

Indikationen:
- Periarthritis humeroscapularis
- Schmerzen im Schultergelenk
- Bewegungseinschränkungen im Schultergelenk

6.2.7 Die Hand hinter den Körper ziehen *(tihou lashou)*

Ausgangsstellung	Der Patient sitzt.
Ausführung	Den Arm hinter den Rücken führen. Dann das Handgelenk der betroffenen Seite nach oben bis zum höchstmöglichen Punkt schieben. Einen Moment verweilen, dann den Arm loslassen und wiederholen.
Behandlungsdauer	Etwa fünfmal auf jeder Seite durchführen.

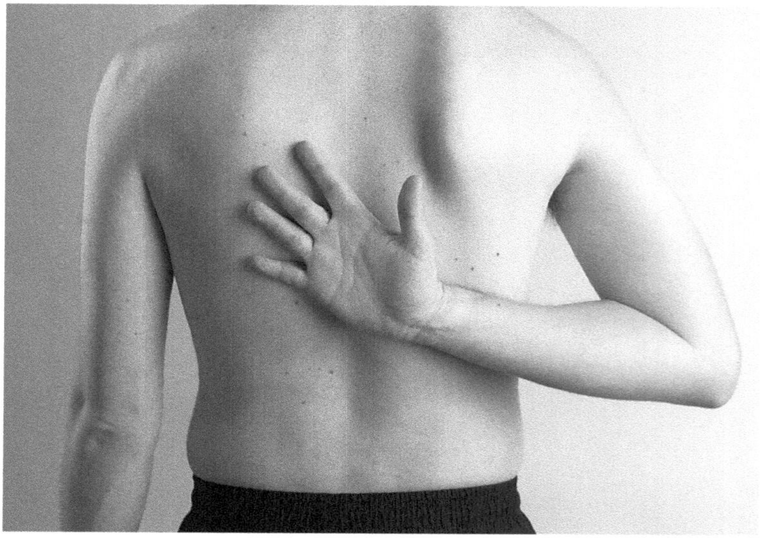

Abb. 6.2.7 Die Hand hinter den Körper ziehen

Wirkungen:
- Löst die Muskeln und Sehnen
- Macht das Schultergelenk beweglicher
- Bewegt Qi und Xue

Indikationen:
- Periarthritis humeroscapularis
- Bewegungseinschränkungen im Schultergelenk

6.2.8 Den Ellenbogenbereich kräftig gerade reiben
(ca zhoubu)

Ausgangsstellung	Der Patient sitzt.
Ausführung	Das Ellenbogengelenk der betroffenen Seite um etwa 60° anwinkeln und mit der Handfläche der gesunden Hand die laterale Seite des Ellenbogens kräftig gerade reiben *(ca)*. Dabei eher wenig Kraft aufwenden und schnell vorgehen. Lokal soll sich deutlich Wärme entwickeln, die bis in die Tiefe reichen sollte.
Behandlungsdauer	Bis lokal Wärme entsteht oder eine Minute.

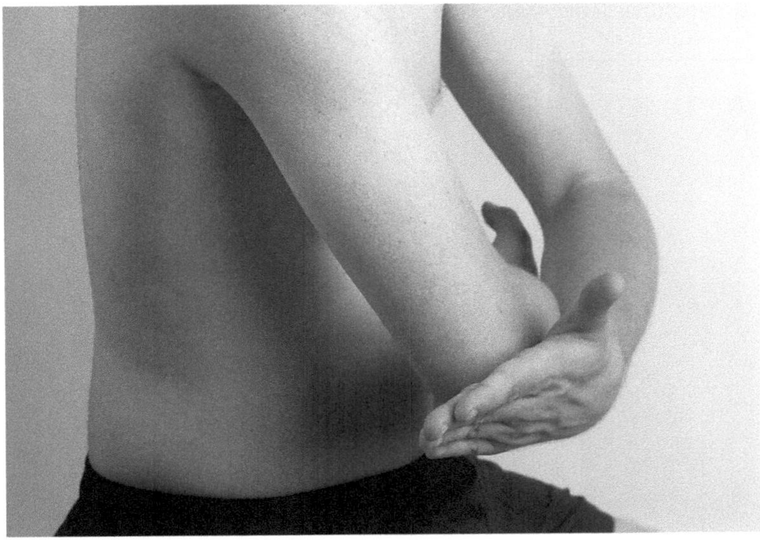

Abb. 6.2.8 Den Ellenbogenbereich kräftig gerade reiben

Wirkungen:
- Löst die Sehnen und Muskeln
- Stillt Schmerzen

Indikationen:
- Epikondylitis
- Bewegungseinschränkung im Ellenbogengelenk

6.2.9 Den Ellenbogen stützen und den Unterarm kreisen *(tuo zhou xuan bi)*

Ausgangsstellung	Der Patient sitzt. Den Arm der betroffenen Seite im Ellenbogengelenk beugen und es mit der Handfläche der gesunden Hand stützen. Die gesunde Hand kann auf einem Handtuch gelagert werden, um ein unangenehmes Druckgefühl zu vermeiden.
Ausführung	Mit dem Mittelfinger den schmerzenden Punkt am Epicondylus lateralis humeri oder mit dem Daumen den schmerzenden Punkt am Epicondylus medialis humeri fest pressen *(an)* und den Unterarm der erkrankten Seite nach innen und außen kreisen.
Behandlungsdauer	Den Unterarm etwa achtmal nach innen und außen kreisen.

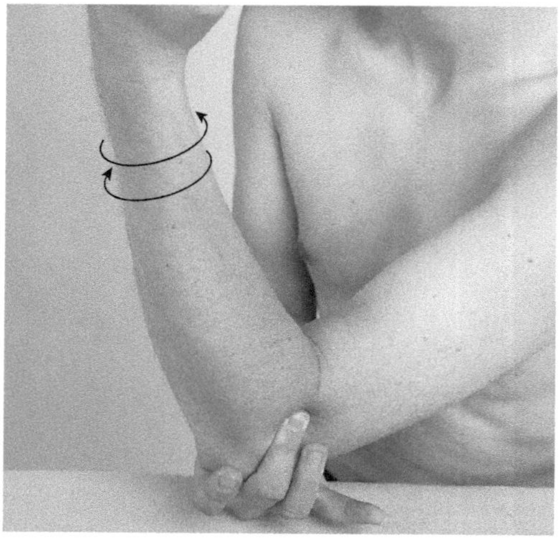

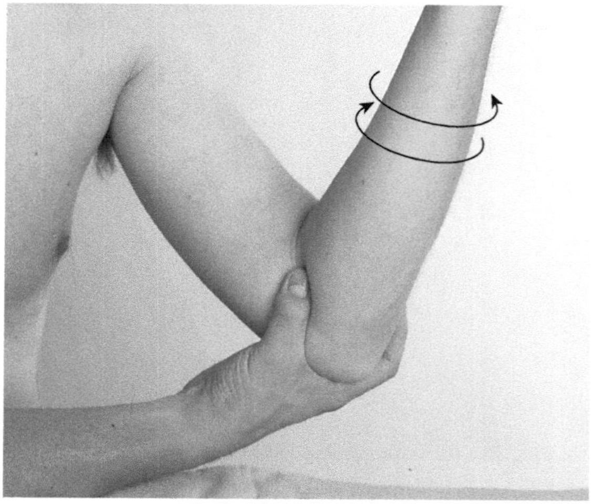

Abb. 6.2.9 Den Ellenbogen stützen und den Unterarm kreisen

Wirkungen:
- Stillt Schmerzen
- Bewegt Qi und Xue
- Erhöht die Beweglichkeit im Ellenbogengelenk

Indikationen:
- Epikondylitis
- Bewegungseinschränkung im Ellenbogengelenk

6.2.10 Das Ellenbogengelenk beugen und strecken *(qu shen zhouguanjie)*

Ausgangsstellung	Der Patient sitzt. Den Arm der betroffenen Seite im Ellenbogengelenk beugen und ihn mit der Handfläche der nicht betroffenen Seite stützen. Die stützende Hand kann auf einem Handtuch gelagert werden, um ein unangenehmes Druckgefühl zu vermeiden.
Ausführung	Mit dem Mittelfinger den schmerzenden Punkt am Epicondylus lateralis humeri oder mit dem Daumen den schmerzenden Punkt am Epicondylus medialis humeri fest pressen *(an)* und den Unterarm der erkrankten Seite gleichzeitig beugen und strecken.
Behandlungsdauer	Den Unterarm etwa zwei Minuten beugen und strecken.

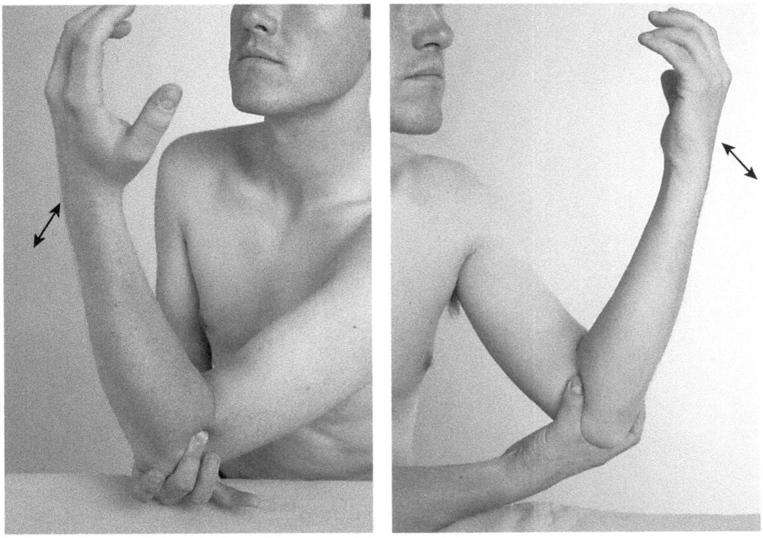

Abb. 6.2.10 Das Ellenbogengelenk beugen und strecken

Wirkungen:
- Stillt Schmerzen
- Bewegt Qi und Xue
- Erhöht die Beweglichkeit im Ellenbogengelenk

Indikationen:
- Epikondylitis
- Bewegungseinschränkung im Ellenbogengelenk

6.2.11 Den Druckschmerzpunkt pressen und kneten
(an rou yatongdian)

Ausgangsstellung	Der Patient sitzt.
Ausführung	Mit der Linienseite des Daumens der nicht betroffenen Hand die Druckschmerzpunkte des Ellenbogens der anderen Seite mit mittlerer Kraft pressen *(an)* und kneten *(rou)*. Lokal soll es ziehen und spannen oder schmerzen.
Behandlungsprinzip	Zuführen von Qi (suppletio, *bu*) → im Uhrzeigersinn kneten *(rou)*
Behandlungsdauer	Die Druckschmerzpunkte jeweils eine Minute pressen *(an)* und kneten *(rou)*.

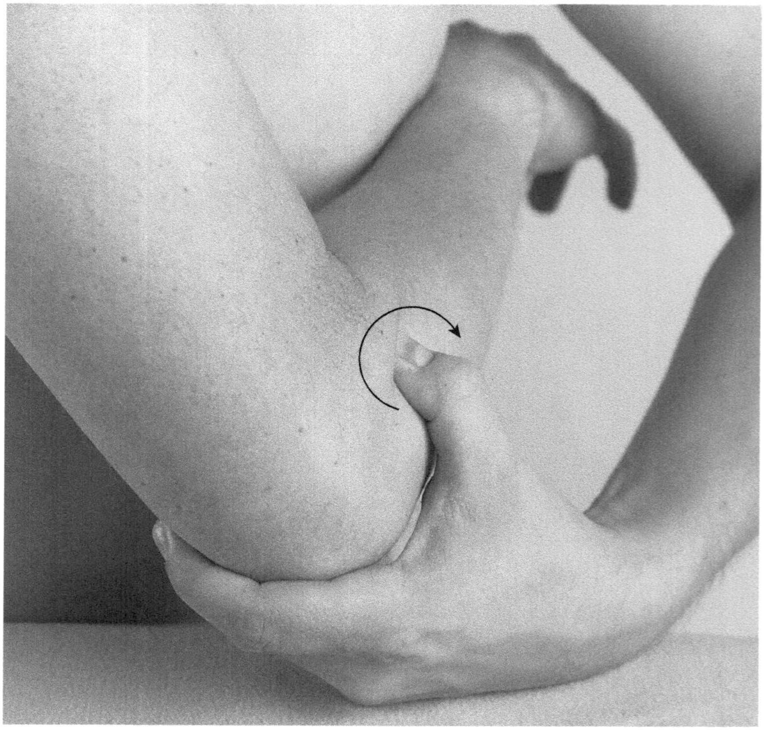

Abb. 6.2.11 Den Druckschmerzpunkt pressen und kneten

Wirkungen:
- Reguliert und stützt Qi und Xue
- Stillt Schmerzen

Indikationen:
- Epikondylitis
- Bewegungseinschränkung im Ellenbogengelenk

6.2.12 Lu 5/P 5 pressen *(an chize)*

Ausgangsstellung	Der Patient sitzt.
Ausführung	Mit dem Daumen der einen Hand Lu 5/P 5 („Moorsee am Fußpunkt“, *chize*) der anderen Hand pressen *(an)*.
Behandlungsdauer	Etwa eine Minute pressen *(an)*.

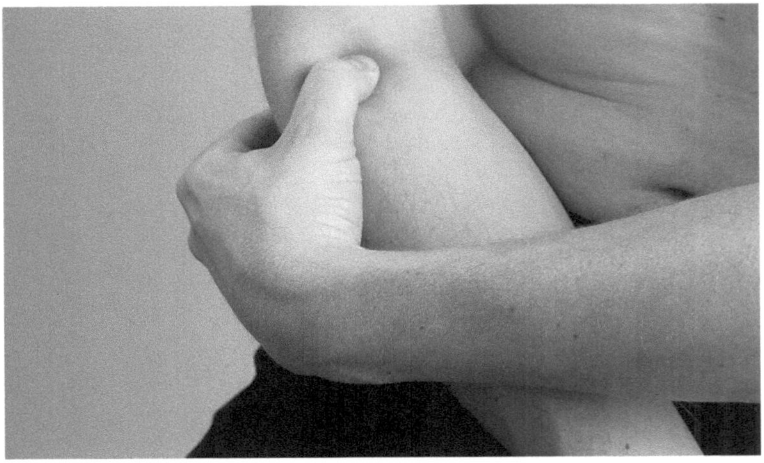

Abb. 6.2.12 Lu 5/P 5 pressen

Wirkungen:
- Stabilisiert das Qi der Fk Lunge und Milz (qi pulmonale et lienale, *fei pi qi*)
- Wandelt Feuchtigkeit (humor, *shi*) um und leitet sie aus
- Führt das Qi des Fk Lunge (qi pulmonale, *feiqi*) nach unten
- Kühlt Hitze (calor, *re*)
- Stützt das Yin des Fk Lunge (yin pulmonale, *feiyin*)
- Stabilisiert das Yin des Fk Niere (yin renale, *shenyin*)

Indikationen:
- Schulterschmerzen
- Epikondylitis
- Knieschwellung an der Innenseite
- Multiple Sklerose
- Schnupfen
- Chronische Rhinitis
- Niesen
- Husten
- Asthma bronchiale
- Kurzatmigkeit
- Allergische Konjunktivitis
- Allergisches Asthma bronchiale
- Gedunsenheit
- Völlegefühl im Bauch

6

6.2.13 Lu 6/P 6 pressen *(an kongzui)*

Ausgangsstellung	Der Patient sitzt.
Ausführung	Mit dem Daumen der einen Hand Lu 6/P 6 („Die Tiefe des Lochs", *kongzui*) der anderen Hand pressen *(an)*.
Behandlungsdauer	Etwa eine Minute pressen *(an)*.

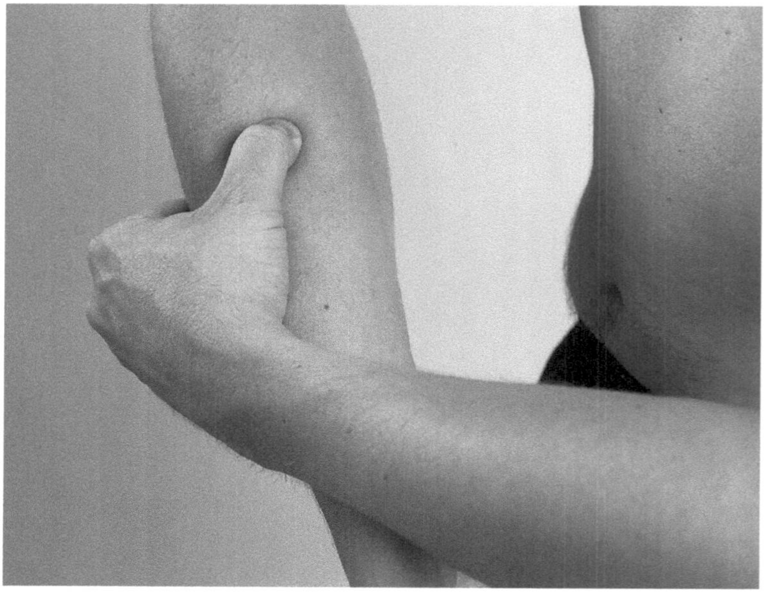

Abb. 6.2.13 Lu 6/P 6 pressen

Wirkungen:
- Harmonisiert das Qi des Fk Lunge (qi pulmonale, *feiqi*)
- Senkt das Qi des Fk Lunge (qi pulmonale, *feiqi*) ab
- Öffnet die Oberfläche (extima, *biao*)
- Kühlt Hitze (calor, *re*)

Indikationen:
- Schmerzen im Ellenbogengelenk
- Chronische Rhinitis
- Husten
- Verlust der Stimme
- Fieber
- Hämorrhoiden

6.2.14 Lu 7/P 7 mit dem Fingernagel pressen
(qia lieque)

Ausgangsstellung	Der Patient sitzt.
Ausführung	Mit dem Daumen der einen Hand Lu 7/P 7 („Reihe von Lücken“, *lieque*) der anderen Hand pressen *(an)*.
Behandlungsdauer	Bis es zieht, spannt und schmerzt oder eine Minute.

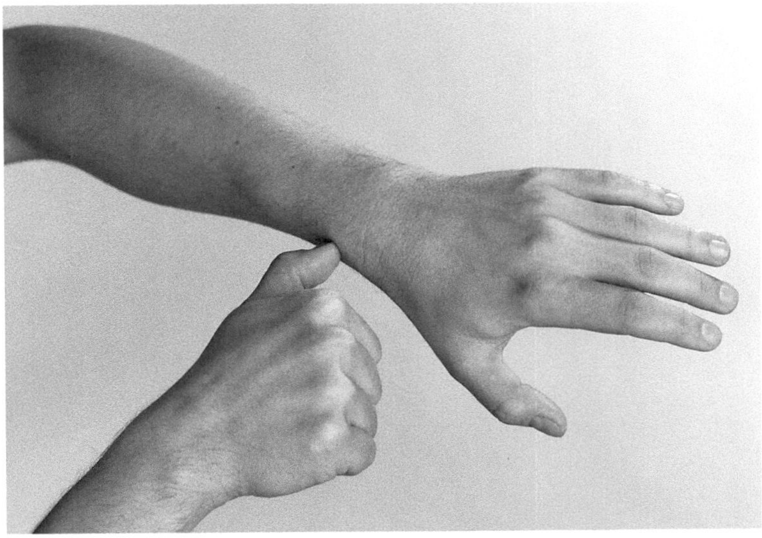

Abb. 6.2.14 Lu 7/P 7 mit dem Fingernagel pressen

Wirkungen:
- Löst den Fk Lunge (o. pulmonalis, *fei*)
- Zerstreut Wind (ventus, *feng*)
- Senkt das Qi des Fk Lunge (qi pulmonale, *feiqi*) ab
- Öffnet die Oberfläche (extima, *biao*)
- Wandelt Schleim (pituita, *tan*) um

Indikationen:
- Chronische Rhinitis
- Asthma
- Atembeschwerden
- Seitlicher Kopfschmerz

6.2.15 Lu 9/P 9 mit dem Fingernagel pressen
(qia taiyuan)

Ausgangsstellung	Der Patient sitzt.
Ausführung	Mit dem Daumennagel der einen Hand Lu 9/P 9 („Großer Wasserschlund", *taiyuan*) der anderen Hand pressen *(qia)*.
Behandlungsdauer	Bis es zieht, spannt und schmerzt oder eine Minute.

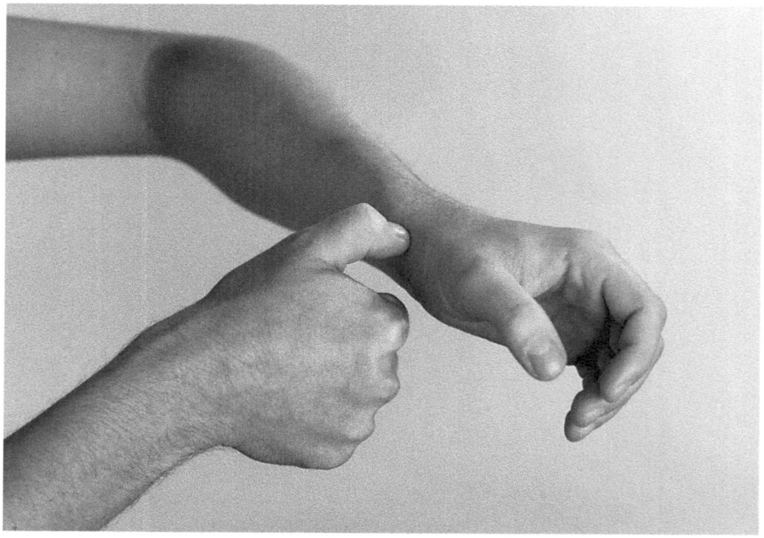

Abb. 6.2.15 Lu 9/P 9 mit dem Fingernagel pressen

Wirkungen:
- Stützt das Qi der Fk Lunge und Milz (qi pulmonale et lienale, *fei pi qi*)
- Reguliert den Flüssigkeitshaushalt
- Befeuchtet Trockenheit (ariditas, *zao*)
- Wandelt Schleim (pituita, *tan*) um und leitet ihn aus
- Stützt das Yin des Fk Lunge (yin pulmonale, *feiyin*)
- Stillt Husten
- Kühlt Hitze (calor, *re*)

Indikationen:
- Periarthritis humeroscapularis
- Schmerzen im Lumbalbereich
- Chronische Rhinitis
- Husten
- Atembeschwerden
- Allergische Konjunktivitis
- Allergische Rhinitis
- Allergisches Asthma
- Aufstoßen
- Nervosität
- Unruhe
- Miktionsstörungen
- Harninkontinenz

6.2.16 Di 3/IC 3 mit dem Fingernagel pressen
(qia sanjian)

Ausgangsstellung	Der Patient sitzt.
Ausführung	Mit dem Daumennagel der rechten Hand Di 3/IC 3 („Drittes Interstitium“, *sanjian*) der linken Hand pressen *(qia)* und umgekehrt.
Behandlungsdauer	Etwa eine Minute lang mit dem Fingernagel pressen *(qia)*, bis es zieht und spannt.

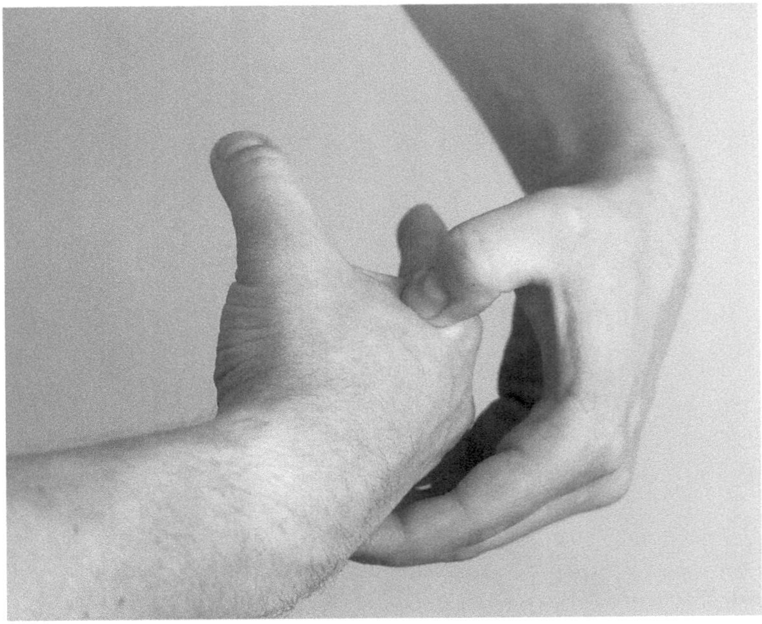

Abb. 6.2.16 Di 3/IC 3 mit dem Fingernagel pressen

Wirkung:
- Wandelt Feuchtigkeit (humor, *shi*) um

Indikationen:
- Periarthritis humeroscapularis
- Fazialisparese
- Globusgefühl
- Beklemmungsgefühl

6.2.17 Di 4/IC 4 greifen und kneifen *(na nie hegu)*

Ausgangsstellung	Der Patient sitzt.
Ausführung	Mit dem Daumen und dem Zeigefinger Di 4/IC 4 („Vereinte Täler", *hegu*) von beiden Seiten kräftig greifen *(na)* und kneifen *(nie)*. Mit der rechten Hand an der linken Hand arbeiten und umgekehrt.
Behandlungsdauer	Bis es lokal zieht und spannt, etwa 20- bis 30-mal greifen *(na)* und kneifen *(nie)*.

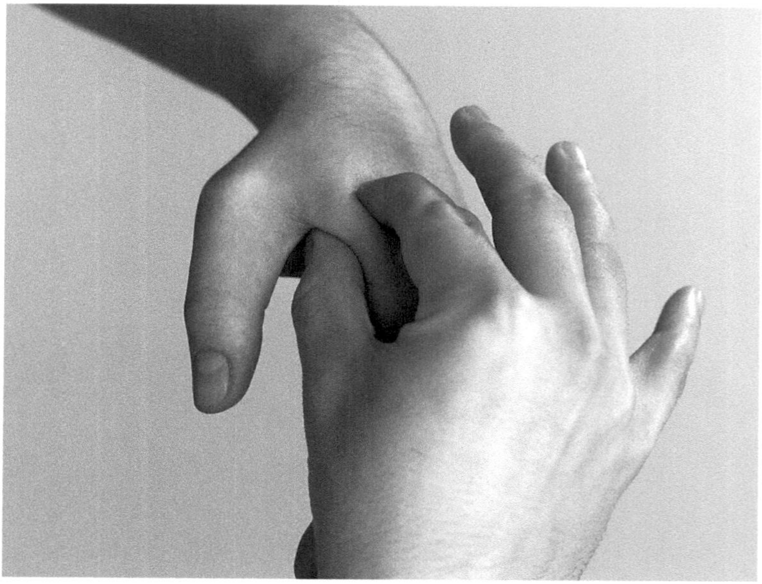

Abb. 6.2.17 Di 4/IC 4 greifen und kneifen

Wirkungen:
- Zerstreut Wind (ventus, *feng*)
- Kühlt Hitze (calor, *re*)
- Öffnet die Oberfläche (extima, *biao*)
- Macht die Netzleitbahnen (reticulares, *luomai*) durchgängig
- Stillt Schmerzen
- Stabilisiert die Wehrenergie (qi defensivum, *weiqi*)
- Kräftigt das Qi des Fk Lunge (qi pulmonale, *feiqi*)

Indikationen:
- Nackensteifigkeit
- Obstipation
- Dysmenorrhö
- Amenorrhö
- Fazialisparese
- Trigeminusneuralgie
- Lähmungen
- Tinnitus
- Akute Rhinitis
- Erkältungskrankheiten mit Fieber und Schüttelfrost
- Husten
- Allergische Konjunktivitis
- Kopfschmerzen
- Zahnschmerzen

6.2.18 Di 10/IC 10 mit dem Daumennagel pressen *(qia shousanli)*

Ausgangsstellung	Der Patient sitzt. Der zu behandelnde Arm ist um 90° gebeugt und liegt der vorderen Bauchwand an. Mit der anderen Hand umgreift der Patient von vorne das Ellenbogengelenk, so dass der arbeitende Daumen auf Di 10/IC 10 („Dritter Weiler der Hand", *shousanli*) zum Liegen kommt.
Ausführung	Mit dem Daumennagel Di 10/IC 10 („Dritter Weiler der Hand", *shousanli*) pressen *(qia)*.
Behandlungsdauer	Etwa eine Minute mit dem Daumennagel pressen *(qia)*.

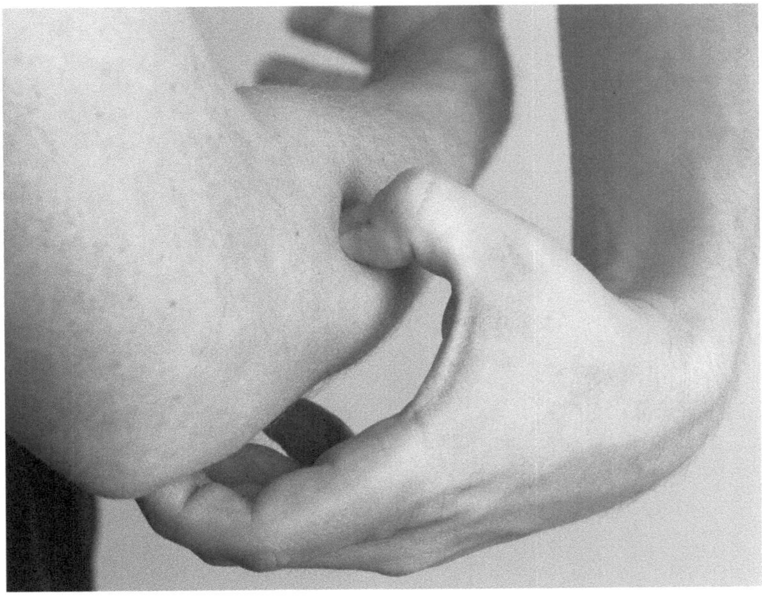

Abb. 6.2.18 Di 10/IC 10 mit dem Daumennagel pressen

Wirkungen:
- Leitet Wind (ventus, *feng*) aus
- Wandelt Feuchtigkeit (humor, *shi*) um

Indikationen:
- Schulter-Arm-Schmerzen
- Epikondylitis
- Zervikalspondylose
- Diarrhö
- Hypertonus
- Fazialisparese
- Halbseitenlähmeng
- Zahnschmerzen

6.2.19 Di 11/IC 11 pressen und kneten *(anrou quchi)* oder nur pressen *(an quchi)*

Ausgangsstellung	Der Patient sitzt. Der zu behandelnde Arm ist um 90° gebeugt und liegt der vorderen Bauchwand an. Mit der anderen Hand umgreift der Patient von vorne das Ellenbogengelenk, so dass der arbeitende Daumen auf Di 11/IC 11 („Gekrümmter Teich“, *quchi*) zum Liegen kommt.
Ausführung	Mit der Spitze des Daumens den Punkt Di 11/IC 11 („Gekrümmter Teich“, *quchi*) pressen *(an)* und kneten *(rou)*.
Behandlungsprinzip	Ausleiten von Qi (dispulsio, *xie*) → gegen den Uhrzeigersinn kneten *(rou)*
Behandlungsdauer	Bis es lokal zieht und schmerzt oder eine Minute.

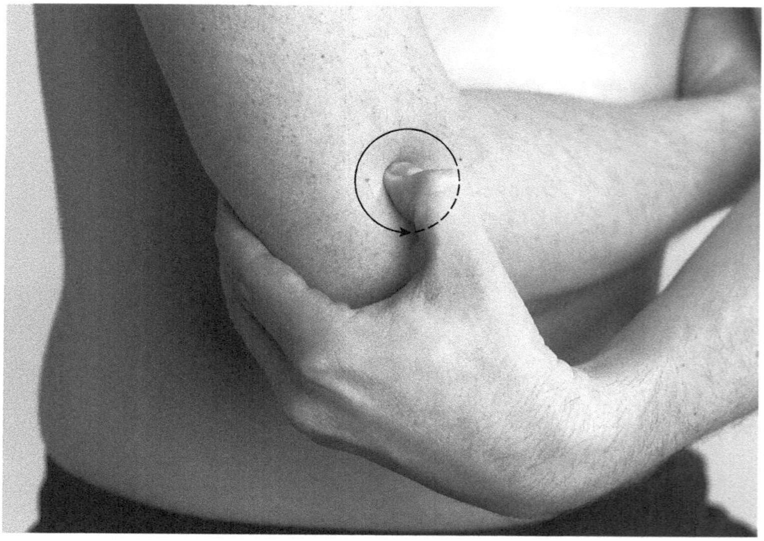

Abb. 6.2.19 Di 11/IC 11 pressen und kneten oder nur pressen

Wirkungen:
- Kühlt Hitze (calor, *re*)
- Harmonisiert die Bauenergie (qi constructivum, *yingqi*)
- Stillt Schmerzen

Indikationen:
- Epikondylitis
- Ziehen, Schmerzen und Bewegungseinschränkungen von Ellenbogen- und Schultergelenk
- Chronische Polyarthritis
- Hypertonie
- Menstruationsstörungen

- Prämenstruelles Syndrom
- Trigeminusneuralgie
- Multiple Sklerose
- Fieberhafte Erkrankungen
- Juckreiz
- Engegefühl im Hals
- Zahnschmerzen

6.2.20 He 3/C 3 mit dem Daumennagel pressen
(qia shaohai)

Ausgangsstellung	Der Patient sitzt.
Ausführung	Mit dem Daumennagel der rechten Hand He 3/C 3 („Das kleine Meer", *shaohai*) der linken Hand pressen *(qia)* und umgekehrt.
Behandlungsdauer	Etwa eine Minute lang mit dem Fingernagel pressen *(qia)*, bis es zieht und spannt.

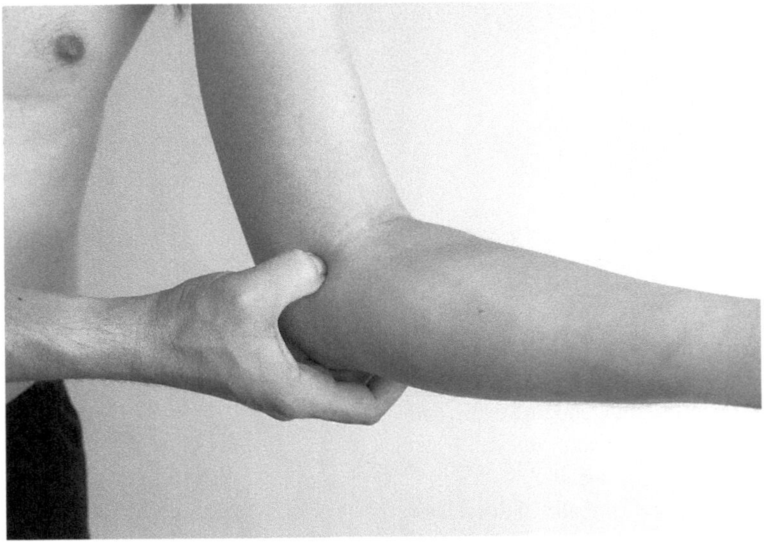

Abb. 6.2.20 He 3/C 3 mit dem Daumennagel pressen

Wirkungen:
- Zerstreut Wind (ventus, *feng*)
- Zerstreut Wind-Feuchtigkeit (humor venti, *fengshi*)
- Macht die Netzleitbahnen (reticulares, *luomai*) durchgängig

Indikationen:
- Periarthritis humeroscapularis
- Epikondylitis

6.2.21 He 7/C 7 mit dem Daumennagel pressen *(qia shenmen)*

Ausgangsstellung	Der Patient sitzt.
Ausführung	Mit dem Daumennagel der einen Hand He 7/C 7 („Die Straße zur Heiterkeit", *shenmen*) der anderen Hand pressen *(qia)* und umgekehrt.
Behandlungsdauer	Etwa eine Minute lang mit dem Fingernagel pressen *(qia)*, bis es zieht und spannt.

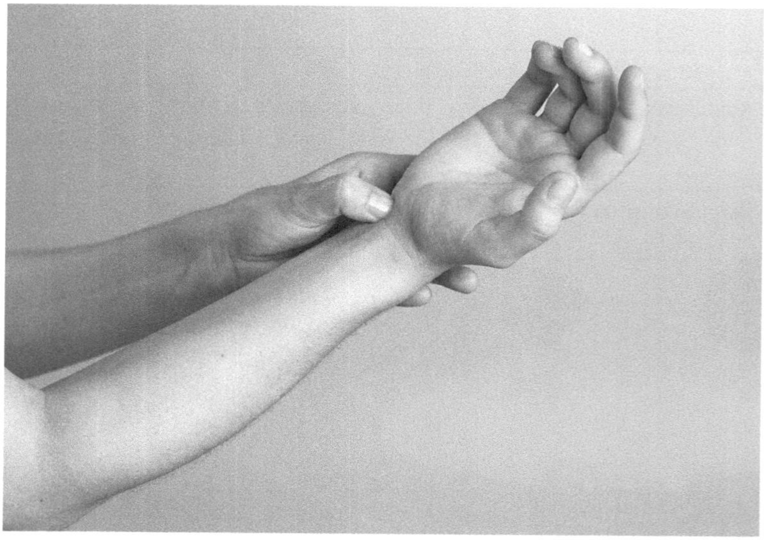

Abb. 6.2.21 He 7/C 7 mit dem Daumennagel pressen

Wirkungen:
- Stützt das Qi des Fk Herz (qi cardiale, *xinqi*)
- Wirkt beruhigend und sedierend
- Kühlt Hitze (calor, *re*)
- Senkt das Yang ab
- Macht die Leitbahnen durchlässig

Indikationen:
- Prämenstruelles Syndrom
- Schlafstörungen
- Unruhe
- Reizbarkeit
- Palpitationen
- Ängstlichkeit
- Schreckhaftigkeit
- Kurzatmigkeit
- Stimmungsschwankungen
- Gedächtnisschwäche

6

6.2.22 Dü 3/IT 3 mit dem Daumennagel pressen
(qia houxi)

Ausgangsstellung	Der Patient sitzt.
Ausführung	Mit dem Daumennagel der einen Hand Dü 3/IT 3 („Der hintere Wasserlauf", *houxi*) der anderen Hand pressen. Dabei soll es ziehen, spannen und schmerzen. Um den Punkt leichter aufzufinden, kann man die Hand zu einer lockeren Faust ballen.
Behandlungsdauer	Etwa eine Minute mit dem Daumennagel pressen *(qia)*.

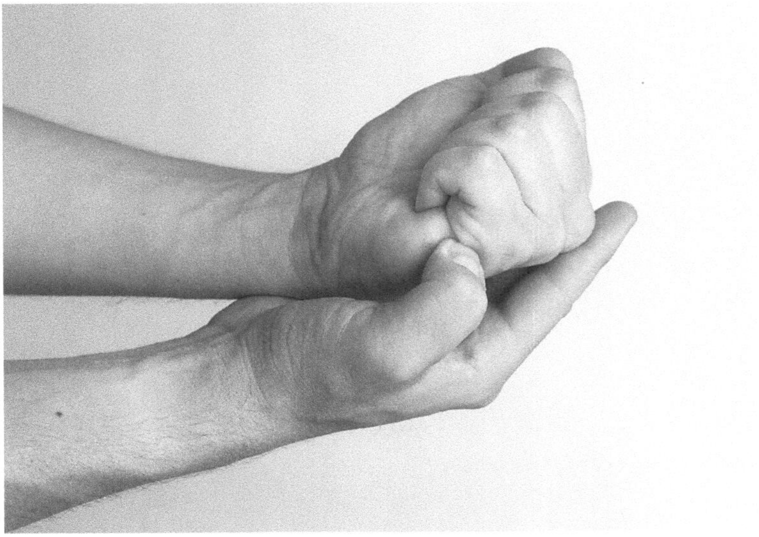

Abb. 6.2.22 Dü 3/IT 3 mit dem Daumennagel pressen

Wirkungen:
- Zestreut Wind-Hitze (calor venti, *fengre*)
- Wirkt auf den Bewegungsapparat entkrampfend
- Macht die Leitbahnen frei
- Macht die Leitbahn der Steuerung (s. regens, *dumai*) durchgängig
- Klärt das Bewusstsein

Indikationen:
- Nackenschmerzen
- Schulterschmerzen
- Rückenschmerzen
- Schmerzen im Handgelenk
- Zucken der Fingermuskulatur
- Spannungsgefühle und Schmerzen in der Brust
- Epileptische Anfälle
- Gerötete Augen
- Schleier vor den Augen
- Tinnitus
- Kopfschmerzen
- Schweiße im Schlaf
- Übelkeit
- Brechreiz

6.2.23 Dü 6/IT 6 pressen *(an yanglao)*

Ausgangsstellung	Der Patient sitzt.
Ausführung	Mit dem Daumen der rechten Hand Dü 6/IT 6 („Glückliches Alter", *yanglao*) der linken Hand pressen *(an)*. Dabei soll es ziehen, spannen und schmerzen. Mit der anderen Seite genauso verfahren.
Behandlungsdauer	Etwa eine Minute pressen *(an)*.

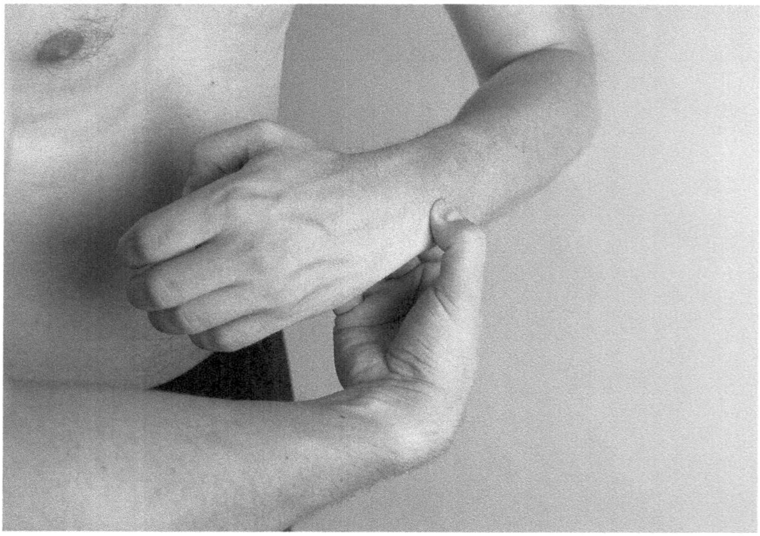

Abb. 6.2.23 Dü 6/IT 6 pressen

Wirkungen:
- Harmonisiert den Fk Leber (o. hepaticus, *gan*)
- Zerstreut Wind (ventus, *feng*)
- Entkrampft den Bewegungsapparat
- Macht die Netzleitbahnen (reticulares, *luomai*) durchgängig
- Klärt die Sicht

Indikationen:
- Schmerzen in Arm, Schulter und Ellenbogen
- Interkostalneuralgie
- Schmerzen der unteren Extremität
- Schmerzen in der Lendengegend
- Erkrankungen der Augen

6.2.24 Pe 6/Pc 6 pressen und kneten *(an rou neiguan)*

Ausgangsstellung	Der Patient sitzt.
Ausführung	Mit der Spitze des Daumens der einen Hand Pe 6/Pc 6 („Inneres Passtor“, *neiguan*) der anderen Hand pressen *(an)* und kneten *(rou)*. Erst auf der einen, dann auf der anderen Seite.
Behandlungsprinzip	Zuführen von Qi (suppletio, *bu*) → im Uhrzeigersinn kneten *(rou)* oder: Ausleiten von Qi (dispulsio, *xie*) → gegen den Uhrzeigersinn kneten (rou)
Behandlungsdauer	Jeweils eine Minute pressen *(an)* und kneten *(rou)*.

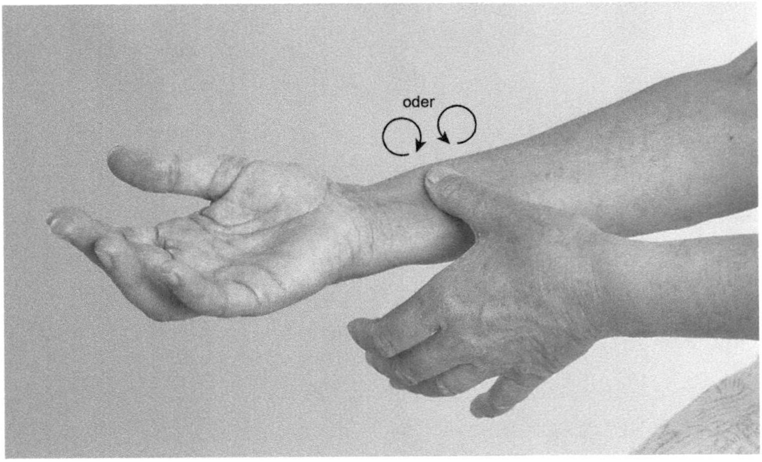

Abb. 6.2.24 Pe 6/Pc 6 pressen und kneten

Wirkungen:
- Stützt, harmonisiert und sediert die Fk Herz und Milz (oo. cardialis et lienalis, *xin pi*)
- Reguliert und dynamisiert das Qi
- Dynamisiert das Xue
- Stillt Schmerzen
- Zerstreut Wind (ventus, *feng*)
- Kühlt Hitze (calor, *re*)
- Leitet Feuchtigkeit (humor, *shi*) aus

Indikationen:
- Zervikalspondylose
- Hypertonie
- Schmerzhafte Menstruation
- Epilepsie
- Kurzsichtigkeit
- Gerötete Augen
- Tinnitus
- Drehschwindel
- Schlaflosigkeit
- Demenz
- Schmerzen in Brustbereich und Leibesmitte
- Ängstlichkeit
- Übelkeit
- Brechreiz
- Benommenheit
- Palpitationen

6

6.2.25 Pe 7/Pc 7 pressen und kneten *(an rou daling)*

Ausgangsstellung	Der Patient sitzt.
Ausführung	Mit dem Daumennagel der einen Hand Pe 7/Pc 7 („Großer Grabhügel“, *daling*) der anderen Hand pressen *(an)* und kneten *(rou)* und umgekehrt.
Behandlungsprinzip	Ausleiten von Qi (dispulsio, *xie*) → gegen den Uhrzeigersinn kneten *(rou)*
Behandlungsdauer	Jeweils eine Minute pressen *(an)* und kneten *(rou)*.

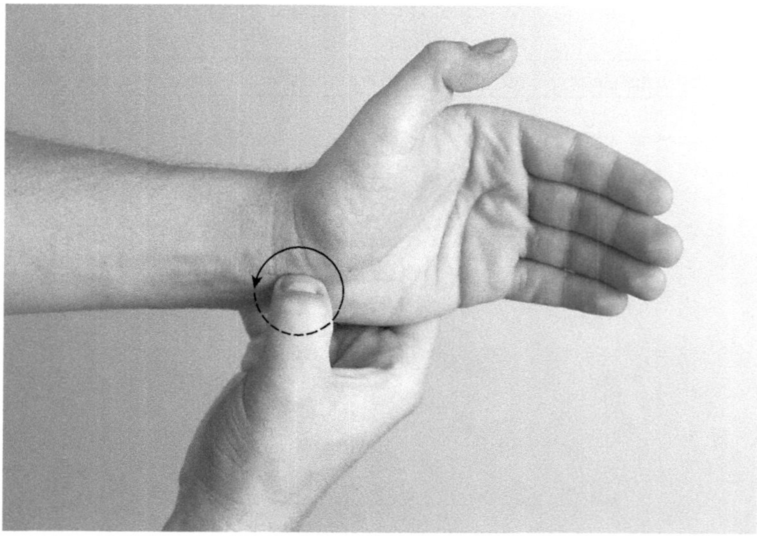

Abb. 6.2.25 Pe 7/Pc 7 pressen und kneten

Wirkungen:
- Kühlt und sediert den Fk Herz (o. cardialis, *xin*)
- Harmonisiert den Fk Magen (o. stomachi, *wei*)
- Öffnet die Oberfläche (extima, *biao*)
- Leitet Hitze (calor, *re*) aus
- Zerstreut Wind (ventus, *feng*)
- Nimmt Druck von der Brust

Indikationen:
- Bewegungseinschränkungen im Schulter- und Ellenbogengelenk
- Tinnitus
- Schlafstörungen
- Beklemmungsgefühle
- Brustschmerzen
- Palpitationen
- Kurzatmigkeit
- Atemnot

6.2.26 Pe 8/Pc 8 pressen und kneten *(an rou laogong)*

Ausgangsstellung	Der Patient sitzt.
Ausführung	Mit dem Daumen der rechten Hand Pe 8/Pc 8 („Mitte des Handtellers“, *laogong*) der linken Hand pressen *(an)* und kneten *(rou)* und umgekehrt.
Behandlungsprinzip	Ausleiten von Qi (dispulsio, *xie*) → gegen den Uhrzeigersinn kneten *(rou)*
Behandlungsdauer	Etwa eine Minute lang pressen *(an)* und kneten *(rou)*, bis es zieht und spannt.

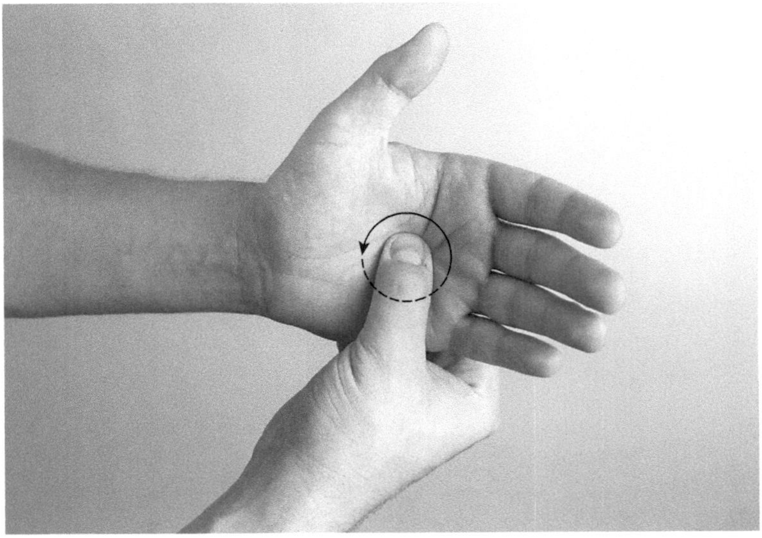

Abb. 6.2.26 Pe 8/Pc 8 pressen und kneten

Wirkungen:
- Kühlt den Fk Herz (o. cardialis, *xin*)
- Zerstreut Hitze (calor, *re*)
- Leitet Wind (ventus, *feng*) und Feuchtigkeit (humor, *shi*) aus

Indikationen:
- Apoplexie
- Schlafstörungen
- Schmerzen in der Brust
- Beklemmungsgefühl
- Jähzorn
- Ängstlichkeit
- Appetitlosigkeit
- Übelkeit
- Brechreiz

6.2.27 3E 1/T 1 mit dem Fingernagel pressen
(qia guanchong)

Ausgangsstellung	Der Patient sitzt.
Ausführung	Mit dem Daumennagel der rechten Hand 3E 1/T 1 („Die große Straße am Passtor", *guanchong*) an der linken Hand pressen *(qia)* und umgekehrt.
Behandlungsdauer	Etwa eine Minute lang mit dem Fingernagel pressen *(qia)*, bis es zieht und spannt.

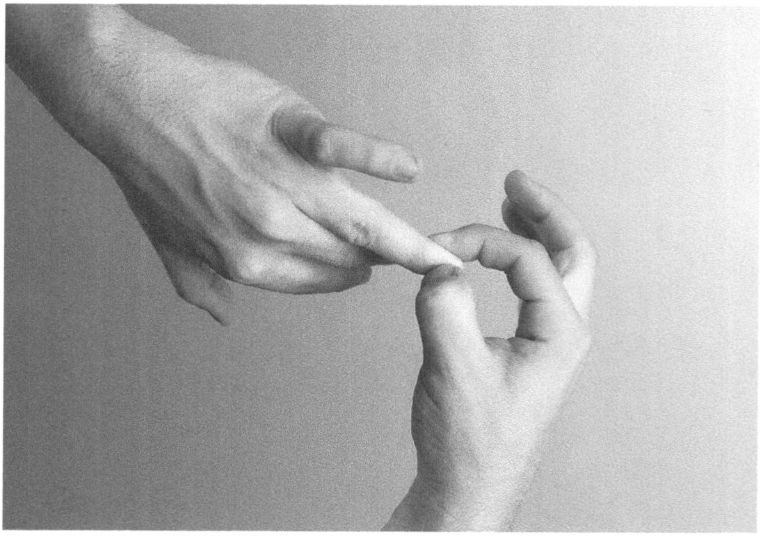

Abb. 6.2.27 3E 1/T 1 mit dem Fingernagel pressen

Wirkungen:
- Kühlt die Säfte *(jinye)*
- Leitet Feuchtigkeit (humor, *shi*) aus
- Leitet Wind (ventus, *feng*) aus
- Macht die Sinnesorgane frei
- Öffnet die Kehle

Indikationen:
- Zungenparese
- Erkrankungen der Augen
- Taubheit
- Trockener Rachen

6.2.28 3E 3/T 3 mit dem Fingernagel pressen
(qia zhongzhu)

Ausgangsstellung	Der Patient sitzt.
Ausführung	Mit dem Fingernagel des Zeigefingers der rechten Hand 3E 3/T 3 („Mittlere Insel", *zhongzhu*) an der linken Hand pressen *(qia)* und umgekehrt.
Behandlungsdauer	Etwa eine Minute mit dem Fingernagel pressen *(qia)*.

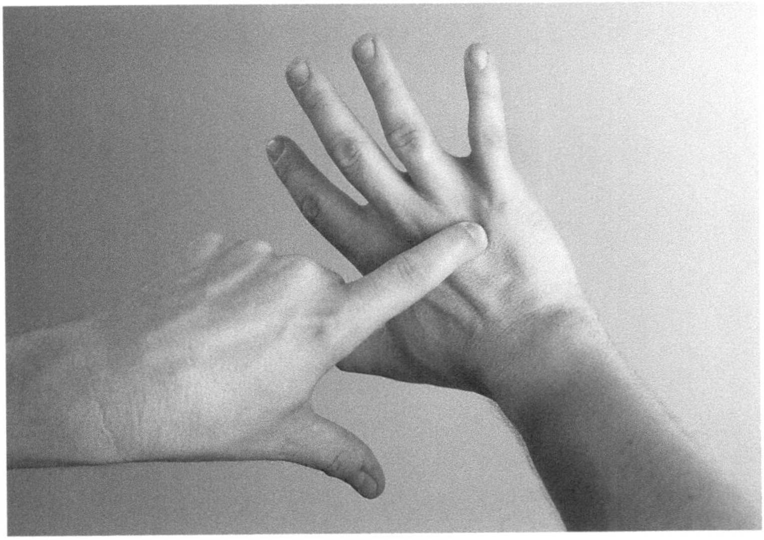

Abb. 6.2.28 3E 3/T 3 mit dem Fingernagel pressen

Wirkungen:
- Lockert den Qi-Mechanismus
- Macht die Sinnesöffnungen frei

Indikationen:
- Schleier vor den Augen
- Tinnitus
- Taubheit

6.2.29 3E 5/T 5 pressen *(an waiguan)*

Ausgangsstellung	Der Patient sitzt.
Ausführung	Mit dem Daumen der einen Hand 3E 5/T 5 („Äußeres Passtor", *waiguan*) der anderen Hand pressen *(an)* und umgekehrt.
Behandlungsdauer	Bis es zieht und spannt oder eine Minute.

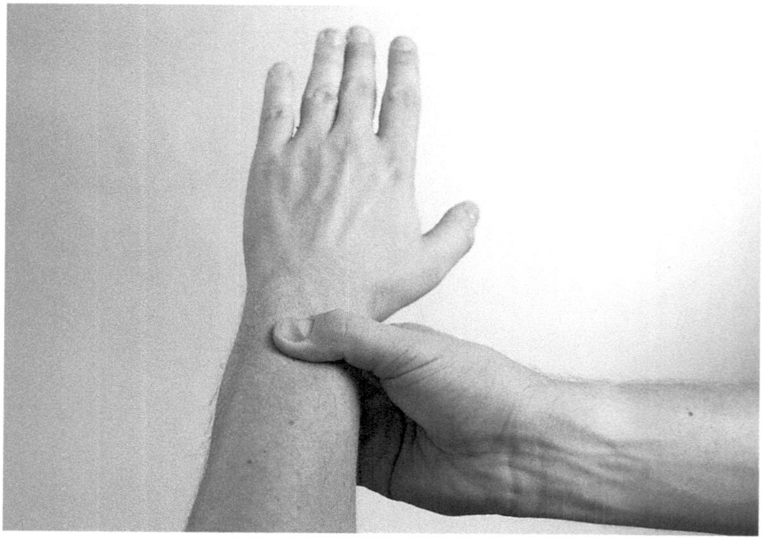

Abb. 6.2.29 3E 5/T 5 pressen

Wirkungen:
- Öffnet die Oberfläche (extima, *biao*)
- Zerstreut Hitze (calor, *re*)
- Leitet Kälte (algor, *han*) aus
- Macht die Haupt- und Netzleitbahnen (cardinales und reticulares, *jingmai luomai*) durchgängig
- Beseitigt Qi-Blockaden

Indikationen:
- Akuter Schiefhals
- Nackenschmerzen
- Schmerzen im Ellenbogengelenk
- Schmerzen in den Fingergelenken
- Chronische Polyarthritis
- Fazialisparese
- Trigeminusneuralgie
- Hemiplegie
- Tinnitus
- Kopfschmerzen
- Bauchschmerzen

6.2.30 3E 6/T 6 pressen *(an feihu)*

Ausgangsstellung	Der Patient sitzt.
Ausführung	Mit der Spitze des Daumens der rechten Hand 3E 6/T 6 („Der fliegende Tiger“, *feihu*) der linken Hand pressen *(an)* und umgekehrt.
Behandlungsdauer	Etwa eine Minute lang pressen *(an)*, bis es zieht und spannt.

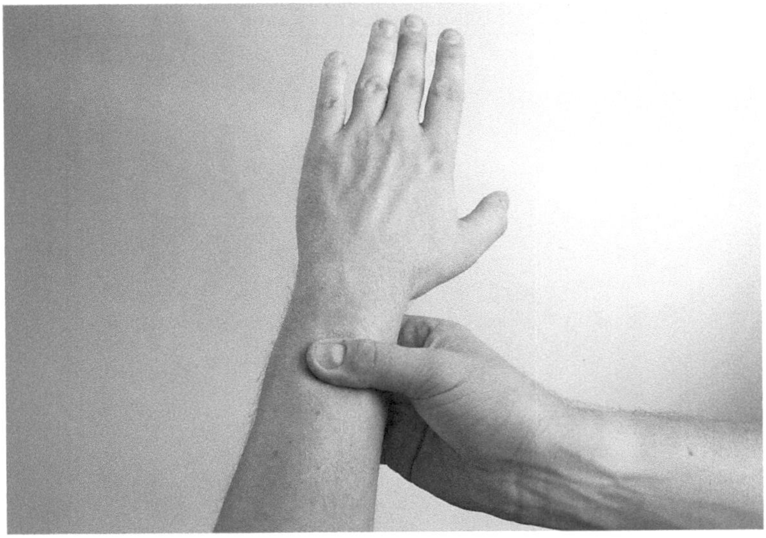

Abb. 6.2.30 3E 6/T 6 pressen

Wirkungen:
- Lockert den Qi-Mechanismus
- Öffnet die Oberfläche (extima, *biao*)
- Löst Stasen und Verknotungen
- Bewegt das Xue
- Entfaltet das Qi des Fk Leber (qi hepatici, *ganqi*)

Indikationen:
- Sensibilitätsstörungen und Schmerzen im Arm
- Lumbago, Lumbalgien, Ischialgien
- Schmerzen im Lumbalbereich
- Obstipation
- Paresen
- Tinnitus
- Schluckauf
- Beklemmung in Leibesmitte und Brust
- Übelkeit
- Brechreiz
- Depression

6.2.31 Ex-UE *(jianqian/jianneiling)*/Ex 16 pressen und kneten *(an rou jianneiling)*

Ausgangsstellung	Der Patient sitzt oder liegt auf dem Rücken.
Ausführung	Mit der Linienseite des Zeigefingers Ex-UE *(jianqian/jianneiling)*/Ex 16 („Schulterpunkt", *jianneiling*) pressen *(an)* und kneten *(rou)*.
Behandlungsrichtung:	Ausleiten von Qi (dispulsio, *xie*) → gegen den Uhrzeigersinn kneten *(rou)*
Behandlungsdauer	100-mal pressen *(an)* und kneten *(rou)*.

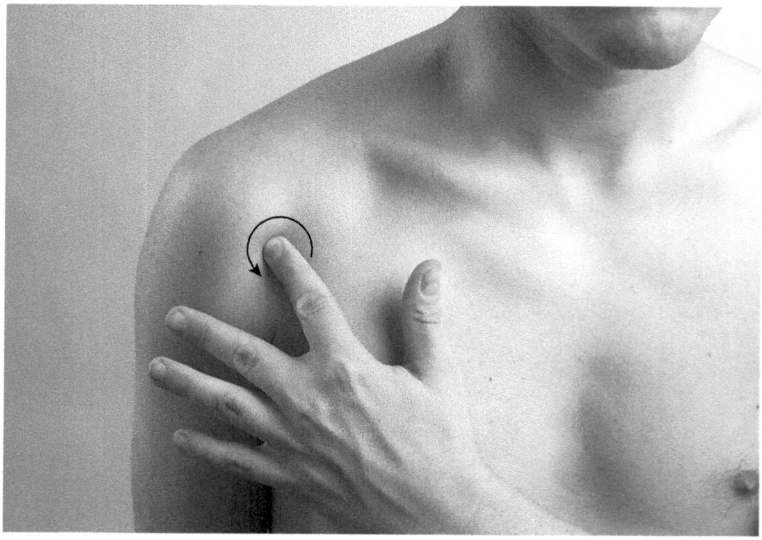

Abb. 6.2.31 Ex-UE/ Ex 16 *(jianqian/jianneiling)* pressen und kneten

Wirkungen:
- Leitet Wind (ventus, *feng*) aus
- Eliminiert Kälte (algor, *han*) und Feuchtigkeit (humor, *shi*)
- Beendet Schulterschmerzen
- Löst die Muskeln und Sehnen

Indikationen:
- Periarthritis humeroscapularis
- Frozen shoulder
- Entzündungen im Schultergelenk
- Bewegungseinschränkung im Schultergelenk
- Schmerzen im Schultergelenk

6.3 Untere Extremität

6.3.1 Die Wadenmuskulatur dehnen

Ausgangsstellung	Der Patient sitzt auf dem Boden, das zu behandelnde Bein ist angestellt.
Ausführung	Den Fuß nach oben ziehen und gleichzeitig mit beiden Händen kräftig festhalten. Das betroffene Bein soweit wie möglich durchstrecken und halten. Auf diese Weise können Krämpfe und Schmerzen reduziert werden.
Behandlungsdauer	Das Bein ca. 30 Sekunden gestreckt halten. Mindestens fünfmal wiederholen.

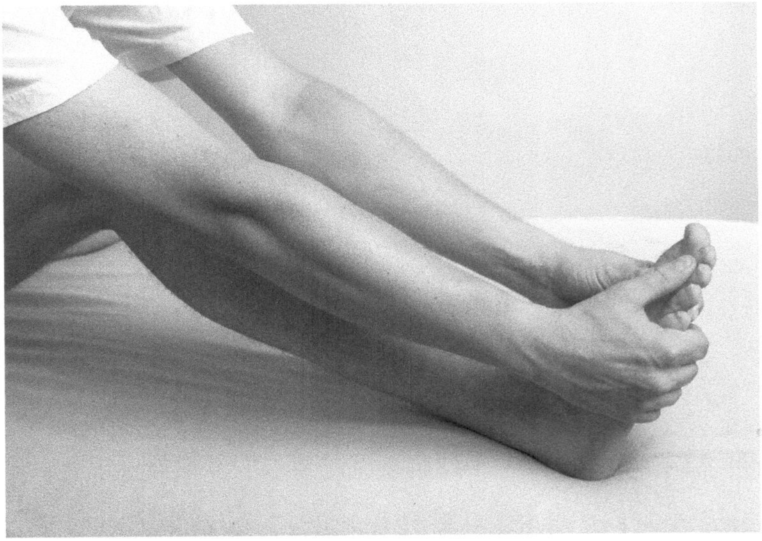

Abb. 6.3.1 Die Wadenmuskulatur dehnen

Wirkungen:
- Bewegt das Qi
- Dynamisiert das Xue
- Löst Muskeln und Sehnen

Indikation:
- Wadenkrämpfe

6.3.2 Die Beine klatschen und schlagen *(pai da xiazhi)*

Ausgangsstellung	Der Patient steht und stellt den Fuß des zu behandelnden Beins auf einen Stuhl auf.
Ausführung	Mit einer oder beiden Handflächen bzw. der Faust das Bein von unten nach oben klatschen *(pai)* und schlagen *(da)* oder klopfen *(kou)* und schlagen *(da)*, sowohl die Vorder- und Rückseite als auch die linke und rechte Seite des Beines.
Behandlungsdauer	Etwa 20-mal klatschen *(pai)* und schlagen *(da)* oder klopfen *(kou)* und schlagen *(da)*.

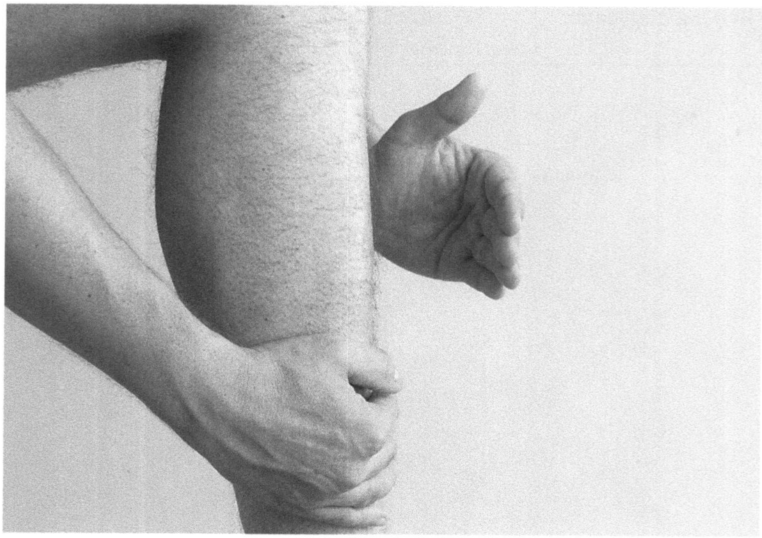

Abb. 6.3.2 Die Beine klatschen und schlagen

Wirkungen:
- Fördert die Blutzirkulation im Bein
- Lockert die Muskeln
- Lässt Müdigkeit weichen
- Dynamisiert das Xue
- Macht die Haupt- und Netzleitbahnen (cardinales und reticulares, *jingmai luomai*) durchlässig

Indikationen:
- Muskelatrophie und Schwächegefühl in den Beinen
- Halbseitenlähmung
- Multiple Sklerose
- Wadenkrämpfe

6.3.3 Den Unterschenkel greifen *(na xiaotui)*

Ausgangsstellung	Der Patient steht und stellt den Fuß des zu behandelnden Beins auf einen Stuhl auf.
Ausführung	Mit dem Daumen und den Spitzen des Zeige- und Mittelfingers den Musculus gastrocnemius greifen *(na)* und kneifen *(nie)*. Dann von oben nach unten bis zur Achillessehne kraftvoll und sanft in der Mitte der Wadenmuskulatur mit der Linienseite des Daumens schieben *(tui)*. Dabei soll es ziehen und spannen.
Behandlungsdauer	Etwa zehnmal greifen *(na)* und kneifen *(nie)*, dann zehnmal mit der Linienseite des Daumens schieben *(tui)*.

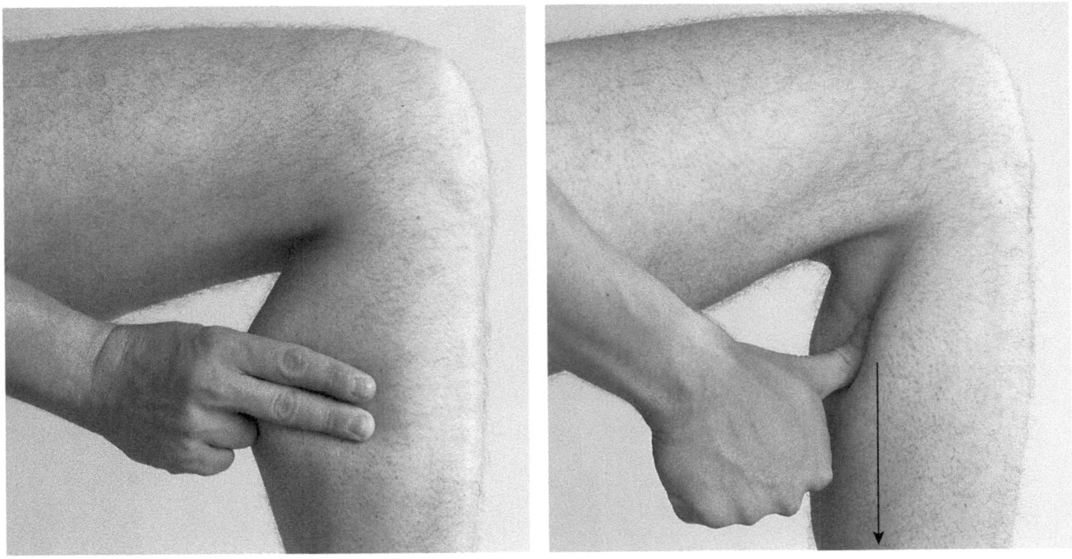

Abb. 6.3.3 Den Unterschenkel greifen

Wirkungen:
- Löst die Sehnen und Muskeln
- Macht die Netzleitbahnen (reticulares, *luomai*) durchgängig

Indikationen:
- Wadenkrämpfe
- Sensibilitätsstörungen der Beine
- Muskuläre Verspannungen der Beinmuskulatur

6.3.4 Den Wadenmuskel zwirbeln *(cuo)*

Ausgangsstellung	Der Patient steht und stellt den Fuß des zu behandelnden Beins auf einen Stuhl auf.
Ausführung	Der Patient legt beide Handflächen auf den Wadenmuskel (Musculus gastrocnemius) auf und zwirbelt *(cuo)* ihn dann leicht und sanft. Dabei arbeiten beide Hände in entgegengesetzte Richtungen.
Behandlungsdauer	Ca. 20-mal den Musculus gastrocnemius zwirbeln *(cuo)*.

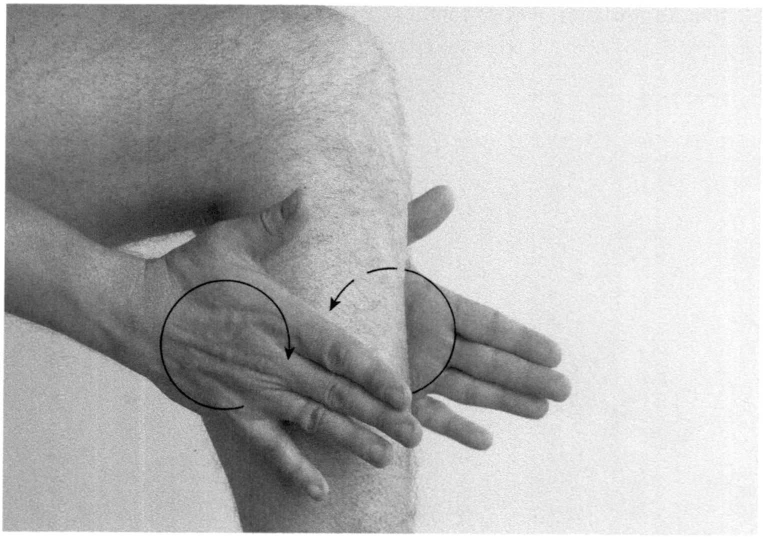

Abb. 6.3.4 Den Wadenmuskel zwirbeln

Wirkungen:
- Löst die Muskeln
- Lindert Schmerzen
- Fördert die Blutzirkulation

Indikationen:
- Wadenkrämpfe
- Schwächegefühl in den Beinen

6.3.5 Die Kniescheibe pressen und kneten

(an rou bingu)

Ausgangsstellung	Der Patient sitzt. Beide Beine sind ausgestreckt.
Ausführung	Der Patient greift *(na)* und kneift *(nie)* und presst *(an)* und knetet *(rou)* mit der Fingerbeere des Daumens und der radialen Seite des gebeugten Zeigefingers den Bereich der Kniescheibe.
Behandlungsdauer	Etwa 20-mal den Bereich der Kniescheibe greifen *(na)* und kneifen *(nie)* sowie pressen *(an)* und kneten *(rou)*.

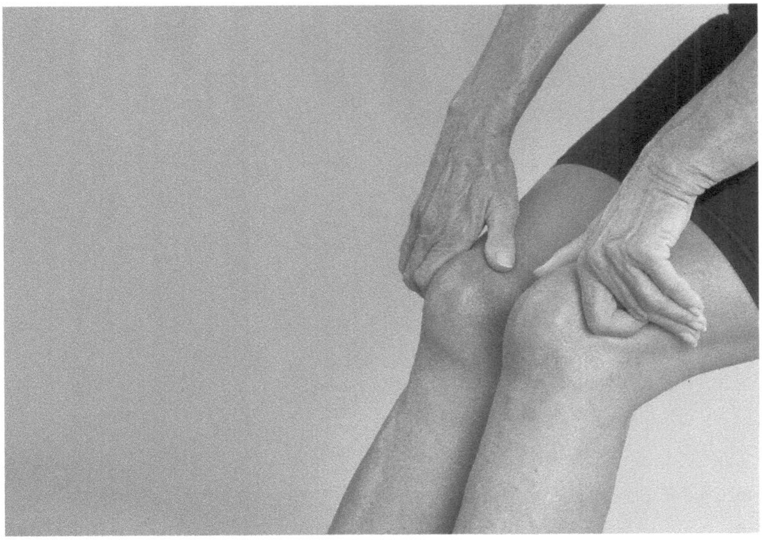

Abb. 6.3.5 Die Kniescheibe pressen und kneten

Wirkungen:

- Lockert die Muskeln und Sehnen
- Macht die Netzleitbahnen (reticulares, *luomai*) durchgängig
- Dynamisiert das Xue
- Wandelt Stasen um
- Beseitigt Wind (ventus, *feng*)
- Zerstreut Kälte (algor, *han*)
- Macht das Kniegelenk beweglicher

Indikationen:

- Erkrankungen des Kniegelenks
- Zur allgemeinen Gesunderhaltung

6.3.6 Das Knöchelgelenk rotieren *(yao huaiguanjie)*

Ausgangsstellung	Der Patient sitzt und legt das rechte Bein auf das linke.
Ausführung	Der Patient fixiert mit einer rechten Hand das rechte Sprunggelenk. Mit seiner linken Hand umgreift er die Zehen. Dann rotiert *(yao)* er mit der linken Hand den Fuß im und gegen den Uhrzeigersinn.
Behandlungsdauer	Etwa 20-mal den Fuß im und gegen den Uhrzeigersinn rotieren *(yao)*.

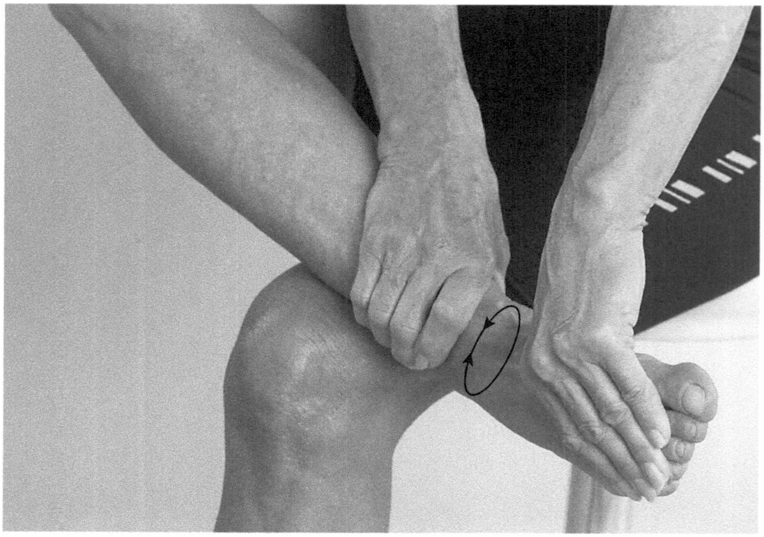

Abb. 6.3.6 Das Knöchelgelenk rotieren

Wirkungen:
- Lockert die Muskeln und Sehnen
- Macht die Netzleitbahnen (reticulares, *luomai*) durchgängig
- Dynamisiert das Xue
- Wandelt Stasen um
- Beseitigt Wind (ventus, *feng*)
- Zerstreut Kälte (algor, *han*)
- Macht das Sprunggelenk beweglicher

Indikationen:
- Erkrankungen des Sprunggelenks
- Zur allgemeinen Gesunderhaltung

6

6.3.7 Ma 36/S 36 pressen und kneten *(an rou zusanli)* oder mit dem Daumennagel pressen *(qia zusanli)*

Ausgangsstellung	Der Patient sitzt.
Ausführung	1. Die Linienseite des Daumen- oder Zeigefingerendglied fest auf Ma 36/S 36 („Dritter Weiler am Fuß", *zusanli*) drücken und kraftvoll pressen *(an)* und kneten *(rou)*. 2. Oder mit dem Daumennagel der rechten Hand Ma 36/S 36 („Dritter Weiler am Fuß", *zusanli*) am rechten Unterschenkel pressen *(qia)* und umgekehrt.
Behandlungsprinzip	Zuführen von Qi (suppletio, *bu*) → im Uhrzeigersinn kneten *(rou)*
Behandlungsdauer	Bis es zieht und spannt oder eine bis drei Minuten.

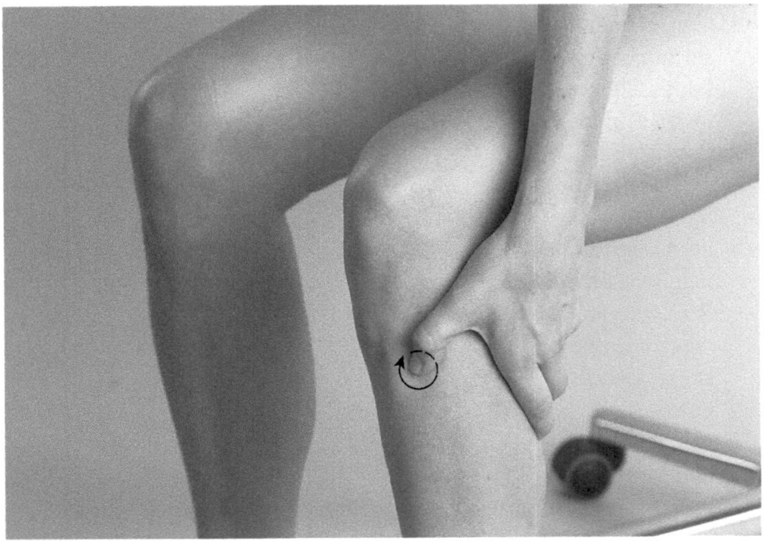

Abb. 6.3.7 Ma 36/S 36 pressen und kneten oder mit dem Daumennagel pressen

Wirkungen:
- Reguliert und harmonisiert Qi und Xue
- Stützt und reguliert die Fk Milz und Magen (oo. lienalis et stomachi, *pi wei*)
- Stützt die Hervorbringung des Xue

Indikationen:
- Periarthritis humeroscapularis
- Lumbago, Lumbalgien, Ischialgien
- Schmerzen im Lumbalbereich
- Hypertonie
- Obstipation
- Diarrhö
- Schmerzen im Abdomen und in der Magengegend
- Spannungsgefühle im Abdomen
- Chronische Polyarthritis
- Amenorrhö
- Dysmenorrhö
- Trigeminusneuralgie
- Multiple Sklerose
- Morbus Parkinson
- Sicca-Syndrom
- Erkrankungen der Augen
- Tinnitus
- Chronische Rhinitis
- Allergische Rhinitis
- Allergische Sinusitis
- Schlafstörungen
- Zahnschmerzen
- Demenz
- Harninkontinenz
- Müdigkeit/Mattigkeit
- Innere Läsionen aufgrund von „Erschöpfungssymptomatik" *(xulao)*
- Alle Symptome, die mit Feuchtigkeit (humor, *shi*) oder energetischer Schwäche (depletio, *xu*) einhergehen

6.3.8 Ma 40/S 40 pressen und kneten *(an rou fenglong)* oder nur pressen *(an fenglong)*

Ausgangsstellung	Der Patient sitzt.
Ausführung	Den rechten Unterschenkel auf den linken Oberschenkel legen und mit dem Mittelfinger am rechten Bein Ma 40/S 40 („Üppige Fülle", *fenglong*) pressen *(an)* und kneten *(rou)* oder nur pressen *(an)*.
Behandlungsprinzip	Ausleiten von Qi (dispulsio, *xie*) → gegen den Uhrzeigersinn kneten *(rou)*
Behandlungsdauer	Jeweils eine Minute lang pressen *(an)* und kneten *(rou)* oder etwa eine Minute pressen *(an)*.

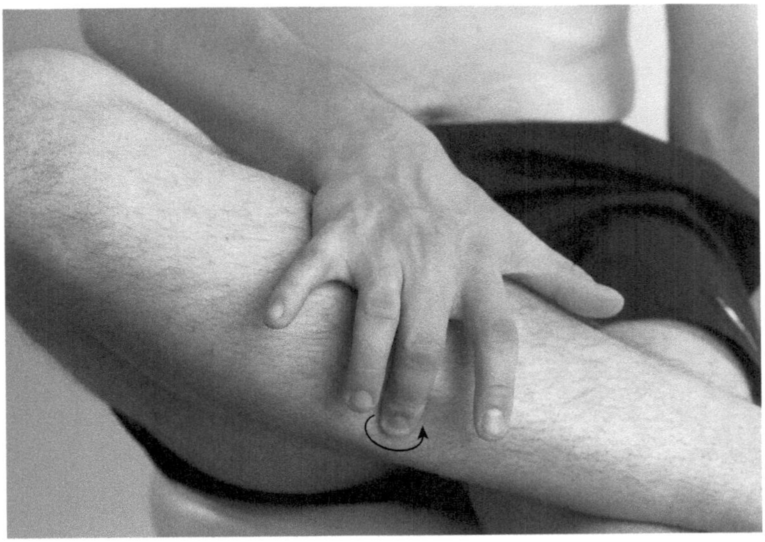

Abb. 6.3.8 Ma 40/S 40 pressen und kneten oder nur pressen

Wirkungen:
- Wandelt Feuchtigkeit (humor, *shi*) um
- Leitet Schleim (pituita, *tan*) aus
- Bewegt das Qi der Fk Milz und Magen (qi lienale et stomachi, *pi wei qi*)
- Wirkt sedierend
- Senkt das Yang ab

Indikationen:
- Schmerzen in den Hüft- und Kniegelenken
- Hypertonie
- Trigeminusneuralgie
- Multiple Sklerose
- Tinnitus
- Asthma
- Husten
- Allergisches Asthma bronchiale
- Kopfschmerzen
- Drehschwindel
- Benommenheit
- Kalte Hände und Füße
- Unruhe
- Bewegungsdrang

6.3.9 Ma 44/S 44 mit dem Daumennagel pressen
(qia neiting)

Ausgangsstellung	Der Patient sitzt.
Ausführung	Den rechten Unterschenkel auf den linken Oberschenkel legen und mit dem Daumennagel der rechten Hand Ma 44/S 44 („Innere Vorhalle", *neiting*) pressen *(qia)*.
Behandlungsdauer	Etwa eine bis drei Minuten, bis es zieht und spannt.

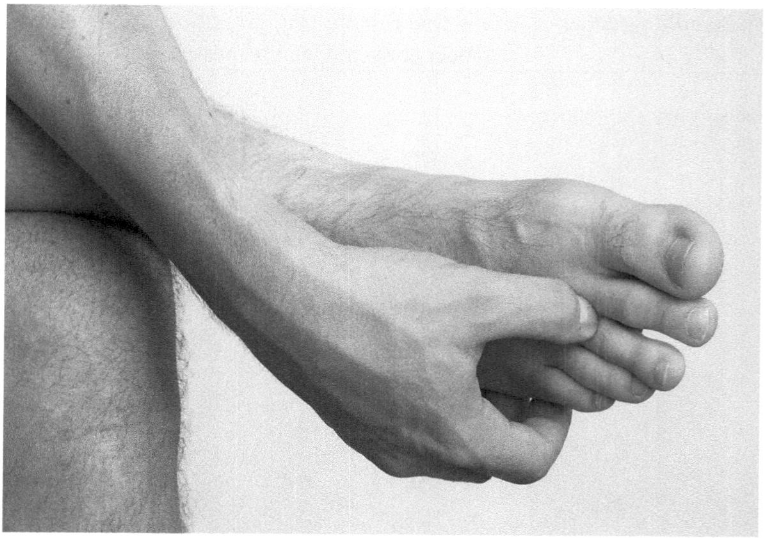

Abb. 6.3.9 Ma 44/S 44 mit dem Daumennagel pressen

Wirkungen:
- Kühlt Feuchtigkeit-Hitze (calor humidus, *shire*) und Glut (ardor, *huo*) im Fk Magen (o. stomachi, *wei*)
- Reguliert das Qi
- Wirkt schmerzstillend

Indikationen:
- Kiefergelenksblockade
- Flexus-Kälte (algor, *han*) in den Gliedmaßen
- Obstipation
- Völlegefühle
- Fazialisparese
- Trigeminus-Neuralgie
- Schlafstörungen
- Zahnschmerzen (obere Zahnreihe)
- Schreckhaftigkeit
- Nasenbluten

6

6.3.10 Mi 1/L 1 mit dem Fingernagel pressen *(qia yinbai)*

Ausgangsstellung	Der Patient sitzt.
Ausführung	Das rechte Bein auf den linken Oberschenkel legen und mit dem Daumennagel der linken Hand Mi 1/L 1 („Verborgene Weiße", *yinbai*) mit dem Fingernagel pressen *(qia)*.
Behandlungsdauer	Bis es lokal zieht und spannt oder eine Minute.

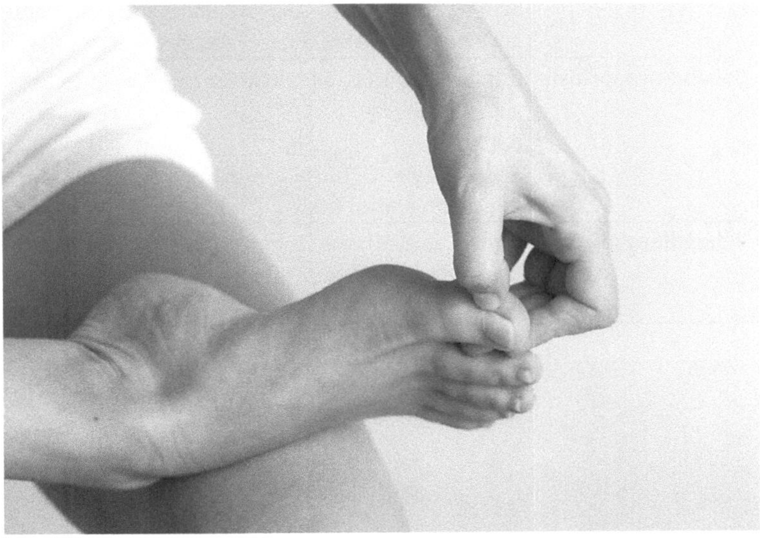

Abb. 6.3.10 Mi 1/L 1 mit dem Fingernagel pressen

Wirkungen:
- Kräftigt den Fk Milz (o. lienalis, *pi*)
- Leitet Feuchtigkeit (humor, *shi*) aus
- Reguliert das Xue

Indikationen:
- Bauchschmerzen
- Blähungen
- Erbrechen
- Krampfneigung
- Amenorrhö
- Kalte Füße

6.3.11 Mi 6/L 6 pressen und kneten *(an rou sanyinjiao)* oder mit dem Daumennagel pressen *(qia sanyinjiao)*

Ausgangsstellung	Der Patient sitzt.
Ausführung	Den rechten Unterschenkel auf den linken Oberschenkel legen und mit dem Daumen am rechten Bein Mi 6/L 6 („Die Verbindung der drei Yin“, *sanyinjiao*) pressen *(an)* und kneten *(rou)*. Dabei soll es lokal ziehen und spannen und ein elektrisierender Schmerz entstehen. Der Akupunkturpunkt kann auch mit dem Daumennagel gepresst *(qia)* werden.
Behandlungsprinzip	Zuführen von Qi (suppletio, *bu*) → im Uhrzeigersinn kneten *(rou)* oder: Ausleiten von Qi (dispulsio, *xie*) → gegen den Uhrzeigersinn kneten *(rou)*
Behandlungsdauer	Jeweils eine Minute lang pressen *(an)* und kneten *(rou)* oder eine Minute mit dem Fingernagel pressen *(qia)*.

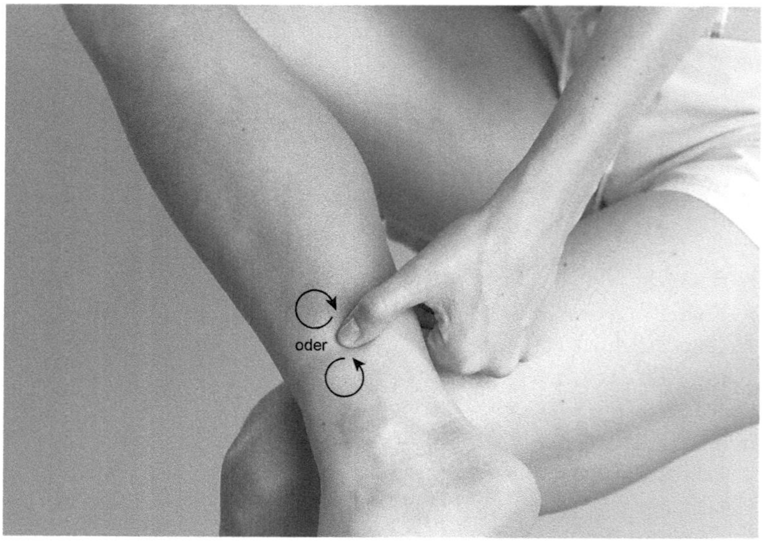

Abb. 6.3.11 Mi 6/L 6 pressen und kneten oder mit dem Daumennagel pressen

Wirkungen:
- Kräftigt den Fk Milz (o. lienalis, *pi*)
- Löst den Fk Leber (o. hepaticus, *gan*)
- Stützt den Fk Niere (o. renalis, *shen*)
- Wandelt Feuchtigkeit (humor, *shi*) um
- Dynamisiert das Xue

Indikationen:
- Lumbago, Lumbalgien, Ischialgien
- Schmerzen im Lumbalbereich
- Chronische Polyarthritis
- Hypertonie
- Obstipation
- Diarrhö
- Spannungsgefühle und Schmerzen im Abdomen
- Hernien
- Menstruationsstörungen
- Dysmenorrhö
- Amenorrhö
- Uterusmyome
- Trigeminusneuralgie
- Halbseitenlähmung
- Morbus Parkinson
- Sicca-Syndrom
- Erkrankungen der Augen
- Tinnitus
- Zahnschmerzen
- Harninkontinenz
- Enuresis

6.3.12 Mi 8/L 8 pressen *(an diji)*

Ausgangsstellung	Der Patient sitzt.
Ausführung	Den rechten Unterschenkel auf den linken Oberschenkel legen und mit dem Daumen am rechten Bein Mi 8/L 8 („Mechanismus der Erde", *diji*) pressen *(an)*.
Behandlungsdauer	Etwa eine Minute pressen *(an)*.

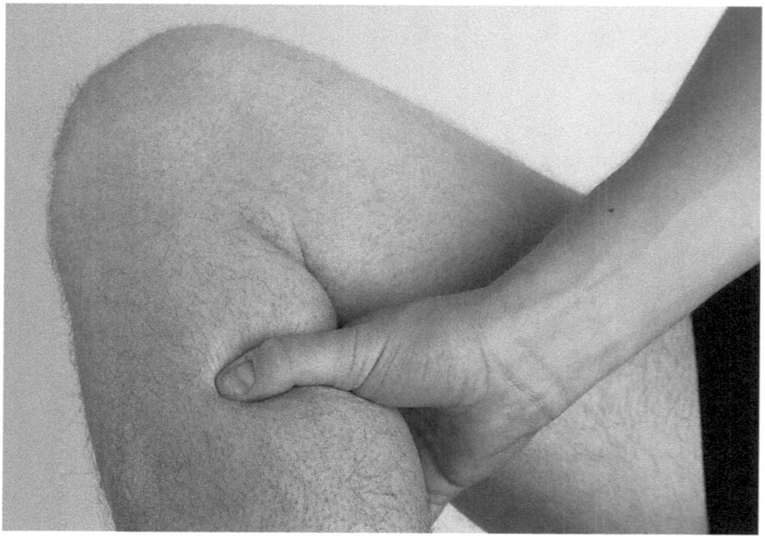

Abb. 6.3.12 Mi 8/L 8 pressen

Wirkungen:
- Harmonisiert die Bauenergie (qi constructivum, *yingqi*) und das Xue
- Reguliert den Neben-Fk Uterus (paraorbis uteri, *zigong*)

Indikationen:
- Schmerzen im Lumbalbereich
- Diarrhö
- Chronische Polyarthritis
- Uterusmyome
- Verdichtungen (concretiones, *zheng*) und Verhärtungen (congelationes, *jia*) im weiblichen Unterleib
- Ödeme

6

6.3.13 Mi 9/L 9 pressen *(an yinlingquan)*

Ausgangsstellung	Der Patient sitzt.
Ausführung	Den rechten Unterschenkel auf den linken Oberschenkel legen und mit dem Daumen der linken Hand am rechten Bein Mi 9/L 9 („Die Quelle am Yin-Grabhügel", *yinlingquan*) pressen *(an)*.
Behandlungsdauer	Etwa eine Minute lang pressen *(an)*.

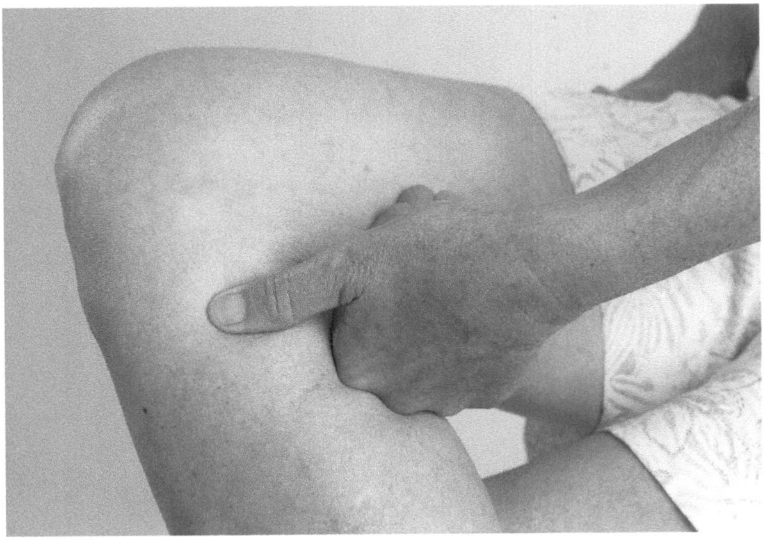

Abb. 6.3.13 Mi 9/L 9 pressen

Wirkungen:
- Reguliert Kälte-Feuchtigkeit (humor algidus, *hanshi*), die in Hitze (calor, *re*) oder Glut (ardor, *huo*) übergeht
- Führt das Qi in den unteren Wärmebereich (unteres Calorium, *xiajiao*)
- Leitet Feuchtigkeit (humor, *shi*) aus
- Bewegt und dynamisiert das Qi

Indikationen:
- Lumbago, Lumbalgien, Ischialgien
- Schmerzen im Lumbalbereich
- Schmerzen in den Kniegelenken
- Schwellungen in Knien und Knöcheln
- Beinschmerzen
- Spannungsgefühle unter dem Rippenbogen
- Hypertonie
- Schluckauf
- Harninkontinenz
- Kältegefühl im Bauch

6.3.14 Mi 10/L 10 pressen und kneten *(an rou xuehai)* oder greifen und kneifen *(na nie xuehai)*

Ausgangsstellung	Der Patient sitzt.
Ausführung	Beide Hände etwas oberhalb der Kniegelenke auf die Oberschenkel legen und mit dem Daumen Mi 10/L 10 („Meer des Xue", *xuehai*) pressen *(an)* und kneten *(rou)*. Der Akupunkturpunkt kann auch durch Greifen *(na)* und Kneifen *(nie)* behandelt werden.
Behandlungsprinzip	Zuführen von Qi (suppletio, *bu*) → im Uhrzeigersinn kneten *(rou)* oder: Ausleiten von Qi (dispulsio, *xie*) → gegen den Uhrzeigersinn kneten *(rou)*
Behandlungsdauer	Etwa eine Minute lang pressen *(an)* und kneten *(rou)* oder greifen *(na)* und kneifen *(nie)*, bis es zieht und spannt oder lokal rote Flecken entstehen.

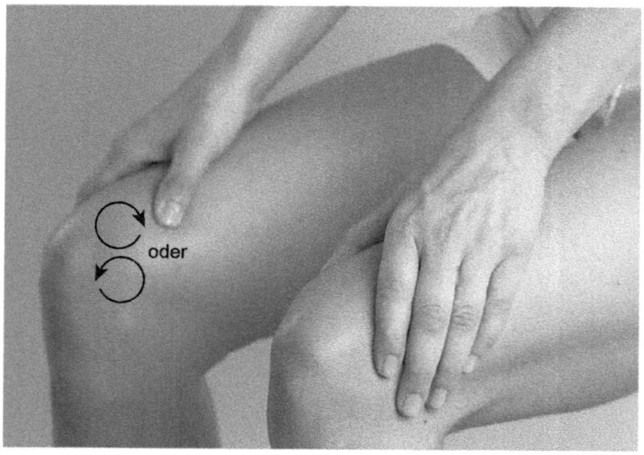

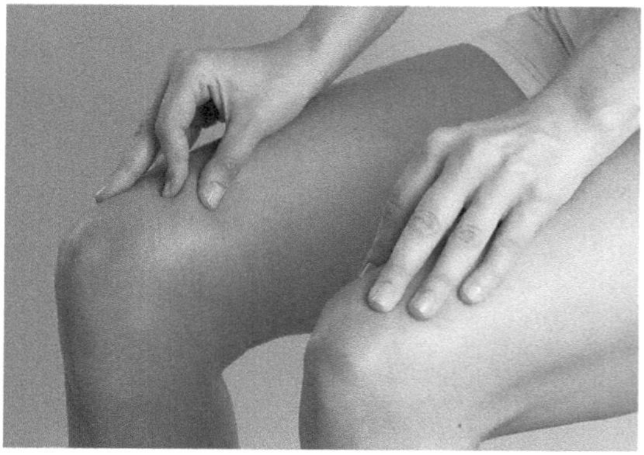

Abb. 6.3.14a und b Mi 10/L 10 pressen und kneten oder greifen und kneifen

Wirkungen:
- Reguliert das Xue
- Behebt Regelstörungen
- Kühlt Hitze (calor, *re*)
- Harmonisiert die Bauenergie (qi constructivum, *yingqi*)

Indikationen:
- Erkrankungen des Kniegelenks
- Menstruationsstörungen
- Amenorrhö
- Dysmenorrhö
- Endometriose
- Tinnitus
- Drehschwindel
- Spannungsgefühle im Abdomen
- Juckreiz der Haut
- Ekzeme

6.3.15 Bl 40/V 40 greifen und kneifen
(na nie weizhong)

Ausgangsstellung	Der Patient sitzt.
Ausführung	Beide Beine leicht beugen und mit den Zeigefingern und Daumen beider Hände den Punkt Bl 40/V 40 („Die Mitte des Staugewässers“, *weizhong*) in den Kniekehlen greifen *(na)* und kneifen *(nie)*.
Behandlungsdauer	Bis es zieht und spannt, etwa 30-mal.

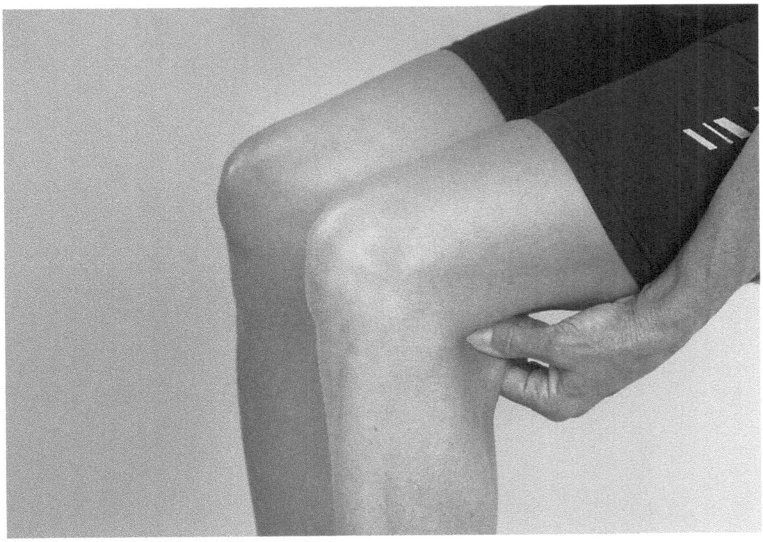

Abb. 6.3.15 Bl 40/V 40 greifen und kneifen

Wirkungen:

- Stützt und reguliert die Fk Niere und Leber (oo. renalis et hepaticus, *shen gan*)
- Kühlt Hitze (calor, *re*)
- Kühlt das Xue
- Bändigt das Yang
- Stärkt den Lumbalbereich und die Knie
- Stillt Schmerzen

Indikationen:
- Lumbago, Lumbalgien, Ischialgien
- Schmerzen im Lumbalbereich
- Bi-Syndrome (occlusiones) sowie Schmerzen der Beine
- Erbrechen und Diarrhö durch Hitze aufgrund von energetischer Überladung (calor repletionis, *shire*)
- Klimakterisches Syndrom
- Multiple Sklerose
- Wadenkrämpfe

6.3.16 Bl 57/V 57 pressen *(an chengshan)*

Ausgangsstellung	Der Patient sitzt oder stellt den Fuß des zu behandelnden Beins auf einen Stuhl auf.
Ausführung	Den Fuß der zu behandelnden Seite auf einen Stuhl stellen und mit dem Daumen der gleichen Seite Bl 57/V 57 („Säule des Fleisches“, *chengshan*) pressen *(an)*.
Behandlungsdauer	Bis es zieht, spannt und schmerzt oder eine Minute.

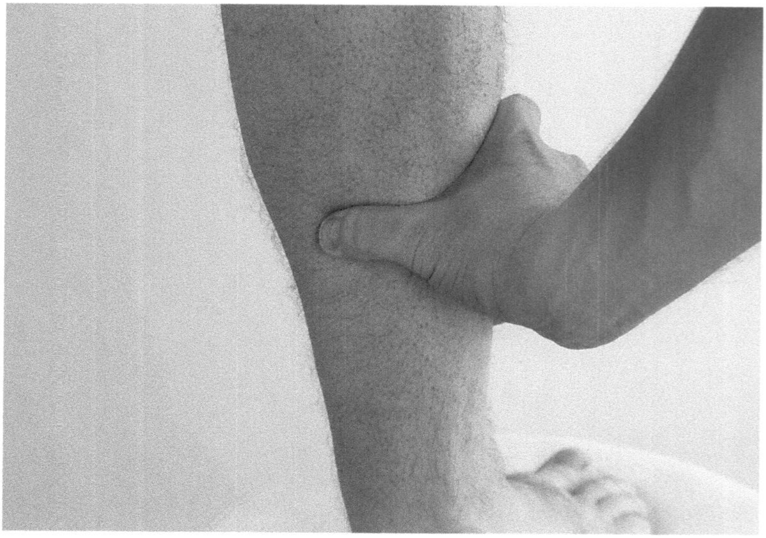

Abb. 6.3.16 Bl 57/V 57 pressen

Wirkungen:

- Kräftigt und reguliert das Qi der „Mitte“ (Fk Milz und Magen, oo. lienalis et stomachi, *pi wei*) und des Fk Leber (o. hepaticus, *gan*)
- Kühlt Hitze (calor, *re*)
- Leitet Feuchtigkeit (humor, *shi*) aus

Indikationen:

- Lumbago, Lumbalgien, Ischialgien
- Schmerzen im Lumbalbereich
- Schmerzen in den Beinen
- Schmerzen im Fuß und in den Unterschenkel
- Muskuläre Verspannungen
- Obstipation
- Hämorrhoiden
- Multiple Sklerose
- Halsschmerzen
- Kopfschmerzen

6.3.17 Bl 62/V 62 pressen *(an shenmai)*

Ausgangsstellung	Der Patient sitzt.
Ausführung	Den rechten Unterschenkel auf den linken Oberschenkel legen und mit der Spitze des linken Mittelfingers Bl 62/V 62 („Ursprung der emporziehenden Yang-Leitbahn“, *shenmai*) pressen *(an)*.
Behandlungsdauer	Etwa eine Minute pressen *(an)*.

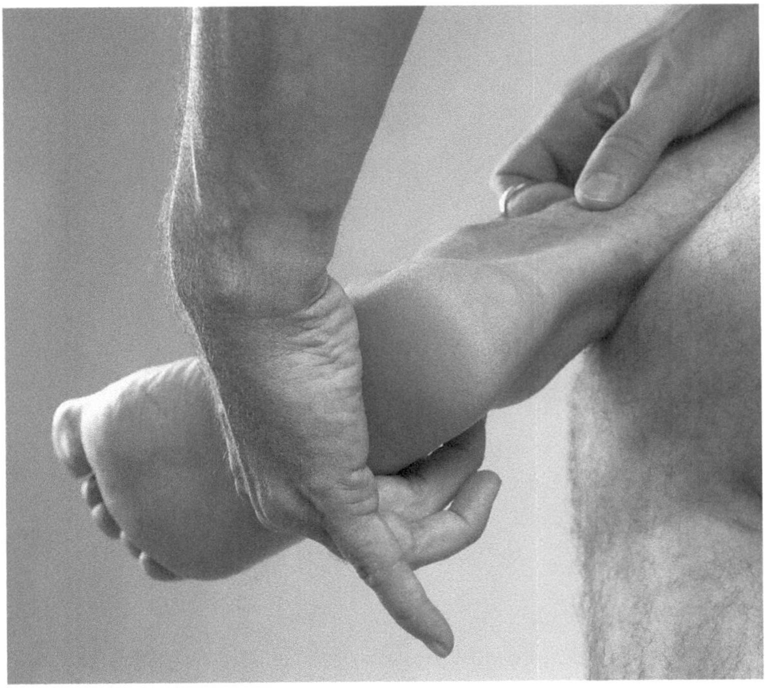

Abb. 6.3.17 Bl 62/V 62 pressen

Wirkungen:
- Stützt und harmonisiert das Qi des Fk Leber (qi hepatici, *ganqi*)
- Wirkt auf den Bewegungsapparat entkrampfend
- Macht die emporziehende Yang-Leitbahn (s. ascendens yang, *yang qiaomai*) durchgängig
- Klärt das Bewusstsein

Indikationen:
- Schmerzen im Lumbalbereich und in den Beinen
- Inversions- und Eversionstrauma im Sprunggelenk (Umknicken)
- Bewegungseinschränkungen im Fuß- und Kniegelenk
- Fazialisparese
- Halbseitenlähmung nach Apoplex
- Epileptische Anfälle
- Kopfschmerzen
- Stimmverlust
- Palpitationen

6.3.18 Bl 67/V 67 mit dem Fingernagel pressen
(qia zhiyin)

Ausgangsstellung	Der Patient sitzt.
Ausführung	Den rechten Unterschenkel auf den linken Oberschenkel legen und mit dem Zeigefingernagel der rechten Hand Bl 67/V 67 („Das äußerste Yang", *zhiyin*) pressen *(qia)*. Anschließend mit der anderen Seite genauso verfahren.
Behandlungsdauer	Etwa eine Minute mit dem Fingernagel pressen *(qia)*.

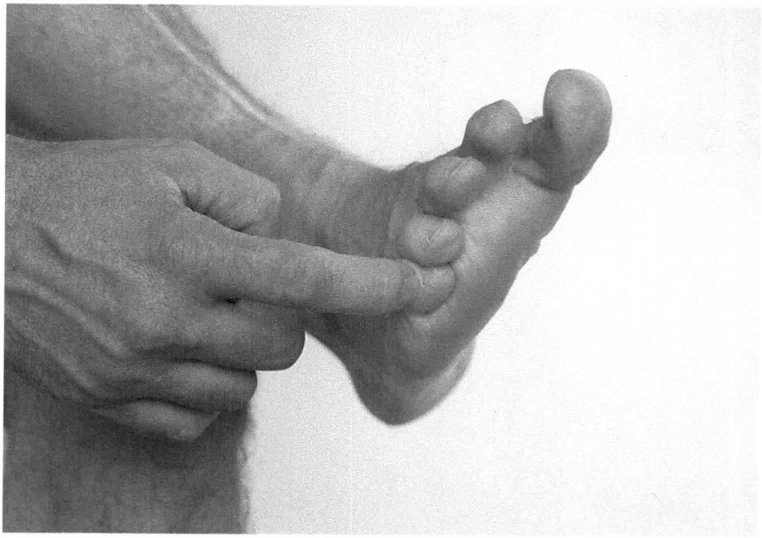

Abb. 6.3.18 Bl 67/V 67 mit dem Fingernagel pressen

Wirkungen:
- Stützt das Yin des Fk Niere (yin renale, *shenyin*)
- Kräftigt und harmonisiert die Fk Niere und Leber (oo. renalis et hepaticus, *shen gan*)
- Bewältigt inneren Wind (ventus internus, *neifeng*)
- Harmonisiert Schwangerschaft und Geburt

Indikationen:
- Schwächegefühl in Fuß und Bein
- Muskuläre Verspannungen
- Augenschmerzen
- Kopfschmerzen
- Wadenkrämpfe
- Miktionsstörungen
- Hitzegefühl der Fußsohlen

6.3.19 Ni 1/R 1 kräftig gerade reiben *(ca yongquan)*

Ausgangsstellung	Der Patient sitzt.
Ausführung	Den rechten Unterschenkel auf den linken Oberschenkel legen, den Hypothenar (Kleinfingerballen) der linken Hand fest auf die Fußsohle drücken und rasch und kraftvoll Ni 1/R 1 („Die emporsprudelnde Quelle", *yongquan*) reiben *(mo)* und kräftig gerade reiben *(ca)*, bis sich Wärme entwickelt. Beide Füße nacheinander behandeln.
Behandlungsdauer	Bis sich Wärme entwickelt oder eine Minute.

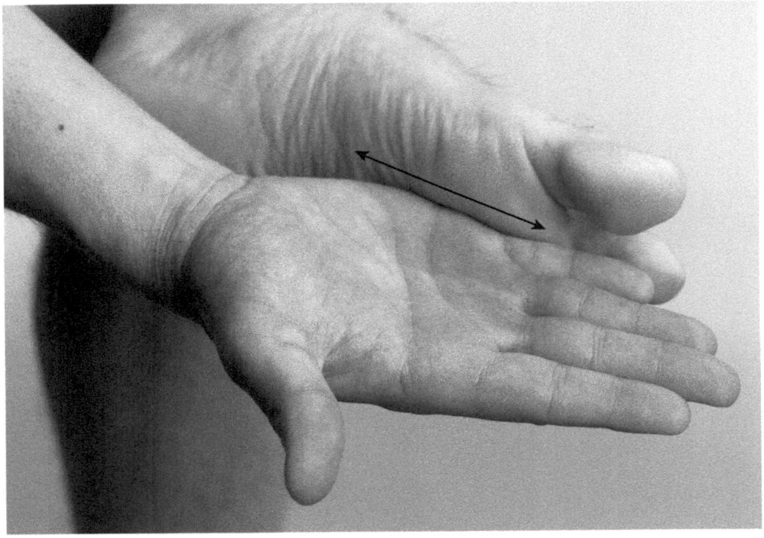

Abb. 6.3.19 Ni 1/R 1 kräftig gerade reiben

Wirkungen:
- Reguliert und stützt den Qi-Mechanismus
- Macht die Sinnesöffnungen frei
- Wirkt sedierend
- Stützt den Fk Niere (o. renalis, *shen*)

Indikationen:
- Hypertonie
- Multiple Sklerose
- Krämpfe
- Tinnitus
- Allergisches Asthma bronchiale
- Schlafstörungen
- Drehschwindel
- Sehstörungen
- Morbus Parkinson
- Benommenheit
- Hitzegefühle der Fußsohlen
- Reizbarkeit

6.3.20 Ni 3/R 3 pressen *(an taixi)*

Ausgangsstellung	Der Patient sitzt.
Ausführung	Den rechten Unterschenkel auf den linken Oberschenkel legen und mit dem Daumen am rechten Bein Ni 3/R 3 („Mächtiger Wasserlauf", *taixi*) pressen *(an)*.
Behandlungsdauer	Etwa eine bis zwei Minuten pressen *(an)*.

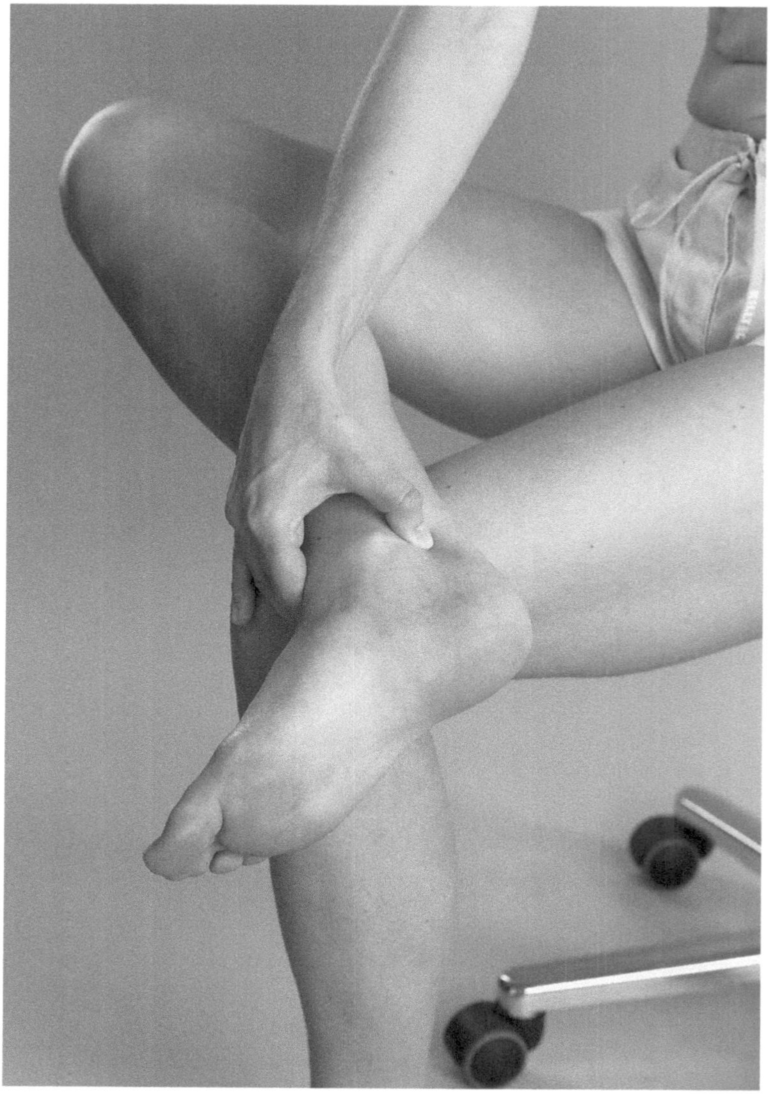

Abb. 6.3.20 Ni 3/R 3 pressen

Wirkungen:
- Stützt und reguliert das Qi der Fk Niere und Leber (qi renale et hepatici, *shen gan qi*)
- Kühlt Hitze (calor, *re*)
- Kräftigt den Lendenbereich und die Knie

Indikationen:
- Zervikalspondylose
- Lumbago, Lumbalgien, Ischialgien
- Schmerzen und Kraftlosigkeit im Lumbalbereich
- Fußsohlenschmerz
- Hypertonie
- Menstruationsstörungen
- Prämenstruelles Syndrom
- Klimakterisches Syndrom
- Multiple Sklerose
- Erkrankungen der Augen
- Allergisches Asthma
- Asthma
- Husten
- Zahnschmerzen
- Harninkontinenz
- Enuresis
- Druck in der Leibesmitte
- Kalte Extremitäten
- Appetitlosigkeit

6.3.21 Ni 6/R 6 pressen *(an zhaohai)*

Ausgangsstellung	Der Patient sitzt.
Ausführung	Den rechten Unterschenkel auf den linken Oberschenkel legen und mit dem Daumen am rechten Bein Ni 6/R 6 („Das Meer der Erhellung", *zhaohai*) pressen *(an)*.
Behandlungsdauer	Eine bis zwei Minuten pressen *(an)*.

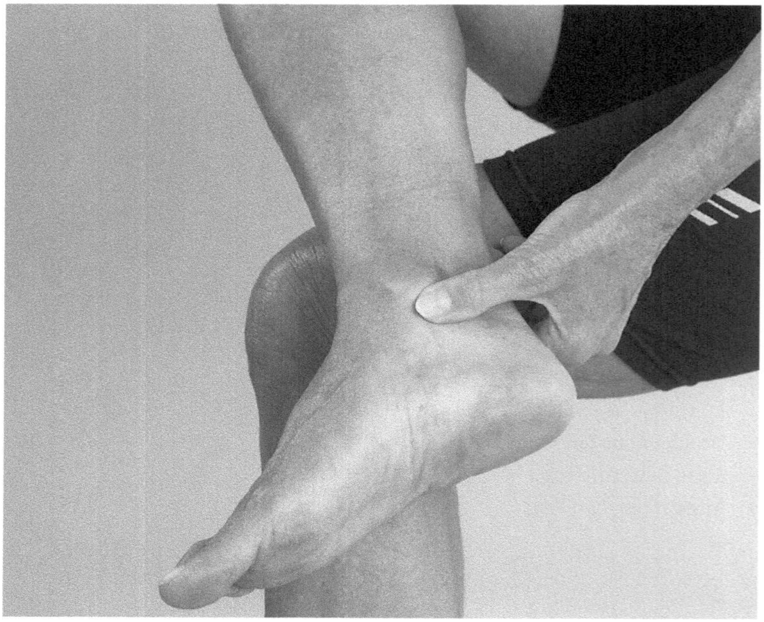

Abb. 6.3.21 Ni 6/R 6 pressen

Wirkungen:
- Führt das Qi des Fk Niere (qi renale, *shenqi*) nach oben
- Reguliert die Fk Lunge, Herz und Leber (oo. pulmonalis, cardialis et hepaticus, *fei xin gan*)
- Kühlt Hitze (calor, *re*)

Indikationen:
- Obstipation
- Klimakterisches Syndrom
- Augenschmerzen
- Depressionen
- Traurigkeit
- Müdigkeit
- Kalte Extremitäten
- Schreckhaftigkeit

6.3.22 Ni 7/R 7 pressen *(an fuliu)*

Ausgangsstellung	Der Patient sitzt.
Ausführung	Den linken Unterschenkel auf den rechten Oberschenkel legen und mit dem Daumen am linken Bein Ni 7/R 7 („Der zurückfließende Strom", *fuliu*) pressen *(an)*.
Behandlungsdauer	Etwa eine bis zwei Minuten pressen *(an)*.

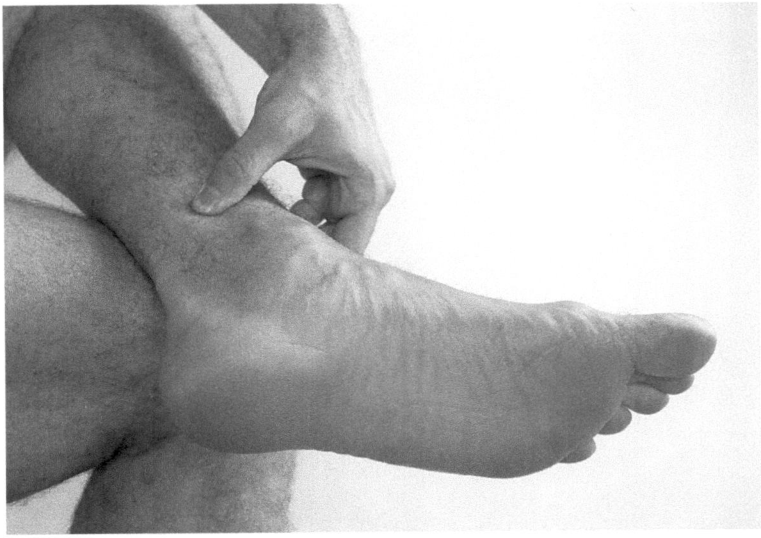

Abb. 6.3.22 Ni 7/R 7 pressen

Wirkungen:
- Stützt den Fk Niere (o. renalis, *shen*), insbesondere das Yin des Fk Niere (yin renale, *shenyin*)
- Reguliert das Xue, den Säftehaushalt *(jinye)* und die Bauenergie (qi constructivum, *yingqi*)
- Kühlt Hitze (calor, *re*)
- Kühlt Feuchtigkeit-Hitze (calor humidus, *shire*)

Indikationen:
- Schmerzen und Schwächegefühl im unteren Rücken und in den Beinen
- Hypertonie
- Diarrhö
- Epilepsie
- Sicca-Syndrom
- Weitsichtigkeit
- Zahnschmerzen
- Fieber
- Schweißlosigkeit
- Schweiße im Schlaf
- Ödemneigung

6.3.23 Gb 30/F 30 pressen *(an huantiao)*

Ausgangsstellung	Der Patient liegt mit leicht angewinkelten Beinen auf der Seite. Das zu behandelnde Bein liegt oben.
Ausführung	Der Patient presst *(an)* mit dem Zeigefinger der oben liegenden Hand Gb 30/F 30 („Angelpunkt des Femurs“, *huantiao*).
Behandlungsdauer	Etwa eine Minute lang pressen *(an)*, bis es zieht und spannt.

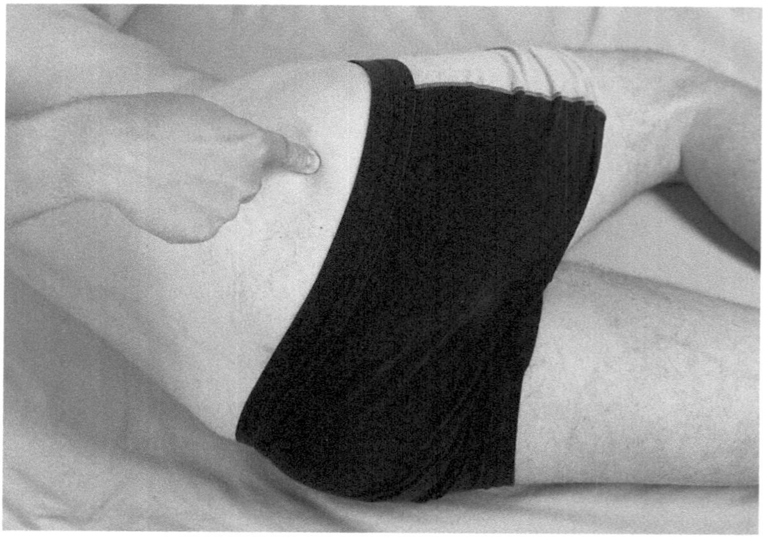

Abb. 6.3.23 Gb 30/F 30 pressen

Wirkungen:
- Stützt und reguliert den Fk Leber (o. hepaticus, *gan*)
- Zerstreut Wind (ventus, *feng*)
- Leitet Feuchtigkeit (humor, *shi*) aus
- Macht die Leitbahnen der unteren Extremität durchlässig

Indikationen:
- Lumbago, Lumbalgien, Ischialgien
- Schmerzen im Lumbalbereich
- Rheumatoide Beschwerden in Hüfte, Oberschenkel und Knie
- Hemiplegie
- Ödemneigung der Extremitäten

6.3.24 Gb 34/F 34 greifen und kneifen
(na nie yanglingquan)

Ausgangsstellung	Der Patient sitzt.
Ausführung	Mit den Spitzen von Daumen und Zeigefinger Gb 34/F 34 („Quelle am sonnenbeschienenen Grabhügel", *yanglingquan*) vor dem Fibulaköpfchen greifen *(na)* und kneifen *(nie)*.
Behandlungsdauer	Bis das Ziehen und Spannen zu den Zehen ausstrahlt oder 15- bis 30-mal.

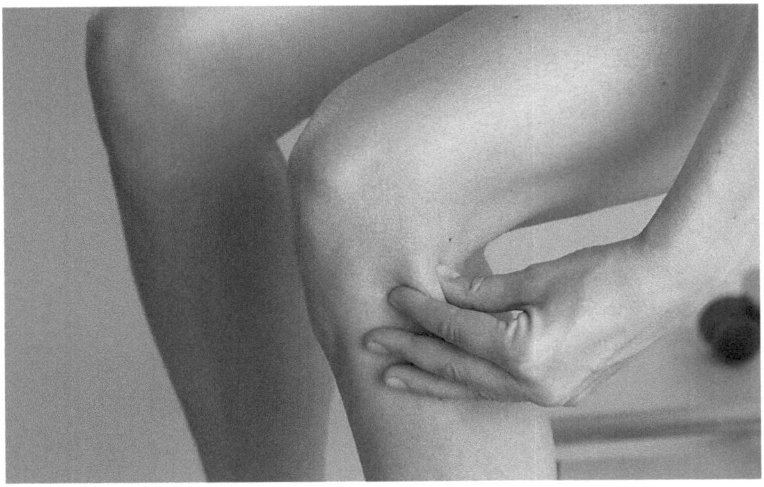

Abb. 6.3.24 Gb 34/F 34 greifen und kneifen

Wirkungen:
- Löst die Muskeln und Sehnen
- Dynamisiert das Xue
- Macht die Netzleitbahnen (reticulares, *luomai*) durchgängig
- Eliminiert Wind (ventus, *feng*) und Wind-Kälte (algor venti, *fenghan*)
- Eliminiert Hitze (calor, *re*)
- Reguliert den Fk Leber (o. hepaticus, *gan*)
- Stützt die Fk Milz, Niere, Leber und Gallenblase (oo. lienalis, renalis, hepaticus et felleus, *pi shen gan dan*)

Indikationen:
- Schmerzen und Schwellung des Kniegelenks
- Bi-Syndrome (occlusiones) der Beine
- Muskuläre Verspannungen der Muskeln und Sehnen
- Atrophien der Beinmuskulatur
- Hypertonie
- Paresen der Beine
- Parästhesien der Beine
- Endometriose
- Prämenstruelles Syndrom
- Trigeminusneuralgie
- Multiple Sklerose
- Kurzsichtigkeit
- Drehschwindel
- Wadenkrämpfe
- Demenz

6.3.25 Gb 41/F 41 mit dem Fingernagel pressen *(qia zulinqi)*

Ausgangsstellung	Der Patient sitzt.
Ausführung	Den rechten Unterschenkel auf den linken Oberschenkel legen und mit dem Zeigefingernagel der rechten Hand Gb 41/F 41 („Am Rand der Tränen des Fußes“, *zulinqi*) pressen *(qia)*.
Behandlungsdauer	Bis es lokal zieht und spannt oder eine Minute.

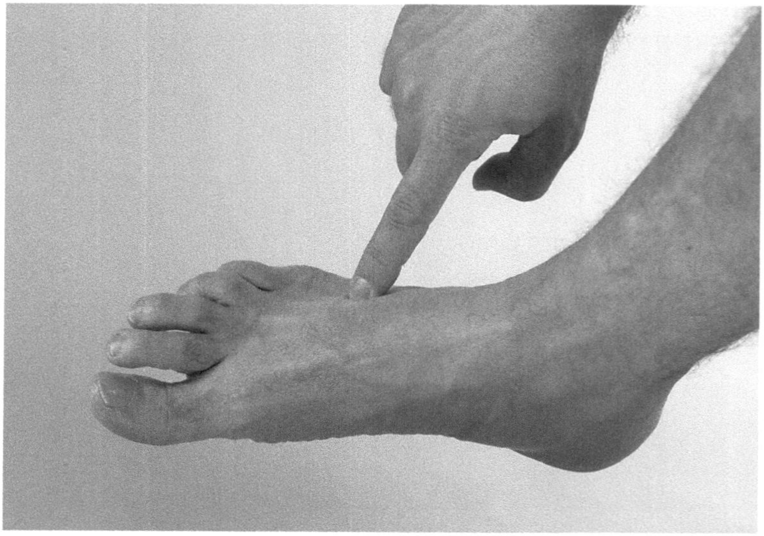

Abb. 6.3.25 Gb 41/F 41 mit dem Fingernagel pressen

Wirkungen:
- Zerstreut repletive Zustände der Fk Leber und Gallenblase (oo. hepaticus et felleus, *gan dan*)
- Harmonisiert die Gürtelleitbahn (s. zonalis, *daimai*) und macht sie durchgängig

Indikationen:
- Schmerzen im lateralen Augenkanthus
- Rötungen der Augen
- Kopfschmerzen
- Schwindel
- Gleichgewichtsstörungen
- Spannungsgefühle und Schmerzen in der Brust

6.3.26 Le 2/H 2 pressen *(an xingjian)*

Ausgangsstellung	Der Patient sitzt.
Ausführung	Den rechten Unterschenkel auf den linken Oberschenkel legen und mit der Spitze des rechten Zeigefingers Le 2/H 2 („Der Zwischenraum des Gehens", *xingjian*) pressen *(an)*. Dabei soll es ziehen, spannen und schmerzen.
Behandlungsdauer	Etwa eine bis drei Minuten pressen *(an)*.

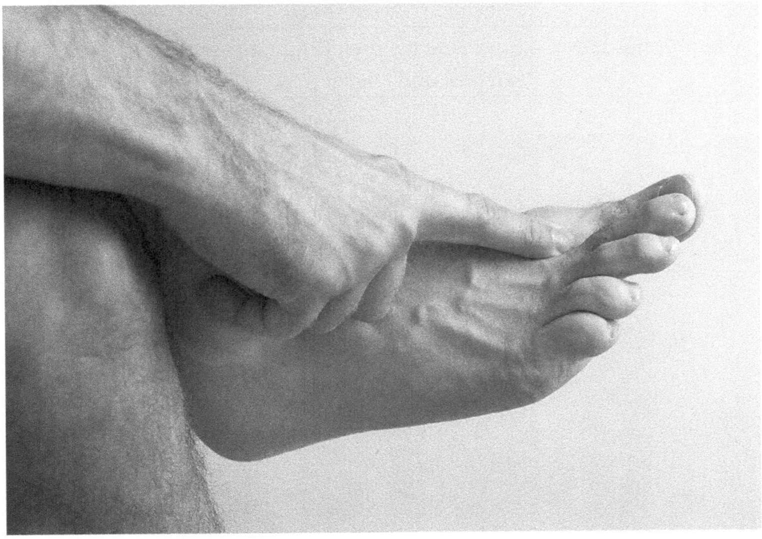

Abb. 6.3.26 Le 2/H 2 pressen

Wirkungen:
- Stützt und harmonisiert den Fk Leber (o. hepaticus, *gan*)
- Kühlt das Xue
- Leitet Glut (ardor, *huo*) aus

Indikationen:
- Schmerzen in Brust und Flanken
- Multiple Sklerose
- Paresen und Spasmen der Extremitäten
- Erkrankungen der Augen
- Schlafstörungen
- Schmerzen im Genitalbereich
- Reizbarkeit
- Bitterer Mundgeschmack

6.3.27 Le 3/H 3 pressen *(an taichong)* oder pressen und kneten *(an rou taichong)*

Ausgangsstellung	Der Patient sitzt.
Ausführung	Den rechten Unterschenkel auf den linken Oberschenkel legen und mit der Spitze des rechten Zeigefingers Le 3/H 3 („Die mächtige große Straße", *taichong*) pressen *(an)* oder pressen *(an)* und kneten *(rou)*. Dabei soll es ziehen, spannen und schmerzen.
Behandlungsprinzip	Ausleiten von Qi (dispulsio, *xie*) → gegen den Uhrzeigersinn kneten *(rou)*
Behandlungsdauer	Etwa eine bis drei Minuten pressen *(an)* oder pressen *(an)* und kneten *(rou)*.

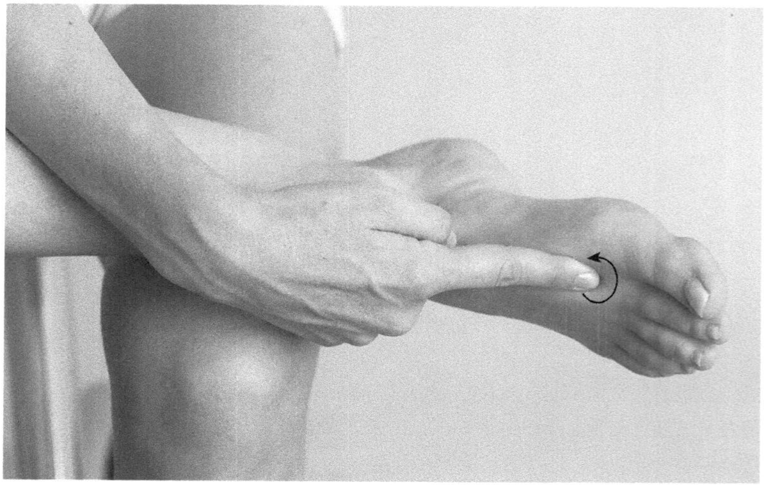

Abb. 6.3.27 Le 3/H 3 pressen oder pressen und kneten

Wirkungen:
- Stützt und harmonisiert die Fk Leber und Gallenblase (oo. hepaticus et felleus, *gan dan*)
- Reguliert und kühlt das Xue
- Senkt das Yang des Fk Leber (yang hepatici, *ganyang*) ab

Indikationen:
- Schmerzen und Spannungsgefühle im Brust- und Flankenbereich
- Hypertonie
- Obstipation
- Diarrhö
- Übelkeit
- Brechreiz
- Dysmenorrhö
- Amenorrhö
- Prämenstruelles Syndrom
- Trigeminusneuralgie
- Krampfanfälle
- Sicca-Syndrom
- Erkrankungen der Augen
- Allergische Konjunktivitis
- Kopfschmerzen
- Drehschwindel
- Schlaflosigkeit
- Morbus Parkinson
- Benommenheit

6.4 Brustbereich

6.4.1 Die Brust kräftig gerade reiben *(ca xiong)*

Ausgangsstellung	Der Patient sitzt oder liegt auf dem Rücken.
Ausführung	Das Thenar (Daumenballen) einer Hand oder die gesamte Handfläche fest auf die Körperoberfläche an der Brust auflegen, kraftvoll in waagerechter Richtung hin- und herreiben *(mo)* und kräftig gerade reiben *(ca)*, ohne die Haut zu verletzen.
Behandlungsdauer	Bis sich Wärme entwickelt oder eine Minute.

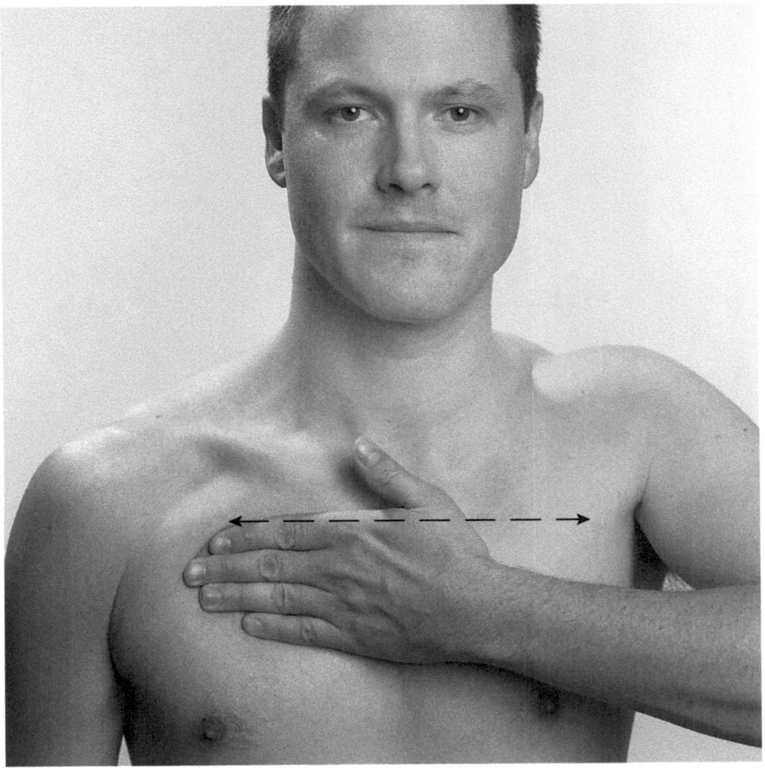

Abb. 6.4.1 Die Brust kräftig gerade reiben

Wirkungen:
- Macht die Brust frei
- Reguliert das Qi

Indikationen:
- Husten
- Keuchatmung
- Krämpfe des Zwerchfells
- Druckgefühle in der Brust
- Schmerzen in der Brust
- Kopfschmerzen
- Drehschwindel

6.4.2 Den Brustbereich pressen und kneten
(an rou xiongbu)

Ausgangsstellung	Der Patient sitzt oder liegt auf dem Rücken.
Ausführung	Mit der Linienseite des Zeigefingers einer Hand am Zwischenraum der Rippe unter dem Schlüsselbein von innen nach außen entlangfahren. Dabei mit angemessener Kraft pressen *(an)* und kneten *(rou)*.
Behandlungsdauer	Bis es zieht und spannt, etwa dreimal jeden Zwischenrippenraum behandeln.

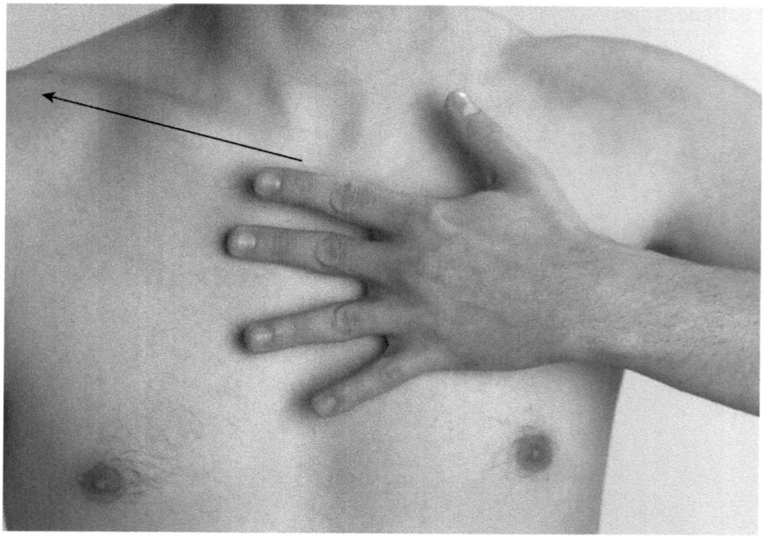

Abb. 6.4.2 Den Brustbereich pressen und kneten

Wirkungen:
- Macht die Haupt- und Netzleitbahnen (cardinales und reticulares, *jingmai luomai*) durchgängig
- Macht die Brust frei
- Macht das Qi durchgängig

Indikationen:
- Husten
- Keuchatmung
- Schmerzen im Brustbereich
- Druckgefühle in der Brust
- Asthma bronchiale
- Allergisches Asthma

6.4.3 Die Brust klatschen *(pai xiong)*

Ausgangsstellung	Der Patient sitzt.
Ausführung	Die fünf Finger aneinanderführen und leicht beugen, so dass ein Hohlraum entsteht. Mit der Hand mit geringer Kraftaufwendung auf den Brustbereich klatschen *(pai)*. Dabei von oben nach unten vorgehen und die Luft nicht anhalten.
Behandlungsdauer	Etwa 20-mal klatschen *(pai)*.

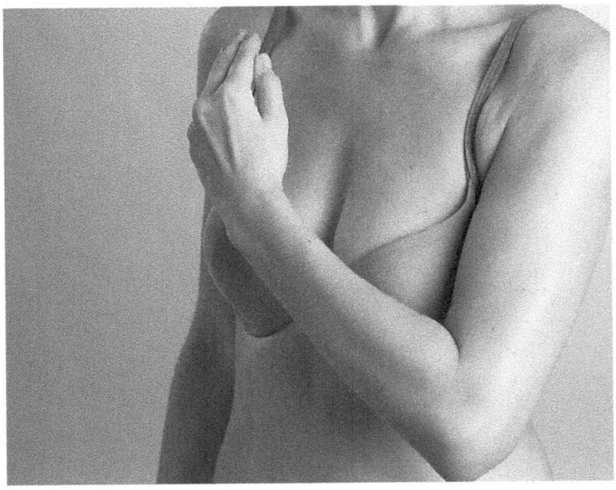

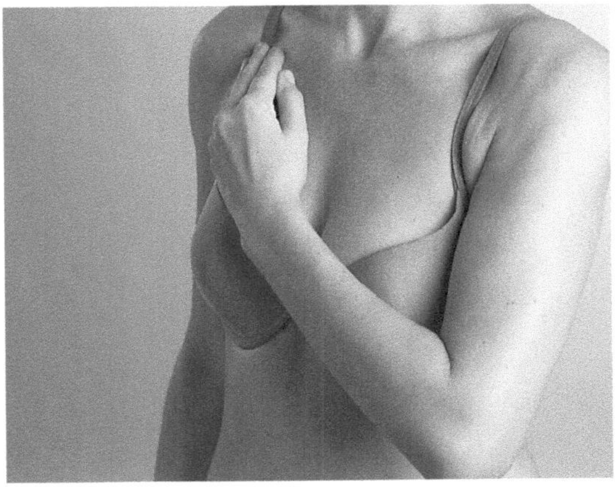

Abb. 6.4.3a und b Die Brust klatschen

Wirkungen:
- Macht die Brust frei
- Bewegt das Qi

Indikationen:
- Husten
- Keuchatmung
- Druckgefühle in der Brust
- Schmerzen in der Brust
- Prämenstruelles Syndrom
- Multiple Sklerose
- Schluckauf

6.4.4 Ni 18/R 18 pressen *(an shiguan)*

Ausgangsstellung	Der Patient sitzt oder liegt auf dem Rücken.
Ausführung	Mit den Spitzen der Zeigefinger Ni 18/R 18 („Steinernes Passtor“, *shiguan*) beidseitig pressen *(an).*
Behandlungsdauer	Bis es zieht und spannt, etwa eine bis zwei Minuten.

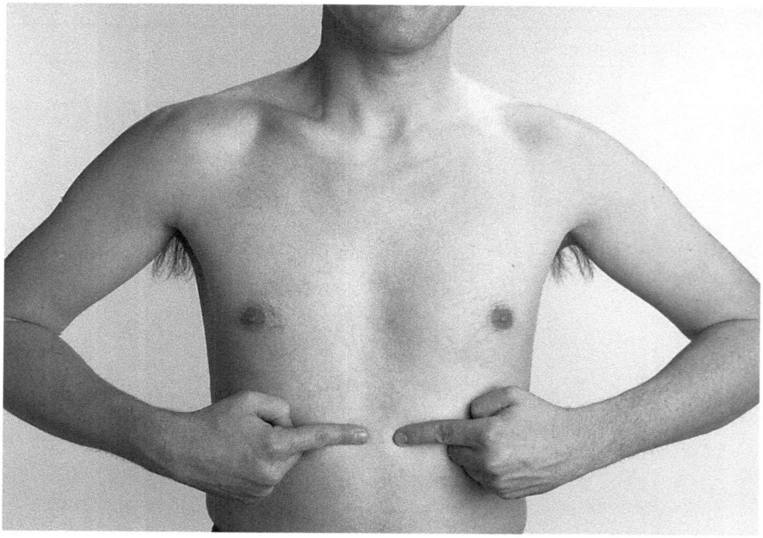

Abb. 6.4.4 Ni 18/R 18 pressen

Wirkungen:
- Kompensiert energetische Schwächen (depletio, *xu*) der Fk Milz und Niere (oo. lienalis et renalis, *pi shen*)
- Kanalisiert Feuchtigkeit (humor, *shi*)
- Senkt das Yang ab
- Macht Verdichtungen (concretiones, *zheng*) durchgängig

Indikationen:
- Schmerzen im Rücken
- Obstipation
- Uterusmyome
- Schmerzen im Unterleib
- Unfruchtbarkeit der Frau
- Verspannung und Klumpengefühl in der Leibesmitte

6.4.5 Ni 20/R 20 pressen *(an tonggu)*

Ausgangsstellung	Der Patient sitzt oder liegt auf dem Rücken.
Ausführung	Mit den Spitzen der Zeigefinger Ni 20/R 20 („Das verbindende Tal der Hauptleitbahn des Fk Niere", *tonggu*) beidseitig pressen *(an)*.
Behandlungsdauer	Bis es zieht und spannt, etwa eine bis zwei Minuten.

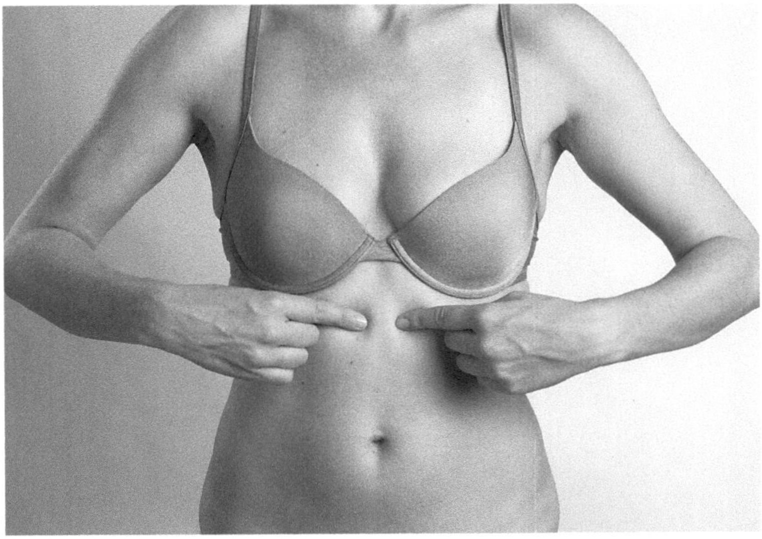

Abb. 6.4.5 Ni 20/R 20 pressen

Wirkungen:
- Bewegt das Qi im mittleren Wärmebereich (mittleres Calorium, *zhongjiao*)
- Leitet Feuchtigkeit (humor, *shi*) aus
- Wandelt Schleim (pituita, *tan*) um
- Eliminiert Kälte (algor, *han*)
- Eliminiert Hitze (calor, *re*)
- Macht Verdichtungen (concretiones, *zheng*) durchgängig

Indikationen:
- Völlegefühl
- Spannungsgefühl in der Brust mit Aufstoßen
- Koliken
- Uterusmyome
- Epilepsie

6.4.6 Le 13/H 13 reiben *(mo zhangmen)*

Ausgangsstellung	Der Patient sitzt.
Ausführung	Mit beiden Handflächen den Bereich unterhalb des Rippenbogens reiben *(mo)* und kräftig gerade reiben *(ca)*.
Behandlungsdauer	Bis sich Wärme entwickelt oder eine Minute.

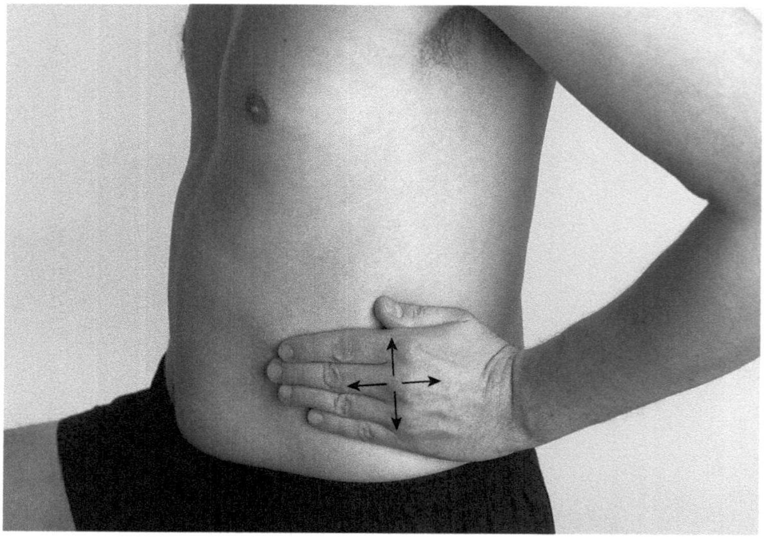

Abb. 6.4.6 Le 13/H 13 reiben

Wirkungen:
- Löst den Fk Leber (o. hepaticus, *gan*)
- Kräftigt den Fk Milz (o. lienalis, *pi*)
- Macht den Fk Gallenblase (o. felleus, *dan*) durchgängig
- Wandelt Feuchtigkeit (humor, *shi*) um
- Macht Verdichtungen (concretiones, *zheng*) durchgängig

Indikationen:
- Schmerzen im Schultergelenk und im Arm
- Schmerzen und Spannungsgefühl im Rippen- und Flankenbereich
- Dysmenorrhö
- Amenorrhö
- Prämenstruelles Syndrom
- Uterusmyom
- Allergische Konjunktivitis
- Kopfschmerzen
- Harninkontinenz
- Aufstoßen
- Übelkeit
- Appetitlosigkeit

6.4.7 Le 14/H 14 pressen und kneten *(an rou qimen)*

Ausgangsstellung	Der Patient sitzt.
Ausführung	Mit beiden Daumen Le 14/H 14 („Zusammenkunftspunkt des Leber-Kreises“, *qimen*) pressen *(an)* und kneten *(rou)*.
Behandlungsprinzip	Ausleiten von Qi (dispulsio, *xie*) → vom Körperzentrum weg kneten *(rou)*
Behandlungsdauer	Etwa eine Minute pressen *(an)* und kneten *(rou)*.

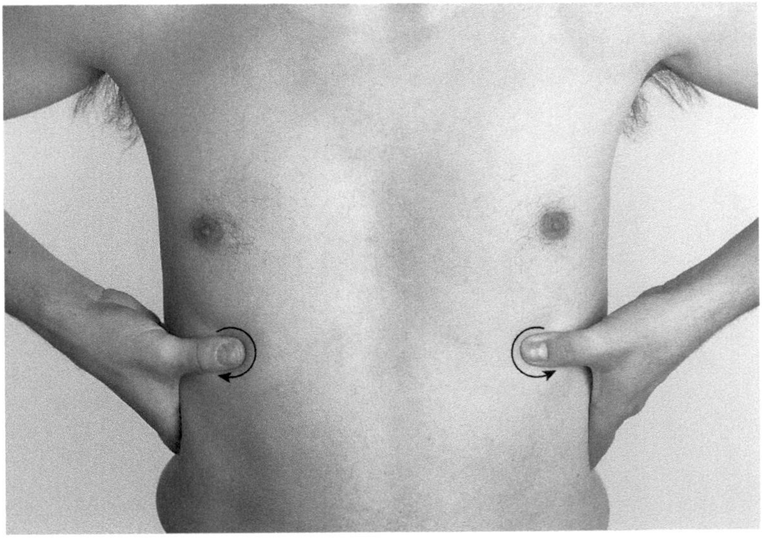

Abb. 6.4.7 Le 14/H 14 pressen und kneten

Wirkungen:
- Leitet Feuchtigkeit-Kälte (algor humidus, *shihan*) aus
- Beseitigt Qi-Blockaden und Xue-Stasen

Indikationen:
- Obstipation
- Dysmenorrhö
- Schmerzen im Unterbauch
- Kältegefühl im Bauch

6.4.8 Ren 17/Rs 17 punktartig pressen und kneten *(dian an rou tanzhong)*

Ausgangsstellung	Der Patient sitzt.
Ausführung	Mit der Spitze des Zeigefingers Ren 17/Rs 17 („Vorhof der Brust", *tanzhong*) punktartig pressen *(dian an)* und kneten *(rou)*.
Behandlungsprinzip	Zuführen von Qi (suppletio, *bu*) → im Uhrzeigersinn kneten *(rou)*
Behandlungsdauer	Bis es zieht und spannt, etwa eine bis zwei Minuten.

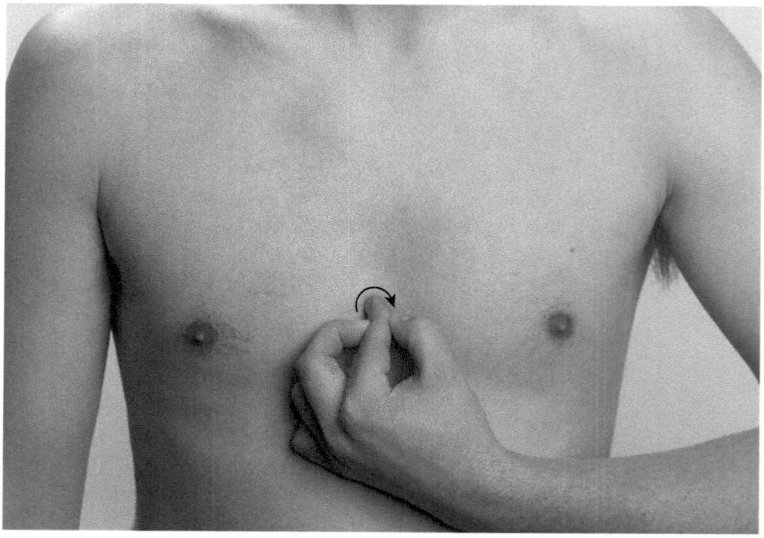

Abb. 6.4.8 Ren 17/Rs 17 punktartig pressen und kneten

Wirkungen:
- Reguliert das Qi
- Senkt Gegenläufigkeiten (Kontravektionen, *ni*) ab
- Macht die Brust frei
- Nimmt Druck von der Brust
- Macht das Zwerchfell durchgängig

Indikationen:
- Atemnot
- Kurzatmigkeit
- Beklemmungsgefühl in der Brust
- Schmerzen in Brust und Flanken
- Husten
- Bronchitis
- Keuchen
- Allergisches Asthma
- Drehschwindel
- Schluckbeschwerden *(yege)*
- Palpitationen

6

6.4.9 Ren 22/Rs 22 punktartig pressen und kneten
(dian an rou tiantu)

Ausgangsstellung	Der Patient sitzt oder liegt auf dem Rücken.
Ausführung	Mit der Spitze des Zeigefingers Ren 22/Rs 22 („Bresche des Himmels“, *tiantu*) punktartig pressen *(dian an)* und kneten *(rou)*.
Behandlungsprinzip	Zuführen von Qi (suppletio, *bu*) → im Uhrzeigersinn kneten *(rou)*
Behandlungsdauer	Bis es lokal zieht und spannt oder eine Minute.

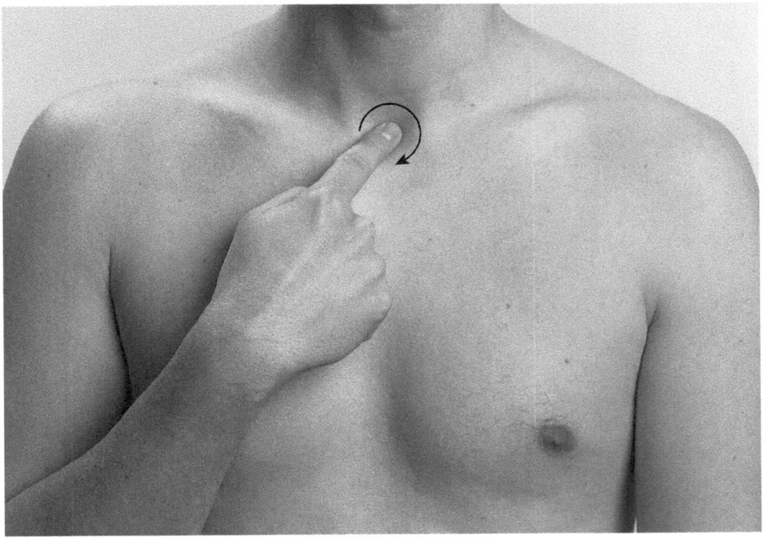

Abb. 6.4.9 Ren 22/Rs 22 punktartig pressen und kneten

Wirkungen:
- Stärkt und reguliert das Qi der Fk Lunge und Milz (qi pulmonale et lienale, *fei pi qi*)
- Macht die Kehle frei

Indikationen:
- Bronchitis
- Keuchatmung
- Asthma
- Husten
- Atembeklemmung
- Heiserkeit
- Allergische Rhinitis
- Allergisches Asthma bronchiale
- Schluckauf
- Stimmverlust

6.4.10 Zwischen Ren 21/Rs 21 und Ren 16/Rs 16 mit der Handfläche reiben *(mo xuanji zhongting)*

Ausgangsstellung	Der Patient sitzt.
Ausführung	Mit der Handinnenfläche zwischen Ren 21/Rs 21 („Das Visierrohr", *xuanji*) und Ren 16/Rs 16 („Mittlere Vorhalle", *zhongting*) reiben *(mo)*. Dabei immer von oben nach unten reiben *(mo)*.
Behandlungsdauer	Etwa drei bis fünf Minuten lang reiben *(mo)*.

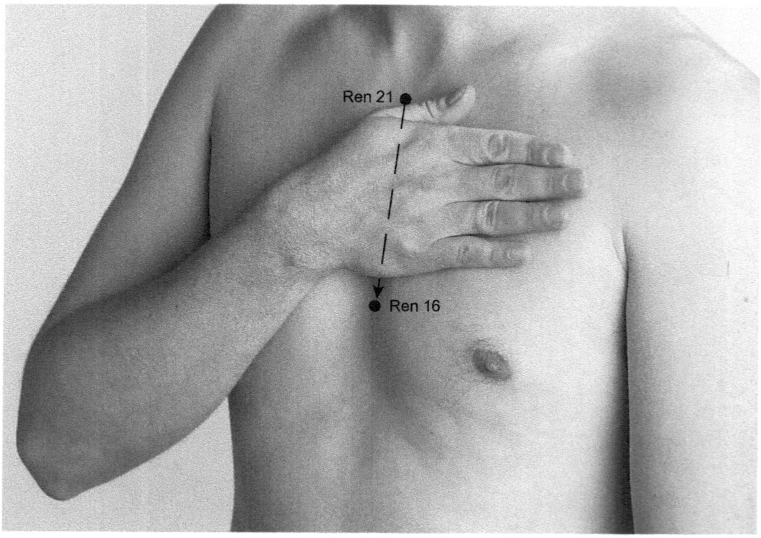

Abb. 6.4.10 Zwischen Ren 21/Rs 21 und Ren 16/Rs 16 mit der Handfläche reiben

Wirkungen:
- Reguliert das Qi
- Senkt Gegenläufigkeiten (Kontravektionen, *ni*) ab
- Leitet Feuchtigkeit (humor, *shi*) aus
- Stabilisiert das Qi der Fk Milz und Lunge (qi lienale et pulmonale, *pi fei qi*)

Indikationen:
- Husten
- Atemnot
- Druck- und Spannungsgefühl auf der Brust
- Allergisches Asthma bronchiale
- Schluckstörungen
- Appetitlosigkeit
- Erbrechen

6.5 Abdomen

6.5.1 Das Abdomen reiben *(mo fu)*

Ausgangsstellung	Der Patient sitzt oder liegt auf dem Rücken.
Ausführung	Mit der Handfläche einer Hand im Bereich des Abdomens zuerst im, anschließend gegen den Uhrzeigersinn reiben *(mo)*.
Behandlungsdauer	Etwa 30-mal in beide Richtungen.

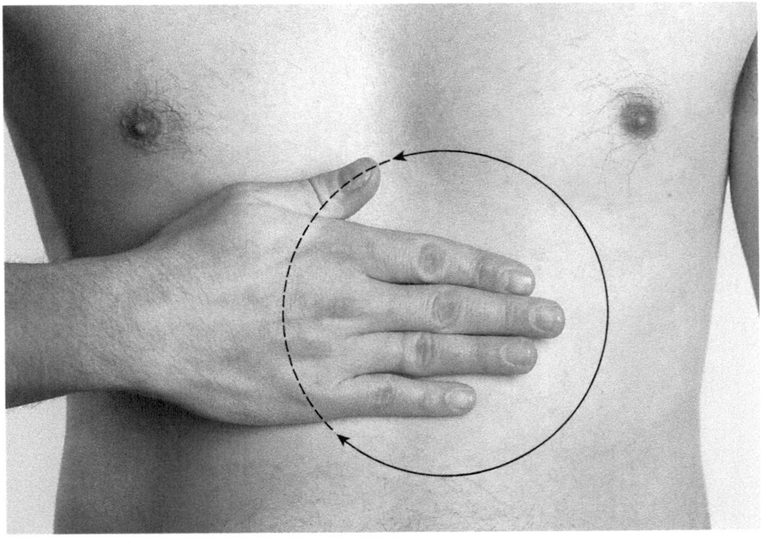

Abb. 6.5.1 Das Abdomen reiben

Wirkungen:
- Fördert die Verdauung
- Macht Verdichtungen (concretiones, *zheng*) durchgängig
- Kräftigt den Fk Milz (o. lienalis, *pi*)
- Harmonisiert den Fk Magen (o. stomachi, *wei*)
- Reguliert Qi und Xue

Indikationen:
- Schlafstörungen
- Drehschwindel
- Obstipation
- Schmerzen und Spannungsgefühle im Abdomen
- Appetitlosigkeit
- Amenorrhö
- Tinnitus
- Allergisches Asthma
- Allergische Sinusitis

6.5.2 Den Magenraum kneten *(rou weiwan)*

Ausgangsstellung	Der Patient sitzt oder liegt auf dem Rücken.
Ausführung	Mit dem Thenar (Daumenballen) oder mit dem Bereich in der Nähe der Handwurzel den Magenraum mit mittlerer Kraft pressen *(an)* und kneten *(rou)*.
Behandlungsprinzip	Ausleiten von Qi (dispulsio, *xie*) → gegen den Uhrzeigersinn kneten *(rou)*
Behandlungsdauer	Etwa drei bis fünf Minuten pressen *(an)* und kneten *(rou)*, bis sich ein angenehmes Gefühl entwickelt.

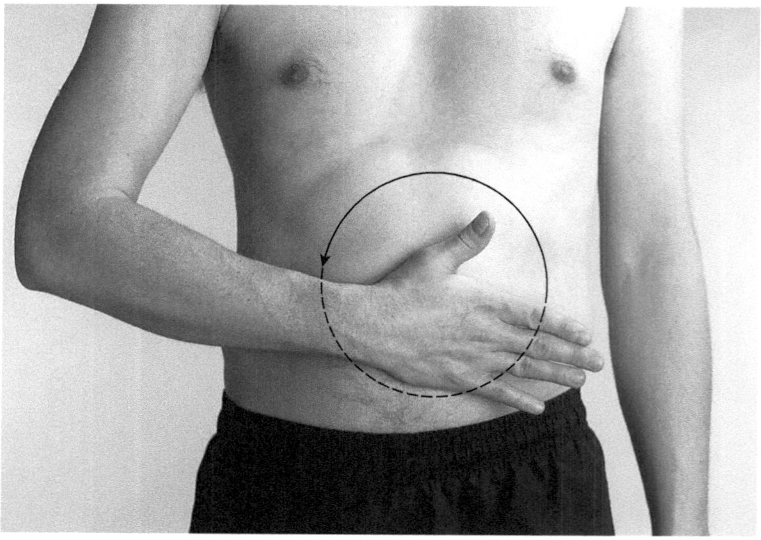

Abb. 6.5.2 Den Magenraum kneten

Wirkungen:
- Reguliert den Fk Magen (o. stomachi, *wei*)
- Harmonisiert die „Mitte“ (Fk Milz und Magen, oo. lienalis et stomachi, *pi wei*)
- Senkt Gegenläufigkeiten (Kontravektionen, *ni*) ab

Indikationen:
- Obstipation
- Verdauungsstörungen
- Spannungsgefühle und Schmerzen im Abdomen
- Schmerzen im Magenraum
- Aufstoßen
- Schluckauf
- Palpitationen

6

6.5.3 Das untere Abdomen kräftig gerade reiben
(ca shaofu)

Ausgangsstellung	Der Patient sitzt oder liegt auf dem Rücken.
Ausführung	Beide Handinnenflächen fest auf Ma 25/S 25 („Angel des Himmels", *tianshu*) auflegen und nach oben und unten, hin und her kräftig gerade reiben *(ca)*.
Behandlungsdauer	Bis sich Wärme entwickelt oder eine Minute.

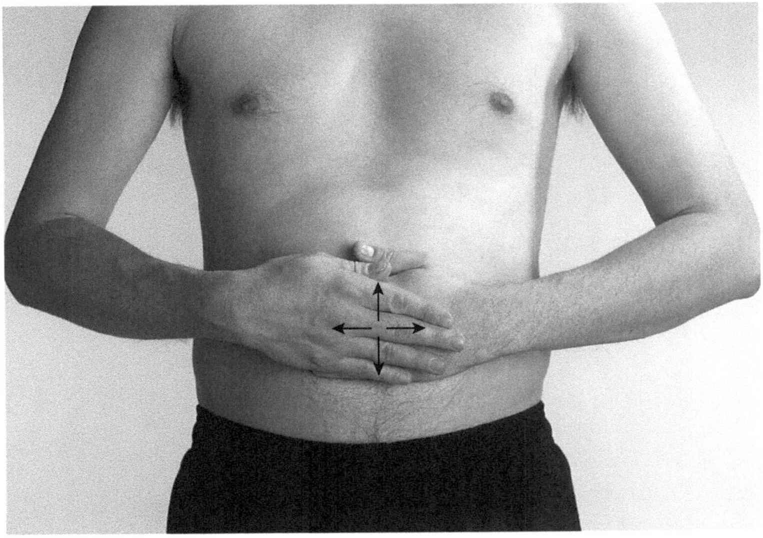

Abb. 6.5.3 Das untere Abdomen kräftig gerade reiben

Wirkungen:
- Bewegt das Qi
- Erwärmt die Leitbahnen und macht sie durchgängig
- Harmonisiert die Fk Dick- und Dünndarm (oo. intestinorum, *chang*)

Indikationen:
- Obstipation
- Diarrhö
- Schmerzen und Spannungsgefühle im Abdomen
- Dysmenorrhö

6.5.4 Das Zinnoberfeld reiben *(mo dantian)*

Ausgangsstellung	Der Patient sitzt.
Ausführung	Mit der Handfläche das Abdomen unterhalb des Nabels reiben *(mo)*.
Behandlungsdauer	Bis sich lokal Wärme entwickelt oder eine Minute.

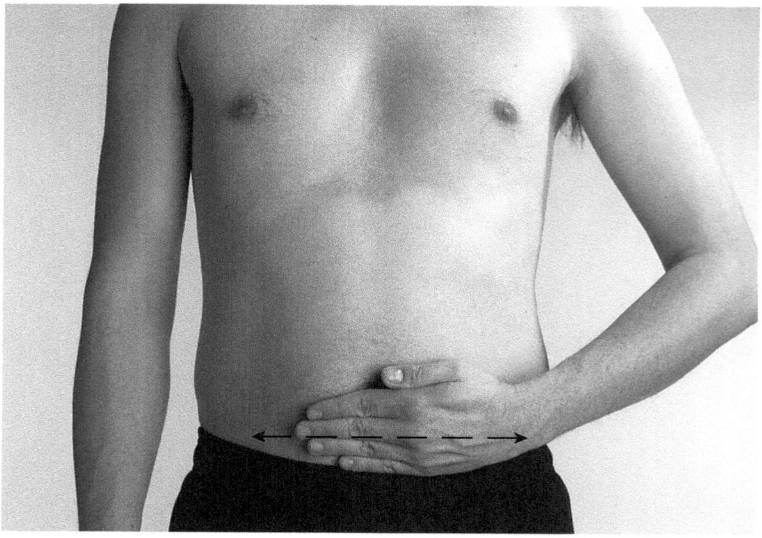

Abb. 6.5.4 Das Zinnoberfeld reiben

Wirkungen:

- Stützt den Fk Niere (o. renalis, *shen*)
- Konsolidiert das Struktivpotenzial *(jing)*
- Reguliert das Qi
- Erwärmt das Yang

Indikationen:

- Obstipation
- Dysmenorrhö
- Morbus Parkinson
- Miktionsstörungen mit trübem Urin *(linzhuo)*

6.5.5 Schwingen des Magen-Funktionskreises *(dang wei)*

Ausgangsstellung	Der Patient liegt auf dem Rücken, beide Beine sind angestellt, oder er sitzt.
Ausführung	Der Patient legt beide Hände übereinander auf Ren 12/Rs 12 („Sammlungspunkt des Magen-Funktionskreises", *zhongwan*) und schiebt *(tui)* und schwingt *(dang)* beim Ausatmen mit den übereinandergelegten Händen nach oben. Beim Einatmen löst er die Hände wieder.
Behandlungsdauer	36-mal hin- und herschieben *(tui)* und -schwingen *(dang)*.

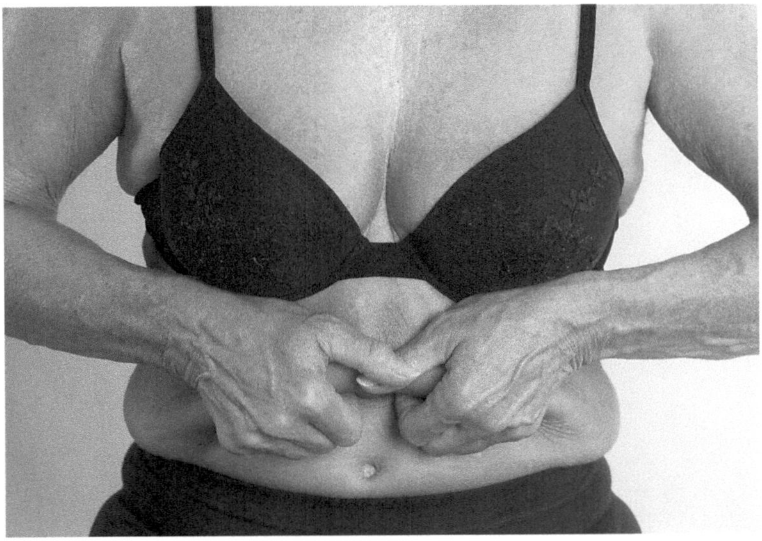

Abb. 6.5.5 Schwingen des Magen-Funktionskreises

Wirkungen:
- Kräftigt den Fk Milz (o. lienalis, *pi*)
- Stützt den Fk Magen (o. stomachi, *wei*)

Indikation:
- Zur allgemeinen Gesunderhaltung

6.5.6 Teilen von Yin und Yang *(fen yinyang)*

Ausgangsstellung	Der Patient sitzt oder liegt auf dem Rücken, die Hände liegen in Höhe des Xiphoids auf. Die Fingerspitzen zeigen zueinander und berühren sich.
Ausführung	Der Patient schiebt *(tui)* mit wenig Kraft von innen, entlang des Rippenbogens, nach außen auseinander. Er wiederholt diesen Vorgang mehrmals und legt dabei seine Hände jedesmal etwas weiter unterhalb des Xiphoids auf, so dass er schließlich den gesamten Bauchraum, sowohl ober- als auch unterhalb des Nabels, bearbeitet hat.
Behandlungsdauer	Etwa 9-mal mit den Handflächen von innen nach außen auseinanderschieben *(fentui)*.

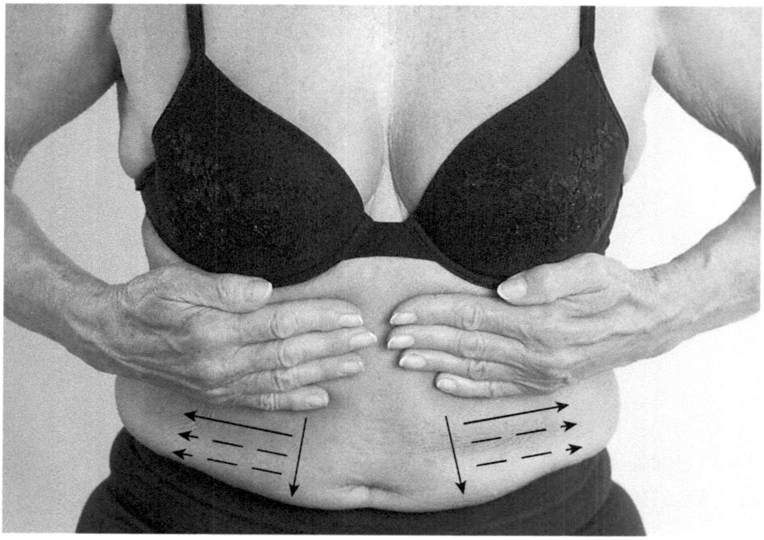

Abb. 6.5.6 Teilen von Yin und Yang

Wirkungen:

- Kräftigt den Fk Milz (o. lienalis, *pi*)
- Stützt den Fk Magen (o. stomachi, *wei*)

Indikation:

- Zur allgemeinen Gesunderhaltung

6.5.7 Ma 25/S 25 pressen und kneten *(an rou tianshu)*

Ausgangsstellung	Der Patient sitzt oder liegt auf dem Rücken.
Ausführung	Mit den Spitzen der Zeigefinger Ma 25/S 25 („Angel des Himmels“, *tianshu*) beidseits des Nabels pressen *(an)* und kneten *(rou)*.
Behandlungsprinzip	Zuführen von Qi (suppletio, *bu*) → zum Körperzentrum hin kneten oder: Ausleiten von Qi (dispulsio, *xie*) → vom Körperzentrum weg kneten
Behandlungsdauer	Etwa drei Minuten pressen *(an)* und kneten *(rou)*.

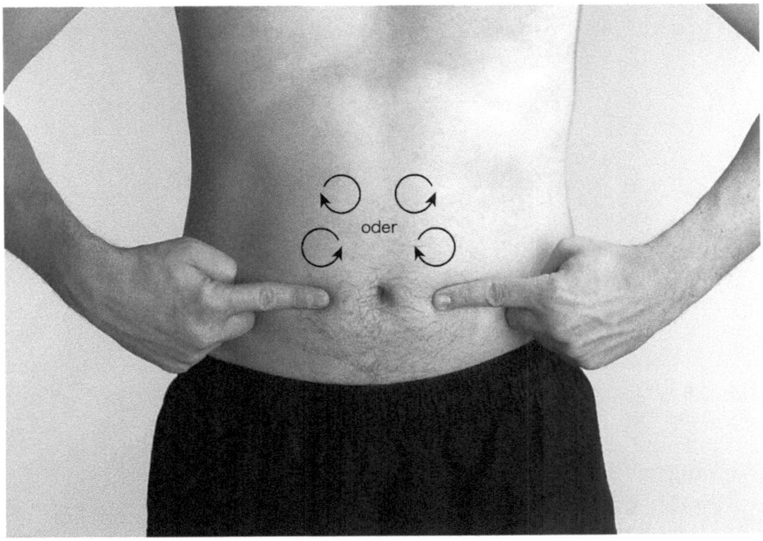

Abb. 6.5.7 Ma 25/S 25 pressen und kneten

Wirkungen:
- Macht die Fk Dick- und Dünndarm (oo. intestinorum, *chang*) durchgängig und reguliert sie
- Reguliert das Qi
- Beseitigt Blockaden

Indikationen:
- Obstipation
- Diarrhö
- Kollern in den Eingeweiden
- Schmerzen im Abdomen
- Erbrechen
- Schluckauf
- Allergische Konjunktivitis

6.5.8 Ma 30/S 30 pressen *(an qichong)*

Ausgangsstellung	Der Patient steht, sitzt oder liegt auf dem Rücken.
Ausführung	Mit den Spitzen der Zeigefinger Ma 30/S 30 („Breite Straße des Qi“, *qichong*) pressen *(an)*. Dabei soll es ziehen, spannen und schmerzen.
Behandlungsdauer	Etwa eine Minute pressen *(an)*.

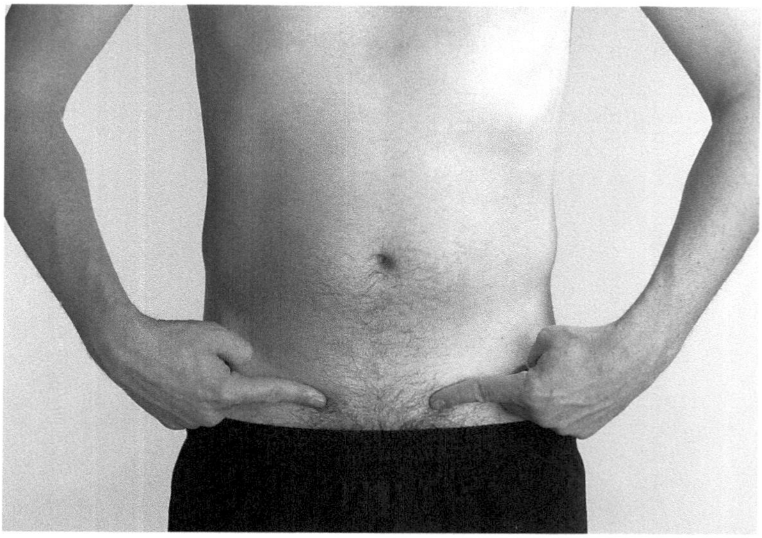

Abb. 6.5.8 Ma 30/S 30 pressen

Wirkungen:
- Reguliert das Qi im unteren Wärmebereich (unteres Calorium, *xiajiao*)
- Senkt das Yang ab
- Kräftigt das Yin
- Kühlt Hitze (calor, *re*)

Indikationen
- Schmerzen im Lumbalbereich
- Dysmenorrhö
- Schmerzen und Krämpfe im Unterbauch
- Unfruchtbarkeit

6.5.9 Ni 14/R 14 pressen *(an siman)*

Ausgangsstellung	Der Patient steht, sitzt oder liegt auf dem Rücken.
Ausführung	Mit der Spitze der Zeigefinger Ni 14/R 14 („Das Vierte Volle“, *siman*) beidseitig pressen *(an)*.
Behandlungsdauer	Etwa eine Minute pressen *(an)*.

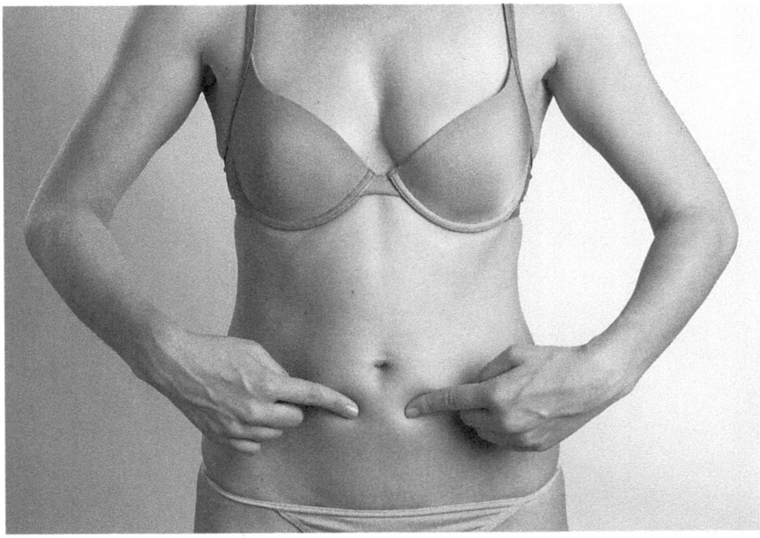

Abb. 6.5.9 Ni 14/R 14 pressen

Wirkungen:
- Kräftigt das Qi im unteren Wärmebereich (unteres Calorium, *xiajiao*)
- Löst Verdichtungen und Verhärtungen (concretiones und congelationes, *zheng jia*) auf
- Harmonisiert die Menstruation

Indikationen:
- Schmerzen im Nabelbereich
- Krämpfe und Spannungsgefühle im Unterleib
- Verdichtungen und Verhärtungen im Unterleib
- Uterusmyome
- Rötung der Augen

6.5.10 Ren 3/Rs 3 punktartig pressen *(dian an zhongji)*

Ausgangsstellung	Der Patient sitzt oder liegt auf dem Rücken.
Ausführung	Mit der Spitze des Zeige- oder Mittelfingers einer Hand Ren 3/Rs 3 („Sammlungspunkt für den Blasen-Bereich“, *zhongji*) punktartig pressen *(dian an)*.
Behandlungsdauer	Etwa 20- bis 30-mal punktartig pressen *(dian an)*.

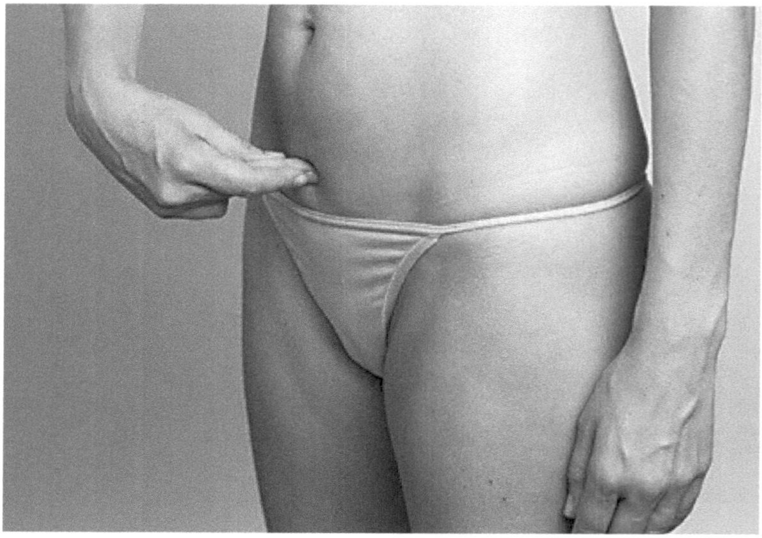

Abb. 6.5.10 Ren 3/Rs 3 punktartig pressen

Wirkungen:
- Reguliert die Säfte *(jinye)*
- Stützt das Yin des Fk Niere (yin renale, *shenyin*)
- Mehrt und harmonisiert das Xue
- Leitet Feuchtigkeit (humor, *shi*) aus
- Stützt das Yang des Fk Niere (yang renale, *shenyang*)

Indikationen:
- Hypertonie
- Amenorrhö
- Stechende Unterleibsschmerzen in der Umgebung des Nabels
- Harninkontinenz
- Miktionsstörungen
- Palpitationen
- Nervosität
- Reizbarkeit

6

6.5.11 Ren 4/Rs 4 punktartig pressen *(dian an guanyuan)*

Ausgangsstellung	Der Patient sitzt oder liegt auf dem Rücken.
Ausführung	Mit der Spitze des Zeige- oder Mittelfingers einer Hand Ren 4/Rs 4 („Das erste der Passtore", *guanyuan*) punktartig pressen *(dian an)*.
Behandlungsdauer	Etwa 20- bis 30-mal punktartig pressen *(dian an)*.

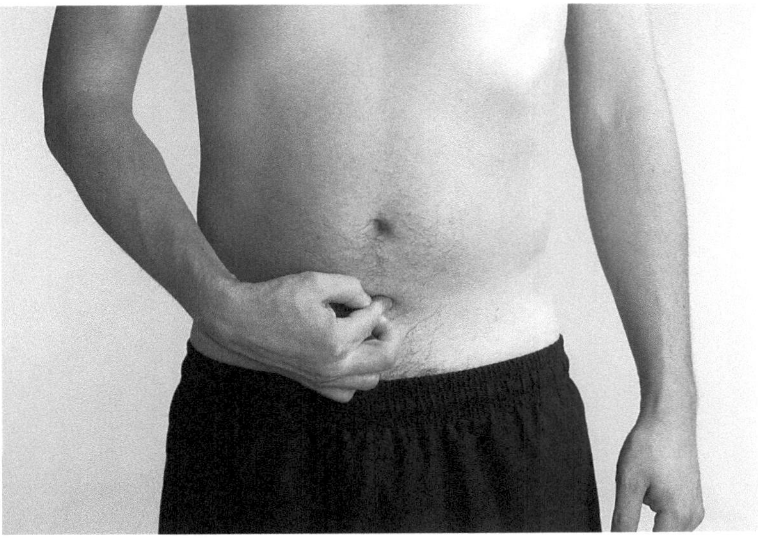

Abb. 6.5.11 Ren 4/Rs 4 punktartig pressen

Wirkungen:
- Stützt den Fk Niere (o. renalis, *shen*)
- Konsolidiert das Qi der angeborenen Konstitution (qi nativum, *xiantian zhi qi*)
- Reguliert das Qi
- Löst Blockaden des Qi und Xue
- Zerstreut Verdichtungen (concretiones, *zheng*)
- Bändigt das Yang und senkt es ab
- Beendet Schmerzen

Indikationen:
- Lumbago, Lumbalgien, Ischialgien
- Schmerzen im Lumbalbereich
- Hypertonie
- Obstipation
- Diarrhö
- Heftige Schmerzen und Kältegefühl im Unterleib
- Dysmenorrhö
- Amenorrhö
- Endometriose
- Uterusmyome
- Trigeminusneuralgie
- Halbseitenlähmung
- Tinnitus
- Enuresis
- Harninkontinenz
- Unruhe
- Schreckhaftigkeit
- Kalte Extremitäten bei gleichzeitigem Hitzegefühl des Kopfes

6.5.12 Ren 6/Rs 6 punktartig pressen *(dian an qihai)*

Ausgangsstellung	Der Patient sitzt oder liegt auf dem Rücken.
Ausführung	Mit der Spitze des Zeige- oder Mittelfingers einer Hand Ren 6/Rs 6 („Meer des Qi", *qihai*) punktartig pressen *(dian an)*.
Behandlungsdauer	Etwa 20- bis 30-mal punktartig pressen *(dian an)*.

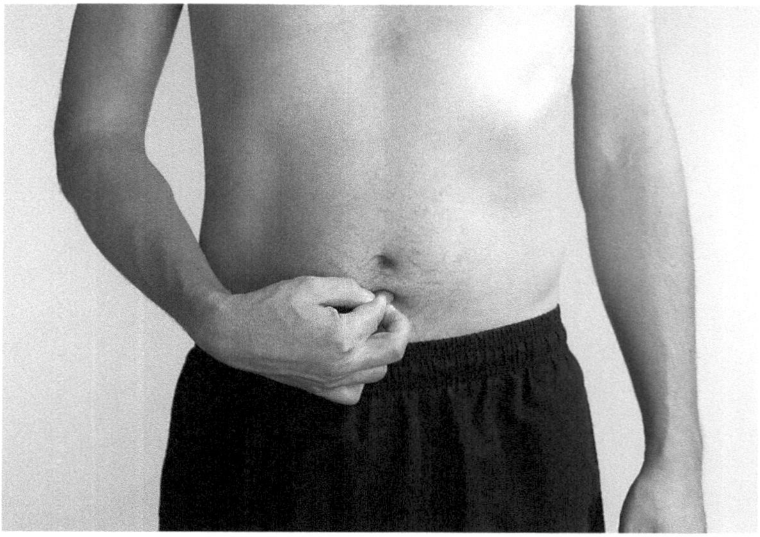

Abb. 6.5.12 Ren 6/Rs 6 punktartig pressen

Wirkungen:
- Stützt und reguliert den Fk Niere (o. renalis, *shen*)
- Konsolidiert das echte Yin (yin merum, *zhenyin*)
- Mobilisiert das echte Yang (yang merum, *zhenyang*)
- Senkt das Yang ab
- Stützt das Qi
- Zerstreut Verdichtungen (concretiones, *zheng*)
- Beendet Druck- und Spannungsgefühle im Abdomen

Indikationen:
- Chronische Polyarthritis
- Obstipation
- Bauchschmerzen
- Amenorrhö
- Endometriose
- Prämenstruelles Syndrom
- Klimakterisches Syndrom
- Uterusmyome
- Multiple Sklerose
- Drehschwindel
- Harninkontinenz
- Rasche Erschöpfbarkeit
- Schreckhaftigkeit
- Kältegefühl der Extremitäten
- Schmerzen und Stiche in der Herzgegend
- Nervosität und Unruhe

6.5.13 Ren 8/Rs 8 kneten *(rou shenque)*

Ausgangsstellung	Der Patient sitzt oder liegt auf dem Rücken.
Ausführung	Mit der Spitze des Mittelfingers, dem Thenar (Daumenballen) oder mit der Handwurzel Ren 8/Rs 8 („Mitte des Nabels", *shenque*) kneten *(rou)*.
Behandlungsprinzip	Zuführen von Qi (suppletio, *bu*) → im Uhrzeigersinn kneten *(rou)*
Behandlungsdauer	Etwa eine Minute, bis sich ein Gefühl des „Erreichens des Qi" *(deqi)* einstellt.

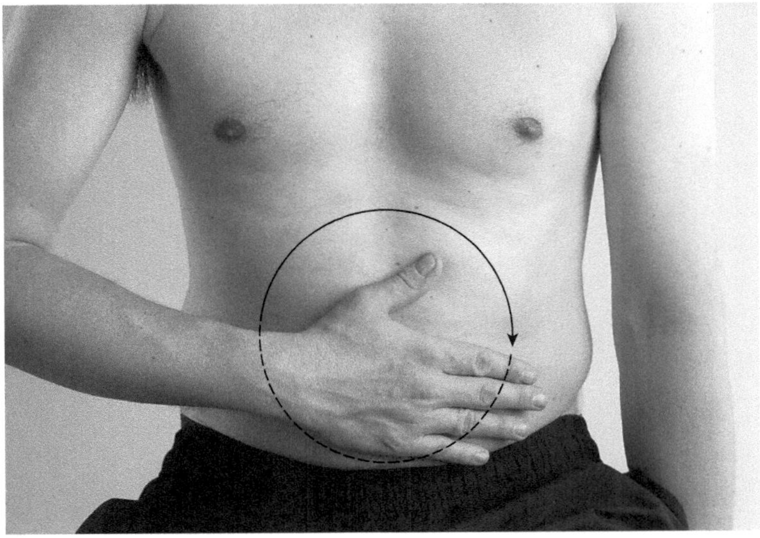

Abb. 6.5.13 Ren 8/Rs 8 kneten

Wirkungen:
- Stabilisiert alle Störungen, die aufgrund einer energetischen Schwäche (depletio, *xu*) der „Mitte" (Fk Milz und Magen, oo. lienalis et stomachi, *pi wei*) und des Yin auftreten
- Beruhigt die konstellierende Kraft *(shen)*
- Stabilisiert die „Mitte" (Fk Milz und Magen, oo. lienalis et stomachi, *pi wei*)

Indikationen:
- Diarrhö
- Kollern in den Eingeweiden
- Schmerzen im Unterleib
- Apoplexie mit Ohnmacht
- Krampfanfälle
- Drehschwindel

6.5.14 Ren 10/Rs 10 pressen und kneten
(an rou xiawan)

Ausgangsstellung	Der Patient sitzt oder liegt auf dem Rücken.
Ausführung	Mit der Spitze des Zeige-/Mittelfingers Ren 10/Rs 10 („Punkt des Magenausganges", *xiawan*) pressen *(an)* und kneten *(rou)*.
Behandlungsprinzip	Ausleiten von Qi (dispulsio, *xie*) → gegen den Uhrzeigersinn kneten *(rou)*
Behandlungsdauer	Etwa eine Minute pressen *(an)* und kneten *(rou)*.

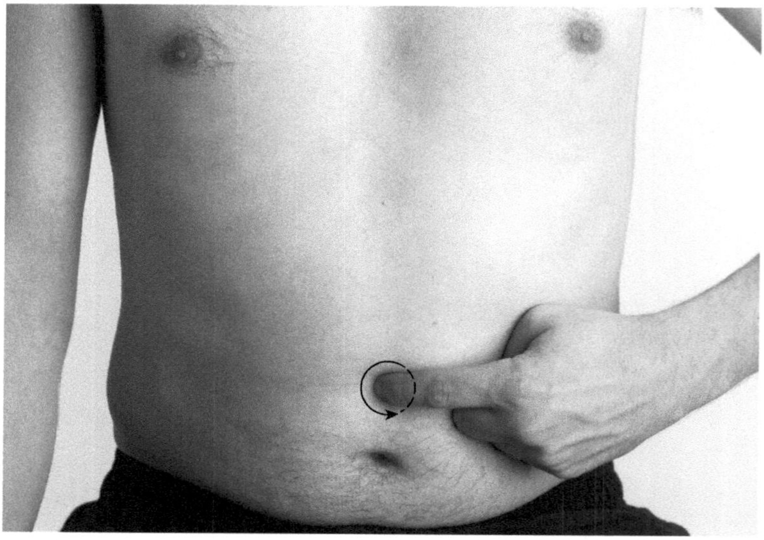

Abb. 6.5.14 Ren 10/Rs 10 pressen und kneten

Wirkung:
- Leitet Feuchtigkeit-Hitze (calor humidus, *shire*) aus der „Mitte" (Fk Milz und Magen, oo. lienalis et stomachi, *pi wei*) aus

Indikationen:
- Obstipation
- Schmerzen und Spannungsgefühle im Unterleib
- Epigastrische Schmerzen
- Appetitlosigkeit
- Abmagerung
- Übelkeit
- Brechreiz
- Schluckauf

6.5.15 Ren 12/Rs 12 kneten *(rou zhongwan)*

Ausgangsstellung	Der Patient sitzt oder liegt auf dem Rücken.
Ausführung	Mit der Spitze des Mittelfingers, dem Thenar oder mit der Handwurzel Ren 12/Rs 12 („Sammlungspunkt des Magen-Funktionskreises", *zhongwan*) kneten *(rou)*.
Behandlungsprinzip	Zuführen von Qi (suppletio, *bu*) → im Uhrzeigersinn kneten *(rou)* oder: Ausleiten von Qi (dispulsio, *xie*) → gegen den Uhrzeigersinn kneten *(rou)*
Behandlungsdauer	Etwa eine Minute, bis sich ein Gefühl des „Erreichens des Qi" *(deqi)* einstellt.

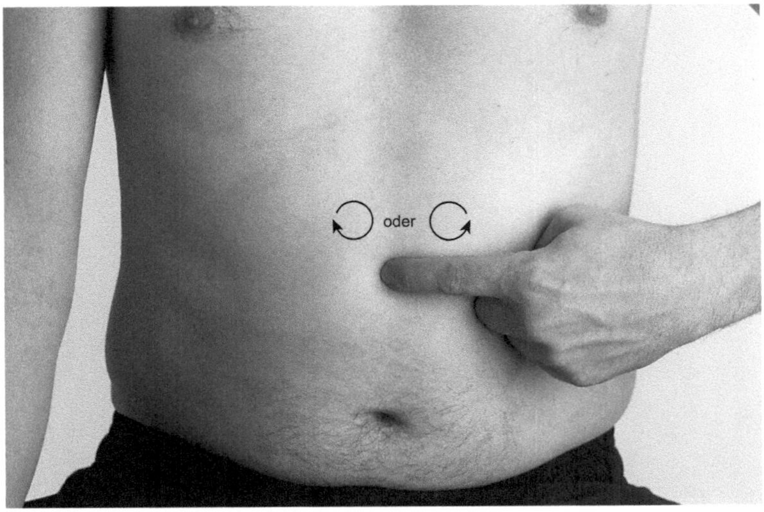

Abb. 6.5.15 Ren 12/Rs 12 kneten

Wirkungen:
- Kräftigt die „Mitte" (Fk Milz und Magen, oo. lienalis et stomachi, *pi wei*)
- Reguliert den Fk Magen (o. stomachi, *wei*)
- Harmonisiert das Qi
- Kanalisiert Feuchtigkeit (humor, *shi*)
- Senkt Gegenläufigkeiten (Kontravektionen, *ni*) ab

Indikationen:
- Diarrhö
- Klumpengefühl in der Leibesmitte
- Schmerzen, Spannungs-, Völlegefühl im Abdomen
- Rumpeln und Kollern in den Eingeweiden
- Erbrechen
- Saures Aufstoßen
- Appetitlosigkeit
- Prämenstruelles Syndrom
- Tinnitus
- Schlafstörungen
- Drehschwindel
- Schreckhaftigkeit
- Angstzustände

6.6 Lumbal- und Rückenbereich

6.6.1 Den Lumbalbereich kräftig gerade reiben
(ca yao)

Ausgangsstellung	Der Patient sitzt.
Ausführung	Beide Handflächen kräftig auf die Haut im Lumbalbereich pressen *(an)*. Zwischen der Höhe des 2. Lendenwirbels und den Iliosakralgelenken hin- und herreiben *(mo)* und kräftig gerade reiben *(ca)*.
Behandlungsdauer	Bis sich lokal Wärme bildet oder eine Minute.

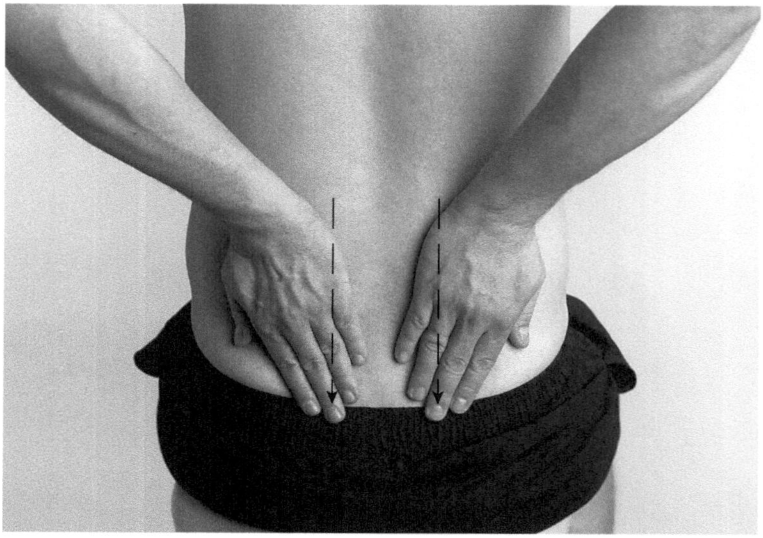

Abb. 6.6.1 Den Lumbalbereich kräftig gerade reiben

Wirkungen:
- Erwärmt das Yang des Fk Niere (yang renale, *shenyang*)
- Konsolidiert die Krankheitswurzel (stirps, *ben*)
- Erwärmt die Leitbahnen
- Zerstreut Kälte (algor, *han*)

Indikationen:
- Lumbago, Lumbalgien, Ischialgien
- Schmerzen im Lumbalbereich
- Periarthritis humeroscapularis
- Obstipation
- Diarrhö
- Chronische Polyarthritis
- Dysmenorrhö
- Endometriose
- Drehschwindel
- Harninkontinenz

6.6.2 Neben der Wirbelsäule reiben *(mo jipang)*

Ausgangsstellung	Der Patient sitzt.
Ausführung	Beide Hände zu Fäusten ballen, mit der Daumen- und Zeigefingerseite am Rücken neben der Wirbelsäule nach oben und unten reiben *(mo)* und kräftig gerade reiben *(ca)*.
Ausführung	Bis sich lokal Wärme entwickelt oder eine Minute.

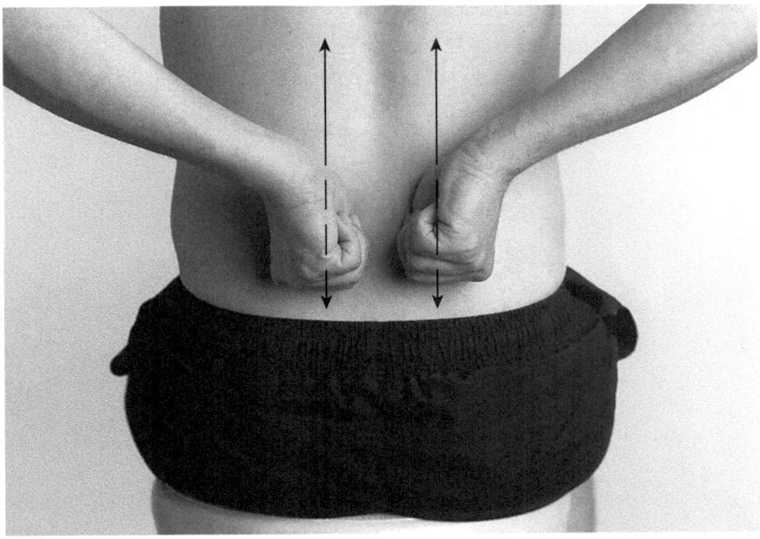

Abb. 6.6.2 Neben der Wirbelsäule reiben

Wirkungen:
- Macht die Wirbelsäule im Lumbalbereich beweglich
- Stützt das ursprüngliche, primordiale Qi (qi primum, *yuanqi*) des Fk Niere (o. renalis, *shen*)

Indikationen:
- Lumbago, Lumbalgien, Ischialgien
- Schmerzen im Lumbalbereich
- Schwäche und Ziehen in Hüften und Knien
- Tinnitus
- Allergisches Asthma bronchiale

6.6.3 Den Rücken klatschen *(pai bei)*

Ausgangsstellung	Der Patient sitzt.
Ausführung	Der Patient führt seine rechte Hand auf die linke Seite des Rückens und bildet eine hohle Hand. Dann klatscht *(pai)* und schlägt *(da)* er den Rückenbereich mit angemessener Kraft und wechselt dann die Hände. Falls dabei Schmerzen im Schultergelenk entstehen, kann der Patient auch die gleichseitige Rückenhälfte behandeln.
Behandlungsdauer	Etwa 10-mal mit der hohlen Hand den Rückenbereich klatschen *(pai)* und schlagen *(da)*.

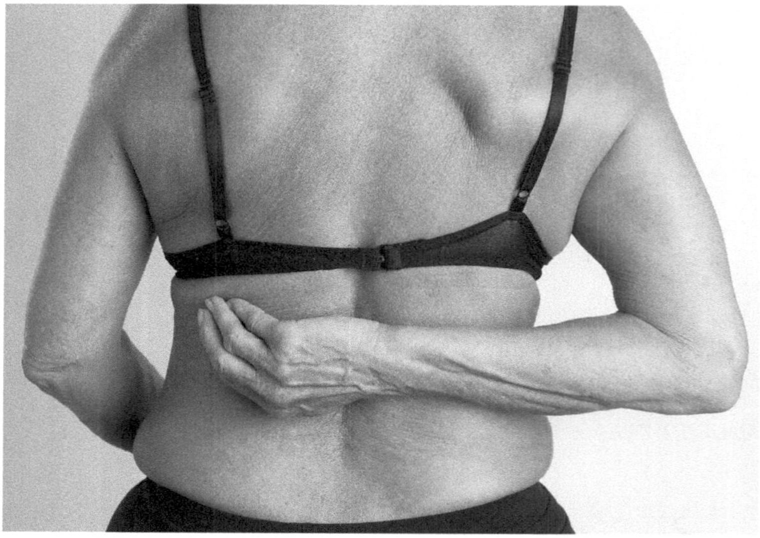

Abb. 6.6.3 Den Rücken klatschen

Wirkungen:
- Suppletiert den Fk Niere (o. renalis, *shen*)
- Kräftigt den Lumbalbereich
- Löst die Sehnen und Muskeln
- Dynamisiert das Xue
- Macht die Gelenke durchgängig
- Lockert die Muskeln im Lumbalbereich
- Erhöht die Beweglichkeit im Lumbalbereich
- Wirkt regenerierend bei Müdigkeit

Indikationen:
- Lumbago, Lumbalgien, Ischialgien
- Schmerzen im Lumbalbereich
- Lumbaler Bandscheibenprolaps
- Diarrhö
- Menstruationsstörungen
- Schlafstörungen
- Zur allgemeinen Gesunderhaltung

6.6.4 Bl 21/V 21 kneten *(rou weishu)*

Ausgangsstellung	Der Patient sitzt.
Ausführung	Beide Hände zu Fäusten ballen, Daumen und Zeigefinger fest auf Bl 21/V 21 („Einflusspunkt des Magen-Funktionskreises", *weishu*) pressen *(an)* und mit kreisenden Bewegungen kraftvoll kneten *(rou)*.
Behandlungsprinzip	Ausleiten von Qi (dispulsio, *xie*) → vom Körperzentrum weg kneten *(rou)*. oder: Zuführen von Qi (suppletio, *bu*) → zum Körperzentrum hin kneten *(rou)*.
Behandlungsdauer	Bis es zieht, spannt und warm wird oder eine Minute.

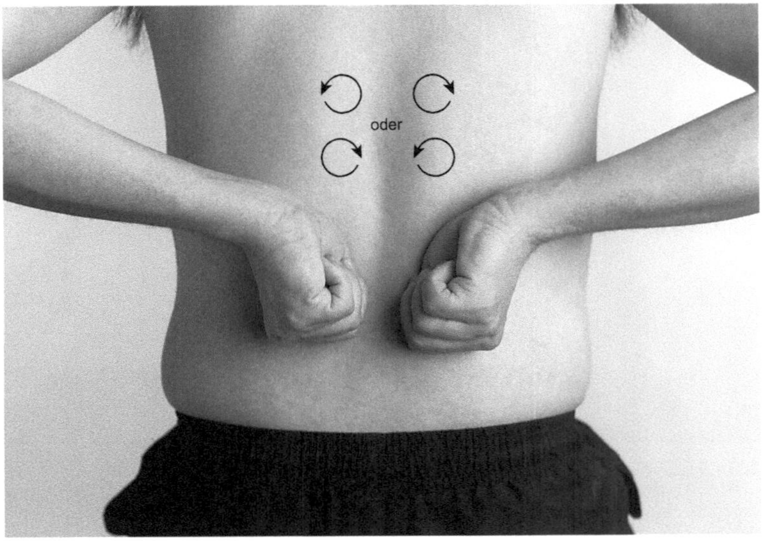

Abb. 6.6.4 Bl 21/V 21 kneten

Wirkungen:
- Stützt und harmonisiert die Fk Milz und Magen (oo. lienalis et stomachi, *pi wei*)
- Wandelt Feuchtigkeit (humor, *shi*) um
- Beseitigt Blockaden

Indikationen:
- Lumbago, Lumbalgien, Ischialgien
- Schmerzen im Lumbalbereich
- Druckgefühl in Brust und Flanken
- Appetitlosigkeit
- Abmagerung
- Erbrechen
- Übelkeit
- Magenschmerzen
- Schluckauf

6.6.5 Bl 23/V 23 reiben *(mo shenshu)*

Ausgangsstellung	Der Patient sitzt.
Ausführung	Beide Hände zum Rücken führen und mit beiden Handflächen Bl 23/V 23 („Einflusspunkt des Nieren-Funktionskreises“, *shenshu*) reiben *(mo)*.
Behandlungsdauer	Bis sich lokal Wärme entwickelt, etwa 50-mal.

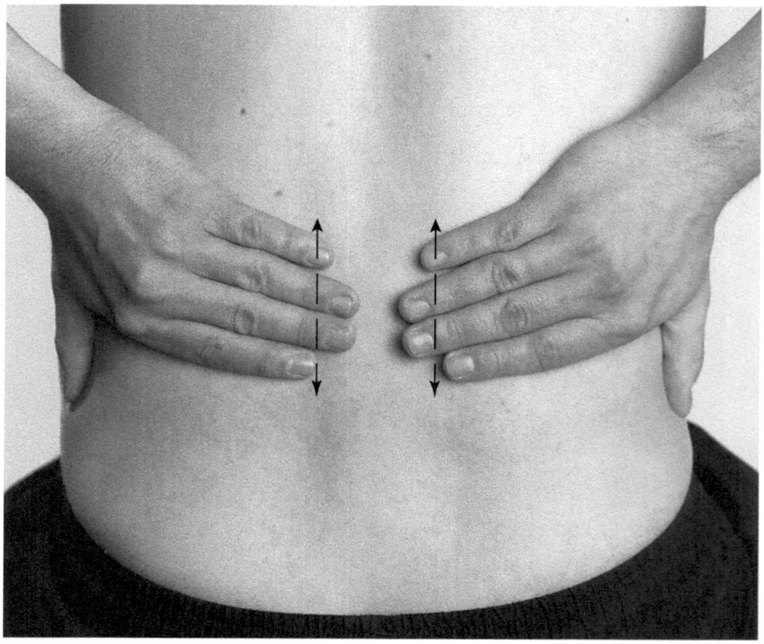

Abb. 6.6.5 Bl 23/V 23 reiben

Wirkungen:
- Konsolidiert, stützt und harmonisiert den Fk Niere (o. renalis, *shen*)
- Erwärmt das Yang
- Kräftigt den Lumbalbereich
- Schärft das Gehör

Indikationen:
- Lumbago, Lumbalgien, Ischialgien
- Schmerzen im Lumbalbereich
- Schwäche und Ziehen in Hüft- und Kniegelenken
- Hypertonie
- Chronische Polyarthritis
- Dysmenorrhö
- Klimakterisches Syndrom
- Halbseitenlähmung
- Multiple Sklerose
- Erkrankungen der Augen
- Tinnitus
- Taubheit
- Allergisches Asthma
- Demenz
- Morbus Parkinson
- Harninkontinenz
- Häufige Miktion

6.6.6 Die „Acht Kellerlöcher" kräftig gerade reiben
(ca baliao)

Ausgangsstellung	Der Patient sitzt.
Ausführung	Beide Hände zum Rücken führen und auf dem Kreuzbein von oben nach unten kräftig gerade reiben *(ca)*. Als die „Acht Kellerlöcher" werden Bl 31/V 31 („Oberes Kellerloch", *shangliao*), Bl 32/ V 32 („Das nächstfolgende Kellerloch", *ciliao*), Bl 33/ V 33 („Mittleres Kellerloch", *zhongliao*) und Bl 34/ V 34 („Unteres Kellerloch", *xialiao*) bezeichnet.
Behandlungsdauer	Etwa 50-mal kräftig gerade reiben *(ca)*, bis sich Wärme entwickelt.

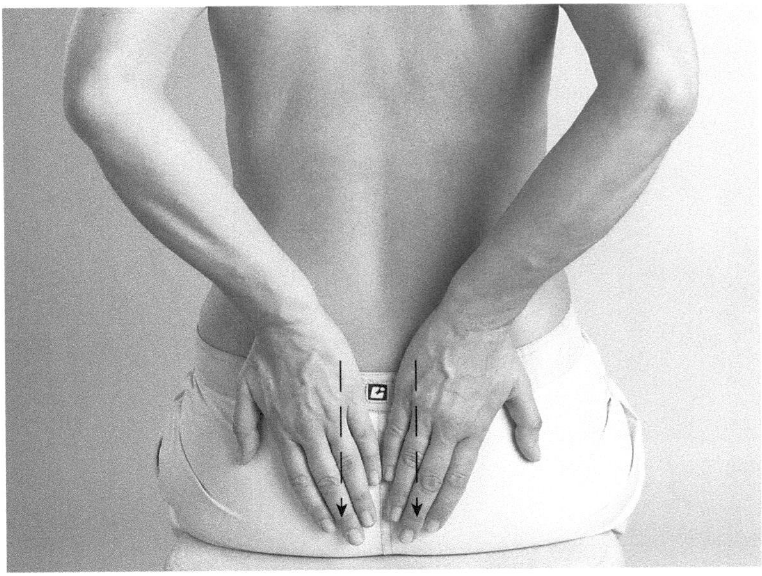

Abb. 6.6.6 Die „Acht Kellerlöcher" kräftig gerade reiben

Wirkungen:
- Erwärmt die Leitbahnen
- Kräftigt den unteren Rücken
- Dynamisiert Qi und Xue
- Stützt den Fk Niere (o. renalis, *shen*)

Indikationen:
- Lumbago, Lumbalgien, Ischialgien
- Schmerzen im Lumbalbereich
- Schmerzen in den Hüftgelenken
- Dysmenorrhö
- Morbus Parkinson
- Miktionsstörungen

6.6.7 Du 4/Rg 4 pressen und kneten *(an rou mingmen)*

Ausgangsstellung	Der Patient sitzt.
Ausführung	Die rechte oder linke Hand zu einer Faust ballen, Daumen und Zeigefinger fest auf Du 4/Rg 4 („Pforte des Lebensloses", *mingmen*) auflegen und den Punkt pressen *(an)* und kneten *(rou)*.
Behandlungsprinzip	Zuführen von Qi (suppletio, *bu*) → im Uhrzeigersinn kneten *(rou)*
Behandlungsdauer	Bis es lokal zieht und spannt, etwa drei Minuten.

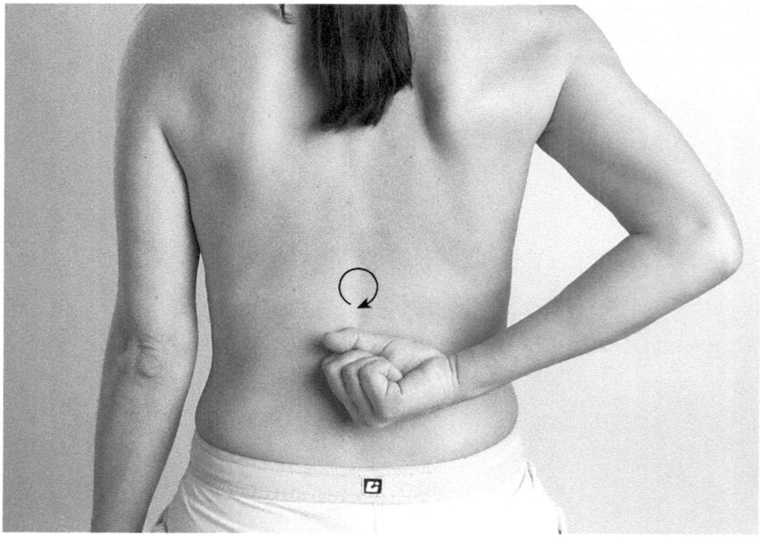

Abb. 6.6.7 Du 4/Rg 4 pressen und kneten

Wirkungen:
- Stützt den Fk Leber (o. hepaticus, *gan*)
- Mehrt das Xue
- Kräftigt den Fk Niere (o. renalis, *shen*)
- Zerstreut Wind (ventus, *feng*)
- Senkt das Qi ab
- Beendet Rückenschmerzen

Indikationen:
- Lumbago, Lumbalgien, Ischialgien
- Schmerzen im Lumbalbereich
- Verspannungen der Rückenmuskulatur
- Hypertonie
- Chronische Polyarthritis
- Dysmenorrhö
- Amenorrhö
- Prämenstruelles Syndrom
- Klimakterisches Syndrom
- Multiple Sklerose
- Tinnitus
- Allergische Konjunktivitis
- Kopfschmerzen
- Schlafstörungen
- Harninkontinenz

6.6.8 Den Extrapunkt „Lendenauge" kneten
(rou yaoyan)

Ausgangsstellung	Der Patient sitzt.
Ausführung	Beide Hände zu Fäusten ballen, Daumen und Zeigefinger fest auf den Extrapunkt Ex-B 7 („Lendenauge", *yaoyan*) pressen *(an)* und mit kreisenden Bewegungen kraftvoll pressen *(an)* und kneten *(rou)*.
Behandlungsprinzip	Zuführen von Qi (suppletio, *bu*) → zum Körperzentrum hin kneten
Behandlungsdauer	Bis es zieht und spannt oder eine Minute.

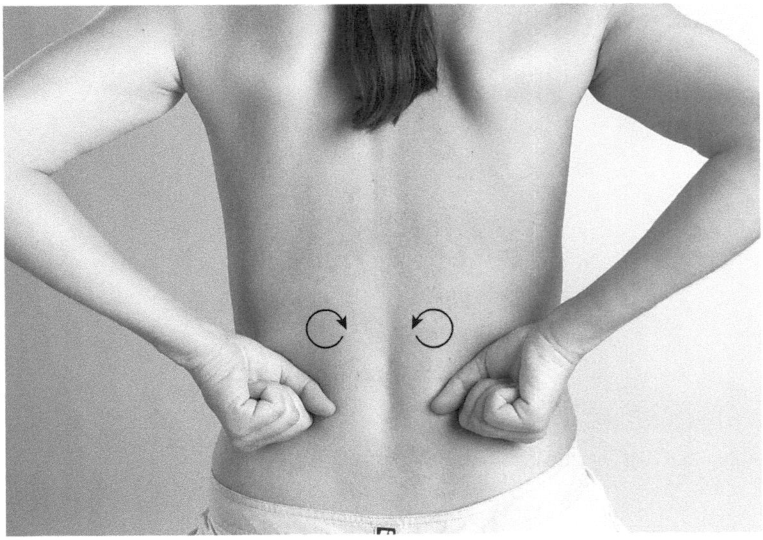

Abb. 6.6.8 Den Extrapunkt „Lendenauge" kneten

Wirkungen:
- Stärkt den Lumbalbereich
- Konsolidiert den Fk Niere (o. renalis, *shen*)

Indikationen:
- Ziehen und Schmerzen im Lumbalbereich
- Menstruationsstörungen
- Amenorrhö
- Kopfschmerzen

6.6.9 Das Tor des Struktivpotenzials reiben
(mo jingmen)

Ausgangsstellung	Der Patient sitzt.
Ausführung	Beide Hände zum Rücken führen, mit beiden Handflächen jeweils den weichen Bereich an beiden Seiten der Lenden pressen *(an)* und reiben *(mo)*.
Behandlungsdauer	Bis sich lokal Wärme entwickelt, etwa fünf Minuten.

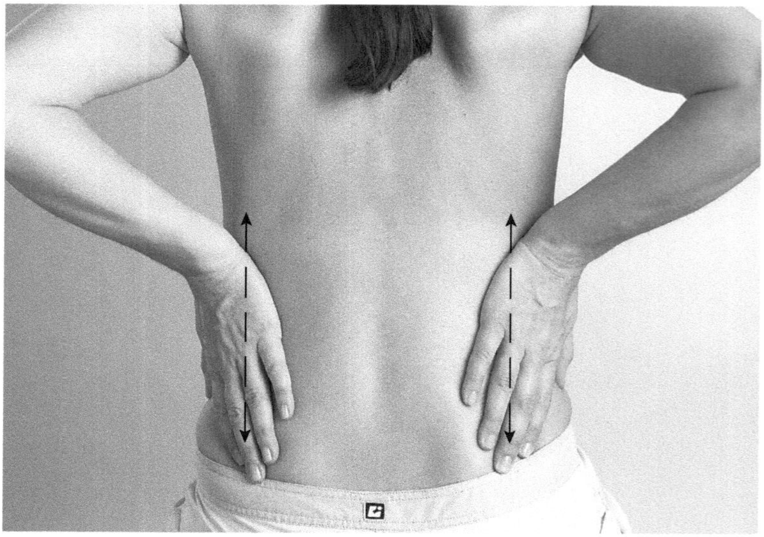

Abb. 6.6.9 Das Tor des Struktivpotenzials reiben

Wirkungen:
- Reguliert Qi und Xue
- Stützt das Struktivpotenzial *(jing)* und den Neben-Fk Rückenmark (paraorbis medullae, *sui*)

Indikationen:
- Schmerzen im Lumbalbereich
- Lumbago, Lumbalgien, Ischialgien
- Gynäkologischen Erkrankungen
- Amenorrhö
- Multiple Sklerose
- Erkrankungen der Augen
- Tinnitus
- Allergische Konjunktivitis
- Kopfschmerzen
- Demenz

KAPITEL

7 Selbstbehandlung bei häufig auftretenden Erkrankungen

7.1 Orthopädische Krankheitsbilder

7.1.1 Akuter Schiefhals

Krankheitsbild und Therapie aus westlicher Sicht

Synonym: Torticollis (lat. tortus: gedreht, gekrümmt; collum: Hals)
Definition: Erworbene Schräghaltung des Kopfes.
Ursachen:
- Muskulärer Schiefhals: bedingt durch einseitige Kontraktur des M. sternocleidomastoideus; der Kopf ist dabei zur gleichen Seite geneigt und zur Gegenseite rotiert.
- Spastischer Schiefhals: bedingt durch Wirbelblockierung; der Kopf ist dabei zur blockierungsabgewandten Seite geneigt und rotiert.
- Zervikaler Bandscheibenvorfall
- Okulärer Schiefhals
- Entzündliche Veränderungen im Bereich des Halses
- Lähmungen der Halsmuskulatur
- Bei beginnendem Morbus Parkinson oder anderen neurologischen Erkrankungen

Symptome:
- Schmerzhafte Bewegungseinschränkung
- Erhöhter Muskeltonus
- Evtl. Schulterhochstand
- Evtl. Plexusirritationen
- Trophische Störungen (bei langfristigem Bestehen)

Behandlungsziele:
- Schmerzlinderung
- Beweglichkeitsverbesserung
- Verbesserung der Trophik
- Detonisierung der Nackenmuskulatur
- Auflösen von Myogelosen, Gelosen, Verklebungen

Therapie aus westlicher Sicht

- Konservativ: Physiotherapie
- Medikamentös: Muskelrelaxanzien, Neuraltherapie

CAVE

Eine Selbstbehandlung mit Tuina eignet sich besonders gut bei muskulären Erkrankungen und kann häufig zu einer raschen Linderung der Symptome führen. Aufgrund der vielfältigen Ursachen sollte der Schiefhals immer zuerst ärztlich abgeklärt werden.

7

Krankheitsbild und Therapie aus Sicht der chinesischen Medizin

Übersicht

Aus Sicht der chinesischen Medizin wird der akute Schiefhals zur Kategorie des Bi-Syndroms (occlusiones, *bizheng*) gerechnet. Bedingt durch die eindringende äußere Schrägläufigkeit (Heteropathie, *xie*) Wind-Kälte (algor venti, *fenghan*), die den Nackenbereich affiziert, kommt es zu Blockaden der Leitbahnen. Dies führt zu Qi-Blockaden und Xue-Stasen, und diese wiederum haben aufgrund der mangelnden Durchgängigkeit Schmerzen und Bewegungseinschränkungen im seitlichen Nackenbereich zur Folge. Eine weitere, sehr häufige Ursache ist eine ungünstige Körperhaltung beim Schlafen. Das Kopfkissen ist dabei entweder zu hoch oder zu flach und führt zu einer schmerzhaften Kontraktion des M. sternocleidomastoideus an der betroffenen Seite. Außerdem kann eine plötzliche und schnelle Drehung des Halses zu einer Zerrung der seitlichen Nackenmuskulatur führen.

Tuina-Therapie

Wind-Kälte (algor venti, *fenghan*) mit Qi-Blockaden und Xue-Stasen

Krankheitsentstehung: Bei einer geschwächten Konstitution oder beim Schlafen mit offenem Fenster können Wind (ventus, *feng*) und Kälte (algor, *han*) von außen leicht eindringen. Kälte (algor, *han*) verfestigt sich, das Xue stagniert, die Leitbahnen werden blockiert, und nach längerer Zeit sind die Leitbahnen, Knochen und Gelenke nicht mehr durchgängig. Qi-Blockaden und Xue-Stasen führen aufgrund der mangelnden Durchgängigkeit zu Schmerzen und Bewegungseinschränkungen im Nackenbereich.

Hauptsymptome:

- Neigung des Kopfes zur kranken Seite und des Kinns zur gegenüberliegenden, gesunden Seite
- Schmerzen im Bereich der Nackenmuskulatur
- Bewegungseinschränkung
- Besserung der Schmerzen durch Wärme
- Verschlechterung durch Kälte

Mögliche Allgemeinsymptome:

- Frösteln
- Aversion gegen Kälte und Wind
- Verlangen nach heißen Getränken
- Kopfschmerzen
- Zungenkörper: blass; Zungenbelag: weißlich
- Pulse: oberflächlich (superficiales, *fu*)

Behandlungsprinzipien:

- Zerstreuen von Wind (ventus, *feng*)
- Beseitigen von Kälte (algor, *han*)

- Erwärmen der Leitbahnen
- Stillen der Schmerzen

Behandlungsmethoden

Tab. 7.1.1

a	Gb 20/F 20 pressen und kneten *(an rou fengchi)* (→ 6.1.42)	Behandlungsdauer: Etwa eine bis drei Minuten pressen *(an)* und kneten *(rou)* Behandlungsrichtung: Vom Körperzentrum weg kneten *(rou)* → Ausleiten von Qi (dispulsio, *xie*) Wirkung: Zerstreut Wind (ventus, *feng*)	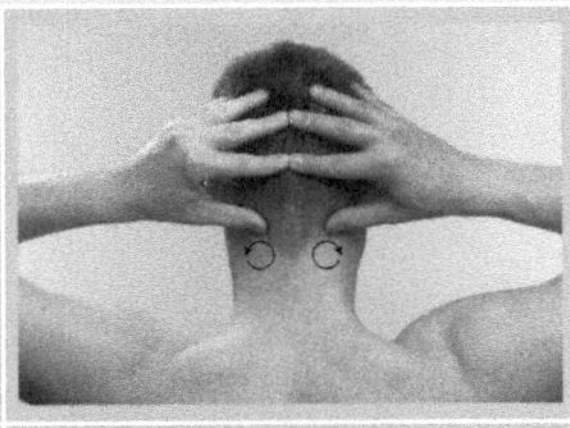
b	Den Nacken greifen *(na jingxiang)* (→ 6.1.55)	Behandlungsdauer: Zwei Minuten auf jeder Seite greifen *(na)* oder bis sich lokal Wärme bildet Wirkungen: • Reguliert Qi und Xue • Wärmt den Nacken	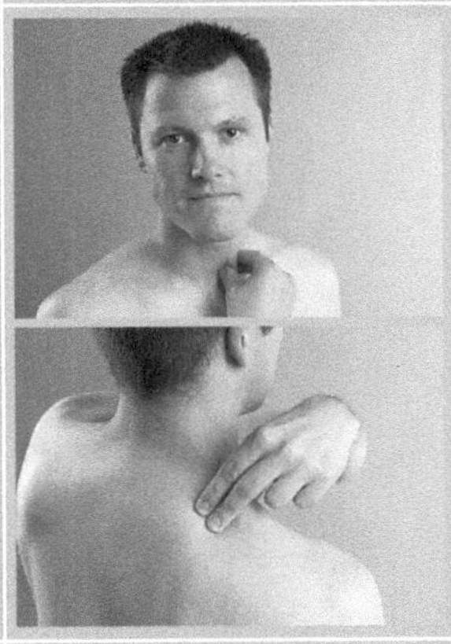
c	Den Nacken reiben *(mo jingxiang)* (→ 6.1.56)	Behandlungsdauer: Bis sich im Nacken Wärme entwickelt oder eine Minute Wirkungen: • Macht die Haupt- und Netzleitbahnen (cardinales und reticulares, *jingmai luomai*) durchgängig • Bewegt das Qi • Dynamisiert das Xue • Zerstreut Kälte (algor, *han*)	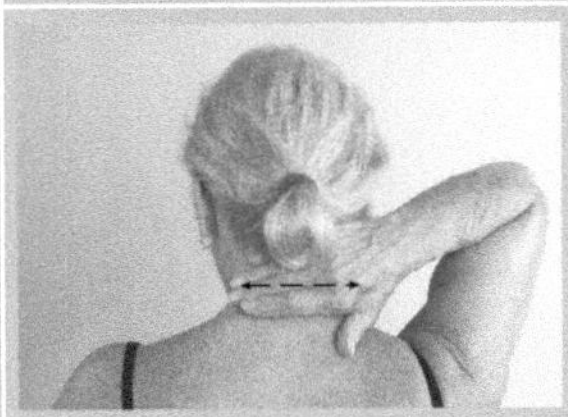
d	Du 16/Rg 16 greifen *(na fengfu)* (→ 6.1.45)	Behandlungsdauer: Bis sich im Nacken Wärme entwickelt oder eine Minute Wirkungen: • Zerstreut Wind-Kälte (algor venti, *fenghan*) • Wirkt schmerzstillend und krampflösend	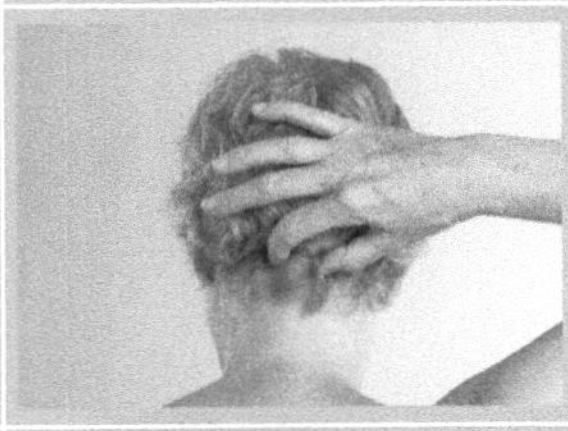
e	Gb 21/F 21 mit der Faust schlagen *(chuiji jianjing)* (→ 6.1.43)	Behandlungsdauer: 20 bis 30-mal schlagen *(chui)* Wirkungen: • Zerstreut Wind (ventus, *feng*) • Bewegt das Qi • Dynamisiert das Xue	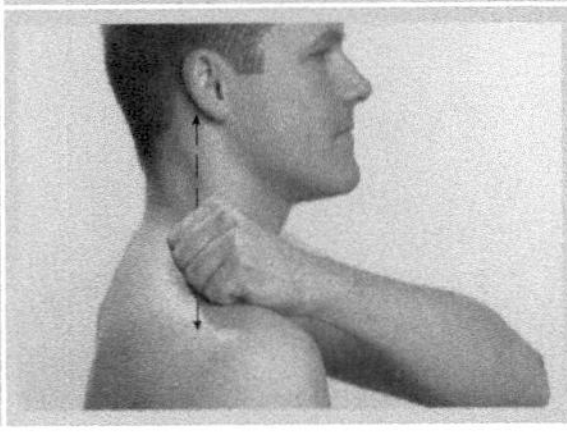

Tab. 7.1.1

f	3E 5/T 5 pressen *(an waiguan)* (→ 6.2.29)	Behandlungsdauer: Bis es zieht und spannt oder eine Minute Wirkungen: • Öffnet die Oberfläche (extima, *biao*) • Leitet Kälte (algor, *han*) aus • Macht die Haupt- und Netzleitbahnen (cardinales und reticulares, *jingmai luomai*) durchgängig • Beseitigt Qi-Blockaden	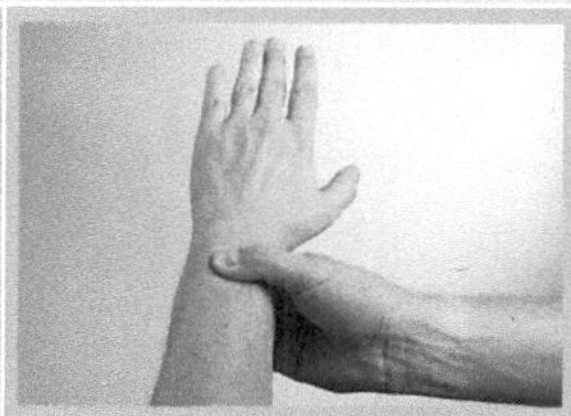

BEHANDLUNGSFREQUENZ

Die Abfolge der Behandlungsmethoden sollte dreimal täglich jeweils 3- bis 4-mal als Selbstbehandlung durchgeführt werden. Der Patient sollte den Schulter-Nacken-Bereich immer warmhalten (z. B. Tragen von Schals), Zugluft vermeiden und täglich mindestens eine Wärmeanwendung (z. B. Rotlicht, Kirschkern-Kissen, Wärmflasche) zu Hause durchführen.

7.1.2 Zervikalspondylose/Degenerative Veränderungen im HWS-Bereich

Krankheitsbild und Therapie aus westlicher Sicht

Synonym: Spondylosis deformans, Spondylopathie
Definition: Degenerative Erkrankung der Wirbelkörper (Arthrose) und der Bandscheiben im Halswirbelsäulenbereich
Symptome:

- Ausstrahlende Schmerzen in den Kopf- und Schulterbereich
- Bewegungseinschränkung der Wirbelsäule
- Schwindel
- Anfallsartige Kopfschmerzen (Migraine cervicale) bei Verdrängung der A. vertebralis
- Röntgen: Knochenzackenbildung (Osteophyten) an den Wirbelkörperrändern und Osteosklerose (Verdichtung des spongiösen Knochengewebes) an den Wirbelkörpern

Therapie aus westlicher Sicht

- Analgetika
- Infiltration von Lokalanästhetika
- Physiotherapie

CAVE

Durch eine Selbstbehandlung mit Tuina kann der Patient die Symptome deutlich reduzieren. Vor Beginn der Behandlung sollte die Symptomatik aber ärztlich abgeklärt werden.

Krankheitsbild und Therapie aus Sicht der chinesischen Medizin

Übersicht

In der chinesischen Medizin gibt es die Bezeichnung Zervikalspondylose nicht, doch entsprechend den klinischen Manifestationen kann das Krankheitsbild den Kategorien „Bi-Syndrom“ *(occlusiones, bizheng)*, „Atrophie“ *(weizheng)*, „Lähmung“ *(tanzheng)*, „Krämpfe“ *(jingzheng)* und „Drehschwindel“ *(xuanyun)* zugeordnet werden.

Einteilung nach Agenzien, Pathogenese und Symptomatik

1. Eindringen von äußeren Schrägläufigkeiten (Heteropathien, *xie*)
2. Energetische Schwäche der Fk Leber und Niere (depletio der oo. hepaticus et renalis, *gan shen xu*) mit mangelnder Versorgung der Sehnen, Muskeln und Knochen
3. Verletzungen durch Über- und Fehlbelastungen und Traumata

Differenzierte Tuina-Therapie

1 Eindringen von äußeren Schrägläufigkeiten (Heteropathien, *xie*)

Krankheitsentstehung: Trotz einer sehr guten Konstitution können bei zu langem Aufenthalt in feuchter, nasser oder kalter Umgebung die krankheitsauslösenden Faktoren Wind (ventus, *feng*), Kälte (algor, *han*) und Feuchtigkeit (humor, *shi*) über die Oberfläche (extima, *biao*) eindringen und in den Leitbahnen zu Qi-Blockaden und Xue-Stasen führen. Es treten Bi-Blockaden (occlusiones, *bizheng*) auf, die nach längerem Bestehen im Halswirbelsäulenbereich zur Zervikalspondylose führen können. Bei einer geschwächten Konstitution oder bei Überanstrengung können äußere Schrägläufigkeiten (Heteropathien, *xie*) noch leichter eindringen und zur Erkrankung führen.

Hauptsymptome:

- Schmerzen im Nacken- und Schulterbereich
- Bei Überwiegen von Wind (ventus, *feng*): wandernde Schmerzen
- Bei Überwiegen von Kälte (algor, *han*): heftige, lokale, ortsfeste Schmerzen, die sich bei Kälte verstärken und durch Wärme bessern. Eventuell lassen sie tagsüber nach und verstärken sich nachts.
- Bei Überwiegen von Feuchtigkeit (humor, *shi*): schwer therapierbare, langanhaltende Schmerzen verbunden mit einem Schweregefühl

Mögliche Allgemeinsymptome:

- Bewegungseinschränkungen der Halswirbelsäule
- Sensibilitätsstörungen der Finger
- Aversion gegen Kälte, Wind und Feuchtigkeit
- Zungenkörper: blassrot; Zungenbelag: weißlich

- Pulse: gespannt (intenti, *jin*), schlüpfrig (lubrici, *hua*) oder saitenförmig (chordales, *xian*)

Behandlungsprinzipien:

- Beseitigen von Wind (ventus, *feng*)
- Zerstreuen von Kälte (algor, *han*)
- Eliminieren von Feuchtigkeit (humor, *shi*)

Behandlungsmethoden

Tab. 7.1.2a

a	Den Nacken reiben *(mo jingxiang)* (→ 6.1.56)	Behandlungsdauer: Bis sich im Nacken Wärme entwickelt oder eine Minute Wirkungen: • Macht die Haupt- und Netzleitbahnen (cardinales und reticulares, *jingmai luomai*) durchgängig • Bewegt das Qi • Dynamisiert das Xue • Zerstreut Kälte (algor, *han*)	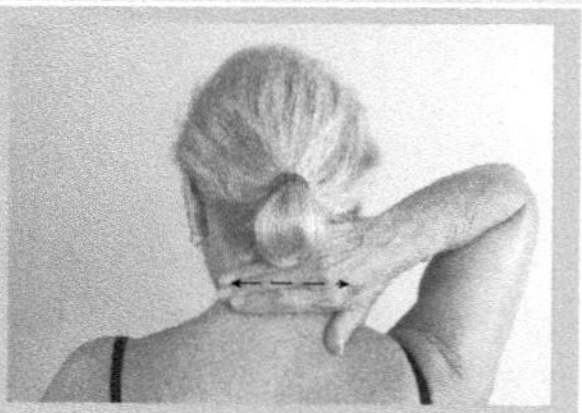
b	Gb 20/F 20 pressen und kneten *(an rou fengchi)* (→ 6.1.42)	Behandlungsdauer: Etwa eine bis drei Minuten pressen *(an)* und kneten *(rou)* Behandlungsrichtung: Vom Körperzentrum weg kneten *(rou)* → Ausleiten von Qi (dispulsio, *xie*) Wirkung: Zerstreut Wind (ventus, *feng*)	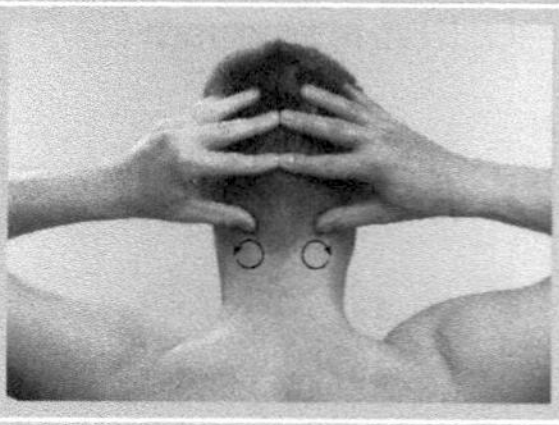
c	Du 16/Rg 16 greifen *(na fengfu)* (→ 6.1.45)	Behandlungsdauer: Bis sich im Nacken Wärme entwickelt oder eine Minute Wirkungen: • Zerstreut Wind-Kälte (algor venti, *fenghan*) • Wirkt schmerzstillend und krampflösend	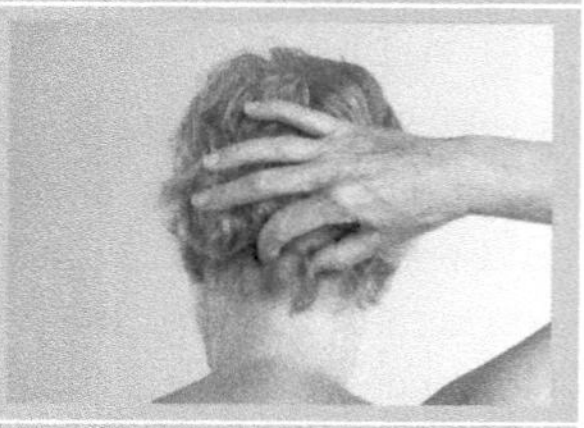
d	Den Arm kneifen *(nie shangzhi)* (→ 6.2.1)	Behandlungsdauer: An jedem Arm 3- bis 5-mal greifen *(na)* und kneifen *(nie)* Wirkungen: • Löst die Sehnen und Muskeln • Macht die Netzleitbahnen (reticulares, *luomai*) durchgängig	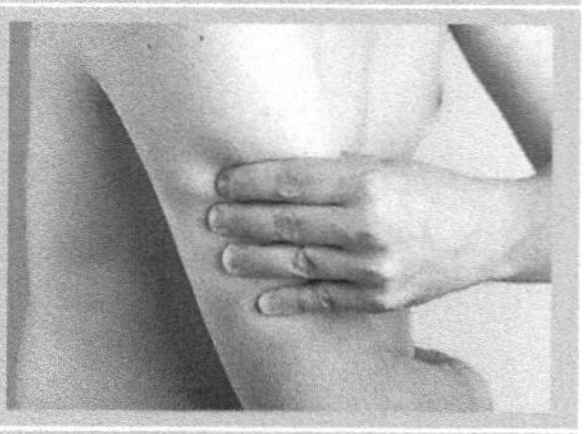
e	Pe 6/Pc 6 pressen und kneten *(an rou neiguan)* (→ 6.2.24)	Behandlungsdauer: Jeweils eine Minute pressen *(an)* und kneten *(rou)* Behandlungsrichtung: gegen den Uhrzeigersinn kneten *(rou)* → Ausleiten von Qi (dispulsio, *xie*) Wirkungen: • Reguliert und dynamisiert das Qi • Dynamisiert das Xue • Stillt Schmerzen • Zerstreut Wind (ventus, *feng*) • Leitet Feuchtigkeit (humor, *shi*) aus	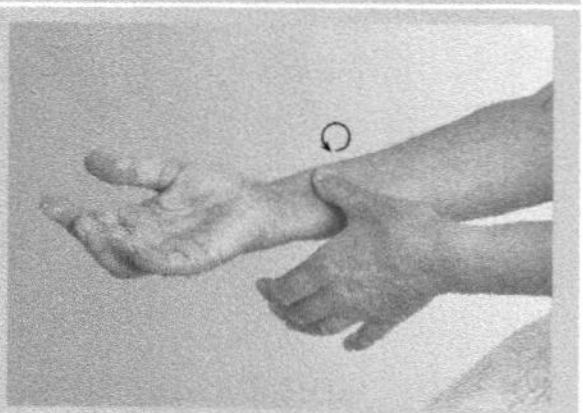

BEHANDLUNGSFREQUENZ

Die Abfolge der Behandlungsmethoden täglich morgens und abends 3- bis 4-mal als Selbstbehandlung durchführen.

2 Energetische Schwäche der Fk Leber und Niere (depletio der oo. hepaticus et renalis, *gan shen xu*) mit mangelnder Versorgung der Sehnen, Muskeln und Knochen

Krankheitsentstehung: Im mittleren Lebensalter werden die Bauenergie (qi constructivum, *yingqi*), die Wehrenergie (qi defensivum, *weiqi*), das Qi und das Xue allmählich schwächer. Die Fk Leber und Niere (oo. hepaticus et renalis, *gan shen*) werden defizient, und dies führt zu einer Schädigung des Struktivpotenzials *(jing)* und zu einer Schmälerung des Xue. Die Sehnen, Muskeln und Knochen können nicht mehr ausreichend genährt werden, sie degenerieren, und es kann eine Zervikalspondylose entstehen.

Hauptsymptome:

- Schmerzen und Taubheitsgefühle im Schulter- und Nackenbereich
- Gefühl der Kraftlosigkeit in den Armen
- Eventuell Atrophie der Arm- und Handmuskulatur
- Eventuell Krämpfe in der oberen Extremität

Mögliche Allgemeinsymptome:

- Trockener Mund
- Abmagerung
- Feucht-roter Teint
- Nervosität
- Schlafstörungen
- Bitterer Geschmack im Mund
- Trockener Rachen
- Raue, schuppige Haut
- Obstipation
- Spärlicher Urin
- Zungenkörper: tiefrot; Zungenbelag: keiner oder wenig
- Pulse: zart (minuti, *xi*)

Behandlungsprinzipien:

- Stützen des Fk Niere (o. renalis, *shen*)
- Nähren des Fk Leber (o. hepaticus, *gan*)
- Dynamisieren des Xue
- Durchgängigmachen der Netzleitbahnen (reticulares, *luomai*)

Behandlungsmethoden

Tab. 7.1.2b

a	Den Nacken greifen *(na jingxiang)* (→ 6.1.55)	Behandlungsdauer: Zwei Minuten auf jeder Seite greifen *(na)* oder bis sich lokal Wärme bildet Wirkungen: • Reguliert Qi und Xue • Wärmt den Nacken	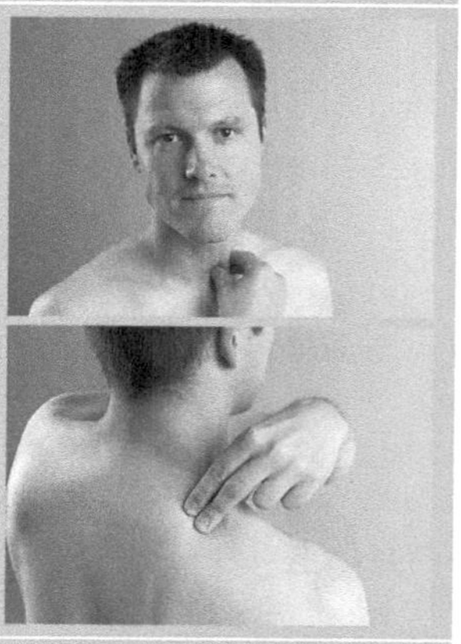
b	Du 14/Rg 14 greifen *(na dazhui)* (→ 6.1.44)	Behandlungsdauer: Bis sich im Nacken Wärme entwickelt oder eine Minute Wirkungen: • Kräftigt den Fk Leber (o. hepaticus, *gan*) • Löst Krämpfe • Leitet Feuchtigkeit-Hitze (calor humidus, *shire*) aus	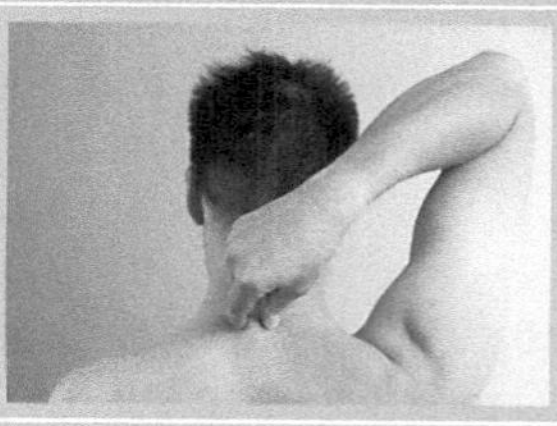
c	Den Arm kneifen *(nie shangzhi)* (→ 6.2.1)	Behandlungsdauer: An jedem Arm 3- bis 5-mal greifen *(na)* und kneifen *(na)* Wirkungen: • Löst die Sehnen und Muskeln • Macht die Netzleitbahnen (reticulares, *luomai*) durchgängig	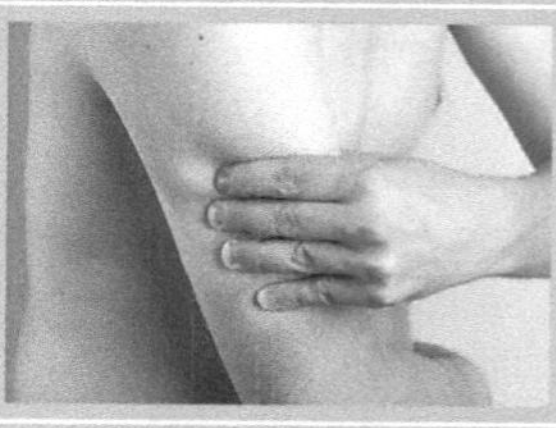
d	Di 10/IC 10 mit dem Daumennagel pressen *(qia shousanli)* (→ 6.2.18)	Behandlungsdauer: Etwa eine Minute mit dem Daumennagel pressen *(qia)* Wirkungen: • Leitet Wind (ventus, *feng*) aus • Wandelt Feuchtigkeit (humor, *shi*) um	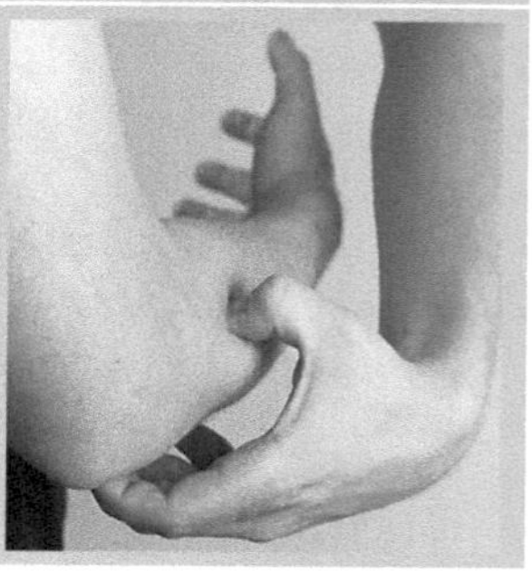

Tab. 7.1.2b

e	Ni 3/R 3 pressen *(an taixi)*) (→ 6.3.20)	Behandlungsdauer: Etwa eine bis zwei Minuten pressen *(an)* Wirkung: Stützt und reguliert das Qi der Fk Niere und Leber (qi renale et hepatici, *shen gan qi*)	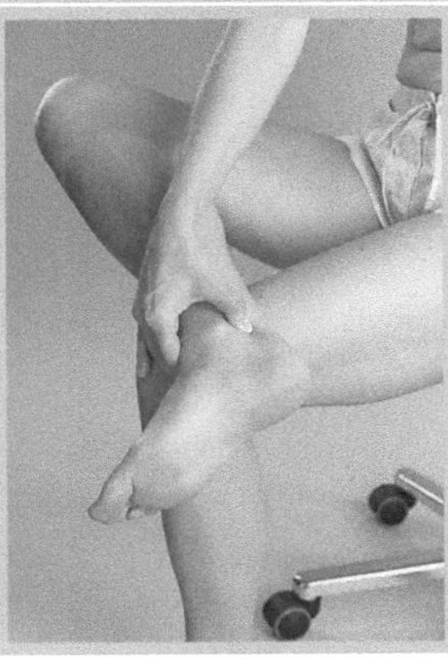

BEHANDLUNGSFREQUENZ

Die Abfolge der Behandlungsmethoden täglich morgens und abends 3- bis 4-mal als Selbstbehandlung durchführen, wobei zwei Wochen eine Behandlungseinheit bilden. Sollten die Beschwerden nach zwei Wochen noch bestehen, kann die Selbstbehandlung auch über einen längeren Zeitraum täglich durchgeführt werden.

3 Verletzungen durch Über- und Fehlbelastungen und Traumata

Krankheitsentstehung: Traumata im Halsbereich führen zwangsläufig zu einer mangelnden Durchgängigkeit der Leitbahnen mit Xue-Stasen und Qi-Blockaden. Degenerative Veränderungen können zu einer Disharmonie von Qi und Xue und einer mangelnden Durchgängigkeit der Leitbahnen führen. Lange bestehende Xue-Stasen und Ansammlungen von Schleim (pituita, *tan*) greifen auf die Fk Leber und Niere (oo. hepaticus et renalis, *gan shen*) und die Leitbahn der Steuerung (s. regens, *dumai*) über. Dadurch wird die Erkrankung tief verwurzelt, und sie wird schwer kurierbar.

Hauptsymptome:
- Lange bestehende Schmerzen im Schulter- und Nackenbereich
- Häufige Rezidive
- Schwere Kurierbarkeit
- Eventuell heftige Schmerzen
- Eventuell Taubheitsgefühle
- Eventuell begleitend Kraftlosigkeit der Hände
- Tendenz zu Atrophie der oberen Extremität

Mögliche Allgemeinsymptome:
- Zungenkörper: blass, eventuell mit Stasenflecken; Zungenbelag: weißlich und klebrig
- Pulse: zart und schlüpfrig (minuti und lubrici, *xi hua*)

Behandlungsprinzipien:
- Dynamisieren des Xue
- Umwandeln von Stasen

- Beseitigen von Schleim (pituita, *tan*)
- Durchgängigmachen der Netzleitbahnen (reticulares, *luomai*)

Behandlungsmethoden

Tab. 7.1.2c

a	Du 16/Rg 16 greifen *(na fengfu)* (→ 6.1.45)	Behandlungsdauer: Bis sich im Nacken Wärme entwickelt oder eine Minute Wirkungen: • Stillt Schmerzen • Löst Krämpfe	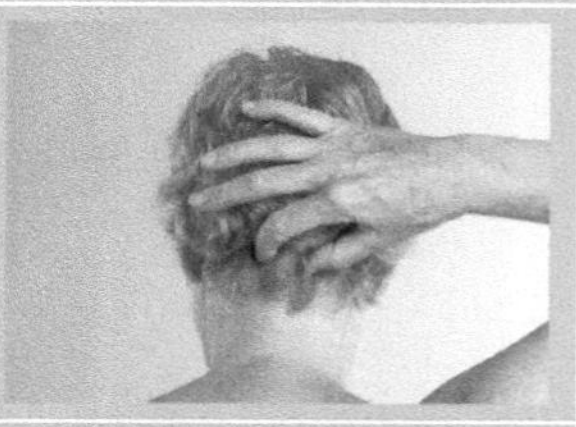
b	Du 14/Rg 14 greifen *(na dazhui)* (→ 6.1.44)	Behandlungsdauer: Bis sich im Nacken Wärme entwickelt oder eine Minute Wirkungen: • Löst Krämpfe • Kräftigt den Fk Leber (o. hepaticus, *gan*)	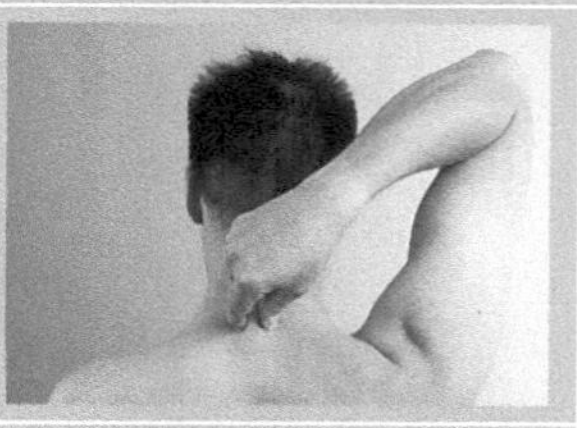
c	Gb 21/F 21 mit der Faust schlagen *(chuiji jianjing)* (→ 6.1.43)	Behandlungsdauer: 20- bis 30-mal schlagen *(chui)* Wirkungen: • Bewegt das Qi • Dynamisiert das Xue	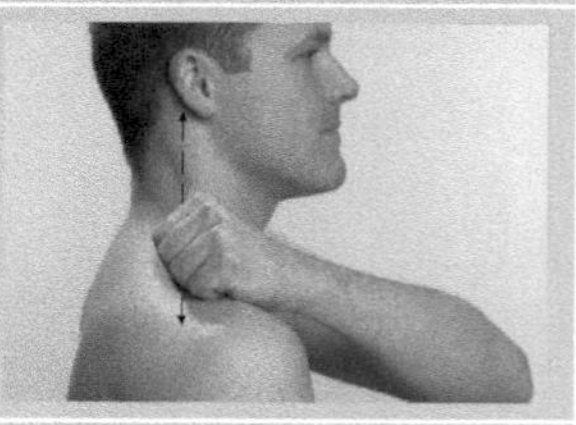
d	Den Arm schlagen *(ji shangzhi)* (→ 6.2.3)	Behandlungsdauer: Jeweils 3- bis 5-mal klopfen *(kou)* und schlagen *(ji)* Wirkungen: Erwärmt die Haupt- und Netzleitbahnen (cardinales und reticulares, *jingmai luomai*) und macht sie durchgängig	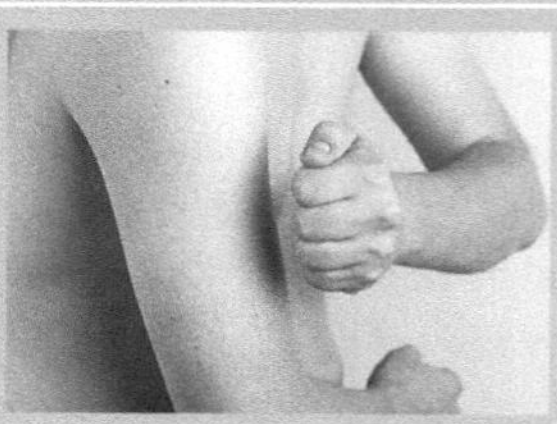 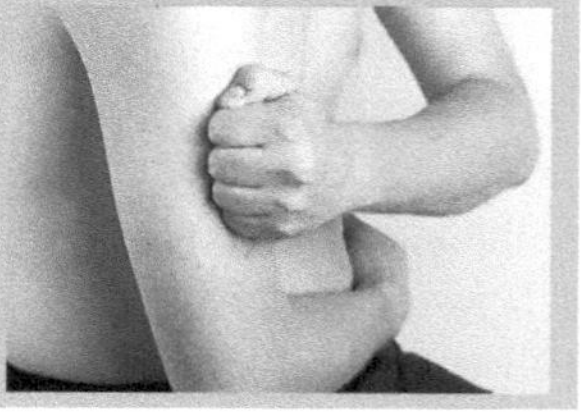

BEHANDLUNGSFREQUENZ

Um die Beschwerden zu lindern und Rezidiven vorzubeugen, sollte die Abfolge der Behandlungsmethoden täglich morgens und abends 3- bis 4-mal als Selbstbehandlung durchgeführt werden.

BEACHTENSWERTES

Den Nackenbereich warm halten und dadurch das Eindringen der krankheitsauslösenden Faktoren Wind (ventus, *feng*), Kälte (algor, *han*) und Feuchtigkeit (humor, *shi*) vermeiden. Beim Schlafen kein zu hohes oder zu flaches Kissen verwenden.

7.1.3 Periarthritis humeroscapularis

Krankheitsbild und Therapie aus westlicher Sicht

Synonyme: Periarthropathia humeroscapularis, Periarthrosis humeroscapularis

Definition: Sammelbezeichnung für verschiedene degenerative Erkrankungen im Bereich des Schultergelenks, wie z. B. Rotatorenmanschette, Supraspinatussehne, Gelenkkapsel und Schleimbeutel, die zu einer schmerzhaften Einschränkung des Bewegungsausmaßes führen können.

Ursachen: meist mechanisch-traumatisch und degenerativ bedingt

Formen

Bei vielen Patienten treten Kombinationen der verschiedenen Formen, bei einem Drittel gleichzeitig Erkrankungen der Halswirbelsäule auf.

1 Periarthritis humeroscapularis tendopathica simplex

a Supraspinatussehnen-Syndrom:

Symptome:

- Schmerzen zwischen 60° und 120° bei Abduktion des Arms (sog. schmerzhafter Bogen, painful arc)
- Druckschmerzhaftigkeit der Supraspinatussehne

b Bizeps-longus-Syndrom

Symptom: Beugung und Supination des Unterarms verursachen Schmerzen v. a. bei Widerstand

c Bizeps-brevis-Syndrom:

Symptom: Adduktion und Anteversion im Schultergelenk verursachen Schmerzen v. a. bei Widerstand

2 Periarthritis humeroscapularis acuta

Definition: Entzündungen um paratendinöse Kalkherde, die akut auftreten

Symptome:

- Akut auftretende stärkste und beständige Schmerzen
- Schmerzbedingte Schonhaltung des Arms
- Zusätzlich die klassischen Entzündungszeichen mit Überwärmung und Schwellung

3 Rotatorenmanschettenruptur

Definition: Sehneneinrisse oder vollständige Ruptur der Muskulatur der Rotatorenmanschette.

Ätiologie: Traumatisch bedingt, bei älteren Menschen aufgrund degenerativer Veränderungen
Symptome:
- Bewegungsabhängiger Schulter- und Druckschmerz im Bereich der Supraspinatussehne
- Der Patient kann den passiv abduzierten Arm nicht halten

4 Periarthritis humeroscapularis ankylosans
Synonym: fibröse Schultersteife, engl. frozen shoulder
Definition: Schrumpfung der Gelenkkapsel führt zu deutlicher Bewegungseinschränkung.
Ursachen:
- Unzureichende Mobilisation oder Ruhigstellung
- Neurologische Erkrankungen

Therapie aus westlicher Sicht

- Physiotherapie: Intensive Mobilisierung (außer bei Periarthritis humerosapularis acuta)
  - Analgetika
  - Operative Maßnahmen

CAVE

Auch bei Herzerkrankungen wie Angina Pectoris, Herzinfarkt und Herzbeutelentzündungen oder Lungen-, Zwerchfell- und Gallenblasenentzündungen können Schulterschmerzen entstehen. Bei Verdacht auf eine der genannten Erkrankungen muss sofort ein Arzt aufgesucht werden.

Krankheitsbild und Therapie aus Sicht der chinesischen Medizin

Übersicht

In der chinesischen Medizin geht man davon aus, dass nach dem 50. Lebensjahr Qi und Xue energetisch schwach (deplet, *xu*) werden und das Xue die Muskeln und Sehnen nicht mehr versorgen kann. Die Gewebsstrukturen degenerieren, und es entwickelt sich eine Periarthritis humeroscapularis. Zudem kann auch das Eindringen der äußeren Agenzien Wind (ventus, *feng*), Kälte (algor, *han*) und Feuchtigkeit (humor, *shi*) oder Verletzungen, Unfälle oder plötzliche Belastungen und Bewegungen diese Erkrankung zur Folge haben.

Einteilung nach Agenzien, Pathogenese und Symptomatik

1. Periarthritis humeroscapularis aufgrund äußerer Agenzien
2. Periarthritis humeroscapularis aufgrund energetischer Schwäche (depletio, *xu*)

Differenzierte Tuina-Therapie

1 Periarthritis humeroscapularis aufgrund äußerer Agenzien

Krankheitsentstehung: Durch den häufigen Aufenthalt in feuchten oder nassen Gegenden oder bei häufigem bzw. raschem Temperaturwechsel ist man den krankheitsauslösenden Faktoren Wind (ventus, *feng*), Kälte (algor, *han*) oder Feuchtigkeit (humor, *shi*) besonders stark ausgesetzt. Die krankheitsauslösenden Faktoren können leicht eindringen und führen zu Qi-Blockaden und Xue-Stasen und blockieren den Energiefluss in den Haupt- und Netzleitbahnen (cardinales und reticulares, *jingmai luomai*). Folglich können Schulterschmerzen entstehen. Andererseits können Traumen, Verletzungen oder plötzliche und ungewohnte Bewegungen im Schulterbereich zu Blockaden in den Muskeln und Sehnen führen. Die Haupt- und Netzleitbahnen (cardinales und reticulares, *jingmai luomai*) sind nicht mehr durchgängig, und es entstehen Schmerzen.

Hauptsymptome:
- Überwiegen von Wind (ventus, *feng*): wandernde Schmerzen v. a. in den Gelenken
- Überwiegen von Kälte (algor, *han*): stechende Schmerzen, heftige, lokale, ortsfeste Schmerzen, die sich bei Kälte verstärken und sich durch Wärme bessern lassen. Eventuell lassen sie tagsüber nach und verstärken sich nachts.
- Überwiegen von Feuchtigkeit (humor, *shi*): schwer therapierbare, langanhaltende Schmerzen verbunden mit einem Schweregefühl

Mögliche Allgemeinsymptome:
- Schmerzhafte Bewegungseinschränkung im Schultergelenk
- Aversion gegen Kälte, Wind und Feuchtigkeit
- Kräfteverlust der oberen Extremität
- Zungenkörper: blassrot; Zungenbelag: weißlich
- Pulse: gespannt (intenti, *jin*) oder nachgiebig (lenes, *ru*)

Behandlungsprinzipien:
- Beseitigen der äußeren Agenzien
- Lösen und Durchgängigmachen der Haupt- und Netzleitbahnen (cardinales und reticulares, *jingmai luomai*)
- Dynamisieren des Xue
- Stillen der Schmerzen
- Mobilisation des Schultergelenkes

Behandlungsmethoden

Tab. 7.1.3a

a	Die erkrankte Schulter kneten und reiben *(rou mo huanjian)* (→ 6.2.2)	Behandlungsdauer: Bis sich lokal Wärme entwickelt oder eine Minute. Die Schulter sollte sich nach der Behandlung leicht und locker anfühlen. Wirkungen: • Löst die Sehnen und Muskeln • Stillt Schmerzen • Macht das Schultergelenk beweglicher	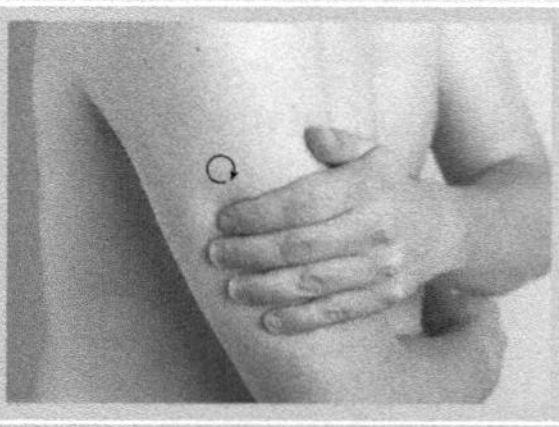
b	Ex UE *(jianqian/jianneiling)*/ Ex 16 pressen und kneten *(an rou jianneiling)* (→ 6.2.31)	Behandlungsdauer: 100-mal pressen *(an)* und kneten *(rou)* Behandlungsrichtung: Gegen den Uhrzeigersinn kneten *(rou)* → Ausleiten von Qi (dispulsio, *xie*) Wirkungen: • Leitet Wind (ventus, *feng*) aus • Eliminiert Kälte (algor, *han*) und Feuchtigkeit (humor, *shi*) • Beendet Schulterschmerzen • Löst die Sehnen und Muskeln	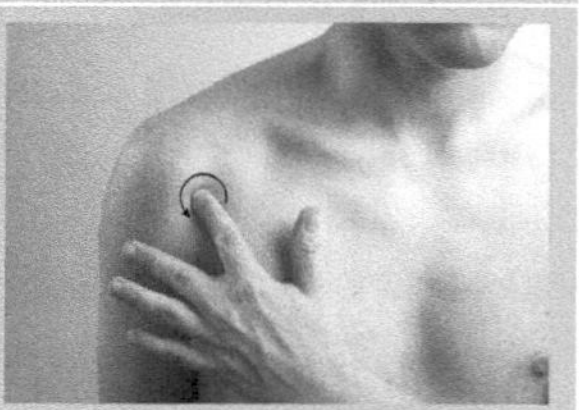
c	Die erkrankte Schulter kräftig gerade reiben *(ca huanjian)* (→ 6.2.4)	Behandlungsdauer: Bis sich ein deutliches Wärmegefühl entwickelt oder eine Minute Wirkungen: • Macht die Haupt- und Netzleitbahnen (cardinales und reticulares, *jingmai luomai*) durchgängig • Dynamisiert das Xue • Stillt Schmerzen	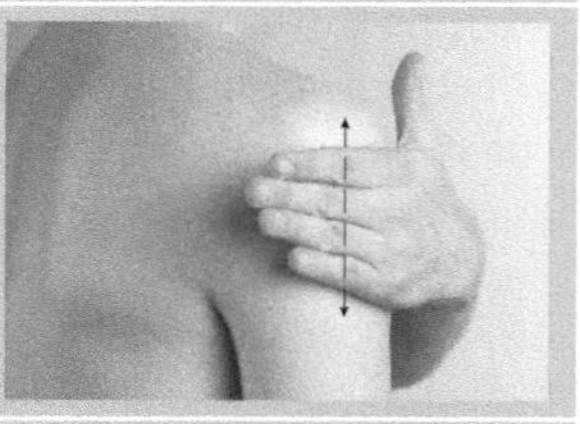
d	Den Ellenbogen aufstützen und die Schulter bewegen *(tuo zhou yun jian)* (→ 6.2.6)	Behandlungsdauer: Etwa achtmal nach vorne und nach hinten kreisen Wirkungen: • Erhöht die Beweglichkeit im Schultergelenk • Bewegt Qi und Xue	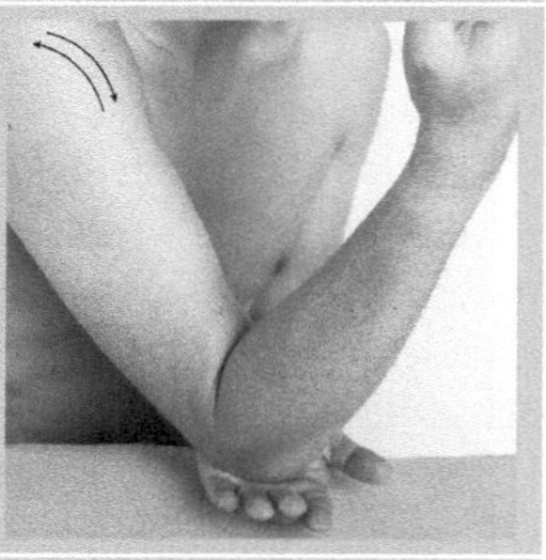
e	Die Hand hinter den Körper ziehen *(tihou lashou)* (→ 6.2.7)	Behandlungsdauer: Etwa fünfmal auf jeder Seite durchführen Wirkungen: • Löst die Muskeln und Sehnen • Macht das Schultergelenk beweglicher • Bewegt Qi und Xue	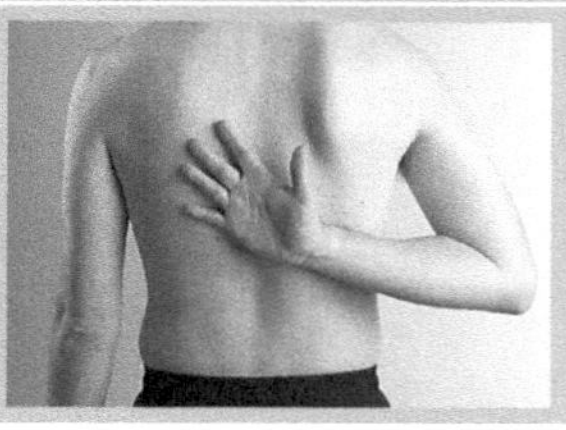

Je nach Symptomkonfiguration zusätzlich

Bei Wind (ventus, *feng*) (wandernde Schmerzen!):

Tab. 7.1.3b			
a	Gb 20/F 20 pressen und kneten *(an rou fengchi)* (→ 6.1.42)	Behandlungsdauer: Etwa eine bis drei Minuten pressen *(an)* und kneten *(rou)* Behandlungsrichtung: Vom Körperzentrum weg kneten *(rou)* → Ausleiten von Qi (dispulsio, *xie*) Wirkung: Zerstreut Wind (ventus, *feng*)	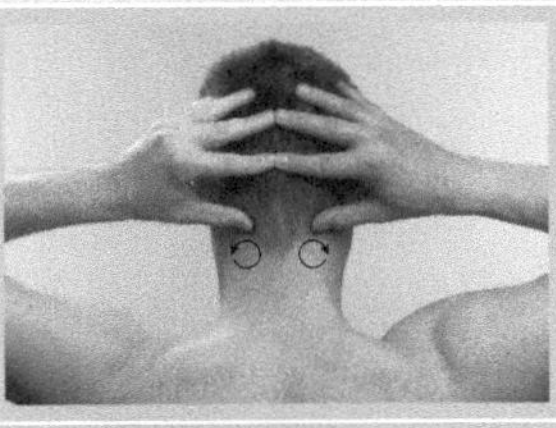
b	Gb 21/F 21 mit der Faust schlagen *(chuiji jianjing)* (→ 6.1.43)	Behandlungsdauer: 20- bis 30-mal schlagen *(chuiji)* Wirkungen: • Zerstreut Wind (ventus, *feng*) • Bewegt das Qi • Dynamisiert das Xue	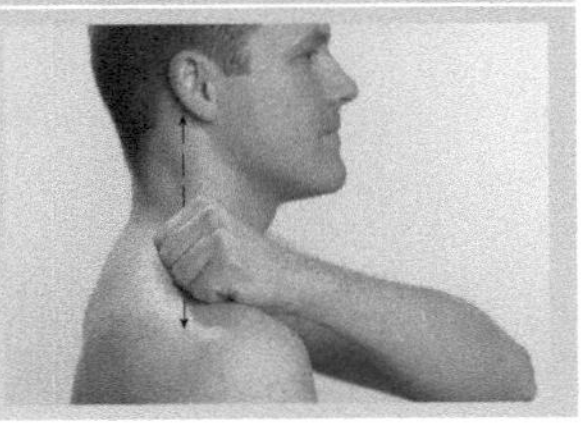

Bei Kälte (algor, *han*) (stechende heftige, ortsfeste Schmerzen!):

Lokale Wärmeanwendung, z. B. über Moxibustion.

Bei Feuchtigkeit (humor, *shi*) (schwer therapierbare, langanhaltende Schmerzen verbunden mit einem Schweregefühl!):

Tab. 7.1.3c			
a	Lu 9/P 9 mit dem Fingernagel pressen *(qia taiyuan)* (→ 6.2.15)	Behandlungsdauer: Bis es zieht, spannt und schmerzt oder eine Minute Wirkung: Wandelt Schleim (pituita, *tan*) um und leitet ihn aus	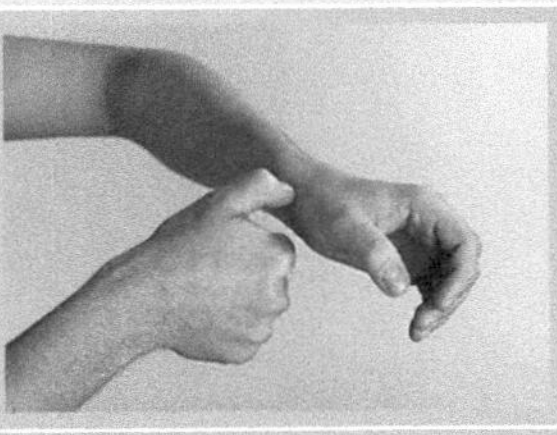
b	He 3/C 3 mit dem Fingernagel pressen *(qia shaohai)* (→ 6.2.20)	Behandlungsdauer: Etwa eine Minute lang mit dem Fingernagel pressen *(qia)*, bis es zieht und spannt Wirkungen: • Zerstreut Wind (ventus, *feng*) • Zerstreut Wind-Feuchtigkeit (humor venti, *fengshi*) • Macht die Netzleitbahnen (reticulares, *luomai*) durchgängig	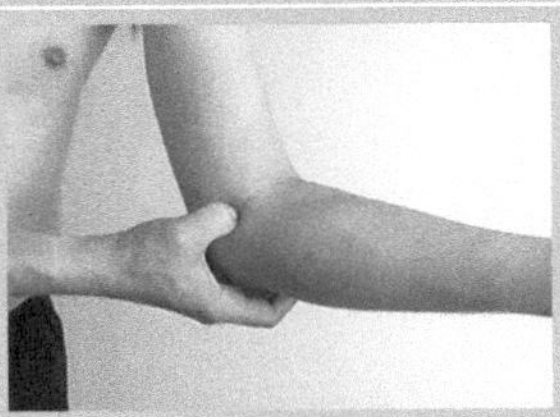
c	Di 3/IC 3 mit dem Fingernagel pressen *(qia sanjian)* (→ 6.2.16)	Behandlungsdauer: Etwa eine Minute lang mit dem Fingernagel pressen *(qia)*, bis es zieht und spannt Wirkung: Wandelt Feuchtigkeit (humor, *shi*) um	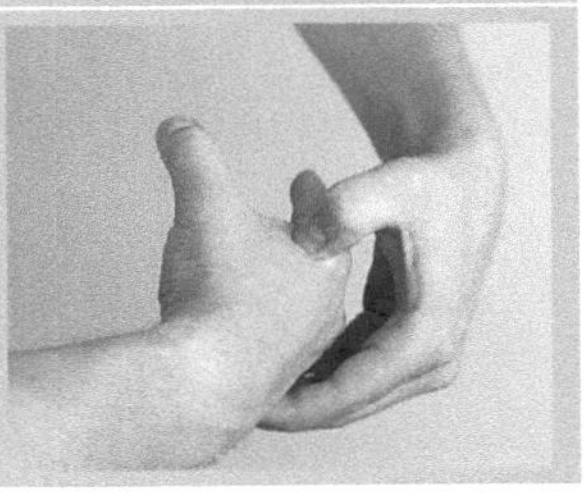

BEHANDLUNGSFREQUENZ

Die Abfolge der Behandlungsmethoden täglich morgens und abends 3- bis 4-mal als Selbstbehandlung durchführen.

BEACHTENSWERTES

- Die Schulter warm halten.
- Wenn zu Beginn der Erkrankung heftige Schmerzen bestehen, sollte die Behandlung sanft und leicht durchgeführt werden.
- Das Eindringen von Wind (ventus, *feng*) und Kälte (algor, *han*) z. B. durch entsprechende Bekleidung vermeiden.

2 Schulterschmerzen aufgrund energetischer Schwäche (depletio, *xu*)

Krankheitsentstehung: In der chinesischen Medizin geht man davon aus, dass mit fortschreitendem Alter Qi und Xue energetisch schwach (deplet, *xu*) werden und das Xue die Muskeln und Sehnen nicht mehr versorgen kann. Dies führt allmählich zu degenerativen Veränderungen des Gewebes im Schulterbereich, zu einer Verminderung der Bildung von Synovialflüssigkeit, zu Verhärtungen der Muskulatur und schließlich zu Schmerzen im Schultergelenk mit Bewegungseinschränkung.

Hauptsymptome:
- Schmerzen im Bereich der Schulter, die meist nachts auftreten
- Zu Beginn anfallsweise auftretende Schmerzen, häufig ausgelöst durch Wetteränderung und Ermüdung
- Später allmähliche Entwicklung zu persistierenden Schmerzen
- Im Spätstadium der Erkrankung eventuell Bewegungseinschränkung des Schultergelenkes, in schweren Fällen können Bewegungen wie das Kämmen der Haare oder das Ankleiden nicht vollzogen werden
- Atrophie der Schultermuskulatur

Mögliche Allgemeinsymptome:
- Kraftlosigkeit und Schmerzen im Lendenwirbelsäulenbereich
- Allgemeines Schwächegefühl
- Fahles, bleiches Gesicht
- Kurzatmigkeit und Atemnot schon bei geringer Anstrengung
- Zungenkörper: blass; Zungenbelag: dünn, weißlich
- Pulse: zart (minuti, *xi*) und schwach (invalidi, *ruo*)

Behandlungsprinzipien:
- Lösen und Durchgängigmachen der Haupt- und Netzleitbahnen (cardinales und reticulares, *jingmai luomai*)
- Dynamisieren des Xue
- Stillen der Schmerzen
- Mobilisation des Gelenkes

Download Behandlungsmethoden

Tab. 7.1.3d

a	Die erkrankte Schulter kräftig gerade reiben *(ca huanjian)* (→ 6.2.4)	Behandlungsdauer: bis sich ein deutliches Wärmegefühl entwickelt oder eine Minute Wirkungen: • Macht die Haupt- und Netzleitbahnen (cardinales und reticulares, *jingmai luomai*) durchgängig • Dynamisiert das Xue • Stillt Schmerzen	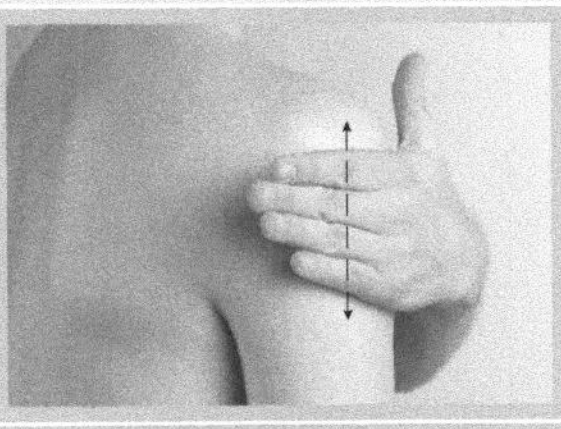
b	Den Ellenbogen aufstützen und die Schulter bewegen *(tuo zhou yun jian)* (→ 6.2.6)	Behandlungsdauer: Etwa achtmal nach vorne und nach hinten kreisen Wirkungen: • Macht das Schultergelenk beweglicher • Bewegt Qi und Xue	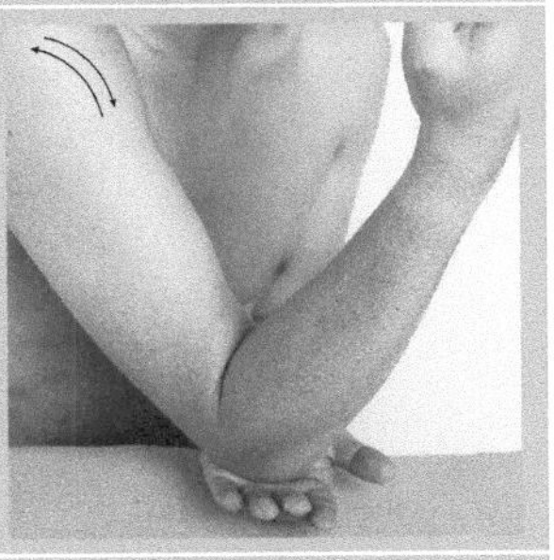
c	Den Arm im Kreis schwenken *(shuaishou huaquan)* (→ 6.2.5)	Behandlungsdauer: den Arm etwa fünf Minuten lang im Kreis schwenken Wirkungen: • Bewegt Qi und Xue • Macht das Schultergelenk beweglicher	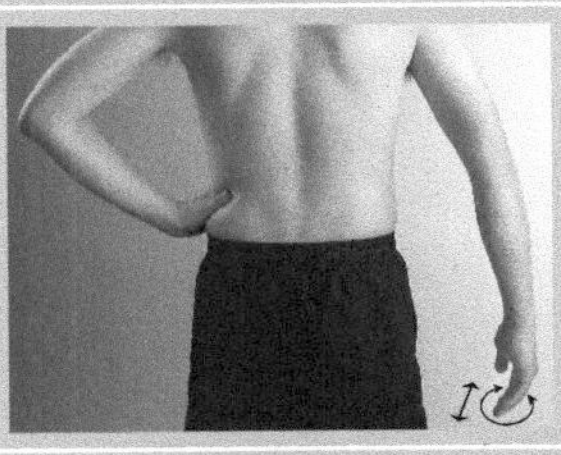
d	Den Lumbalbereich kräftig gerade reiben *(ca yao)* (→ 6.6.1)	Behandlungsdauer: Bis sich lokal Wärme bildet oder eine Minute Wirkungen: • Erwärmt das Yang des Fk Niere (yang renale, *shenyang*) • Erwärmt die Leitbahnen	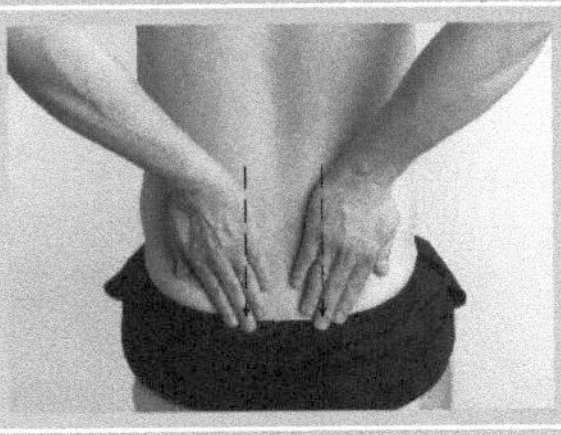
e	Ma 36/S 36 pressen und kneten *(an rou zusanli)* (→ 6.3.7)	Behandlungsdauer: Bis es zieht und spannt oder eine bis drei Minuten Behandlungsrichtung: im Uhrzeigersinn kneten *(rou)* → Zuführen von Qi (suppletio, *bu*) Wirkungen: • Reguliert und harmonisiert Qi und Xue • Stützt und reguliert die Fk Milz und Magen (oo. lienalis stomachi, *pi wei*)	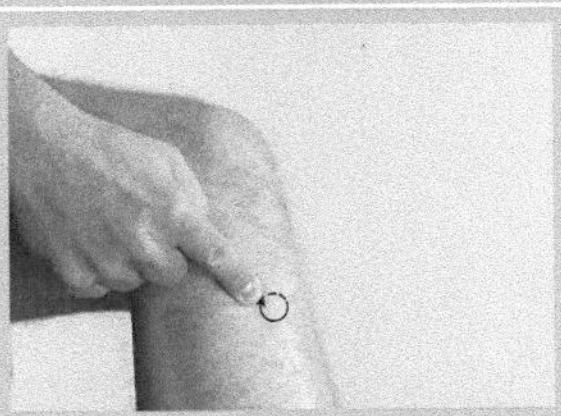
f	Ni 1/R 1 kräftig gerade reiben *(ca yongquan)* (→ 6.3.19)	Behandlungsdauer: Bis sich Wärme entwickelt oder eine Minute Wirkungen: • Reguliert und stützt den Qi-Mechanismus • Stützt den Fk Niere (o. renalis, *shen*)	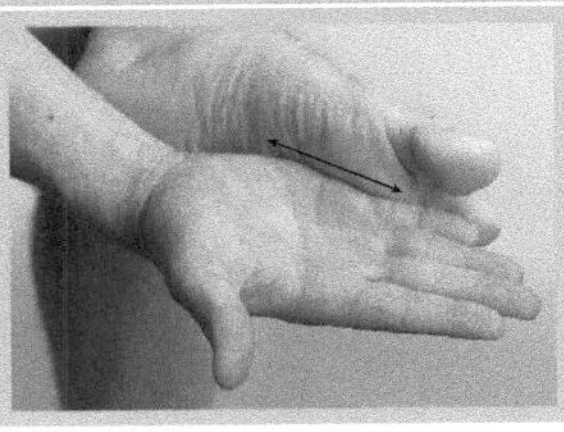

7

BEHANDLUNGSFREQUENZ
Die Abfolge der Behandlungsmethoden täglich morgens und abends 3- bis 4-mal als Selbstbehandlung durchführen.

7.1.4 Epikondylitis humeri radialis/ulnaris

Krankheitsbild und Therapie aus westlicher Sicht

Synonym: Tennisellenbogen bzw. Golferellenbogen
Definition: Umschriebenes Schmerzsyndrom am Epikondylus humeri radialis, im Bereich der Ursprünge der Finger- und Handextensoren; oder am Epikondylus humeri ulnaris, im Bereich der Finger- und Handflexoren.
Ursachen:
- Überbeanspruchung in Beruf und Sport
- Mikrotraumen
- Degenerative Veränderungen der Muskelansätze im Bereich des Epikondylus humeri radialis bzw. ulnaris

Symptome:
- Druckschmerz im Bereich des Epikondylus humeri radialis bzw. ulnaris
- Schmerzen bei Pronation und Dorsalextension der Hand und des Mittelfingers gegen Widerstand (Epikondylitis humeri radialis)
- Schmerzen bei Supination und Volarflexion der Hand gegen Widerstand (Epikondylitis humeri ulnaris)

Therapie aus westlicher Sicht

- Ruhigstellung mittels Tape-Verband oder Verband mit antiphlogistisch wirkenden Salben, Infiltrationen mit Lokalanästhetika
- Physiotherapie
- Operative Maßnahmen

Krankheitsbild und Therapie aus Sicht der chinesischen Medizin

Krankheitsentstehung: In der chinesischen Medizin geht man davon aus, dass es bei energetischer Schwäche (depletio, *xu*) von Qi und Xue leicht zu einer Affektion und zu einem Eindringen durch die krankheitsauslösenden Faktoren Wind (ventus, *feng*), Kälte (algor, *han*) und Feuchtigkeit (humor, *shi*) kommt. Sie führen in den Leitbahnen zu Qi-Blockaden und Xue-Stasen und schließlich zu Schmerzen. Die krankheitsauslösenden Faktoren siedeln sich im Ellenbogengelenk an und führen zu Bi-Blockaden (occlusiones, *bi-zheng*).
Hauptsymptom:
Schmerzen:
- Bei Überwiegen von Wind (ventus, *feng*): wandernde Schmerzen

- Bei Überwiegen von Kälte (algor, *han*): stechende Schmerzen, heftige lokale, ortsfeste Schmerzen, die sich bei Kälte verstärken und sich durch Wärme bessern lassen. Eventuell lassen sie tagsüber nach und verstärken sich nachts.
- Bei Überwiegen von Feuchtigkeit (humor, *shi*): schwer therapierbare, langanhaltende Schmerzen verbunden mit einem Schweregefühl

Mögliche Allgemeinsymptome:
- Schmerzhafte Bewegungseinschränkung im Ellenbogengelenk
- Schmerzen beim Händeschütteln und beim Heben von Gegenständen
- Aversion gegen Kälte, Wind und Feuchtigkeit
- Kräfteverlust der gesamten oberen Extremität
- Zungenkörper: blassrot; Zungenbelag: weißlich
- Pulse: gespannt (intenti, *jin*) oder nachgiebig (lenes, *ru*)

Behandlungsprinzipien:
- Regulieren und Harmonisieren von Qi und Xue
- Lösen der Sehnen und Muskeln
- Stillen der Schmerzen

Differenzierte Tuina-Therapie

Behandlungsmethoden

Tab. 7.1.4

a	Den Arm kneifen *(nie shangzhi)* (→ 6.2.1)	Behandlungsdauer: Den betroffenen Arm 3- bis 5-mal greifen *(na)* und kneifen *(na)* Wirkungen: • Löst die Sehnen und Muskeln • Macht die Netzleitbahnen (reticulares, *luomai*) durchgängig	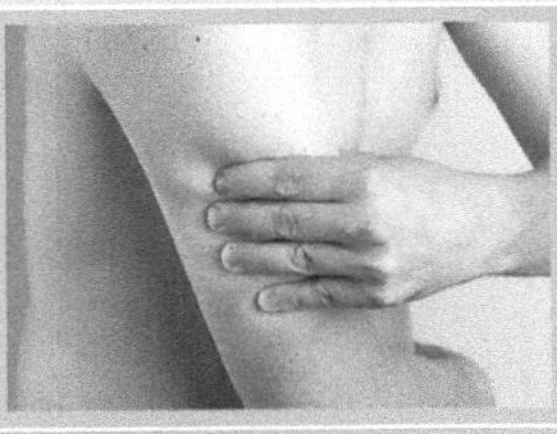
b	Den Ellenbogenbereich kräftig gerade reiben *(ca zhoubu)* (→ 6.2.8)	Behandlungsdauer: Bis lokal Wärme entsteht oder eine Minute Wirkungen: • Löst die Sehnen und Muskeln • Stillt Schmerzen	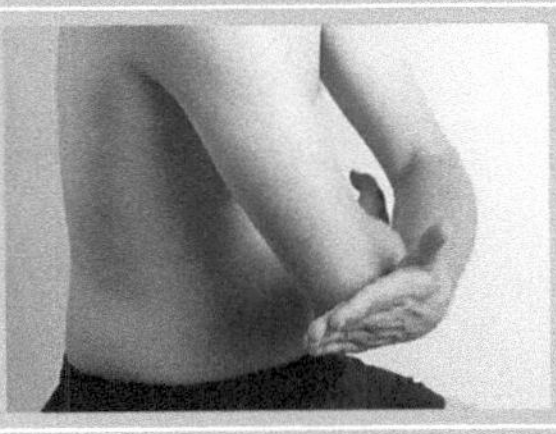
c	Den Druckschmerzpunkt pressen und kneten *(an rou yatongdian)* (→ 6.2.11)	Behandlungsdauer: Die Druckschmerzpunkte jeweils eine Minute pressen *(an)* und kneten *(rou)* Behandlungsrichtung: Im Uhrzeigersinn kneten *(rou)* → Zuführen von Qi (suppletio, *bu*) Wirkungen: • Reguliert und stützt Qi und Xue • Stillt Schmerzen	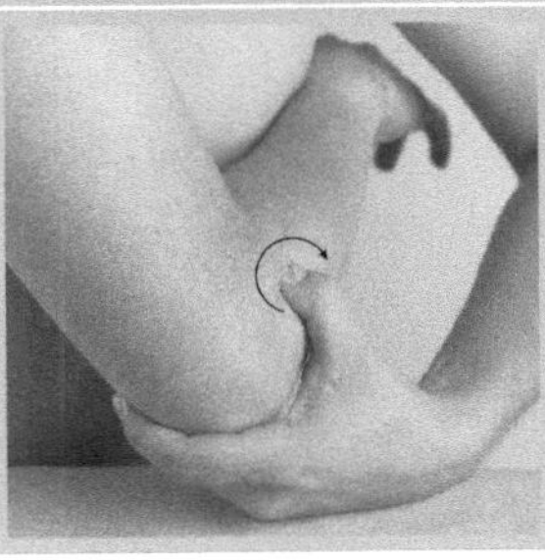

Tab. 7.1.4

d	He 3/C 3 mit dem Fingernagel pressen *(qia shaohai)* (vor allem bei Epikondylitis humeri ulnaris) (→ 6.2.20)	Behandlungsdauer: Etwa eine Minute lang mit dem Fingernagel pressen *(qia)*, bis es zieht und spannt Wirkungen: • Zerstreut Wind (ventus, *feng*) • Zerstreut Wind-Feuchtigkeit (humor venti, *fengshi*) • Macht die Netzleitbahnen (reticulares, *luomai*) durchgängig	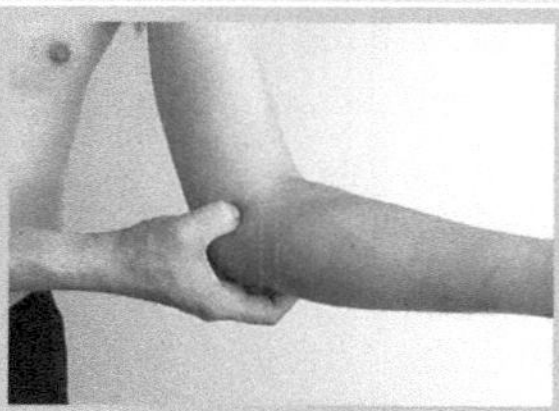
e	Di 11/IC 11 pressen *(an quchi)* (vor allem bei Epikondylitis humeri radialis) (→ 6.2.19)	Behandlungsdauer: Bis es lokal zieht und schmerzt oder eine Minute Wirkung: Stillt Schmerzen	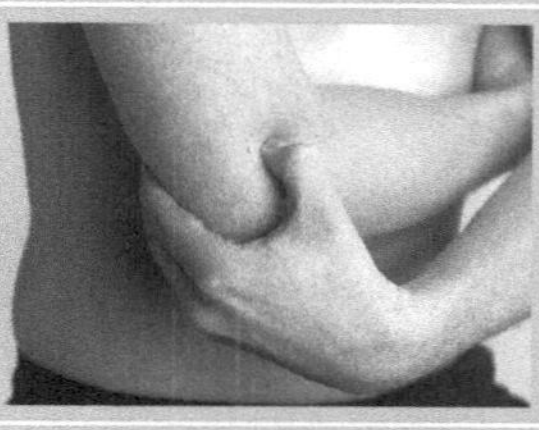
f	Den Ellenbogen stützen und den Unterarm kreisen *(tuo zhou xuan bi)* (→ 6.2.9)	Behandlungsdauer: Den Unterarm etwa achtmal nach innen und außen kreisen Wirkungen: • Stillt Schmerzen • Bewegt Qi und Xue • Erhöht die Beweglichkeit im Ellenbogengelenk	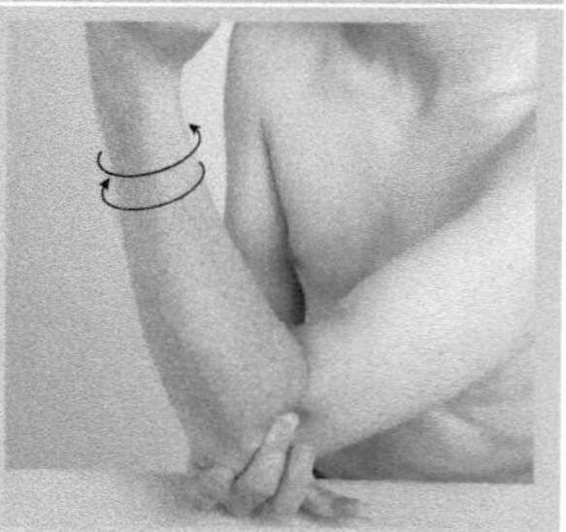 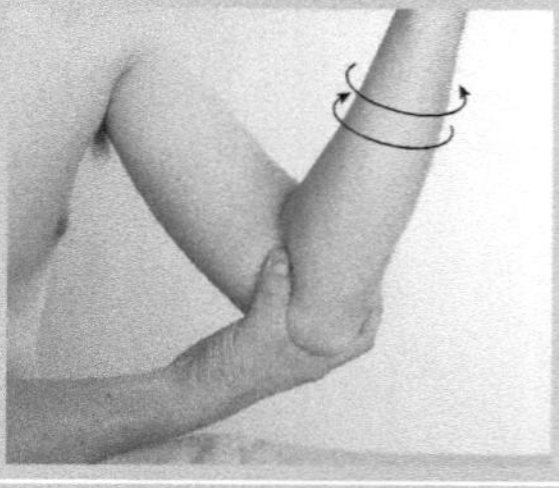
g	Das Ellenbogengelenk beugen und strecken *(qu shen zhouguanjie)* (→ 6.2.10)	Behandlungsdauer: Den Unterarm etwa zwei Minuten beugen und strecken Wirkungen: • Stillt Schmerzen • Bewegt Qi und Xue • Erhöht die Beweglichkeit im Ellenbogengelenk	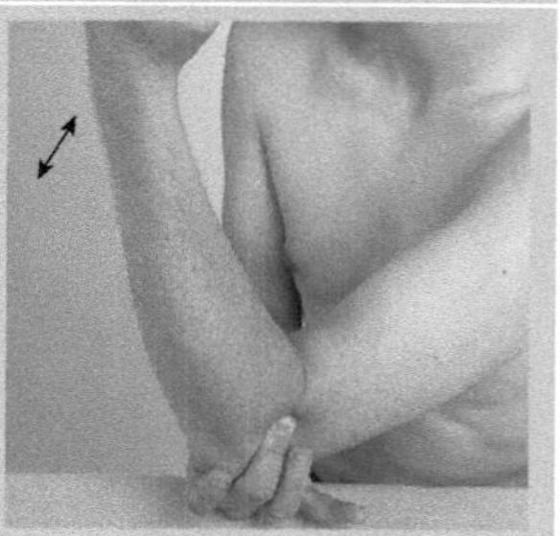 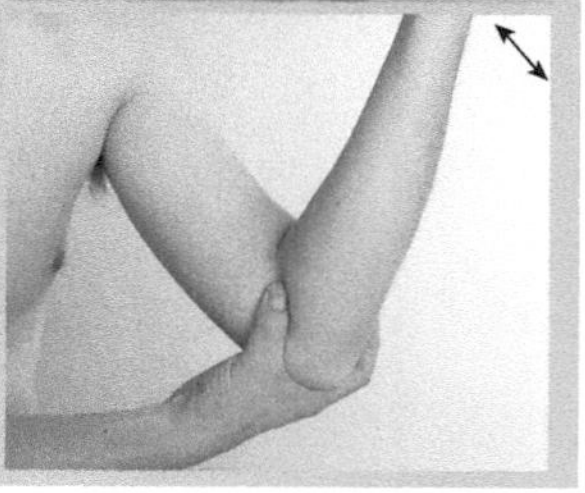

BEHANDLUNGSFREQUENZ

Die Abfolge der Behandlungsmethoden täglich morgens und abends 3- bis 4-mal als Selbstbehandlung durchführen.

BEACHTENSWERTES

- Das erkrankte Ellenbogengelenk warm halten.
- Überbeanspruchungen wenn möglich vermeiden.

7.1.5 Lumbago/Lumbalgien/Ischialgien

Krankheitsbild und Therapie aus westlicher Sicht

Synonyme:
- Lumbago: akute Kreuzschmerzen, „Hexenschuss“
- Lumbalgie: chronische Kreuzschmerzen
- Ischialgie: „Ischiassyndrom“

Definitionen:
- Lumbago: plötzlich auftretende stärkste Schmerzen im Lendenwirbelsäulenbereich
- Lumbalgie: chronische Kreuzschmerzen ohne Ausstrahlung in das Bein
- Ischialgie: Kreuzschmerzen mit radikulärer Ausstrahlung in das Bein im Versorgungsgebiet des N. ischiadicus

Ursachen:
- Degenerative Veränderungen der Bandscheibe (z. B. Bandscheibenvorfall vor allem zwischen L4/L5 und L5/S1)
- Verhebetrauma (z. B. Patient hat schwere Einkaufstüten aus dem Auto gehoben)
- Erkrankungen der Facettengelenke
- Pathologische Veränderungen im Bereich des Iliosakralgelenks
- Erkrankungen der Wirbelsäule (z. B. Osteochondrose, Spondylose, Spondylarthrose)
- Tumoren
- Traumen, Frakturen

Symptome:
- Schmerzen mit Bewegungseinschränkung
- Eventuell mit Verstärkung bei Niesen, Husten oder Pressen
- Druckschmerzhaftigkeit der Dornfortsätze
- Muskulärer Hartspann der Rückenmuskulatur
- Schmerzbedingte Schonhaltung
- Bei Ischialgie: Schmerzen in der Lendenwirbelsäulen-/Kreuzbeinregion, die in das betroffene Bein bis zum Fuß ausstrahlen; motorische Lähmungen und Sensibilitätsstörungen, positiver Lasègue-Test

Therapie aus westlicher Sicht

Konservativ:
- Antiphlogistika, Analgetika, Muskelrelaxanzien, Lokalanästhetika
- Physiotherapie
- Operation

CAVE

Aufgrund der vielfältigen differenzialdiagnostischen Möglichkeiten müssen Rückenschmerzen immer ärztlich abgeklärt werden. Bei Symptomen wie Sensibilitätsstörungen an der Oberschenkelinnenseite (Reithosen-Anästhesie) und in der Analregion, Mastdarm- und Blasenstörungen und schlaffe Lähmungen der unteren Extremität sind jegliche manualtherapeutische Manipulationen kontraindiziert. Eine sofortige Klinikeinweisung muss erfolgen.

Krankheitsbild und Therapie aus Sicht der chinesischen Medizin

Übersicht

Lumbago, Lumbalgie und Ischialgie werden in der chinesischen Medizin den Kategorien „Schmerzen im Lumbalbereich“ *(yaotong)* bzw. „Schmerzen im Lumbalbereich und in den Beinen“ *(yaotuitong)* oder „Bi-Syndrom“ *(*occlusiones, *bizheng)* zugeordnet.

In der chinesischen Medizin geht man davon aus, dass das Auftreten von Schmerzen im Lumbalbereich in einem engen Zusammenhang mit Disharmonien von Qi und Xue, der Leitbahnen und der Funktionen der Funktionskreise steht. Zu den auslösenden Faktoren dieser Erkrankung gehören Traumata, Verletzungen durch Überanstrengungen, Defizienz des Qi des Fk Niere (qi renale, *shenqi*), Nachlassen des Struktivpotenzials *(jing)*, mangelnde Versorgung der Sehnen und Muskeln sowie Wind (ventus, *feng*), Kälte (algor, *han*), Feuchtigkeit (humor, *shi*) und Hitze (calor, *re*), die in die Leitbahnen strömen und zu Blockaden führen. Aufgrund der genannten Ursachen können Qi-Blockaden und Xue-Stasen entstehen und schließlich zu Schmerzen in der Lumbalregion führen.

Einteilung nach Agenzien, Pathogenese und Symptomatik

A Energetische Schwäche (depletio, *xu*)

1. Energetische Schwäche (depletio, *xu*) des Yang des Fk Niere (yang renale, *shenyang*)
2. Energetische Schwäche (depletio, *xu*) des Yin der Fk Leber und Niere (yin hepatici et renale, *gan shen yin*)

B Energetische Überladung (repletio, *shi*)

1. Bi-Blockaden (occlusiones) aufgrund von Wind-Feuchtigkeit (humor venti, *fengshi*)

2. Bi-Blockaden (occlusiones) aufgrund von Kälte-Feuchtigkeit (humor algidus, *hanshi*)
3. Qi-Blockaden und Xue-Stasen

Differenzierte Tuina-Therapie

A Energetische Schwäche (depletio, *xu*)

Dem Fk Niere (o. renalis, *shen*) sind die Knochen zugeordnet, der Fk Leber (o. hepaticus, *gan*) dominiert die Sehnen und Muskeln. Nach dem mittleren Lebensalter erschöpfen sich allmählich die Fk Leber und Niere (oo. hepaticus et renalis, *gan shen*). Durch die energetische Schwäche des Fk Niere (depletio des o. renalis, *shenxu*) werden die Knochen nicht mehr genährt, und die energetische Schwäche des Fk Leber (depletio des o. hepaticus, *ganxu*) führt zu einer Unterversorgung der Sehnen und Muskeln. Dadurch bedingt können Schmerzen im Lumbalbereich entstehen.

1 Energetische Schwäche (depletio, *xu*) des Yang des Fk Niere (yang renale, *shenyang)*

Krankheitsentstehung: Mit zunehmendem Alter, bei langer oder chronischer Erkrankung und auch bei einer konstitutionellen Schwäche kann es zu einer Erschöpfung des Fk Niere (o. renalis, *shen*) kommen. Das Yang des Fk Niere (yang renale, *shenyang*) kann sich nicht mehr entfalten, und es entstehen Schmerzen im Lumbalbereich.

Hauptsymptome:
- Lange bestehende, hartnäckige Schmerzen im Lumbalbereich und in den Beinen
- Wiederholte Rezidive
- Kalter Lumbalbereich
- Kalte Beine
- Bevorzugung von Wärme, Aversion gegen Kälte
- Bevorzugung von Druck
- Aversion gegen Kneten
- Verstärkung der Schmerzen bei Anstrengung

Mögliche Allgemeinsymptome:
- Kurzatmigkeit
- Wortkargheit
- Auffallend blasser Teint
- Spontane Schweißausbrüche
- Kein Durst
- Haarausfall oder frühzeitiges Ergrauen
- Lockere Zähne, eventuell Zahnausfall
- Häufige Miktion
- Impotenz, Libidoverlust
- Verspätet einsetzende Menstruation mit Hypomenorrhö
- Zungenkörper: blass, vergrößert, weich; Zungenbelag: weißlich und feucht

- Pulse: untergetaucht (mersi, *chen*), saitenförmig (chordal, *xian*) und kraftlos

Behandlungsprinzipien:

- Erwärmen und Stützen des Yang des Fk Niere (yang renale, *shenyang*)
- Erwärmen des Yang
- Durchgängigmachen der Bi-Blockaden (occlusiones)

Behandlungsmethoden

Tab. 7.1.5a

a	Neben der Wirbelsäule reiben *(mo jipang)* (→ 6.6.2)	Behandlungsdauer: Bis sich lokal Wärme entwickelt oder eine Minute Wirkungen: • Macht die Wirbelsäule im Lumbalbereich beweglich • Stützt das ursprüngliche, primordiale Qi (qi primum, *yuanqi*) des Fk Niere (o. renalis, *shen*)	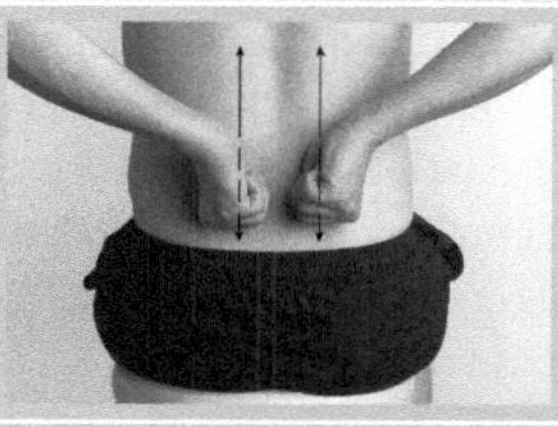
b	Bl 23/V 23 reiben *(mo shenshu)* (→ 6.6.5)	Behandlungsdauer: Bis sich lokal Wärme entwickelt, etwa 50-mal Wirkungen: • Konsolidiert, stützt und harmonisiert den Fk Niere (o. renalis, *shen*) • Erwärmt das Yang • Kräftigt den Lumbalbereich	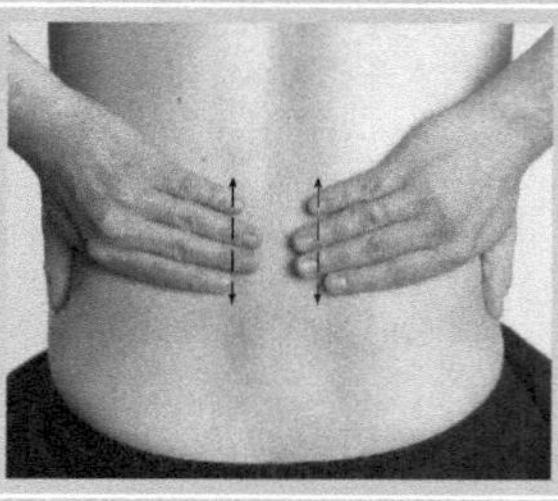
c	Du 4/Rg 4 pressen und kneten *(an rou mingmen)* (→ 6.6.7)	Behandlungsdauer: Bis es lokal zieht und spannt, etwa drei Minuten Behandlungsrichtung: Im Uhrzeigersinn kneten *(rou)* ⟶ Zuführen von Qi (suppletio, *bu*) Wirkungen: • Stützt den Fk Leber (o. hepaticus, *gan*) • Mehrt das Xue • Kräftigt den Fk Niere (o. renalis, *shen*) • Beendet Rückenschmerzen	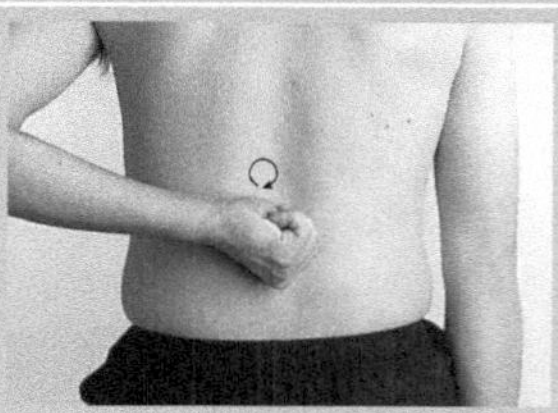
d	Ni 3/R 3 pressen *(an taixi)* (→ 6.3.20)	Behandlungsdauer: Etwa eine bis zwei Minuten pressen *(an)* Wirkungen: • Stützt und reguliert das Qi der Fk Niere und Leber (qi renale et hepatici, *shen gan qi*) • Kräftigt den Lendenbereich und die Knie	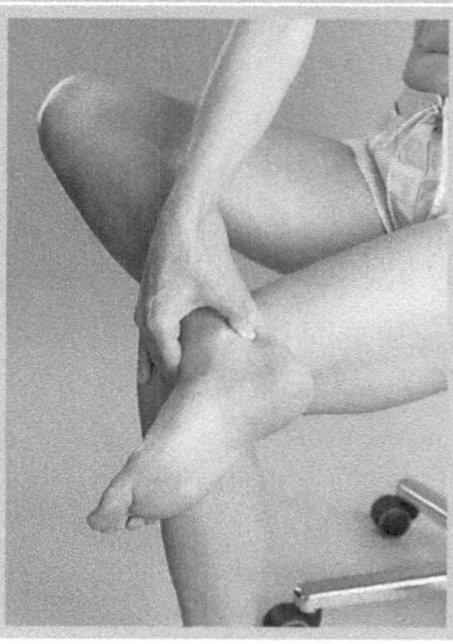

BEHANDLUNGSFREQUENZ

Die Abfolge der Behandlungsmethoden täglich morgens und abends 3- bis 4-mal als Selbstbehandlung durchführen.

2 Energetische Schwäche (depletio, *xu*) des Yin der Fk Leber und Niere (yin hepatici et renale, *gan shen yin)*

Krankheitsentstehung: Eine energetische Schwäche (depletio, *xu*) des Yang des Fk Niere (yang renale, *shenyang*) führt zu einer Minderung des Säftehaushaltes *(jinye)*, das Yin des Fk Niere (yin renale, *shenyin*) wird energetisch schwach (deplet, *xu*). Ätiologisch sind zusätzlich zunehmendes Alter, geistige oder körperliche Überarbeitung und chronische Erkrankungen zu nennen.

Infolge der energetischen Schwäche des Fk Niere (depletio des o. renalis, *shenxu*), aber auch durch diätetische Fehler erschöpft sich auch das Yin des Fk Leber (yin hepatici, *ganyin*), und es können Lumbalschmerzen entstehen.

Hauptsymptome:
- Hartnäckiges Ziehen und Schmerzen im Lumbalbereich und in den Beinen
- Kraftlosigkeit im Lumbalbereich
- Verstärkung der Schmerzen bei Anstrengung
- Nachlassen im Liegen

Mögliche Allgemeinsymptome:
- Mangelnde Belastungsfähigkeit
- Abmagerung des Körpers
- Feucht-rotes Gesicht
- Nervosität
- Schlafstörungen
- Trockener Mund
- Hitzegefühl auf Fußsohlen und Handflächen
- Zungenkörper: rot, eventuell mit Rissen und wenig Belag
- Pulse: saitenförmig (chordales, *xian*), zart (minuti, *xi*) und beschleunigt (celeri, *shu*)

Behandlungsprinzipien:
- Suppletieren des Fk Niere (o. renalis, *shen*)
- Stützen des Fk Leber (o. hepaticus, *gan*)
- Suppletieren des Xue
- Kräftigen der Sehnen und Muskeln
- Stärken der Knochen

Behandlungsmethoden

Tab. 7.1.5b

a	Ren 4/Rs 4 punktartig pressen *(dian an guanyuan)* (→ 6.5.11)	Behandlungsdauer: Etwa 20- bis 30-mal punktartig pressen *(dian an)* Wirkungen: • Stützt den Fk Niere (o. renalis, *shen*) • Reguliert das Qi • Löst Blockaden von Qi und Xue • Beendet Schmerzen	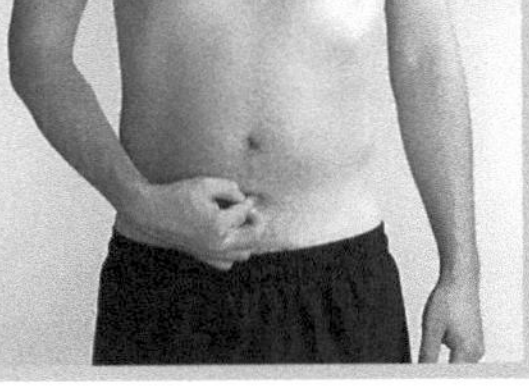

7

Tab. 7.1.5b

b	Gb 30/F 30 pressen *(an huantiao)* (→ 6.3.23)	Behandlungsdauer: Etwa eine Minute lang pressen *(an)*, bis es zieht und spannt Wirkungen: • Stützt und reguliert den Fk Leber (o. hepaticus, *gan*) • Macht die Leitbahnen der unteren Extremität durchlässig	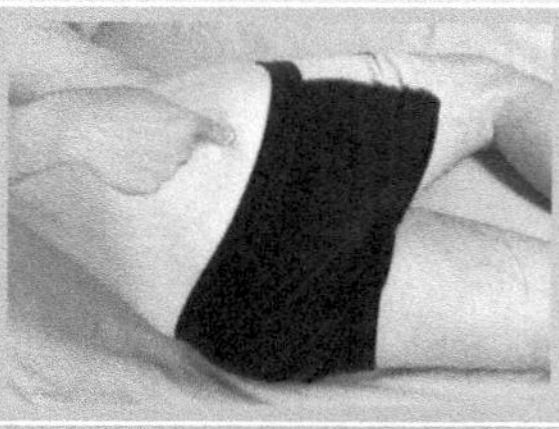
c	Bl 40/V 40 greifen und kneifen *(na nie weizhong)* (→ 6.3.15)	Behandlungsdauer: Bis es zieht und spannt, etwa 30-mal Wirkungen: • Stützt und reguliert die Fk Niere und Leber (oo. renalis et hepaticus, *shen gan*) • Stärkt den Lumbalbereich und die Knie • Stillt Schmerzen	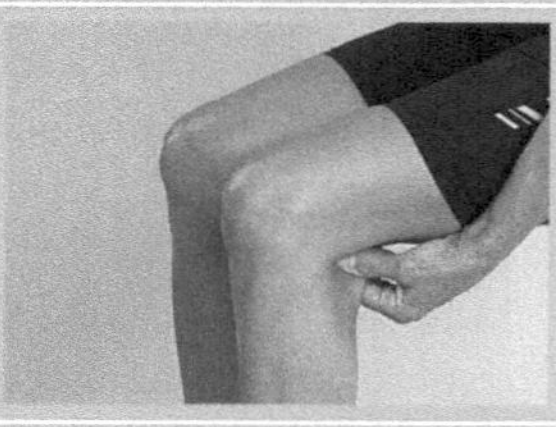
d	Ma 36/S 36 pressen und kneten *(an rou zusanli)* (→ 6.3.7)	Behandlungsdauer: Bis es zieht und spannt oder eine bis drei Minuten Behandlungsrichtung: Im Uhrzeigersinn kneten *(rou)* → Zuführen von Qi (suppletio, *bu*) Wirkungen: • Reguliert und harmonisiert Qi und Xue • Stützt und reguliert die Fk Milz und Magen (oo. lienalis stomachi, *pi wei*) • Stützt die Hervorbringung des Xue	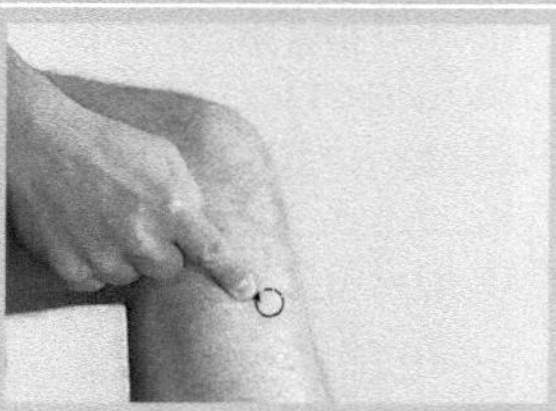
e	Mi 6/L 6 pressen und kneten *(an rou sanyinjiao)* (→ 6.3.11)	Behandlungsdauer: Jeweils eine Minute lang pressen *(an)* und kneten *(rou)* Behandlungsrichtung: Im Uhrzeigersinn kneten *(rou)* → Zuführen von Qi (suppletio, *bu*) Wirkungen: • Kräftigt den Fk Milz (o. lienalis, *pi*) • Stützt den Fk Niere (o. renalis, *shen*) • Löst Blockaden im unteren Wärmebereich (unteres Calorium, *xiajiao*) • Dynamisiert das Xue • Löst den Fk Leber (o. hepaticus, *gan*)	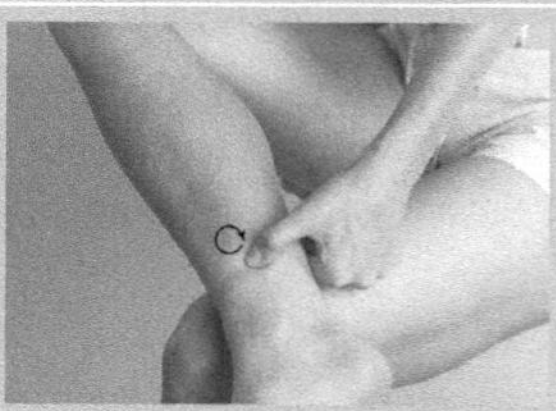

BEHANDLUNGSFREQUENZ

Die Abfolge der Behandlungsmethoden täglich morgens und abends 3- bis 4-mal als Selbstbehandlung durchführen.

B Energetische Überladung (repletio, *shi*)

1 Bi-Blockaden (occlusiones) aufgrund von Wind-Feuchtigkeit (humor venti, *fengshi*)

Krankheitsentstehung: Wenn die äußeren Agenzien Wind (ventus, *feng*) und Feuchtigkeit (humor, *shi*) eindringen, wird der Fk Niere (o. renalis, *shen*) geschädigt. Die Knochen werden nicht mehr genährt, sie degenerieren, und es entstehen Schmerzen im Lumbalbereich.

Hauptsymptome:
- Starke Schmerzen im Lumbalbereich und in den Beinen
- Schwierigkeiten beim Umdrehen
- Wiederholte Rezidive
- Verstärkung der Schmerzen an regnerischen Tagen
- Wandernde, nicht fixe Stelle der Schmerzen
- Besserung der Symptome bei Wärme

Mögliche Allgemeinsymptome:
- Aversion gegen Wind
- Zungenkörper: blassrot oder fahl; Zungenbelag: dünn und weißlich oder weißlich und klebrig
- Pulse: untergetaucht (mersi, *chen*), saitenförmig (chordales, *xian*) und schlüpfrig (lubrici, *hua*)

Behandlungsprinzipien:
- Beseitigen von Wind (ventus, *feng*)
- Eliminieren von Feuchtigkeit (humor, *shi*)
- Bereinigen von Bi-Blockaden (occlusiones)
- Stillen der Schmerzen

Behandlungsmethoden

Tab. 7.1.5c

a	Gb 30/F 30 pressen *(an huantiao)* (→ 6.3.23)	Behandlungsdauer: Etwa eine Minute lang pressen *(an)*, bis es zieht und spannt Wirkungen: • Stützt und reguliert den Fk Leber (o. hepaticus, *gan*) • Macht die Leitbahnen der unteren Extremität durchlässig	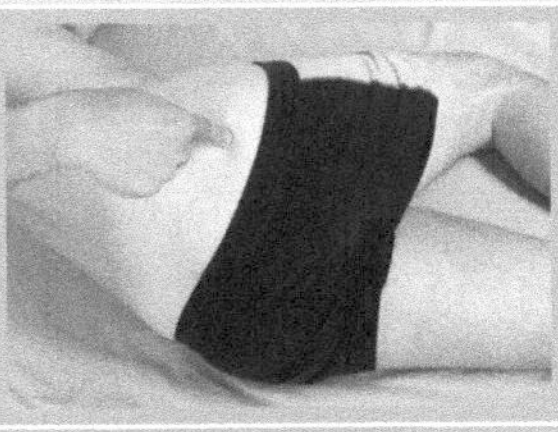
b	Du 4/Rg 4 pressen und kneten *(an rou mingmen)* (→ 6.6.7)	Behandlungsdauer: Bis es lokal zieht und spannt, etwa drei Minuten Behandlungsrichtung: Im Uhrzeigersinn kneten *(rou)* → Zuführen von Qi (suppletio, *bu*) Wirkungen: • Zerstreut Wind (ventus, *feng*) • Beendet Rückenschmerzen	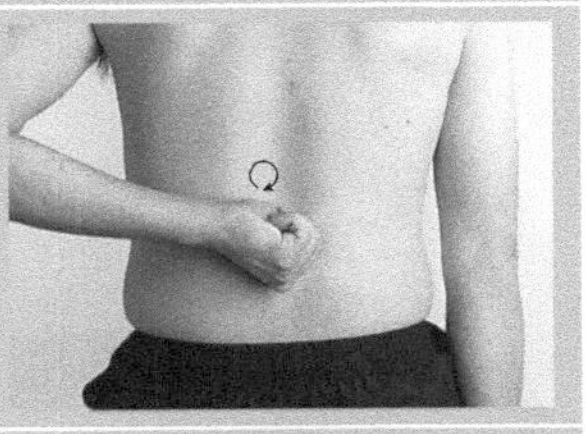
c	Bl 57/V 57 pressen *(an chengshan)* (→ 6.3.16)	Behandlungsdauer: Bis es zieht, spannt und schmerzt oder eine Minute Wirkungen: • Kräftigt und reguliert das Qi der „Mitte" (Fk Milz und Magen, oo. lienalis et stomachi, *pi wei*) und des Fk Leber (o. hepaticus, *gan*) • Leitet Feuchtigkeit (humor, *shi*) aus	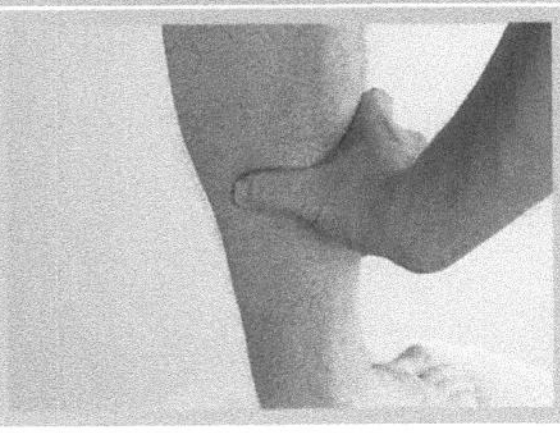

BEHANDLUNGSFREQUENZ

Die Abfolge der Behandlungsmethoden täglich morgens und abends 3- bis 4-mal als Selbstbehandlung durchführen.

2 Bi-Blockaden (occlusiones) aufgrund von Kälte-Feuchtigkeit (humor algidus, *hanshi*)

Krankheitsentstehung: Wenn die äußeren Agenzien Kälte (algor, *han*) und Feuchtigkeit (humor, *shi*) eindringen, wird der Fk Niere (o. renalis, *shen*) geschädigt. Die Knochen werden nicht mehr genährt, und es entstehen Schmerzen im Lumbalbereich.

Hauptsymptome:
- Stärkste Schmerzen im Lumbalbereich
- Schwierigkeiten beim Umdrehen
- Ortsfeste Schmerzen
- Im Liegen keine Besserung, sondern eventuell Verstärkung der Schmerzen
- Tagsüber Besserung, nachts Zunahme der Schmerzen
- Bei Kälte Zunahme, bei Wärme Nachlassen der Schmerzen

Mögliche Allgemeinsymptome:
- Häufige Miktion
- Halbflüssiger Stuhl
- Zungenkörper: blass, vergrößert; Zungenbelag: weißlich, klebrig
- Pulse: saitenförmig (chordales, *xian*) und gespannt (intenti, *jin*) oder saitenförmig (chordales, *xian*) und behäbig (languidi, *huan*) oder untergetaucht (mersi, *chen*) und gespannt (intent, *jin*)

Behandlungsprinzipien:
- Erwärmen der Leitbahnen
- Zerstreuen von Kälte (algor, *han*)
- Beseitigen von Feuchtigkeit (humor, *shi*)
- Durchgängigmachen der Netzleitbahnen (reticulares, *luomai*)

Behandlungsmethoden

Tab. 7.1.5d

a	Bl 21/V 21 kneten *(rou weishu)* (→ 6.6.4)	Behandlungsdauer: Bis es zieht, spannt und warm wird oder eine Minute Behandlungsrichtung: Vom Körperzentrum weg kneten *(rou)* → Ausleiten von Qi (dispulsio, *xie*) Wirkungen: • Wandelt Feuchtigkeit (humor, *shi*) um • Beseitigt Blockaden	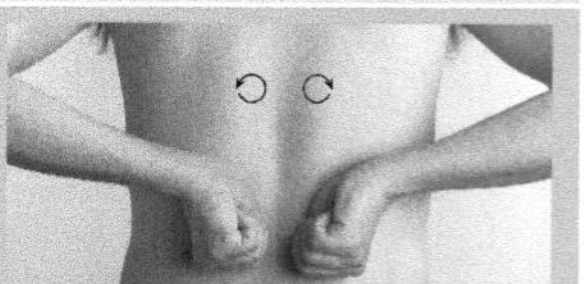
b	Den Lumbalbereich kräftig gerade reiben *(ca yao)* (→ 6.6.1)	Behandlungsdauer: Bis sich lokal Wärme bildet oder eine Minute Wirkungen: • Erwärmt die Leitbahnen • Zerstreut Kälte (algor, *han*)	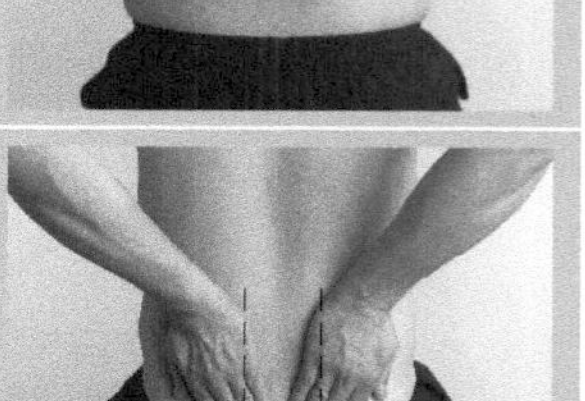

Tab. 7.1.5d

c	Die „Acht Kellerlöcher" kräftig gerade reiben *(ca baliao)* (→ 6.6.6)	Behandlungsdauer: Etwa 50-mal kräftig gerade reiben *(ca)*, bis sich Wärme entwickelt Wirkungen: • Erwärmt die Leitbahnen • Kräftigt den unteren Rücken • Dynamisiert Qi und Xue	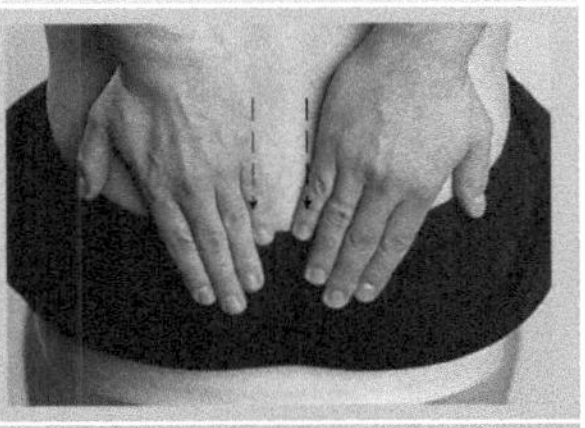
d	Mi 9/L 9 pressen *(an yinlingquan)* (→ 6.3.13)	Behandlungsdauer: Etwa eine Minute lang pressen *(an)* Wirkung: Leitet Feuchtigkeit (humor, *shi*) aus	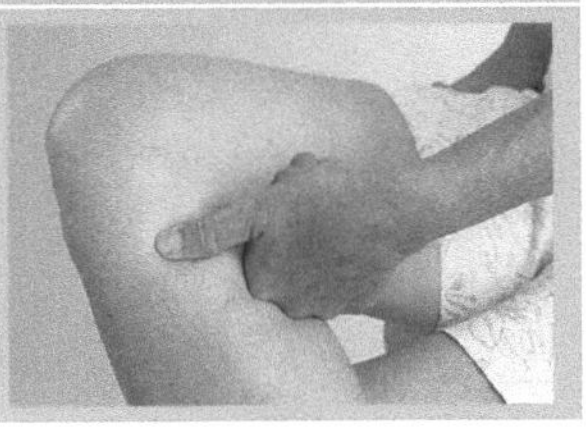

BEHANDLUNGSFREQUENZ

Die Abfolge der Behandlungsmethoden täglich morgens und abends 3- bis 4-mal als Selbstbehandlung durchführen.

3 Qi-Blockaden und Xue-Stasen

Krankheitsentstehung: Traumen oder Unfälle führen im Lumbalbereich zu Qi-Blockaden und Xue-Stasen und somit zu Schmerzen.

Hauptsymptome:
- Vorangegangenes Trauma im Lumbalbereich
- Heftige Schmerzen im Lumbalbereich und in den Beinen
- Ortsfeste, stechende Schmerzen
- Bewegungseinschränkung im Lumbalbereich
- Große Schwierigkeiten beim Vorbeugen und Aufrichten des Körpers
- Druckempfindlichkeit an der schmerzenden Stelle

Mögliche Allgemeinsymptome:
- Zungenkörper: dunkelpurpurrot eventuell mit Petechien und Stasenflecken; Zungenbelag: dünn und weißlich oder dünn und gelblich
- Pulse: untergetaucht (mersi, *chen*) und rau (asperi, *se*)

Behandlungsprinzipien:
- Bewegen des Qi
- Dynamisieren des Xue
- Durchgängigmachen der Netzleitbahnen (reticulares, *luomai*)
- Stillen der Schmerzen

Behandlungsmethoden

Tab. 7.1.5e

a	3E 6/T 6 pressen *(an feihu)* (→ 6.2.30)	Behandlungsdauer: Etwa eine Minute lang pressen *(an)*, bis es zieht und spannt Wirkungen: • Lockert den Qi-Mechanismus • Löst Xue-Stasen und Verknotungen • Bewegt das Xue	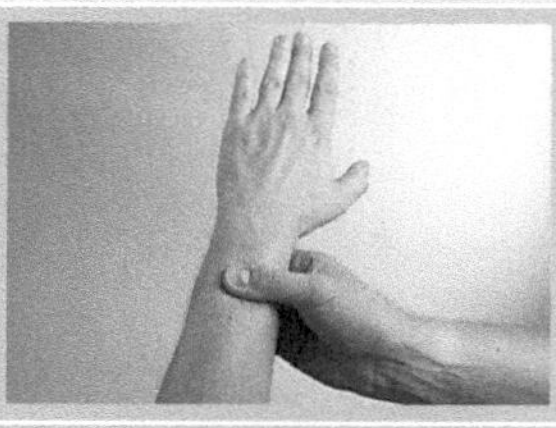
b	Das Tor des Struktivpotenzials reiben *(mo jingmen)* (→ 6.6.9)	Behandlungsdauer: Bis sich lokal Wärme entwickelt, etwa 5 Minuten Wirkung: Reguliert Qi und Xue	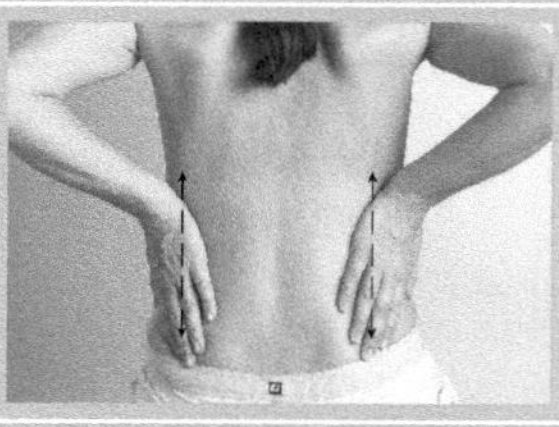
c	Die „Acht Kellerlöcher" kräftig gerade reiben *(ca baliao)* (→ 6.6.6)	Behandlungsdauer: Etwa 50-mal kräftig gerade reiben *(ca)*, bis sich Wärme entwickelt Wirkungen: • Erwärmt die Leitbahnen • Kräftigt den unteren Rücken • Dynamisiert Qi und Xue	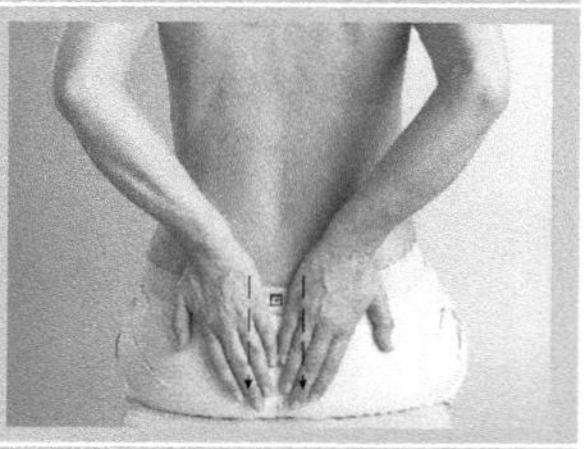
d	Gb 34/F 34 greifen und kneifen *(na nie yanglingquan)* (→ 6.3.24)	Behandlungsdauer: Bis das Ziehen und Spannen bis den Zehen ausstrahlt oder 15- bis 30-mal Wirkungen: • Löst die Sehnen und Muskeln • Dynamisiert das Xue • Macht die Netzleitbahnen (reticulares, *luomai*) durchgängig	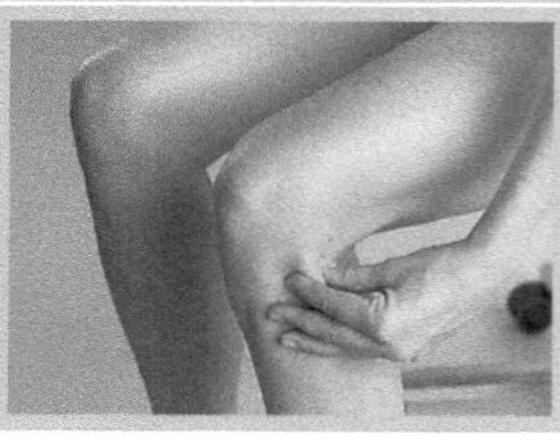

BEHANDLUNGSFREQUENZ

Die Abfolge der Behandlungsmethoden täglich morgens und abends 3- bis 4-mal als Selbstbehandlung durchführen.

7.2 Internistische Erkrankungen

7.2.1 Hypertonie

Krankheitsbild und Therapie aus westlicher Sicht

Synonyme: arterielle Hypertonie, arterielle Hypertension, Bluthochdruck
Definition: Dauerhafte Blutdruckerhöhung auf Werte von systolisch > 130 mmHg und diastolisch > 85 mmHg

Einteilung nach Ursachen

Primäre (essentielle) Hypertonie

In 90% aller Fälle spricht man von der essentiellen Hypertonie. Die Ursache ist unbekannt (familiäre Häufung, Dauerstress, Übergewicht, Fehlernährung, Rauchen sind begünstigende Faktoren).

Die primäre Hypertonie tritt häufig in Kombination mit Adipositas, Diabetes mellitus und Hypertriglyceridämie auf. Dieser Krankheitskomplex wird auch als metabolisches Syndrom oder „Wohlstandssyndrom" bezeichnet.

Sekundäre Hypertonie

In weniger als 10% der Fälle ist der Bluthochdruck Folge einer anderen Grunderkrankung. Diese sind:

- Erkrankungen der Nierengefäße (z. B. Nierenarterienstenose)
- Erkrankungen des Nierenparenchyms (z. B. chronische Glomerulonephritis und Pyelonephritis, diabetische Glomerulosklerose)
- Hormonstörungen (z. B. Überfunktion der Schilddrüse oder Nebennierenrinde)
- Medikamenteneinnahme (z. B. Ovulationshemmer, Glukokortikoide, Schilddrüsenhormone)

Einteilung nach Schweregrad nach WHO

Tab. 7.2.1 Einteilung der Blutdruckwerte nach Schweregrad

	Systolischer Blutdruck	Diastolischer Blutdruck
Optimaler Wert	< 120 mmHg	< 80 mmHg
Normaler Wert	< 130 mmHg	< 85 mmHg
Hypertonie Grad 1 (milde Hypertonie)	130-139 mmHg	85-89 mmHg
Hypertonie Grad 2 (mittelschwere Hypertonie)	160-179 mmHg	100-109 mmHg
Hypertonie Grad 3 (schwere Hypertonie)	≥ 180 mmHg	< 110 mmHg
Isolierte systolische Hypertonie	≥ 140 mmHg	< 90 mmHg

Stadieneinteilung nach WHO

- **Stadium 1:** keine nachweisbaren Organveränderungen
- **Stadium 2:** nachweisbare Organschädigung an Niere, Herz, Gehirn oder Netzhaut
- **Stadium 3:** Organschädigung mehrerer Organe (z. B. Linksherz-, Niereninsuffizienz, TIA, Hirnblutung) und der Netzhaut

Symptome: Lange Zeit symptomlos oder

- Frühmorgendlicher Kopfschmerz
- Schwindel
- Schlafstörungen

- Druckgefühl im Kopf
- Tinnitus
- Schweißausbrüche

Bei sekundärer Hypertonie zusätzlich die Symptome der Grunderkrankung

Komplikationen:

- Hypertensive Krise, d. h. kritischer Blutdruck-Anstieg auf > 220/120 mmHg. Es treten keine Anzeichen eines akuten Organschadens auf
- Hypertensiver Notfall, d.h. kritischer Blutdruck-Anstieg mit lebensbedrohlichen Organschäden (z. B. Hirnblutungen, akute Linksherzinsuffizienz, Lungenödem, Herzinfarkt)

Spätkomplikationen:

- **Am Herz:** Linksherzinsuffizienz, koronare Herzkrankheit (KHK), Arteriosklerose der Herzkranzgefäße, Überschreitung des kritischen Herzgewichts von 500 g, Angina Pectoris, Herzinfarkt
- **An den Gefäßen:** Arteriosklerose
- **Im Gehirn:** Zerebrale Ischämie und Hirninfarkt
- **An den Augen:** Retinopathie, Erblindung
- **An den Nieren:** Arteriosklerotische Schrumpfniere mit Niereninsuffizienz

Therapie aus westlicher Sicht

- Behandlung der Grunderkrankung
- Medikamentöse Therapie
- Weitere Maßnahmen: Kochsalzreduktion, Ausschalten der Stressoren, Normalisierung des Körpergewichts, Ausdauersportarten (z. B. Jogging, Radfahren, Schwimmen), Entspannung

7

CAVE

Die Hypertonie ist eine ernstzunehmende Erkrankung und muss in jedem Fall ärztlich behandelt werden.

Krankheitsbild und Therapie aus Sicht der chinesischen Medizin

Übersicht

In der chinesischen Medizin wird Hypertonie zu den Kategorien „Drehschwindel" *(xuanyun)* und „Kopfschmerzen" *(toutong)* gerechnet. Die wichtigsten klinischen Symptome sind Kopfschmerzen und Schwindel. Aus Sicht der chinesischen Medizin hängt Hypertonie vor allem mit Faktoren wie emotionale Störungen, ungezügelte Nahrungszufuhr und energetische Schwäche (depletio, *xu*) zusammen.

Einteilung nach Agenzien und Pathogenese

In der chinesischen Medizin werden abhängig von der Ätiologie vier Formen der Hypertonie unterschieden, die ergänzend zur Arzneimitteltherapie und Akupunktur mit Tuina behandelt werden können.

1. Emporschlagende Glut des Fk Leber (ardor hepatici, *ganhuo*)
2. Emporschlagendes Yang aufgrund energetischer Schwäche des Yin (depletio yin, *yinxu*)
3. Energetische Schwäche sowohl des Yin als auch des Yang (depletio yin et yang, *yin yang xu*)
4. Überhandnehmende Blockaden von Feuchtigkeit (humor, *shi*) und Schleim (pituita, *tan*)

Differenzierte Tuina-Therapie

1 Emporschlagende Glut des Fk Leber (ardor hepatici, *ganhuo*)

Krankheitsentstehung: Die Emotionen Sorge (solicitudo, *you*) und Grübeln (cogitatio, *si*) sowie Verärgerung und psychischer Stress führen zu Einstauungen des Qi des Fk Leber (qi hepatici, *ganqi*). Blockaden des Qi und lange bestehende Einstauungen wandeln sich zu Glut (ardor, *huo*). Das Wesen von Glut (ardor, *huo*) ist es emporzuschlagen, und so werden die klaren Körperöffnungen im oberen Körperbereich (Augen, Ohren, Mund, Nase und Zunge) gestört. Dies führt zu Hypertonie, Drehschwindel, Kopfschmerzen, einem geröteten Gesicht und geröteten Augen.

Hauptsymptome:

- Hypertonie
- Drehschwindel
- Kopfschmerzen
- Gerötetes Gesicht
- Gerötete Augen

Mögliche Allgemeinsymptome:

- Ohrensausen
- Bitterer Geschmack im Mund
- Nervosität
- Reizbarkeit
- Obstipation
- Zungenkörper rot; Zungenbelag: gelblich
- Pulse: saitenförmig (chordales, *xian*)

Behandlungsprinzipien:

- Besänftigen des Fk Leber (o. hepaticus, *gan*)
- Ausleiten von Hitze (calor, *re*) und Glut (ardor, *huo*)

Behandlungsmethoden

Tab. 7.2.1a

a	Den „Brückenbogen" streichen *(mo qiaogong)* (→ 6.1.54)	Behandlungsdauer: Auf jeder Seite 20-mal streichen *(mo)*, bis sich ein Wärmegefühl entwickelt Cave: Nicht an beiden Seiten gleichzeitig arbeiten! Wirkung: Senkt den Blutdruck	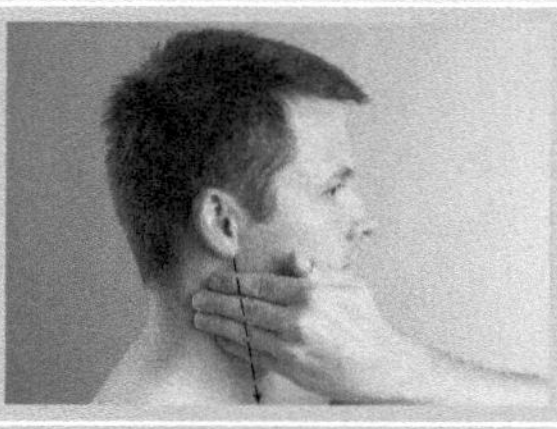
b	Die „blutdrucksenkende Furche" streichen *(mo jiangyagou)* (→ 6.1.14)	Behandlungsdauer: An beiden Ohren etwa 100-mal streichen *(mo)* Wirkung: Senkt den Blutdruck	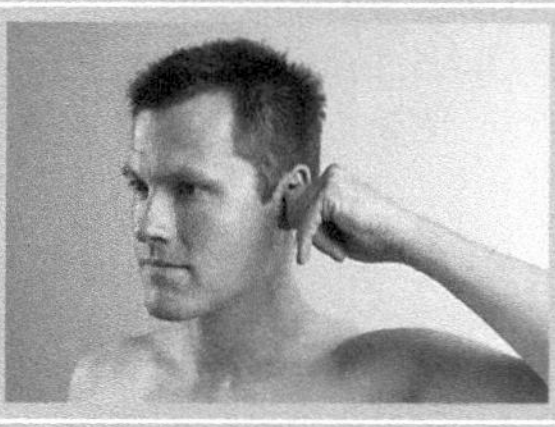
c	Du 20/Rg 20 punktartig pressen *(dian baihui)* (→ 6.1.47)	Behandlungsdauer: Bis es zieht und spannt oder eine Minute Wirkungen: • Reguliert den Fk Leber (o. hepaticus, *gan*) • Senkt das Yang des Fk Leber (yang hepatici, *ganyang*) ab • Besänftigt Wind (ventus, *feng*)	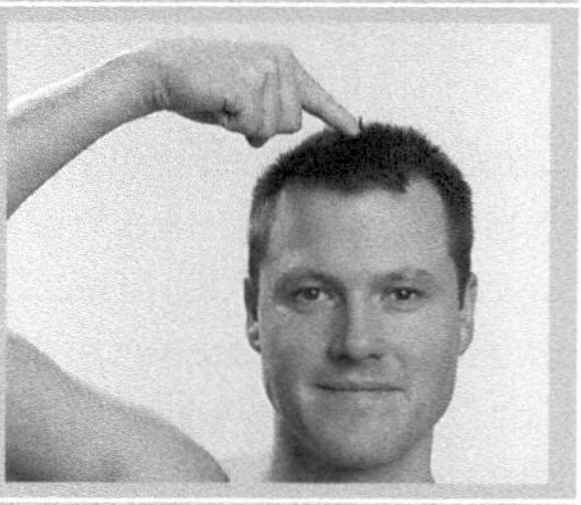
d	Gb 20/F 20 pressen und kneten *(an rou fengchi)* (→ 6.1.42)	Behandlungsdauer: Etwa eine bis drei Minuten pressen *(an)* und kneten *(rou)* Behandlungsprinzip: Vom Körperzentrum weg kneten *(rou)* → Ausleiten von Qi (dispulsio, *xie*) Wirkungen: • Zerstreut Wind (ventus, *feng*) • Kühlt Hitze (calor, *re*)	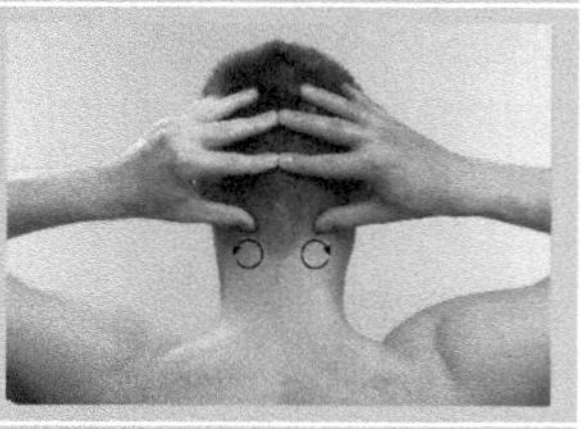
e	Di 11/IC 11 pressen und kneten *(an rou quchi)* (→ 6.2.19)	Behandlungsdauer: Bis es lokal zieht und schmerzt oder eine Minute Behandlungsprinzip: Gegen den Uhrzeigersinn kneten *(rou)* → Ausleiten von Qi (dispulsio, *xie*) Wirkungen: • Kühlt Hitze (calor, *re*) • Harmonisiert die Bauenergie (qi constructivum, *yingqi*)	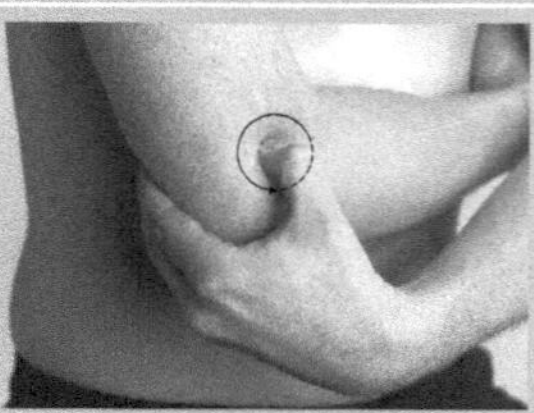
f	Le 3/H 3 pressen *(an taichong)* (→ 6.3.27)	Behandlungsdauer: Etwa eine bis drei Minuten pressen *(an)* Wirkungen: • Harmonisiert die Fk Leber und Gallenblase (oo. hepaticus et felleus, *gan dan*) • Reguliert und kühlt das Xue • Senkt das Yang des Fk Leber (yang hepatici, *ganyang*) ab	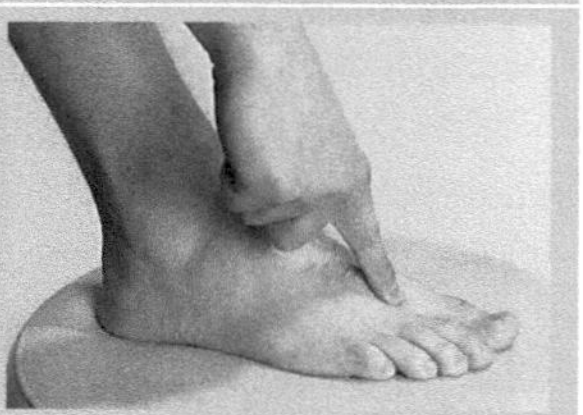

Tab. 7.2.1a

g	Gb 34/F 34 greifen und kneifen *(na nie yang-lingquan)* (→ 6.3.24)	Behandlungsdauer: Bis das Ziehen und Spannen zu den Zehen ausstrahlt oder 15- bis 30-mal Wirkungen: • Löst die Muskeln und Sehnen • Dynamisiert das Xue • Macht die Netzleitbahnen (reticulares, *luomai*) durchgängig • Eliminiert Hitze (calor, *re*) • Reguliert den Fk Leber (o. hepaticus, *gan*)	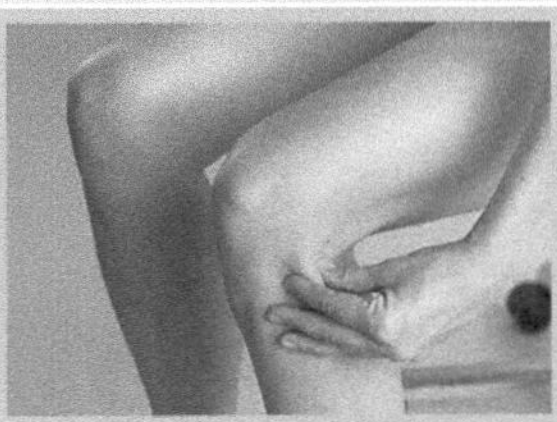

BEHANDLUNGSFREQUENZ

Die Abfolge der Behandlungsmethoden täglich morgens und abends 3- bis 4-mal als Selbstbehandlung durchführen.

2 Emporschlagendes Yang aufgrund energetischer Schwäche des Yin (depletio yin, *yinxu*)

Krankheitsentstehung: Bei einer energetischen Schwäche der Fk Leber und Niere (depletio der oo. hepaticus et renalis, *gan shen xu*) durch diätetische Fehler, große Xue-Verluste (Geburten, Verletzungen, Verbrennungen), chronische Erkrankungen oder geistige und körperliche Überarbeitung werden das Yin und das Xue defizient. Aufgrund der energetischen Schwäche des Yin (depletio yin, *yinxu*) schlägt das Yang empor, und dies führt zu Hypertonie, Drehschwindel, Kopfschmerzen und Spannungsgefühlen im Kopf.

Hauptsymptome:
- Hypertonie
- Drehschwindel
- Kopfschmerzen
- Spannungsgefühle im Kopf
- Hitzegefühl auf Fußsohlen, Handflächen und im Brustbereich

Mögliche Allgemeinsymptome:
- Blässe
- Schwäche und Ziehen in Hüften und Knien
- Ohrensausen
- Vergesslichkeit
- Palpitationen
- Schlafstörungen
- Zungenkörper: rot; Zungenbelag: dünn
- Pulse: saitenförmig, zart und beschleunigt (chordales, minuti und celeri, *xian xi shu*)

Behandlungsprinzipien:
- Stützen des Yin
- Absenken des Yang

7

Behandlungsmethoden

Tab. 7.2.1b			
a	Den „Brückenbogen" streichen *(mo qiaogong)* (→ 6.1.54)	Behandlungsdauer: Auf jeder Seite 20-mal streichen *(mo)*, bis sich ein Wärmegefühl entwickelt Cave: Nicht an beiden Seiten gleichzeitig arbeiten! Wirkung: Senkt den Blutdruck	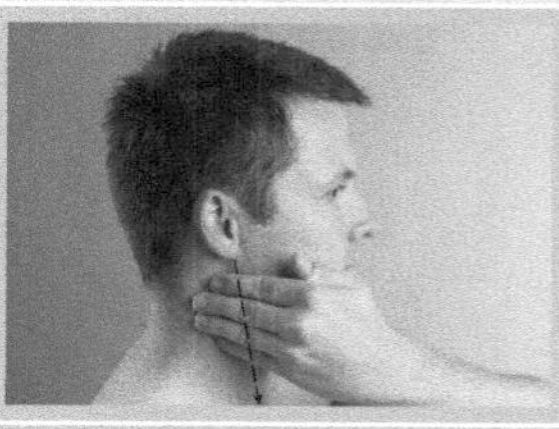
b	Die „blutdrucksenkende Furche" streichen *(mo jiangyagou)* (→ 6.1.14)	Behandlungsdauer: An beiden Ohren etwa 100-mal streichen *(mo)* Wirkung: Senkt den Blutdruck	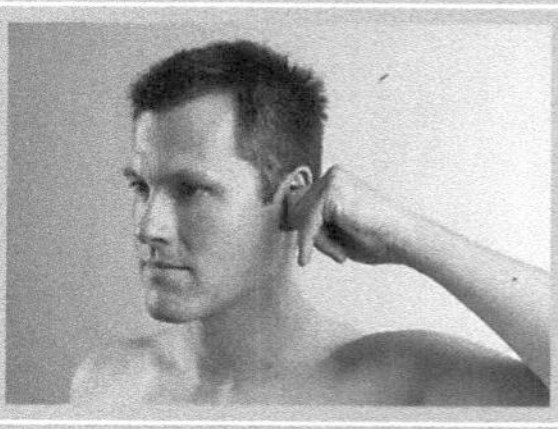
c	Bl 2/V 2 pressen *(an cuanzhu)* (→ 6.1.30)	Behandlungsdauer: Bis es zieht und spannt oder eine Minute Wirkungen: • Zerstreut Wind (ventus, *feng*) • Macht die Netzleitbahnen (reticulares, *luomai*) frei • Beendet Kopfschmerzen	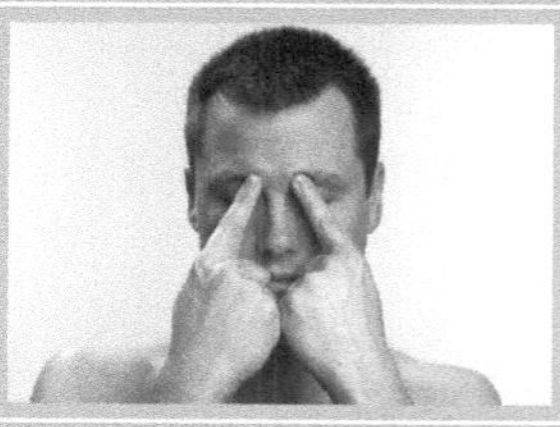
d	Bl 23/V 23 reiben *(mo shenshu)* (→ 6.6.5)	Behandlungsdauer: Bis sich lokal Wärme entwickelt, etwa 50-mal Wirkungen: • Stützt und harmonisiert den Fk Niere (o. renalis, *shen*) • Erwärmt das Yang • Kräftigt den Lumbalbereich	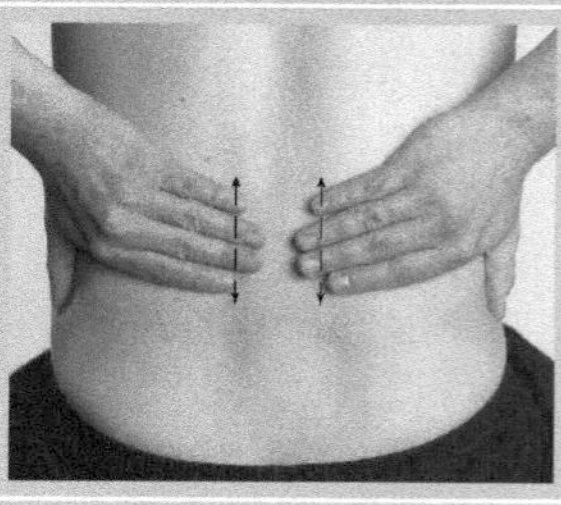
e	Ren 4/Rs 4 punktartig pressen *(dian an guanyuan)* (→ 6.5.11)	Behandlungsdauer: Etwa 20- bis 30-mal punktartig pressen *(dian an)* Wirkungen: • Stützt den Fk Niere (o. renalis, *shen*) • Reguliert das Qi • Löst Blockaden des Qi und des Xue • Bändigt das Yang und senkt es ab • Beendet Schmerzen	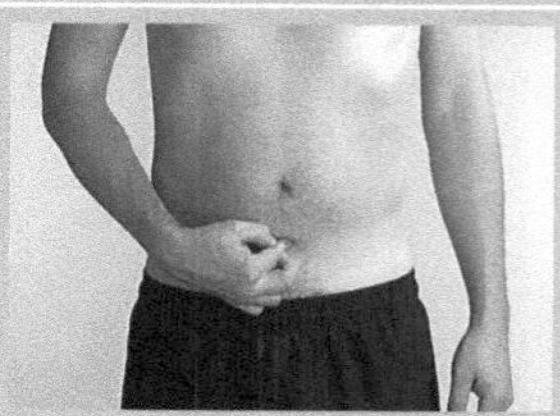

Tab. 7.2.1b

f	Ni 3/R 3 pressen *(an taixi)* (→ 6.3.20)	Behandlungsdauer: Etwa eine bis zwei Minuten pressen *(an)* Wirkungen: • Stützt und reguliert das Qi der Fk Niere und Leber (qi renale et hepatici, *shen gan qi*) • Kühlt Hitze (calor, *re*) • Kräftigt den Lendenbereich und die Knie	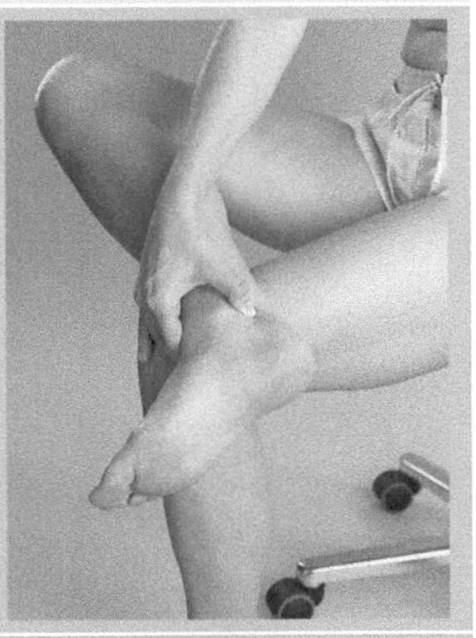
g	Mi 6/L 6 pressen und kneten *(an rou sanyinjiao)* (→ 6.3.11)	Behandlungsdauer: Jeweils 1 Minute lang pressen und kneten *(an rou)* Behandlungsrichtung: Im Uhrzeigersinn kneten *(rou)* → Zuführen von Qi (suppletio, *bu*) Wirkungen: • Kräftigt den Fk Milz (o. lienalis, *pi*) • Löst den Fk Leber (o. hepaticus, *gan*) • Stützt den Fk Niere (o. renalis, *shen*)	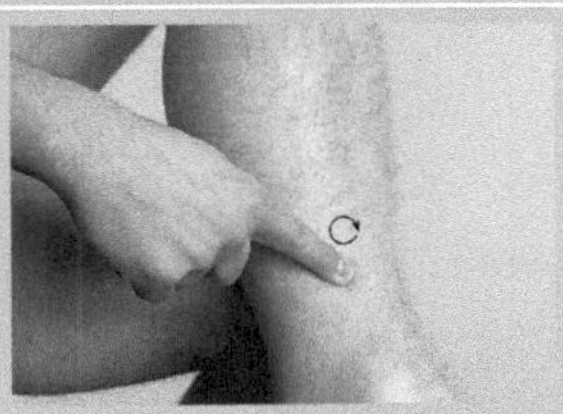

BEHANDLUNGSFREQUENZ

Die Abfolge der Behandlungsmethoden täglich morgens und abends 3- bis 4-mal als Selbstbehandlung durchführen.

3 Energetische Schwäche sowohl des Yin als auch des Yang (depletio yin et yang, *yin yang xu*)

Krankheitsentstehung: Durch eine konstitutionell bedingte Schwäche des Fk Niere (o. renalis, *shen*), geistige und körperliche Überarbeitung, exzessive Lebensführung, chronische Erkrankungen oder ständiges Grübeln werden das Struktivpotenzial *(jing)* und das Xue verbraucht. Das Yin des Fk Niere (yin renale, *shenyin*) wird energetisch schwach (deplet, *xu*). Die Schädigung des Yin wirkt sich auch auf das Yang aus, und es kommt zu einer Erschöpfung sowohl des Yin als auch des Yang. Aufgrund der energetischen Schwäche des Yin des Fk Niere (depletio des yin renale, *shenyin xu*) kommt es zu Hypertonie, Drehschwindel, Kopfschmerzen, Ohrensausen, Vergesslichkeit und Gedächtnisschwäche.

Hauptsymptome:
- Hypertonie
- Drehschwindel

Mögliche Allgemeinsymptome:
- Kopfschmerzen
- Ohrensausen
- Vergesslichkeit
- Gedächtnisschwäche
- Allgemeines Kältegefühl

- Schwäche und Ziehen in Hüften und Knien
- Kurzatmigkeit
- Zungenkörper: blassrot; Zungenbelag: weißlich
- Pulse: saitenförmig und zart (chordales und minuti, *xian xi*)

Behandlungsprinzipien:

- Stützen des Yin
- Suppletieren des Yang

Behandlungsmethoden

Tab. 7.2.1c

a	Den „Brückenbogen" streichen *(mo qiaogong)* (→ 6.1.54)	Behandlungsdauer: Auf jeder Seite 20-mal streichen *(mo)*, bis sich ein Wärmegefühl entwickelt Cave: Nicht an beiden Seiten gleichzeitig arbeiten! Wirkung: Senkt den Blutdruck	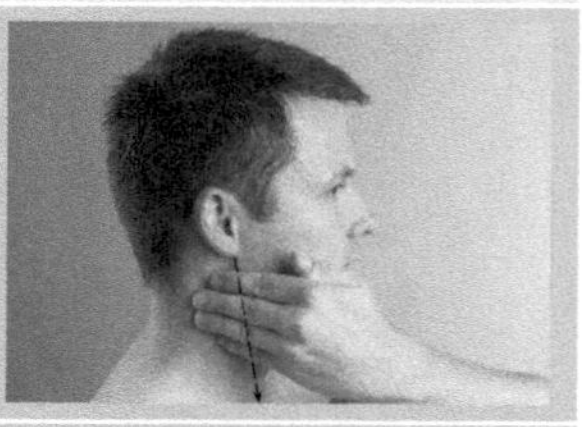
b	Die „blutdrucksenkende Furche" streichen *(mo jiangyagou)* (→ 6.1.14)	Behandlungsdauer: An beiden Ohren etwa 100-mal streichen *(mo)* Wirkung: Senkt den Blutdruck	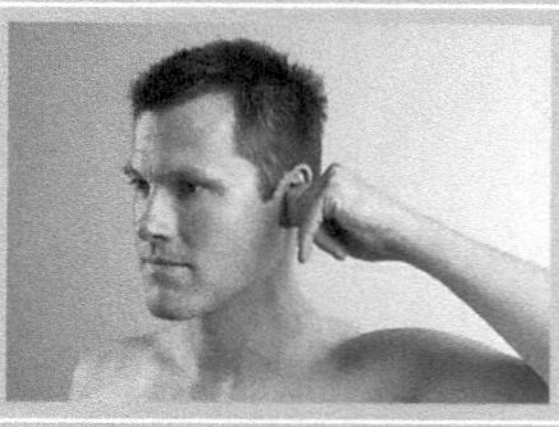
c	Ren 3/Rs3 punktartig pressen *(dian an zhongji)* (→ 6.5.10)	Behandlungsdauer: Etwa 20- bis 30-mal punktartig pressen *(dian an)* Wirkungen: • Reguliert die Säfte *(jinye)* • Stützt das Yin des Fk Niere (yin renale, *shenyin*) • Mehrt und harmonisiert das Xue • Stützt das Yang des Fk Niere (yang renale, *shenyang*)	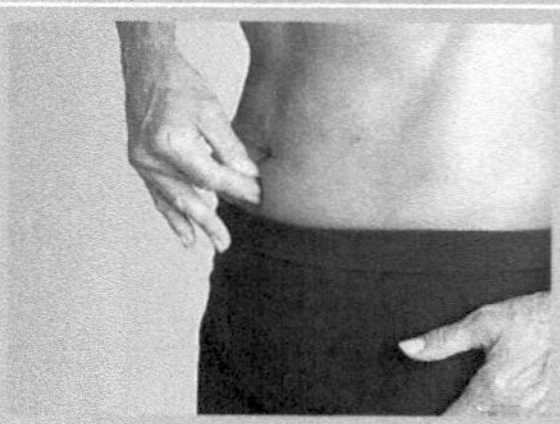
d	Ren 4/Rs 4 punktartig pressen *(dian an guanyuan)* (→ 6.5.11)	Behandlungsdauer: Etwa 20- bis 30-mal punktartig pressen *(dian an)* Wirkungen: • Stützt den Fk Niere (o. renalis, *shen*) • Reguliert das Qi	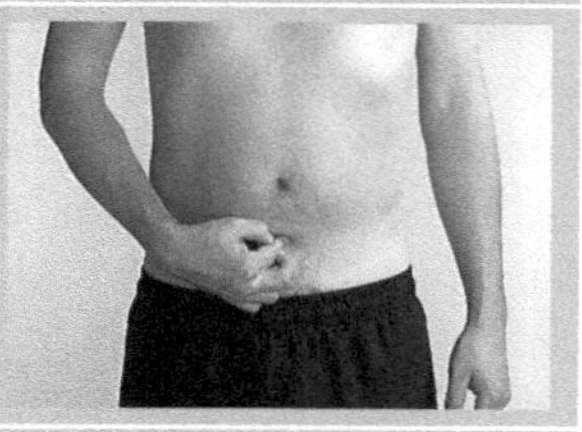
e	Du 4/Rg 4 pressen und kneten *(an rou mingmen)* (→ 6.6.7)	Behandlungsdauer: Bis es lokal zieht und spannt, etwa drei Minuten Behandlungsprinzip: Im Uhrzeigersinn kneten *(rou)* → Zuführen von Qi (suppletio, *bu*) Wirkungen: • Mehrt das Xue • Kräftigt den Fk Niere (o. renalis, *shen*) • Beendet Rückenschmerzen	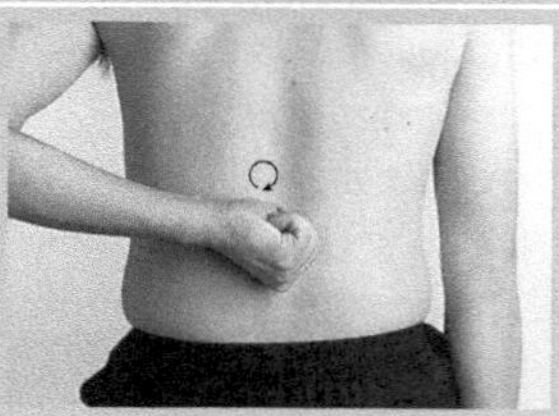

Tab. 7.2.1c

f	Ma 36/S 36 mit dem Daumennagel pressen *(qia zusanli)* (→ 6.3.7)	Behandlungsdauer: Bis es zieht und spannt oder eine bis drei Minuten Wirkungen: • Reguliert und harmonisiert Qi und Xue • Stützt und reguliert die Fk Milz und Magen (oo. lienalis et stomachi, *pi wei*) • Stützt die Hervorbringung des Xue	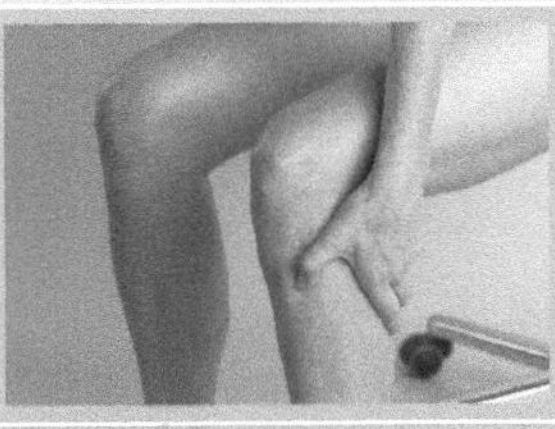
g	Ni 7/R 7 pressen *(an fuliu)* (→ 6.3.22)	Behandlungsdauer: Etwa eine bis zwei Minuten pressen *(an)* Wirkungen: • Stützt den Fk Niere (o. renalis, *shen*), insbesondere das Yin des Fk Niere (yin renale, *shenyin*) • Reguliert das Xue, den Säftehaushalt *(jinye)* und die Bauenergie (qi constructivum, *yingqi*)	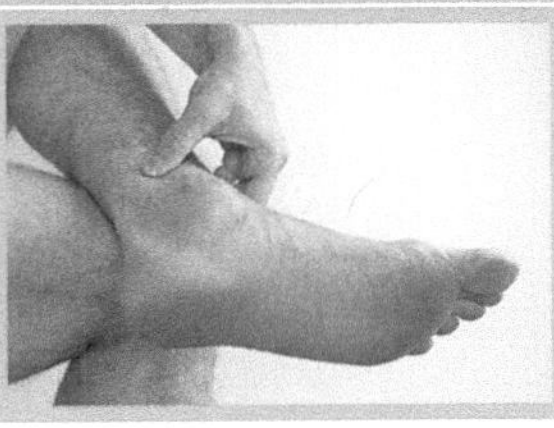

BEHANDLUNGSFREQUENZ

Die Abfolge der Behandlungsmethoden täglich morgens und abends 3- bis 4-mal als Selbstbehandlung durchführen.

4 Überhandnehmende Blockaden von Feuchtigkeit (humor, *shi*) und Schleim (pituita, *tan*)

Krankheitsentstehung: Bei übermäßiger Nahrungszufuhr, stark gewürzten, scharfen oder zu fettigen Speisen wird im Inneren zunächst Feuchtigkeit (humor, *shi*) und folglich Schleim-Trübes (pituita-Trübes, *tanzhuo)* hervorgebracht. Schleim (pituita, *tan*) und Feuchtigkeit (humor, *shi*) blockieren die „Mitte" (Fk Milz und Magen, oo. lienalis et stomachi, *pi wei*), das klare Yang kann nicht mehr aufsteigen, und dadurch kommt es zu Hypertonie, Drehschwindel, Kopfschmerzen und einem schweren Kopf.

Hauptsymptome:

- Hypertonie
- Drehschwindel
- Kopfschmerzen
- Schweregefühl des Kopfes

Mögliche Allgemeinsymptome:

- Druckgefühle in der Brust
- Schleimbildung
- Durst
- Übelkeit
- Erbrechen
- Verminderter Appetit
- Abgeschlagenheit
- Zungenbelag: weißlich, dick, klebrig
- Pulse: schlüpfrig (lubrici, *hua*)

Behandlungsprinzipien:

- Ausleiten von Feuchtigkeit (humor, *shi*)
- Umwandeln von Schleim (pituita, *tan*)

Behandlungsmethoden

Tab. 7.2.1d

a	Den „Brückenbogen" streichen *(mo qiaogong)* (→ 6.1.54)	Behandlungsdauer: Auf jeder Seite 20-mal streichen *(mo)*, bis sich ein Wärmegefühl entwickelt Cave: Nicht an beiden Seiten gleichzeitig arbeiten! Wirkung: Senkt den Blutdruck	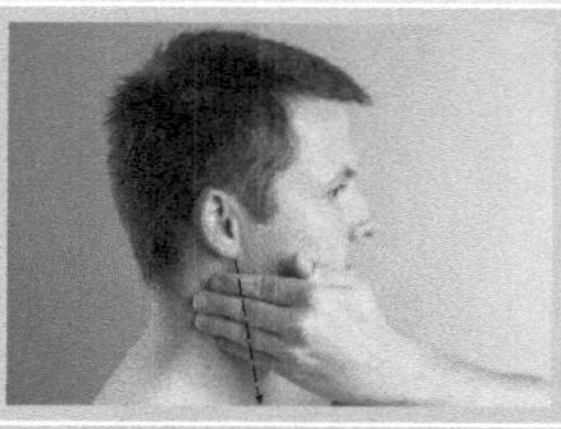
b	Die „blutdrucksenkende Furche" streichen *(mo jiangyagou)* (→ 6.1.14)	Behandlungsdauer: An beiden Ohren etwa 100-mal streichen *(mo)* Wirkung: Senkt den Blutdruck	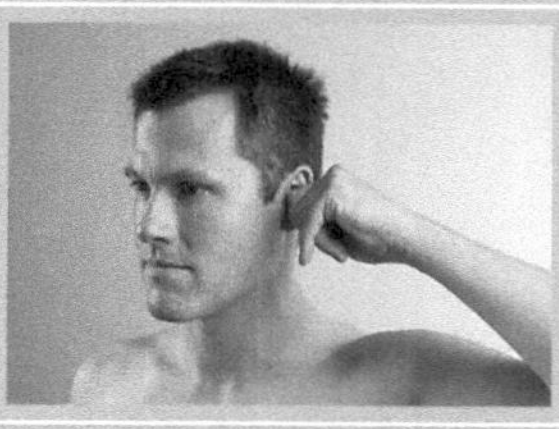
c	Pe 6/Pc 6 pressen und kneten *(an rou neiguan)* (→ 6.2.24)	Behandlungsdauer: Jeweils eine Minute pressen *(an)* und kneten *(rou)* Behandlungsrichtung: Im Uhrzeigersinn kneten *(rou)* → Zuführen von Qi (suppletio, *bu*) Wirkungen: • Stützt, harmonisiert und beruhigt die Fk Herz und Milz (oo. cardialis et lienalis, *xin pi*) • Reguliert und dynamisiert das Qi • Dynamisiert das Xue • Leitet Feuchtigkeit (humor, *shi*) aus	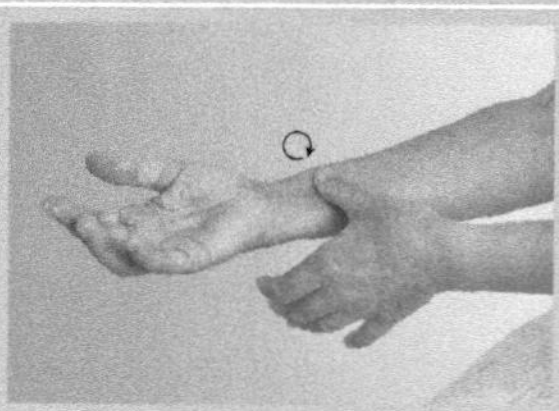
d	Ma 36/S 36 mit dem Daumennagel pressen *(qia zusanli)* (→ 6.3.7)	Behandlungsdauer: Bis es zieht und spannt oder eine bis drei Minuten Wirkungen: • Reguliert und harmonisiert Qi und Xue • Stützt und reguliert die Fk Milz und Magen (oc. lienalis et stomachi, *pi wei*) • Stützt die Hervorbringung des Xue	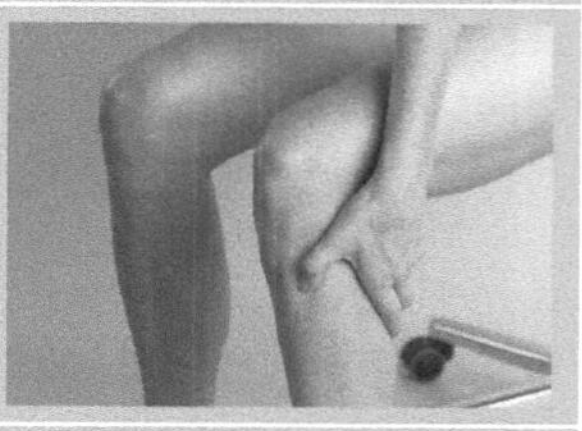
e	Mi 9/L 9 pressen *(an yinlingquan)* (→ 6.3.13)	Behandlungsdauer: Etwa eine Minute lang pressen *(an)* Wirkungen: • Leitet Feuchtigkeit (humor, *shi*) aus • Bewegt und dynamisiert das Qi	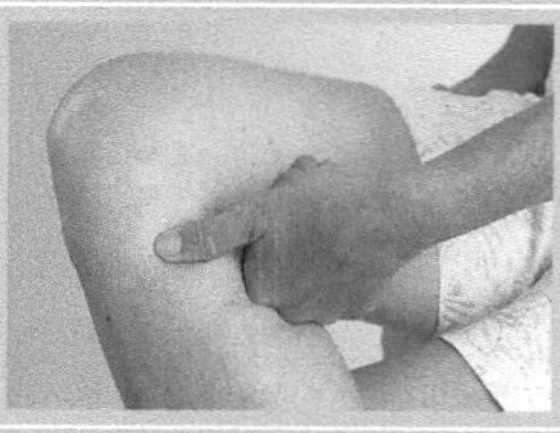
f	Ma 40/S 40 pressen *(an fenglong)* (→ 6.3.8)	Behandlungsdauer: Etwa eine Minute pressen *(an)* Wirkungen: • Wandelt Feuchtigkeit (humor, *shi*) um • Leitet Schleim (pituita, *tan*) aus • Bewegt das Qi der Fk Milz und Magen (qi lienale et stomachi, *pi wei qi*)	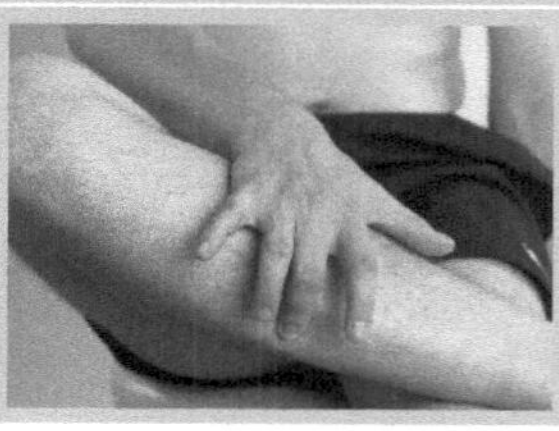

Tab. 7.2.1d

g	Mi 6/L 6 pressen und kneten *(an rou sanyinjiao)* (→ 6.3.11)	Behandlungsdauer: Jeweils eine Minute lang pressen (*an*) und kneten *(rou)* Behandlungsrichtung: Im Uhrzeigersinn kneten *(rou)* → Zuführen von Qi (suppletio, *bu*) Wirkungen: • Wandelt Feuchtigkeit (humor, *shi*) um • Kräftigt den Fk Milz (o. lienalis, *pi*)	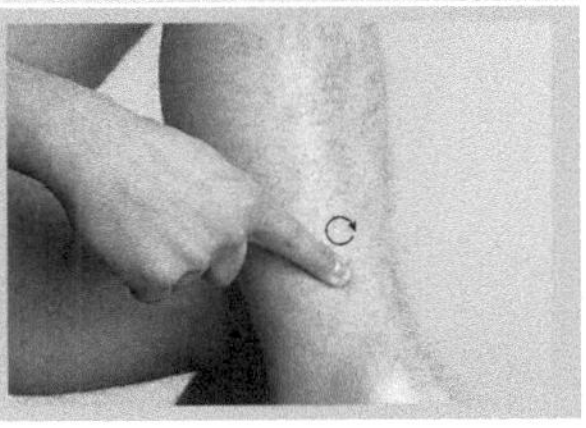

BEHANDLUNGSFREQUENZ

Die Abfolge der Behandlungsmethoden täglich morgens und abends 3- bis 4-mal als Selbstbehandlung durchführen.

7.2.2 Chronische/habituelle Obstipation

Krankheitsbild und Therapie aus westlicher Sicht

Synonyme: Stuhlverstopfung, Konstipation
Definition: Bezeichnung für eine verzögerte Darmentleerung mit reduzierter Stuhlfrequenz (weniger als drei Stuhlentleerungen pro Woche). Die Konsistenz des Stuhls ist sehr hart und erfordert daher häufig starkes Pressen. Der Patient hat ein Gefühl der unvollständigen Darmentleerung.
Ursachen:

- Ernährungsbedingt (z. B. durch ballaststoffarme Kost, ungenügende Flüssigkeitszufuhr)
- Mangelnde Bewegung
- Konstitutionell, psychosomatisch
- Schwangerschaft
- Medikamentös bedingt (Antidepressiva, Opiate, Diuretika, Anticholinergika u. a.)
- Neurologische Erkrankungen (Multiple Sklerose, Zerebraler Insult, Diabetes mellitus, Morbus Parkinson u. a.)

Therapie aus westlicher Sicht

- Nahrungsumstellung (ballaststoffreiche Kost, Erhöhung der Flüssigkeitszufuhr, Verzicht auf obstipierende Nahrungsmittel wie z. B. Schokolade, Weißbrot, Rotwein)
- Laxanziengabe
- Sportliche Betätigung
- Physiotherapie (Kräftigung der Bauchmuskulatur, Colonmassage, BGM etc.)

CAVE

Eine akut auftretende Obstipation mit Blut im Stuhl oder eine Stuhlverstopfung im Wechsel mit Durchfällen kann ein Hinweis auf ernsthafte Erkrankungen sein und muss daher umgehend ärztlich abgeklärt werden.

Krankheitsbild und Therapie aus Sicht der chinesischen Medizin

Übersicht

Aus Sicht der chinesischen Medizin kann aufgrund eines Säftemangels *(jinye)* im Bereich der Fk Dick- und Dünndarm (oo. intestinorum, *chang*) das Krankheitsbild der Obstipation entstehen. Andererseits können auch Qi-Blockaden zu einer Verlangsamung der Darmtätigkeit und somit zur Obstipation führen.

Einteilung nach Agenzien und Pathogenese

Differenzialdiagnostisch werden folgende Formen unterschieden:
1. Ansammlungen von Hitze (calor, *re*), Verbrauch der Säfte *(jinye)*
2. Blockaden des Qi des Fk Leber (qi hepatici, *ganqi*)
3. Defizienz von Qi und Xue

Differenzierte Tuina-Therapie

1 Ansammlungen von Hitze (calor, *re*), Verbrauch der Säfte *(jinye)*

Krankheitsentstehung: Durch übermäßigen Alkoholgenuss, übermäßigen Verzehr von zu scharfen, deftigen oder fettigen Speisen, bei konstitutionell bedingt überhandnehmendem Yang (yang vigens, *yangsheng*) oder während Hitze-Erkrankungen (calor, *re*) sammelt sich im Inneren Hitze (calor, *re*) an. Die Säfte *(jinye)* werden verbraucht und geschmälert, dadurch werden die Fk Dick- und Dünndarm (oo. intestinorum, *chang*) nicht mehr befeuchtet. Der Stuhl wird trocken, er kann nur schwer ausgeschieden werden, und es kommt zu einer Hitze-bedingten Obstipation (calor, *re*).
Hauptsymptom: Trockener, harter Stuhl
Mögliche Allgemeinsymptome:
- Spärlicher, rötlicher Urin
- Fieber
- Vermehrte Schweiße
- Gerötetes Gesicht
- Trockener Mund
- Mundgeruch
- Nervosität
- Zungenkörper: rot; Zungenbelag: gelblich
- Pulse: schlüpfrig und beschleunigt (lubrici und celeri, *hua shu*)

Behandlungsprinzipien:
- Kühlen von Hitze (calor, *re*)
- Befeuchten der Fk Dick- und Dünndarm (oo. intestinorum, *chang*)

Behandlungsmethoden

Tab. 7.2.2a

a	Di 4/IC 4 greifen und kneifen *(na nie hegu)* (→ 6.2.17)	Behandlungsdauer: Bis es lokal zieht und spannt, etwa 20- bis 30-mal greifen (*na*) und kneifen (*nie*) Wirkungen: • Kühlt Hitze (calor, *re*) • Öffnet die Oberfläche (extima, *biao*) • Macht die Netzleitbahnen (reticulares, *luomai*) durchgängig • Stillt Schmerzen	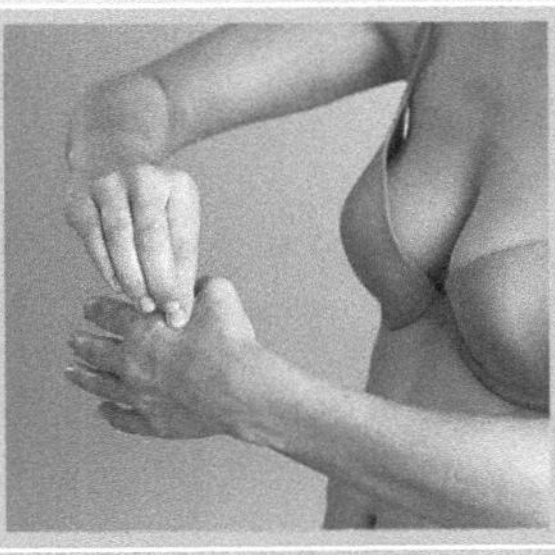
b	Das Abdomen reiben *(mo fu)* (→ 6.5.1)	Behandlungsdauer: Etwa 30-mal in beide Richtungen Wirkungen: • Fördert die Verdauung • Macht Ansammlungen (concretiones, *zheng*) durchgängig • Kräftigt den Fk Milz (o. lienalis, *pi*) • Harmonisiert den Fk Magen (o. stomachi, *wei*) • Reguliert Qi und Xue	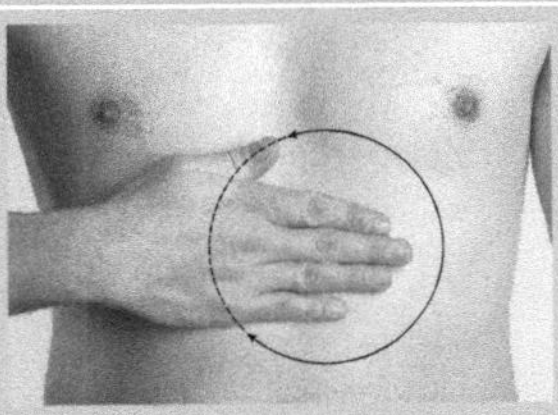
c	Ma 25/S 25 pressen und kneten *(an rou tianshu)* (→ 6.5.7)	Behandlungsdauer: Etwa 3 Minuten pressen *(an)* und kneten *(rou)* Behandlungsrichtung: Vom Körperzentrum weg kneten *(rou)* → Ausleiten von Qi (dispulsio, *xie*) Wirkungen: • Macht die Fk Dick- und Dünndarm (oo. intestinorum, *chang*) durchgängig und reguliert sie • Reguliert das Qi • Beseitigt Blockaden	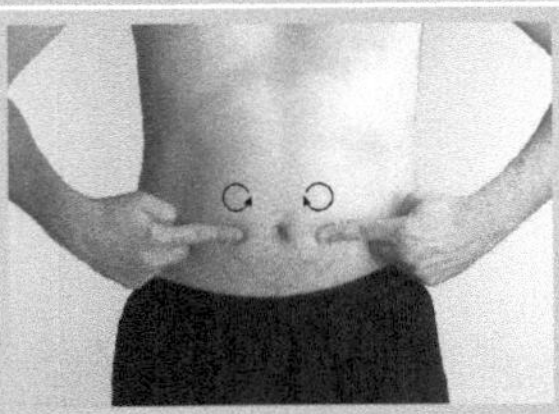
d	Ma 44/S 44 mit dem Daumennagel pressen *(qia neiting)* (→ 6.3.9)	Behandlungsdauer: Etwa eine bis drei Minuten, bis es zieht und spannt Wirkungen: • Kühlt Hitze (calor, *re*) und Glut (ardor, *huo*) im Fk Magen (o. stomachi, *wei*) • Reguliert das Qi • Wirkt schmerzstillend	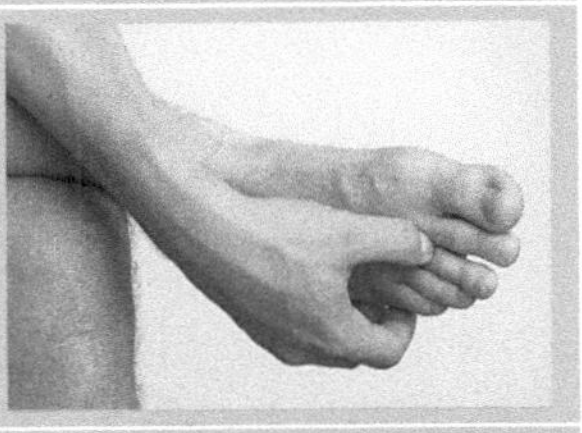
e	Ni 6/R 6 pressen *(an zhaohai)* (→ 6.3.21)	Behandlungsdauer: Eine bis zwei Minuten pressen *(an)* Wirkung: Kühlt Hitze (calor, *re*)	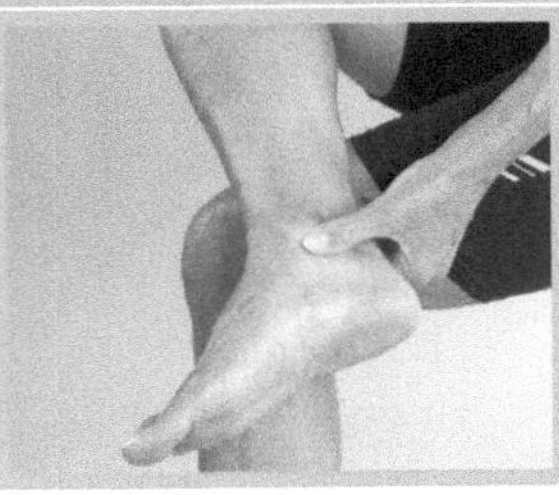

BEHANDLUNGSFREQUENZ

Die Behandlungsmethoden sollten täglich jeweils morgens und abends durchgeführt werden.

2 Blockaden des Qi des Fk Leber (qi hepatici, *ganqi*)

Krankheitsentstehung: Durch emotionale Belastungen, beruflichen und familiären Stress oder mangelnde Bewegung entstehen Blockaden des Qi des Fk Leber (qi hepatici, *ganqi*). Die Peristaltik im Darmtrakt wird gestört und verlangsamt. Nichtverwertbare Nahrungsbestandteile stagnieren im Inneren, werden nicht mehr weiterbefördert, und dies führt zu Obstipation aufgrund von Qi-Blockaden.

Hauptsymptome:
- Obstipation
- Harte und klebrige Stühle
- Ständiger Stuhldrang, aber keine Darmentleerung

Mögliche Allgemeinsymptome:
- Aufstoßen
- Völlegefühle oder Spannungsgefühle und Schmerzen im Abdomen
- Spannungsgefühle am seitlichen Thorax
- Appetitlosigkeit
- Zungenkörper: rot; Zungenbelag: weißlich, klebrig
- Pulse: saitenförmig (chordales, *xian*)

Behandlungsprinzipien:
- Dynamisieren des Qi
- Harmonisieren der Fk Leber und Milz (oo. hepaticus et lienalis, *gan pi*)

Behandlungsmethoden

Tab. 7.2.2b

a	Le 14/H 14 pressen und kneten *(an rou qimen)* (→ 6.4.7)	Behandlungsdauer: Etwa eine Minute pressen *(an)* und kneten *(rou)* Behandlungsrichtung: Vom Körperzentrum weg kneten *(rou)* → Ausleiten von Qi (dispulsio, *xie*) Wirkung: Beseitigt Qi-Blockaden und Xue-Stasen	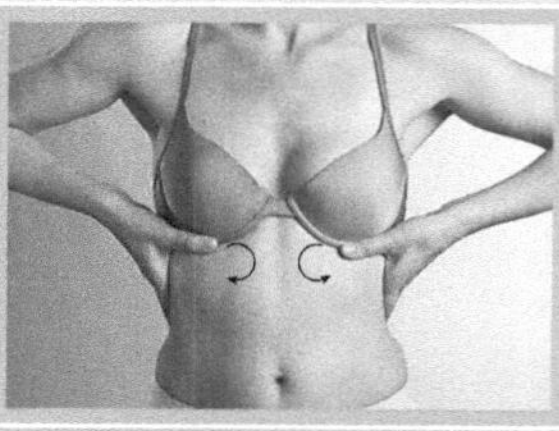
b	Ren 6/Rs 6 punktartig pressen *(dian an qihai)* (→ 6.5.12)	Behandlungsdauer: Etwa 20- bis 30-mal punktartig pressen *(dian an)* Wirkungen: • Zerstreut Zusammenballungen (concretiones, *zheng*) • Beendet Druck- und Spannungsgefühle im Abdomen	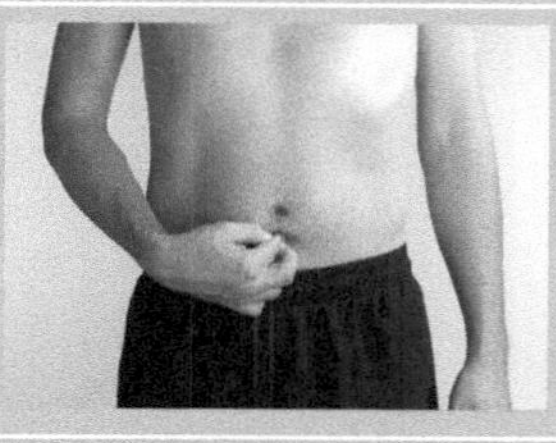
c	Ma 25/S 25 pressen und kneten *(an rou tianshu)* (→ 6.5.7)	Behandlungsdauer: Etwa drei Minuten pressen *(an)* und kneten *(rou)* Behandlungsrichtung: Vom Körperzentrum weg kneten *(rou)* → Ausleiten von Qi (dispulsio, *xie*) Wirkungen: • Macht die Fk Dick- und Dünndarm (oo. intestinorum, *chang*) durchgängig und reguliert sie • Reguliert das Qi • Beseitigt Blockaden	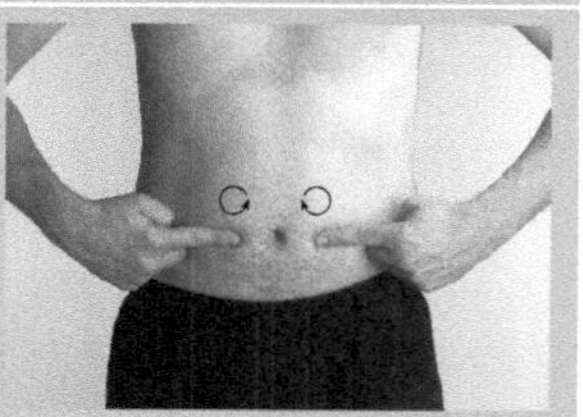

Tab. 7.2.2b

d	Das untere Abdomen kräftig gerade reiben *(ca shaofu)* (→ 6.5.3)	Behandlungsdauer: Bis sich Wärme entwickelt oder eine Minute Wirkungen: • Bewegt das Qi • Erwärmt die Leitbahnen und macht sie durchgängig • Harmonisiert die Fk Dick- und Dünndarm (oo. intestinorum, *chang*)	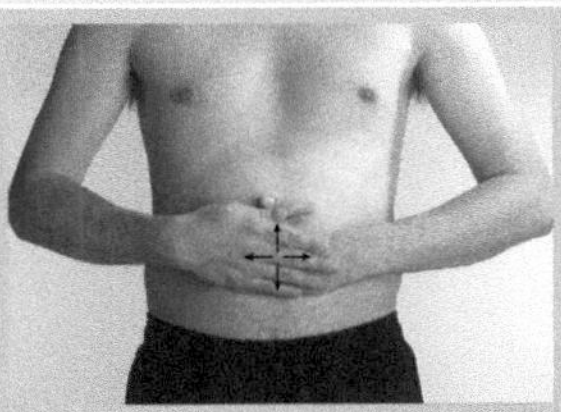
e	3E 6/T 6 pressen *(an feihu)* (→ 6.2.30)	Behandlungsdauer: Etwa eine Minute lang pressen *(an)*, bis es zieht und spannt Wirkungen: • Lockert den Qi-Mechanismus • Öffnet die Oberfläche (extima, *biao*) • Löst Stasen und Verknotungen • Bewegt das Xue • Entfaltet das Qi des Fk Leber (qi hepatici, *ganqi*)	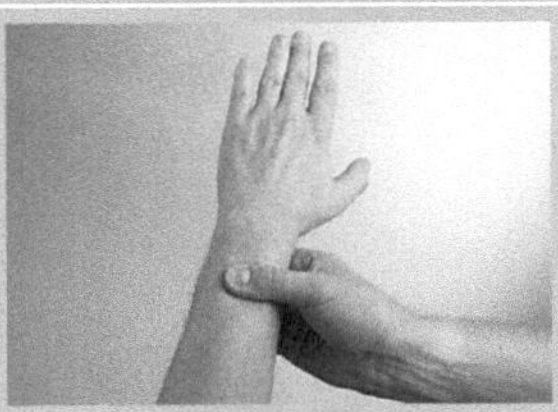

BEHANDLUNGSFREQUENZ

Die Behandlungsmethoden sollten täglich jeweils morgens und abends durchgeführt werden.

3 Defizienz von Qi und Xue

Krankheitsentstehung: Durch geistige und körperliche Überanstrengung, bei einem geschwächten Körper nach schweren oder chronischen Erkrankungen, nach Entbindungen sowie mit zunehmendem Alter kann es zu einer Erschöpfung von Qi und Xue kommen. Die energetische Schwäche des Qi (depletio qi, *qixu*) führt zu einer mangelnden Weiterleitung des Darminhalts. Durch die energetische Schwäche des Xue (depletio xue, *xuexu*) versiegen die aktiven Säfte *(jin)*, und es kommt zu Trockenheit (ariditas, *zao*) in den Fk Dick- und Dünndarm (oo. intestinorum, *chang*) und damit zu einer mangelnden Befeuchtung des Darminhaltes. Durch die Erschöpfung von Qi und Xue können die Säfte *(jinye)* den Darminhalt nicht mehr erwärmen und befeuchten. Der Stuhl kann nur schwer ausgeschieden werden, und es kommt zu einer Obstipation aufgrund Defizienz von Qi und Xue.

Hauptsymptome:
- Obstipation
- Beim Stuhlgang sind große Kraftanstrengungen nötig, die aber meist nicht zur Defäkation führen. Der Patient schwitzt währenddessen und fühlt sich danach kraftlos.

Mögliche Allgemeinsymptome:
- Auffallend blasser Teint
- Blasse Lippen
- Geistige Abgeschlagenheit
- Kraftlosigkeit
- Kurzatmigkeit und Schweiße
- Schwindel
- Palpitationen

- Zungenkörper: blass; Zungenbelag: dünn
- Pulse: erschöpft (depleti, *xu*) oder zart und rau (minuti und asperi, *xi se*)

Behandlungsprinzipien:

- Stützen von Qi und Xue
- Befeuchten der Fk Dick- und Dünndarm (oo. intestinorum, *chang*)

Behandlungsmethoden

Tab. 7.2.2c

a	Ma 25/S 25 pressen und kneten *(an rou tianshu)* (→ 6.5.7)	Behandlungsdauer: Etwa 3 Minuten pressen *(an)* und kneten *(rou)* Behandlungsrichtung: Zum Körperzentrum hin kneten *(rou)* → Zuführen von Qi (suppletio, *bu*) Wirkungen: • Macht die Fk Dick- und Dünndarm (oo. intestinorum, *chang*) durchgängig und reguliert sie • Reguliert das Qi • Beseitigt Blockaden	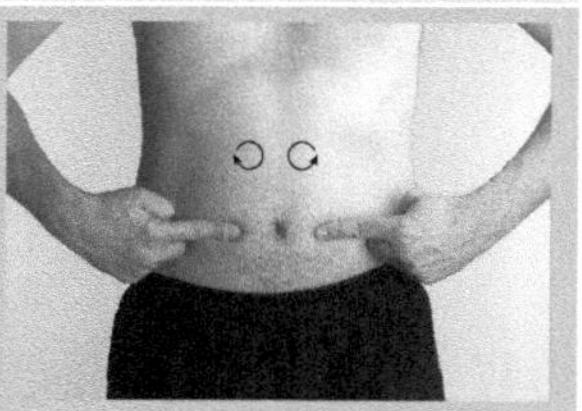
b	Das Abdomen reiben *(mo fu)* (→ 6.5.1)	Behandlungsdauer: Etwa 30-mal in beide Richtungen Wirkungen: • Fördert die Verdauung • Macht Ansammlungen (concretiones, *zheng*) durchgängig • Kräftigt den Fk Milz (o. lienalis, *pi*) • Harmonisiert den Fk Magen (o. stomachi, *wei*) • Reguliert Qi und Xue	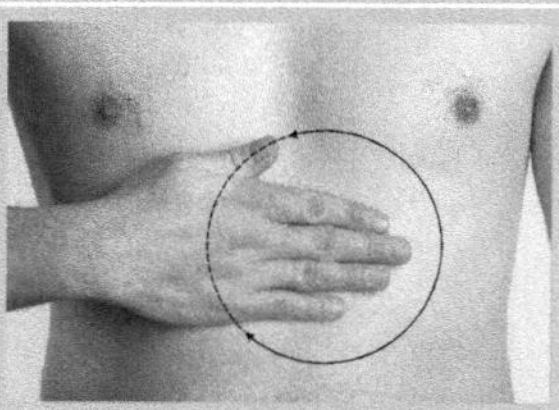
c	Den Lumbalbereich kräftig gerade reiben *(ca yao)* (→ 6.6.1)	Behandlungsdauer: Bis sich lokal Wärme bildet oder eine Minute Wirkungen: • Erwärmt das Yang des Fk Niere (yang renale, *shenyang*) • Konsolidiert die Krankheitswurzel (stirps, *ben*) • Erwärmt die Leitbahnen • Zerstreut Kälte (algor, *han*)	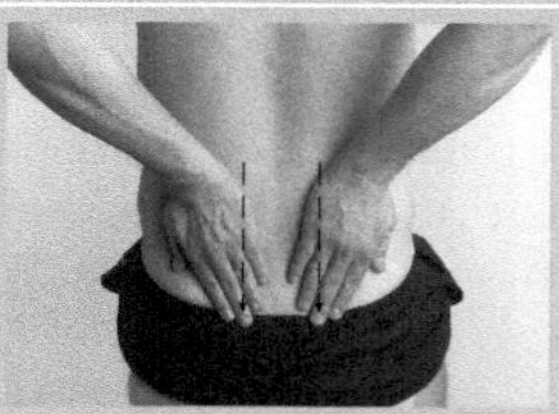
d	Ma 36/S 36 mit dem Daumennagel pressen *(qia zusanli)* (→ 6.3.7)	Behandlungsdauer: Bis es zieht und spannt oder eine bis drei Minuten Wirkungen: • Reguliert und harmonisiert Qi und Xue • Stützt und reguliert die Fk Milz und Magen (oo. lienalis et stomachi, *pi wei*) • Stützt die Hervorbringung des Xue	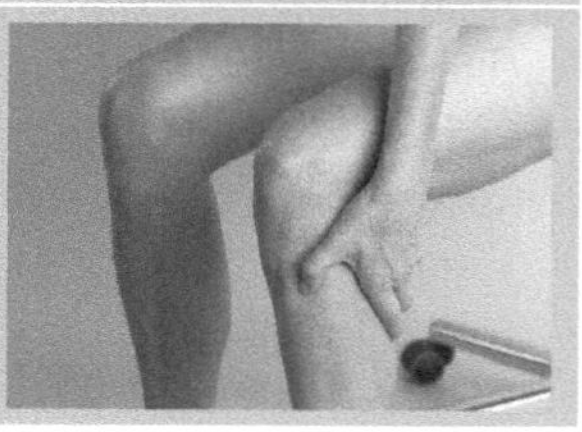

BEHANDLUNGSFREQUENZ

Die Behandlungsmethoden sollten täglich jeweils morgens und abends durchgeführt werden.

7.3 Gynäkologische Erkrankungen

7.3.1 Dysmenorrhö

Krankheitsbild und Therapie aus westlicher Sicht

Synonyme: Algomenorrhö, schmerzhafte Regelblutung
Definition: Primär (seit der Menarche) oder sekundär schmerzhafte Menstruation (i. d. R. nur bei ovulatorischen Zyklen)
Symptome: z. T. kolik- bzw. wehenartige Schmerzen im Unterbauch
Ursachen:
- Organisch: z. B. Endometriose, Myome, Entzündungen, Zervixstenose, Uterusfehlbildung, genitale Hypoplasie
- Funktionell: v. a. hormonale und vegetative Störungen, Parametropathia spastica (spastische Kontraktionen in den hinteren Teilen der Parametrien)

Therapie aus westlicher Sicht:

- Behandlung der Grunderkrankung
- Medikamentös: Spasmolytika, Analgetika, Hormonsubstitution

CAVE
Aufgrund der vielfältigen Ursachen, die zu einer schmerzhaften Regelblutung führen können, sollte in jedem Fall zunächst eine gynäkologische Abklärung erfolgen.

Krankheitsbild und Therapie aus Sicht der chinesischen Medizin

Übersicht

Aus Sicht der chinesischen Medizin führen Qi-Blockaden, Xue-Stasen und Blockaden durch den krankheitsauslösenden Faktor Kälte-Feuchtigkeit (humor algidus, *hanshi*) in den Leitbahnen dazu, dass der Qi-Mechanismus blockiert wird und die Haupt- und Netzleitbahnen (cardinales und reticulares, *jingmai luomai*) nicht mehr durchgängig sind. Eine mangelnde Durchgängigkeit führt zu Schmerzen, in diesem Fall zu Schmerzen im Abdomen und somit zu Dysmenorrhö. Andererseits wird durch eine energetische Schwäche (depletio, *xu*) von Qi und Xue oder eine Erschöpfung der Fk Leber und Niere (oo. hepaticus et renalis, *gan shen*) auch das „Meer des Xue" (mare xue, *xuehai*) energetisch geschwächt (deplet, *xu*). Das Xue stagniert, die Leitbahn des Neben-Fk Uterus (paraorbis uteri, *zigong*) wird nicht mehr genährt, und dies führt zu Schmerzen.

Einteilung nach Agenzien und Pathogenese

Differenzialdiagnostisch wird das Krankheitsbild Dysmenorrhö in folgende Formen unterteilt:

1. Qi-Blockaden und Xue-Stasen
2. Blockaden von Kälte-Feuchtigkeit (humor algidus, *hanshi*)
3. Energetische Schwäche (depletio, *xu*) von Qi und Xue
4. Erschöpfung der Fk Leber und Niere (oo. hepaticus et renalis, *gan shen*)

Differenzierte Tuina-Therapie

1 Qi-Blockaden und Xue-Stasen

Krankheitsentstehung: Emotionale Labilität und Zorn *(ira)*, beruflicher und partnerschaftlicher Stress führen zu Einstauungen des Qi des Fk Leber (qi hepatici, *ganqi*), zu Blockaden in der Breiten Trossstraße (s. impedimentalis, *chongmai*) und in der Aufnehmenden Leitbahn (s. respondens, *renmai*) und zu Stasen des Xue im Neben-Fk Uterus (paraorbis uteri, *zigong*). Die Periodenblutung kann nicht mehr frei fließen. Dadurch können Regelschmerzen entstehen.

Hauptsymptome:

- 1 bis 2 Tage vor oder während der Menstruation Spannungsgefühle und Schmerzen im unteren Abdomen
- Hypomenorrhö (schwache Menstruationsblutung)
- Spannungsgefühle im Flankenbereich und in der Mamma
- Dunkelpurpurrotes Blut, mit Klumpen versetzt
- Handelt es sich um Xue-Stasen, lassen die Schmerzen nach Ausscheidung von Blutklumpen nach
- Handelt es sich um Qi-Blockaden, sind die Spannungsgefühle stärker als die Schmerzen
- Verschlechterung der Schmerzen durch Druck auf den Unterbauch
- Nach der Menstruation verschwinden die Schmerzen von selbst

Mögliche Allgemeinsymptome:

- Schwindel
- Kopfschmerzen
- Tinnitus
- Zungenkörper: dunkelpurpurrot mit Petechien und Stasenflecken am Zungenrand
- Puls: untergetaucht und saitenförmig (mersi und chordales, *chen xian*)

Behandlungsprinzipien:

- Regulieren des Qi
- Dynamisieren des Xue
- Stillen der Schmerzen

Behandlungsmethoden

Tab. 7.3.1a

a	Di 4/IC 4 greifen und kneifen *(na nie hegu)* (→ 6.2.17)	Behandlungsdauer: Bis es lokal zieht und spannt, etwa 20- bis 30-mal greifen *(na)* und kneifen *(nie)* Wirkungen: • Stillt Schmerzen • Macht die Netzleitbahnen (reticulares, *luomai*) durchgängig	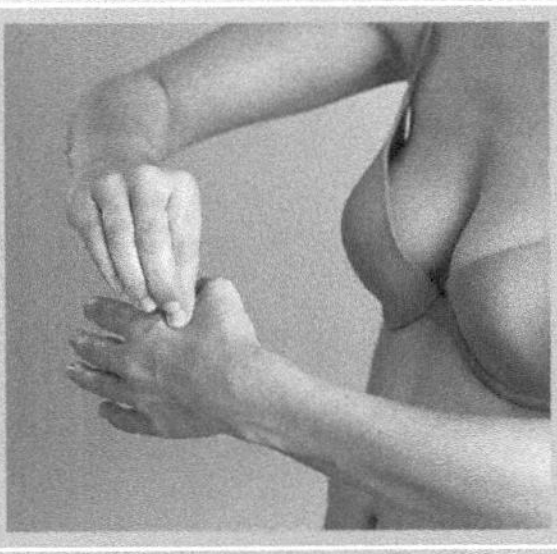
b	Le 14/H 14 pressen und kneten *(an rou qimen)* (→ 6.4.7)	Behandlungsdauer: Etwa eine Minute pressen *(an)* und kneten *(rou)* Behandlungsrichtung: Vom Körperzentrum weg kneten *(rou)* → Ausleiten von Qi (dispulsio, *xie*) Wirkung: Beseitigt Qi-Blockaden und Xue-Stasen	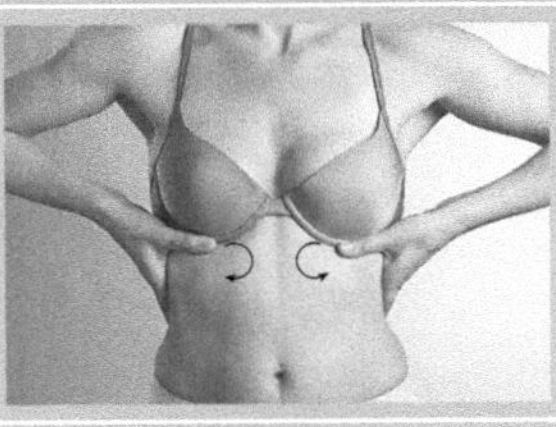
c	Le 13/H 13 reiben *(mo zhangmen)* (→ 6.4.6)	Behandlungsdauer: Bis sich Wärme entwickelt oder eine Minute Wirkung: Löst den Fk Leber (o. hepaticus, *gan*)	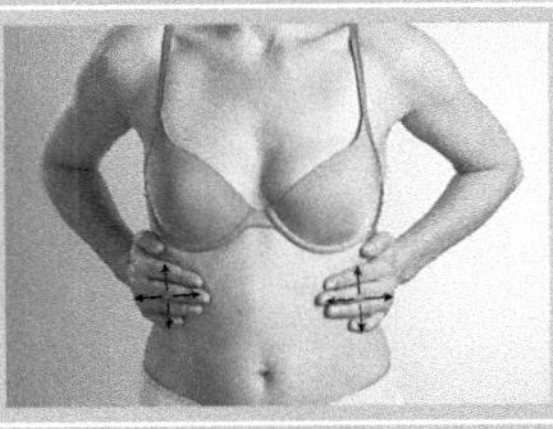
d	Le 3/H 3 pressen *(an taichong)* (→ 6.3.27)	Behandlungsdauer: Etwa eine bis drei Minuten pressen *(an)* Wirkungen: • Harmonisiert den Fk Leber (o. hepaticus, *gan)* • Reguliert und kühlt das Xue	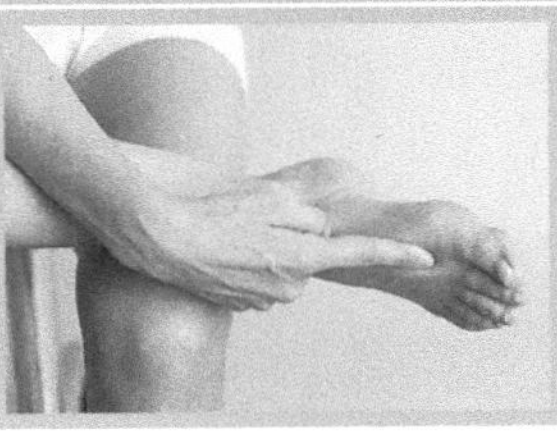

BEHANDLUNGSFREQUENZ

Die Abfolge der Behandlungsmethoden täglich morgens oder abends 3- bis 4-mal als Selbstbehandlung durchführen.

2 Blockaden von Kälte-Feuchtigkeit (humor algidus, *hanshi)*

Krankheitsentstehung: Das Tragen von feuchter Kleidung, Schwimmen in kaltem Wasser und der Verzehr von rohen und kalten Nahrungsmitteln während der Periodenblutung kann zur Entstehung von Kälte (algor, *han*) und Feuchtigkeit (humor, *shi*) in der Breiten Trossstraße (s. impedimentalis, *chongmai*) und der Aufnehmenden Leitbahn (s. respondens, *renmai*) sowie zu Qi-Blockaden und Xue-Stasen im Neben-Fk Uterus (paraorbis uteri, *zigong*) führen. Das Menstruationsblut stagniert, und es können Regelschmerzen entstehen.

Hauptsymptome:
- Vor Beginn der Menstruation kolikartige Schmerzen im Unterbauch verbunden mit einem Kältegefühl
- Besserung der Schmerzen durch Wärme
- Verschlechterung durch Druck
- Hypomenorrhö (schwache Menstruationsblutung)
- Dunkelpurpurrotes, eventuell mit Klumpen versetztes Blut
- Außerhalb der Menstruation reichlich Ausfluss

Mögliche Allgemeinsymptome:
- Abneigung gegen Kälte
- Gliederschmerzen
- In schweren Fällen Schmerzen im Lumbalbereich
- Diarrhö
- Zungenbelag: weißlich, klebrig
- Pulse: untergetaucht und gespannt (mersi und intenti, *chen jin*)

Behandlungsprinzipien:
- Zerstreuen von Kälte (algor, *han*)
- Austreiben von Feuchtigkeit (humor, *shi*)
- Erwärmen der Leitbahnen
- Umwandeln von Xue-Stasen
- Beenden der Schmerzen

Behandlungsmethoden

Tab. 7.3.1b

a	Den Lumbalbereich kräftig gerade reiben *(ca yao)* (→ 6.6.1)	Behandlungsdauer: Bis sich lokal Wärme bildet oder eine Minute Wirkungen: • Erwärmt die Leitbahnen • Zerstreut Kälte (algor, *han*)	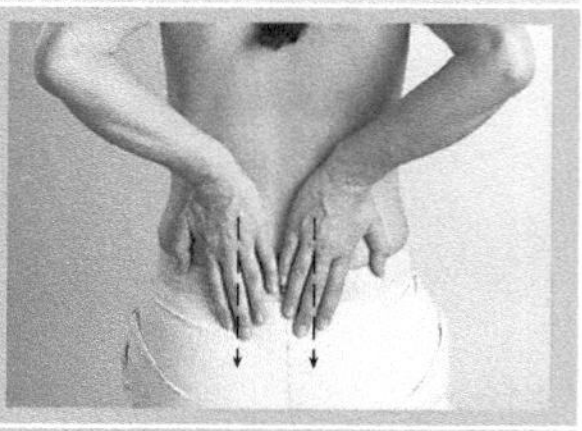
b	Du 4/Rg 4 pressen und kneten *(an rou mingmen)* (→ 6.6.7)	Behandlungsdauer: Bis es lokal zieht und spannt, etwa drei Minuten Behandlungsrichtung: Im Uhrzeigersinn kneten *(rou)* → Zuführen von Qi (suppletio, *bu*) Wirkungen: • Mehrt das Xue • Kräftigt den Fk Niere (o. renalis, *shen*) • Beendet Rückenschmerzen	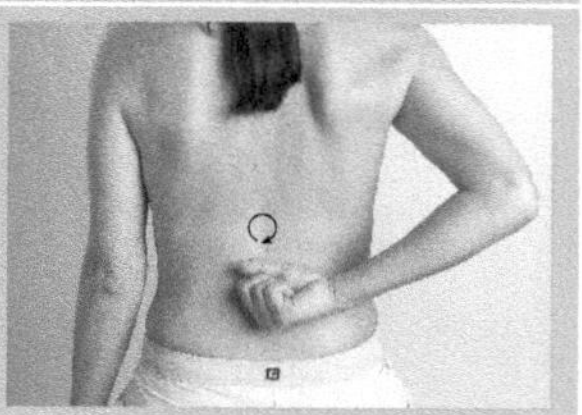
c	Ren 4/Rs 4 punktartig pressen *(dian guanyuan)* (→ 6.5.11)	Behandlungsdauer: Etwa 20- bis 30-mal punktartig pressen *(dian an)* Wirkungen: • Reguliert das Qi • Beendet Schmerzen	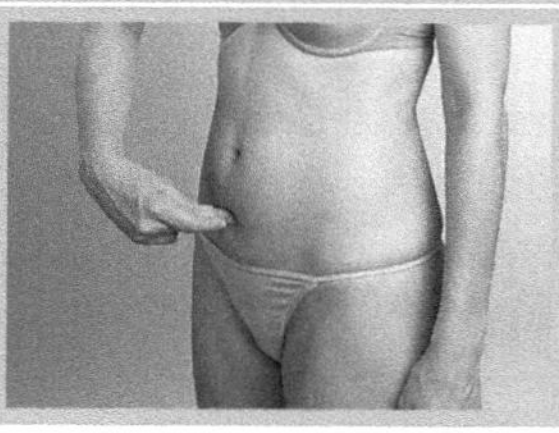

Tab. 7.3.1b

d	Das untere Abdomen kräftig gerade reiben *(ca shaofu)* (→ 6.5.3)	Behandlungsdauer: Bis sich Wärme entwickelt oder eine Minute Wirkung: Erwärmt die Leitbahnen und macht sie durchgängig	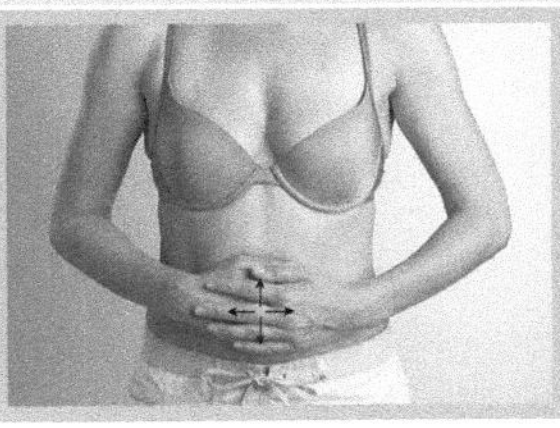

BEHANDLUNGSFREQUENZ

Die Abfolge der Behandlungsmethoden täglich morgens oder abends 3- bis 4-mal als Selbstbehandlung durchführen.

3 Energetische Schwäche (depletio, *xu*) von Qi und Xue

Krankheitsentstehung: Wenn durch sehr starke Periodenblutungen viel Xue verloren gegangen ist, die Patientin unter einer schweren oder chronischen Erkrankung leidet, überarbeitet ist, unter Stress steht oder diätetische Fehler begeht, werden die Fk Milz und Magen (oo. lienalis et stomachi, *pi wei*) geschwächt. Qi und Xue können nicht ausreichend umgewandelt werden, und es entsteht eine Defizienz von Qi und Xue. In der Aufnehmenden Leitbahn (s. respondens, *renmai*) und in der Breiten Trossstraße (s. impedimentalis, *chongmai*) zirkulieren Qi und Xue nur unzureichend, so dass die Bahnen des Neben-Fk Uterus (paraorbis uteri, *zigong*) nicht ausreichend genährt werden. Als Folge können Regelschmerzen entstehen.

Hauptsymptome:
- Während oder nach der Menstruation langanhaltende, dumpfe oder ziehende Schmerzen im unteren Abdomen
- Hypomenorrhö mit blassem, dünnflüssigem Menstruationsblut
- Nachlassen der Schmerzen durch Druck und Reiben

Mögliche Allgemeinsymptome:
- Blasser Teint
- Geistige Abgeschlagenheit
- Müdigkeit
- Appetitlosigkeit
- Zungenkörper: blass; Zungenbelag: dünn, weißlich
- Pulse: erschöpft und zart (depleti und minuti, *xu xi*)

Behandlungsprinzipien:
- Mehren des Qi
- Stützen des Xue
- Stillen der Schmerzen

7

Behandlungsmethoden

Tab. 7.3.1c

a	Bl 23/V 23 reiben *(mo shenshu)* (→ 6.6.1)	Behandlungsdauer: Bis sich lokal Wärme entwickelt, etwa 50-mal Wirkungen: • Erwärmt das Yang • Kräftigt den Lumbalbereich	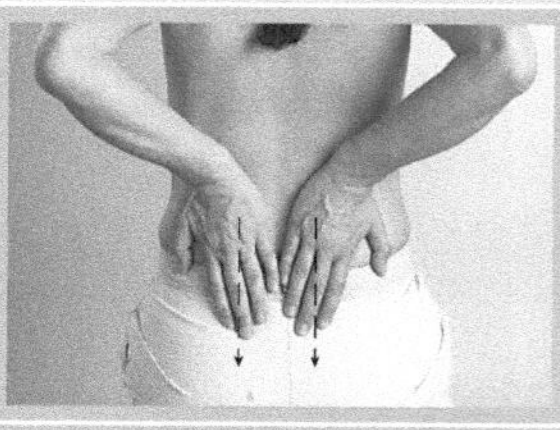
b	Die „Acht Kellerlöcher" kräftig gerade reiben *(ca baliao)* (→ 6.6.6)	Behandlungsdauer: Etwa 50-mal kräftig gerade reiben *(ca)*, bis sich Wärme entwickelt Wirkungen: • Erwärmt die Leitbahnen • Kräftigt den unteren Rücken • Dynamisiert Qi und Xue	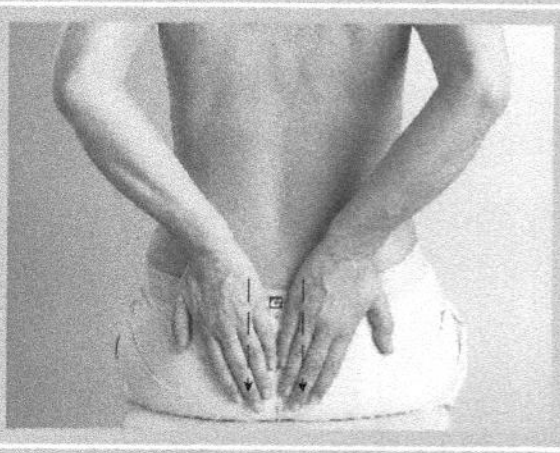
c	Mi 10/L 10 pressen und kneten *(an rou xuehai)* (→ 6.3.14)	Behandlungsdauer: Eine Minute lang pressen *(an)* und kneten *(rou)*, bis es zieht und spannt oder lokal rote Flecken entstehen Behandlungsrichtung: Im Uhrzeigersinn kneten *(rou)* → Zuführen von Qi (suppletio, *bu*) Wirkungen: • Reguliert das Xue • Behebt Regelstörungen	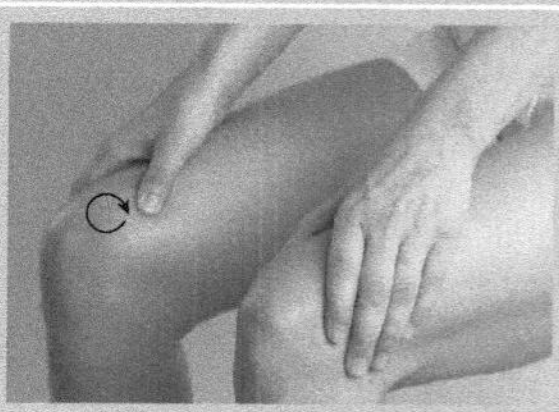
d	Ma 36/S 36 pressen und kneten *(an rou zusanli)* (→ 6.3.7)	Behandlungsdauer: Bis es zieht und spannt oder eine bis drei Minuten Behandlungsrichtung: Im Uhrzeigersinn kneten *(rou)* → Zuführen von Qi (suppletio, *bu*) Wirkungen: • Reguliert und harmonisiert Qi und Xue • Stützt und reguliert die Fk Milz und Magen (oo. lienalis et stomachi, *pi wei*)	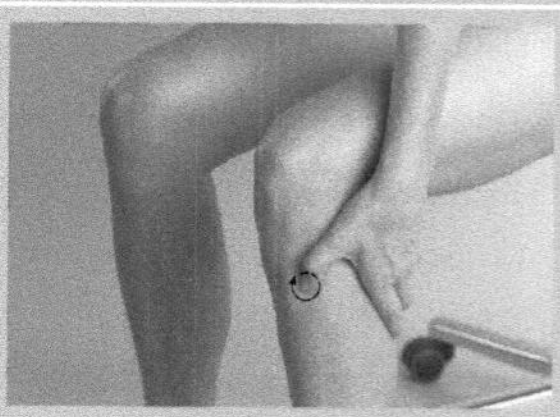
e	Ni 1/R 1 kräftig gerade reiben *(ca yongquan)* (→ 6.3.19)	Behandlungsdauer: Bis sich Wärme entwickelt oder eine Minute Wirkung: Reguliert und stützt den Qi-Mechanismus	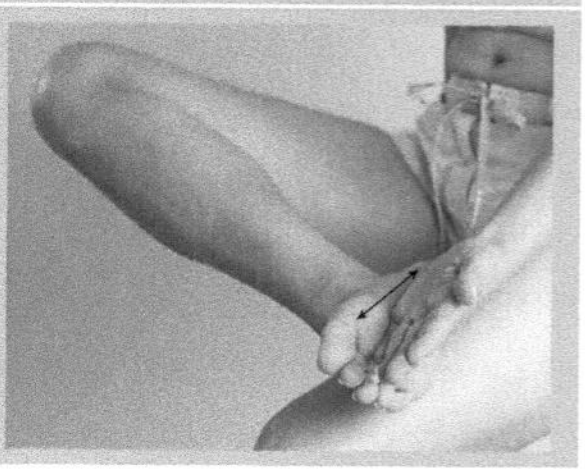

BEHANDLUNGSFREQUENZ

Die Abfolge der Behandlungsmethoden täglich morgens oder abends 3- bis 4-mal als Selbstbehandlung durchführen.

4 Erschöpfung der Fk Leber und Niere (oo. hepaticus et renalis, *gan shen*)

Krankheitsentstehung: Aufgrund einer konstitutionellen Schwäche oder durch ungezügelten Geschlechtsverkehr werden die Fk Leber und Niere (oo. hepaticus et renalis, *gan shen*) geschädigt, dadurch werden die Breite Trossstraße und die Aufnehmende Leitbahn (ss. impedimentalis et respondens, *chong ren*) defizient. Nach der Menstruation ist das „Meer des Xue" (mare xue, *xuehai*) energetisch geschwächt (deplet, *xu*), die Leitbahn des Neben-Fk Uterus (paraorbis uteri, *zigong*) wird nicht mehr genährt, und dies führt zu Schmerzen.

Hauptsymptome:
- Hypomenorrhö mit blassem Menstruationsblut
- Nach der Menstruation Spannungs- und Druckgefühle sowie Schmerzen im Abdomen

Mögliche Allgemeinsymptome:
- Kraftlosigkeit
- Spannungsgefühle und Schmerzen im Lumbosakralbereich
- Zungenkörper: blassrot; Zungenbelag: weiß und dünn
- Pulse: untergetaucht und zart (mersi und minuti, *chen xi*)

Behandlungsprinzipien:
- Stützen des Fk Niere (o. renalis, *shen*)
- Nähren des Fk Leber (o. hepaticus, *gan*)
- Stillen der Schmerzen

Behandlungsmethoden

Tab. 7.3.1d

a	Das Zinnoberfeld reiben *(mo dantian)* (→ 6.5.4)	Behandlungsdauer: Bis sich lokal Wärme entwickelt oder eine Minute Wirkungen: • Stützt den Fk Niere (o. renalis, *shen*) • Konsolidiert das Struktivpotenzial *(jing)* • Reguliert das Qi	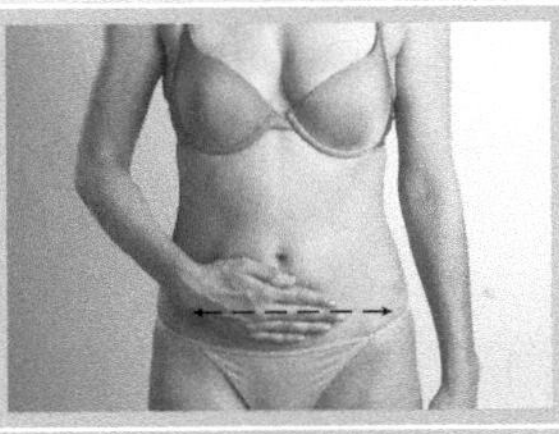
b	Ren 4/Rs 4 punktartig pressen *(dian an guanyuan)* (→ 6.5.11)	Behandlungsdauer: Etwa 20- bis 30-mal punktartig pressen *(dian an)* Wirkungen: • Stützt den Fk Niere (o. renalis, *shen*) • Konsolidiert das Qi der angeborenen Konstitution (qi nativum, *xiantian zhi qi*) • Reguliert das Qi • Beendet Schmerzen	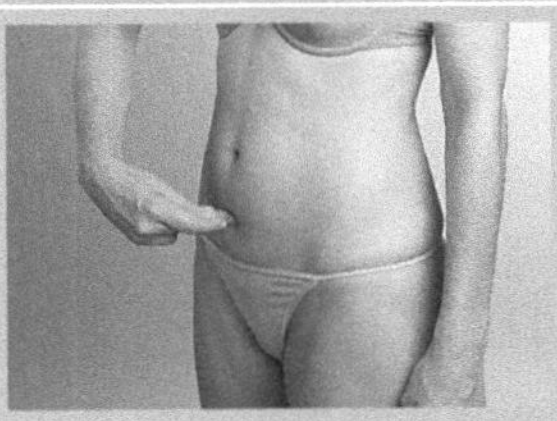
c	Du 4/Rg 4 pressen und kneten *(an rou mingmen)* (→ 6.6.7)	Behandlungsdauer: Bis es lokal zieht und spannt, etwa drei Minuten Behandlungsrichtung: Im Uhrzeigersinn kneten *(rou)* → Zuführen von Qi (suppletio, *bu*) Wirkungen: • Stützt den Fk Leber (o. hepaticus, *gan*) • Mehrt das Xue • Kräftigt den Fk Niere (o. renalis, *shen*)	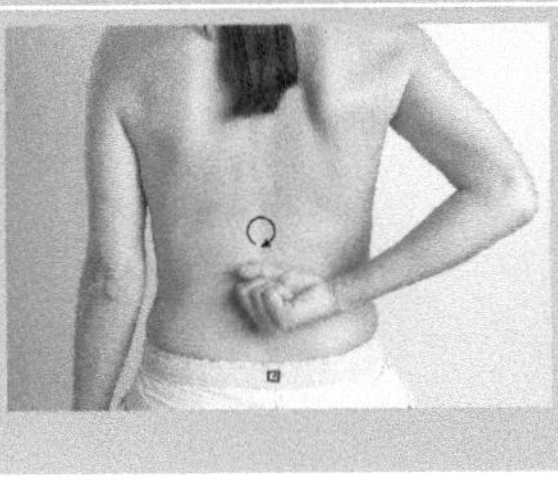

Tab. 7.3.1d

d	Mi 6/L 6 pressen und kneten *(an rou sanyinjiao)* (→ 6.3.11)	Behandlungsdauer: Jeweils eine Minute pressen *(an)* und kneten *(rou)* Behandlungsrichtung: Im Uhrzeigersinn kneten *(rou)* → Zuführen von Qi (suppletio, *bu*) Wirkungen: • Löst den Fk Leber (o. hepaticus, *gan*) • Stützt den Fk Niere (o. renalis, *shen*) • Löst Blockaden im unteren Wärmebereich (unteres Calorium, *xiajiao*)	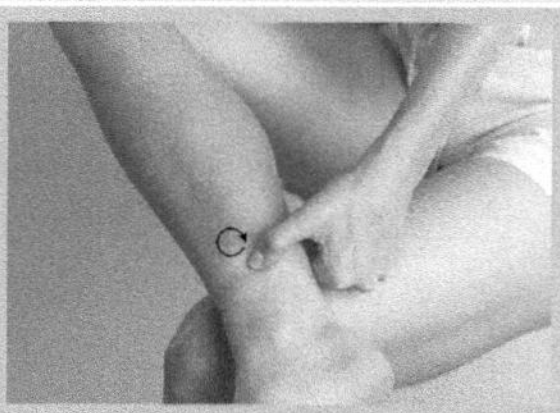

BEHANDLUNGSFREQUENZ

Die Abfolge der Behandlungsmethoden täglich morgens oder abends 3- bis 4-mal als Selbstbehandlung durchführen.

7.3.2 Amenorrhö

Krankheitsbild und Therapie aus westlicher Sicht

Definition: Ausbleiben der monatlichen Regelblutung (Menstruation)
Formen:
- Physiologische Amenorrhö: während der Schwangerschaft und Laktation, vor der ersten (Menarche) und nach der letzten (Menopause) Regelblutung
- Pathologische Amenorrhö:
  - Primäre Amenorrhö: Nichteintreten der Regelblutung über das vollendete 15. Lebensjahr hinaus; meist organisch oder genetisch bedingt
  - Sekundäre Amenorrhö: Ausbleiben der Regelblutung von mehr als 3 (-6) Monaten nach vorherigem physiologischen Verlauf des Zyklus. Häufig Folge einer Ovarialinsuffizienz aufgrund Funktionsstörungen im Hypothalamus oder Hypophyse.

Therapie aus westlicher Sicht

- Ggf. Östrogen-Gestagen-Substitution
- Ovulationsinduktion
- Stimulierende Behandlung mit Gonadotropinen
- Psychotherapie
- Behandlung der Grundkrankheit

CAVE

Die Amenorrhö sollte in jedem Fall gynäkologisch abgeklärt und gegebenenfalls schulmedizinisch behandelt werden. Unterstützend kann Tuina in Kombination mit chinesischen Arzneimitteln eingesetzt werden.

Krankheitsbild und Therapie aus Sicht der chinesischen Medizin

Übersicht

Im 1. Kapitel der „Unbefangenen Fragen“ im „Inneren Klassiker des Gelben Fürsten“ (*Huangdi Neijing Suwen*, etwa 1. Jh. v. Chr.) heißt es: „Mit 7×7 Jahren ist das Qi der Aufnehmenden Leitbahn (s. respondens, *renmai*) energetisch geschwächt (deplet, *xu*), das der Breiten Trossstraße (s. impedimentalis, *chongmai)* verfallen und vermindert, das ‚Himmelswasser‘ *(tiangui)* versiegt, die irdischen Wege sind nicht mehr durchgängig, darum verfällt die Gestalt, und die Fähigkeit, Kinder zu haben, ist dahin.“ Das Aussetzen der Menstruation im Alter von 49 Jahren ist laut chinesischer Medizin ein natürliches Phänomen.

Faktoren wie zahlreiche Geburten, übermäßiges Grübeln (cogitatio, *si*), eine konstitutionell bedingte energetische Schwäche (depletio, *xu*) oder eine Schwächung des Körpers durch langwierige Erkrankungen führen zu einer Austrocknung der Leitbahnen, zu einem Versiegen des Xue und dadurch zu einer pathologischen Amenorrhö. Außerdem kann es durch Affektionen mit Kälte (algor, *han*) oder durch Niedergeschlagenheit zu Stasen und Blockaden in den Leitbahnen und so zu Amenorrhö aufgrund Xue-Stasen kommen.

Einteilung nach Agenzien und Pathogenese

Differenzialdiagnostisch werden folgende Formen unterschieden:

A Energetische Schwäche (depletio, *xu*)
1. Defizienz der Fk Leber und Niere (oo. hepaticus et renalis, *gan shen*)
2. Energetische Schwäche (depletio, *xu*) von Qi und Xue

B Energetische Überladung (repletio, *shi*)
1. Qi-Blockaden und Xue-Stasen
2. Blockaden von Feuchtigkeit (humor, *shi*) und Schleim (pituita, *tan*)

Differenzierte Tuina-Therapie

A Energetische Schwäche (depletio, *xu*)

1 Defizienz der Fk Leber und Niere (oo. hepaticus et renalis, *gan shen*)

Krankheitsentstehung: Aufgrund einer schwächlichen Konstitution, im fortgeschrittenen Alter oder nach langer Krankheit wird das angeborene Qi des Fk Niere (qi renale, *shenqi*) defizient, und das „Himmelswasser“ *(tiangui)* ist nicht mehr ausreichend vorhanden. Die Menstruation setzt nicht ein. Andererseits werden vor allem durch zahlreiche Geburten die Fk Leber und Niere (oo. hepaticus et renalis, *gan shen*) geschädigt, das Struktivpotenzial *(jing)* und das Xue erschöpfen sich, die Breite Trossstraße (s. impedimentalis, *chongmai*) und die Aufnehmende Leitbahn (s. respondens, *renmai*) werden nicht mehr genährt, und dies führt zu Amenorrhö.

Hauptsymptome:

- Zur Fälligkeit nicht einsetzende Menstruation oder verzögert einsetzende Menstruation
- Hypomenorrhö mit blassem Menstruationsblut

Mögliche Allgemeinsymptome:

- Schwindel
- Ohrensausen
- Schwäche und Ziehen in Hüfte und Knien
- Trockenheit von Mund und Zunge
- Hitzegefühle auf Fußsohlen, Handflächen und im Brustbereich
- Hitzewallungen
- Schweißausbrüche
- Feucht-rote Wangen
- Zungenkörper: rot oder blass; Zungenbelag: wenig
- Pulse: zart und saitenförmig (minuti und chordales, *xi xian*) oder zart und rau (minuti und asperi, *xi se*)

Behandlungsprinzipien:

- Stützen des Qi des Fk Niere (qi renale, *shenqi*)
- Stützen des Yang des Fk Niere (yang renale, *shenyang*)
- Regulieren des Xue

Behandlungsmethoden

Tab. 7.3.2a

a	Das untere Abdomen kräftig gerade reiben *(ca shaofu)* (→ 6.5.3)	Behandlungsdauer: Etwa 30-mal in beide Richtungen, bis sich Wärme entwickelt oder eine Minute Wirkung: Macht Ansammlungen durchgängig	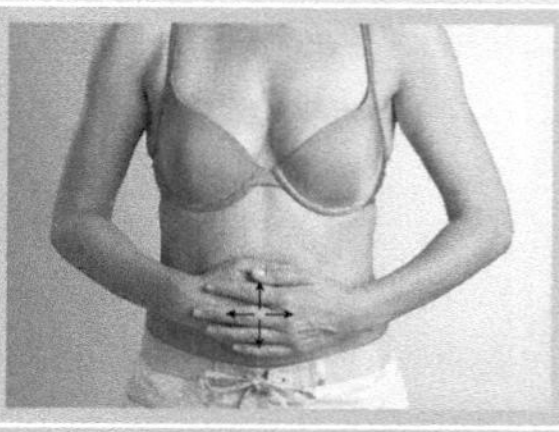
b	Ren 3/Rs 3, Ren 4/Rs 4 und Ren 6/Rs 6 punktartig pressen *(dian an qihai guanyuan zhongji)* (→ 6.5.10, 6.5.11, 6.5.12)	Behandlungsdauer: Jeden Punkt etwa 20- bis 30-mal punktartig pressen *(dian an)* Wirkungen: • Stützt und reguliert den Fk Niere (o. renalis, *shen*) • Mehrt das Xue • Stützt das Yang des Fk Niere (yang renale, *shenyang*)	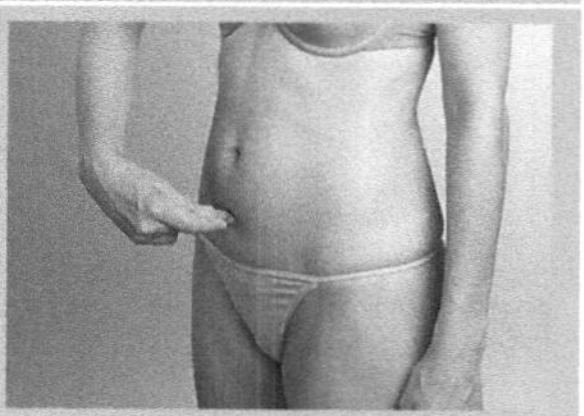 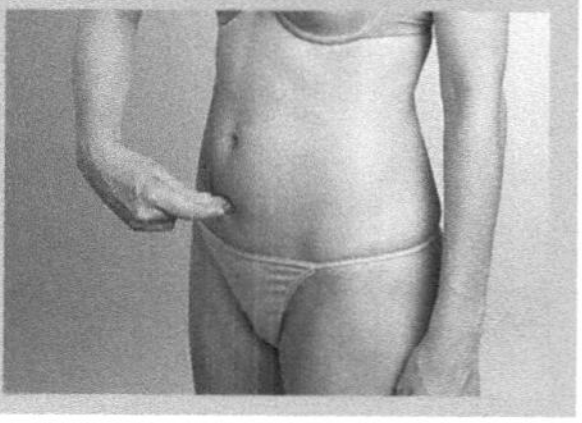

Tab. 7.3.2a

b			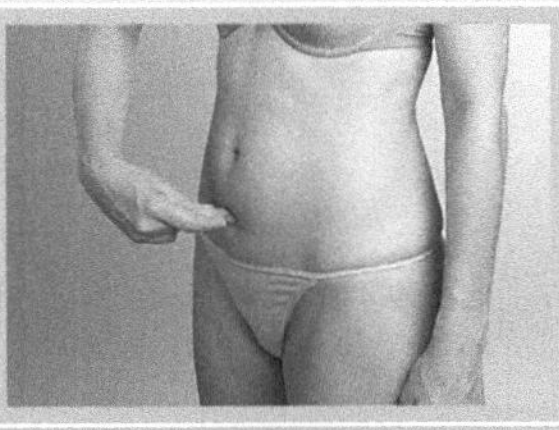
c	Den Extrapunkt „Lendenauge" kneten *(rou yaoyan)* (→ 6.6.8)	Behandlungsdauer: Bis es zieht und spannt oder eine Minute Behandlungsrichtung: Zum Körperzentrum hin kneten *(rou)* → Zuführen von Qi (suppletio, *bu)* Wirkungen: • Stärkt den Lumbalbereich • Konsolidiert den Fk Niere (o. renalis, *shen*)	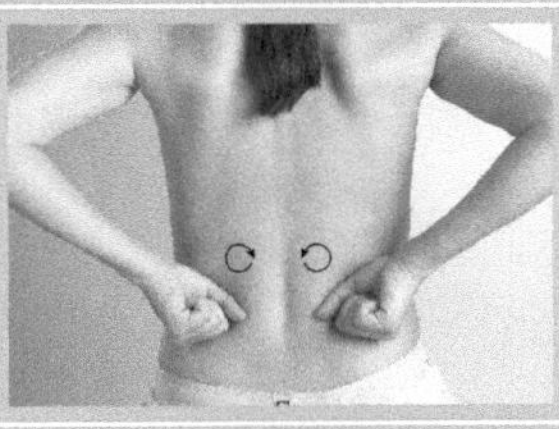
d	Das Tor des Struktivpotenzials reiben *(mo jingmen)* (→ 6.6.9)	Behandlungsdauer: Bis sich lokal Wärme entwickelt, etwa fünf Minuten Wirkung: reguliert Qi und Xue	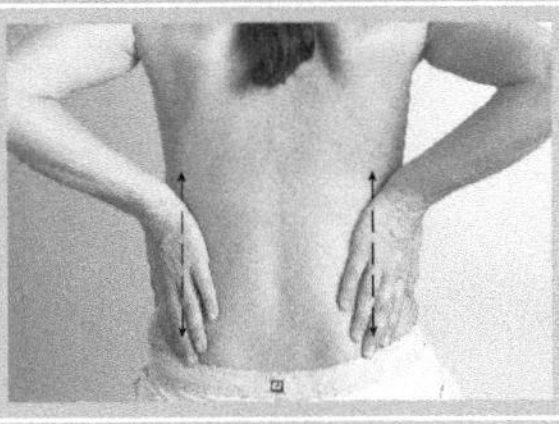
e	Du 4/Rg 4 pressen und kneten *(an rou mingmen)* (→ 6.6.7)	Behandlungsdauer: Bis es lokal zieht und spannt, etwa drei Minuten Behandlungsrichtung: Im Uhrzeigersinn kneten *(rou)* → Zuführen von Qi (suppletio, *bu*) Wirkungen: • Mehrt das Xue • Kräftigt den Fk Niere (o. renalis, *shen*)	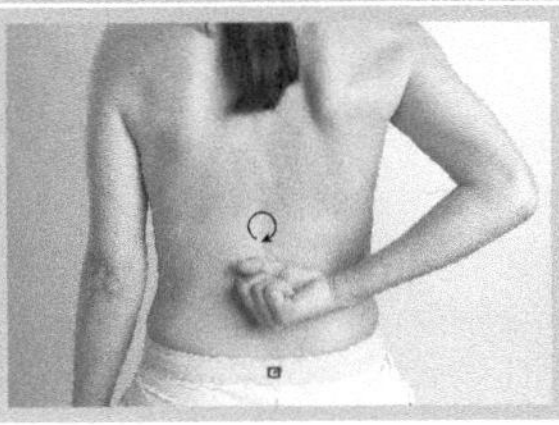

BEHANDLUNGSFREQUENZ

Die Abfolge der Behandlungsmethoden täglich morgens oder abends 3- bis 4-mal als Selbstbehandlung durchführen.

2 Energetische Schwäche (depletio, *xu*) von Qi und Xue

Krankheitsentstehung: Durch eine konstitutionell bedingte Schwäche der Fk Milz und Magen (oo. lienalis et stomachi, *pi wei*), durch falsche Ernährung (zu viel rohe , kalte Nahrungsmittel) oder geistige und körperliche Überarbeitung wird das Qi des Fk Milz (qi lienale, *piqi*) geschädigt, und die Quelle der Umwandlung wird defizient. Zudem werden durch schwere, langwierige oder nicht vollständig auskurierte Erkrankungen oder durch den Verlust von übermäßig viel Xue, z. B. nach Geburten, die Bauenergie (qi constructivum, *yingqi*) und das Xue geschmälert. Das Xue der Breiten Trossstraße (s. impedimentalis, *chongmai*) und der Aufnehmenden Leitbahn (s. respondens, *renmai*) wird deplet, das „Meer des Xue" (mare xue, *xuehai*) wird deplet. Es ist kein Xue vorhanden, das austreten könnte, und es kommt zu Amenorrhö.

Hauptsymptome:
- Verspätet einsetzende Menstruation
- Sich allmählich entwickelnde Hypomenorrhö
- Schließlich Amenorrhö

Mögliche Allgemeinsymptome:
- Blasser, fahlgelber Teint
- Schwindel
- Benommenheit
- Palpitationen, auch durch Angst hervorgerufen *(zhengchong)*
- Kurzatmigkeit
- Wortkargheit
- Geistige Abgeschlagenheit
- Schwäche der Extremitäten
- Appetitlosigkeit
- Halbflüssiger Stuhl
- Blasse Lippen
- Zungenkörper: blass
- Pulse: zart und schwach (minuti und invalidi, *xu ruo*) oder zart, behäbig (minuti und languidi, *xi huan*) und kraftlos

Behandlungsprinzip:
- Regulieren und Stützen von Qi und Xue
- Kräftigen der Fk Milz und Magen (oo. lienalis et stomachi, *pi wei*)

Behandlungsmethoden

Tab. 7.3.2b

a	Das Abdomen reiben *(mo fu)* (→ 6.5.1)	Behandlungsdauer: Etwa 30-mal in beide Richtungen Wirkungen: • Reguliert Qi und Xue • Kräftigt den Fk Milz (o. lienalis, *pi*) • Harmonisiert den Fk Magen (o. stomachi, *wei*)	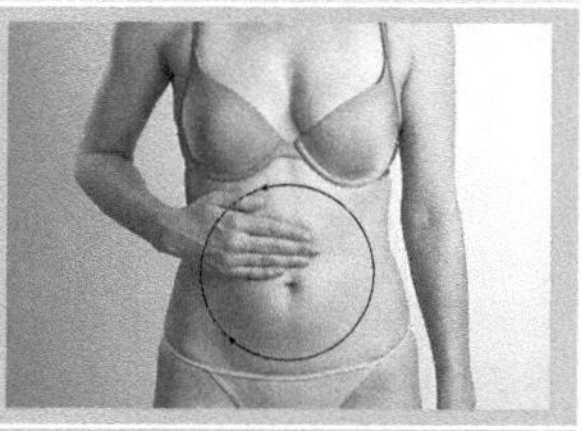
b	Mi 10/L 10 pressen und kneten *(an rou xuehai)* (→ 6.3.14)	Behandlungsdauer: Etwa eine Minute lang pressen *(an)* und kneten *(rou)*, bis es zieht und spannt oder lokal rote Flecken entstehen Behandlungsrichtung: Im Uhrzeigersinn kneten *(rou)* → Zuführen von Qi (suppletio, *bu*) Wirkungen: • Reguliert das Xue • Behebt Regelstörungen	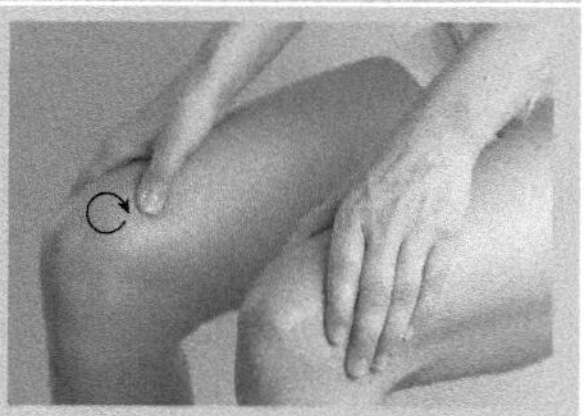
c	Ma 36/S 36 pressen und kneten *(an rou zusanli)* (→ 6.3.7)	Behandlungsdauer: Bis es zieht und spannt oder eine bis drei Minuten Behandlungsrichtung: Im Uhrzeigersinn kneten *(rou)* → Zuführen von Qi (suppletio, *bu*) Wirkungen: • Reguliert und harmonisiert Qi und Xue • Stützt und reguliert die Fk Milz und Magen (oo. lienalis et stomachi, *pi wei*)	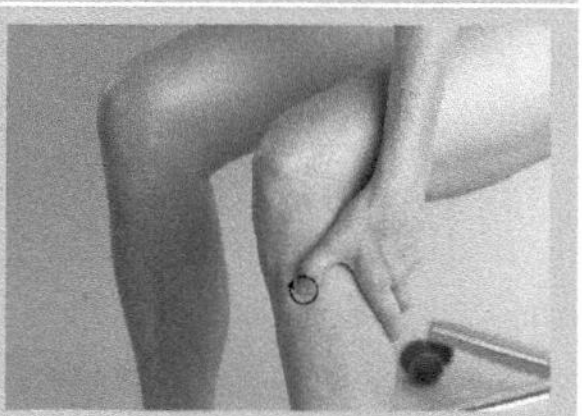

Tab. 7.3.2b

d	Le 3/H 3 pressen *(an taichong)* (→ 6.3.27)	Behandlungsdauer: Etwa eine bis drei Minuten pressen *(an)* Wirkung: Reguliert das Xue	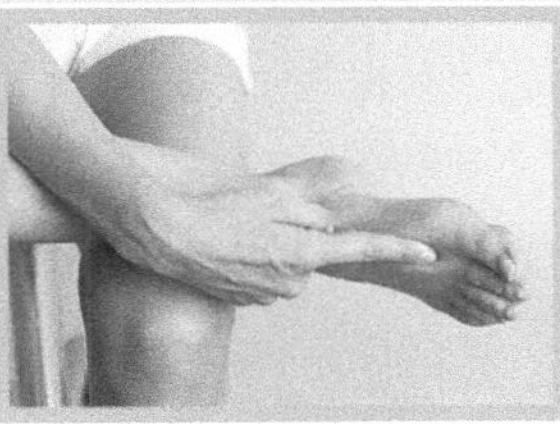

BEHANDLUNGSFREQUENZ

Die Abfolge der Behandlungsmethoden täglich morgens oder abends 3- bis 4-mal als Selbstbehandlung durchführen.

B Energetische Überladung (repletio, *shi*)

1 Qi-Blockaden und Xue-Stasen

Krankheitsentstehung: Emotionale Einstauungen wie Zorn (ira, *nu*) und Reizbarkeit können zu einer Schädigung des Fk Leber (o. hepaticus, *gan*) führen. Das Qi des Fk Leber (qi hepatici, *ganqi*) kann nicht mehr frei fließen, der Qi-Mechanismus ist nicht mehr durchgängig, das Xue stagniert und bewegt sich nicht mehr. Der Fluss des Xue in der Breiten Trossstraße (s. impedimentalis, *chongmai*) und der Aufnehmenden Leitbahn (s. respondens, *renmai*) wird gestört, und die Menstruationsflüssigkeit kann sich nicht nach unten bewegen. Aus Sicht der chinesischen Medizin ist während der Menstruation bzw. nach Geburten das „Zimmer des Xue" (*xueshi*, entspricht dem Fk Leber [o. hepaticus, *gan*] oder dem Uterus) weit geöffnet. Wenn dieser Bereich gleichzeitig durch die äußere Schrägläufigkeit Kälte (algor, *han*) affiziert wird, verfestigt sich das Xue. Die Breite Trossstraße (s. impedimentalis, *chongmai*) und die Aufnehmende Leitbahn (s. respondens, *renmai*) werden blockiert, und es kommt zu Amenorrhö.

Hauptsymptom: Mehrere Monate lang nicht einsetzende Menstruation

Mögliche Allgemeinsymptome:

- Depressionen
- Nervosität
- Reizbarkeit
- Spannungs- und Völlegefühle im Brust- und Flankenbereich
- Spannungsgefühle
- Schmerzen und Druckempfindlichkeit im unteren Abdomen
- Zungenkörper: purpurrot-dunkler Zungenrand, gestaute Zungengrundvenen
- Pulse: untergetaucht und saitenförmig (mersi und chordales, *chen xian*) oder untergetaucht und rau (mersi und asperi, *chen se*)

Behandlungsprinzipien:

- Lösen der Leitbahnen
- Durchgängigmachen der Netzleitbahnen (reticulares, *luomai*)
- Dynamisieren des Xue
- Umwandeln von Stasen

Behandlungsmethoden

Tab. 7.3.2c

a	Das Abdomen reiben *(mo fu)* (→ 6.5.1)	Behandlungsdauer: Etwa 30-mal in beide Richtungen Wirkungen: • Macht Ansammlungen durchgängig • Reguliert Qi und Xue	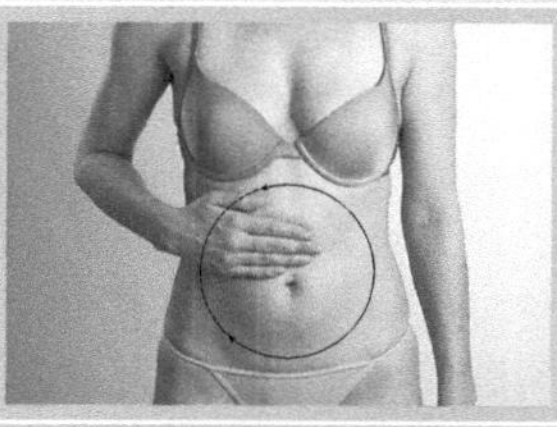
b	Di 4/IC 4 greifen und kneifen *(na nie hegu)* (→ 6.2.17)	Behandlungsdauer: Bis es lokal zieht und spannt, etwa 20- bis 30-mal greifen *(na)* und kneifen *(nie)* Wirkung: Macht die Netzleitbahnen (reticulares, *luomai*) durchgängig	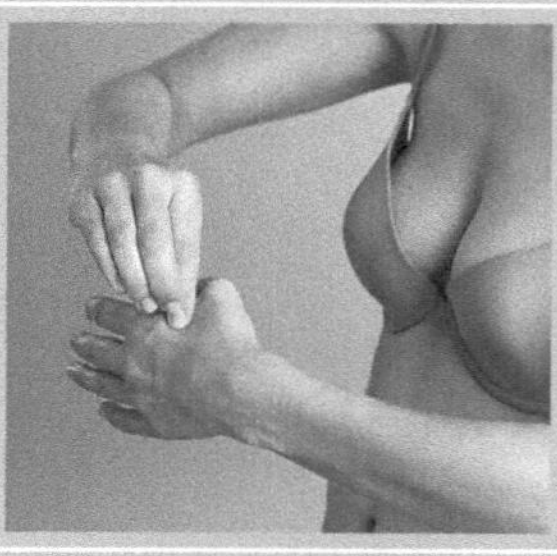
c	Mi 6/L 6 pressen und kneten *(an rou sanyinjiao)* (→ 6.3.11)	Behandlungsdauer: Jeweils eine Minute lang pressen *(an)* und kneten *(rou)* Behandlungsrichtung: Gegen den Uhrzeigersinn kneten *(rou)* → Ausleiten von Qi (dispulsio, *xie*) Wirkung: Löst Blockaden im unteren Wärmebereich (unteres Calorium, *xiajiao*)	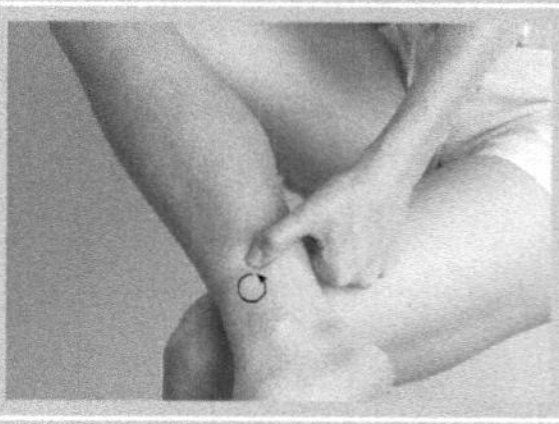
d	Le 3/H 3 pressen und kneten *(an rou taichong)* (→ 6.3.27)	Behandlungsdauer: Etwa eine bis drei Minuten pressen *(an)* und kneten *(rou)* Behandlungsrichtung: Gegen den Uhrzeigersinn kneten *(rou)* → Ausleiten von Qi (dispulsio, *xie*) Wirkungen: • Reguliert und kühlt das Xue • Harmonisiert die Fk Leber und Gallenblase (oo. hepaticus et felleus, *gan dan)*	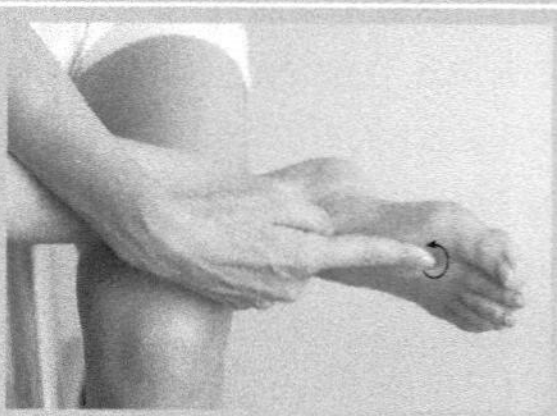

BEHANDLUNGSFREQUENZ

Die Abfolge der Behandlungsmethoden täglich morgens oder abends 3- bis 4-mal als Selbstbehandlung durchführen.

2 Blockaden von Feuchtigkeit (humor, *shi*) und Schleim (pituita, *tan*)

Krankheitsentstehung: Bei einer energetischen Schwäche des Yang des Fk Milz (yang lienale, *piyang*) durch chronische Erkrankungen, intellektuelle Überarbeitung, zu viel rohe, süße und fette Nahrungsmittel und bei adipösen Patientinnen ist die Assimilationskraft und Verteilungsfunktion der „Mitte" (Fk Milz und Magen, oo. lienalis et stomachi, *pi wei*) gestört. Feuchtigkeit (humor, *shi*) sammelt sich an und bildet Schleim (pituita, *tan*). Schleim (pituita, *tan*) und Feuchtigkeit (humor, *shi*) strömen nach unten und verursachen in der Breiten Trossstraße (s. impedimentalis, *chongmai*), der Aufnehmenden Leitbahn (s. respondens, *renmai*) und der Leitbahn des Neben-Fk Uterus (paraorbis uteri, *zigong*) Blockaden. Die Menstruation setzt nicht ein, es kommt zu Amenorrhö.

Hauptsymptom:

Nicht einsetzende Menstruation

Mögliche Allgemeinsymptome:

- Fettleibiger Körper
- Spannungs- und Druckgefühle in der Brust und im Flankenbereich
- Erbrechen von reichlich Speichel
- Geistige Abgeschlagenheit
- Konzentrationsschwäche
- Durstlosigkeit
- Müdigkeit
- Viel weißlicher Ausfluss
- Zungenbelag: klebrig
- Pulse: schlüpfrig (lubrici, *hua*)

Behandlungsprinzipien:

- Stützen des Yang des Fk Milz (yang lienale, *piyang*)
- Umwandeln von Feuchtigkeit (humor, *shi*) und Schleim (pituita, *tan*)
- Dynamisieren des Xue

Behandlungsmethoden

Tab. 7.3.2d

a	Le 13/H 13 reiben *(mo zhangmen)* (→ 6.4.6)	Behandlungsdauer: Bis sich Wärme entwickelt oder eine Minute Wirkungen: • Wandelt Feuchtigkeit (humor, *shi*) um • Kräftigt den Fk Milz (o. lienalis, *pi*)	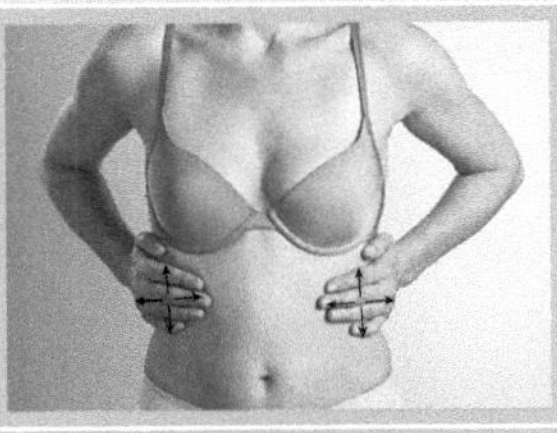
b	Ma 36/S 36 pressen und kneten *(an rou zusanli)* (→ 6.3.7)	Behandlungsdauer: Bis es zieht und spannt oder eine bis drei Minuten Behandlungsrichtung: Im Uhrzeigersinn kneten *(rou)* → Zuführen von Qi (suppletio, *bu*) Wirkungen: • Reguliert und harmonisiert Qi und Xue • Stützt die Fk Milz und Magen (oo. lienalis et stomachi, *pi wei*)	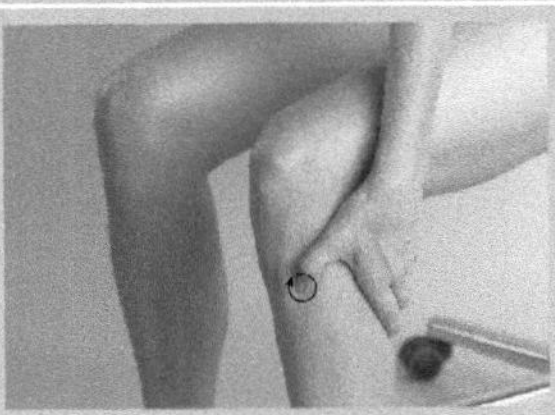
c	Mi 6/L 6 pressen und kneten *(an rou sanyinjiao)* (→ 6.3.11)	Behandlungsdauer: Jeweils eine Minute lang pressen *(an)* und kneten *(rou)* Behandlungsrichtung: Im Uhrzeigersinn kneten *(rou)* → Zuführen von Qi (suppletio, *bu*) Wirkungen: • Kräftigt den Fk Milz (o. lienalis, *pi*) • Wandelt Feuchtigkeit (humor, *shi*) um	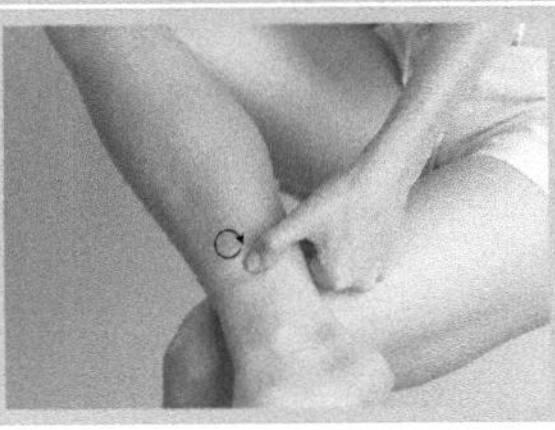

Tab. 7.3.2d

d	Mi 1/ L 1 mit dem Fingernagel pressen *(qia yinbai)* (→ 6.3.10)	Behandlungsdauer: Bis es lokal zieht und spannt oder eine Minute Wirkungen: • Kräftigt den Fk Milz (o. lienalis, *pi*) • Leitet Feuchtigkeit (humor, *shi*) aus • Reguliert das Xue	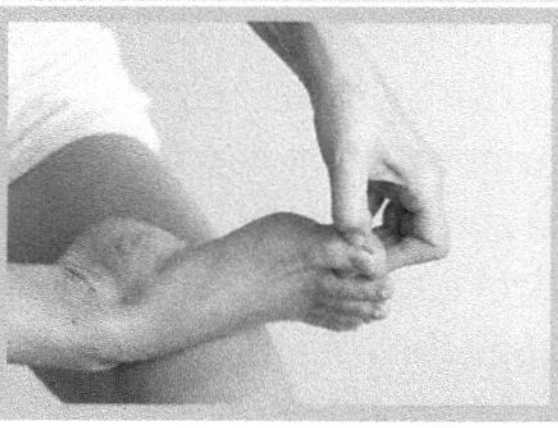

BEHANDLUNGSFREQUENZ

Die Abfolge der Behandlungsmethoden täglich morgens oder abends 3- bis 4-mal als Selbstbehandlung durchführen.

7.3.3 Endometriose

Krankheitsbild und Therapie aus westlicher Sicht

Definition: Endometriumähnliches Gewebe, das außerhalb der physiologischen Schleimhautauskleidung der Uterushöhle zu finden ist und ähnlichen zyklischen Veränderungen unterliegt wie die Gebärmutterschleimhaut selbst.

Ätiologie: Nicht genau bekannt. Diskutiert werden z. B. Verschleppung und Implantation von menstruell abgestoßener Gebärmutterschleimhaut, Aktivierung embryonaler Reste, Metastasen des Lymph- und Gefäßsystems, immunologische Veränderungen und eine genetische Komponente.

Vorkommen: Bei ca 6-8% aller Frauen in der Geschlechtsreife. Rückbildung nach der Menopause

Einteilung nach der Lokalisation:

- Endometriosis genitalis externa: v. a. in Ovarien, Vagina, Douglas-Raum, Eileitern, Haltebändern des Uterus, Peritoneum
- Endometriosis extragenitalis: z. B. in Bauchdecke, Harnblase, Leistenkanal, Darm, Lunge

Symptome:

- Schmerzen, die ein bis zwei Tage vor Menstruationsbeginn auftreten
- Bei Verwachsungen und fibröser Gewebeorganisation eventuell Dauerschmerzen
- Prämenstruelle Schmierblutungen
- Eventuell blutige Stühle
- Bei retrozervikaler Endometriose: Kreuzschmerzen und Schmerzen beim Geschlechtsverkehr
- Sterilität
- Infertilität

Therapie aus westlicher Sicht

- Schmerzmedikation
- Operative Entfernung
- Bei diffuser Verbreitung oder Inoperabilität: Hormonbehandlung mit Gestagenen
- Danazol (Hemmung der FSH- und LH-Sekretion der Hypophyse)
- GnRH-Agonisten (zentrale Hemmung der Gonadotropinsekretion)

CAVE

Die Notwendigkeit einer konservativen (Schmerzmedikation, Hormontherapie) und gegebenenfalls auch operativen Therapie muss schulmedizinisch abgeklärt werden. Zu beachten ist auch, dass schon minimale endometriotische Veränderungen zu Sterilität führen können. Patientinnen mit Kinderwunsch müssen daher unbedingt auch schulmedizinisch behandelt werden. Unterstützend kann Tuina in Kombination mit chinesischen Arzneimitteln eingesetzt werden.

Krankheitsbild und Therapie aus Sicht der chinesischen Medizin

Übersicht

In der chinesischen Medizin wird die Krankheitsbezeichnung „Endometriose“ den Kategorien „Schmerzhafte Regelblutung“ *(tongjing)*, „Klumpenartige Verhärtungen im Abdomen“ *(zhengjia)*, „Unfruchtbarkeit“ *(buyun)*, „Menstruationsstörungen“ *(yuejing shitiao)* oder „Fieber während der Menstruation“ *(jingxing fare)* zugeordnet. Weil die Uterusschleimhaut durch die Wirkung des Östrogens lokal an ektopischen Herden Blutungen und Nekrosen bewirkt, welche zerfallen und abgestoßen werden, wird in der chinesischen Medizin der Ausdruck „Xue, das die Leitbahnen verlassen hat“ *(lijing zhi xue)* verwendet. Das Xue, das die Leitbahnen verlassen hat, sammelt sich im unteren Wärmebereich (unteres Calorium, *xiajiao*) und führt zur Erkrankung, so dass Xue-Stasen das wichtigste Krankheitsagens für die Entstehung der Symptome von Endometriose sind. Faktoren wie Qi-Blockaden, energetische Schwäche (depletio, *xu*) des Qi, Verfestigungen von Kälte (algor, *han*), heteropathische Hitze (calor, *re*), Operationen etc. können dazu führen, dass die Arbeit der Funktionskreise gestört wird. Qi und Xue werden disharmonisch, das Xue verlässt die Leitbahnen, das eingestaute Xue verweilt und sammelt sich an, die Netzleitbahnen (reticulares, *luomai*) sind nicht mehr durchgängig. Es kommt zu schmerzhaften Regelblutungen, und lange bestehende Stasen und Blockaden sammeln sich an und haben klumpenartige Verhärtungen zur Folge; Stasen, die sich angesammelt haben, wandeln sich zu Hitze (calor, *re*). Dies führt zu Fieber während der Menstruation und beeinträchtigt sogar die Leitbahn des Neben-Fk Uterus (paraorbis uteri, *zigong*) sowie die Breite Trossstraße und die Aufnehmende Leitbahn (ss. impedimentalis et respondens, *chong ren*).

Einteilung nach Agenzien und Pathogenese

Differenzialdiagnostisch werden folgende Formen unterschieden:
1. Qi-Blockaden und Xue-Stasen
2. Verfestigungen von Kälte (algor, *han*) und Xue-Stasen
3. Einstauungen von Hitze (calor, *re*) und Xue-Stasen

Differenzierte Tuina-Therapie

1 Qi-Blockaden und Xue-Stasen

Krankheitsentstehung: Schädigungen durch die Sieben Emotionen *(qiqing)*, emotionale Beeinträchtigungen, Depressionen und plötzlicher Zorn (ira, *nu*) führen dazu, dass das Qi des Fk Leber (qi hepatici, *ganqi*) blockiert und das Xue stagniert. Zudem können Operationen wie Probeausschabungen oder artifizielle Aborte die Breite Trossstraße und die Aufnehmende Leitbahn (ss. impedimentalis et respondens, *chong ren*) beeinträchtigen, eingestautes Xue blockiert, verweilt und sammelt sich im unteren Wärmebereich (unteres Calorium, *xiajiao*) an. Die Netzleitbahnen (reticulares, *luomai*) sind nicht mehr durchgängig, und es kommt zu schmerzhaften Regelblutungen. Lange bestehende Stasen und Blockaden sammeln sich an und haben klumpenartige Verhärtungen zur Folge.

Hauptsymptome:
- Vor oder während der Menstruation bestehen Druck- und Spannungsgefühle und Schmerzen im unteren Abdomen
- Die Schmerzen strahlen bis zum Lumbosakralbereich und eventuell zum Perineum und zum Anus aus
- Dunkle Farbe des Menstruationsblutes
- Mit Klumpen versetztes Menstruationsblut
- Mit Ausscheiden der Klumpen Nachlassen der Schmerzen

Mögliche Allgemeinsymptome:
- Spannungsgefühle und Schmerzen in der Brust, in den Flanken und in der Mamma
- Hypomenorrhö
- Infertilität
- Zungenkörper: dunkelpurpurrot, eventuell mit Petechien und Stasenflecken; Zungenbelag: dünn, weißlich
- Pulse: saitenförmig und schlüpfrig (chordales und lubrici, *xian hua*)

Behandlungsprinzipien:
- Dynamisieren des Xue
- Umwandeln von Xue-Stasen
- Zerstreuen von Zusammenballungen

7

Behandlungsmethoden

Tab. 7.3.3a

a	Das untere Abdomen kräftig gerade reiben *(ca shaofu)* (→ 6.5.3)	Behandlungsdauer: Bis sich Wärme entwickelt oder eine Minute Wirkungen: • Bewegt das Qi • Erwärmt die Leitbahnen und macht sie durchgängig	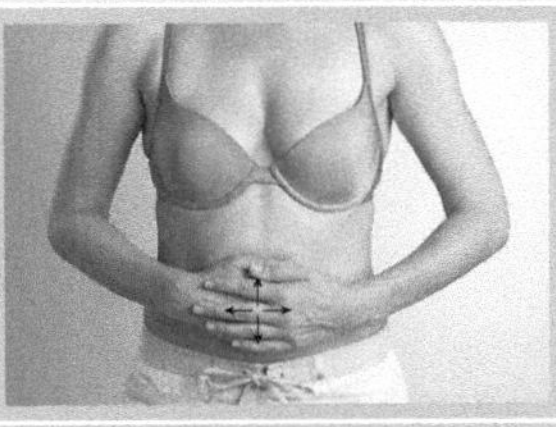
b	Ma 30/S 30 pressen *(an qichong)* (→ 6.5.8)	Behandlungsdauer: Etwa eine Minute pressen *(an)* Wirkungen: • Reguliert das Qi im unteren Wärmebereich (unteres Calorium, *xiajiao*) • Zerstreut Zusammenballungen	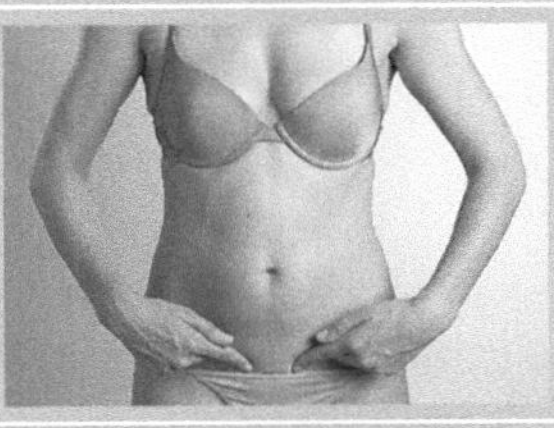
c	Mi 6/L 6 pressen und kneten *(an rou sanyinjiao)* (→ 6.3.11)	Behandlungsdauer: Jeweils eine Minute lang pressen *(an)* und kneten *(rou)* Behandlungsrichtung: Gegen den Uhrzeigersinn kneten *(rou)* → Ausleiten von Qi (dispulsio, *xie*) Wirkungen: • Löst Blockaden im unteren Wärmebereich (unteres Calorium, *xiajiao*) • Zerstreut Zusammenballungen	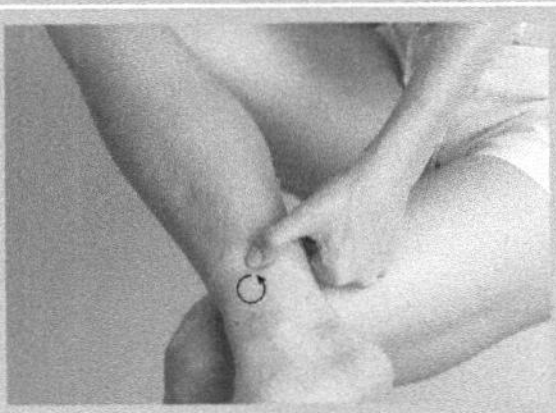
d	Le 3/H 3 pressen und kneten *(an rou taichong)* (→ 6.3.27)	Behandlungsdauer: Etwa eine bis drei Minuten pressen *(an)* und kneten *(rou)* Behandlungsrichtung: Gegen den Uhrzeigersinn kneten *(rou)* → Ausleiten von Qi (dispulsio, *xie*) Wirkung: Reguliert und kühlt das Xue	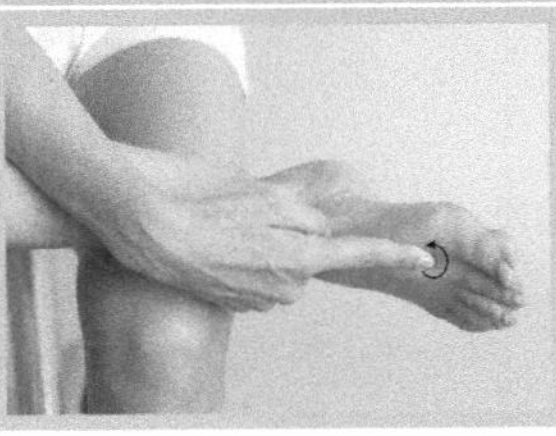

BEHANDLUNGSFREQUENZ

Die Abfolge der Behandlungsmethoden täglich morgens oder abends 3- bis 4-mal als Selbstbehandlung durchführen.

2 Verfestigungen von Kälte (algor, *han*) und Xue-Stasen

Krankheitsentstehung: Aufgrund von defizienten angeborenen Anlagen und Erschöpfung des Yang der Fk Milz und Niere (yang lienale et renale, *pi shen yang*), einer Affektion durch eine Kälte-Schrägläufigkeit (algor-Heteropathie, *hanxie*) während der Menstruation (z. B. Durchnässtsein vom Regen), übermäßigem Verzehr von rohen und kalten Nahrungsmitteln oder aufgrund von zu langem Sitzen oder Liegen auf feuchtem Boden setzt sich die Yin-Schrägläufigkeit Kälte (Yin-Heteropathie algor, *yin han*) im Neben-Fk Uterus (paraorbis uteri, *zigong*) fest. Sie ballt sich im Inneren zusammen, das Xue in den Leitbahnen verfestigt sich, die Haupt- und Netzleitbahnen (cardinales und reticulares, *jingmai luomai*) werden blockiert, und eine mangelnde Durchgängigkeit führt zu Schmerzen. Lange bestehende Stasen führen zu Verhärtungen und zu Endometriose.

Hauptsymptome:

- Vor oder während der Menstruation Schmerzen im unteren Abdomen
- Die Schmerzen strahlen bis zum Lumbosakralbereich, zum Perineum und zum Anus aus
- Nachlassen der Schmerzen bei Wärme
- Hypomenorrhö
- Dunkles, mit Klumpen versetztes Menstruationsblut
- Nachlassen der Schmerzen bei Austritt der Blutklumpen

Mögliche Allgemeinsymptome:

- Aversion gegen Kälte
- Kälteempfindung am ganzen Körper
- Kalte Gliedmaßen
- Eventuell Infertilität
- Halbflüssige und dünne Stühle
- Zungenbelag: dünn, weißlich mit Petechien und Stasenflecken am Zungenrand
- Pulse: tief und zart (mersi und minuti, *chen xi*)

Behandlungsprinzipien:

- Erwärmen der Leitbahnen
- Umwandeln von Stasen
- Zerstreuen von Zusammenballungen

Behandlungsmethoden

Tab. 7.3.3b

a	Den Lumbalbereich kräftig gerade reiben *(ca yao)* (→ 6.6.1)	Behandlungsdauer: Bis sich lokal Wärme bildet oder eine Minute Wirkungen: • Erwärmt die Leitbahnen • Zerstreut Kälte (algor, *han*)	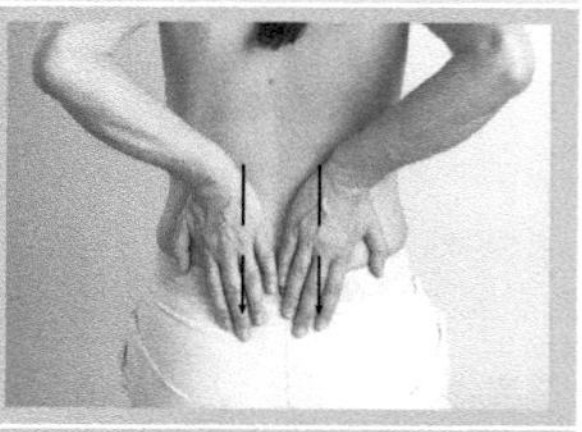
b	Ren 6/Rs 6 punktartig pressen *(dian an qihai)* (→ 6.5.12)	Behandlungsdauer: Etwa 20-bis 30-mal punktartig pressen *(dian an)* Wirkungen: • Stützt das Qi • Zerstreut Zusammenballungen	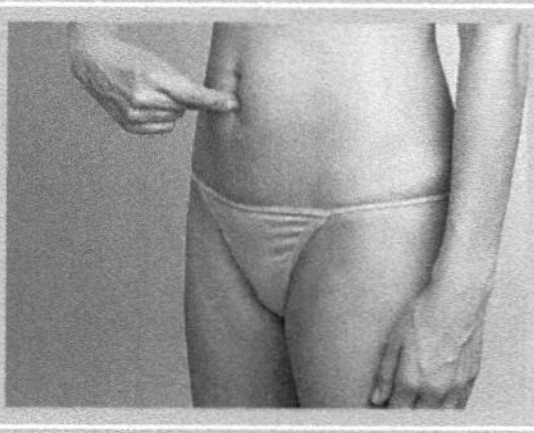
c	Ren 4/Rs 4 punktartig pressen *(dian an guanyuan)* (→ 6.5.11)	Behandlungsdauer: Etwa 20-bis 30-mal punktartig pressen *(dian an)* Wirkung: Reguliert das Qi	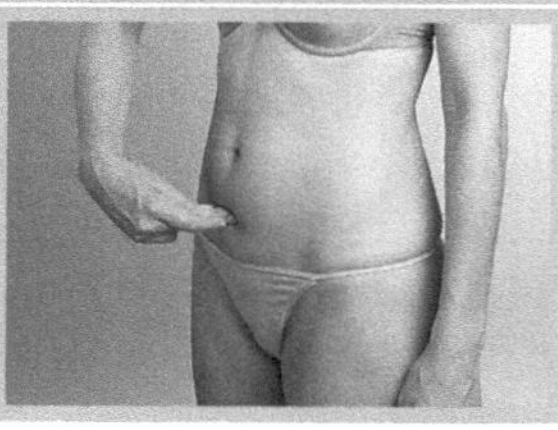

Tab. 7.3.3b

d	Ni 1/R 1 kräftig gerade reiben *(ca yongquan)* (→ 6.3.19)	Behandlungsdauer: Bis sich Wärme entwickelt oder eine Minute Wirkung: Reguliert und stützt den Qi-Mechanismus	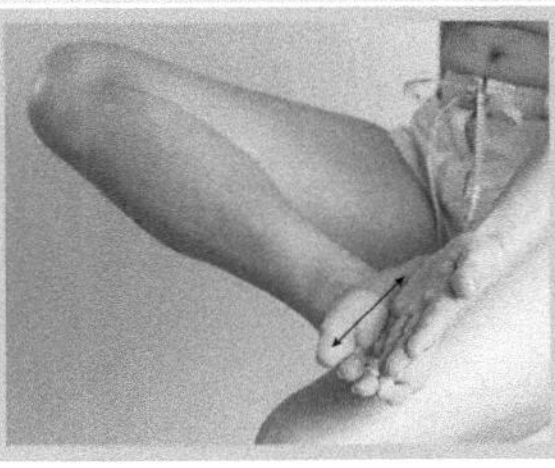

BEHANDLUNGSFREQUENZ

Die Abfolge der Behandlungsmethoden täglich morgens oder abends 3- bis 4-mal als Selbstbehandlung durchführen.

3 Einstauungen von Hitze (calor, *re*) und Xue-Stasen

Krankheitsentstehung: Aufgrund Affektionen durch eine Hitze-Schrägläufigkeit (calor-Heteropathie, *rexie*) während der Menstruation, aufgrund eingestautem Qi des Fk Leber (qi hepatici, *ganqi*) und Qi-Blockaden mit Wandlung zu Hitze (calor, *re*) nach lange bestehenden Einstauungen oder aufgrund eingestautem, im Inneren verweilendem Xue mit Wandlung der Ansammlungen zu Hitze (calor, *re*) kommt es dazu, dass sich die Hitze-Schrägläufigkeit (calor-Heteropathie, *rexie*) und das Xue miteinander verbinden, die Haupt- und Netzleitbahnen (cardinales und reticulares, *jingmai luomai*) blockieren und zu Fieber während der Menstruation führen.

Hauptsymptome:
- Vor, während oder nach der Menstruation kommt es zu Fieber, Bauchschmerzen und in schweren Fällen auch zu hohem Fieber
- Nach Ende der Menstruationsblutung normalisiert sich die Körpertemperatur wieder
- Je stärker die Schmerzen sind, umso höher ist das Fieber
- An der schmerzenden Stelle besteht Druckempfindlichkeit
- Verlangen nach Kälte

Mögliche Allgemeinsymptome:
- Bitterer Geschmack im Mund
- Trockenheit des Rachens
- Nervosität
- Reizbarkeit
- Obstipation
- Schmerzen beim Geschlechtsverkehr
- Zungenkörper: roter Zungenrand und Zungenspitze, eventuell mit Petechien und Stasenflecken; Zungenbelag: dünn und leicht gelb
- Pulse: saitenförmig und beschleunigt (chordales und celeri, *xian shu*)

Behandlungsprinzipien:
- Kühlen von Hitze (calor, *re*)
- Umwandeln von Stasen
- Zerstreuen von Zusammenballungen

Behandlungsmethoden

Tab. 7.3.3c

a	Du 20/Rg 20 punktartig pressen *(dian an baihui)* (→ 6.1.47)	Behandlungsdauer: Bis es zieht und spannt oder eine Minute Wirkungen: • Stabilisiert und reguliert den Fk Leber (o. hepaticus, *gan*) • Senkt das Yang des Fk Leber (yang hepatici, *ganyang*) ab	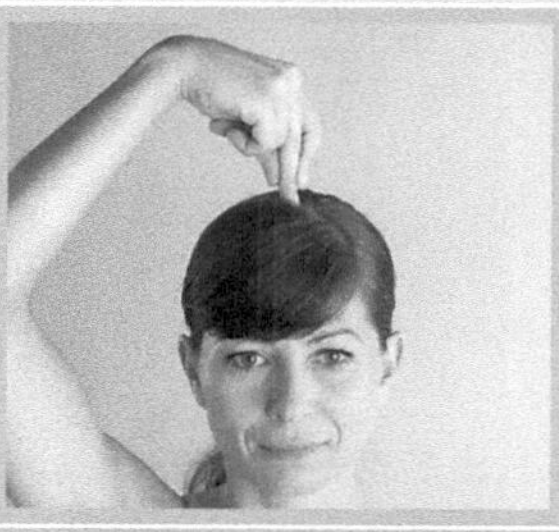
b	Ma 30/S 30 pressen *(an qichong)* (→ 6.5.8)	Behandlungsdauer: Etwa eine Minute pressen *(an)* Wirkungen: • Kühlt Hitze (calor, *re*) • Reguliert das Qi im unteren Wärmebereich (unteres Calorium, *xiajiao*)	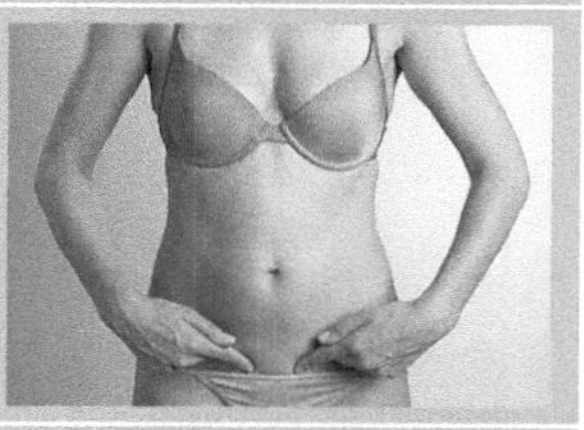
c	Mi 10/L 10 pressen und kneten *(an rou xuehai)* (→ 6.3.14)	Behandlungsdauer: Etwa eine Minute lang pressen *(an)* und kneten *(rou)*, bis es zieht und spannt oder lokal rote Flecken entstehen Behandlungsrichtung: Gegen den Uhrzeigersinn kneten *(rou)* → Ausleiten von Qi (dispulsio, *xie*) Wirkungen: • Reguliert das Xue • Behebt Regelstörungen • Kühlt Hitze (calor, *re*)	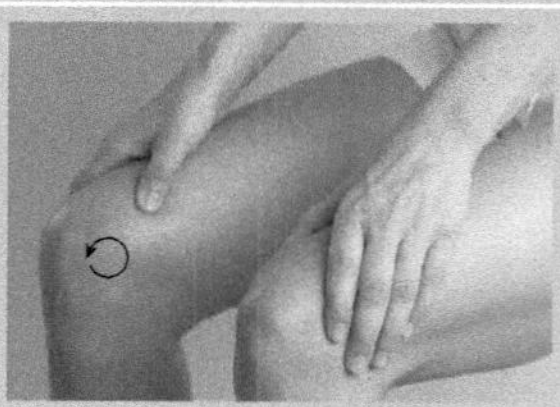
d	Gb 34/F 34 greifen und kneifen *(na nie yanglingquan)* (→ 6.3.24)	Behandlungsdauer: Bis das Ziehen und Spannen zu den Zehen ausstrahlt oder 15- bis 30-mal Wirkungen: • Eliminiert Hitze (calor, *re*) • Dynamisiert das Xue	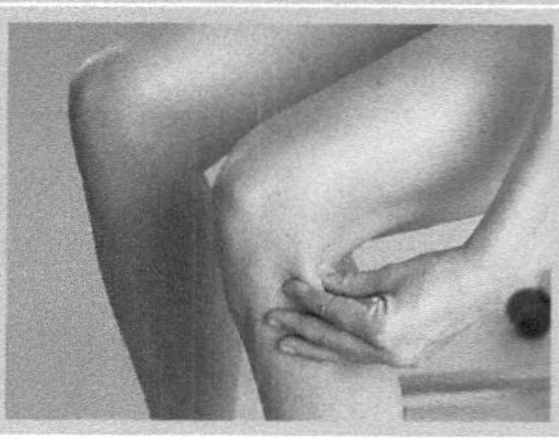

BEHANDLUNGSFREQUENZ

Die Abfolge der Behandlungsmethoden täglich morgens oder abends 3- bis 4-mal als Selbstbehandlung durchführen.

7.3.4 Uterusmyom

Krankheitsbild und Therapie aus westlicher Sicht

Synonym: Myoma uteri
Definition: Gutartige Muskeltumoren des Uterus mit östrogenabhängigem Wachstum. Nach dem Klimakterium oft spontane Rückbildung, häufig multipel auftretend.
Vorkommen: bei 20-50% aller Frauen nach dem 30. Lebensjahr

Klinische Einteilung:
- Lokalisation: meist Korpusmyom, seltener Zervixmyom
- Wachstumsrichtung:
  - In der Muskelwand des Uterus: intramural
  - Nach innen: intrakavitär
  - Nach außen: submukös, subserös oder intraligamentär

Pathologie/Anatomie: Gutartige Veränderungen des Myomgewebes, meist Erweichung (z. B. ödematöse Veränderung, fettige Degeneration), seltener Verhärtung (z. B. Verkalkung)

Symptome:
- Z. T. verlängerte bzw. verstärkte Menstruation
- U. U. Metrorrhagie (länger als 7 Tage andauernde Uterusblutung außerhalb der Menstruation) mit der Folge der sekundären Anämie
- Schmerzhafte Regelblutung
- Drucksymptome im Bereich der Nachbarorgane (u. a. Miktionsbeschwerden, häufiges Wasserlassen, Obstipation, selten Ileus, Ischialgien)
- Schmerzen (besonders bei submukösem Myom)
- Häufig Größenzunahme des Myoms in der Schwangerschaft
- Erhöhte Abortgefahr
- U. U. Geburtshindernis

Therapie aus westlicher Sicht

- Meist operativ (Myomenukleation, Hysterektomie)
- Hormonal (Gestagene, Antiöstrogene, GnRH-Agonisten bzw. -Antagonisten)
- Regelmäßige Kontrolluntersuchungen

CAVE

Viele Myome bereiten keine Beschwerden und beginnen nach der Menopause durch die verminderte Östrogenproduktion zu schrumpfen. Regelmäßige gynäkologische Kontrolluntersuchungen sind aber trotzdem erforderlich. Tuina ist als ergänzende Maßnahme zu betrachten und darf nicht als Alternative zur Schulmedizin angesehen werden. Bereiten Myome Beschwerden oder sind Komplikationen zu befürchten, ist eine Operation die Therapie der Wahl.

Krankheitsbild und Therapie aus Sicht der chinesischen Medizin

Übersicht

In der chinesischen Medizin werden das Uterusmyom und andere gynäkologische Geschwülste zur Kategorie der „Klumpenartigen Verhärtungen im Abdomen“ *(zhengjia)* gerechnet. Hierbei handelt es sich um ein Krankheitsbild mit einer intraabdominalen Geschwulst, wobei begleitend Spannungsgefühle oder Schmerzen auftreten.

Einteilung nach Agenzien und Pathogenese

Differenzialdiagnostisch werden folgende Formen unterschieden und mit Tuina behandelt:
1. Qi-Blockaden und Xue-Stasen
2. Feuchtigkeit-Schleim (pituita humidae, *shitan*)

Differenzierte Tuina-Therapie

1 Qi-Blockaden und Xue-Stasen

Krankheitsentstehung: Bei emotionaler Unausgeglichenheit oder Zorn (ira, *nu*) wird der Fk Leber (o. hepaticus, *gan*) geschädigt. Dies führt zu Qi-Blockaden und Xue-Stasen. Grübeln (cogitatio, *si*) schädigt den Fk Milz (o. lienalis, *pi*), und dadurch kommt es zu Zusammenballungen des Qi. Außerdem können von außen eingedrungene krankheitsauslösende Faktoren den Qi-Mechanismus in den Leitbahnen blockieren und zu Ansammlungen im Abdomen führen. Die Qi-Blockaden haben Xue-Stasen und die Qi-Ansammlungen Xue-Verfestigungen zur Folge. Nach einiger Zeit bildet sich eine Geschwulst, die mit Spannungsgefühlen oder Schmerzen einhergeht.
Hauptsymptome:
- Tumor (Geschwulst) im Abdomen
- Spannungs- und Völlegefühle im unteren Abdomen
- Schmerzen und Druckempfindlichkeit
- Verstärkte oder verminderte Menstruationsblutung
- Dunkles Menstruationsblut

Mögliche Allgemeinsymptome:
- Depressionen
- Schmerzen in Brust und Flanken
- Trockene Haut und Mund
- Wenig Durst
- Zungenkörper: livide verfärbt, gestaute Zungengrundvenen; Zungenbelag: weißlich
- Pulse: untergetaucht und saitenförmig (mersi und chordales, *chen xian*)

Behandlungsprinzipien:
- Bewegen des Qi
- Dynamisieren des Xue
- Zerschlagen von Stasen
- Ausleiten von Qi-Blockaden
- Auflösen von Verdichtungen

Behandlungsmethoden

Tab. 7.3.4a

a	Das Abdomen reiben *(mo fu)* (→ 6.5.1)	Behandlungsdauer: Etwa 30-mal in beide Richtungen Wirkungen: • Macht Verdichtungen durchgängig • Reguliert Qi und Xue	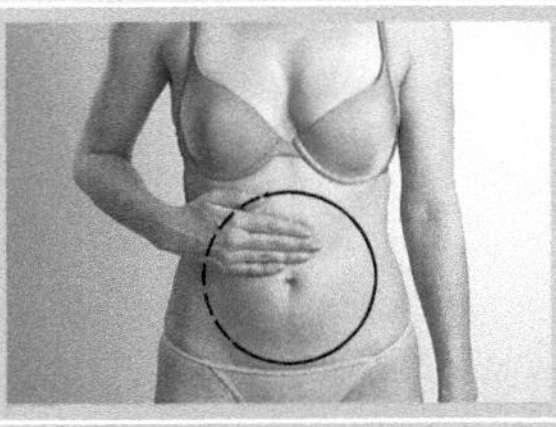
b	Ren 6/Rs 6 punktartig pressen *(dian an qihai)* (→ 6.5.12)	Behandlungsdauer: Etwa 20- bis 30-mal punktartig pressen *(dian an)* Wirkung: Zerstreut Verdichtungen	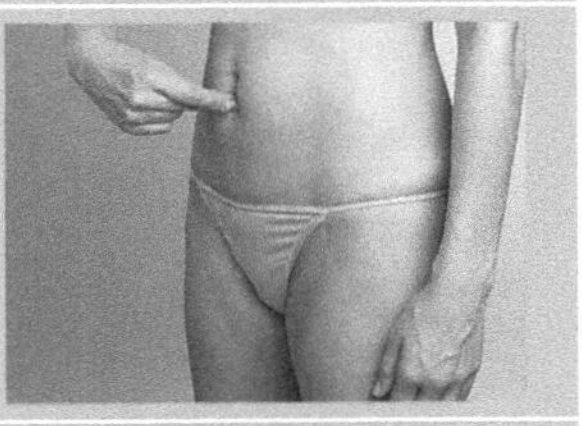
c	Ren 4/Rs 4 punktartig pressen *(dian an guanyuan)* (→ 6.5.11)	Behandlungsdauer: Etwa 20- bis 30-mal punktartig pressen *(dian an)* Wirkungen: • Reguliert das Qi • Löst Blockaden des Qi und des Xue • Zerstreut Verdichtungen • Beendet Schmerzen	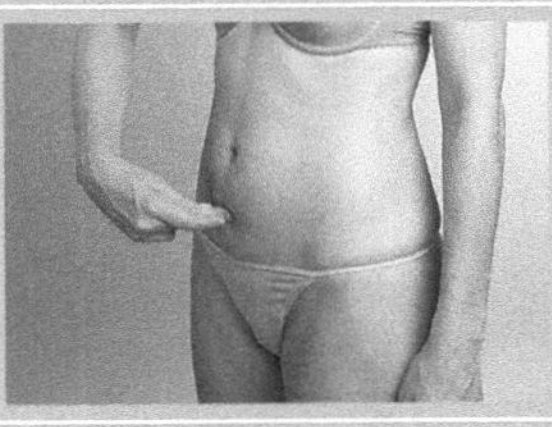
d	Ni 14/R 14 pressen *(an siman)* (→ 6.5.9)	Behandlungsdauer: Etwa eine Minute pressen *(an)* Wirkungen: • Löst Verdichtungen und Verhärtungen auf • Harmonisiert die Regel	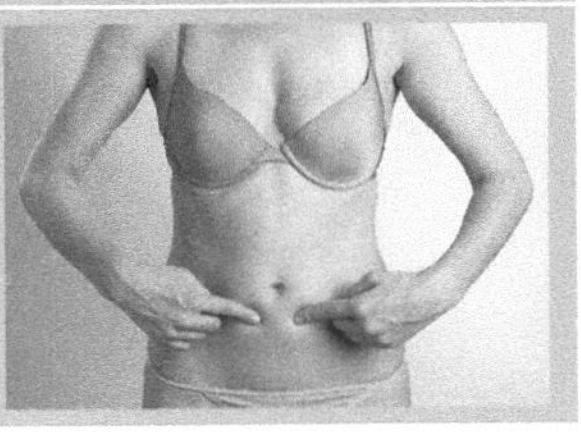

BEHANDLUNGSFREQUENZ

Die Abfolge der Behandlungsmethoden täglich morgens oder abends 3- bis 4-mal als Selbstbehandlung durchführen.

2 Feuchtigkeit-Schleim (pituita humidae, *shitan*)

Zu einer Schädigung der Fk Milz und Magen (oo. lienalis et stomachi, *pi wei*) kann es kommen, wenn diese durch eine falsche Ernährung überbeansprucht werden, oder auch, wenn der Fk Leber (o. hepaticus, *gan*) das Qi nicht mehr lösen und entfalten kann und dadurch das Qi des Fk Leber (qi hepatici, *ganqi*) die Fk Milz und Magen (oo. lienalis et stomachi, *pi wei*) affiziert. Der Fk Milz (o. lienalis, *pi*) kann nun nicht mehr umsetzen, und das Raffinierte aus der Nahrung kann nicht transportiert und verteilt werden. Dieses sammelt sich an und wird zu Feuchtigkeit (humor, *shi*), die wiederum zu Schleim (pituita, *tan*) eingedickt wird. Schleim-Trübes (pituita-Trübes, *tanzhuo*) bildet Blockaden, Qi und Xue werden blockiert und stagnieren, Schleim-Trübes (pituita-Trübes, *tanzhuo*) verbindet sich mit Qi und Xue, und dadurch bilden sich Verdichtungen und Verhärtungen.

Hauptsymptome:

- Geschwulst im Abdomen, die sich bei Betastung weich anfühlt
- Immer wieder Schmerzen
- Verhältnismäßig viel weißlicher, klebriger Ausfluss
- Unregelmäßige oder ausbleibende Menstruation

Mögliche Allgemeinsymptome:

- Kälteempfindung am ganzen Körper
- Aversion gegen Kälte
- Druckgefühl in der Brust
- Übelkeit und Erbrechen
- Zungenkörper: dunkelpurpurfarben; Zungenbelag: weißlich, klebrig
- Pulse: zart und nachgiebig (minuti und lenes, *xi ru*) oder untergetaucht und schlüpfrig (mersi und lubrici, *chen hua*)

Behandlungsprinzipien:

- Regulieren des Qi
- Umwandeln von Schleim (pituita, *tan*)
- Zerschlagen von Stasen und Auflösen von Verdichtungen

Download Behandlungsmethoden

Tab. 7.3.4b

a	Le 13/H 13 reiben *(mo zhangmen)* (→ 6.4.6)	Behandlungsdauer: Bis sich Wärme entwickelt oder eine Minute Wirkungen: • Wandelt Feuchtigkeit (humor, *shi*) um • Macht Verdichtungen durchgängig	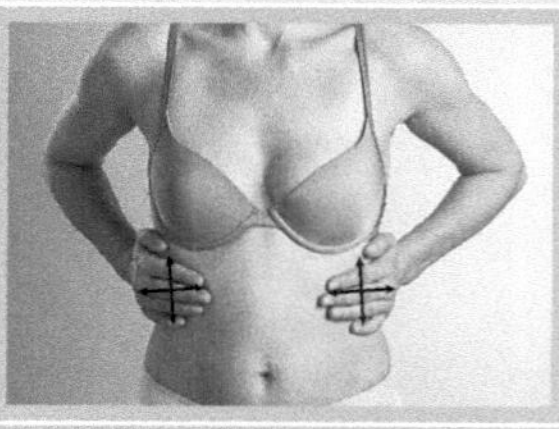
b	Ni 20/R 20 pressen *(an tonggu)* (→ 6.4.5)	Behandlungsdauer: Bis es zieht und spannt, etwa eine bis zwei Minuten Wirkungen: • Leitet Feuchtigkeit (humor, *shi*) aus • Wandelt Schleim (pituita, *tan*) um • Macht Verdichtungen durchgängig	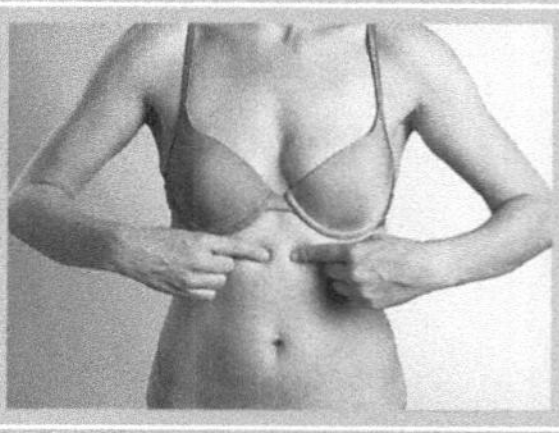
c	Ma 36/S 36 pressen und kneten *(an rou zusanli)* (→ 6.3.7)	Behandlungsdauer: Bis es zieht und spannt oder eine bis drei Minuten Behandlungsrichtung: Im Uhrzeigersinn kneten *(rou)* → Zuführen von Qi (suppletio, *bu*) Wirkungen: • Reguliert und harmonisiert Qi und Xue • Stützt die Fk Milz und Magen (oo. lienalis et stomachi, *pi wei*)	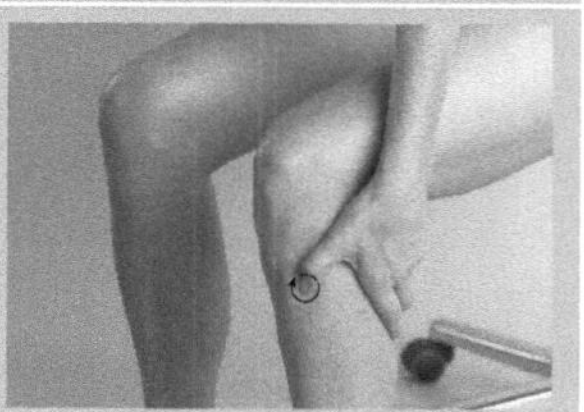

Tab. 7.3.4b

d	Mi 6/L 6 pressen und kneten *(an rou sanyinjiao)* (→ 6.3.11)	Behandlungsdauer: Jeweils eine Minute lang pressen *(an)* und kneten *(rou)* Behandlungsrichtung: Im Uhrzeigersinn kneten *(rou)* → Zuführen von Qi (suppletio, *bu*) Wirkungen: • Kräftigt den Fk Milz (o. lienalis, *pi*) • Wandelt Feuchtigkeit (humor, *shi*) um • Löst Blockaden im unteren Wärmebereich (unteres Calorium, *xiajiao*) • Dynamisiert das Xue	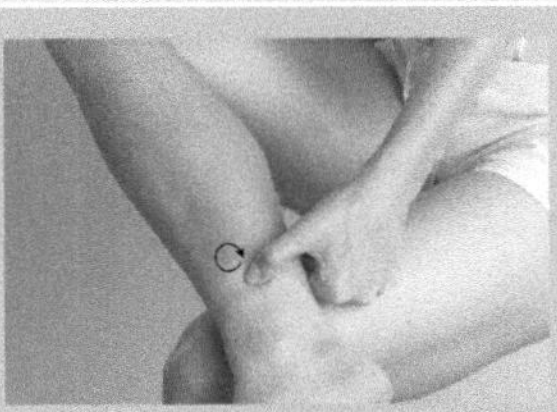

BEHANDLUNGSFREQUENZ

Die Abfolge der Behandlungsmethoden täglich morgens oder abends 3- bis 4-mal als Selbstbehandlung durchführen.

7.3.5 Prämenstruelles Syndrom

Krankheitsbild und Therapie aus westlicher Sicht

Abkürzung: PMS
Definition: Zyklisch wiederkehrender, charakteristischer Symptomenkomplex, der 4-14 Tage vor der Menstruation beginnt und bis zum Beginn der Blutung anhält.
Vorkommen: bei 30-70% aller menstruierenden Frauen
Symptome:
- Gynäkologische Symptome: schmerzhafte Schwellungen und Spannungsgefühle in der Brust
- Vegetative bzw. allgemeine Symptome: vegetative Labilität, Kopfschmerzen, Ödembildung, Gewichtszunahme aufgrund Flüssigkeitseinlagerung, Völlegefühl, Kreuzschmerzen, Schlafstörungen
- Psychische Symptome: Stimmungslabilität, Gereiztheit, Ängste, Ruhelosigkeit, Antriebslosigkeit, Depressionen

Ursachen: aus vielen Faktoren bedingte psychoendoneurokrine Dysfunktion

Therapie aus westlicher Sicht

- Psychotherapie
- Hormonelle Therapie (z. B. orale Kontrazeptiva)
- Diuretika
- Antidepressiva

CAVE

Zahlreiche Symptome des PMS können unterstützend mit Tuina in Kombination mit chinesischen Arzneimitteln und einer diätetischen Beratung behandelt werden. Eine gynäkologische Betreuung muss zusätzlich erfolgen.

Krankheitsbild und Therapie aus Sicht der chinesischen Medizin

Übersicht

Die Wurzel der Frau liegt im Xue. Da im Verlauf ihres Lebens Menstruation, Schwangerschaften, Geburten und Laktation am Xue zehren, besteht bei der Frau häufig ein physiologischer Zustand mit Defizienz von Yin und Xue und ein Bereich des Qi, der zur energetischen Überladung (repletio, *shi*) tendiert. Im 65. Kapitel des „Angelpunktes der Struktivkraft" im „Inneren Klassiker des Gelben Fürsten" (*Huangdi Neijing Lingshu*, aus dem 1. Jh. v. Chr., um 1093 rekonstruiert) heißt es dazu: „Bei der Frau besteht im physiologischen Zustand eine energetische Überfülle an Qi und eine energetische Defizienz des Xue." Vor der Menstruation strömt Menstruationsflüssigkeit nach unten zum „Meer des Xue" (mare xue, *xuehai*), das Qi der Breiten Trossstraße (s. impedimentalis, *chongmai*) wird energetisch geschwächt (deplet, *xu*), und das „Meer des Xue" (mare xue, *xuehai*) füllt sich an. Dies führt zu einer energetischen Schwäche (depletio, *xu*) des oberen und einer energetischen Überladung (repletio, *shi*) des unteren Körperbereichs sowie zu einer Disharmonie von Yin und Yang. Vor der Menstruation verändert sich das „Meer des Xue" (mare xue, *xuehai*), es speichert nicht mehr, sondern lässt abfließen, es ist nicht mehr gefüllt, sondern erschöpft, Yin und Xue werden noch defizienter, die Funktionskreise werden nicht mehr befeuchtet und genährt, und Yin und Yang sowie Qi und Xue werden vorübergehend disharmonisch. Weil bei jeder Frau die angeborenen Anlagen unterschiedlich sind, die Funktionskreise verschieden deplet oder replet und Yin und Yang unterschiedlich stark sind, kann es vor, während und nach der Menstruation zu diversen Symptomen kommen.

Einteilung nach Agenzien und Pathogenese

Differenzialdiagnostisch werden folgende Formen unterschieden:

1. Einstauungen des Qi des Fk Leber (qi hepatici, *ganqi*)
2. Energetische Schwäche (depletio, *xu*) des Yang der Fk Milz und Niere (yang lienale et renale, *pi shen yin*)
3. Energetische Schwäche (depletio, *xu*) des Xue und energetische Überladung (repletio, *shi*) des Fk Leber (o. hepaticus, *gan*)

Differenzierte Tuina-Therapie

1 Einstauungen des Qi des Fk Leber (qi hepatici, *ganqi*)

Krankheitsentstehung: Aufgrund emotionaler Unausgeglichenheit, Zorn (ira, *nu*), Partnerschaftsproblemen, beruflichem Stress, aber auch diätetischen Fehlern (z. B. zu viel fette und heiße Speisen, übermäßiger Alkoholkonsum) blockiert das Qi des Fk Leber (qi hepatici, *ganqi*), und das Xue stagniert. Durch die Menstruation werden das Yin und das Xue zunehmend energe-

7

tisch geschwächt (deplet, *xu*), der Fk Leber (o. hepaticus, *gan*) wird nicht mehr durch das Xue genährt, sein Qi-Mechanismus ist nicht mehr durchgängig, und es kommt zu Blockaden in den Haupt- und Netzleitbahnen (cardinales und reticulares, *jingmai luomai*). Dies führt zu Spannungsgefühlen und Schmerzen in der Brust, im Flankenbereich und in der Mamma.

Hauptsymptome:
- Vor der Menstruation Spannungsgefühle und Schmerzen im Flankenbereich und in der Mamma
- Vor der Menstruation Verhärtungen der Brustwarzen, Empfindlichkeit gegenüber Kleidung
- Druckgefühle in der Brust
- Kopfschmerzen

Mögliche Allgemeinsymptome:
- Depressionen
- Benommenheit
- Nervosität
- Reizbarkeit
- Schlafstörungen
- Appetitlosigkeit
- Epigastrische Schmerzen
- Diarrhö
- Immer wieder Seufzen
- Zungenbelag: dünn und weißlich
- Pulse: saitenförmig (chordales, *xian*)

Behandlungsprinzipien:
- Lösen des Fk Leber (o. hepaticus, *gan*)
- Beseitigen von Einstauungen
- Regulieren des Qi
- Druckgefühl von der Brust nehmen

Behandlungsmethoden

Tab. 7.3.5a

a	Die Brust klatschen *(pai xiong)* (→ 6.4.3)	Behandlungsdauer: Etwa 20-mal klatschen *(pai)* Wirkungen: • Macht die Brust frei • Bewegt das Qi	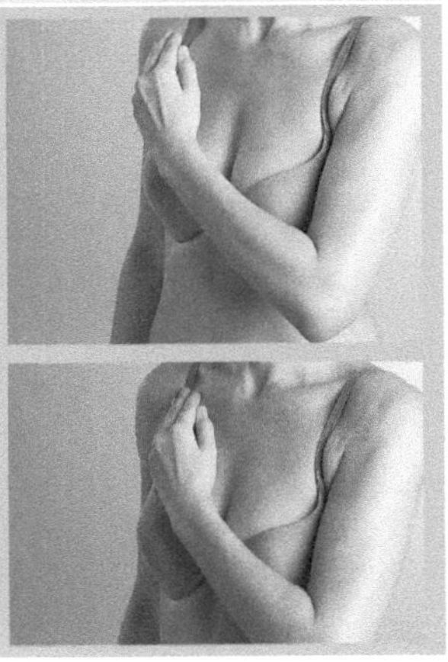

Tab. 7.3.5a

b	Le 13/H 13 reiben *(mo zhangmen)* (→ 6.4.6)	Behandlungsdauer: Bis sich Wärme entwickelt oder eine Minute Wirkungen: • Löst den Fk Leber (o. hepaticus, *gan*) • Macht den Fk Gallenblase (o. felleus, *dan*) durchgängig	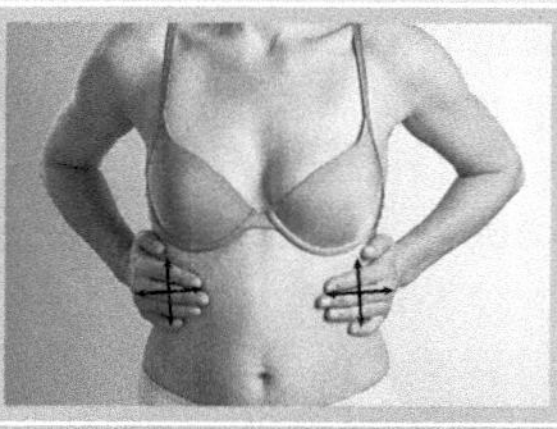
c	Gb 34/F 34 greifen und kneifen *(na nie yanglingquan)* (→ 6.3.24)	Behandlungsdauer: Bis das Ziehen und Spannen zu den Zehen ausstrahlt oder 15- bis 30-mal Wirkungen: • Dynamisiert das Xue • Macht die Netzleitbahnen (reticulares, *luomai*) durchgängig • Reguliert den Fk Leber (o. hepaticus, *gan*)	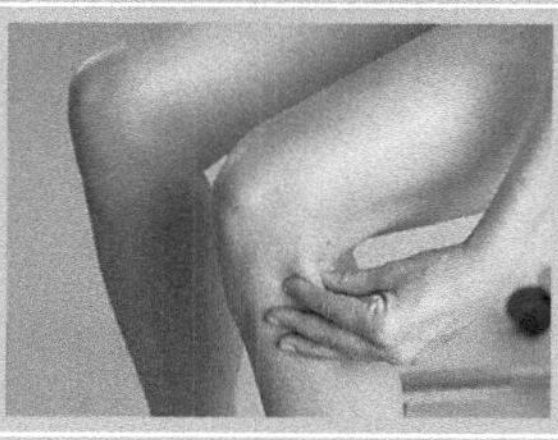
d	Le 3/H 3 pressen und kneten *(an rou taichong)* (→ 6.3.27)	Behandlungsdauer: Etwa eine bis drei Minuten pressen *(an)* und kneten *(rou)* Behandlungsrichtung: Gegen den Uhrzeigersinn kneten *(rou)* → Ausleiten von Qi (dispulsio, *xie*) Wirkungen: • Harmonisiert die Fk Leber und Gallenblase (oo. hepaticus et felleus, *gan dan)* • Reguliert und kühlt das Xue • Senkt das Yang des Fk Leber (yang hepatici, *ganyang*) ab	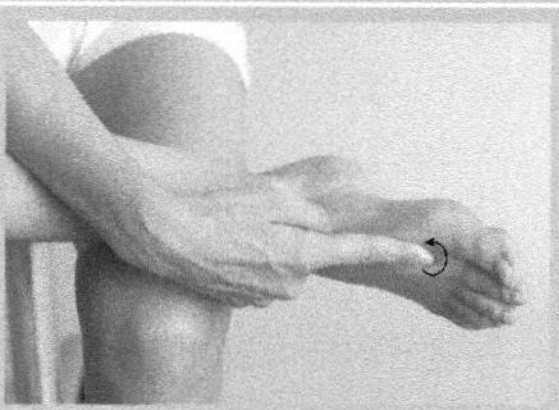

7

BEHANDLUNGSFREQUENZ

Die Abfolge der Behandlungsmethoden täglich morgens oder abends 3- bis 4-mal als Selbstbehandlung durchführen.

2 Energetische Schwäche (depletio, *xu*) des Yang der Fk Milz und Niere (yang lienale et renale, *pi shen yin*)

Krankheitsentstehung: Bei einer konstitutionell bedingten energetischen Schwäche des Fk Milz (depletio des o. lienalis, *pi xu)* ist das Menstruations-Xue durch die Menstruation in der Breiten Trossstraße und der Aufnehmenden Leitbahn (ss. impedimentalis et respondens, *chong ren*) angefüllt. Das Qi strömt mit dem Xue nach unten, das Qi des Fk Milz (qi lienale, *piqi*) wird zunehmend energetisch geschwächt (deplet, *xu*), und die Umsetzung wird gestört. Die Nahrung kann nicht in raffiniertes Energiepotenzial umgewandelt werden, sondern sie sammelt sich als Feuchtigkeit (humor, *shi*) und Trübes an. „Wasser“ und Feuchtigkeit (humor, *shi*) strömen nach unten oder bewegen sich in Muskelfleisch und Haut, und es kommt zu Diarrhö und Ödemen. Bei Defizienz des Yang des Fk Niere (yang renale, *shenyang*) und Nachlassen des „ministeriellen Feuers“ (ignis ministri, *mingmen zhi huo*) können der Fk Blase (o. vesicalis, *pangguang*) und das Yang des Fk Milz (yang lienale, *piyang*) nicht erwärmt werden, dadurch können ebenfalls „Wasser“ und Feuchtigkeit (humor, *shi*) im Inneren stagnieren, wodurch es zu menstruationsbedingter Diarrhö und Ödemen kommt.

Hauptsymptome: Bei energetischer Schwäche (depletio, *xu*) des Yang des Fk Milz (yang lienale, *piyang*):

- Vor, bei oder nach Einsetzen der Menstruation halbflüssiger Stuhl
- Hypermenorrhö mit blassem, dünnflüssigem Blut v. a. in der Spätphase der Menstruation

Bei energetischer Schwäche (depletio, *xu*) des Yang des Fk Niere (yang renale, *shenyang*):

- Während oder nach der Menstruation Diarrhö mit dünnflüssigem Stuhl, eventuell vor der Morgendämmerung Diarrhö
- In der Spätphase der Menstruation spärliches, klares, dünnflüssiges, blasses oder dunkles Menstruationsblut

Mögliche Allgemeinsymptome:

- Ödeme im Gesicht und an den Extremitäten
- Schwäche und Ziehen in Hüften und Knien
- Kalte Gliedmaßen
- Müdigkeit in den Extremitäten, vor allem an den Beinen
- Schmerzen und Schwächegefühl im unteren Rücken
- Spannungs- und Völlegefühle in Oberbauch und Abdomen
- Geistige Abgeschlagenheit
- Aversion gegen Kälte
- Zungenkörper: blassrot; Zungenbelag: weißlich oder weißlich und klebrig
- Pulse bei energetischer Schwäche (depletio, *xu*) des Yang des Fk Milz (yang lienale, *piyang*): nachgiebig und behäbig (lenes und languidi, *ru huan*)
- Pulse bei energetischer Schwäche (depletio, *xu*) des Yang des Fk Niere (yang renale, *shenyang*): untergetaucht und verlangsamt (mersi und tardi, *chen chi*)

Behandlungsprinzipien:

- Kräftigen des Fk Milz (o. lienalis, *pi*)
- Erwärmen des Fk Niere (o. renalis, *shen*)
- Mehren des Qi
- Umwandeln von Feuchtigkeit (humor, *shi*)

Behandlungsmethoden

Tab. 7.3.5b

a	Ma 36/S 36 pressen und kneten *(an rou zusanli)* (→ 6.3.7)	Behandlungsdauer: Bis es zieht und spannt, etwa eine bis drei Minuten Behandlungsrichtung: Im Uhrzeigersinn kneten *(rou)* → Zuführen von Qi (suppletio, *bu*) Wirkungen: • Reguliert und harmonisiert Qi und Xue • Stützt und reguliert die Fk Milz und Magen (oo. lienalis et stomachi, *pi wei*)	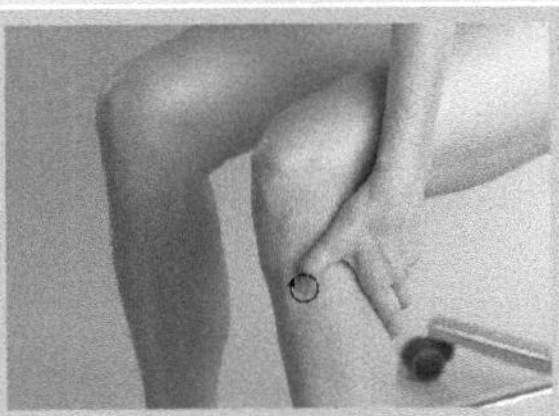

Tab. 7.3.5b

b	Ren 12/Rs 12 kneten *(rou zhongwan)* (→ 6.5.15)	Behandlungsdauer: Etwa eine Minute, bis sich ein Gefühl des „Erreichens des Qi" *(deqi)* einstellt Behandlungsrichtung: Im Uhrzeigersinn kneten *(rou)* ⟶ Zuführen von Qi (suppletio, *bu*) Wirkungen: • Kräftigt die „Mitte" (Fk Milz und Magen, oo. lienalis et stomachi, *pi wei*) • Reguliert den Fk Magen (o. stomachi, *wei*) • Harmonisiert das Qi • Kanalisiert Feuchtigkeit (humor, *shi*)	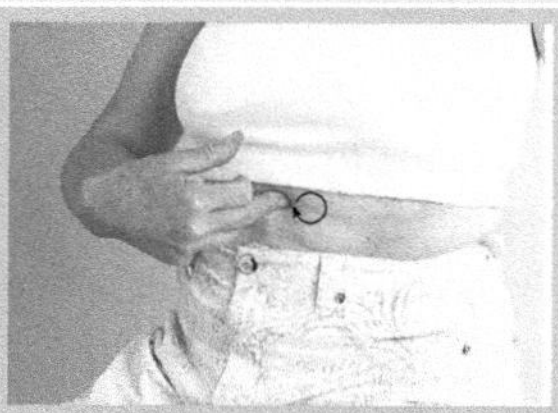
c	Ren 6/Rs 6 punktartig pressen *(dian an qihai)* (→ 6.5.12)	Behandlungsdauer: Etwa 20- bis 30-mal punktartig pressen *(dian an)* Wirkungen: • Stützt das Qi • Stützt und reguliert den Fk Niere (o. renalis, *shen*)	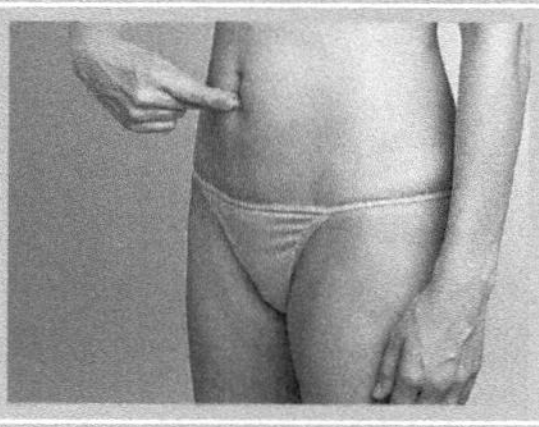
d	Du 4/Rg 4 pressen und kneten *(an rou mingmen)* (→ 6.6.7)	Behandlungsdauer: Bis es lokal zieht und spannt, etwa drei Minuten Behandlungsrichtung: Im Uhrzeigersinn kneten *(rou)* ⟶ Zuführen von Qi (suppletio, *bu*) Wirkung: Kräftigt den Fk Niere (o. renalis, *shen*)	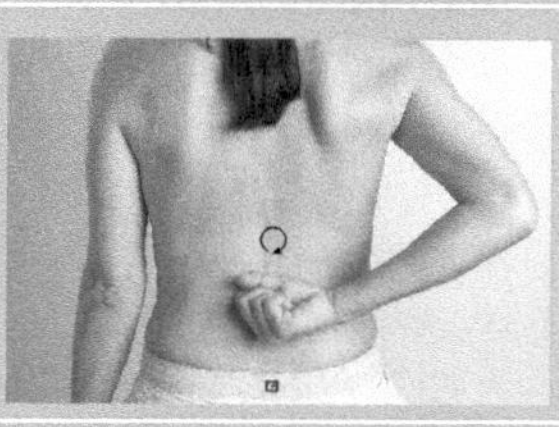
e	Ni 3/R 3 pressen *(an taixi)* (→ 6.3.20)	Behandlungsdauer: Etwa eine bis zwei Minuten pressen *(an)* Wirkungen: • Stützt und reguliert das Qi des Fk Niere (qi renale, *shenqi*) • Kräftigt den Lendenbereich und die Knie	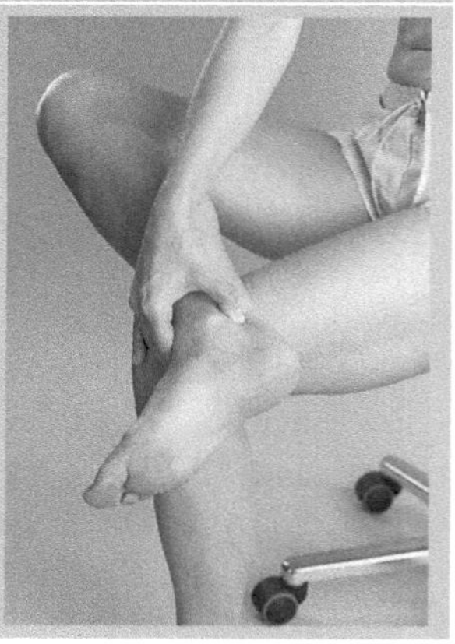

BEHANDLUNGSFREQUENZ

Die Abfolge der Behandlungsmethoden täglich morgens oder abends 3- bis 4-mal als Selbstbehandlung durchführen.

3 Energetische Schwäche (depletio, *xu*) des Xue und energetische Überladung (repletio, *shi*) des Fk Leber (o. hepaticus, *gan*)

Krankheitsentstehung: Aufgrund einer konstitutionell bedingten energetischen Schwäche (depletio, *xu*) des Xue oder mehreren Geburten, starken Menstruationsblutungen bzw. einer unzureichenden diätetischen Ernährung wird das Xue geschmälert. Da während der Menstruation das Yin und das Xue nach unten zum „Meer des Xue" (mare xue, *xuehai*) strömen, wird das Xue noch defizienter. Der Fk Leber (o. hepaticus, *gan*) wird nicht mehr ausreichend genährt, das Yang des Fk Leber (yang hepatici, *ganyang*) schlägt empor und führt zu Benommenheit und Kopfschmerzen. Aufgrund einer energetischen Schwäche des Yin (depletio yin, *yinxu*) entsteht innere Hitze (calor intimae, *neire*), und dies hat menstruationsbedingtes Fieber und Geschwüre an Mund und Zunge zur Folge. Hitze (calor, *re*) schädigt die Yin-Netzleitbahnen (reticulares, *luomai*), so dass es zu menstruationsbedingtem Blut im Stuhl kommt. Das Xue versorgt den oberen Körperbereich nicht mehr, was zu menstruationsbedingter Heiserkeit führt.

Hauptsymptome:
- Hypomenorrhö oder Amenorrhö
- Menstruationsbedingtes Blut im Stuhl
- Menstruationsbedingtes Fieber
- Menstruationsbedingte Heiserkeit

Mögliche Allgemeinsymptome:
- Benommenheit
- Kopfschmerzen
- Palpitationen
- Nervosität
- Reizbarkeit
- Spannungsgefühle und Schmerzen im Flankenbereich
- Bitterer Geschmack im Mund
- Trockenheit des Rachens
- Ohrensausen
- Zungenkörper: rot; Zungenbelag: gelblich
- Pulse: saitenförmig und beschleunigt (chordales und celeri, *xian shu*)

Behandlungsprinzipien:
- Nähren des Xue
- Mehren des Qi
- Lösen des Fk Leber (o. hepaticus, *gan*)
- Kühlen von Hitze (calor, *re*)

Download Behandlungsmethoden

Tab. 7.3.5c

a	Du 20/Rg 20 punktartig pressen *(dian an baihui)* (→ 6.1.47)	Behandlungsdauer: Bis es zieht und spannt oder eine Minute Wirkungen: • Reguliert den Fk Leber (o. hepaticus, *gan*) • Senkt das Yang des Fk Leber (yang hepatici, *ganyang*) ab	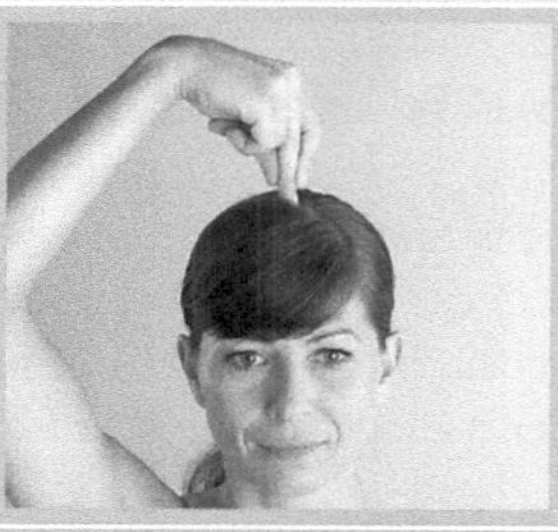
b	Di 11/IC 11 pressen *(an quchi)* (→ 6.2.19)	Behandlungsdauer: Bis es lokal zieht und schmerzt oder eine Minute Wirkung: Kühlt Hitze (calor, *re*)	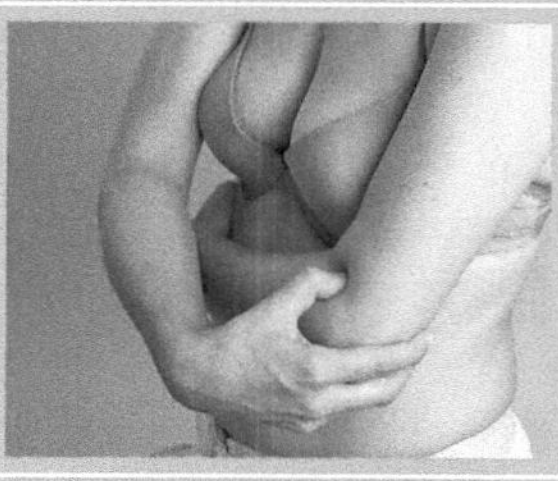
c	He 7/C 7 mit dem Daumennagel pressen *(qia duichong)* (→ 6.2.21)	Behandlungsdauer: Etwa eine Minute lang mit dem Fingernagel pressen *(qia)*, bis es zieht und spannt Wirkungen: • Beruhigt und sediert • Kühlt Hitze (calor, *re*) • Senkt das Yang ab • Macht die Leitbahnen durchlässig	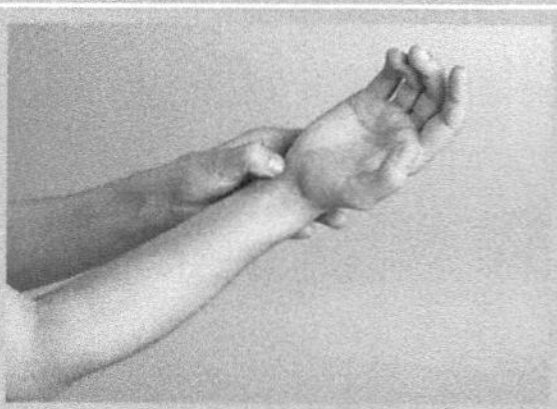
d	Le 3/H 3 pressen und kneten *(an rou taichong)* (→ 6.3.27)	Behandlungsdauer: Etwa eine bis drei Minuten pressen *(an)* und kneten *(rou)* Behandlungsrichtung: Gegen den Uhrzeigersinn kneten *(rou)* → Ausleiten von Qi (dispulsio, *xie*) Wirkungen: • Harmonisiert die Fk Leber und Gallenblase (oo. hepaticus et felleus, *gan dan)* • Reguliert und kühlt das Xue • Senkt das Yang des Fk Leber (yang hepatici, *ganyang*) ab	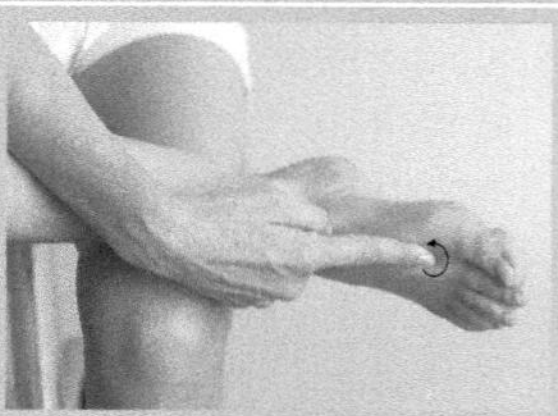

BEHANDLUNGSFREQUENZ

Die Abfolge der Behandlungsmethoden täglich morgens oder abends 3- bis 4-mal als Selbstbehandlung durchführen.

7.3.6 Klimakterisches Syndrom

Krankheitsbild und Therapie aus westlicher Sicht

Synonyme: vegetativ-klimakterisches Syndrom, Menopausensyndrom
Definition: Meist in der Menopause vorkommende typische Symptomatik aus Hitzewallungen, Schwindel und Schweißausbrüchen. Daneben können auch psychische (Reizbarkeit, Lustlosigkeit, Depressionen, Leistungsabfall, Herzklopfen, Kopfschmerzen, Schlafstörungen) und organische (Atrophie der Genitalorgane und Mammae, Trockenheit der Schleimhäute, Adipositas, Osteoporose) Störungen auftreten.

Therapie aus westlicher Sicht

- Hormontherapie (Östrogen/Gestagen)
- Osteoporose-Prophylaxe
- Entspannungsübungen

CAVE

Im Zusammenhang mit hormonellen Veränderungen und fortschreitendem Lebensalter treten in der Menopause nicht nur psychonervöse Störungen, sondern auch kardiovaskuläre und zerebrovaskuläre Erkrankungen, Diabetes mellitus, Fettstoffwechselstörungen, Osteoporose, Arthrose und degenerative Veränderungen von Haut und Schleimhaut gehäuft auf. Daher bedarf es neben der Anwendung von Tuina einer schulmedizinischen Betreuung.

Krankheitsbild und Therapie aus Sicht der chinesischen Medizin

Übersicht

Im 1. Kapitel der „Unbefangenen Fragen" im „Inneren Klassiker des Gelben Fürsten" (*Huangdi Neijing Suwen*, etwa 1. Jh. v. Chr.) heißt es: „Mit 7×7 Jahren ist das Qi der Aufnehmenden Leitbahn (s. respondens, *renmai*) energetisch geschwächt (deplet, *xu*), das der Breiten Trossstraße (s. impedimentalis, *chongmai*) verfallen und vermindert, das ‚Himmelswasser' *(tiangui)* versiegt, die irdischen Wege sind nicht mehr durchgängig, darum verfällt die Gestalt, und die Fähigkeit, Kinder zu haben, ist dahin." Das heißt, das Aussetzen der Menstruation im Alter von 49 Jahren ist ein natürliches Phänomen. Die Symptome des klimakterischen Syndroms sind häufig der Inneren Medizin zuzuordnen. In den klassischen Werken zur chinesischen Medizin existiert keine spezielle Bezeichnung für diese Erkrankung.

Agenzien und Pathogenese

Differenzialdiagnostisch werden folgende Formen diskutiert:
1. Energetische Schwäche (depletio, *xu*) des Yin des Fk Niere (yin renale, *shenyin*) und Blockaden des Qi des Fk Leber (qi hepatici, *ganqi*)
2. Energetische Schwäche (depletio, *xu*) des Yang des Fk Niere (yang renale, *shenyang*) und Kälte (algor, *han*)

Differenzierte Tuina-Therapie

1 Energetische Schwäche (depletio, *xu*) des Yin des Fk Niere (yin renale, *shenyin*) und Blockaden des Qi des Fk Leber (qi hepatici, *ganqi*)

Krankheitsentstehung: Aufgrund einer konstitutionell bedingten energetischen Schwäche (depletio, *xu*) des Yin oder aufgrund von häufigem Entweichen des Xue (häufige Geburten, häufiger Geschlechtsverkehr), aber auch nach schweren und langen Erkrankungen sind das Yin und das Xue erschöpft. Bei Erschöpfung des Yin des Fk Niere (yin renale, *shenyin*) bringt das Yin das Yang nicht mehr zum Untertauchen, das „Wasser" des Fk Niere (o. renalis, *shen*) kann nicht nach oben zum Fk Herz (o. cardialis, *xin*) gelangen, der der Wandlungsphase Feuer entspricht, und dies kann zu einem mangelnden Austausch zwischen den Fk Herz und Niere (oo. cardialis et renalis, *xin shen*) führen. Wenn die Wandlungsphase Wasser die Wandlungsphase Holz nicht mehr befeuchtet, schlägt das Yang des Fk Leber (yang hepatici, *ganyang*) empor.

7

Hauptsymptome:
- Menstruationsstörungen, eventuell ständige Blutungen, eventuell bereits erfolgtes Aussetzen der Menstruation
- Benommenheit
- Schwindel
- Ohrensausen
- Häufig starke Hitzegefühle und Schweißausbrüche im Gesicht

Mögliche Allgemeinsymptome:
- Trockene Augen
- Verschwommene Sicht
- Hitzegefühl auf Fußsohlen, Handflächen und im Brustbereich
- Schmerzen und Ziehen in Hüften und Knien
- Nervosität
- Reizbarkeit
- Schlafstörungen, viele Träume
- Verfrüht oder unregelmäßig einsetzende Menstruation mit Hypo- oder Hypermenorrhö und hellrotem Blut
- Obstipation
- Spärlicher, gelblicher Urin
- Roter Zungenkörper mit wenig Belag
- Pulse: zart und beschleunigt (minuti und celeri, *xi shu*)

Behandlungsprinzipien:

- Befeuchten und Nähren der Fk Leber und Niere (oo. hepaticus et renalis, *gan shen*)
- Stützen des Yin
- Zum-Untertauchen-Bringen des Yang

Behandlungsmethoden

Tab. 7.3.6a

a	Du 20/Rg 20 punktartig pressen *(dian an baihui)* (→ 6.1.47)	Behandlungsdauer: Bis es zieht und spannt oder eine Minute Wirkungen: • Stabilisiert und reguliert den Fk Leber (o. hepaticus, *gan*) • Senkt das Yang des Fk Leber (yang hepatici, *ganyang*) ab	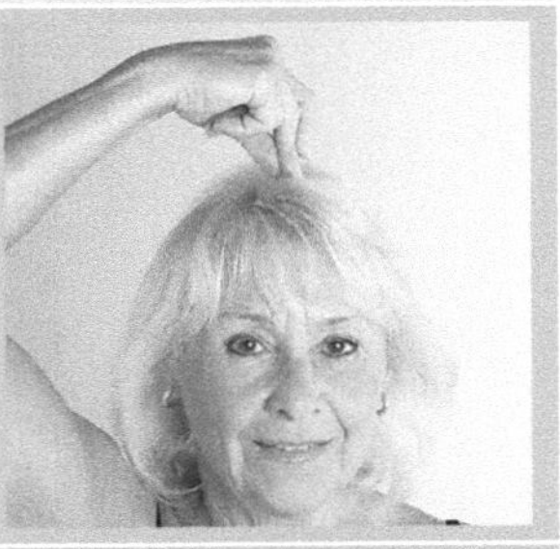
b	Ex-HN 3/Ex 1 kneifen *(nie yintang)* (→ 6.1.49)	Behandlungsdauer: Bis lokal rote Flecken zu sehen sind oder eine Minute Wirkungen: • Kühlt Hitze (calor, *re*) • Sediert die konstellierende Kraft *(shen)*	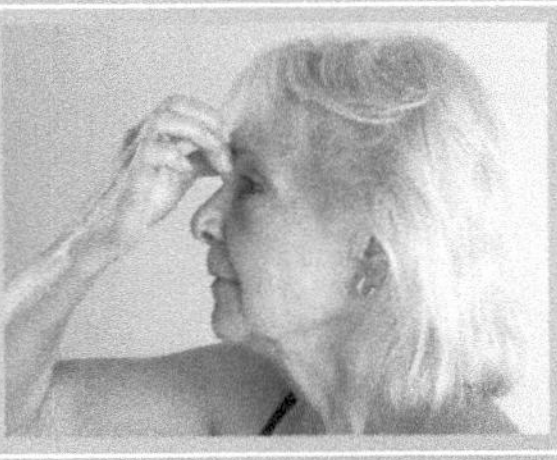
c	Bl 40/V 40 greifen und kneifen *(na nie weizhong)* (→ 6.3.15)	Behandlungsdauer: Bis es zieht und spannt, etwa 30-mal Wirkungen: • Stützt und reguliert die Fk Niere und Leber (oo. renalis et hepaticus, *shen gan*) • Kühlt Hitze (calor, *re*) • Kühlt das Xue • Bändigt das Yang • Stärkt den Lumbalbereich und die Knie	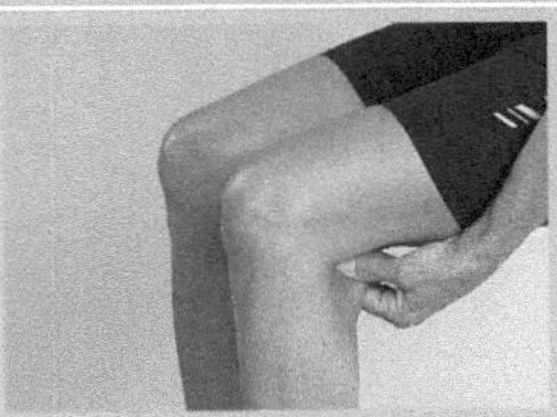
d	Ni 3/R 3 pressen *(an taixi)* (→ 6.3.20)	Behandlungsdauer: Etwa eine bis zwei Minuten pressen *(an)* Wirkungen: • Stützt und reguliert das Qi der Fk Niere und Leber (qi renale et hepatici, *shen gan qi*) • Kühlt Hitze (calor, *re*) • Kräftigt den Lendenbereich und die Knie	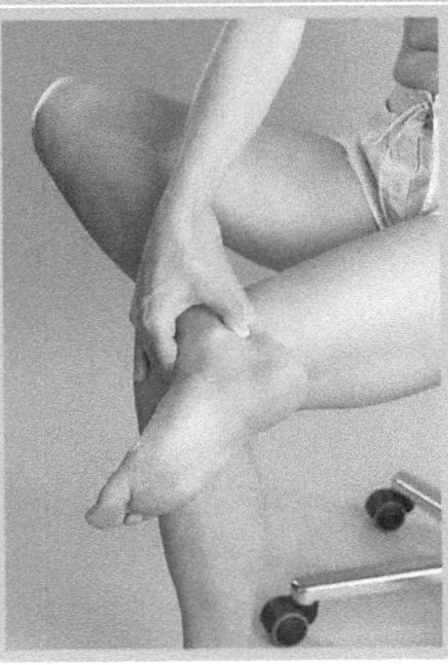

BEHANDLUNGSFREQUENZ

Die Abfolge der Behandlungsmethoden täglich morgens oder abends 3- bis 4-mal als Selbstbehandlung durchführen. Meistens bilden 20 Tage eine Behandlungseinheit, wobei zwischen den Behandlungseinheiten 3 bis 5 Tage ausgesetzt werden kann. Bei stark ausgeprägten Symptomen kann 3-mal täglich behandelt werden.

2 Energetische Schwäche (depletio, *xu*) des Yang des Fk Niere (yang renale, *shenyang*) und Kälte (algor, *han*)

Krankheitsentstehung: Bei Aussetzen der Menstruation ist das Qi des Fk Niere (qi renale, *shenqi*) energetisch geschwächt (deplet, *xu*), das „ministerielle Feuer" (ignis ministri, *mingmen zhi huo*) lässt nach. Im Inneren wird Kälte aufgrund energetischer Schwäche (algor depletionis, *xuhan*) hervorgebracht, und das Yang wird energetisch geschwächt (deplet, *xu*). Dadurch werden die Funktionskreise nicht mehr erwärmt und genährt, und auch die Breite Trossstraße und die Aufnehmende Leitbahn (ss. impedimentalis et respondens, *chong ren*) können nicht mehr erwärmt werden. Infolgedessen kommt es zu diversen Symptomen vor, während und nach dem Aussetzen der Menstruation.

Hauptsymptome:
- Menstruationsstörungen
- Hypermenorrhö, Blutungen mit hellem Blut
- Klarer, wässriger Ausfluss

Mögliche Allgemeinsymptome:
- Dunkler Teint
- Geistige Abgeschlagenheit
- Kälteempfindung am ganzen Körper
- Kalte Extremitäten
- Appetitlosigkeit
- Spannungsgefühle im Abdomen
- Aufgedunsenes Gesicht
- Ödeme an den Extremitäten
- Halbflüssiger und dünner Stuhl
- Häufige Miktion, v. a. nachts
- Inkontinenz
- Zungenkörper: blass, vergrößert, weich mit Zahneindrücken am Rand; Zungenbelag: dünn, weißlich
- Pulse: untergetaucht, zart und erschöpft (mersi, minuti und depleti, *chen xi xu*)

Behandlungsprinzipien:
- Erwärmen des Fk Niere (o. renalis, *shen*)
- Stützen des Yang

Behandlungsmethoden

Tab. 7.3.6b

a	Ren 6/Rs 6 punktartig pressen *(dian qihai)* (→ 6.5.12)	Behandlungsdauer: Etwa 20- bis 30-mal punktartig pressen *(dian an)* Wirkung: Stützt und reguliert den Fk Niere (o. renalis, *shen*)	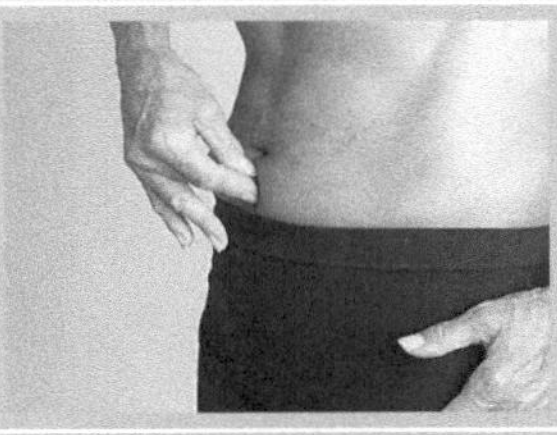
b	Du 4/Rg 4 pressen und kneten *(an rou mingmen)* (→ 6.6.7)	Behandlungsdauer: Bis es lokal zieht und spannt, etwa drei Minuten Behandlungsrichtung: Im Uhrzeigersinn kneten *(rou)* → Zuführen von Qi (suppletio, *bu*) Wirkung: Kräftigt den Fk Niere (o. renalis, *shen*)	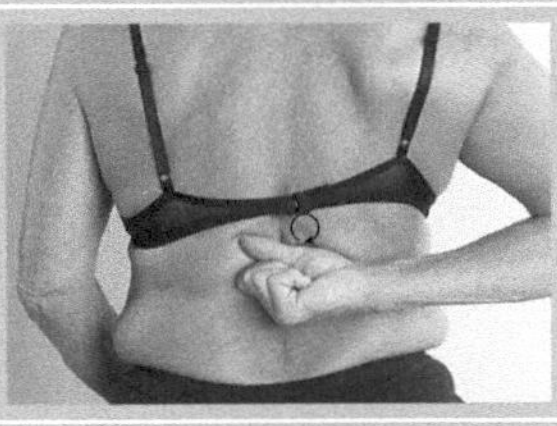
c	Bl 23/V 23 reiben *(mo shenshu)* (→ 6.6.5)	Behandlungsdauer: Bis sich lokal Wärme entwickelt, etwa 50-mal Wirkungen: • Konsolidiert, stützt und harmonisiert den Fk Niere (o. renalis, *shen*) • Erwärmt das Yang • Kräftigt den Lumbalbereich	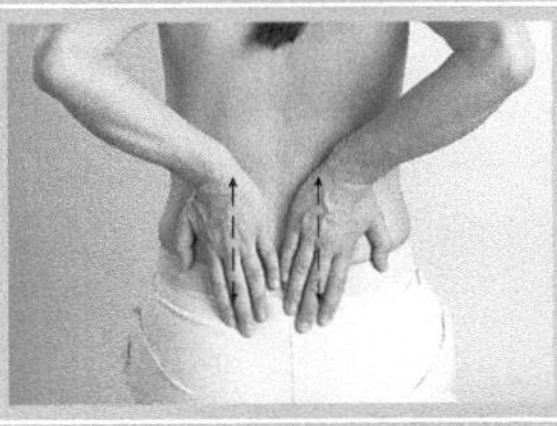
d	Ni 6/R 6 pressen *(an zhaohai)* (→ 6.3.21)	Behandlungsdauer: Eine bis zwei Minuten pressen *(an)* Wirkung: Führt das Qi des Fk Niere (qi renale, *shenqi*) nach oben	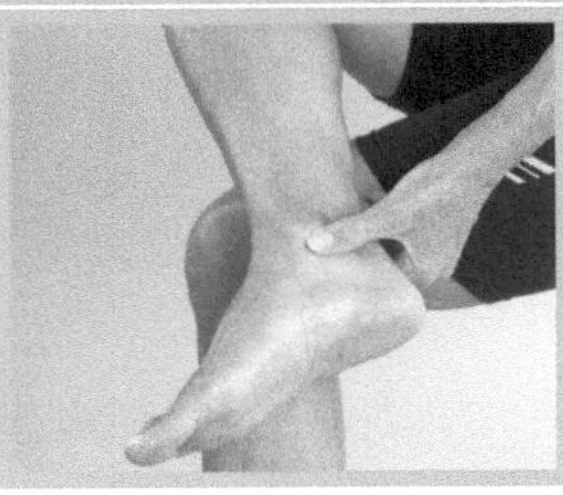

BEHANDLUNGSFREQUENZ

Die Abfolge der Behandlungsmethoden täglich morgens oder abends 3- bis 4-mal als Selbstbehandlung durchführen. Meistens bilden 20 Tage eine Behandlungseinheit, wobei zwischen den Behandlungseinheiten 3 bis 5 Tage ausgesetzt werden kann. Bei stark ausgeprägten Symptomen kann 3-mal täglich behandelt werden .
Die Selbstbehandlung ist täglich 1- bis 2-mal durchzuführen; nach einer Behandlung an 12 aufeinanderfolgenden Tagen kann je nach Krankheitszustand jeden zweiten Tag behandelt werden, bis die Symptome verschwunden sind. In der Regel lassen die Symptome nach drei bis fünf Behandlungen nach, nach 30 weiteren Behandlungen können die Beschwerden nochmals gelindert werden.

7.4 Neurologische Krankheitsbilder

7.4.1 Fazialislähmung

Krankheitsbild und Therapie aus westlicher Sicht

Synonyme: Fazialisparese, Gesichtslähmung
Formen: Periphere und zentrale Fazialislähmung

Periphere Fazialislähmung

Definition: Schlaffe Lähmung aller vom N. facialis (VII. Hirnnerv) innervierten Muskeln. Die Schädigung des Nervs liegt außerhalb des ZNS.
Ursachen:
- Meist idiopathische Mikrozirkulationsstörung im Fazialiskanal im Schläfenbein mit nachfolgendem Ödem, Ischämie und venöser Abflussstörung
- Virusinfektionen (z. B. Zoster oticus)
- Lyme-Borreliose nach Zeckenbiss
- Meningitis (Hirnhautentzündung)
- Erkrankungen der Ohren
- Raumforderung im Bereich des Felsenbeins (Epidermoid, Neurinom)
- Parotistumor

Symptome:
- Herabhängen des Unterlids und des Mundwinkels
- Verstrichene Nasolabialfalte
- Geschmacksstörungen im Bereich der vorderen zwei Drittel der Zunge
- Störungen der Tränensekretion

Auf der betroffenen Seite sind folgende **Bewegungen nicht mehr möglich:**
- Stirnrunzeln
- Schließen des Auges (sog. Bell-Phänomen: Versucht der Patient, die Augen zu schließen, bleibt auf der betroffenen Seite die Lidspalte offen, und die physiologische Drehung des Augapfels nach oben wird sichtbar)
- Pfeifen
- Wangen aufblasen
- Zähne zeigen

Therapie aus westlicher Sicht

- Therapie der Mikrozirkulationsstörung
- Glukokortikoide
- Physiotherapie, Elektrotherapie

Zentrale Fazialislähmung

Definition: Schlaffe Lähmung aller vom N. facialis (VII. Hirnnerv) innervierten Muskeln. Die Schädigung des Nervs liegt im Bereich des Gehirns.
Ursachen:
- Schlaganfall durch zerebrale Durchblutungsstörungen oder Blutungen als häufigste Ursache
- Gehirntumore

Symptome:
- Unfähigkeit, die Muskulatur im Mundbereich zu bewegen
- Stirnrunzeln und Lidschluss möglich
- Kein Bell-Phänomen
- Bei kurzzeitigen Durchblutungsstörungen im Gehirn (TIA, PRIND) können sich die Lähmungserscheinungen innerhalb von Minuten bis Stunden vollständig oder unvollständig zurückbilden

Therapie aus westlicher Sicht

- Therapie der Ursache
- Physiotherapie

CAVE
Jede Fazialisparese muss dringend ärztlich abgeklärt und behandelt werden. Nach Sicherung und Behandlung der Ursache kann der Patient unterstützend Tuina als Selbstbehandlung anwenden.

Krankheitsbild und Therapie aus Sicht der chinesischen Medizin

Folgende Form kann gut mit Tuina behandelt werden:

Xue-Stasen aufgrund Wind-Kälte (algor venti, *fenghan*)

Krankheitsentstehung: In der chinesischen Medizin geht man davon aus, dass bei einer Defizienz von Qi und Xue Wind-Kälte (algor venti, *fenghan*) leicht über die Interstitien und Poren *(jicou)* in den Gesichtsbereich eindringen kann. Dadurch entstehen in den Leitbahnen Xue-Stasen, die Muskeln und Sehnen werden nicht mehr genährt, und es entwickelt sich eine Fazialisparese.
Hauptsymptom: Fazialisparese
Mögliche Allgemeinsymptome:
- Kopfschmerzen
- Schmerzen im Nacken und oberen Rücken
- Aversion gegen Wind und Kälte
- Frösteln
- Schüttelfrost bei leichtem Fieber
- Zungenbelag: weißlich und dünn
- Pulse: oberflächlich (superficiales, *fu*)

Behandlungsprinzipien:

- Lösen der Sehnen und Muskeln
- Durchgängigmachen der Netzleitbahnen (reticulares, *luomai*)
- Dynamisieren des Xue
- Beseitigen von Wind (ventus, *feng*) und Kälte (algor, *han*)

Behandlungsmethoden

Tab. 7.4.1a

a	Die Stirn reiben *(mo qian'e)* (→ 6.1.4)	Behandlungsdauer: Etwa 20-mal reiben *(mo)* Wirkung: Beseitigt Wind (ventus, *feng*)	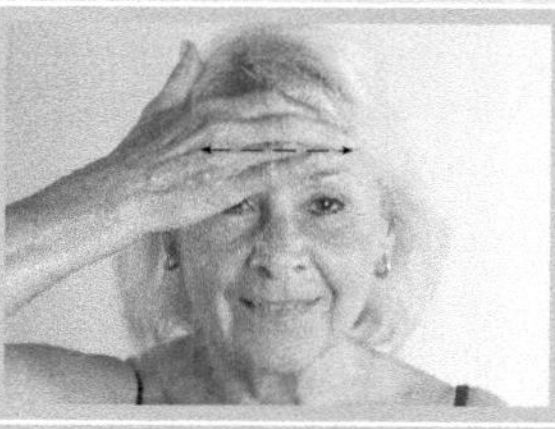
b	Das Gesicht reiben *(mo mian)* (→ 6.1.7)	Behandlungsdauer: 10- bis 20-mal, bis im Gesicht ein Gefühl von Wärme entsteht Wirkung: Zerstreut Kälte (algor, *han*)	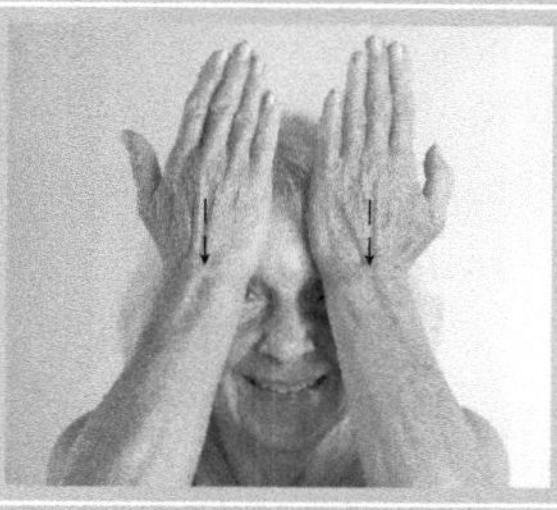
c	3E 17/T 17 pressen *(an yifeng)* (→ 6.1.32)	Behandlungsdauer: Etwa eine Minute pressen *(an)* Wirkung: Wehrt Wind (ventus, *feng*) ab	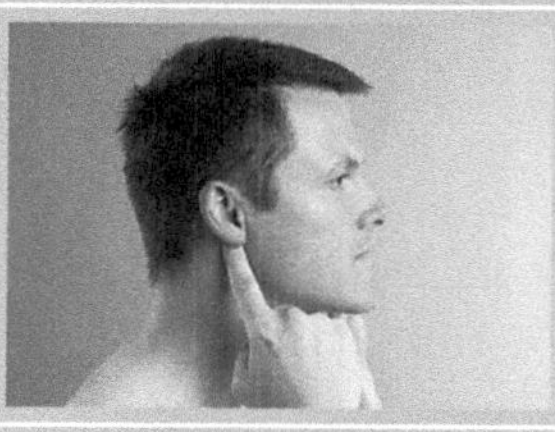
d	Ma 2/S 2 pressen und kneten *(an rou sibai)* (→ 6.1.21)	Behandlungsdauer: Bis es zieht und spannt oder eine Minute Behandlungsrichtung: Vom Körperzentrum weg kneten *(rou)* → Ausleiten von Qi (dispulsio, *xie*) Wirkungen: • Leitet Wind (ventus, *feng*) aus • Klärt die Sicht	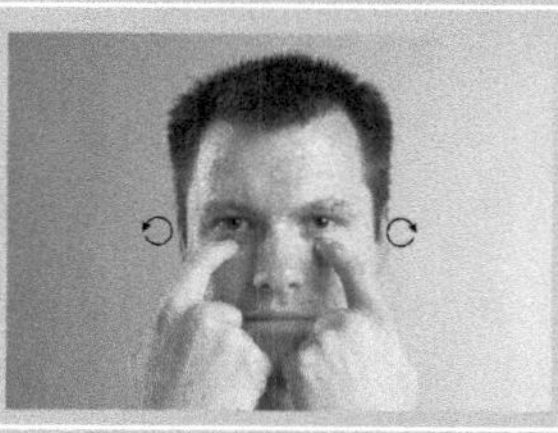
e	Ma 4/S 4 mit dem Fingernagel pressen *(qia dicang)* (→ 6.1.23)	Behandlungsdauer: Bis es zieht und spannt oder eine Minute Wirkungen: • Besänftigt inneren Wind (ventus internus, *neifeng*) • Hebt Paresen und Paralysen auf	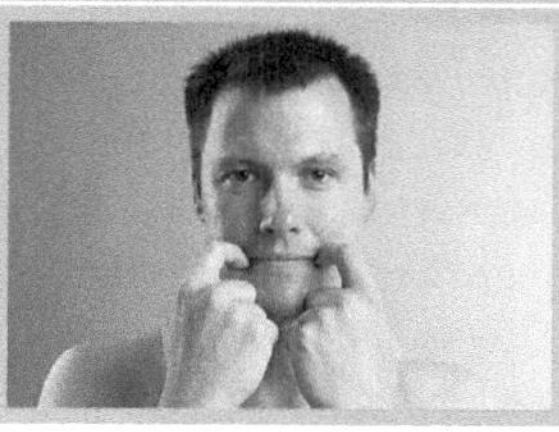

Tab. 7.4.1a

f	Ma 5/S 5 pressen *(an daying)* (→ 6.1.24)	Behandlungsdauer: Etwa eine bis zwei Minuten pressen *(an)* Wirkungen: • Zerstreut Wind (ventus, *feng*) • Macht die Netzleitbahnen (reticulares, *luomai*) durchgängig • Hebt die Wehrenergie (qi defensivum, *weiqi*) empor	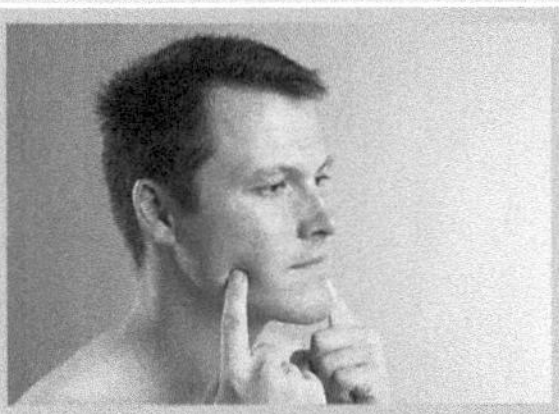
g	Du 16/Rg 16 greifen *(na fengfu)* (→ 6.1.45)	Behandlungsdauer: Bis sich im Nacken Wärme entwickelt oder eine Minute Wirkungen: • Zerstreut Wind-Kälte (algor venti, *fenghan*) • Wirkt schmerzstillend und krampflösend	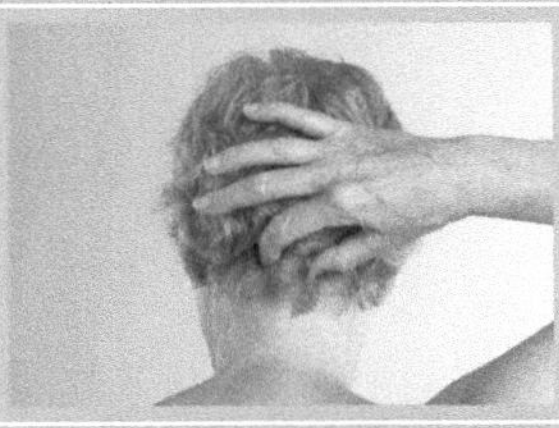
h	Di 4/IC 4 greifen und kneifen *(na nie hegu)* (→ 6.2.17)	Behandlungsdauer: Bis es lokal zieht und spannt, etwa 20- bis 30-mal greifen *(na)* und kneifen *(nie)* Wirkungen: • Zerstreut Wind (ventus, *feng*) • Öffnet die Oberfläche (extima, *biao*) • Macht die Netzleitbahnen (reticulares, *luomai*) durchgängig	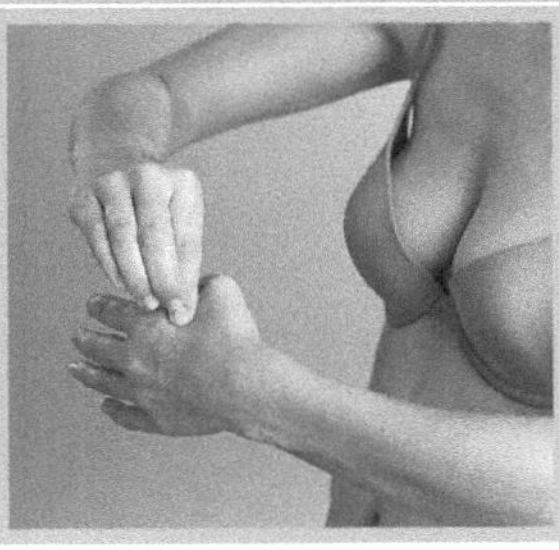

BEHANDLUNGSFREQUENZ

Die Abfolge der Behandlungsmethoden täglich morgens und abends 3- bis 4-mal als Selbstbehandlung durchführen.

7.4.2 Trigeminusneuralgie

Krankheitsbild und Therapie aus westlicher Sicht

Definition: Meist einseitig und anfallsartig auftretende Schmerzen im Versorgungsgebiet des N. trigeminus (V. Hirnnerv).
Formen: Idiopathische und symptomatische Trigeminusneuralgie

Idiopathische Trigeminusneuralgie

Ursache: ungeklärt
Vorkommen: meist nach dem 50. Lebensjahr, häufiger bei Frauen
Auslöser:

- Berührung bestimmter Gesichtsbereiche, sog. Triggerzonen
- Sprechen oder Kauen
- Kälte- oder Wärmereize

Hauptsymptome:
- Plötzlich einsetzender, reißender, unerträglicher Schmerz, der einige Sekunden andauert
- Betroffen ist v. a. der Ober- und Unterkieferast (N. maxillaris und N. mandibularis)

Mögliche Nebensymptome:
- Rötung des Gesichts
- Tränen- und Schweißsekretion
- Abmagerung (um Auslöser zu vermeiden!)

Therapie aus westlicher Sicht

- Medikamentös
- Thermokoagulation
- Operative Dekompression des N. trigeminus

Symptomatische Trigeminusneuralgie

Ursachen:
andere Grunderkrankungen wie:
- Stoffwechselkrankheiten
- Erkrankungen der Augen (z. B. Glaukom)
- Sinusitis
- Multiple Sklerose
- Schädigung des Nervs durch Kompression, Hirntumoren, Fraktur, Operationen

Vorkommen: meist vor dem 40. Lebensjahr
Symptome:
- Schmerzattacken, die auch beidseitig auftreten
- Betroffen ist auch der N. ophthalmicus
- Nach dem akuten Schmerz meist Dauerschmerz
- Neurologische Symptome
- Sensibilitätsstörungen

Therapie aus westlicher Sicht

Behandlung der Grunderkrankung

CAVE

Aufgrund der schwerwiegenden Symptomatik müssen Patienten, die unter Trigeminusneuralgie leiden, meist schulmedizinisch behandelt werden. Unterstützend können Patienten Tuina als Selbstbehandlung anwenden. Dabei ist aber zu beachten, dass Behandlungsmethoden, die im Gesichtsbereich lokalisiert sind, nur äußerst vorsichtig angewendet werden dürfen, da dadurch möglicherweise eine akute Schmerzattacke ausgelöst werden könnte. Im akuten Schmerzanfall ist eine Behandlung mit Tuina kontraindiziert.

Krankheitsbild und Therapie aus Sicht der chinesischen Medizin

Übersicht

Das Krankheitsbild Trigeminusneuralgie wird in der chinesischen Medizin den Kategorien „Gesichtsschmerzen" *(miantong)*, „Einseitige Kopfschmerzen" *(piantoutong)* und „Wind des Kopfes" *(toufeng)* zugeordnet. Die Erkrankung manifestiert sich im Kopfbereich, wobei in erster Linie die drei Yang-Leitbahnen betroffen sind. Ätiologisch kommen sowohl innere als auch äußere Agenzien in Betracht.

Einteilung nach Agenzien, Pathogenese und Symptomatik

1. Wind-Kälte (algor venti, *fenghan*) in Kombination mit Schleim (pituita, *tan*)
2. Wind-Hitze (calor venti, *fengre*) in Kombination mit Schleim (pituita, *tan*)
3. Einstauungen des Qi des Fk Leber (qi hepatici, *ganqi*) wandeln sich zu Glut (ardor, *huo*)
4. Xue-Stasen bei energetischer Schwäche (depletio, *xu*) des Qi

Differenzierte Tuina-Therapie

1 Wind-Kälte (algor venti, *fenghan*) in Kombination mit Schleim (pituita, *tan*)

Krankheitsentstehung: Wind-Kälte (algor venti, *fenghan*) blockiert in Kombination mit Schleim (pituita, *tan*) die drei Yang-Leitbahnen im Gesichtsbereich. Die Netzleitbahnen (reticulares, *luomai*) sind nicht mehr durchgängig, und dies führt zu Schmerzen.

Hauptsymptome:
- Anfallsartig einsetzende heftige Schmerzen im Gesicht
- Bedürfnis, den Kopf mit Tüchern etc. zu umwickeln
- Aversion gegen Wind und Kälte
- Auslösung der Schmerzattacken durch Wind und Kälte
- Verstärkung der Schmerzen durch Wind und Kälte
- Zungenkörper: blass; Zungenbelag: dünn, weißlich
- Pulse: oberflächlich (superficiales, *fu*) und gespannt (intenti, *jin*) oder saitenförmig (chordales, *xian*) und gespannt (intenti, *jin*)

Behandlungsprinzipien:
- Zerstreuen von Kälte (algor, *han*)
- Beseitigen von Wind (ventus, *feng*)
- Stillen der Schmerzen
- Umwandeln von Schleim (pituita, *tan*)

7

Behandlungsmethoden

Tab. 7.4.2a

a	Du 16/Rg 16 greifen *(na fengfu)* (→ 6.1.45)	Behandlungsdauer: Bis sich im Nacken Wärme entwickelt oder eine Minute Wirkungen: • Zerstreut Wind-Kälte (algor venti, *fenghan*) • Wirkt schmerzstillend und krampflösend	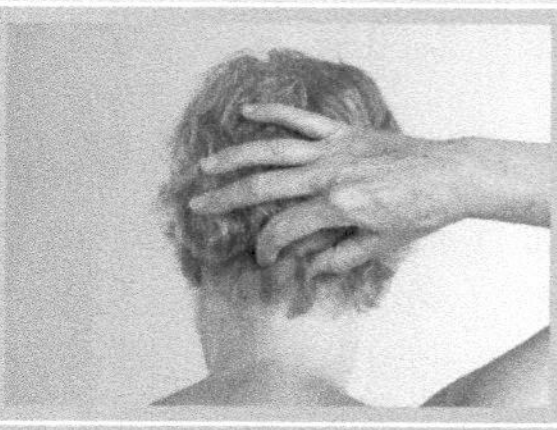
b	3E 5/T 5 pressen *(an waiguan)* (→ 6.2.29)	Behandlungsdauer: Bis es zieht und spannt oder eine Minute Wirkungen: • Öffnet die Oberfläche (extima, *biao*) • Leitet Kälte (algor, *han*) aus • Macht die Haupt- und Netzleitbahnen (cardinales und reticulares, *jingmai luomai*) durchgängig • Beseitigt Qi-Blockaden	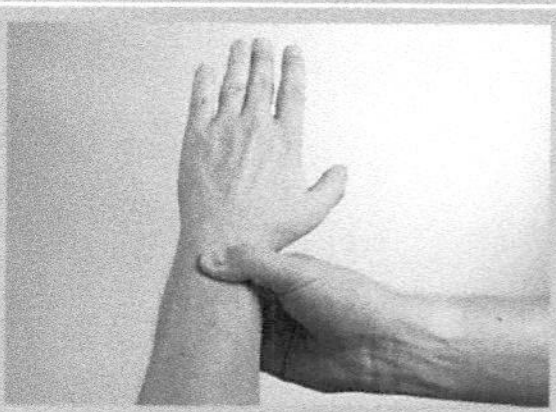
c	Ma 40/S 40 pressen *(an fenglong)* (→ 6.3.8)	Behandlungsdauer: Etwa eine Minute pressen *(an)* Wirkungen: • Wandelt Feuchtigkeit (humor, *shi*) um • Leitet Schleim (pituita, *tan*) aus • Bewegt das Qi der Fk Milz und Magen (qi lienale et stomachi, *pi wei qi*)	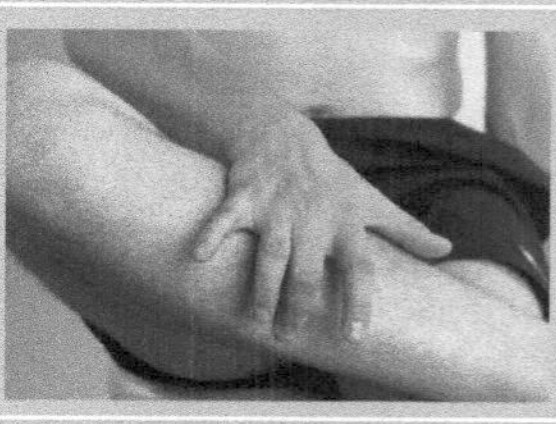
d	Ma 36/S 36 pressen und kneten *(an rou zusanli)* (→ 6.3.7)	Behandlungsdauer: Bis es zieht und spannt oder eine bis drei Minuten Behandlungsrichtung: Im Uhrzeigersinn kneten *(rou)* → Zuführen von Qi (suppletio, *bu*) Wirkungen: • Reguliert und harmonisiert Qi und Xue • Stützt und reguliert die Fk Milz und Magen (oo. lienalis et stomachi, *pi wei*)	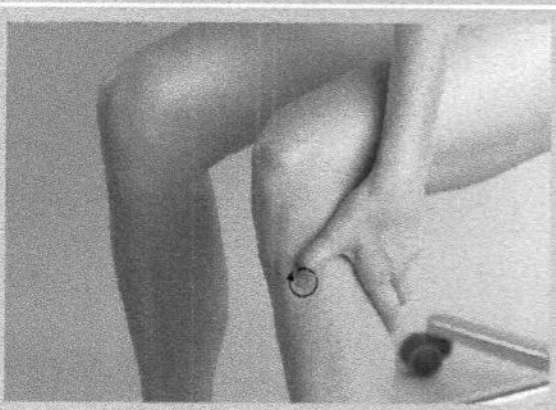

BEHANDLUNGSFREQUENZ

Die Abfolge der Behandlungsmethoden bis zu 4-mal täglich jeweils 3- bis 4-mal als Selbstbehandlung durchführen.

2 Wind-Hitze (calor venti, *fengre*) in Kombination mit Schleim (pituita, *tan*)

Krankheitsentstehung: Wind-Hitze (calor venti, *fengre*) blockiert in Kombination mit Schleim (pituita, *tan*) die drei Yang-Leitbahnen im Kopfbereich. Dadurch entstehen neuralgische Schmerzen im Gesichtsbereich.

Hauptsymptom: Anfallsartig einsetzende heftige Schmerzen und Hitzegefühle im Gesicht

Mögliche Allgemeinsymptome:

- Bitterer Geschmack im Mund
- Leichter Durst

- Obstipation
- Rötlicher Urin
- Zungenkörper: roter Zungenrand, rote Zungenspitze; Zungenbelag: dünn, gelblich, trocken
- Pulse: oberflächlich (superficiales, *fu*) und beschleunigt (celeri, *shu*) oder saitenförmig (chordales, *xian*) und beschleunigt (celeri, *shu*)

Behandlungsprinzipien:

- Beseitigen von Wind (ventus, *feng*)
- Zerstreuen von Hitze (calor, *re*)
- Stillen der Schmerzen
- Umwandeln von Schleim (pituita, *tan*)

Behandlungsmethoden

Tab. 7.4.2b

a	Gb 20/F 20 pressen und kneten *(an rou fengchi)* (→ 6.1.42)	Behandlungsdauer: Etwa eine bis drei Minuten pressen *(an)* und kneten *(rou)* Behandlungsrichtung: Vom Körperzentrum weg kneten *(rou)* → Ausleiten von Qi (dispulsio, *xie*) Wirkungen: • Zerstreut Wind (ventus, *feng*) • Kühlt Hitze (calor, *re*)	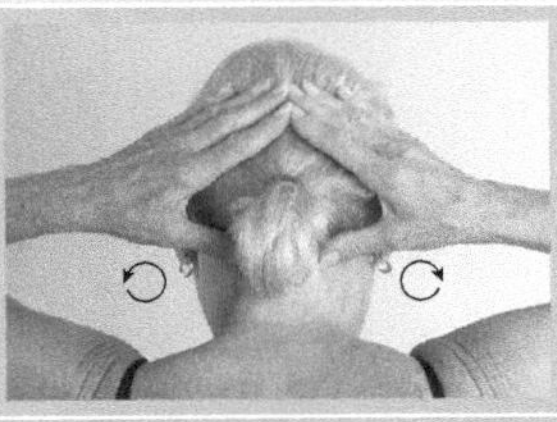
b	Di 11/IC 11 pressen und kneten *(an rou quchi)* (→ 6.2.19)	Behandlungsdauer: Bis es lokal zieht und schmerzt oder eine Minute Behandlungsrichtung: Gegen den Uhrzeigersinn kneten *(rou)* → Ausleiten von Qi (dispulsio, *xie*) Wirkungen: • Kühlt Hitze (calor, *re*) • Stillt Schmerzen	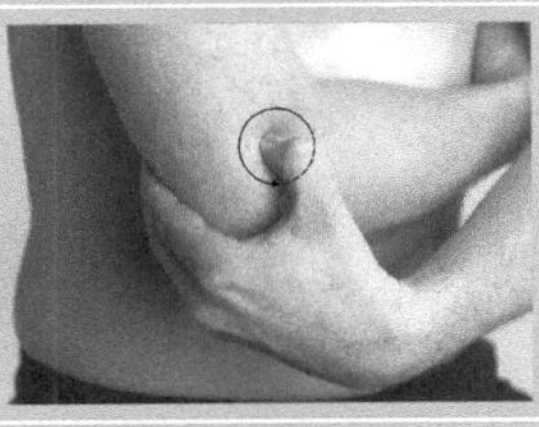
c	Di 4/IC 4 greifen und kneifen *(na nie hegu)* (→ 6.2.17)	Behandlungsdauer: Bis es lokal zieht und spannt, etwa 20- bis 30-mal greifen *(na)* und kneifen *(nie)* Wirkungen: • Zerstreut Wind (ventus, *feng*) • Kühlt Hitze (calor, *re*) • Macht die Netzleitbahnen (reticulares, *luomai*) durchgängig • Stillt Schmerzen	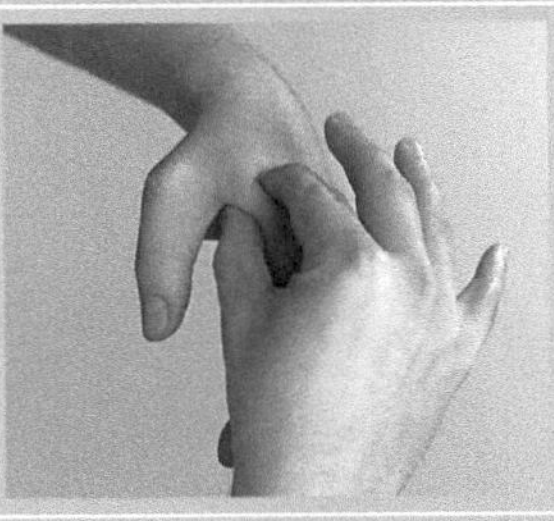
d	Ma 40/S 40 pressen *(an fenglong)* (→ 6.3.8)	Behandlungsdauer: Etwa eine Minute pressen *(an)* Wirkungen: • Wandelt Feuchtigkeit (humor, *shi*) um • Leitet Schleim (pituita, *tan*) aus • Bewegt das Qi der Fk Milz und Magen (qi lienale et stomachi, *pi wei qi*)	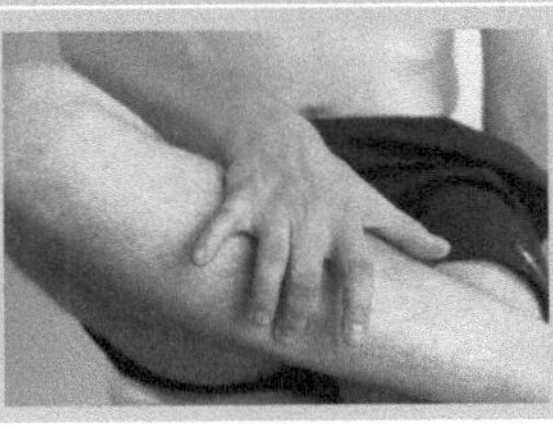

BEHANDLUNGSFREQUENZ

Die Abfolge der Behandlungsmethoden bis zu 4-mal täglich jeweils 3- bis 4-mal als Selbstbehandlung durchführen.

3 Einstauungen des Qi des Fk Leber (qi hepatici, *ganqi*) wandeln sich zu Glut (ardor, *huo*)

Krankheitsentstehung: Wenn der Fk Leber (o. hepaticus, *gan*) durch die Emotionen Sorge (solicitudo, *you*), Grübeln (cogitatio, *si*) und Zorn (ira, *nu*) geschädigt wird, stagniert das Qi des Fk Leber (qi hepatici, *ganqi*), wandelt sich zu Glut (ardor, *huo*), und das Yang des Fk Leber (yang hepatici, *ganyang*) schlägt ungehindert in den oberen Körperbereich empor. Im Gesicht entstehen dadurch stärkste Schmerzen.

Hauptsymptome:
- Anfallsartig einsetzende heftige Schmerzen im Gesicht
- Starkes Hitzegefühl an der Wange

Mögliche Allgemeinsymptome:
- Nervosität
- Reizbarkeit
- Benommenheit
- Gerötete Augen
- Ohrensausen
- Bitterer Geschmack im Mund
- Schlafstörungen mit vielen Träumen
- Obstipation
- Rötlicher Urin
- Zungenkörper: rot; Zungenbelag: gelblich
- Pulse: saitenförmig (chordales, *xian*) und beschleunigt (celeri, *shu*)

Behandlungsprinzipien:
- Kühlen des Fk Leber (o. hepaticus, *gan*)
- Ausleiten von Hitze (calor, *re*) und Glut (ardor, *huo*)
- Absenken des hochschlagenden Yang des Fk Leber (yang hepatici, *ganyang*)
- Stillen der Schmerzen

Behandlungsmethoden

Tab. 7.4.2c

a	Du 20/Rg 20 punktartig pressen *(dian baihui)* (→ 6.1.47)	Behandlungsdauer: Bis es zieht und spannt oder eine Minute Wirkungen: • Senkt das Yang des Fk Leber (yang hepatici, *ganyang*) ab • Besänftigt Wind (ventus, *feng*)	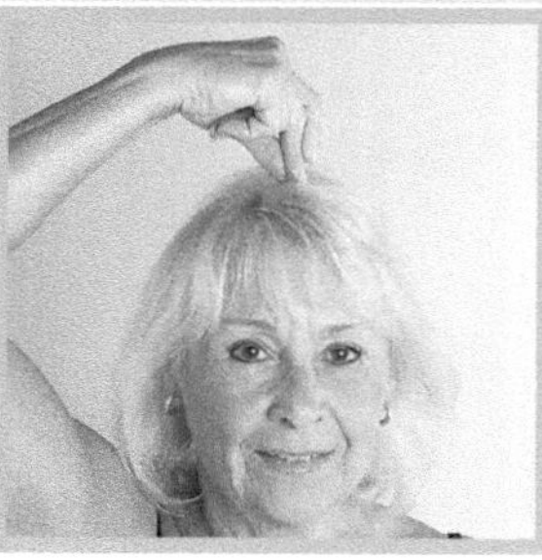

Tab. 7.4.2c

b	Gb 34/F 34 greifen und kneifen *(na nie yanglingquan)* (→ 6.3.24)	Behandlungsdauer: Bis das Ziehen und Spannen zu den Zehen ausstrahlt oder 15- bis 30-mal Wirkungen: • Löst die Muskeln und Sehnen • Dynamisiert das Xue • Reguliert den Fk Leber (o. hepaticus, *gan*)	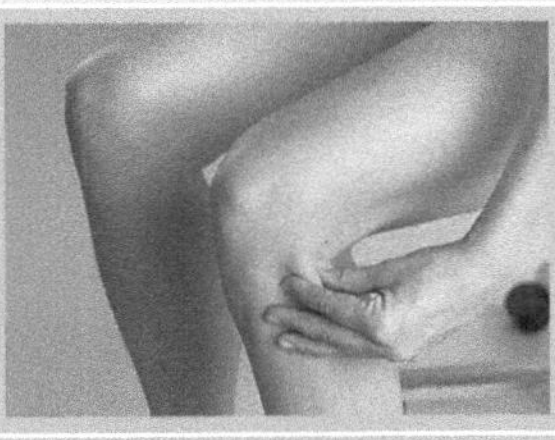
c	Le 3/H 3 pressen *(an taichong)* (→ 6.3.27)	Behandlungsdauer: Etwa eine bis drei Minuten pressen *(an)* Wirkungen: • Stützt und harmonisiert die Fk Leber und Gallenblase (oo. hepaticus et felleus, *gan dan)* • Reguliert und kühlt das Xue • Senkt das Yang des Fk Leber (yang hepatici, *ganyang*) ab	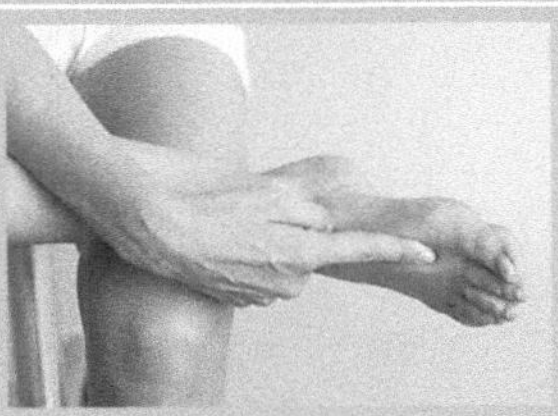

BEHANDLUNGSFREQUENZ

Die Abfolge der Behandlungsmethoden bis zu 4-mal täglich jeweils 3- bis 4-mal als Selbstbehandlung durchführen.

4 Xue-Stasen bei energetischer Schwäche (depletio, *xu*) des Qi

Krankheitsentstehung: Bei einer lange bestehenden Erkrankung mit energetischer Schwäche (depletio, *xu*) von Qi und Xue dringen Schrägläufigkeiten (Heteropathien, *xie*) in die Haupt- und Netzleitbahnen (cardinales und reticulares, *jingmai luomai*) im Kopf- und Gesichtsbereich ein und führen zu heftigsten Schmerzen.

Hauptsymptome:

- Anfallsartig einsetzende heftige bohrende, stechende oder schneidende Schmerzen im Gesicht
- Druckempfindlichkeit an der schmerzenden Stelle
- Therapieresistenz
- Keine erkennbaren Auslöser wie Kälte oder Hitze
- Zungenkörper: dunkelpurpurrot, eventuell mit Petechien und Stasenflecken; Zungenbelag: dünn und weißlich
- Pulse: saitenförmig (chordales, *xian*) und rau (asperi, *se*)

Behandlungsprinzipien:

- Dynamisieren des Xue
- Beseitigen von Xue-Stasen
- Durchgängigmachen der Körperöffnungen
- Stillen der Schmerzen

7

Behandlungsmethoden

Tab. 7.4.2d

a	Ren 4/Rs 4 punktartig pressen *(dian an guanyuan)* (→ 6.5.11)	Behandlungsdauer: Etwa 20- bis 30-mal punktartig pressen *(dian an)* Wirkungen: • Stützt den Fk Niere (o. renalis, *shen*) • Konsolidiert das Qi der angeborenen Konstitution (qi nativum, *xiantian zhi qi*) • Reguliert das Qi • Löst Blockaden des Qi und Xue • Beendet Schmerzen	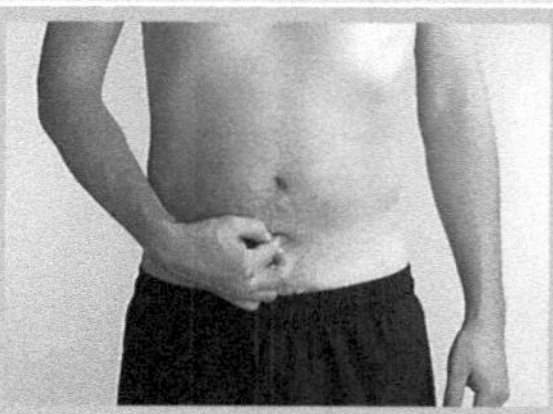
b	Ma 36/S 36 pressen und kneten *(an rou zusanli)* (→ 6.3.7)	Behandlungsdauer: Bis es zieht und spannt oder eine bis drei Minuten Behandlungsrichtung: Im Uhrzeigersinn kneten *(rou)* → Zuführen von Qi (suppletio, *bu*) Wirkungen: • Reguliert und harmonisiert Qi und Xue • Stützt und reguliert die Fk Milz und Magen (oo. lienalis et stomachi, *pi wei*)	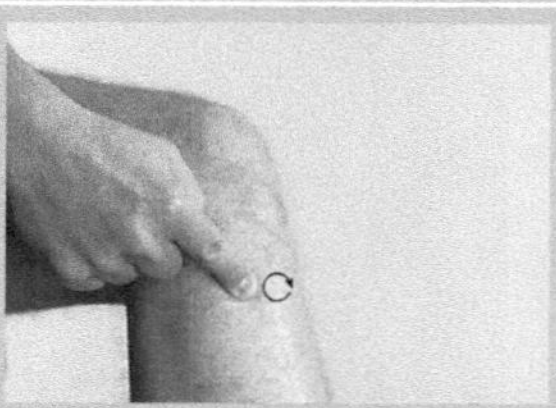
c	Mi 6/L 6 pressen und kneten *(an rou sanyinjiao)* (→ 6.3.11)	Behandlungsdauer: Jeweils eine Minute lang pressen *(an)* und kneten *(rou)* Behandlungsrichtung: Im Uhrzeigersinn kneten *(rou)* → Zuführen von Qi (suppletio, *bu*) Wirkungen: • Dynamisiert das Xue • Kräftigt den Fk Milz (o. lienalis, *pi*) • Wandelt Feuchtigkeit (humor, *shi*) um • Löst den Fk Leber (o. hepaticus, *gan*) • Stützt den Fk Niere (o. renalis, *shen*)	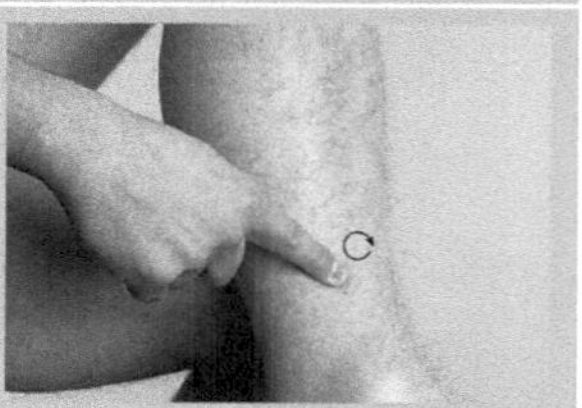

BEHANDLUNGSFREQUENZ

Die Abfolge der Behandlungsmethoden bis zu 4-mal täglich 3- bis 4-mal als Selbstbehandlung durchführen.

In Abhängigkeit des betroffenen Versorgungsgebietes können folgende Behandlungsmethoden zusätzlich angewendet werden:

Schmerzen im Versorgungsgebiet des 1. Astes (N. ophthalmicus) (zuständig für die Sensibilität von Augenhöhle und Stirn):

Tab. 7.4.2e

a	Bl 2/V 2 pressen *(an cuanzhu)* (→ 6.1.30)	Behandlungsdauer: Bis es zieht und spannt oder eine Minute Wirkungen: • Zerstreut Wind (ventus, *feng*) • Macht die Netzleitbahnen (reticulares, *luomai*) frei • Klärt die Sicht • Beseitigt Müdigkeit der Augenmuskeln • Beendet Kopfschmerzen	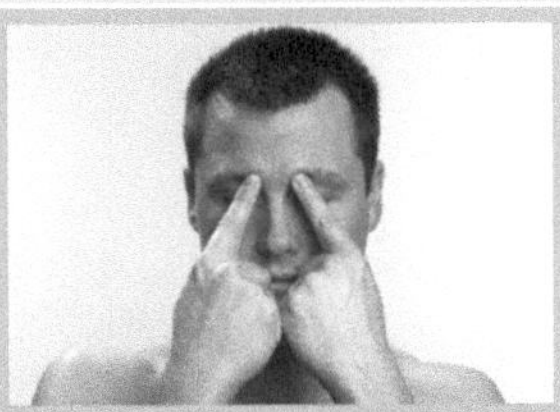
b	Bl 1/V 1 pressen *(an jingming)* (→ 6.1.29)	Behandlungsdauer: Mehrfach wiederholen, bis es zieht und spannt oder eine Minute Wirkungen: • Macht die Netzleitbahnen (reticulares, *luomai*) durchgängig • Klärt die Sicht • Zerstreut Wind (ventus, *feng*) • Kühlt Hitze (calor, *re*)	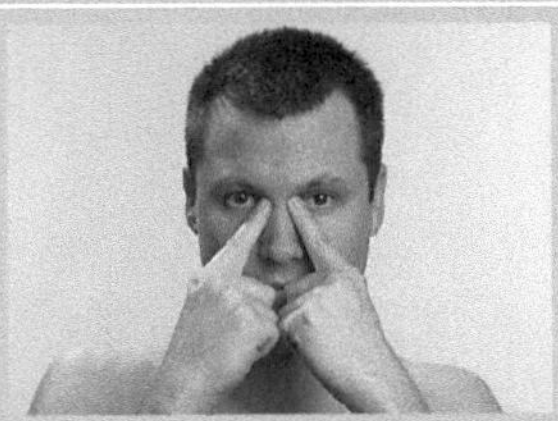
c	Ex-HN 3/Ex 1 kneifen *(nie yintang)* (→ 6.1.49)	Behandlungsdauer: Bis lokal rote Flecken zu sehen sind oder eine Minute Wirkungen: • Klärt den Neben-Fk Gehirn (paraorbis cerebri, *nao*) • Beseitigt Wind (ventus, *feng*) • Kühlt Hitze (calor, *re*) • Sediert die konstellierende Kraft *(shen)* • Klärt die Sicht	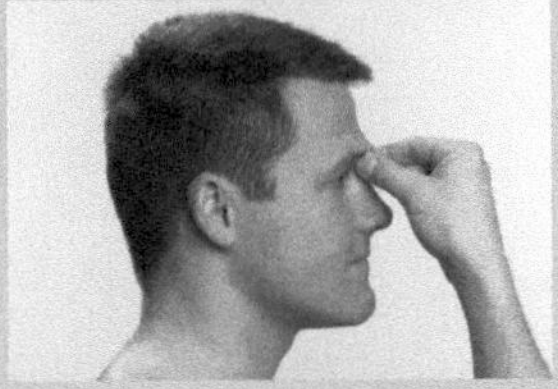

Schmerzen im Versorgungsgebiet des 2. Astes (N. maxillaris) (zuständig für die Sensibilität der Gesichtshaut unterhalb der Augenhöhle, der Schleimhaut der Nase, der Zähne des Oberkiefers und der Oberlippe):

Tab. 7.4.2f

a	Ex-HN 5/Ex 2 pressen *(an taiyang)* (→ 6.1.50)	Behandlungsdauer: Bis es zieht und spannt oder eine Minute Wirkungen: • Leitet Wind (ventus, *feng*) und Wind-Hitze (calor venti, *fengre*) aus • Kühlt Hitze (calor, *re*) • Klärt die Augen	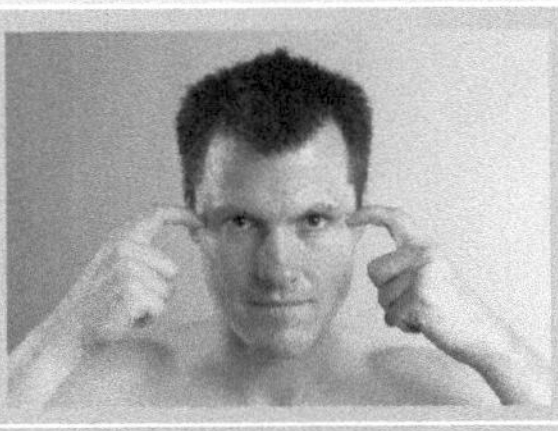
b	Ma 2/S 2 pressen und kneten *(an rou sibai)* (→ 6.1.21)	Behandlungsdauer: Bis es zieht und spannt oder eine Minute Behandlungsrichtung: Vom Körperzentrum weg kneten *(rou)* → Ausleiten von Qi (dispulsio, *xie*) Wirkungen: • Leitet Wind (ventus, *feng*) aus • Klärt die Sicht • Regt den Fk Leber (o. hepaticus, *gan*) an und reguliert ihn	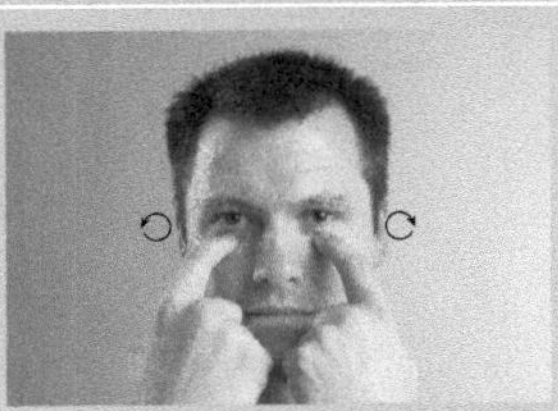

Schmerzen im Versorgungsgebiet des 3. Astes (N. mandibularis) (zuständig für die Sensibilität des Unterkieferbereichs (Unterlippe, Zahnfleisch und Zähne) und die Motorik der Mundboden- und Kaumuskeln):

Tab. 7.4.2g

a	Ma 6/S 6 pressen und kneten (*an rou jiache*) (→ 6.1.25)	Behandlungsdauer: Etwa eine bis zwei Minuten pressen *(an)* und kneten *(rou)* Behandlungsrichtung: Vom Körperzentrum weg kneten (*rou*) → Ausleiten von Qi (dispulsio, *xie*) Wirkungen: • Löst Wind (ventus, *feng*) • Macht die Netzleitbahnen (reticulares, *luomai*) durchgängig	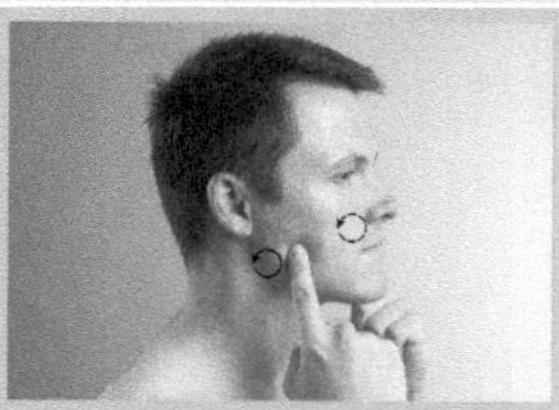
b	Ma 7/S 7 pressen *(an xiaguan)* (→ 6.1.26)	Behandlungsdauer: Bis es zieht und spannt oder eine Minute Behandlungsrichtung: Vom Körperzentrum weg kneten *(rou)* → Ausleiten von Qi (dispulsio, *xie*) Wirkungen: • Macht die Netzleitbahnen (reticulares, *luomai*) frei • Beseitigt Schmerzen	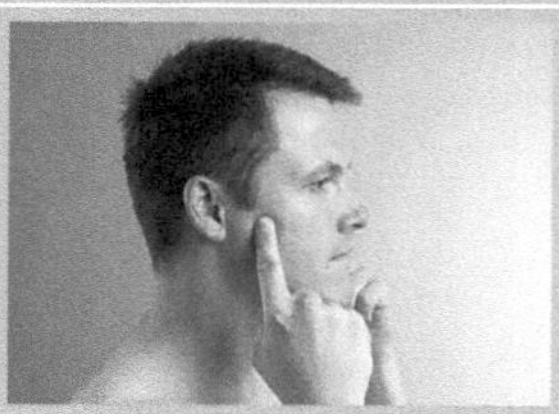

7.4.3 Halbseitenlähmung nach Schlaganfall

Krankheitsbild und Therapie aus westlicher Sicht

Definition Lähmung: Bezeichnung für die vollständige (Paralyse, Plegie) oder unvollständige (Parese) Bewegungseinschränkung durch Ausfall der motorischen Nervenbahnen oder durch Funktionsstörungen in der Skelettmuskulatur.

Formen: zentrale und periphere Lähmung

Bei der Halbseitenlähmung nach einem Schlaganfall (apoplektischer Insult, zerebraler Insult) handelt es sich um eine **zentrale** Lähmung.

Kennzeichen der zentralen Lähmung:
- Schädigung des **ersten** motorischen Neurons
- Erhöhter Ruhetonus der Muskulatur → spastische Lähmung
- Steigerung der Muskeleigenreflexe
- Kein Muskelschwund (Muskelatrophie)
- Pathologische Reflexe sind auslösbar

Definition Hemiparese: Unvollständige Lähmung einer Körperhälfte (links oder rechts) infolge einer zentralen Läsion (z. B. Schlaganfall, Rückenmarksläsion). Die Hemiparese nach Schlaganfall ist klinisch häufiger vertreten als die Hemiplegie.

Definition Hemiplegie: Vollständige Lähmung einer Körperhälfte (links oder rechts) infolge einer zentralen Läsion (z. B. Schlaganfall, Rückenmarksläsion).

Therapie aus westlicher Sicht

- Behandlung der Grunderkrankung
- Physiotherapie (tonusreduzierende Maßnahmen, Bobath-Therapie, Gangschulung etc.)

CAVE

Selbstbehandlung mit Tuina ist bei diesem Krankheitsbild eine gute Ergänzung zur herkömmlichen westlichen Physiotherapie, die aber mit speziellen Techniken zur Behandlung neurologischer Erkrankungen wie z. B. Bobath stets im Vordergrund stehen sollte. Inwieweit sich der Patient mit Tuina selbst behandeln kann, richtet sich nach dem Schweregrad der Lähmung und dem Allgemeinzustand. Die unten angegebenen Behandlungsmethoden können auch von dem behandelnden Therapeuten durchgeführt werden.

Krankheitsbild und Therapie aus Sicht der chinesischen Medizin

Übersicht

In der chinesischen Medizin wird Schlaganfall zur Kategorie des „Getroffenwerdens durch Wind“ (vento percussio, *zhongfeng*) gerechnet. Klinisch wird dieses Krankheitsbild in mehrere Formen unterteilt, wobei die so genannten „Folgekrankheiten“ *(houyizheng)*, die in der Spätphase des Schlaganfalls auftreten, gut mit Tuina zu behandeln sind.

Einteilung nach Agenzien, Pathogenese und Symptomatik

1. Xue-Stasen aufgrund von energetischer Schwäche des Qi (depletio qi, *qixu*)
2. Energetische Schwäche der Fk Leber und Niere (depletio der oo. hepaticus et renalis, *gan shen xu*)

Differenzierte Tuina-Therapie

1 Xue-Stasen aufgrund von energetischer Schwäche des Qi (depletio qi, *qixu*)

Krankheitsentstehung: Aufgrund der starken energetischen Schwäche (depletio, *xu*) des geradläufigen (orthopathischen, *zheng*) Qi nach einem Schlaganfall kann sich auch das Xue nicht mehr ungehindert in den Leitbahnen bewegen. Es entstehen Qi-Blockaden und Xue-Stasen. Durch die Xue-Stasen sind die Leitbahnen nicht mehr durchgängig, die Extremitäten werden nicht mehr versorgt, und es entsteht eine halbseitige Lähmung der Extremitäten.
Hauptsymptom: Halbseitige, spastische Lähmung der Extremitäten
Mögliche Allgemeinsymptome:

- Schwäche und Kraftlosigkeit der Extremitäten

- Kurzatmigkeit
- Benommenheit
- Fahler Teint
- Schwerfällige, verwaschene Sprache
- Zungenkörper: livide; Zungenbelag: weißlich oder fehlend
- Pulse: saitenförmig (chordal, *xian*) und zart (minuti, *xi*), eventuell rau (asperi, *se*)

Behandlungsprinzipien:

- Stützen des Qi
- Dynamisieren des Xue
- Durchgängigmachen der Haupt- und Netzleitbahnen (cardinales und reticulares, *jingmai luomai*)

Behandlungsmethoden

Tab. 7.4.3a

a	Ma 5/S 5 pressen *(an daying)* (→ 6.1.24)	Behandlungsdauer: Etwa eine bis zwei Minuten pressen *(an)* Wirkungen: • Zerstreut Wind (ventus, *feng*) • Macht die Netzleitbahnen (reticulares, *luomai*) durchgängig • Hebt die Wehrenergie (qi defensivum, *weiqi*) empor	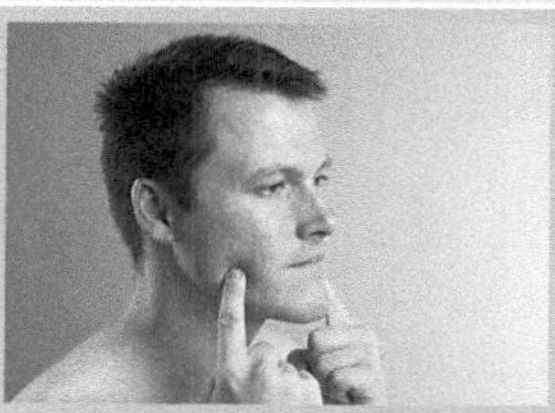
b	Den Arm schlagen *(ji shangzhi)* (→ 6.2.3)	Behandlungsdauer: Den betroffenen Arm jeweils 3- bis 5-mal klopfen *(kou)* und schlagen *(ji)* Wirkung: Macht die Haupt- und Netzleitbahnen (cardinales und reticulares, *jingmai luomai*) durchgängig	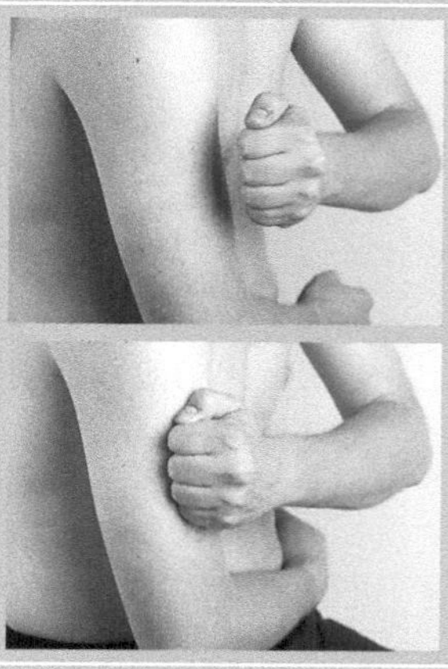
c	Ma 36/S 36 pressen und kneten *(an rou zusanli)* (→ 6.3.7)	Behandlungsdauer: Bis es zieht und spannt oder eine bis drei Minuten Behandlungsprinzip: Im Uhrzeigersinn kneten *(rou)* → Zuführen von Qi (suppletio, *bu*) Wirkungen: • Reguliert und harmonisiert Qi und Xue • Stützt und reguliert die Fk Milz und Magen (oo. lienalis et stomachi, *pi wei*)	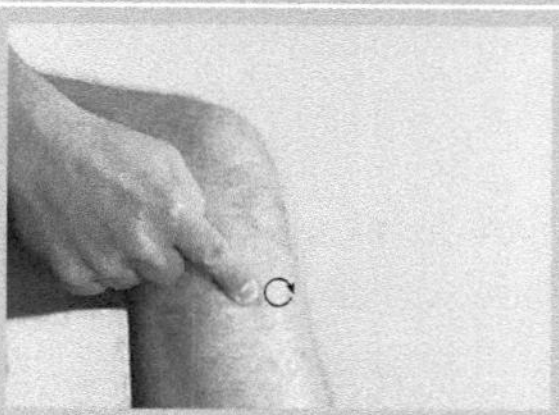

Tab. 7.4.3a

d	Das Bein klatschen und schlagen *(pai da xiazhi)* (→ 6.3.2)	Behandlungsdauer: Mit der nicht betroffenen Hand das betroffene Bein etwa 20-mal klatschen *(pai)* und schlagen *(da)* oder klopfen *(kou)* und schlagen *(da)* Wirkungen: • Dynamisiert das Xue • Macht die Haupt- und Netzleitbahnen (cardinales und reticulares, *jingmai luomai*) durchlässig	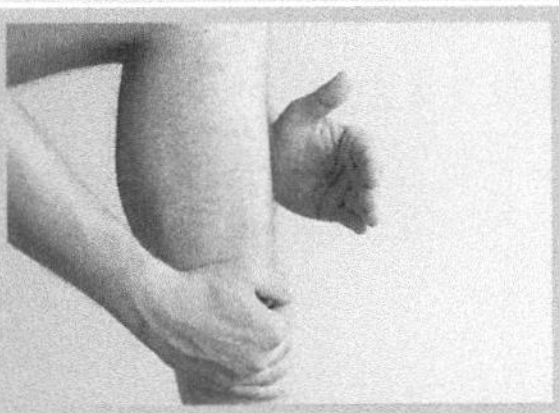

BEHANDLUNGSFREQUENZ

Die Abfolge der Behandlungsmethoden täglich morgens und abends 3- bis 4-mal als Selbstbehandlung durchführen.

2 Energetische Schwäche der Fk Leber und Niere (depletio der oo. hepaticus et renalis, *gan shen xu*)

Krankheitsentstehung: Bei Erschöpfung der Fk Leber und Niere (oo. hepaticus et renalis, *gan shen*) werden das Struktivpotential *(jing)* und das Xue verbraucht. Die Leitbahnen können nicht mehr befeuchtet werden, und dies führt zur halbseitigen Lähmung der Extremitäten, die meist mit Muskelkrämpfen und Taubheitsgefühlen verbunden ist.

Hauptsymptom: Halbseitige, spastische Lähmung der Extremitäten

Mögliche Allgemeinsymptome:

- Schwäche und Kraftlosigkeit
- Eventuell Muskelkrämpfe und steife Gelenke
- Taubheitsgefühle
- Fazialisparese
- Schwerfällige Sprache
- Viel Sputum in der Kehle
- Drehschwindel
- Spannungsgefühle im Kopf
- Geistige Retardierung (Verlangsamung)
- Zungenkörper: rot und feucht
- Pulse: zart (minuti, *xi*) und saitenförmig (chordal, *xian*)

Behandlungsprinzipien:

- Suppletieren der Fk Leber und Niere (oo. hepaticus et renalis, *gan shen*)
- Befeuchten der Leitbahnen

Behandlungsmethoden

Tab. 7.4.3b

a	Bl 23/V 23 reiben *(mo shenshu)* (→ 6.6.5)	Behandlungsdauer: Bis sich lokal Wärme entwickelt, etwa 50-mal Wirkungen: • Konsolidiert, stützt und harmonisiert den Fk Niere (o. renalis, *shen*) • Erwärmt das Yang • Kräftigt den Lumbalbereich	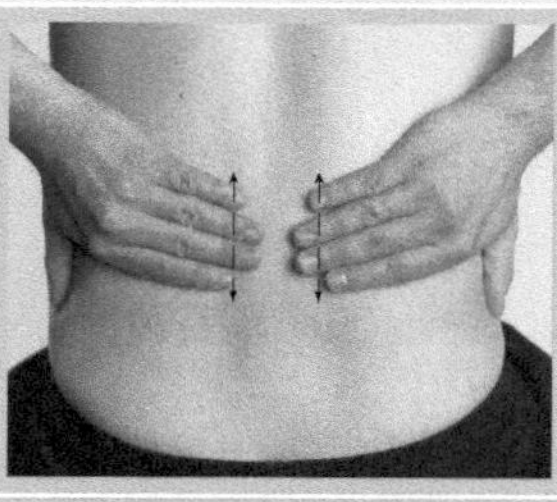
b	Ren 4/Rs 4 punktartig pressen *(dian an guanyuan)* (→ 6.5.11)	Behandlungsdauer: Etwa 20- bis 30-mal punktartig pressen *(dian an)* Wirkungen: • Stützt den Fk Niere (o. renalis, *shen*) • Reguliert das Qi • Löst Blockaden des Qi und des Xue	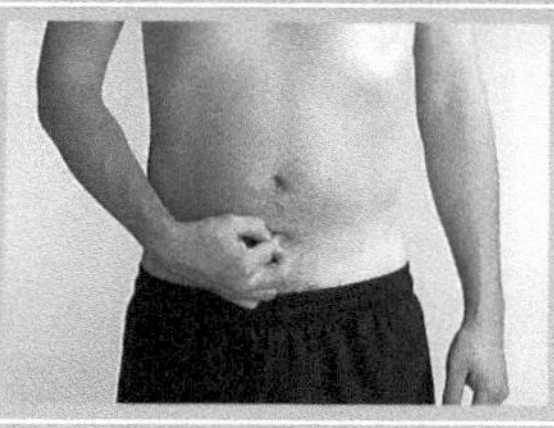
c	Den Arm schlagen *(ji shangzhi)* (→ 6.2.3)	Behandlungsdauer: Den betroffenen Arm jeweils 3- bis 5-mal klopfen *(kou)* und schlagen *(ji)* Wirkung: Macht die Haupt- und Netzleitbahnen (cardinales und reticulares, *jingmai luomai*) durchgängig	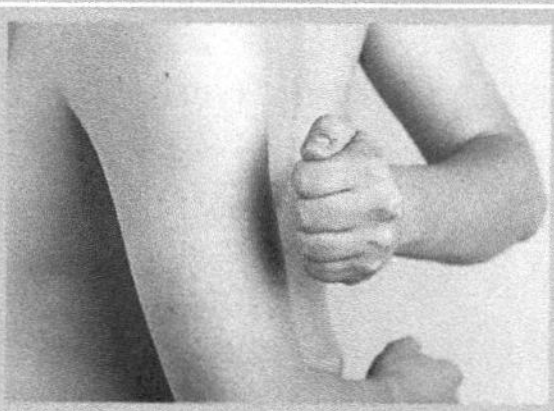 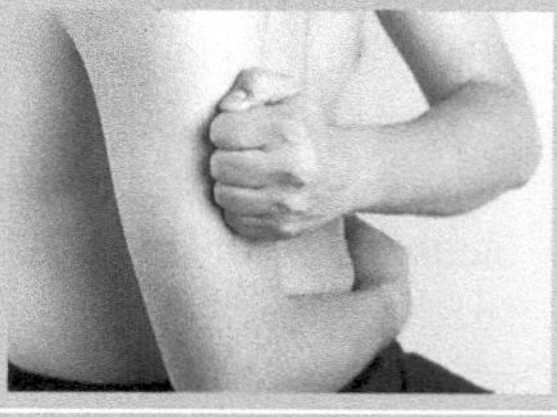
d	Mi 6/L 6 pressen und kneten *(an rou sanyinjiao)* (→ 6.3.11)	Behandlungsdauer: Jeweils eine Minute lang pressen *(an)* und kneten *(rou)* Behandlungsprinzip: Im Uhrzeigersinn kneten *(rou)* → Zuführen von Qi (suppletio, *bu*) Wirkungen: • Kräftigt den Fk Milz (o. lienalis, *pi*) • Wandelt Feuchtigkeit (humor, *shi*) um • Löst den Fk Leber (o. hepaticus, *gan*) • Stützt den Fk Niere (o. renalis, *shen*) • Löst Blockaden im unteren Wärmebereich (unteres Calorium, *xiajiao*) • Dynamisiert das Xue	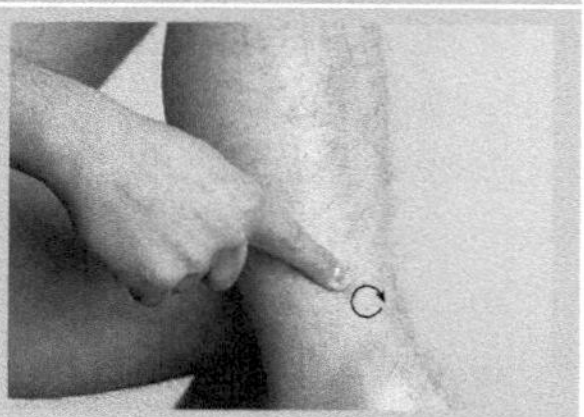

Tab. 7.4.3b

e	Das Bein klatschen und schlagen *(pai da xiazhi)* (→ 6.3.2)	Behandlungsdauer: Mit der nicht betroffenen Hand das betroffene Bein etwa 20-mal klatschen *(pai)* und schlagen *(da)* oder klopfen *(kou)* und schlagen *(da)* Wirkungen: • Dynamisiert das Xue • Macht die Haupt- und Netzleitbahnen (cardinales und reticulares, *jingmai luomai*) durchlässig	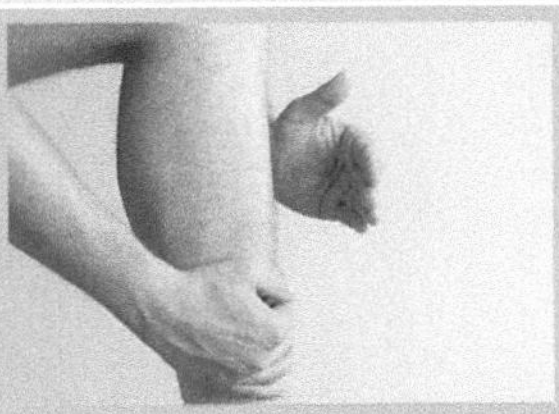

BEHANDLUNGSFREQUENZ

Die Abfolge der Behandlungsmethoden täglich morgens und abends 3- bis 4-mal als Selbstbehandlung durchführen.

7.4.4 Multiple Sklerose

Krankheitsbild und Therapie aus westlicher Sicht

Synonym: Encephalomyelitis disseminata, MS
Definition: Chronisch-entzündliche Erkrankung des zentralen Nervensystems, die zu einer Entmarkung (Demyelinisation) der Markscheiden führt.
Epidemiologie: Die Erkrankungshäufigkeit gipfelt zwischen dem 20. und 40. Lebensjahr. Frauen sind im Verhältnis von 3:2 häufiger betroffen als Männer.
Ätiologie: Diskutiert wird eine multifaktoriell bedingte Autoimmunreaktion gegen Myeloprotein. Nachgewiesen sind bereits die genetische Komponente (familiäre Häufung) und Umweltfaktoren (z. B. Viren, Klima).
Verlauf: Die häufigste Manifestationsform der MS verläuft in Schüben, mit vollständiger oder deutlicher Rückbildung der Symptome (Remission) zwischen den akuten Phasen (Schub).
Symptome:

- Augensymptome: Sehnerventzündungen (verschwommene Sicht) und Lähmungen der Augenmuskulatur (Doppelbilder) sind meist Erstsymptome der Erkrankung.
- Sensibilitätssstörungen: Schmerzen, Missempfindungen an Händen und Füßen, Störungen des Lage- und Vibrationssinns
- Motorische Störungen: meist spastische Lähmung der unteren Extremität
- Hirnstamm- und zerebelläre Symptome: Dysdiadochochinese, skandierende Sprache, Blickrichtungsnystagmus, Gleichgewichtsstörungen, spastisch-ataktisches Gangbild (Spätsymptom)
- Rückenmarkssymptome: Blasen-Darm-Störungen bis hin zur Inkontinenz, elektrisierende Missempfindungen entlang der Wirbelsäule und an den Armen beim Beugen des Nackens (Lhermitte-Zeichen)
- Psychische Veränderungen: psychomotorische Verlangsamung, Depression, Konzentrationsschwäche, affektive Störungen

7

- Marburg-Trias: Symptomkombination aus Paraspastik, temporaler Papillenabblassung und erloschenem Bauchhautreflex im Anfangsstadium der MS

Prognose: Der mittlere Krankheitsverlauf beträgt mehr als 25 Jahre. 70% aller Patienten sind 5 Jahre nach Krankheitsbeginn noch berufstätig, 36% nach 20 Jahren.

Therapie aus westlicher Sicht

- Derzeit ist eine kausale Therapie nicht möglich
- Gabe von Glukokortikoiden im akuten Schub, Immunsuppressiva, Beta-Interferone zur Rezidiv-Prophylaxe
- Physiotherapie
- Blasentraining
- Ergotherapie

CAVE

Die multiple Sklerose muss neurologisch abgeklärt und ggf. auch therapiert werden. Zur Funktionserhaltung ist ein frühzeitiger Beginn mit Physiotherapie, Osteopathie und Tuina in Kombination mit Akupunktur und chinesischer Arzneimitteltherapie sinnvoll.

Krankheitsbild und Therapie aus Sicht der chinesischen Medizin

Übersicht

In der chinesischen Medizin existiert die Krankheitsbezeichnung „multiple Sklerose" nicht. Die Erkrankung kann jedoch nach den klinischen Manifestationen zahlreichen Krankheitsbildern zugeordnet werden. Je nach den klinischen Manifestationen und Charakteristika entspricht multiple Sklerose in der chinesischen Medizin Kategorien wie „Atrophie" *(weizheng)*, „Verlust der Sprache und Unbrauchbarkeit der Arme und Beine" *(yinfei)*, „Drehschwindel" *(xuanyun)*, „Verschwommene Sicht" *(shizhan hunmiao)*, „Sehstörungen trotz klarer Augen" *(qingmang)* und „Innere Blockade" *(neizhang)*.

Die Krankheitsagenzien und -mechanismen sind sehr vielfältig, wobei es sich häufig um eine energetische Schwäche (depletio, *xu*) von Qi und Xue handelt.

Einteilung nach Agenzien, Pathogenese und Symptomatik

Differenzialdiagnostisch werden folgende Formen unterschieden und mit Tuina behandelt:

1. Sich ausbreitende Feuchtigkeit-Hitze (calor humidus, *shire*)
2. Energetische Schwäche (depletio, *xu*) der Fk Leber und Niere (oo. hepaticus et renalis, *gan shen*)
3. Erschöpfung des Yang des Fk Niere (yang renale, *shenyang*)
4. Energetische Schwäche (depletio, *xu*) von Qi und Xue

Differenzierte Tuina-Therapie

1 Sich ausbreitende Feuchtigkeit-Hitze (calor humidus, *shire*)

Krankheitsentstehung: Durch äußere schrägläufige (heteropathische, *xie*) Einflüsse oder falsche Ernährung kann sich in der „Mitte" (Fk Milz und Magen, oo. lienalis et stomachi, *pi wei*) Feuchtigkeit-Hitze (calor humidus, *shire*) einlagern und die Regulation des Säfteumlaufs *(jinye)* durch den Fk Drei Wärmebereiche (o. tricalorii, *sanjiao*) stören. Die aktiven Säfte (*jin*) sammeln sich an und bilden Schleim (pituita, *tan*). Schleim (pituita, *tan*) und Hitze (calor, *re*) verbinden sich miteinander und führen zu Qi-Blockaden und Xue-Stasen. Die Muskeln und Sehnen werden nicht mehr genährt, und dies führt zu Atrophie.

Hauptsymptome:
- Allmählich einsetzende Atrophie und Kraftlosigkeit der Extremitäten, häufig in den Beinen
- Eventuell gleichzeitig leichte Schwellungen
- Taubheitsgefühle in den Händen und Füßen

Mögliche Allgemeinsymptome:
- Eventuell Fieber und gelblicher Teint
- Völle- und Druckgefühle in Brust und Oberbauch
- Rötlicher, spärlicher Urin
- Brennende Schmerzen beim Wasserlassen
- Zungenbelag: gelblich
- Pulse: nachgiebig und beschleunigt (lenes und celeri, *ru shu*)

Behandlungsprinzipien:
- Kühlen von Hitze (calor, *re*)
- Umwandeln von Feuchtigkeit (humor, *shi*)
- Durchgängigmachen der Netzleitbahnen (reticulares, *luomai*)

Behandlungsmethoden

Tab. 7.4.4a

a	Die Brust klatschen *(pai xiong)* (→ 6.4.3)	Behandlungsdauer: Etwa 20-mal klatschen *(pai)* Wirkungen: • Macht die Brust frei • Bewegt das Qi	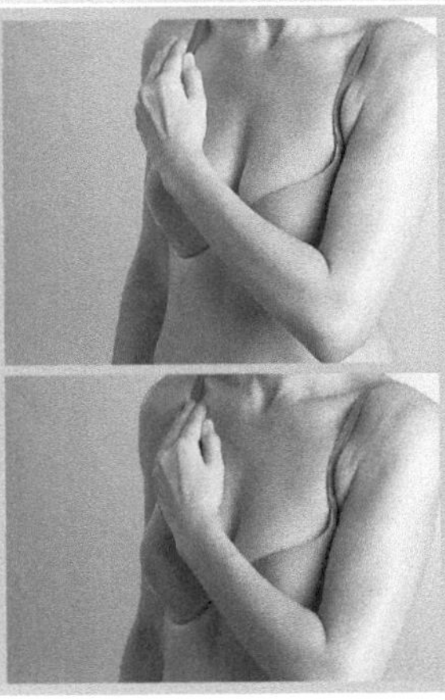

Tab. 7.4.4a

b	Bl 40/V 40 greifen und kneifen *(na nie weizhong)* (→ 6.3.15)	Behandlungsdauer: Bis es zieht und spannt, etwa 30-mal Wirkungen: • Kühlt Hitze (calor, *re*) • Kühlt das Xue • Stärkt den Lumbalbereich und die Knie • Stillt Schmerzen	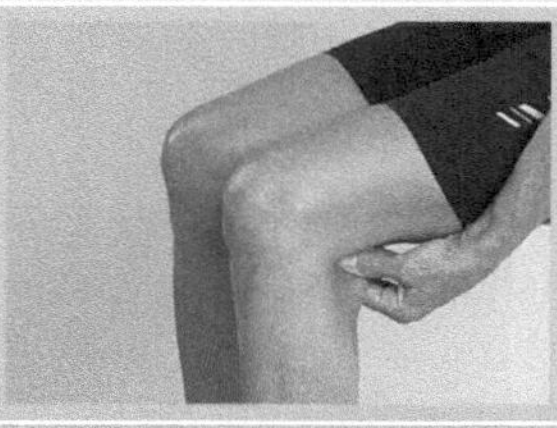
c	Gb 34/F 34 greifen und kneifen *(na nie yanglingquan)* (→ 6.3.24)	Behandlungsdauer: Bis das Ziehen und Spannen zu den Zehen ausstrahlt, etwa 15- bis 30-mal Wirkungen: • Löst die Muskeln und Sehnen • Dynamisiert das Xue • Macht die Netzleitbahnen (reticulares, *luomai*) durchgängig • Eliminiert Hitze (calor, *re*)	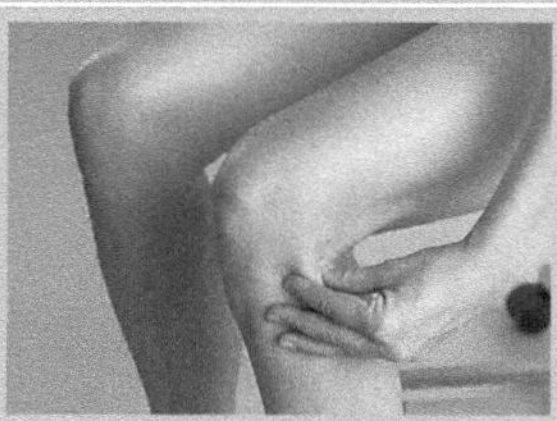
d	Bl 57/V 57pressen *(an chengshan)* (→ 6.3.16)	Behandlungsdauer: Bis es zieht, spannt und schmerzt oder eine Minute Wirkungen: • Kühlt Hitze (calor, *re*) • Leitet Feuchtigkeit (humor, *shi*) aus	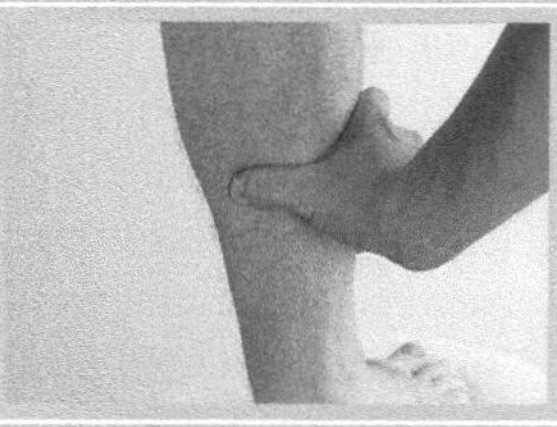
e	Ma 40/S 40 pressen und kneten *(an rou fenglong)* (→ 6.3.8)	Behandlungsdauer: Jeweils eine Minute lang pressen *(an)* und kneten *(rou)* Behandlungsprinzip: Gegen den Uhrzeigersinn kneten *(rou)* → Ausleiten von Qi (dispulsio, *xie*) Wirkungen: • Wandelt Feuchtigkeit (humor, *shi*) um • Leitet Schleim (pituita, *tan*) aus	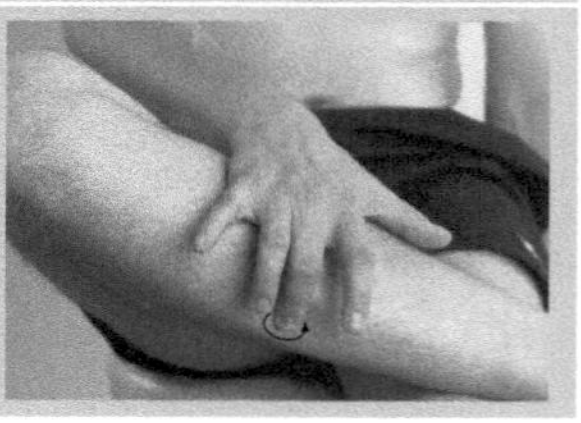

7

BEHANDLUNGSFREQUENZ

Die Abfolge der Behandlungsmethoden täglich morgens und abends 3- bis 4-mal als Selbstbehandlung durchführen.

2 Energetische Schwäche (depletio, *xu*) der Fk Leber und Niere (oo. hepaticus et renalis, *gan shen*)

Krankheitsentstehung: Wenn eine Erkrankung länger besteht oder chronifiziert, schädigt sie schließlich den Fk Niere (o. renalis, *shen*). Das Yin der Fk Leber und Niere (yin hepatici et renale, *gan shen yin*) und das Struktivpotenzial (*jing*) des Fk Niere (o. renalis, *shen*) werden energetisch geschwächt (deplet, *xu*). Das Knochenmark, die Sehnen und die Muskulatur können nicht mehr befeuchtet werden, so dass die Extremitäten atrophisch und kraftlos werden. In schweren Fällen können Verspannungen und Schmerzen in den Muskeln und Sehnen entstehen. Ist der Fk Niere (o. renalis, *shen*) energetisch geschwächt (deplet, *xu*), kann auch kein Mark (Neben-Fk Rückenmark, paraorbis medullae, *sui*) mehr hervorgebracht werden. Das fehlende Mark im

Neben-Fk Gehirn (paraorbis cerebri, *nao*) hat Schwindel und eine verschwommene Sicht zur Folge. Im Inneren wird Wind aufgrund von energetischer Schwäche (ventus depletionis, *xufeng*) mobilisiert und stört im oberen Körperbereich die Körperöffnungen, wodurch der Drehschwindel verstärkt wird. So heißt es im 33. Kapitel des „Inneren Klassikers des Gelben Fürsten – Angelpunkt der Struktivkraft" (*Huangdi Neijing Lingshu*, aus dem 1. Jh. v. Chr., um 1093 rekonstruiert): „Ist das Meer des Markes (mare medullae, *suihai*) energetisch defizient, so kommt es zu Schwindel, Ohrensausen, Ziehen und Kraftlosigkeit der Beine, einer flimmernden Sicht, Abgeschlagenheit und Schlafsucht."

Hauptsymptome:

- Schwäche und Kraftlosigkeit der Extremitäten
- Schwäche und Ziehen in Hüften und Knien
- Unfähigkeit, lange zu stehen
- Unfähigkeit, überhaupt zu gehen
- Allmählicher Rückgang der Muskulatur an den Beinen

Mögliche Allgemeinsymptome:

- Eventuell Benommenheit
- Rückgang des Sehvermögens
- Trockener Rachen
- Ohrensausen
- Zungenkörper: rot; Zungenbelag: wenig
- Pulse: zart und beschleunigt (minuti und celeri, *xi shu*).

Behandlungsprinzipien:

- Kühlen von Hitze (calor, *re*)
- Stützen der Fk Leber und Niere (oo. hepaticus et renalis, *gan shen*)

Behandlungsmethoden

Tab. 7.4.4b

a	Den Arm kneifen *(nie shangzhi)* (→ 6.2.1)	Behandlungsdauer: An jedem Arm 3- bis 5-mal greifen *(na)* und kneifen *(nie)* Wirkungen: • Löst die Muskeln und Sehnen • Macht die Netzleitbahnen (reticulares, *luomai*) durchgängig	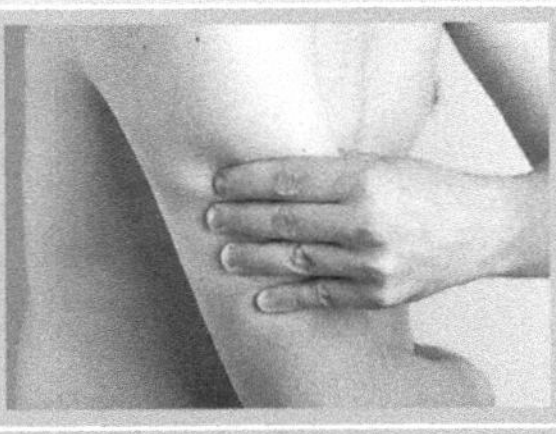
b	Bl 23/V 23 reiben *(mo shenshu)* (→ 6.6.5)	Behandlungsdauer: Bis sich lokal Wärme entwickelt, etwa 50-mal Wirkungen: • Konsolidiert, stützt und harmonisiert den Fk Niere (o. renalis, *shen*) • Kräftigt den Lumbalbereich • Schärft das Gehör	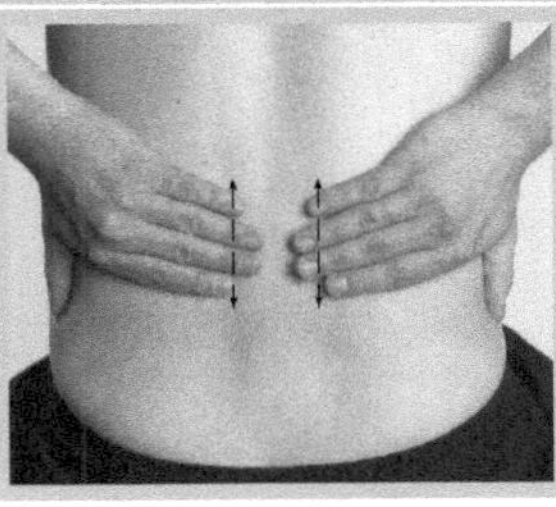

Tab. 7.4.4b

c	Das Tor des Struktivpotenzials reiben *(mo jingmen)* (→ 6.6.9)	Behandlungsdauer: Bis sich lokal Wärme entwickelt, etwa fünf Minuten Wirkungen: • Reguliert Qi und Xue • Stützt das Struktivpotenzial *(jing)* und den Neben-Fk Rückenmark (paraorbis medullae, *sui*)	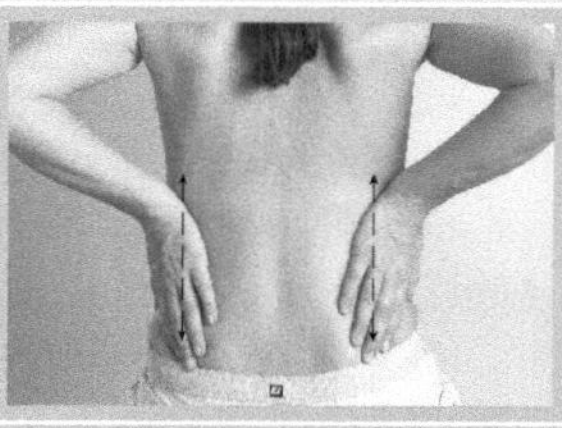
d	Ma 40/S 40 pressen und kneten *(an rou fenglong)* (→ 6.3.8)	Behandlungsdauer: Jeweils eine Minute lang pressen *(an)* und kneten *(rou)* Behandlungsprinzip: Gegen den Uhrzeigersinn kneten *(rou)* → Ausleiten von Qi (dispulsio, *xie*) Wirkungen: • Wandelt Feuchtigkeit (humor, *shi*) um • Leitet Schleim (pituita, *tan*) aus	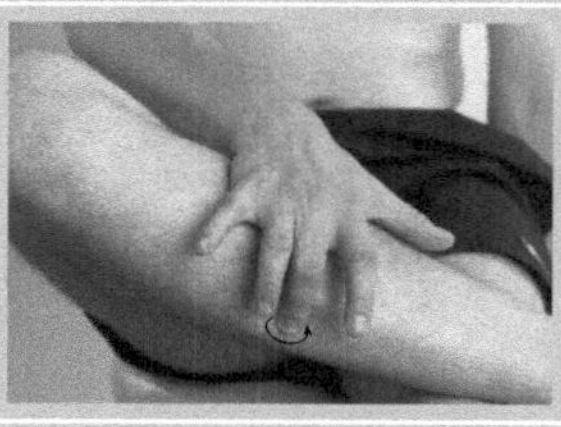
e	Le 2/H 2 pressen *(an xingjian)* (→ 6.3.26)	Behandlungsdauer: Etwa eine bis drei Minuten pressen *(an)* Wirkungen: • Stützt und harmonisiert den Fk Leber (o. hepaticus, *gan*) • Kühlt das Xue • Leitet Glut (ardor, *huo*) aus	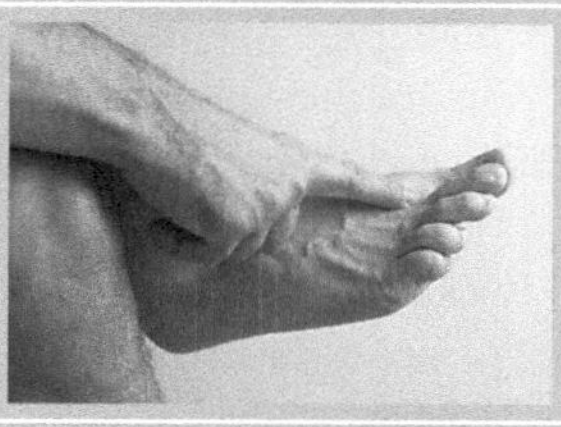
f	Ni 1/R 1 kräftig gerade reiben *(ca yongquan)* (→ 6.3.19)	Behandlungsdauer: Bis sich Wärme entwickelt oder eine Minute Wirkungen: • Reguliert und stützt den Qi-Mechanismus • Stützt den Fk Niere (o. renalis, *shen*)	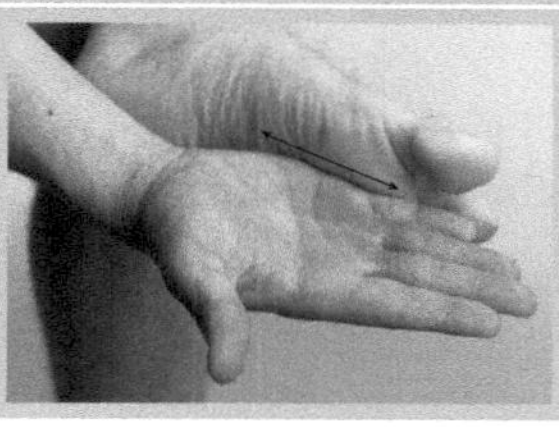

BEHANDLUNGSFREQUENZ

Die Abfolge der Behandlungsmethoden täglich morgens und abends 3- bis 4-mal als Selbstbehandlung durchführen.

3 Erschöpfung des Yang des Fk Niere (yang renale, *shenyang*)

Krankheitsentstehung: Wenn die Erkrankung schon längere Zeit besteht, wird das Yang des Fk Niere (yang renale, *shenyang*) defizient. Die Folge ist Aversion gegen Kälte und kalte Extremitäten. Durch die Defizienz des Yang des Fk Niere (yang renale, *shenyang*) kann der Fk Blase (o. vesicalis, *pangguang*) und der gesamte untere Wärmebereich (unteres Calorium, *xiajiao*) nicht mehr versorgt werden. Die Körpersäfte *(jinye)* können nicht mehr gehalten werden, und es entstehen Symptome wie Urin- und Stuhlinkontinenz oder häufige Miktion vor allem nachts.

Symptome:

- Kraftlosigkeit der Beine bis hin zu Lähmungen
- Unbeholfene Bewegungen der Hände
- Taubheitsgefühle in den Extremitäten

- Spannung der Sehnen und Muskeln
- Aversion gegen Kälte
- Kalte Extremitäten
- Undeutliche Sprache
- Verschwommene Sicht
- Häufige Miktion
- Harndrang
- Harninkontinenz
- Zungenkörper: blass; Zungenbelag: dünn, weißlich
- Pulse: zart, schwach und verlangsamt (minuti, invalidi und tardi, *xi ruo chi*)

Behandlungsprinzip:

- Erwärmen und Suppletieren des Yang des Fk Niere (yang renale, *shenyang*)

Behandlungsmethoden

Tab. 7.4.4c

a	Du 4/Rg 4 pressen und kneten *(an rou mingmen)* (→ 6.6.7)	Behandlungsdauer: Bis es lokal zieht und spannt, etwa drei Minuten Behandlungsrichtung: Im Uhrzeigersinn kneten *(rou)* → Zuführen von Qi (suppletio, *bu*) Wirkung: Kräftigt den Fk Niere (o. renalis, *shen*)	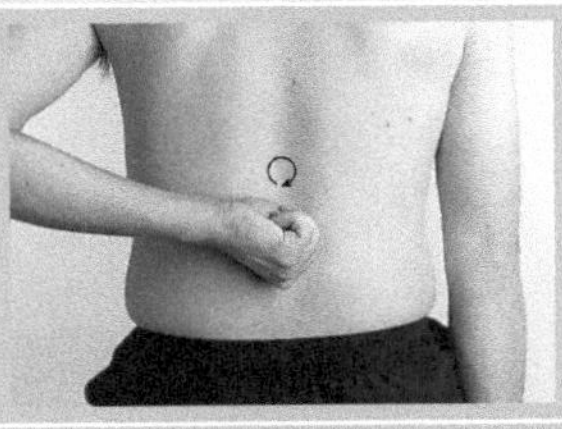
b	Bl 23/V 23 reiben *(mo shenshu)* (→ 6.6.5)	Behandlungsdauer: Bis sich lokal Wärme entwickelt, etwa 50-mal Wirkungen: • Konsolidiert, stützt und harmonisiert den Fk Niere (o. renalis, *shen*) • Erwärmt das Yang • Kräftigt den Lumbalbereich	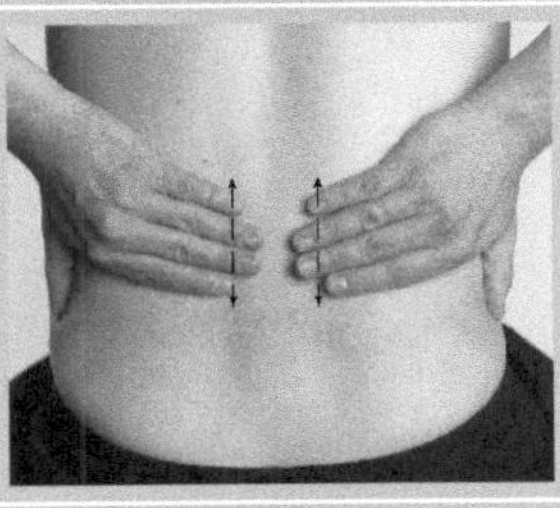
c	Ren 6/Rs 6 punktartig pressen *(dian an qihai)* (→ 6.5.12)	Behandlungsdauer: Etwa 20- bis 30-mal punktartig pressen *(dian an)* Wirkung: Stützt und reguliert den Fk Niere (o. renalis, *shen*)	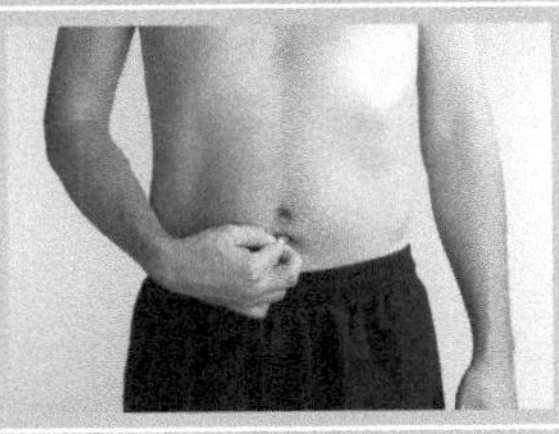
d	Ma 36/S 36 pressen und kneten *(an rou zusanli)* (→ 6.3.7)	Behandlungsdauer: Bis es zieht und spannt oder eine bis drei Minuten Behandlungsrichtung: Im Uhrzeigersinn kneten *(rou)* → Zuführen von Qi (suppletio, *bu*) Wirkungen: • Reguliert und harmonisiert Qi und Xue • Stützt und reguliert die Fk Milz und Magen (oo. lienalis stomachi, *pi wei*)	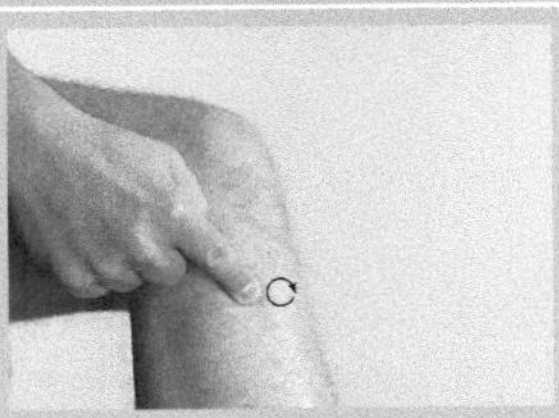

7

Tab. 7.4.4c

e	Ni 3/R 3 pressen *(an taixi)* (→ 6.3.20)	Behandlungsdauer: Etwa eine bis zwei Minuten pressen *(an)* Wirkung: Stützt und reguliert das Qi des Fk Niere und Leber (qi renale et hepatici, *shen gan qi*)	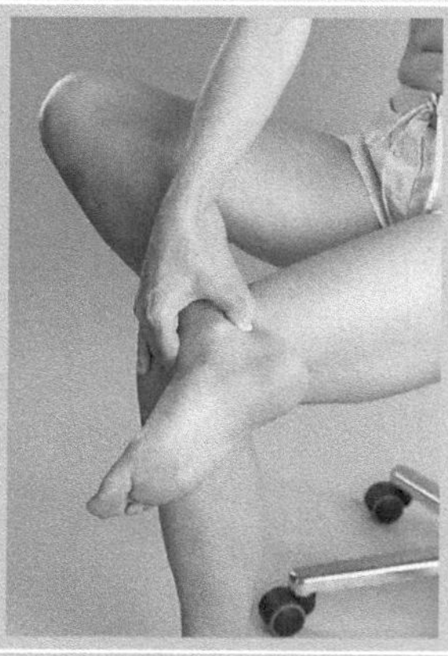
f	Ni 7/R 7 pressen *(an fuliu)* (→ 6.3.22)	Behandlungsdauer: Etwa eine bis zwei Minuten pressen *(an)* Wirkung: Stützt den Fk Niere (o. renalis, *shen*)	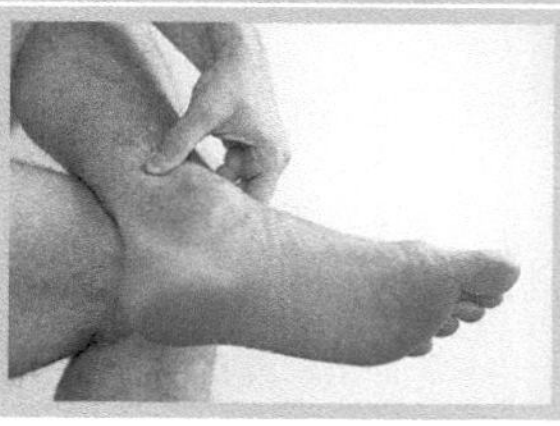

BEHANDLUNGSFREQUENZ

Die Abfolge der Behandlungsmethoden täglich morgens und abends 3- bis 4-mal als Selbstbehandlung durchführen.

4 Energetische Schwäche (depletio, *xu*) von Qi und Xue

Krankheitsentstehung: Wenn durch übermäßige geistige und körperliche Anstrengung der Fk Milz (o. lienalis, *pi*) oder durch Zorn (ira, *nu*) der Fk Leber (o. hepaticus, *gan*) energetisch geschwächt (deplet, *xu*) werden, wird auch die Hervorbringung und Umwandlung von Qi und Xue defizient. Die Muskeln und Sehnen werden nicht mehr genährt, und die Extremitäten werden kraftlos. Der Fk Leber (o. hepaticus, *gan*) kann das Qi nicht mehr gleichmäßig verteilen, und es entstehen Qi-Blockaden und Xue-Stasen. Die Extremitäten werden paralytisch oder taub.

Hauptsymptome:
- Schwäche und Kraftlosigkeit der Extremitäten bis hin zu Atrophie der Muskulatur
- In schweren Fällen vollständige Lähmungen der Extremitäten

Mögliche Allgemeinsymptome:
- Palpitationen
- Kurzatmigkeit
- Geistige Abgeschlagenheit
- Kraftlosigkeit
- Kurzatmigkeit
- Wortkargheit

- Zungenbelag: dünn, weißlich, trocken
- Pulse: zart und schwach (minuti und invalidi, *xi ruo*)

Behandlungsprinzipien:
- Mehren des Qi
- Stützen der Fk Leber und Milz (oo. hepaticus et lienalis, *gan pi*)
- Durchgängigmachen der Netzleitbahnen (reticulares, *luomai*)

Behandlungsmethoden

Tab. 7.4.4d

a	Den Arm kneifen *(nie shangzhi)* (→ 6.2.1)	Behandlungsdauer: An jedem Arm 3- bis 5-mal greifen *(na)* und kneifen *(nie)* Wirkungen: • Löst die Sehnen und Muskeln • Macht die Netzleitbahnen (reticulares, *luomai*) durchgängig	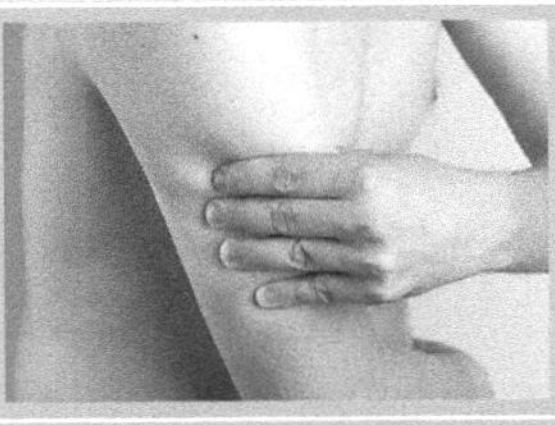
b	Gb 34/F 34 greifen und kneifen *(na nie yang-lingquan)* (→ 6.3.24)	Behandlungsdauer: Bis das Ziehen und Spannen zu den Zehen ausstrahlt, etwa 15- bis 30-mal Wirkungen: • Löst die Muskeln und Sehnen • Dynamisiert das Xue • Macht die Netzleitbahnen (reticulares, *luomai*) durchgängig • Eliminiert Hitze (calor, *re*) • Stützt die Fk Leber und Milz (oo. hepaticus et lienalis, *gan pi*)	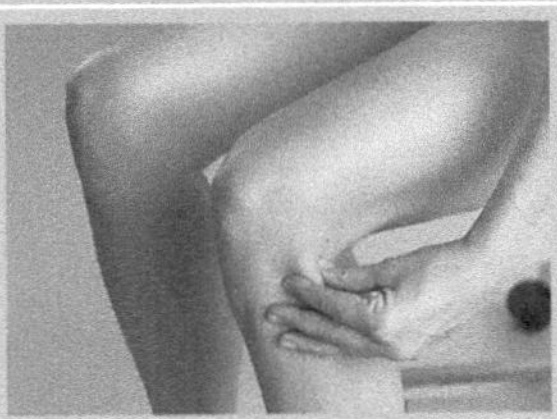
c	Ma 36/S 36 pressen und kneten *(an rou zusanli)* (→ 6.3.7)	Behandlungsdauer: Bis es zieht und spannt oder eine bis drei Minuten Behandlungsrichtung: Im Uhrzeigersinn kneten *(rou)* → Zuführen von Qi (suppletio, *bu*) Wirkungen: • Reguliert und harmonisiert Qi und Xue • Stützt und reguliert die Fk Milz und Magen (oo. lienalis et stomachi, *pi wei*) • Stützt die Hervorbringung des Xue	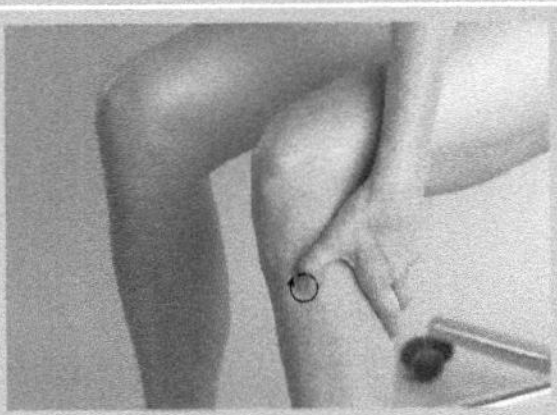
d	Du 4/Rg 4 pressen und kneten *(an rou mingmen)* (→ 6.6.7)	Behandlungsdauer: Bis es lokal zieht und spannt, etwa drei Minuten Behandlungsrichtung: Im Uhrzeigersinn kneten *(rou)* → Zuführen von Qi (suppletio, *bu*) Wirkungen: • Stützt den Fk Leber (o. hepaticus, *gan*) • Mehrt das Xue	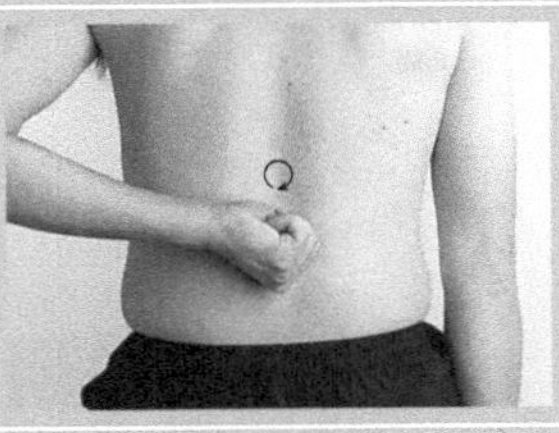
e	Die Beine klatschen und schlagen *(pai da xiazhi)* (→ 6.3.2)	Behandlungsdauer: Etwa 20-mal klatschen *(pai)* und schlagen *(da)* oder klopfen *(kou)* und schlagen *(da)* Wirkungen: • Lässt Müdigkeit weichen • Dynamisiert das Xue • Macht die Haupt- und Netzleitbahnen (cardinales und reticulares, *jingmai luomai*) durchlässig	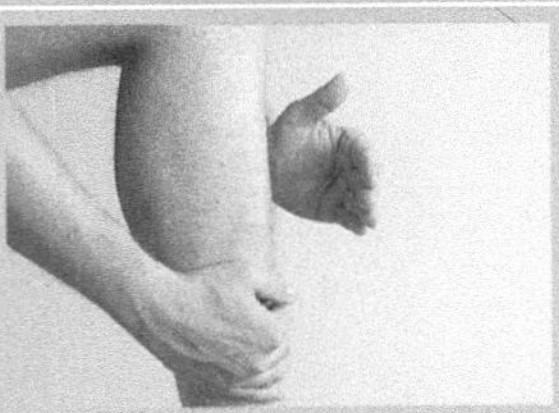

BEHANDLUNGSFREQUENZ

Die Abfolge der Behandlungsmethoden täglich morgens und abends 3- bis 4-mal als Selbstbehandlung durchführen.

7.5 Erkrankungen der Sinnesorgane

7.5.1 Myopie

Krankheitsbild und Therapie aus westlicher Sicht

Synonym: Kurzsichtigkeit
Definition: Vermindertes Sehvermögen unterschiedlichen Ausmaßes vor allem im Fernbereich, was dadurch bedingt ist, dass der Fokus des optischen Systems durch eine relativ zu große Achsenlänge des Auges vor der Netzhaut liegt. Die Patienten können Gegenstände in der Nähe klar erkennen, in der Ferne aber nur verschwommen sehen.
Ursachen: meist überdurchschnittliche Länge des Augapfels (Achsenmyopie), seltener eine zu starke Brechkraft von Hornhaut oder Linse (Brechungsmyopie)
Begünstigende Faktoren: genetische Prädispostion, verschiedene Umweltfaktoren wie z. B. vermehrte Naharbeit oder langes Lesen, Mangelernährung usw.
Komplikationen:

- Insbesondere bei hochmyopen Augen findet sich eine Verdünnung der Leder-, Ader- und Netzhaut (vor allem im hinteren zentralen Bereich)
- Fundusveränderungen: periphere Netzhautdegenerationen, Netzhautlöcher und -ablösung, posteriore Staphylome
- Zentrale chorioidale Neovaskularisationen mit subretinalen Blutungen
- Bei ausgeprägter Myopie erhöhtes Risiko für die Entwicklung eines Glaukoms

Therapie aus westlicher Sicht

- Ausgleich der Refraktionsanomalie mit Konkavgläsern (Zerstreuungsgläser, Minusgläser) oder Kontaktlinsen
- Ggf. refraktive Chirurgie (mittels verschiedener Verfahren)
- Behandlung eventuell entstehender Komplikationen

CAVE

Wegen der möglichen Komplikationen, die auch ohne subjektive Beschwerden auftreten können, ist eine ophthalmologische Betreuung unbedingt erforderlich.

Krankheitsbild und Therapie aus Sicht der chinesischen Medizin

Übersicht

In der chinesischen Augenheilkunde wird Myopie als „Sicht in der Nähe, mangelnde Sicht in der Ferne" *(nengjin qieyuan)* bezeichnet.

Einteilung nach Agenzien und Pathogenese

Differenzialdiagnostisch werden zwei Formen unterschieden und mit Tuina behandelt:

1. Energetische Schwäche (depletio, *xu*) des Yang des Fk Herz (yang cardiale, *xinyang*)
2. Energetische Schwäche (depletio, *xu*) der Fk Leber und Niere (oo. hepaticus et renalis, *gan shen*)

Differenzierte Tuina-Therapie

1 Energetische Schwäche (depletio, *xu*) des Yang des Fk Herz (yang cardiale, *xinyang*)

Krankheitsentstehung: Der Fk Herz (o. cardialis, *xin*) wird der Wandlungsphase Feuer zugeordnet. Die Wandlungsphase Feuer manifestiert sich im Auge als „*shen*-Licht" (*shenguang*, entspricht dem Sehvermögen). Eine Übermüdung der Augen z. B. durch vermehrte Lesetätigkeit und übermäßiges Grübeln schädigt den Fk Herz (o. cardialis, *xin*) und die konstellierende Kraft *(shen)*, und das Yang des Fk Herz (yang cardiale, *xinyang*) erschöpft sich vollkommen. Aufgrund der Defizienz des Yang neigt das Yin zur energetischen Redundanz. Als Folge wird das energetisch defiziente Yang-Licht durch das zur energetischen Redundanz neigende Yin „niedergedrückt" und reicht nicht in die Ferne, wodurch es zu einer verschwommenen Sicht kommt.

Hauptsymptom: Unscharfe Sicht in die Ferne

Mögliche Allgemeinsymptome:

- Blasser Teint
- Palpitationen
- Geistige Abgeschlagenheit
- Zungenkörper: blass
- Pulse: schwach (invalidi, *ruo*)

Behandlungsprinzipien:

- Stützen des Fk Herz (o. cardialis, *xin*)
- Mehren des Qi

7

Behandlungsmethoden

Tab. 7.5.1a

a	Du 20/Rg 20 punktartig pressen *(dian an baihui)* (→ 6.1.47)	Behandlungsdauer: Bis es zieht und spannt oder eine Minute Wirkungen: • Stützt den Fk Herz (o. cardialis, *xin*) • Macht die Sinnesöffnungen frei • Hebt das Qi empor	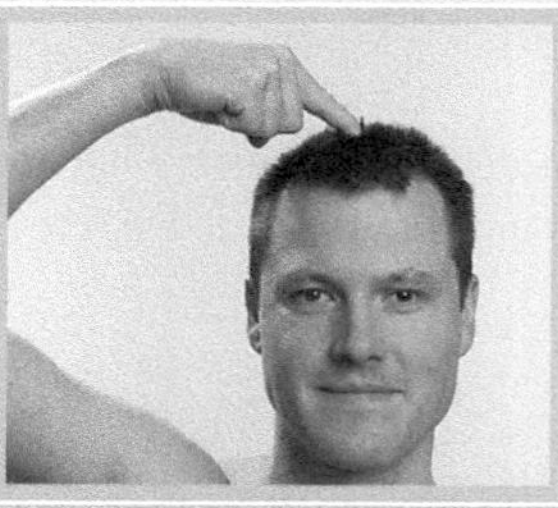
b	Bl 1/V 1 pressen *(an jingming)* (→ 6.1.29)	Behandlungsdauer: Mehrfach wiederholen, bis es zieht und spannt oder eine Minute Wirkungen: • Klärt die Sicht • Macht die Netzleitbahnen (reticulares, *luomai*) durchgängig	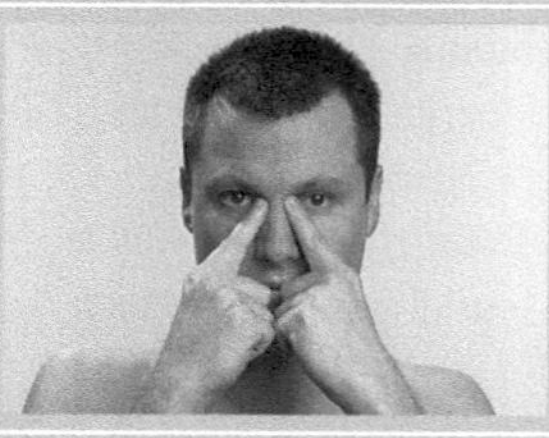
c	Ma 2/S 2 pressen und kneten *(an rou sibai)* (→ 6.1.21)	Behandlungsdauer: Bis es zieht und spannt oder eine Minute Behandlungsrichtung: Vom Körperzentrum weg kneten *(rou)* → Ausleiten von Qi (dispulsio, *xie*) Wirkungen: • Klärt die Sicht • Leitet Wind (ventus, *feng*) aus	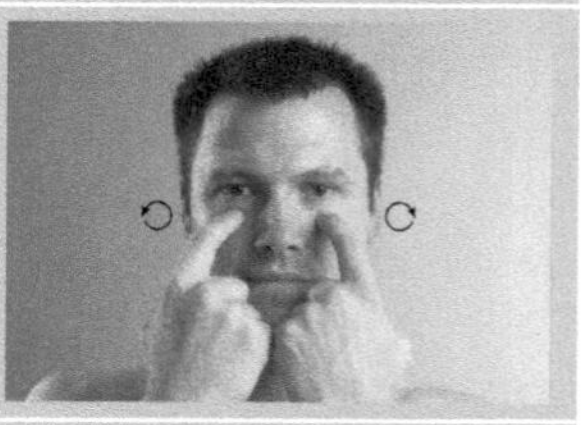
d	Gb 20/F 20 pressen und kneten *(an rou fengchi)* (→ 6.1.42)	Behandlungsdauer: Etwa eine bis drei Minuten pressen *(an)* und kneten *(rou)* Behandlungsrichtung: Vom Körperzentrum weg kneten *(rou)* → Ausleiten von Qi (dispulsio, *xie*) Wirkungen: • Klärt die Sicht • Zerstreut Wind (ventus, *feng*)	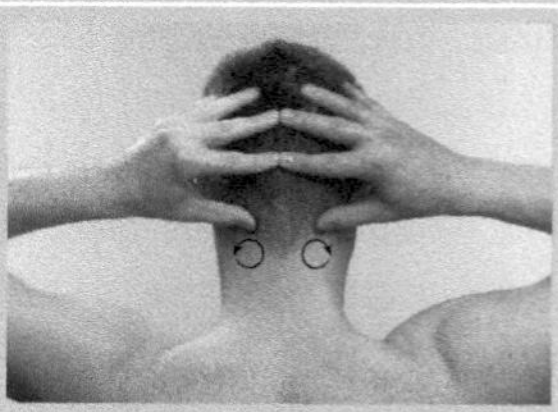
e	Pe 6/Pc 6 pressen und kneten *(an rou neiguan)* (→ 6.2.24)	Behandlungsdauer: Jeweils eine Minute pressen *(an)* und kneten *(rou)* Behandlungsrichtung: Im Uhrzeigersinn kneten *(rou)* → Zuführen von Qi (suppletio, *bu*) Wirkungen: • Stützt und harmonisiert den Fk Herz (o. cardialis, *xin*) • Reguliert und dynamisiert das Qi	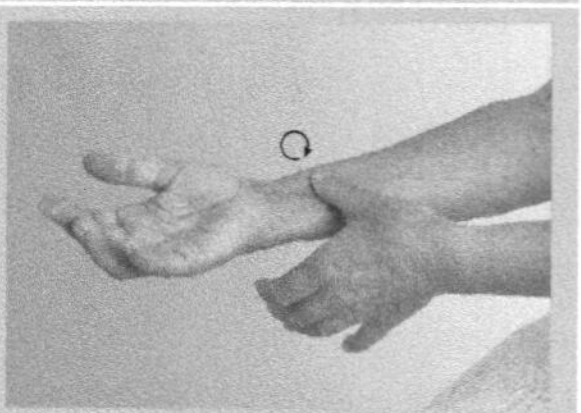

BEHANDLUNGSFREQUENZ

Die Abfolge der Behandlungsmethoden täglich morgens oder abends 3- bis 4-mal als Selbstbehandlung durchführen.

2 Energetische Schwäche (depletio, *xu*) der Fk Leber und Niere (oo. hepaticus et renalis, *gan shen*)

Krankheitsentstehung: Durch unzureichende diätetische Ernährung und einer damit verbundenen, mangelnden Bildung an Xue, größere Xue-Verluste (z. B. schnell aufeinander folgende Geburten und starke Menstruationsblutungen) oder chronische Erkrankungen und zunehmendes Alter besteht eine energetische Schwäche der Fk Leber und Niere (depletio der oo. hepaticus et renalis, *gan shen xu*), das Struktivpotenzial *(jing)* und das Xue werden defizient. Dadurch ist das „*shen*-Licht" (*shenguang*, entspricht dem Sehvermögen) geschwächt und reicht nicht mehr in die Ferne, was eine verminderte Sicht in diesem Bereich zur Folge hat.
Hauptsymptom: Unscharfe Sicht in der Ferne
Mögliche Allgemeinsymptome:
- Schwindel
- Ohrensausen
- Spannungsgefühle im Augen- und Orbitalbereich
- Nachts ein unruhiger Schlaf mit vielen Träumen
- Schwäche und Ziehen in Hüften und Knien
- Zungenkörper: blass
- Pulse: zart (minuti, *xi*)

Behandlungsprinzipien:
- Suppletieren der Fk Leber und Niere (oo. hepaticus et renalis, *gan shen*)
- Stützen des Struktivpotenzials *(jing)*
- Nähren des Xue
- Klären der Sicht

Behandlungsmethoden

Tab. 7.5.1b

a	Die Augen bügeln *(yun mu)* (→ 6.1.10)	Behandlungsdauer: Die Handflächenballen für ca. 30 Sekunden auf die Augen legen. Anschließend 10-mal in beide Richtungen leicht über die Augen kreisen. Wirkung: Klärt die Sicht	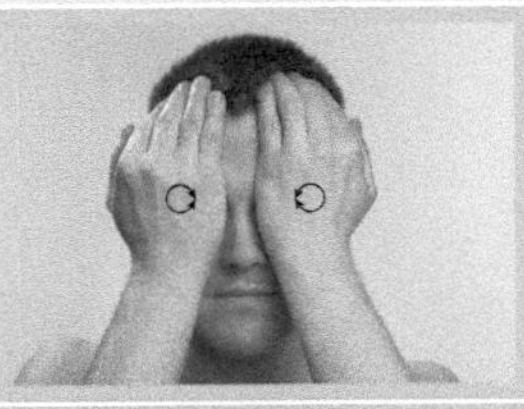
b	Gb 1/F 1 pressen *(an tongziliao)* (→ 6.1.36)	Behandlungsdauer: Bis es zieht und spannt oder eine Minute Wirkung: Klärt die Sicht	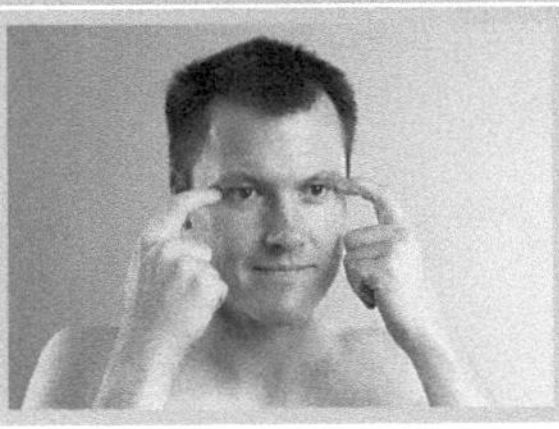

Tab. 7.5.1b

c	Ma 3/S 3 pressen *(an juliao)* (→ 6.1.22)	Behandlungsdauer: Bis es zieht und spannt oder eine Minute Wirkungen: • Stützt das Qi des Fk Leber (qi hepatici, *ganqi*) • Bewegt das Xue	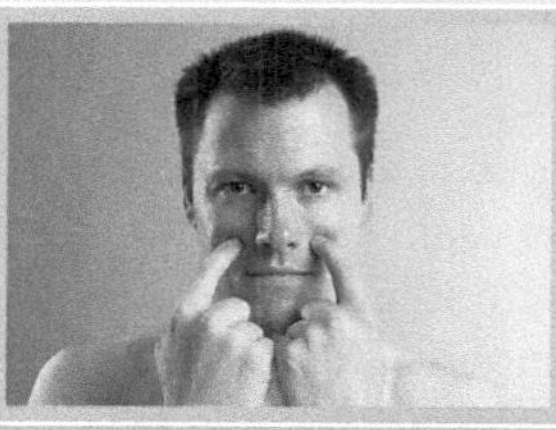
d	Gb 34/F 34 greifen und kneifen *(na nie yanglingquan)* (→ 6.3.24)	Behandlungsdauer: Etwa 15- bis 30-mal, bis das Ziehen und Spannen zu den Zehen ausstrahlt oder 15- bis 30-mal Wirkungen: • Reguliert den Fk Leber (o. hepaticus, *gan*) • Dynamisiert das Xue	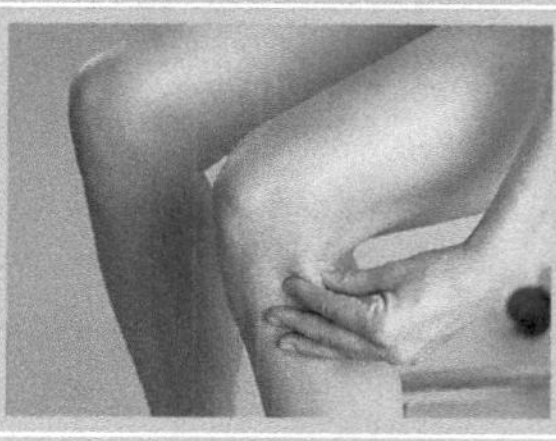
e	Das Tor des Struktivpotenzials reiben *(mo jingmen)* (→ 6.6.9)	Behandlungsdauer: Bis sich lokal Wärme entwickelt, etwa fünf Minuten • Reguliert Qi und Xue • Stützt das Struktivpotenzial *(jing)*	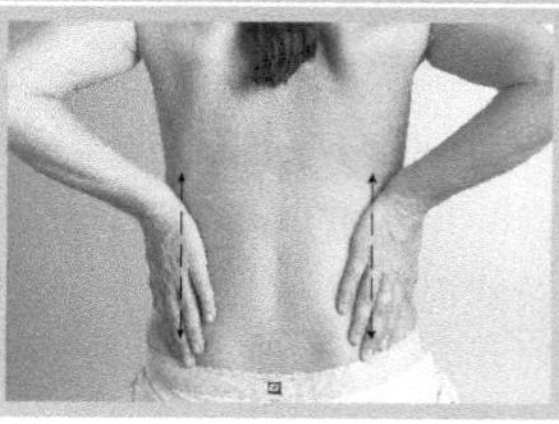

BEHANDLUNGSFREQUENZ

Die Abfolge der Behandlungsmethoden täglich morgens oder abends 3- bis 4-mal als Selbstbehandlung durchführen.

7

7.5.2 Sicca-Syndrom

Krankheitsbild und Therapie aus westlicher Sicht

Synonym: Trockenes Auge
Definition: Chronische Reizung und Trockenheit von Binde- und Hornhaut
Ursachen:

- Fibrose und Atrophie des Tränengewebes (häufig bei älteren Menschen)
- Aplasie oder Destruktion des Tränengewebes
- Störungen im Lidbereich (z. B. Lidrandveränderungen oder mangelhafter Lidschluss bei Fazialisparese
- Narbige Veränderungen im Bindehautbereich
- Folge einer lokalen oder systemischen Therapie, z. B. mit Betablockern etc.
- Hormonelle Störungen
- Lokale Entzündungen

Das Sicca-Syndrom tritt auch in Zusammenhang mit Kollagenosen und anderen Systemerkrankungen wie Diabetes mellitus auf.

Symptome:
- Trockenheitsgefühl
- Brennen
- Fremdkörpergefühl
- Lichtempfindlichkeit
- Ggf. Beeinträchtigung des Sehvermögens
- Konjunktivale Rötung unterschiedlichen Ausmaßes
- Faltenbildung der Bindehaut
- Oberflächliche Epithelläsionen der Hornhaut

Schlechte Umweltbedingungen (wie Zigarettenrauch, trockene Luft etc.) können die Symptome verstärken.
Verlauf: oftmals chronisch
Komplikationen: erhöhte Infektionsgefahr, Ulcus corneae

Therapie aus westlicher Sicht

- Gabe von Tränenersatzmitteln
- In schweren Fällen können die Tränenpünktchen temporär oder dauerhaft chirurgisch verschlossen werden
- Weitere Therapieverfahren in Erprobung

CAVE
Differenzialdiagnostisch können auch andere folgenschwere Augenerkrankungen in Frage kommen und machen deshalb eine ophthalmologische Abklärung und Betreuung dringend erforderlich.

Krankheitsbild und Therapie aus Sicht der chinesischen Medizin

Übersicht

In der chinesischen Medizin wird das Krankheitsbild Sicca-Syndrom der Kategorie „Versiegen des *shen*-Wassers" *(shenshui jiangku zheng)* zugeordnet.

Einteilung nach Agenzien und Pathogenese

Differenzialdiagnostisch werden zwei Formen unterschieden:
1. Energetische Schwäche (depletio, *xu*) des Qi der Fk Milz und Magen (qi lienale et stomachi, *pi wei qi*)
2. Energetische Schwäche (depletio, *xu*) des Yin der Fk Leber und Niere (yin hepatici et renale, *gan shen yin*)

Differenzierte Tuina-Therapie

1 Energetische Schwäche (depletio, *xu*) des Qi der Fk Milz und Magen (qi lienale et stomachi, *pi wei qi*)

Krankheitsentstehung: Aufgrund energetischer Schwäche (depletio, *xu*) des Qi der Fk Milz und Magen (qi lienale et stomachi, *pi wei qi*) wird die Umsetzungsfunktion dieser Funktionskreise gestört. Als Folge kommt es zu fahlgelbem Teint, Abgeschlagenheit, Kraftlosigkeit, Spannungsgefühlen im Abdomen, halbflüssigem Stuhl und zu einem blassen, vergrößerten Zungenkörper. Dadurch, dass das Hervorbringen und Umsetzen von Qi und Xue nicht ausreichend erfolgt, können die Augen nicht mehr genährt und befeuchtet werden, und es kommt zur lokalen Trockenheit, Lichtempfindlichkeit und ggf. Beeinträchtigung des Sehvermögens.

Hauptsymptome:
- Lokales Trockenheitsgefühl
- Lichtempfindlichkeit mit stechenden Schmerzen
- Ggf. Beeinträchtigung des Sehvermögens
- Glanzlose Conjunctiva bulbi

Mögliche Allgemeinsymptome:
- Fahlgelber Teint
- Abgeschlagenheit
- Kraftlosigkeit
- Spannungsgefühle im Abdomen
- Ggf. Diarrhö
- Zungenkörper: blass und vergrößert; Zungenbelag: dünn und weißlich
- Pulse: zart und schwach (minuti und invalidi, *xi ruo*)

Behandlungsprinzipien:
- Kräftigen und Harmonisieren der Fk Milz und Magen (oo. lienalis et stomachi, *pi wei*)
- Zuführen von Qi (suppletio, *bu*)
- Nähren von Qi und Xue

Behandlungsmethoden

Tab. 7.5.2a

a	Bl 1/V 1 pressen *(an jingming)* (→ 6.1.29)	Behandlungsdauer: Mehrfach wiederholen, bis es zieht und spannt oder eine Minute Wirkungen: • Macht die Netzleitbahnen (reticulares, *luomai*) durchgängig • Klärt die Sicht	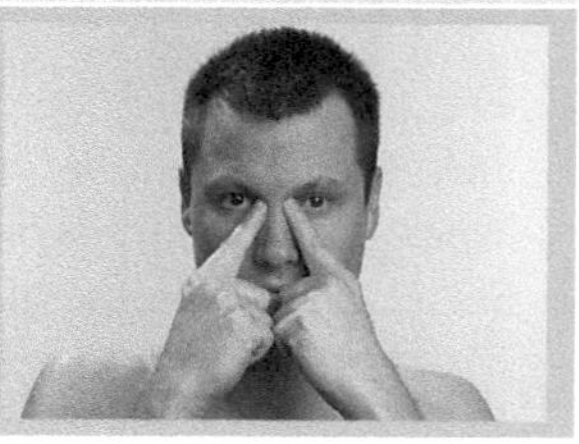

Tab. 7.5.2a

b	Bl 2/V 2 pressen *(an cuanzhu)* (→ 6.1.30)	Behandlungsdauer: Bis es zieht und spannt oder eine Minute Wirkungen: • Macht die Netzleitbahnen (reticulares, *luomai*) frei • Klärt die Sicht • Beseitigt Müdigkeit der Augenmuskeln	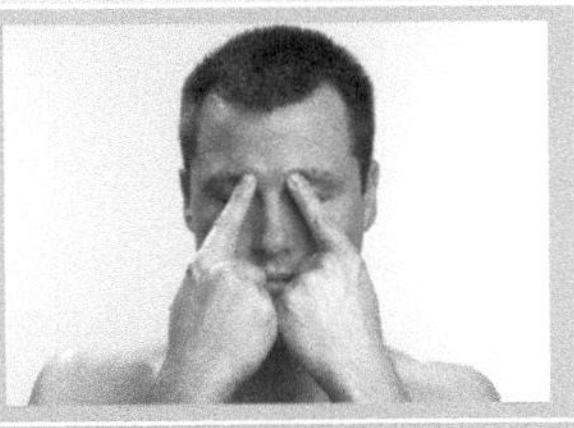
c	Ex-HN 14/Ex 4 pressen *(an yiming)* (→ 6.1.52)	Behandlungsdauer: Eine Minute pressen *(an)* Wirkung: Klärt das Augenlicht	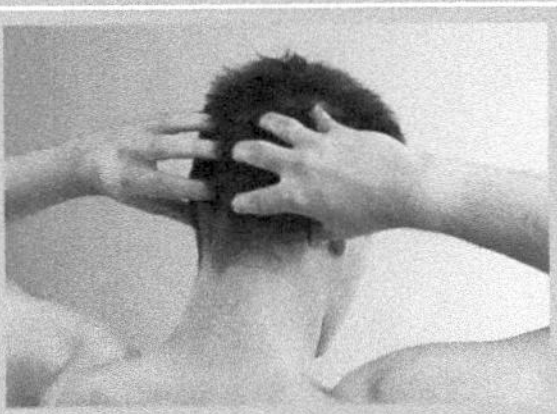
d	Ma 36/S 36 pressen und kneten *(an rou zusanli)* (→ 6.3.7)	Behandlungsdauer: Bis es zieht und spannt oder eine bis drei Minuten Behandlungsrichtung: Im Uhrzeigersinn kneten *(rou)* → Zuführen von Qi (suppletio, *bu*) Wirkungen: • Reguliert und harmonisiert Qi und Xue • Stützt und reguliert die Fk Milz und Magen (oo. lienalis stomachi, *pi wei*) • Stützt die Hervorbringung des Xue	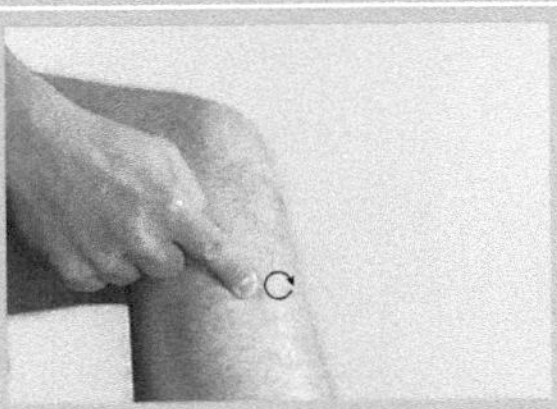
e	Mi 6/L 6 mit dem Daumennagel pressen *(qia sanyinjiao)* (→ 6.3.11)	Behandlungsdauer: Eine Minute mit dem Fingernagel pressen *(qia)* Wirkungen: • Kräftigt den Fk Milz (o. lienalis, *pi*) • Dynamisiert das Xue	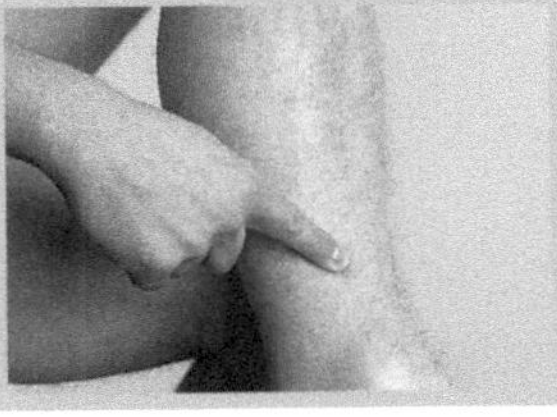

BEHANDLUNGSFREQUENZ

Die Abfolge der Behandlungsmethoden täglich morgens oder abends 3- bis 4-mal als Selbstbehandlung durchführen.

2 Energetische Schwäche (depletio, *xu*) des Yin der Fk Leber und Niere (yin hepatici et renale, *gan shen yin*)

Krankheitsentstehung: Die Fk Leber und Niere (oo. hepaticus et renalis, *gan shen*) sind defizient, das Struktivpotenzial *(jing)* und das Xue erschöpfen sich und können nicht mehr klärend auf die Augen wirken. Aufgrund energetischer Schwäche des Yin (depletio yin, *yinxu*) schlägt Glut (ardor, *huo*) empor, und die Augen werden nicht mehr durch die Säfte *(jinye)* befeuchtet und genährt. Lichtscheue, verbunden mit einem brennenden Gefühl, sind die Folge.

Hauptsymptome:
- Trockenheitsgefühl
- Lichtscheu mit brennendem Gefühl
- Glanzlose Conjunctiva bulbi

Mögliche Allgemeinsymptome:
- Magerer und schwacher Körper
- Benommenheit
- Schwindel
- Ohrensausen
- Trockener Rachen
- Zungenkörper: rot mit wenig Belag
- Pulse: zart (minuti, *xi*) und tendenziell oberflächlich (superficiales, *fu*)

Behandlungsprinzip:
Befeuchten und Stützen der Fk Leber und Niere (oo. hepaticus et renalis, *gan shen*)

Behandlungsmethoden

Tab. 7.5.2b			
a	Ma 2/S 2 pressen und kneten *(an rou sibai)* (→ 6.1.21)	Behandlungsdauer: Bis es zieht und spannt oder eine Minute Behandlungsrichtung: zum Körperzentrum hin kneten *(rou)* → Zuführen von Qi (suppletio, *bu*) Wirkungen: • Klärt die Sicht • Regt den Fk Leber (o. hepaticus, *gan*) an und reguliert ihn	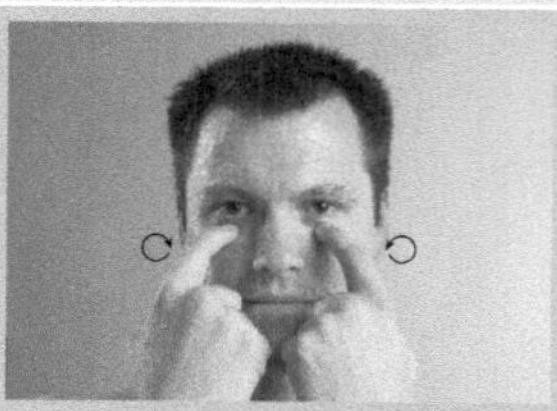
b	Gb 1/F 1 pressen *(an tongziliao)* (→ 6.1.36)	Behandlungsdauer: Bis es zieht und spannt oder eine Minute Wirkungen: • Zerstreut Wind (ventus, *feng*) • Zerstreut Wind-Hitze (calor venti, *fengre*) • Klärt die Sicht	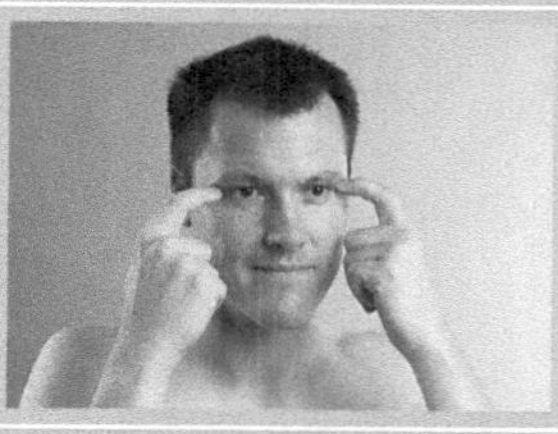
c	Gb 16/F 16 pressen *(an muchuang)* (→ 6.1.41)	Behandlungsdauer: Etwa eine Minute pressen *(an)* Wirkungen: • Stützt und reguliert die Fk Leber und Gallenblase (oo. hepaticus et felleus, *gan dan*) • Zerstreut Wind (ventus, *feng*)	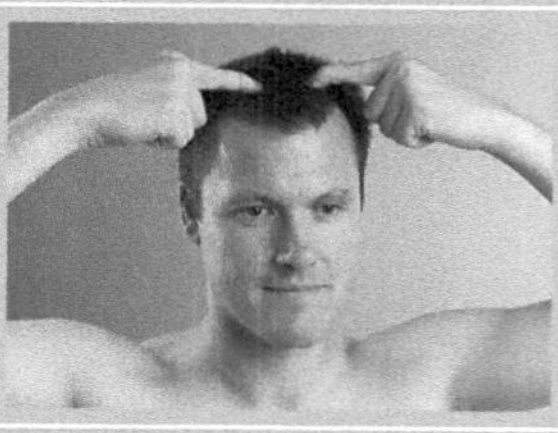
d	Ni 7/R 7 pressen *(an fuliu)* (→ 6.3.22)	Behandlungsdauer: Etwa eine bis zwei Minuten pressen *(an)* Wirkungen: • Stützt den Fk Niere (o. renalis, *shen*), insbesondere das Yin des Fk Niere (yin renale, *shenyin*) • Reguliert das Xue, den Säftehaushalt *(jinye)* und die Bauenergie (qi constructivum, *yingqi*)	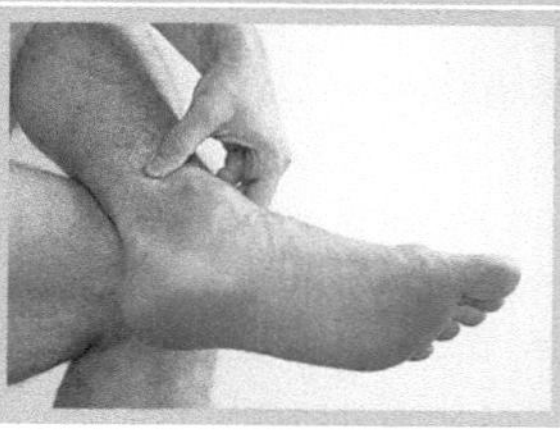

Tab. 7.5.2b

e	Le 3/H 3 pressen *(an tai-chong)* (→ 6.3.27)	Behandlungsdauer: Etwa eine bis drei Minuten pressen *(an)* Wirkungen: • Stützt und harmonisiert die Fk Leber und Gallenblase (oo. hepaticus et felleus, *gan dan*) • Reguliert und kühlt das Xue	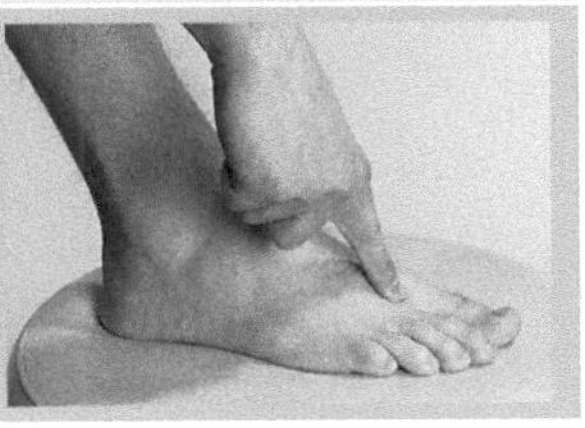

BEHANDLUNGSFREQUENZ

Die Abfolge der Behandlungsmethoden täglich morgens oder abends 3- bis 4-mal als Selbstbehandlung durchführen.

7.5.3 Tinnitus

Krankheitsbild und Therapie aus westlicher Sicht

Synonyme: Ohrgeräusche, Ohrensausen
Definition: konstant, intermittierend, anfallsweise oder progredient auftretende Geräusche, die als subjektive Ohrgeräusche nur vom Patienten wahrgenommen werden. Charakter und Intensität sind sehr variabel (z. B. Brummen, Summen, Pfeifen, Zischen).
Formen:
- Nonpulsative Ohrgeräusche
  - Ohrgeräusche als Sausen, Brummen, Rauschen oder Klingen, z. B. bei Erkrankungen des Mittelohrs, akuter Otitis media, Otosklerose, Tubenkatarrh
  - Ohrgeräusche als Zischen oder Pfeifen, z. B. nach akustischem Trauma, bei Erkrankungen des Innenohrs, Akustikusneurinom, Hörsturz, Morbus Ménière, Lermoyez-Syndrom, Intoxikationen (z. B. Arsenvergiftung)
- Pulssynchrone Ohrgeräusche:
  - bei Durchblutungsstörungen (z. B. Stenosen supraaortaler Gefäße, Aneurysma, Angiom oder arteriovenöse Fistel intrakranieller Gefäße), Hypertonie

Multifaktorielle Ursachen:
- Innenohrschädigung durch: Lärmbelästigung in Freizeit oder Beruf (akutes Lärmtrauma), Morbus Ménière, Hörsturz, Otosklerose, Infektionen (v. a. Chlamydien)
- Minderdurchblutung des Ohrs bei: Hyper- oder Hypotonie, Anämie, Veränderungen der Halswirbelsäule
- Mittelohrerkrankungen, wie z. B. akuter oder chronischer Tubenkatarrh
- Sonstige Ursachen: Multiple Sklerose, Akustikusneurinom, Hirntumor, psychische Ursachen
- Erkrankungen im Zahn- und Kiefer-Bereich

Therapie aus westlicher Sicht

- Beseitigung der Ursache
- Gabe von gefäßerweiternden Medikamenten und Medikamenten, die die Fließeigenschaften des Blutes verbessern.
- Vermeidung von Lärm, Stress und extremen psychischen Belastungssituationen
- Erlernen von Entspannungsverfahren

CAVE
Aufgrund der möglichen schwerwiegenden Grunderkrankungen müssen Ohrgeräusche schulmedizinisch abgeklärt und gegebenenfalls auch behandelt werden.

Krankheitsbild und Therapie aus Sicht der chinesischen Medizin

Übersicht

In der chinesischen Medizin wird Tinnitus zur Kategorie „Geräusche im Ohr" *(erming)* gerechnet.

Einteilung nach Agenzien und Pathogenese

Differenzialdiagnostisch werden folgende Formen unterschieden und behandelt:

1. Außen induzierte Wind-Hitze (calor venti, *fengre*)
2. Einstauungen von Glut des Fk Leber (ardor hepatici, *ganhuo*)
3. Einstauungen von Schleim-Glut (ardor pituitae, *tanhuo*)
4. Erschöpfung des Yin des Fk Niere (yin renale, *shenyin*)
5. Energetische Schwäche (depletio, *xu*) der Fk Herz und Milz (oo. cardialis et lienalis, *xin pi*)
6. Energetische Schwäche (depletio, *xu*) des Qi des Fk Milz (qi lienale, *piqi*)
7. Erschöpfung des Yang des Fk Niere (yang renale, *shenyang*)

Differenzierte Tuina-Therapie

1 Außen induzierte Wind-Hitze (calor venti, *fengre*)

Krankheitsentstehung: Eine außen induzierte Wind-Hitze-Schrägläufigkeit (calor-venti-Heteropathie, *fengre xie*) dringt bis zur Körperöffnung Ohr vor, staut sich dort ein und kann sich von selbst nicht mehr auflösen. So heißt es im 36. Kapitel der „Rezepte mustergültiger Gnade aus der Ära Taiping" (*Taiping shenghui fang*, von Wang Huaiyin et al., 992 veröffentlicht): „Bei Übergriffen durch die Schrägläufigkeit (Heteropathie, *xie*) Wind (ventus, *feng*), die in die Drei-Wärmebereiche-Leitbahn (cardinalis tricalorii, *sanjiao jing*) am Ohr eindringt, verklumpt und blockiert das geradläufige (orthopathische, *zheng*) Qi. Es kann nicht mehr durchgängig entfaltet werden, die Schrägläufigkeit (Heteropathie, *xie*) und Geradläufigkeit (Orthopathie, *zheng*) kämpfen gegeneinander an, und dies ruft Geräusche im Ohr hervor."

Hauptsymptome:
- Tinnitus
- Spannungs- und Verschlussgefühl im Ohr
- Rascher Krankheitsbeginn
- Insgesamt relativ leichte Symptome

Mögliche Allgemeinsymptome:
- Fieber
- Husten
- Keuchatmung
- Verstopfte Nase
- Nasenfluss
- Leicht trockener Mund
- Gelblicher Urin
- Zungenkörper: rote Zungenspitze; Zungenbelag: weißlich, leicht gelblich
- Pulse: oberflächlich und beschleunigt (superficiales und celeri, *fu shu*)

Behandlungsprinzipien:
- Herauslösen von Wind (ventus, *feng*)
- Kühlen von Hitze (calor, *re*)
- Beenden der Ohrgeräusche

Behandlungsmethoden

Tab. 7.5.3a

a	3E 21/T 21 mit dem Fingernagel pressen *(qia ermen)* (→ 6.1.33)	Behandlungsdauer: Bis es zieht, spannt und schmerzt oder eine Minute Wirkungen: • Zerstreut Hitze (calor, *re*) • Öffnet das Ohr	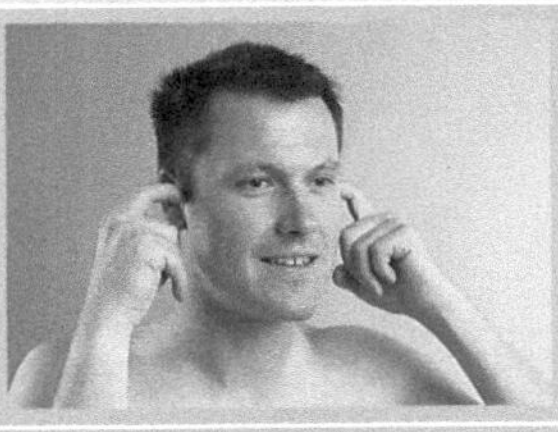
b	3E 17/T 17 pressen *(an yifeng)* (→ 6.1.32)	Behandlungsdauer: Etwa eine Minute pressen *(an)* Wirkungen: • Wehrt Wind (ventus, *feng*) ab • Klärt das Gehör	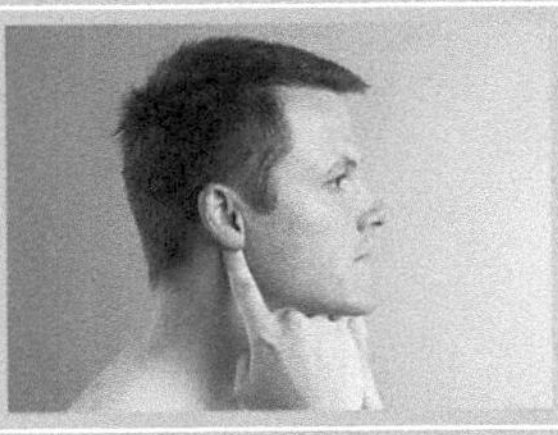
c	Gb 20/F 20 pressen und kneten *(an rou fengchi)* (→ 6.1.42)	Behandlungsdauer: Etwa eine bis drei Minuten pressen *(an)* und kneten *(rou)* Behandlungsrichtung: Vom Körperzentrum weg kneten *(rou)* → Ausleiten von Qi (dispulsio, *xie*) Wirkungen: • Zerstreut Wind (ventus, *feng*) • Kühlt Hitze (calor, *re*) • Schärft das Gehör	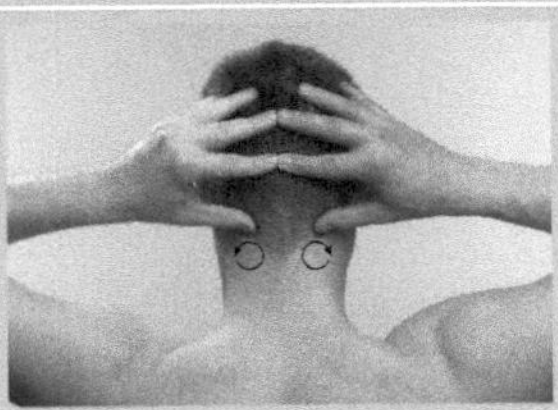

Tab. 7.5.3a

d	3E 5/T 5 pressen *(an waiguan)* (→ 6.2.29)	Behandlungsdauer: Bis es zieht und spannt oder eine Minute Wirkungen: • Zerstreut Hitze (calor, *re*) • Macht die Haupt- und Netzleitbahnen (cardinales und reticulares, *jingmai luomai*) durchgängig	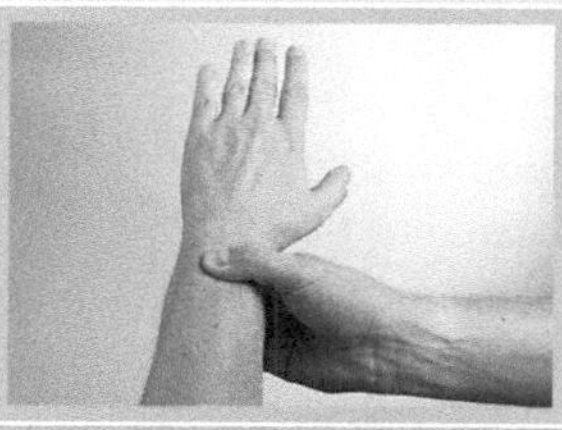
e	Di 4/IC 4 greifen und kneifen *(na nie hegu)* (→ 6.2.17)	Behandlungsdauer: Bis es lokal zieht und spannt, etwa 20- bis 30-mal greifen *(na)* und kneifen *(nie)* Wirkungen: • Zerstreut Wind (ventus, *feng*) • Kühlt Hitze (calor, *re*) • Öffnet die Oberfläche (extima, *biao*)	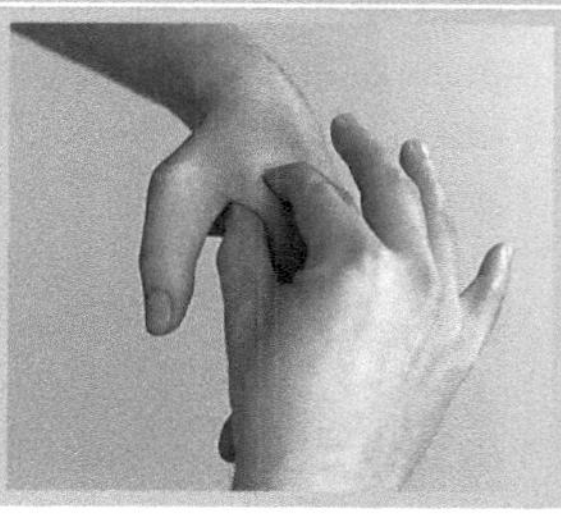

BEHANDLUNGSFREQUENZ

Die Abfolge der Behandlungsmethoden täglich morgens oder abends 3- bis 4-mal als Selbstbehandlung durchführen.

2 Einstauungen von Glut des Fk Leber (ardor hepatici, *ganhuo*)

Krankheitsentstehung: Durch emotionale Unausgeglichenheit und Zorn (ira, *nu*) wird der Fk Leber (o. hepaticus, *gan*) geschädigt. Das Qi des Fk Leber (qi hepatici, *ganqi*) staut sich ein, und die Qi-Zusammenballungen wandeln sich zu Glut (ardor, *huo*). Glut des Fk Leber (ardor hepatici, *ganhuo*) steigt gegenläufig (kontravektiv, *ni*) nach oben und stört die „klaren Körperöffnungen", also die Körperöffnungen im Kopfbereich. Im 71. Kapitel der „Unbefangenen Fragen" im „Inneren Klassiker des Gelben Fürsten" (*Huangdi Neijing Suwen*, etwa 1. Jh. v. Chr.) heißt es dazu: „Wenn es zu Einstauungen der Wandlungsphase Holz kommt, führt dies ... sogar zu Geräuschen im Ohr und Schwindel."

Hauptsymptome:
- Plötzlich beginnender Tinnitus mit kräftigem, tiefem und lautem Ton
- Häufig nach Zorn, Ärger und Stress auftretend
- Drehschwindel

Mögliche Allgemeinsymptome:
- Kopfschmerzen
- Spannungsgefühle und Schmerzen in Brust und Flanken
- Nervosität
- Reizbarkeit
- Gerötetes Gesicht
- Rote Augen
- Bitterer Geschmack im Mund
- Trockener Rachen
- Obstipation

- Gelblicher Urin
- Zungenkörper: rot; Zungenbelag: gelblich, leicht feucht
- Pulse: saitenförmig und beschleunigt (chordales und celeri, *xian shu*)

Behandlungsprinzipien:

- Lösen des Fk Leber (o. hepaticus, *gan*)
- Beseitigen von Einstauungen
- Kühlen von Glut (ardor, *huo*)
- Beenden der Ohrgeräusche

Behandlungsmethoden

Tab. 7.5.3b

a	Gb 2/F 2 mit dem Fingernagel pressen *(qia tinghui)* (→ 6.1.37)	Behandlungsdauer: Bis es zieht und spannt oder eine Minute Wirkungen: • Lässt das Qi fließen • Harmonisiert das Gehör	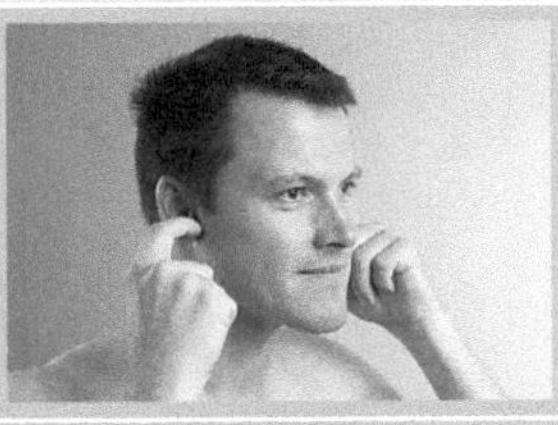
b	Dü 19/IT 19 mit dem Fingernagel pressen *(qia tinggong)* (→ 6.1.28)	Behandlungsdauer: Bis es zieht und spannt oder eine Minute Wirkung: Beendet Tinnitus	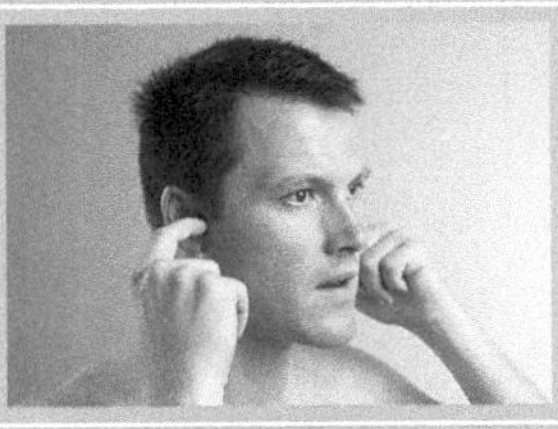
c	Gb 12/F 12 pressen *(an wangu)* (→ 6.1.40)	Behandlungsdauer: Etwa eine Minute pressen *(an)* Wirkungen: • Reguliert das Qi des Fk Leber (qi hepatici, *ganqi*) • Leitet Wind-Hitze (calor venti, *fengre*) aus	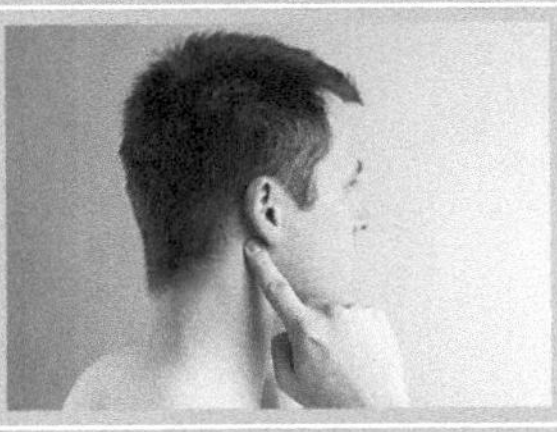
d	Gb 20/F 20 pressen und kneten *(an rou fengchi)* (→ 6.1.42)	Behandlungsdauer: Etwa eine bis drei Minuten pressen *(an)* und kneten *(rou)* Behandlungsrichtung: Vom Körperzentrum weg kneten *(rou)* → Ausleiten von Qi (dispulsio, *xie*) Wirkungen: • Zerstreut Wind (ventus, *feng*) • Kühlt Hitze (calor, *re*) • Schärft das Gehör	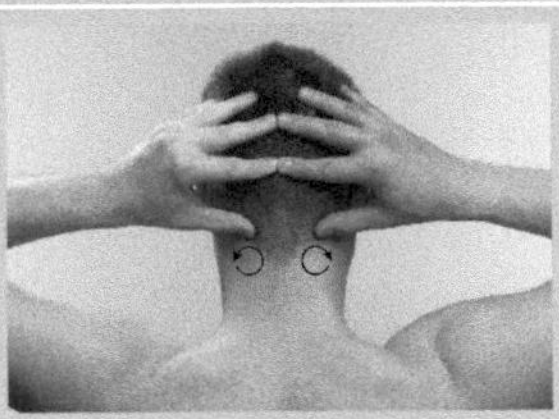

Tab. 7.5.3b

e	Le 3/H 3 pressen und kneten *(an rou taichong)* (→ 6.3.27)	Behandlungsdauer: Etwa eine bis drei Minuten pressen *(an)* oder pressen und kneten *(an rou)* Behandlungsrichtung: Gegen den Uhrzeigersinn kneten *(rou)* ⟶ Ausleiten von Qi (dispulsio, *xie*) Wirkungen: • Stützt und harmonisiert die Fk Leber und Gallenblase (oo. hepaticus et felleus, *gan dan*) • Reguliert und kühlt das Xue • Senkt das Yang des Fk Leber (yang hepatici, *ganyang*) ab	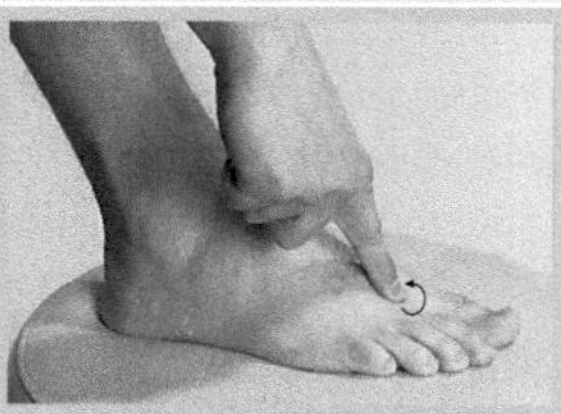

BEHANDLUNGSFREQUENZ

Die Abfolge der Behandlungsmethoden täglich morgens oder abends 3- bis 4-mal als Selbstbehandlung durchführen.

3 Einstauungen von Schleim-Glut (ardor pituitae, *tanhuo*)

Krankheitsentstehung: Durch den übermäßigen Verzehr von gebratenen und stark gewürzten Speisen werden die Fk Milz und Magen (oo. lienalis et stomachi, *pi wei*) geschädigt. Der Fk Milz (o. lienalis, *pi*) kann das aufgenommene energetische Potenzial nicht mehr umsetzen, Feuchtigkeit (humor, *shi*) sammelt sich an und bringt Schleim (pituita, *tan*) hervor. Schleim (pituita, *tan*) staut sich ein und wandelt sich zu Glut (ardor, *huo*), die die Körperöffnung Ohr blockiert. So heißt es in den „Erfahrungen von Ärzten aus der Ming-Zeit" (*Mingyi zazhu*, von Wang Lun 1549 verfasst): „Hier handelt es sich um Geräusche, die auf emporgestiegene und sich im Ohr eingestaute Schleim-Glut (ardor pituitae, *tanhuo*) zurückzuführen sind, bei starken Einstauungen kommt es zur Blockade. Wenn man dieser Erkrankung begegnet, ist herauszufinden, ob (der Patient) gewöhnlich Wein trinkt und kräftig Schmeckendes isst und im mittleren Wärmebereich (mittleres Calorium, *zhongjiao*) grundsätzlich Schleim-Glut (ardor pituitae, *tanhuo*) vorhanden ist. Zu behandeln ist nur durch Klären und Absenken von Glut (ardor, *huo*). "

Hauptsymptome:
- Plötzlich beginnender Tinnitus
- Tiefer und lauter Ton
- Verstopfungsgefühle in den Ohren

Mögliche Allgemeinsymptome:
- Schwindel
- Schwerer Kopf
- Druckgefühle in der Brust
- Völlegefühl im Magenraum
- Appetitlosigkeit
- Zungenkörper: rot, Zungenbelag: gelblich, klebrig
- Pulse: saitenförmig und schlüpfrig (chordales und lubrici, *xian hua*)

Behandlungsprinzipien:
- Kühlen von Hitze (calor, *re*)
- Umwandeln von Schleim (pituita, *tan*)
- Harmonisieren des Fk Magen (o. stomachi, *wei*)

Behandlungsmethoden

Tab. 7.5.3c

a	Die Ohröffnungen pressen und drücken *(an na erqiao)* (→ 6.1.13)	Behandlungsdauer: Etwa 20-mal pressen *(an)* und drücken *(na)* Wirkungen: • Macht die Ohren durchgängig • Unterstützt das Hörvermögen	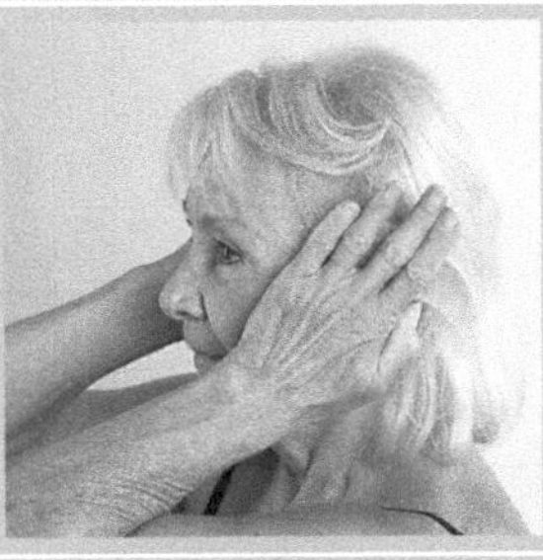
b	Gb 2/F 2 mit dem Fingernagel pressen *(qia tinghui)* (→ 6.1.37)	Behandlungsdauer: Bis es zieht und spannt oder eine Minute Wirkungen: • Zerstreut Wind (ventus, *feng*) • Lässt das Qi fließen • Harmonisiert das Gehör	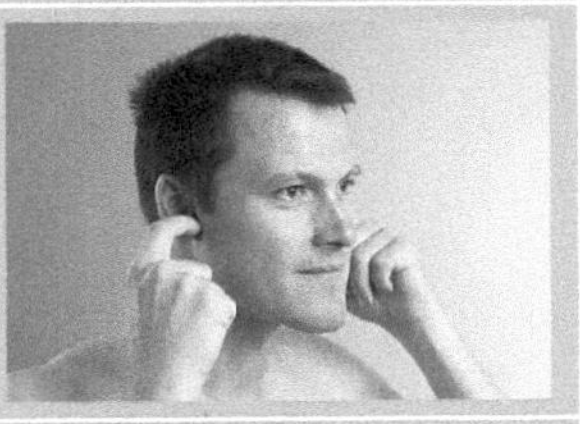
c	3E 3/T 3 mit dem Fingernagel pressen *(qia zhongzhu)* (→ 6.2.28)	Behandlungsdauer: Etwa eine Minute mit dem Fingernagel pressen *(qia)* Wirkungen: • Lockert den Qi-Mechanismus • Macht die Sinnesöffnungen frei	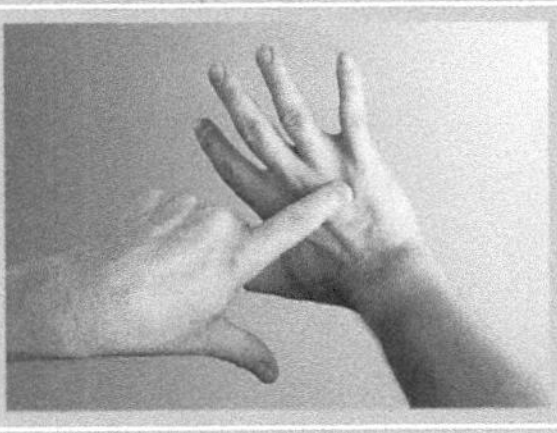
d	Pe 7/Pc 7 pressen und kneten *(an rou daling)* (→ 6.2.25)	Behandlungsdauer: Jeweils eine Minute pressen *(an)* und kneten *(rou)* Behandlungsrichtung: Gegen den Uhrzeigersinn kneten (*rou*) → Ausleiten von Qi (dispulsio, *xie*) Wirkungen: • Leitet Hitze (calor, *re*) aus • Harmonisiert den Fk Magen (o. stomachi, *wei*)	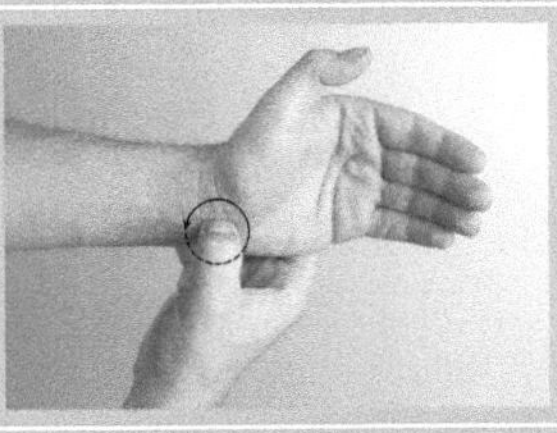
e	Ma 40/S 40 pressen *(an fenglong)* (→ 6.3.8)	Behandlungsdauer: Etwa eine Minute pressen *(an)* Wirkungen: • Leitet Schleim (pituita, *tan*) aus • Wandelt Feuchtigkeit (humor, *shi*) um	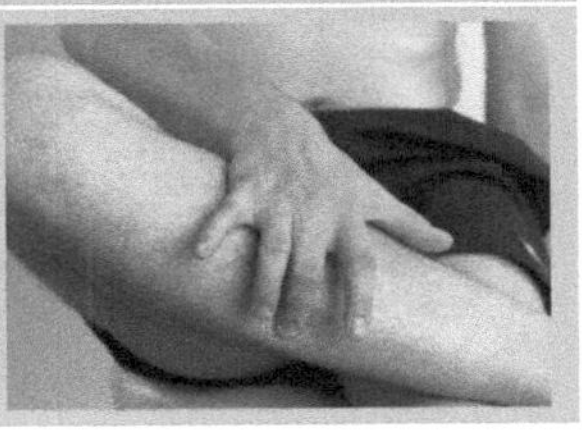

BEHANDLUNGSFREQUENZ

Die Abfolge der Behandlungsmethoden täglich morgens oder abends 3- bis 4-mal als Selbstbehandlung durchführen.

4 Erschöpfung des Yin des Fk Niere (yin renale, *shenyin*)

Krankheitsentstehung: Bei einer angeborenen Defizienz des Yin des Fk Niere (yin renale, *shenyin*) oder bei einer Schädigung des Yin durch eine chronische Erkrankung ist das Yin des Fk Niere (yin renale, *shenyin*) energetisch geschwächt (deplet, *xu*). Die Yin-Säfte können nicht emporsteigen und die Körperöffnung Ohr befeuchten. Zudem schlägt Glut aufgrund von energetischer Schwäche (ardor depletionis, *xuhuo*) empor und stört die klaren Körperöffnungen. Im 33. Kapitel des „Angelpunktes der Struktivkraft" im „Inneren Klassiker des Gelben Fürsten" (*Huangdi Neijing Lingshu*, aus dem 1. Jh. v. Chr., um 1093 rekonstruiert) heißt es dazu: „Wenn das Meer des Markes (mare medullae, *suihai*) defizient ist, kommt es zu Schwindel und Geräuschen im Ohr."

Hauptsymptome:
- Allmählich einsetzender Tinnitus
- Relativ schwacher Ton, der dem Zirpen von Zikaden ähnelt
- Verstärkung des Tinnitus in der Nacht

Mögliche Allgemeinsymptome:
- Benommenheit
- Flimmernde Sicht
- Gedächtnisschwäche
- Geistige Abgeschlagenheit
- Schwäche und Ziehen in Hüften und Knien
- Eventuell unruhiger Schlaf mit vielen Träumen und Samenentleerung
- Zungenkörper: rot; Zungenbelag: wenig und dünn
- Pulse: zart und beschleunigt (minuti und celeri, *xi shu*)

Behandlungsprinzipien:
- Suppletieren des Fk Niere (o. renalis, *shen*)
- Stützen des Struktivpotenzials *(jing)*
- Zum-Untertauchen-Bringen des Yang

Behandlungsmethoden

Tab. 7.5.3d

a	Die Ohrmuschelleiste reiben und kräftig gerade reiben *(mo ca erlun)* (→ 6.1.16)	Behandlungsdauer: Die Ohrleisten etwa 20- bis 30-mal reiben *(mo)* und kräftig gerade reiben *(ca)* Wirkungen: • Macht die Leitbahnen durchgängig • Schärft das Gehör • Suppletiert das Qi des Fk Niere (qi renale, *shenqi*)	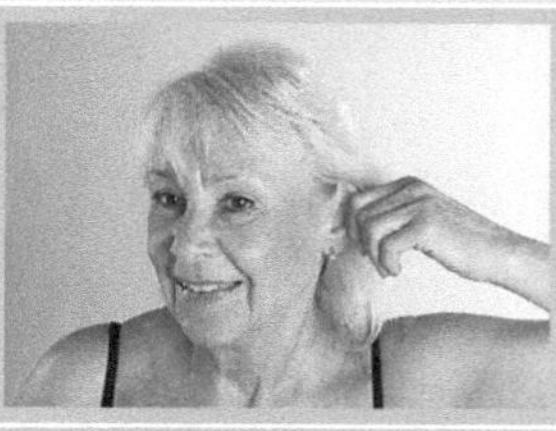
b	Ren 4/Rs 4 punktartig pressen *(dian an guanyuan)* (→ 6.5.11)	Behandlungsdauer: Etwa 20- bis 30-mal punktartig pressen *(dian an)* Wirkungen: • Stützt den Fk Niere (o. renalis, *shen*) • Bändigt das Yang und senkt es ab	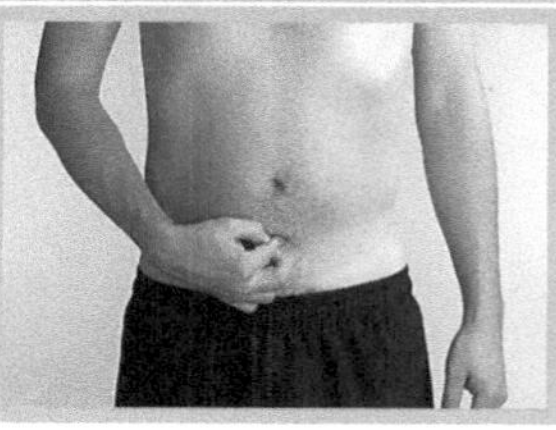

Tab. 7.5.3d

c	Das Tor des Struktivpotenzials reiben *(mo jingmen)* (→ 6.6.9)	Behandlungsdauer: Bis sich lokal Wärme entwickelt, etwa fünf Minuten Wirkungen: • Reguliert Qi und Xue • Stützt das Struktivpotenzial *(jing)*	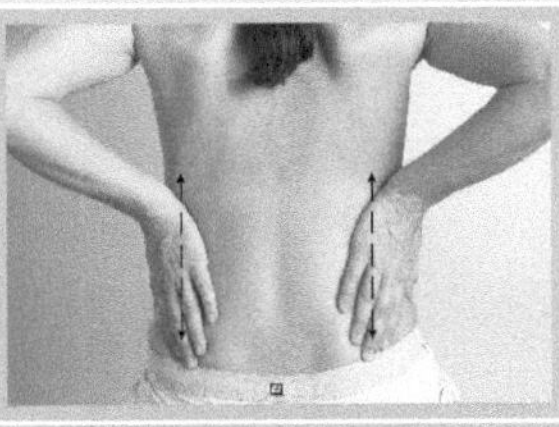
d	Ni 1/R 1 kräftig gerade reiben *(ca yongquan)* (→ 6.3.19)	Behandlungsdauer: Bis sich Wärme entwickelt oder eine Minute Wirkungen: • Stützt den Fk Niere (o. renalis, *shen*) • Macht die Sinnesöffnungen frei	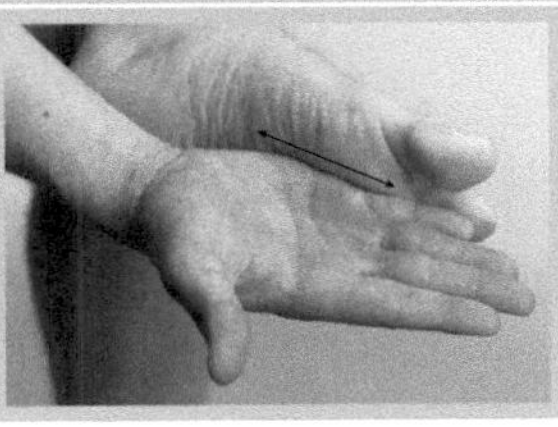

BEHANDLUNGSFREQUENZ

Die Abfolge der Behandlungsmethoden täglich morgens oder abends 3- bis 4-mal als Selbstbehandlung durchführen.

5 Energetische Schwäche (depletio, *xu*) der Fk Herz und Milz (oo. cardialis et lienalis, *xin pi*)

Krankheitsentstehung: Übermäßiges Grübeln und Überlegen erschöpfen und schädigen die Fk Herz und Milz (oo. cardialis et lienalis, *xin pi*). Der Fk Milz (o. lienalis, *pi*) bringt kein Xue mehr hervor, und das Xue des Fk Herz (xue cardiale, *xinxue*) wird verbraucht. Die Fk Herz und Milz (oo. cardialis et lienalis, *xin pi*) werden beide energetisch geschwächt (deplet, *xu*), so dass sie die Körperöffnung Ohr im oberen Körperbereich nicht versorgen können und es zu Tinnitus kommt.

Hauptsymptom: Tinnitus, der mal schwächer und mal stärker wird und häufig einsetzt

Mögliche Allgemeinsymptome:

- Durch Angst hervorgerufene Palpitationen
- Schlafstörungen
- Blasser Teint
- Verminderter Appetit
- Müder Körper
- Kurzatmigkeit
- Verlangsamte Sprache
- Wortkargheit
- Zungenkörper: blass, Zungenbelag: dünn, weißlich
- Pulse: tief und zart (mersi und minuti, *chen xi*) und kraftlos

Behandlungsprinzipien:

- Kräftigen des Fk Milz (o. lienalis, *pi*)
- Nähren des Fk Herz (o. cardialis, *xin*)
- Stützen des Qi und des Xue

Behandlungsmethoden

Tab. 7.5.3e

a	Ma 7/S 7 pressen *(an xiaguan)* (→ 6.1.26)	Behandlungsdauer: Bis es zieht und spannt oder eine Minute Wirkungen: • Stützt und kräftigt den Fk Milz (o. lienalis, *pi*) • Macht die Netzleitbahnen (reticulares, *luomai*) frei	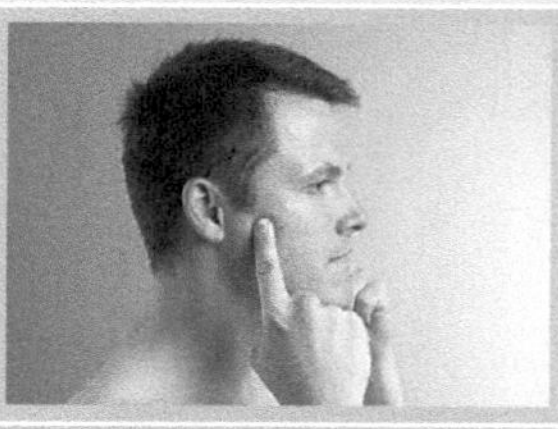
b	Pe 6/Pc 6 pressen und kneten *(an rou neiguan)* (→ 6.2.24)	Behandlungsdauer: Jeweils eine Minute pressen *(an)* und kneten *(rou)* Behandlungsrichtung: Im Uhrzeigersinn kneten *(rou)* ⟶ Zuführen von Qi (suppletio, *bu*) Wirkungen: • Stützt und harmonisiert die Fk Herz und Milz (oo. cardialis et lienalis, *xin pi*) • Reguliert und dynamisiert das Qi • Dynamisiert das Xue	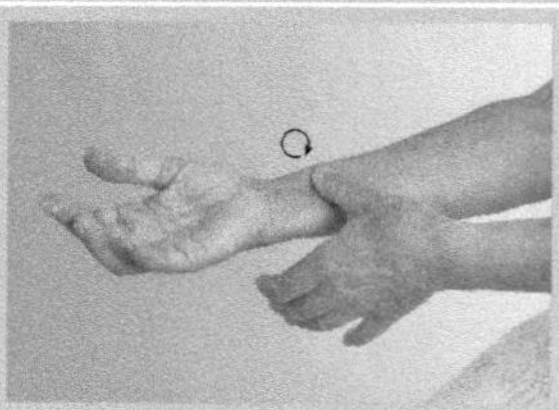
c	Das Abdomen reiben *(mo fu)* (→ 6.5.1)	Behandlungsdauer: Etwa 30-mal in beide Richtungen Wirkungen: • Kräftigt den Fk Milz (o. lienalis, *pi*) • Reguliert Qi und Xue	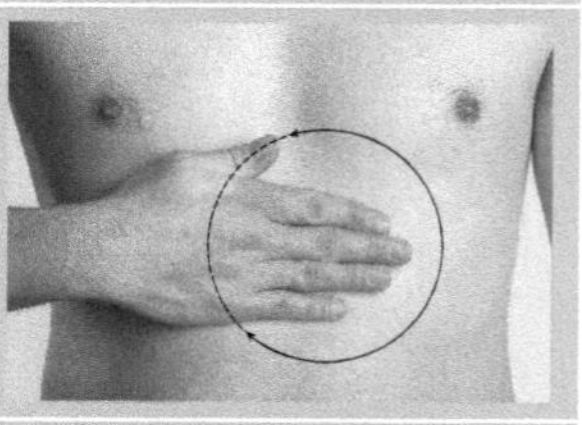
d	Mi 10/L 10 pressen und kneten *(an rou xuehai)* (→ 6.3.14)	Behandlungsdauer: Etwa eine Minute lang pressen *(an)* und kneten *(rou)*, bis es zieht und spannt oder lokal rote Flecken entstehen Behandlungsrichtung: Im Uhrzeigersinn kneten *(rou)* ⟶ Zuführen von Qi (suppletio, *bu*) Wirkungen: • Kräftigt den Fk Milz (o. lienalis, *pi*) • Dynamisiert das Xue	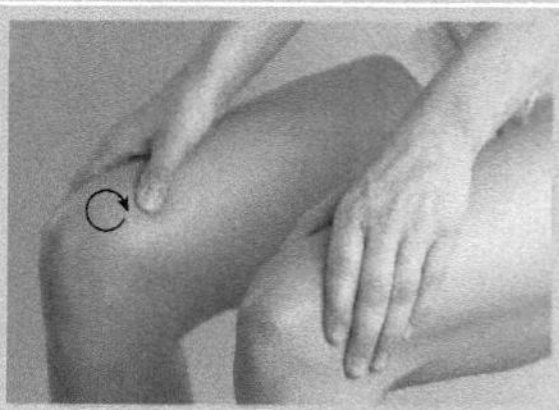
e	Ma 36/S 36 pressen und kneten *(an rou zusanli)* (→ 6.3.7)	Behandlungsdauer: Bis es zieht und spannt oder eine bis drei Minuten Behandlungsrichtung: Im Uhrzeigersinn kneten *(rou)* ⟶ Zuführen von Qi (suppletio, *bu*) Wirkungen: • Reguliert und harmonisiert Qi und Xue • Stützt und reguliert die Fk Milz und Magen (oo. lienalis stomachi, *pi wei*)	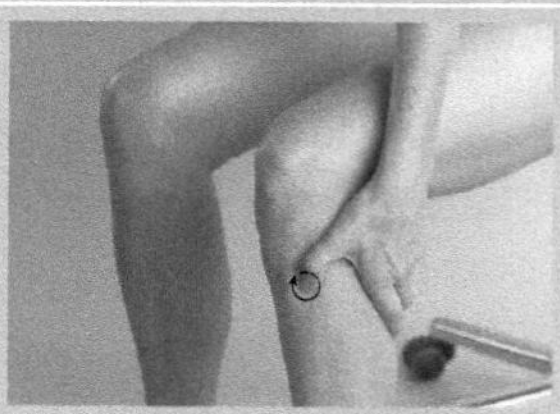

BEHANDLUNGSFREQUENZ

Die Abfolge der Behandlungsmethoden täglich morgens oder abends 3- bis 4-mal als Selbstbehandlung durchführen.

6 Energetische Schwäche (depletio, *xu*) des Qi des Fk Milz (qi lienale, *piqi*)

Krankheitsentstehung: Durch z. B. ungezügelten Appetit oder Übermüdung können die Fk Milz und Magen (oo. lienalis et stomachi, *pi wei*) geschädigt werden, das Qi des Fk Milz (qi lienale, *piqi*) wird defizient, und das Qi der „Mitte“ (Fk Milz und Magen, oo. lienalis et stomachi, *pi wei*) sinkt ab. Das klare Yang steigt nicht auf, die genuinen Leitbahnen werden deplet und trocknen aus, und dies führt zu Tinnitus. Im 28. Kapitel des „Angelpunktes der Struktivkraft“ im „Inneren Klassiker des Gelben Fürsten“ (*Huangdi Neijing Lingshu*, aus dem 1. Jh. v. Chr., um 1093 rekonstruiert) heißt es: „Am Ohr treffen sich die genuinen Leitbahnen, und daher werden bei energetischer Schwäche des Fk Magen (depletio des o. stomachi, *wei xu*) die (genuinen) Leitbahnen deplet; bei depleten (genuinen) Leitbahnen kommt es zu einem Fluss nach unten, und wenn die (genuinen) Leitbahnen austrocknen, führt dies zu Geräuschen im Ohr.“
Hauptsymptom: Tinnitus mit schwachem, leisem Ton
Mögliche Allgemeinsymptome:
- Stumpfer Teint
- Verminderter Appetit
- Spannungsgefühle im Abdomen schon nach wenig Essen
- Halbflüssiger Stuhl
- Zungenkörper: blass; Zungenbelag: weißlich
- Pulse: zart und behäbig (minuti und languidi, *xi huan*)

Behandlungsprinzipien:
- Kräftigen des Fk Milz (o. lienalis, *pi*)
- Stützen des Qi
- Emporheben des Yang
- Beenden der Ohrgeräusche

Behandlungsmethoden

Tab. 7.5.3f

a	Du 20/Rg 20 punktartig pressen *(dian baihui)* (→ 6.1.47)	Behandlungsdauer: Bis es zieht und spannt oder eine Minute Wirkungen: • Führt das echte Yang (yang merum, *zhenyang*) aus dem unteren Wärmebereich (unteres Calorium, *xiajiao*) empor • Hebt das Qi empor • Macht die Sinnesöffnungen frei	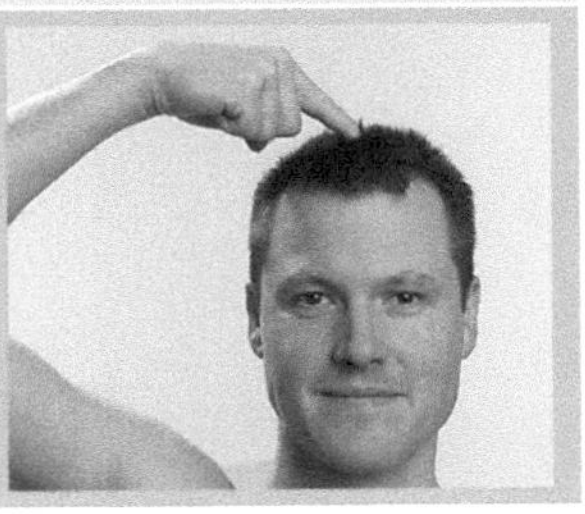

Tab. 7.5.3f

b	Ren 12/Rs 12 pressen und kneten *(an rou zhongwan)* (→ 6.5.15)	Behandlungsdauer: Etwa eine Minute, bis sich ein Gefühl des „Erreichens des Qi" *(deqi)* einstellt Behandlungsrichtung: Im Uhrzeigersinn kneten *(rou)* → Zuführen von Qi (suppletio, *bu*) Wirkungen: • Kräftigt die „Mitte" (Fk Milz und Magen, oo. lienalis et stomachi, *pi wei*) • Reguliert den Fk Magen (o. stomachi, *wei*) • Harmonisiert das Qi	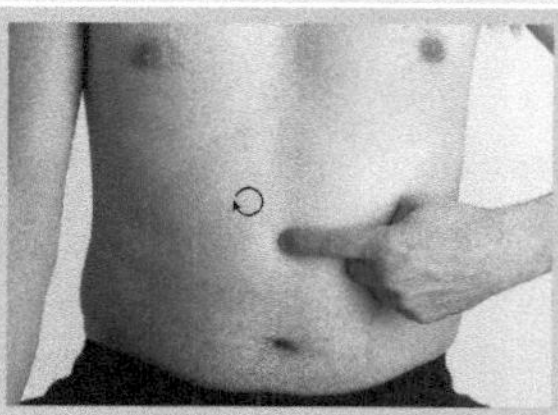
c	Ma 36/S 36 pressen und kneten *(an rou zusanli)* (→ 6.3.7)	Behandlungsdauer: Bis es zieht und spannt oder eine bis drei Minuten Behandlungsrichtung: Im Uhrzeigersinn kneten *(rou)* → Zuführen von Qi (suppletio, *bu*) Wirkungen: • Reguliert und harmonisiert Qi und Xue • Stützt und reguliert die Fk Milz und Magen (oo. lienalis stomachi, *pi wei*)	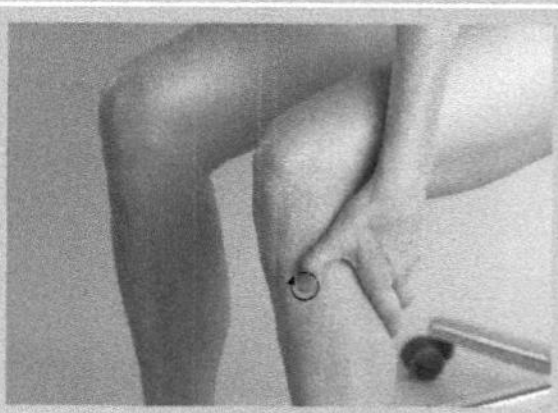
d	Mi 1/L 1 mit dem Fingernagel pressen *(qia yinbai)* (→ 6.3.10)	Behandlungsdauer: Bis es lokal zieht und spannt oder eine Minute Wirkung: Kräftigt den Fk Milz (o. lienalis, *pi*)	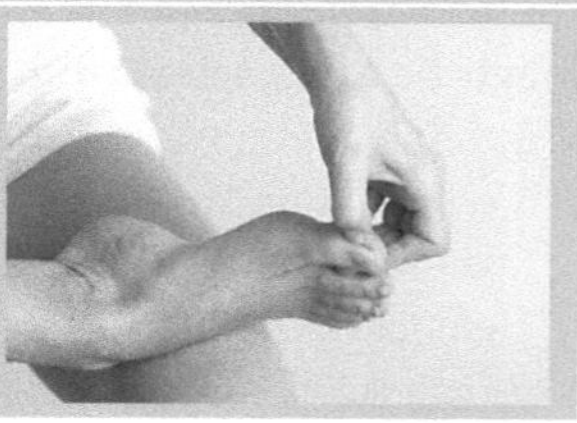

BEHANDLUNGSFREQUENZ

Die Abfolge der Behandlungsmethoden täglich morgens oder abends 3- bis 4-mal als Selbstbehandlung durchführen.

7 Erschöpfung des Yang des Fk Niere (yang renale, *shenyang*)

Krankheitsentstehung: Nach langer oder chronischer Krankheit, konstitutioneller Schwäche des Fk Niere (o. renalis, *shen*) sowie nach übermäßiger sexueller Aktivität ist das Yang des Fk Niere (yang renale, *shenyang*) geschwächt (deplet, *xu*). Aufgrund der energetischen Schwäche (depletio, *xu*) des Yang wird Kälte (algor, *han*) hervorgebracht, Kälte (algor, *han*) und „Wasser" werden nicht umgewandelt, sie steigen nach oben zur Körperöffnung Ohr auf und führen zu Ohrgeräuschen.

Hauptsymptome:
- Tinnitus
- Drehschwindel

Mögliche Allgemeinsymptome:
- Palpitationen unter dem Herzen
- Wässriger, weißlicher Auswurf
- Schmerzen im Lumbalbereich
- Kalter Rücken
- Kalte Gliedmaßen

- Geistige Abgeschlagenheit
- Lange Entleerungen mit klarem Urin
- Zungenkörper: blass; Zungenbelag: weißlich und feucht
- Pulse: tief, zart und schwach (mersi, minuti und invalidi, *chen xi ruo*)

Behandlungsprinzipien:

- Erwärmen des Fk Niere (o. renalis, *shen*)
- Kräftigen des Yang

Behandlungsmethoden

Tab. 7.5.3g

a	Die Ohrmuschelleiste reiben und kräftig gerade reiben *(mo ca erlun)* (→ 6.1.16)	Behandlungsdauer: Die Ohrleisten etwa 20- bis 30-mal reiben *(mo)* und kräftig gerade reiben *(ca)* Wirkungen: • Macht die Leitbahnen durchgängig • Schärft das Gehör • Suppletiert das Qi des Fk Niere (qi renale, *shenqi*)	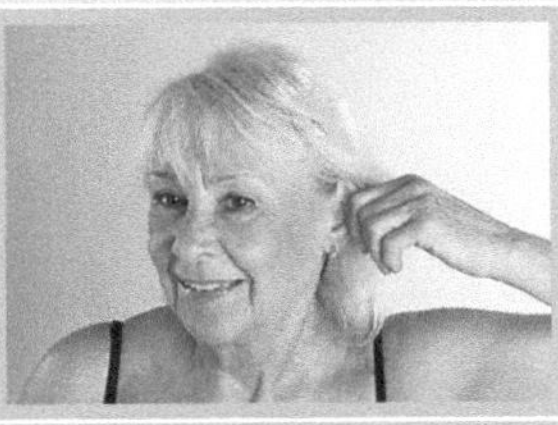
b	Die Ohren zwirbeln *(cuo)* (→ 6.1.17)	Behandlungsdauer: Etwa 30-mal zwirbeln *(cuo)* oder bis sich Wärme entwickelt Wirkungen: • Macht die Leitbahnen durchgängig • Bewegt das Qi • Suppletiert das Qi des Fk Niere (qi renale, *shenqi*)	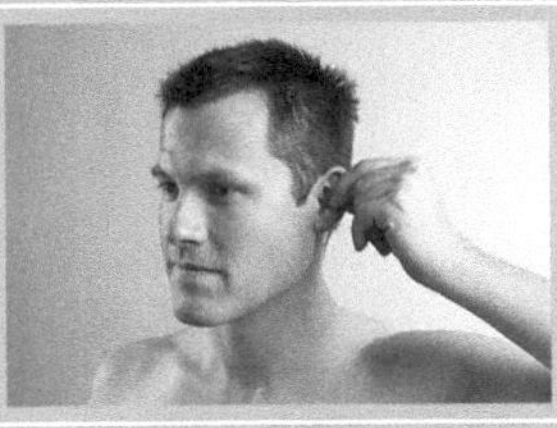
c	Neben der Wirbelsäule reiben *(mo jipang)* (→ 6.6.2)	Behandlungsdauer: Bis sich lokal Wärme entwickelt oder eine Minute Wirkungen: • Stützt das ursprüngliche, primordiale Qi (qi primum, *yuanqi*) des Fk Niere (o. renalis, *shen*) • Macht die Wirbelsäule im Lumbalbereich beweglich	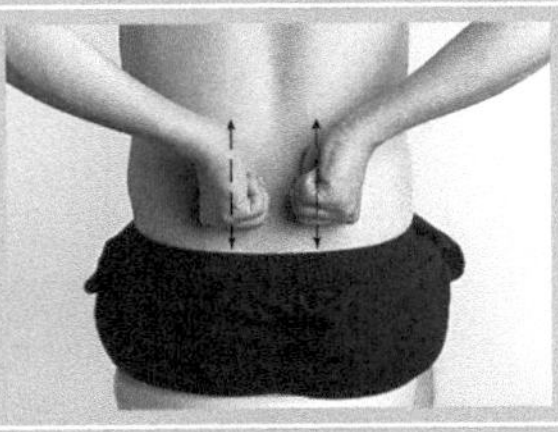
d	Ni 3/R 3 pressen *(an taixi)* (→ 6.3.20)	Behandlungsdauer: Etwa eine bis zwei Minuten pressen *(an)* Wirkungen: • Stützt und reguliert das Qi des Fk Niere (qi renale, *shenqi*) • Kräftigt den Lendenbereich und die Knie	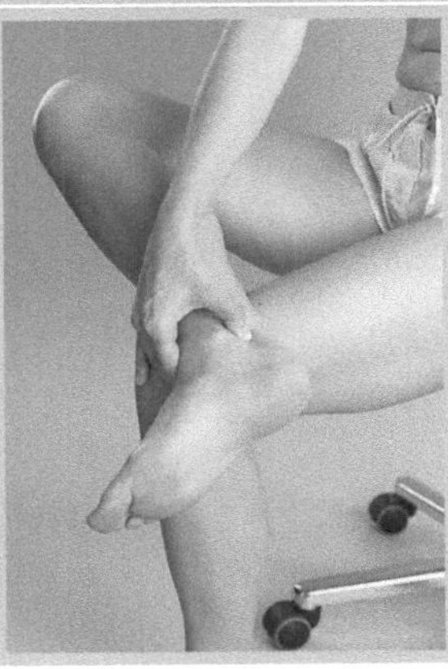

BEHANDLUNGSFREQUENZ

Die Abfolge der Behandlungsmethoden täglich morgens oder abends 3- bis 4-mal als Selbstbehandlung durchführen.

7.5.4 Akute Rhinitis

Krankheitsbild und Therapie aus westlicher Sicht

Synonym: Schnupfen
Definition: Akuter, oberflächlicher Katarrh der Nasenschleimhaut.
Erreger: Rhino-, Adeno-, Echoviren u. a.
Übertragung: Tröpfcheninfektion
Inkubationszeit: 3-7 Tage
Symptome:

- „Laufende und verstopfte Nase“
- Niesreiz
- Kitzeln oder Brennen der Nase
- Zunächst wässrige und klare, später meist gelbliche und eitrige Sekretion
- Behinderung der Nasenatmung
- Allgemeines Krankheitsgefühl und Abgeschlagenheit
- Kopfschmerzen
- Eventuell Fieber

Komplikation: Nasennebenhöhlenentzündung (Sinusitis)

Therapie aus westlicher Sicht

- Symptomatische Behandlung mit abschwellenden Nasensprays und Medikamenten
- Nasenspülungen
- Inhalationen

CAVE

Akute Rhinitis kann das erste Zeichen einer Infektionskrankheit (u. a. Masern, virusbedingte Grippe, Keuchhusten) sein. Sollten sich die Symptome innerhalb einer Woche nicht deutlich bessern, muss ein Arzt hinzugezogen werden.

Krankheitsbild und Therapie aus Sicht der chinesischen Medizin

Übersicht

In der chinesischen Medizin wird akute Rhinitis zu den Kategorien „Nasenverstopfung aufgrund von schädigendem Wind“ *(shangfeng bise)* und „Verstopftheit (der Nase)“ *(zhise)* gerechnet.

Der Fk Lunge (o. pulmonalis, *fei*) spielt bei diesem Krankheitsbild eine wichtige Rolle. Er dominiert die Haut und die Behaarung und damit die Oberfläche (extima, *biao*) des gesamten Körpers. Dringen die äußeren Schrägläufigkeiten (Heteropathien, *xie*) Wind (ventus, *feng*), Kälte (algor, *han*) und Hitze (calor, *re)* ein, treffen sie zunächst den Fk Lunge (o. pulmonalis, *fei*), der über die Wehrenergie (qi defensivum, *weiqi*) diese äußeren Schrägläufigkeiten (Heteropathien, *xie*) abwehrt. Dabei kommt es hauptsächlich zu Symptomen der Oberfläche (extima, *biao*), also zu einer leichten Erkältungssymptomatik, die noch einfach und schnell therapiert werden kann. Bei einem geschwächten Körper, z. B. in fortgeschrittenem Alter, ist die Widerstandsfähigkeit gegen Erkrankungen relativ schwach. Die äußeren Schrägläufigkeiten (Heteropathie, *xie*) können über die Oberfläche (extima, *biao*) in das Innere (intima, *li*) vordringen. Die Symptome sind deutlich stärker, schwerer zu therapieren und gehen oft in andere Erkrankungen (z. B. Bronchitis, Lungenentzündung) über.

Einteilung nach Agenzien und Pathogenese

Differenzialdiagnostisch werden folgende Formen unterschieden und mit Tuina behandelt:
1. Wind-Kälte (algor venti, *fenghan*)
2. Wind-Hitze (calor venti, *fengre*)

Differenzierte Tuina-Therapie

1 Wind-Kälte (algor venti, *fenghan*)

Krankheitsentstehung: Die Nase ist die Körperöffnung des Fk Lunge (o. pulmonalis, *fei*). Bei Wetterwechsel, niedrigen Temperaturen in Verbindung mit Wind, bei einer Unausgeglichenheit von Kälte und Wärme oder nach geistiger und körperlicher Überarbeitung sind die Interstitien und Poren *(couli)* geöffnet, und die Wehrenergie (qi defensivum, *weiqi*) wird instabil. Wind-Kälte (algor venti, *fenghan*) nutzt die energetische Schwäche (depletio, *xu*) und dringt über die Oberfläche in den Fk Lunge (o. pulmonalis, *fei)* ein. Das Qi des Fk Lunge (qi pulmonale, *feiqi*) kann nicht mehr entfaltet werden und staut sich ein. Die Schrägläufigkeit (Heteropathie, *xie*) stört die Körperöffnung Nase, und es kommt zu akuter Rhinitis.

Hauptsymptome:
- Verstopfte Nase
- Juckende Nase
- Niesen
- Nasenfluss mit klarem und wässrigem Sekret
- Belegte Stimme
- Geschwollene, blasse Nasenschleimhaut

Mögliche Allgemeinsymptome:
- Husten mit wässrigem Auswurf
- Abneigung gegen Kälte und Wind
- Verlangen nach warmen Getränken
- Leichtes Fieber

- Kopfschmerzen im Nacken und oberen Rücken
- Abgeschlagenheit
- Zungenbelag: dünn, weißlich
- Pulse: oberflächlich und gespannt (superficiales und intenti, *fu jin*)

Behandlungsprinzipien:

- Vertreiben von Wind (ventus, *feng*)
- Zerstreuen von Kälte (algor, *han*)
- Öffnen der Oberfläche (extima, *biao*)
- Durchgängigmachen der Körperöffnungen

Behandlungsmethoden

Tab. 7.5.4a

a	Das Gesicht reiben *(mo mian)* (→ 6.1.7)	Behandlungsdauer: 10- bis 20-mal, bis im Gesicht ein Gefühl von Wärme entsteht Wirkung: Zerstreut Kälte (algor, *han*)	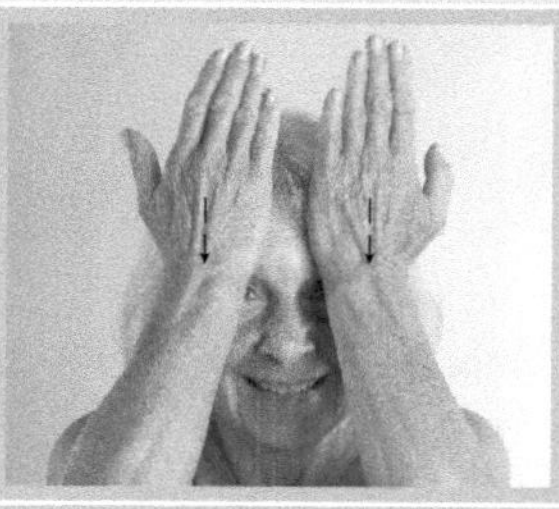
b	Den Nacken reiben *(mo jingxiang)* (→ 6.1.56)	Behandlungsdauer: Bis sich im Nacken Wärme entwickelt oder eine Minute Wirkungen: • Macht die Haupt- und Netzleitbahnen (cardinales und reticulares, *jingmai luomai*) durchgängig • Bewegt das Qi • Dynamisiert das Xue • Zerstreut Kälte (algor, *han*)	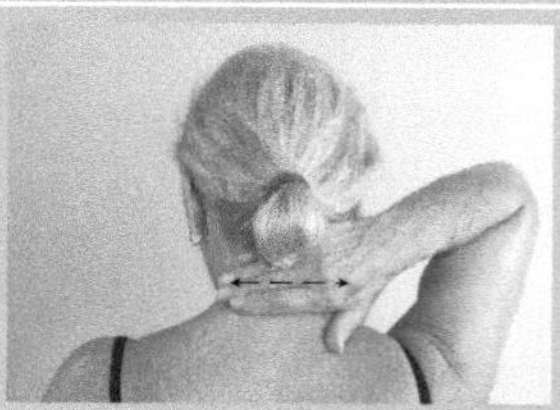
c	Den Nasenrücken und die Nasenmuscheln kräftig gerade reiben *(ca biliang bijia)* (→ 6.1.12)	Behandlungsdauer: Etwa 40- bis 50-mal kräftig gerade reiben (*ca*), bis es im Bereich der Nase zieht, spannt und leicht schmerzt Wirkungen: • Zerstreut Wind (ventus, *feng*) • Macht die Körperöffnung Nase durchgängig	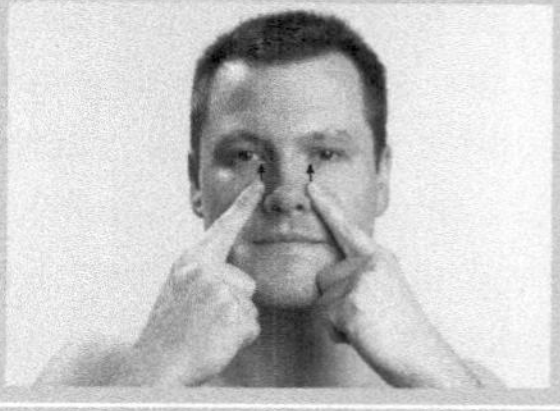
d	Du 16/Rg 16 greifen *(na fengfu)* (→ 6.1.45)	Behandlungsdauer: Bis sich im Nacken Wärme entwickelt oder eine Minute Wirkungen: • Zerstreut Wind-Kälte (algor venti, *fenghan*) • Wirkt schmerzstillend und krampflösend	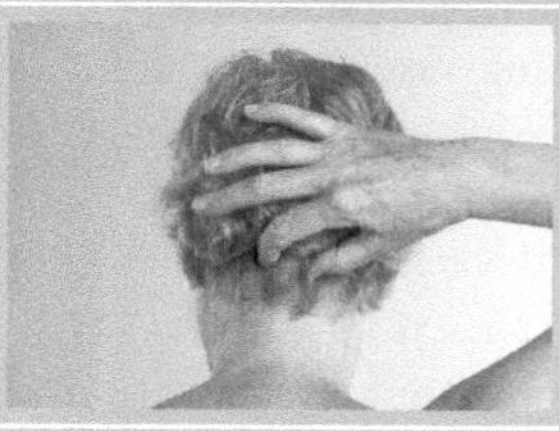
e	3E 5/T 5 pressen *(an waiguan)* (→ 6.2.29)	Behandlungsdauer: Bis es zieht und spannt oder eine Minute Wirkungen: • Leitet Kälte (algor, *han*) aus • Macht die Haupt- und Netzleitbahnen (cardinales und reticulares, *jingmai luomai*) durchgängig • Öffnet die Oberfläche (extima, *biao*)	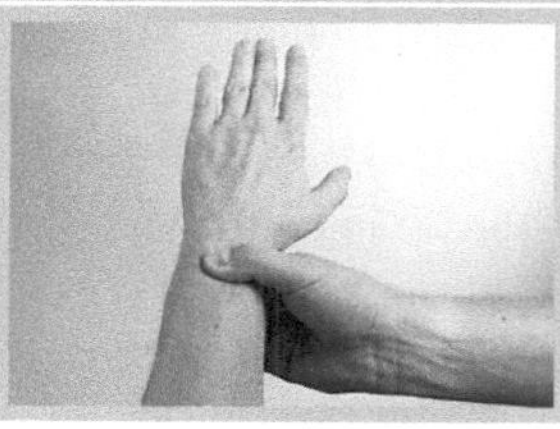

BEHANDLUNGSFREQUENZ

Die Abfolge der Behandlungsmethoden ist täglich morgens und abends 3- bis 4-mal als Selbstbehandlung durchzuführen. In der Regel bessert sich die Symptomatik innerhalb der nächsten 3-5 Tage. Die regelmäßige Anwendung von Tuina als Selbstbehandlung kann die Widerstandsfähigkeit gegen Kälte erhöhen, die Konstitution stärken und damit Erkältungen vorbeugen.

2 Wind-Hitze (calor venti, *fengre*)

Krankheitsentstehung: Durch eine von außen eindringende Wind-Hitze-Schrägläufigkeit (calor-venti-Heteropathie, *fengre xie*) oder durch eingestaute Kälte (algor, *han*), die sich zu Hitze (calor, *re*) wandelt, kann sich Hitze (calor, *re*) im Bereich des Fk Lunge (o. pulmonalis, *fei*) ausbreiten. Hitze (calor, *re*) stört im oberen Körperbereich die Körperöffnung Nase, und dadurch kommt es zum starken Hitzegefühl in der Nase, zum Nasenfluss mit gelblich trübem Sekret, zur Rötung und Schwellung der Schleimhäute und zur Schwellung der Concha nasalis inferior.

Das Qi des Fk Lunge (qi pulmonale, *feiqi*) kann nicht mehr abgesenkt werden, es strömt kontravektiv nach oben, und es entsteht Husten mit gelbem Auswurf.

Hauptsymptome:
- Verstopfte Nase oder Nasenfluss mit dickflüssigem, gelbem Sekret
- Fieber
- Deutliche Schweißabsonderung
- Husten mit dickflüssigem, gelbem Auswurf

Mögliche Allgemeinsymptome:
- Trockener Mund
- Durst mit dem Verlangen nach kalten Getränken
- Geröteter Pharynx
- Geschwollene Tonsillen
- Starkes Hitzegefühl
- Hitzestau, der zu Kopfschmerzen führt
- Erschwertes, schmerzhaftes Schlucken
- Zungenkörper: rot; Zungenbelag: dünn, weißlich-gelblich
- Pulse: oberflächlich und beschleunigt (superficiales und celeri, *fu shu*)

Behandlungsprinzipien:
- Vertreiben von Wind (ventus, *feng*)
- Kühlen von Hitze (calor, *re*)
- Lösen der Oberfläche (extima, *biao*)

Behandlungsmethoden

Tab. 7.5.4b

a	Gb 20/F 20 pressen und kneten *(an rou fengchi)* (→ 6.1.42)	Behandlungsdauer: Etwa eine bis drei Minuten pressen *(an)* und kneten *(rou)* Behandlungsprinzip: Vom Körperzentrum weg kneten *(rou)* → Ausleiten von Qi (dispulsio, *xie*) Wirkungen: • Zerstreut Wind (ventus, *feng*) • Kühlt Hitze (calor, *re*)	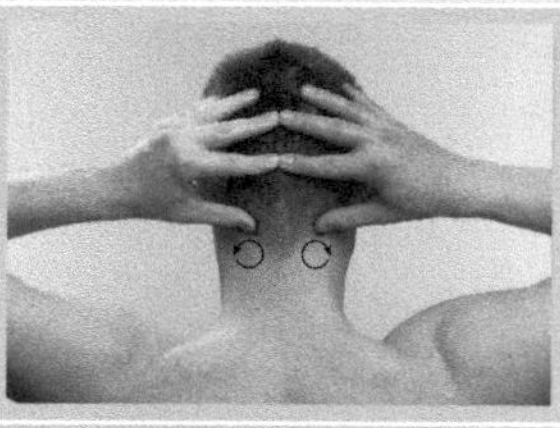
b	Gb 21/F 21 mit der Faust schlagen *(chuiji jianjing)* (→ 6.1.43)	Behandlungsdauer: 20- bis 30-mal schlagen *(chui)* Wirkungen: • Zerstreut Wind (ventus, *feng*) • Kühlt Hitze (calor, *re*) • Bewegt das Qi • Dynamisiert das Xue	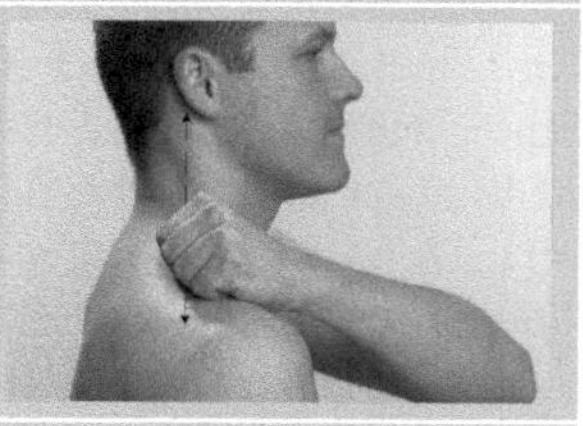
c	Ex-HN 3/Ex 1 kneifen *(nie yintang)* (→ 6.1.49)	Behandlungsdauer: Bis lokal rote Flecken zu sehen sind oder eine Minute Wirkungen: • Beseitigt Wind (ventus, *feng*) • Kühlt Hitze (calor, *re*)	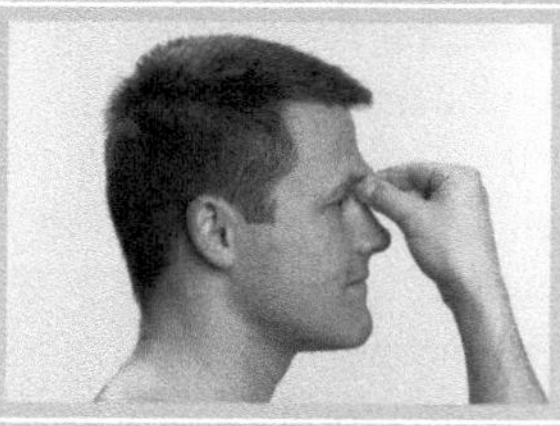
d	Di 20/IC 20 pressen und kneten *(an rou yingxiang)* (→ 6.1.19)	Behandlungsdauer: Bis es lokal zieht und spannt oder eine Minute Behandlungsprinzip: Vom Körperzentrum weg kneten *(rou)* → Ausleiten von Qi (dispulsio, *xie*) Wirkungen: • Macht die Nase durchgängig • Zerstreut Wind-Hitze (calor venti, *fengre*)	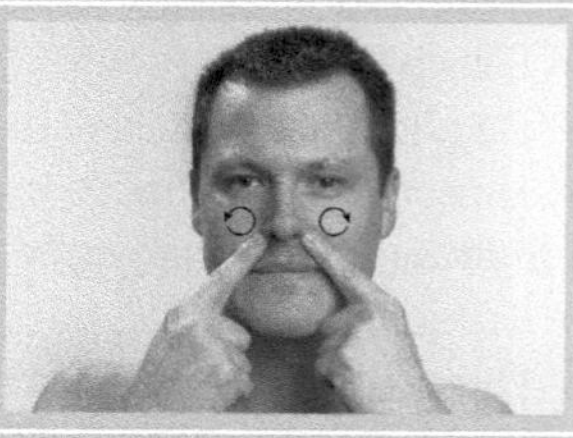
e	Di 4/IC 4 greifen und kneifen *(na nie hegu)* (→ 6.2.17)	Behandlungsdauer: Bis es zieht und spannt, etwa 20- bis 30-mal greifen *(na)* und kneifen *(nie)* Wirkungen: • Zerstreut Wind (ventus, *feng*) • Kühlt Hitze (calor, *re*) • Öffnet die Oberfläche (extima, *biao*)	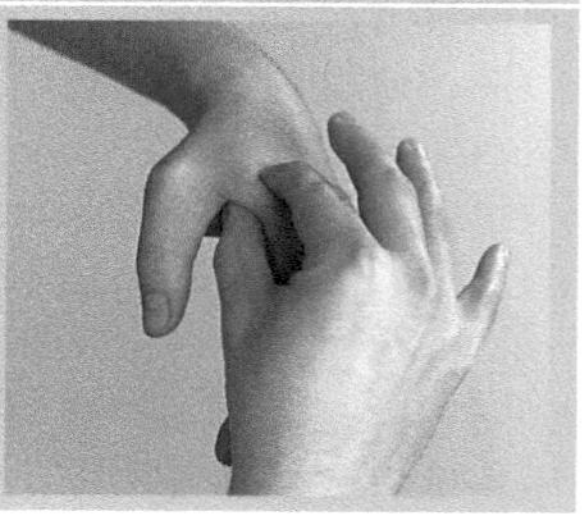

BEHANDLUNGSFREQUENZ

Die Abfolge der Behandlungsmethoden täglich morgens und abends 3- bis 4-mal als Selbstbehandlung durchführen. In der Regel bessert sich die Symptomatik innerhalb der nächsten 3-5 Tage.

7.5.5 Chronische Rhinitis

Krankheitsbild und Therapie aus westlicher Sicht

Synonym: Rhinopathie
Definition: Bezeichnung für lang andauernde Entzündungen und Irritationen der Nasenschleimhaut.
Ursachen:
- Chemische und physikalische Schadstoffe (z. B. Staub)
- Nasentumoren oder Polypen
- Nasenfremdkörper
- Ständige Extremtemperaturen

Symptome:
- Volumenzunahme der Nasenschleimhaut durch Ödembildung, Mehrdurchblutung oder Hypertrophie
- Deutliche Behinderung der Nasenatmung
- Anhaltende schleimige Nasensekretion
- Ständiges Räuspern
- Kopfdruck
- Kopfschmerzen

Therapie aus westlicher Sicht

- Behandlung der Grunderkrankung
- Symptomatische Behandlung mit Nasenspülungen
- Inhalationen
- Stärkung der Immunabwehr durch viel frische Luft, Sauna und kneippsche Anwendungen
- Warmhalten der Füße

CAVE
Eine Selbstbehandlung mit Tuina kann bei chronischer Rhinitis Linderung verschaffen. Die Ursache der Erkrankung sollte aber zunächst durch einen HNO-Arzt abgeklärt werden.

Krankheitsbild und Therapie aus Sicht der chinesischen Medizin

Übersicht

In der chinesischen Medizin wird chronische Rhinitis zu den Kategorien „Verstopftheit (der Nase)" *(zhise)* und „Verstopfte Nase" *(bizhi)* gerechnet. Chronische Rhinitis entwickelt sich häufig aus einer wiederholt verstopften Nase aufgrund von schädigendem Wind (ventus, *feng*) heraus und ist meistens auf eine energetische Schwäche (depletio, *xu*) der Geradläufigkeit (Orthopathie, *zheng*) und Blockaden durch krankheitsauslösende Faktoren oder auf Umweltverschmutzung zurückzuführen. Die Grundlage der chronischen Rhinitis bildet jedoch eine energetische Schwäche des Fk Lunge (depletio des o. pulmonalis, *feixu*).

Einteilung nach Agenzien und Pathogenese

Differenzialdiagnostisch werden folgende Formen unterschieden:

1. In der Lungen-Leitbahn (c. pulmonalis, *fei jing*) eingestaute Hitze (calor, *re*)
2. Kälte (algor, *han*) aufgrund von energetischer Schwäche des Qi des Fk Lunge (depletio des qi pulmonale, *feiqi xu*)
3. Qi-Blockaden und Xue-Stasen

Differenzierte Tuina-Therapie

1 In der Lungen-Leitbahn (c. pulmonalis, *fei jing*) eingestaute Hitze (calor, *re*)

Krankheitsentstehung: Die Nase ist die Körperöffnung des Fk Lunge (o. pulmonalis, *fei*). Wenn eine verstopfte Nase aufgrund von schädigendem Wind (ventus, *feng*) nicht rechtzeitig behandelt wird, staut sich Wind (ventus, *feng*) ein und verweilt in der Nase. Andererseits kann sich aufgrund wiederholter Affektionen ein krankheitsauslösender Faktor dauerhaft einstauen und zur chronischen Rhinitis führen. Ätiologisch ist auch Luftverschmutzung zu nennen, wobei Staub-Trübes die Körperöffnung Nase blockiert und sich zu Hitze (calor, *re*) wandelt.

Wenn sich Hitze des Fk Lunge (calor pulmonale, *feire*) im Inneren einstaut, kann das Qi des Fk Lunge (qi pulmonale, *feiqi*) nicht mehr abgesenkt werden. Die schrägläufige Hitze (heteropathischer calor, *xiere*) steigt entlang der Leitbahn nach oben und stört im oberen Körperbereich die Körperöffnung Nase, wodurch es zur chronischen Rhinitis kommt.

Hauptsymptome:

- Intermittierende, eventuell alternierende Nasenverstopfung
- Geschwollene, dunkelrote Nasenmuschel
- Deutliche Schwellung der Concha nasalis inferior
- Wenig dickflüssiges Nasensekret
- Eventuell vermindertes Riechvermögen

Mögliche Allgemeinsymptome:

- Trockener und juckender Rachen
- Zungenkörper: rot; Zungenbelag: wenig und gelblich
- Pulse: schlüpfrig und beschleunigt (lubrici und celeri, *hua shu*)

Behandlungsprinzipien:

- Kühlen von Hitze (calor, *re*)
- Beseitigen von Einstauungen
- Durchgängigmachen der Körperöffnung Nase

Behandlungsmethoden

Tab. 7.5.5a

a	Ex-HN 3/Ex 1 kneifen *(nie yintang)* (→ 6.1.49)	Behandlungsdauer: Bis lokal rote Flecken zu sehen sind oder eine Minute Wirkungen: • Beseitigt Wind (ventus, *feng*) • Kühlt Hitze (calor, *re*)	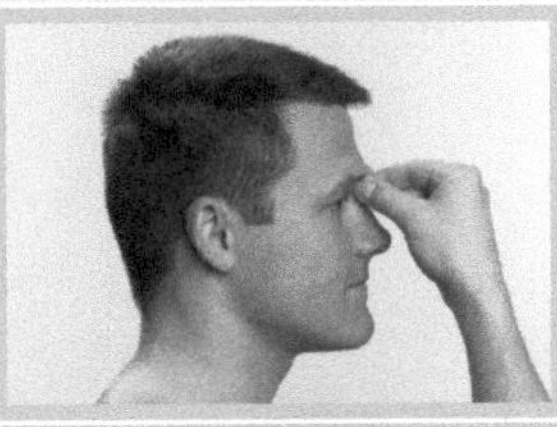
b	Ex-HN 8/Ex 3 mit dem Fingernagel pressen *(qia bitong)* (→ 6.1.51)	Behandlungsdauer: Etwa eine Minute mit dem Fingernagel pressen *(qia)* Wirkung: Öffnet die Nase	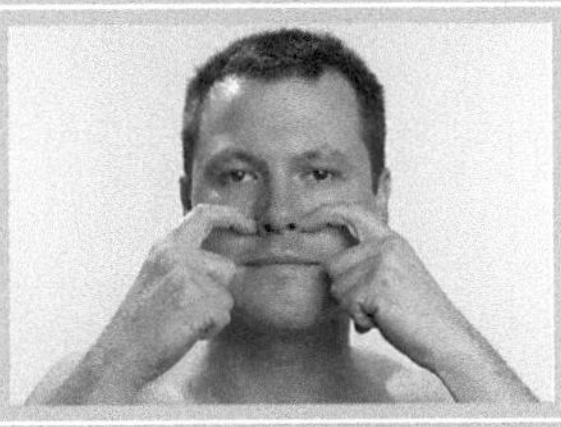
c	Lu 5/P 5 pressen *(an chize)* (→ 6.2.12)	Behandlungsdauer: Etwa eine Minute pressen *(an)* Wirkungen: • Stabilisiert das Qi des Fk Lunge (qi pulmonale, *feiqi*) • Senkt das Qi des Fk Lunge (qi pulmonale, *feiqi*) ab • Kühlt Hitze (calor, *re*) • Stützt das Yin des Fk Lunge (yin pulmonale, *feiyin*)	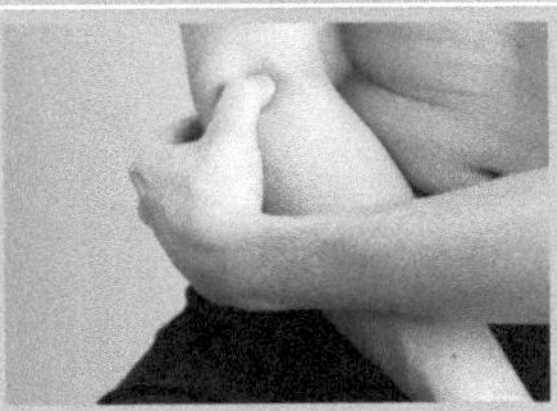
d	Lu 6/P 6 pressen *(an kongzui)* (→ 6.2.13)	Behandlungsdauer: Etwa eine Minute pressen *(an)* Wirkungen: • Harmonisiert das Qi des Fk Lunge (qi pulmonale, *feiqi*) • Senkt das Qi des Fk Lunge (qi pulmonale, *feiqi*) ab • Öffnet die Oberfläche (extima, *biao*) • Kühlt Hitze (calor, *re*)	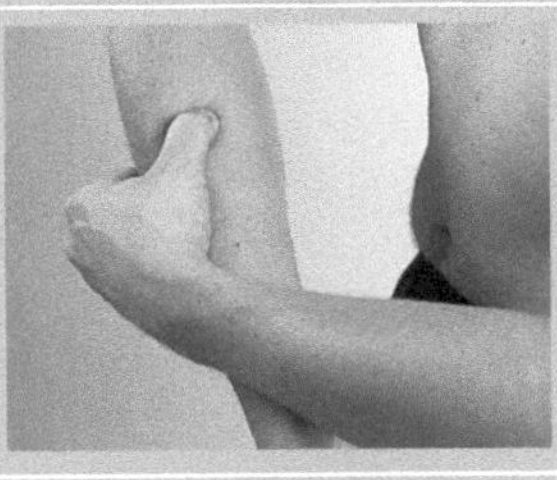
e	Lu 9/P 9 mit dem Fingernagel pressen *(dian taiyuan)* (→ 6.2.15)	Behandlungsdauer: Bis es zieht, spannt und schmerzt oder eine Minute Wirkungen: • Stützt das Qi der Fk Lunge und Milz (qi pulmonale et lienale, *fei pi qi*) • Reguliert den Flüssigkeitshaushalt • Befeuchtet Trockenheit (ariditas, *zao*) • Wandelt Schleim (pituita, *tan*) um und leitet ihn aus • Stützt das Yin des Fk Lunge (yin pulmonale, *feiyin*) • Stillt Husten • Kühlt Hitze (calor, *re*)	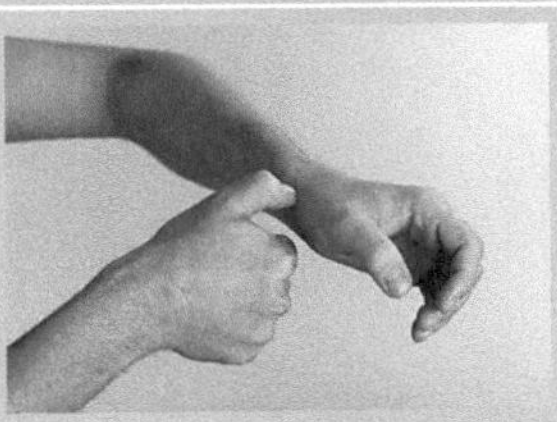

BEHANDLUNGSFREQUENZ

Die Abfolge der Behandlungsmethoden täglich morgens und abends 3- bis 4-mal als Selbstbehandlung durchführen.

2 Kälte (algor, *han*) aufgrund von energetischer Schwäche des Qi des Fk Lunge (depletio des qi pulmonale, *feiqi xu*)

Krankheitsentstehung: Bei einer energetischen Schwäche des Qi des Fk Lunge (depletio des qi pulmonale, *feiqi xu*) besteht einerseits zu wenig Kraft, um krankheitsauslösende Faktoren vertreiben zu können, und andererseits sind die Interstitien und Poren *(couli)* nicht mehr geschlossen, was zu wiederholten Affektionen durch krankheitsauslösende Faktoren führt. Der Fk Lunge (o. pulmonalis, *fei*) kann nicht mehr klären und absenken, und der krankheitsauslösende Faktor staut sich dauerhaft ein, so dass das Qi nicht mehr entfaltet werden kann.

Hauptsymptome:
- Intermittierende, eventuell alternierende Nasenverstopfung
- Verstärkung der Symptome bei Kälte
- Besserung bei Wärme
- Schwellung und leichte Hyperämie der Concha nasalis inferior
- Wenig klebriges Sekret

Mögliche Allgemeinsymptome:
- Neigung zum Schwitzen
- Verminderter Appetit
- Zungenkörper: blassrot, sichtbare Zahneindrücke am Zungenrand; Zungenbelag: weißlich und dünn
- Pulse: schwach (invalidi, *ruo*)

Behandlungsprinzipien:
- Erwärmen und Suppletieren der Fk Lunge und Milz (oo. pulmonalis et lienalis, *fei pi*)
- Entfalten und Durchgängigmachen der Körperöffnung Nase

Behandlungsmethoden

Tab. 7.5.5b

a	Das Gesicht reiben *(mo mian)* (→ 6.1.7)	Behandlungsdauer: 10- bis 20-mal, bis im Gesicht ein Gefühl von Wärme entsteht Wirkung: Zerstreut Kälte (algor, *han*)	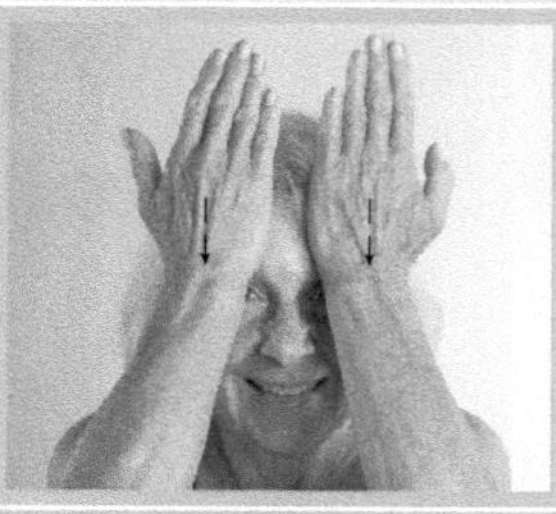
b	Ex-HN 8/Ex 3 mit dem Fingernagel pressen *(qia bitong)* (→ 6.1.51)	Behandlungsdauer: Etwa eine Minute mit dem Fingernagel pressen *(qia)* Wirkung: Öffnet die Nase	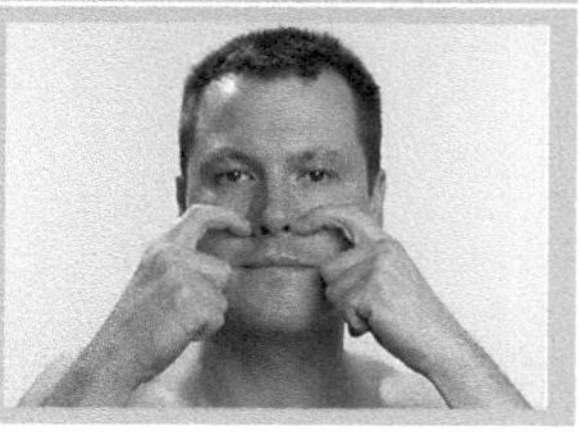

Tab. 7.5.5b

c	Lu 7/P 7 mit dem Fingernagel pressen *(qia lieque)* (→ 6.2.14)	Behandlungsdauer: Bis es zieht, spannt und schmerzt oder eine Minute Wirkungen: • Löst den Fk Lunge (o. pulmonalis, *fei*) • Zerstreut Wind (ventus, *feng*) • Senkt das Qi des Fk Lunge ab (qi pulmonale, *feiqi*) ab • Öffnet die Oberfläche (extima, *biao*) • Wandelt Schleim (pituita, *tan*) um	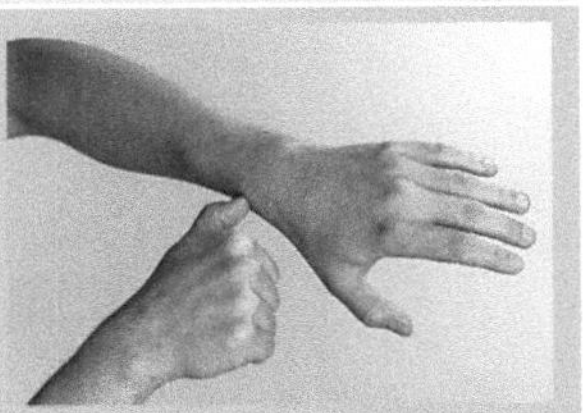
d	Lu 9/P 9 mit dem Fingernagel pressen *(dian taiyuan)* (→ 6.2.15)	Behandlungsdauer: Bis es zieht, spannt und schmerzt oder eine Minute Wirkungen: • Stützt das Qi der Fk Lunge und Milz (qi pulmonale et lienale, *fei pi qi*) • Reguliert den Flüssigkeitshaushalt • Befeuchtet Trockenheit (ariditas, *zao*) • Wandelt Schleim (pituita, *tan*) um und leitet ihn aus • Stützt das Yin des Fk Lunge (yin pulmonale, *feiyin*) • Stillt Husten • Kühlt Hitze (calor, *re*)	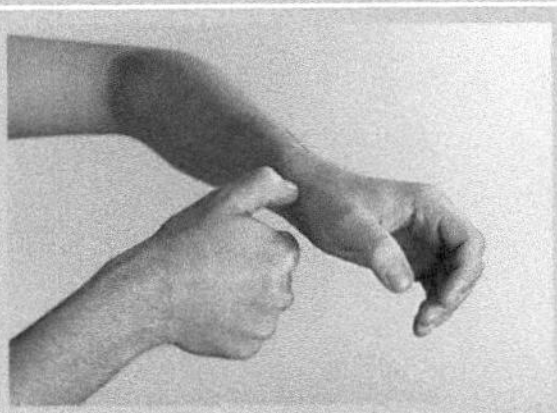
e	Ma 36/S 36 pressen und kneten *(an rou zusanli)* (→ 6.3.7)	Behandlungsdauer: Bis es zieht und spannt oder eine bis drei Minuten Behandlungsrichtung: Im Uhrzeigersinn kneten *(rou)* → Zuführen von Qi (suppletio, *bu*) Wirkungen: • Reguliert und harmonisiert Qi und Xue • Stützt und reguliert die Fk Milz und Magen (oo. lienalis et stomachi, *pi wei*)	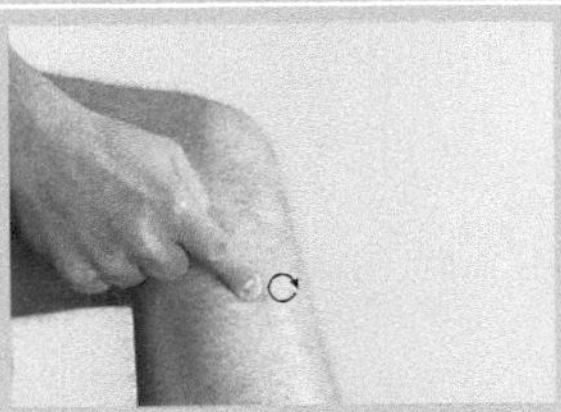

BEHANDLUNGSFREQUENZ

Die Abfolge der Behandlungsmethoden täglich morgens und abends 3- bis 4-mal als Selbstbehandlung durchführen.

3 Qi-Blockaden und Xue-Stasen

Krankheitsentstehung: Infolge von wiederholten Affektionen durch krankheitsauslösende Faktoren und Verweilen von Schrägläufig-Toxischem (Heteropathisch-Toxisches, *xiedu*) kommt es zu Blockaden der Haupt- und Netzleitbahnen (cardinales und reticulares, *jingmai luomai*). Qi und Xue können nicht mehr ungehindert zirkulieren, was zu einer ständig verstopften Nase und einer Verminderung des Riechvermögens führt.

Hauptsymptome:
- Ständig verstopfte Nase
- Vermindertes Riechvermögen
- Stark näselnde Stimme

- Hypertrophie der Concha nasalis inferior mit einer unebenen, dunklen Oberfläche
- In schweren Fällen ist der hintere Abschnitt der Nasenmuschel maulbeerartig verändert

Mögliche Allgemeinsymptome:
- Unangenehmer Druck in den Ohren
- Zungenkörper: dunkelrot, eventuell mit Petechien
- Pulse: saitenförmig und zart (chordales und minuti, *xian xi*).

Behandlungsprinzipien:
- Dynamisieren des Xue
- Umwandeln von Stasen
- Zerstreuen der Schrägläufigkeit (Heteropathie, *xie*) und Durchgängigmachen der Körperöffnungen

Behandlungsmethoden

Tab. 7.5.5c

a	Den Nasenrücken und die Nasenmuscheln kräftig gerade reiben *(ca biliang bijia)* (→ 6.1.12)	Behandlungsdauer: Etwa 40- bis 50-mal kräftig gerade reiben *(ca)*, bis es im Bereich der Nase zieht, spannt und leicht schmerzt Wirkungen: • Zerstreut Wind (ventus, *feng*) • Macht die Körperöffnung Nase durchgängig • Verbessert die Blutzirkulation in der Nase • Dynamisiert Qi und Xue	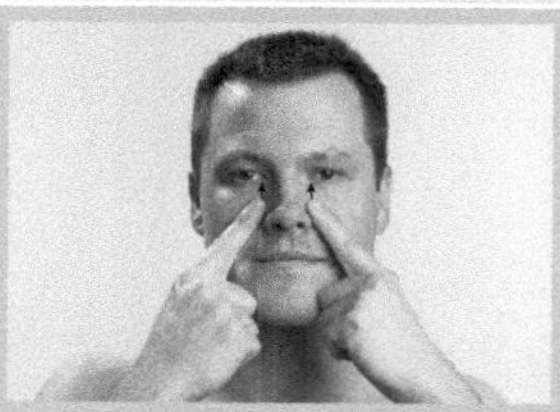
b	Den Nasenrücken kneifen *(nie biliang)* (→ 6.1.11)	Behandlungsdauer: Etwa 20- bis 30-mal kneifen *(nie)* oder bis sich lokal Wärme entwickelt und es zieht und spannt Wirkung: Macht die Nase durchgängig	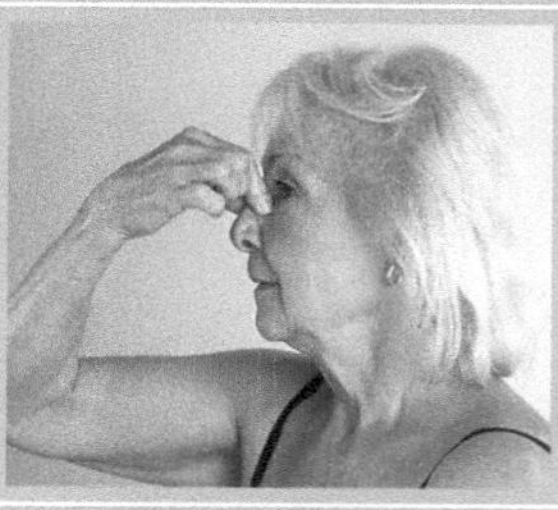
c	Ex-HN 8/Ex 3 mit dem Fingernagel pressen *(qia bitong)* (→ 6.1.51)	Behandlungsdauer: Etwa eine Minute mit dem Fingernagel pressen *(qia)* Wirkung: Öffnet die Nase	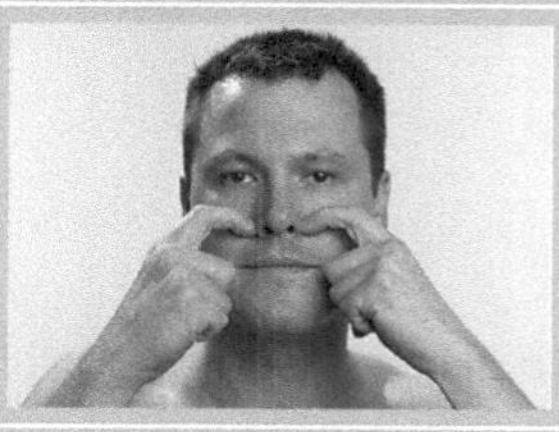
d	Di 20/IC 20 pressen und kneten *(an rou yingxiang)* (→ 6.1.19)	Behandlungsdauer: Bis es lokal zieht und spannt oder eine Minute Behandlungsrichtung: Vom Körperzentrum weg kneten *(rou)* → Ausleiten von Qi (dispulsio, *xie*) Wirkungen: • Macht die Nase durchgängig • Zerstreut Wind-Hitze (calor venti, *fengre*)	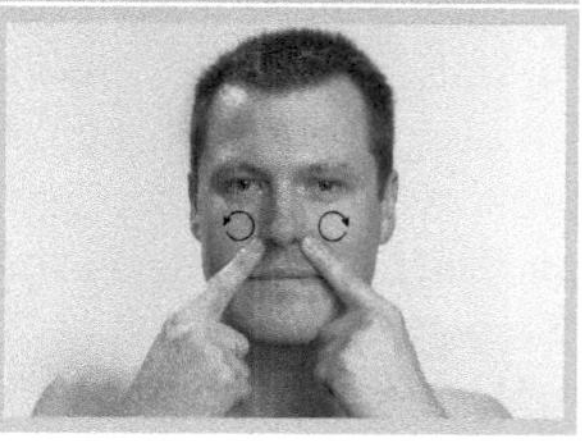

Tab. 7.5.5c

e	Den Nacken reiben *(mo jingxiang)* (→ 6.1.56)	Behandlungsdauer: Bis sich im Nacken Wärme entwickelt oder eine Minute Wirkungen: • Macht die Haupt- und Netzleitbahnen (cardinales und reticulares, *jingmai luomai*) durchgängig • Bewegt das Qi • Dynamisiert das Xue • Zerstreut Kälte (algor, *han*)	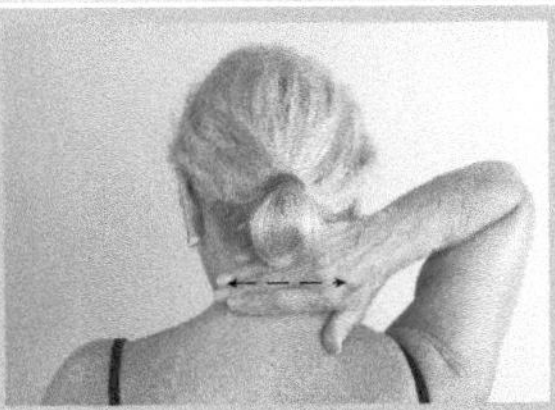

BEHANDLUNGSFREQUENZ

Die Abfolge der Behandlungsmethoden täglich morgens und abends 3- bis 4-mal als Selbstbehandlung durchführen.

7.6 Allergische Erkrankungen

7.6.1 Allergische Konjunktivitis

Krankheitsbild und Therapie aus westlicher Sicht

Definition: IgE-vermittelte Reaktion der Augenbindehaut auf v. a. windverfrachtete Allergene.
Formen: Einteilung in saisonale und perenniale Form, die mit oder ohne nasale Symptome auftreten können.
Auslöser: Allergene wie Pollen, Kot der Hausstaubmilben, Schimmelpilzsporen, Tierepithelien
Häufigkeit: Etwa 10-25% der Bevölkerung in den westlichen Industrienationen sind betroffen.
Symptome: Juckreiz und Tränenfluss des Auges, meist sekundär durch Reiben bedingt treten eine Rötung der Bindehaut sowie ein Bindehautödem auf; außerdem Brennen des Auges, Fremdkörpergefühl sowie Lichtempfindlichkeit, Beeinträchtigung der Sehkraft aufgrund der starken Tränensekretion, eventuell Lidödem, meist auch in Kombination mit allergischer Rhinitis oder allergischem Asthma bronchiale auftretend

Therapie aus westlicher Sicht

- Allergenkarenz
- Medikamentöse Behandlung: Cromoglicinsäure, Antihistaminika sowie vasokonstriktorische Substanzen, selten Kortikosteroide

Krankheitsbild und Therapie aus Sicht der chinesischen Medizin

Übersicht

In der chinesischen Medizin wird die allergische Konjunktivitis als „Juckendes Auge" *(muyang zheng)* oder „Jucken wie Insektenkrabbeln" *(yang ruo chongxing zheng)* bezeichnet.

Die für die allergische Reaktion verantwortlichen Allergene (Pollen, Schimmelpilze, Kot der Hausstaubmilbe etc.) werden laut chinesischer Medizin den Wind-Schrägläufigkeiten (ventus-Heteropathien, *feng xie*) zugeordnet.

Einteilung nach Agenzien und Pathogenese

Mit Tuina können folgende Formen der allergischen Konjunktivitis behandelt werden:

1. Wind-Hitze (calor venti, *fengre*)
2. Überhandnehmende Glut (ardor vigens, *huosheng*) des Fk Leber (o. hepaticus, *gan*) mit Wind (ventus, *feng*)
3. Feuchtigkeit-Hitze (calor humidus, *shire*) der Fk Milz und Magen (oo. lienalis et stomachi, *pi wei*) mit Wind (ventus, *feng*)
4. Energetische Schwäche (depletio, *xu*) des Qi mit einer Wind-Schrägläufigkeit (ventus-Heteropathie, *fengxie*)
5. Energetische Schwäche (depletio, *xu*) des Yin des Fk Lunge (yin pulmonale, *feiyin*) mit Wind (ventus, *feng*)
6. Latente Hitze (calor, *re*) bei konstitutioneller Schwäche des Yin und des Struktivpotenzials *(jing)* des Fk Niere (o. renalis, *shen*)

7

Differenzierte Tuina-Therapie

1 Wind-Hitze (calor venti, *fengre*)

Krankheitsentstehung: Eine Wind-Hitze-Schrägläufigkeit (calor-venti-Heteropathie, *fengre xie*) trifft auf den Fk Lunge (o. pulmonalis, *fei*), der die Oberfläche (extima, *biao*) repräsentiert. Auch die Bindehaut des Auges wird zu dieser Oberfläche (extima, *biao*) gezählt und im Falle einer Affektion durch eine Wind-Schrägläufigkeit (ventus-Heteropathie, *feng xie*) als erstes getroffen. Die Wehrenergie (qi defensivum, *weiqi*) wird durch den pathogenen Faktor blockiert, die Säfte *(jinye)* stagnieren, und es kommt zur Konjunktivitis.

Hauptsymptome:

- Juckreiz
- Brennen
- Tränenfluss
- Lidschwellung
- Bindehautödem
- Passagere Beeinträchtigung des Visus

Mögliche Allgemeinsymptome:

- Allergische Rhinitis
- Sinusitis
- Husten
- Allergisches Asthma
- Juckreiz im Hals und auf der Haut
- Atopisches Ekzem
- Reduziertes Allgemeinbefinden
- Zungenkörper: rote Punkte an der Zungenspitze oder leichte Rötung
- Pulse: oberflächlich und beschleunigt (superficiales und celeri, *fu shu*)

Behandlungsprinzipien:

- Kühlen von Hitze (calor, *re*)
- Zerstreuen von Wind (ventus, *feng*)
- Beenden von Juckreiz

Behandlungsmethoden

Tab. 7.6.1a

a	Ex-HN 3/Ex 1 kneifen *(nie yintang)* (→ 6.1.49)	Behandlungsdauer: Bis lokal rote Flecken zu sehen sind oder eine Minute Wirkungen: • Beseitigt Wind (ventus, *feng*) • Kühlt Hitze (calor, *re*) • Klärt die Sicht	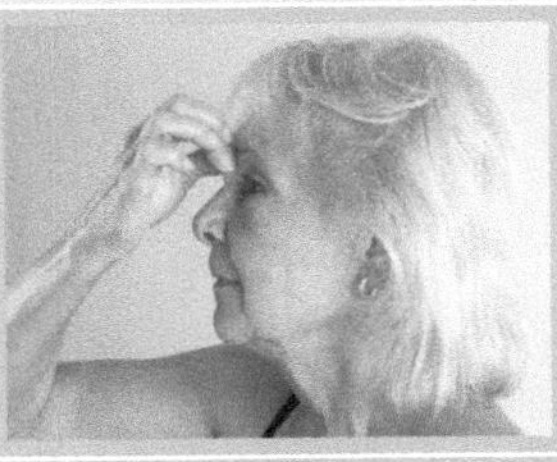
b	Bl 2/V 2 pressen *(an cuanzhu)* (→ 6.1.30)	Behandlungsdauer: Bis es zieht und spannt oder eine Minute Wirkungen: • Zerstreut Wind (ventus, *feng*) • Klärt die Sicht	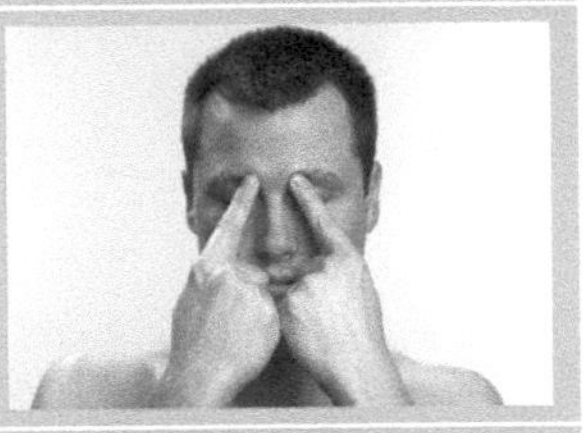
c	Gb 21/F 21 mit der Faust schlagen *(chuiji jianjing)* (→ 6.1.43)	Behandlungsdauer: 20- bis 30-mal schlagen *(chui)* Wirkungen: • Zerstreut Wind (ventus, *feng*) • Kühlt Hitze (calor, *re*)	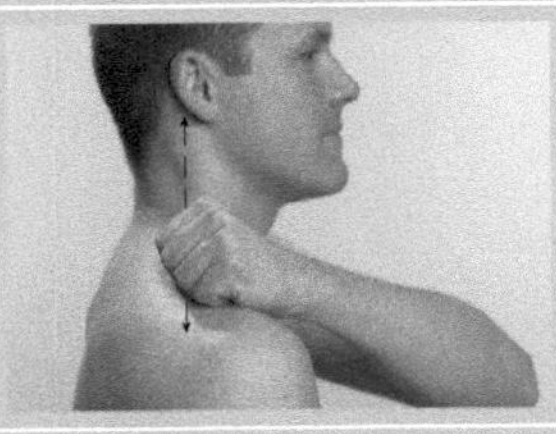
d	Di 4/IC 4 greifen und kneifen *(na nie hegu)* (→ 6.2.17)	Behandlungsdauer: Bis es lokal zieht und spannt, etwa 20- bis 30-mal greifen *(na)* und kneifen *(nie)* Wirkungen: • Zerstreut Wind (ventus, *feng*) • Kühlt Hitze (calor, *re*)	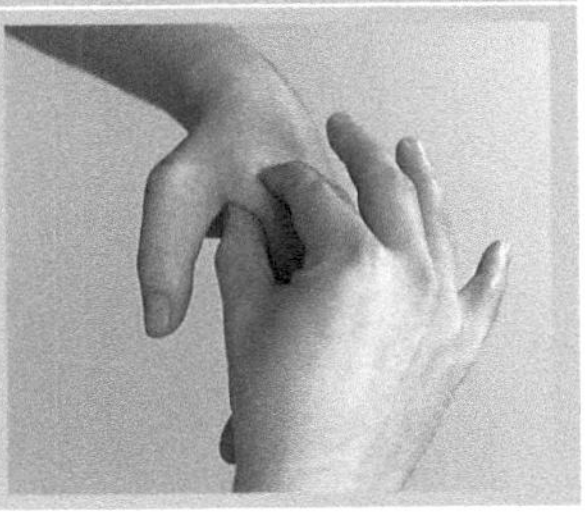

BEHANDLUNGSFREQUENZ

Die Abfolge der Behandlungsmethoden täglich morgens oder abends 3- bis 4-mal als Selbstbehandlung durchführen.

2 Überhandnehmende Glut (ardor vigens, *huosheng*) des Fk Leber (o. hepaticus, *gan*) mit Wind (ventus, *feng*)

Krankheitsentstehung: Emotionale Einflüsse wie zum Beispiel beruflicher Stress, familiäre Spannungen oder allgemeines Frustrationsgefühl führen zu einer Einstauung des Qi des Fk Leber (qi hepatici, *ganqi*). Das Xue des Fk Leber (xue hepatici, *ganxue*) stagniert daraufhin, und durch die Einstauung entwickelt sich Hitze (calor, *re*) oder sogar Glut (ardor, *huo*). Hitze (calor, *re*) oder Glut (ardor, *huo*) verbinden sich mit der von außen kommenden Wind-Schrägläufigkeit (ventus-Heteropathie, *feng xie*), die in Form der Allergene in Erscheinung tritt, und es kommt zur Konjunktivitis.

Hauptsymptome:
- Rötung
- Unerträglicher Juckreiz und Schwellung der Bindehaut
- Starkes Brennen
- Lichtempfindlichkeit
- Verschlechterung durch Hitze
- Eventuell Hornhautbeteiligung

Mögliche Allgemeinsymptome:
- Hitzegefühl im Kopf
- Rotes Gesicht
- Kopfschmerzen
- Unruhe
- Gereiztheit
- Zungenkörper: gerötet mit roten Punkten an der Zungenspitze; Zungenbelag: gelblich oder trocken
- Pulse: angefüllt und beschleunigt (repleti und celeri, *shi shu*)

Behandlungsprinzipien:
- Harmonisieren des Fk Leber (o. hepaticus, *gan*)
- Kühlen von Hitze (calor, *re*) und Glut (ardor, *huo*)
- Zerstreuen von Wind (ventus, *feng*)
- Stillen des Juckreizes

7

Behandlungsmethoden

Tab. 7.6.1b

a	Du 20/Rg 20 punktartig pressen *(dian baihui)* (→ 6.1.47)	Behandlungsdauer: Bis es zieht und spannt oder eine Minute Wirkungen: • Reguliert den Fk Leber (o. hepaticus, *gan*) • Senkt das Yang des Fk Leber (yang hepatici, *ganyang*) ab • Besänftigt Wind (ventus, *feng*) • Macht die Sinnesöffnungen frei	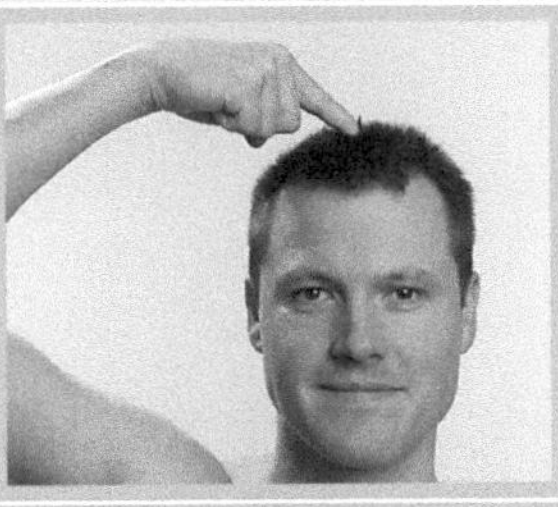
b	Die Augen reiben *(mo mu)* (→ 6.1.8)	Behandlungsdauer: Bis sich ein Wärmegefühl entwickelt oder eine Minute Wirkungen: • Beseitigt Wind (ventus, *feng*) • Klärt die Sicht	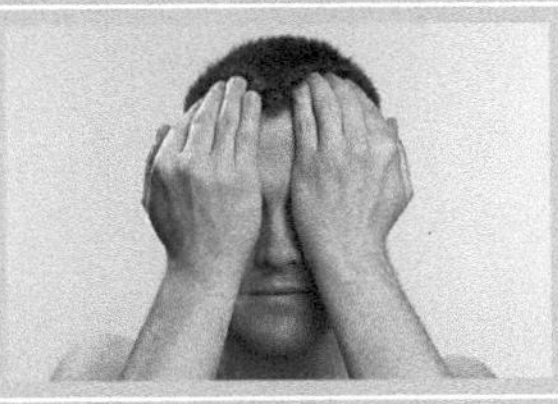
c	Gb 20/F 20 pressen und kneten *(an rou fengchi)* (→ 6.1.42)	Behandlungsdauer: Etwa eine bis drei Minuten pressen *(an)* und kneten *(rou)* Behandlungsrichtung: Vom Körperzentrum weg kneten *(rou)* → Ausleiten von Qi (dispulsio, *xie*) Wirkungen: • Zerstreut Wind (ventus, *feng*) • Kühlt Hitze (calor, *re*) • Klärt die Sicht	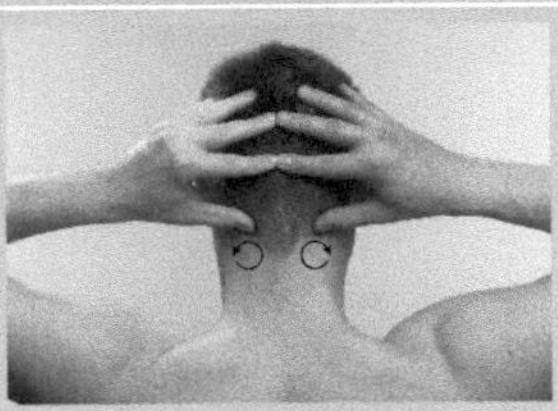
d	Bl 1/V 1 pressen *(an jingming)* (→ 6.1.29)	Behandlungsdauer: Mehrfach wiederholen, bis es zieht und spannt oder eine Minute Wirkungen: • Klärt die Sicht • Zerstreut Wind (ventus, *feng*) • Kühlt Hitze (calor, *re*)	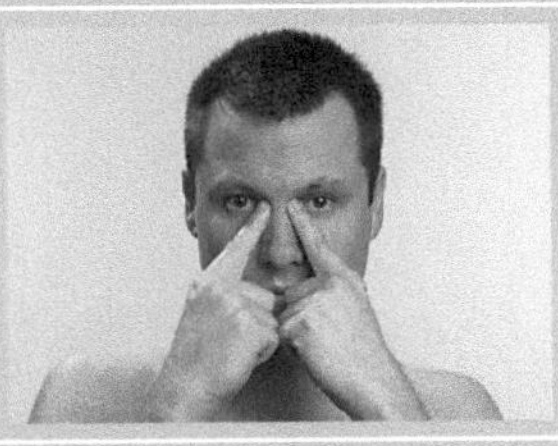
e	Le 3/H 3 pressen *(an taichong)* (→ 6.3.27)	Behandlungsdauer: Etwa eine bis drei Minuten pressen *(an)* Wirkungen: • Stützt und harmonisiert die Fk Leber und Gallenblase (oo. hepaticus et felleus, *gan dan*) • Reguliert und kühlt das Xue • Senkt das Yang des Fk Leber (yang hepatici, *ganyang*) ab	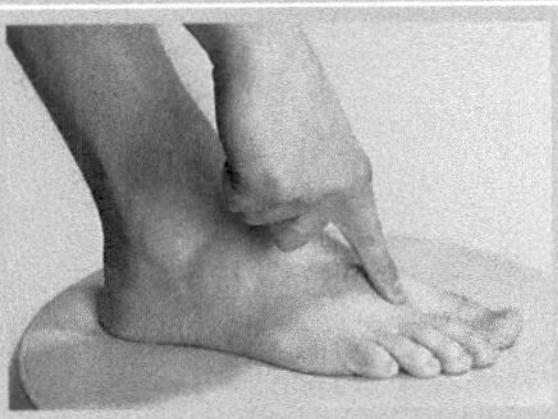

BEHANDLUNGSFREQUENZ

Die Abfolge der Behandlungsmethoden täglich morgens oder abends 3- bis 4-mal als Selbstbehandlung durchführen.

3 Feuchtigkeit-Hitze (calor humidus, *shire*) der Fk Milz und Magen (oo. lienalis et stomachi, *pi wei*) mit Wind (ventus, *feng*)

Krankheitsentstehung: Der übermäßige Verzehr von Milchprodukten, Zucker oder Alkohol führt zur Bildung von Feuchtigkeit-Hitze (calor humidus, *shire*) im mittleren Wärmebereich (mittleres Calorium, *zhongjiao*). Die trüben Säfte *(jinye)* steigen in den Augenbereich auf und führen dort zu Rötung, Bildung von verklebendem Sekret und Juckreiz.

Durch die zusätzliche Affektion einer äußeren Wind-Schrägläufigkeit (ventus-Heteropathie, *fengxie*) wird die latent vorhandene Symptomatik mobilisiert.

Hauptsymptome:
- Starker Juckreiz
- Gelbliches Sekret, das die Augen morgens verklebt
- Rötung und Schwellung der Lidränder
- Schweregefühl der Augenlider
- Bindehautrötung und -schwellung

Mögliche Allgemeinsymptome:
- Geistige und körperliche Abgeschlagenheit
- Nahrungsmittelunverträglichkeiten
- Neigung zu Durchfällen
- Zungenkörper: rot; Zungenbelag: gelblich, klebrig
- Pulse: schlüpfrig und beschleunigt (lubrici und celeri, *hua shu*)

Behandlungsprinzipien:
- Kühlen von Hitze (calor, *re*)
- Ausleiten von Feuchtigkeit (humor, *shi*)
- Zerstreuen von Wind (ventus, *feng*)
- Stillen des Juckreizes

Behandlungsmethoden

Tab. 7.6.1c

a	Ma 2/S 2 pressen und kneten *(an rou sibai)* (→ 6.1.21)	Behandlungsdauer: Bis es zieht und spannt oder eine Minute Behandlungsrichtung: Vom Körperzentrum weg kneten *(rou)* → Ausleiten von Qi (dispulsio, *xie*) Wirkungen: • Leitet Wind (ventus, *feng*) aus • Klärt die Sicht	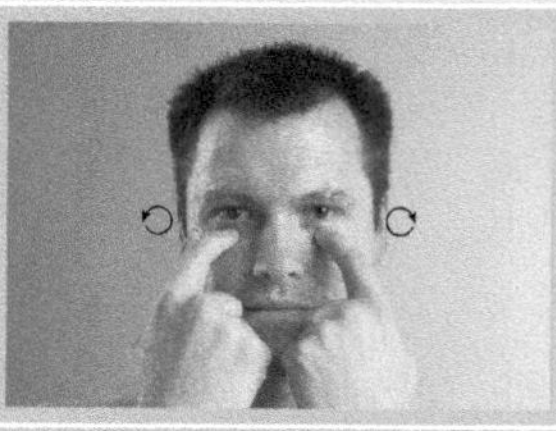
b	Gb 20/F 20 pressen und kneten *(an rou fengchi)* (→ 6.1.42)	Behandlungsdauer: Etwa eine bis drei Minuten pressen *(an)* und kneten *(rou)* Behandlungsrichtung: Vom Körperzentrum weg kneten *(rou)* → Ausleiten von Qi (dispulsio, *xie*) Wirkungen: • Zerstreut Wind (ventus, *feng*) • Kühlt Hitze (calor, *re*) • Klärt die Sicht	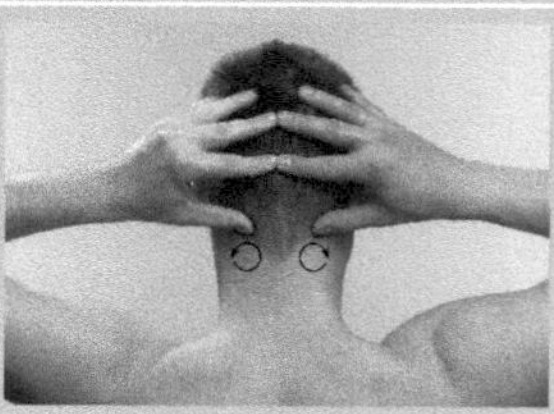

Tab. 7.6.1c

c	Di 4/IC 4 greifen und kneifen *(na nie hegu)* (→ 6.2.17)	Behandlungsdauer: Bis es lokal zieht und spannt, etwa 20- bis 30-mal greifen *(na)* und kneifen *(nie)* Wirkungen: • Zerstreut Wind (ventus, *feng*) • Kühlt Hitze (calor, *re*)	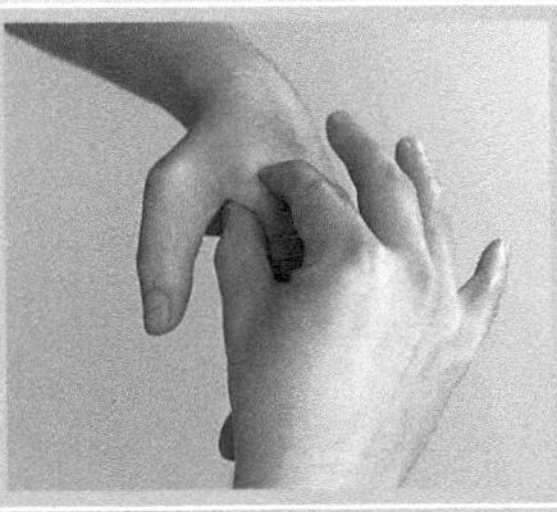
d	Das Abdomen reiben *(mo fu)* (→ 6.5.1)	Behandlungsdauer: 30-mal in beide Richtungen Wirkungen: • Kräftigt den Fk Milz (o. lienalis, *pi*) • Harmonisiert den Fk Magen (o. stomachi, *wei*) • Reguliert Qi und Xue	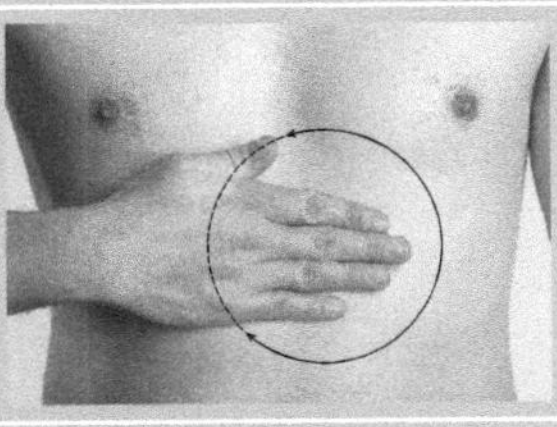
e	Mi 6/L 6 pressen und kneten *(an rou sanyinjiao)* (→ 6.3.11)	Behandlungsdauer: Jeweils eine Minute lang pressen *(an)* und kneten *(rou)* Behandlungsrichtung: Gegen den Uhrzeigersinn kneten *(rou)* → Ausleiten von Qi (dispulsio, *xie*) Wirkungen: • Kräftigt den Fk Milz (o. lienalis, *pi*) • Wandelt Feuchtigkeit (humor, *shi*) um	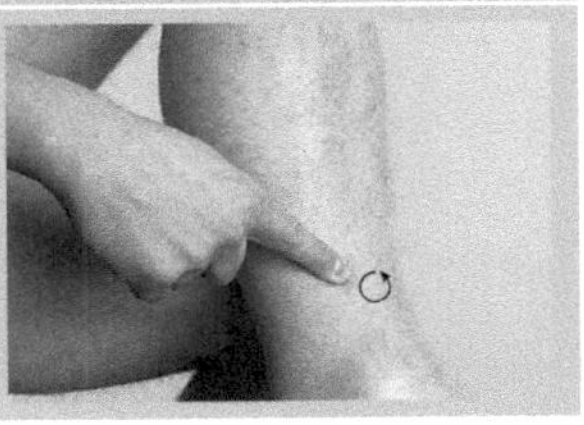

BEHANDLUNGSFREQUENZ

Die Abfolge der Behandlungsmethoden täglich morgens oder abends 3- bis 4-mal als Selbstbehandlung durchführen.

7

4 Energetische Schwäche (depletio, *xu*) des Qi mit einer Wind-Schrägläufigkeit (ventus-Heteropathie, *fengxie*)

Krankheitsentstehung: Chronische Erkrankungen der Atemwege oder des Magen-Darm-Traktes führen zu einer Schwächung der Fk Milz und Lunge (oo. lienalis et pulmonalis, *pi fei*). Dadurch wird dem Fk Lunge (o. pulmonalis, *fei*) nicht ausreichend Qi aus der „Mitte" (Fk Milz und Magen, oo. lienalis et stomachi, *pi wei*) bereitgestellt. Da aber die Wehrenergie (qi defensivum, *weiqi*) auf die Bereitstellung von Qi aus der „Mitte" (Fk Milz und Magen, oo. lienalis et stomachi, *pi wei*) angewiesen ist, wird diese geschwächt, und die Oberfläche (extima, *biao*) ist anfällig für Wind-Schrägläufigkeiten (ventus-Heteropathien, *fengxie*).

Hauptsymptome:
- Juckreiz
- Tränenfluss
- Bindehautödem
- Mäßige Rötung
- Chronifizierung der Symptome

Mögliche Allgemeinsymptome:
- Infektanfälligkeit
- Abgeschlagenheit
- Zugluftempfindlichkeit
- Niesreiz
- Husten
- Durchfallneigung
- Appetitlosigkeit
- Zungenkörper: hell, gedunsen, Zahneindrücke
- Pulse: erschöpft und schwach (depleti und invalidi, *xu ruo*)

Behandlungsprinzipien:
- Stützen des Qi der Fk Milz und Lunge (qi lienale et pulmonale, *pi fei qi*)
- Zerstreuen von Wind (ventus, *feng*)
- Stillen des Juckreizes

Behandlungsmethoden

Tab. 7.6.1d

a	Le 13/H 13 reiben *(mo zhangmen)* (→ 6.4.6)	Behandlungsdauer: Bis sich Wärme entwickelt oder eine Minute Wirkung: Kräftigt den Fk Milz (o. lienalis, *pi*)	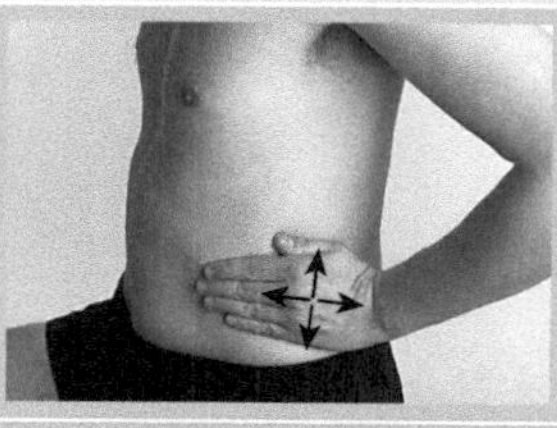
b	Ma 25/S 25 pressen und kneten *(an rou tianshu)* (→ 6.5.7)	Behandlungsdauer: Etwa drei Minuten pressen *(an)* und kneten *(rou)* Behandlungsrichtung: Zum Körperzentrum hin kneten *(rou)* → Zuführen von Qi (suppletio, *bu*) Wirkungen: • Reguliert das Qi • Beseitigt Blockaden	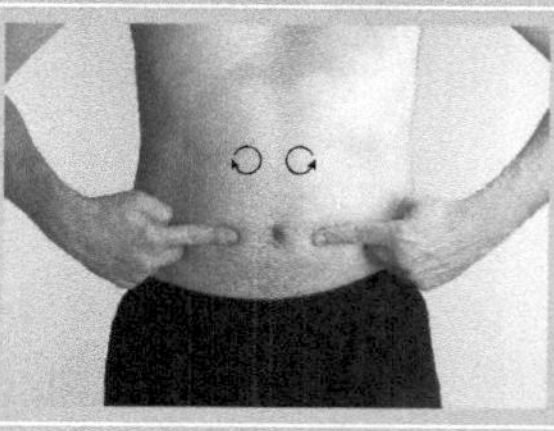
c	Lu 9/P 9 mit dem Fingernagel pressen *(qia taiyuan)* (→ 6.2.15)	Behandlungsdauer: Bis es zieht, spannt und schmerzt Wirkungen: • Stützt das Qi der Fk Lunge und Milz (qi pulmonale et lienale, *fei pi qi*) • Stützt das Yin des Fk Lunge (yin pulmonale, *fei-yin*)	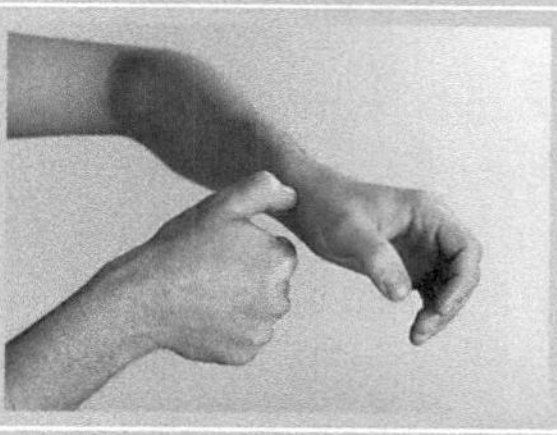
d	Di 4/IC 4 greifen und kneifen *(na nie hegu)* (→ 6.2.17)	Behandlungsdauer: Bis es lokal zieht und spannt, etwa 20- bis 30-mal greifen *(na)* und kneifen *(nie)* Wirkungen: • Zerstreut Wind (ventus, *feng*) • Kräftigt das Qi des Fk Lunge (qi pulmonale, *fei-qi*)	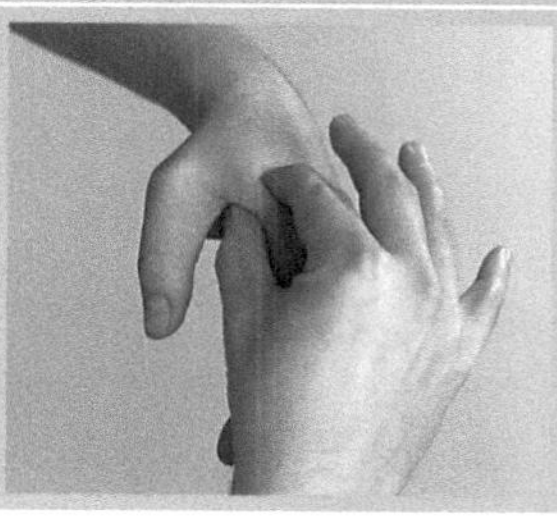

BEHANDLUNGSFREQUENZ

Die Abfolge der Behandlungsmethoden täglich morgens oder abends 3- bis 4-mal als Selbstbehandlung durchführen.

5 Energetische Schwäche (depletio, *xu*) des Yin des Fk Lunge (yin pulmonale, *feiyin*) mit Wind (ventus, *feng*)

Krankheitsentstehung: Eine langanhaltende energetische Schwäche (depletio, *xu*) des Qi des Fk Lunge (qi pulmonale, *feiqi*) oder chronifizierte Hitze- und Trockenheit-Schrägläufigkeiten (calor- und ariditas-Heteropathien, *zao feng xie*) schädigen das Yin des Fk Lunge (yin pulmonale, *feiyin*). Die Oberfläche der Augen, Konjunktiva und Sklera, werden unzureichend mit klaren aktiven Säften *(jin)* benetzt, trocknen aus und sind dadurch anfällig für Wind-Schrägläufigkeiten (ventus-Heteropathien, *fengxie*). Windverfrachtete Allergene können zu einer Wind-Trockenheit-Schrägläufigkeit (ariditas-venti-Heteropathie, *fengzao xie*) mit Schädigung der Säfte *(jinye)* und damit zu allergischer Konjunktivitis führen.

Hauptsymptome:
- Anhaltende Rötung der Bindehaut
- Juckreiz und Trockenheit der Augen
- Tränenfluss bei Wind
- Fremdkörpergefühl im Auge

Mögliche Allgemeinsymptome:
- Trockenheit der Nase
- Trockener Rachen
- Reizhusten
- Eventuell auch trockene Haut
- Durst
- Zungenkörper: rot, an der Zungenspitze rote Punkte; Zungenbelag; dünn, trocken
- Pulse: oberflächlich und zart (superficiales und minuti, *fu xi*)

Behandlungsprinzipien:
- Stützen des Yin des Fk Lunge (yin pulmonale, *feiyin*)
- Befeuchten von Trockenheit (ariditas, *zao*)
- Zerstreuen von Wind (ventus, *feng*)
- Stillen des Juckreizes

Download Behandlungsmethoden

Tab. 7.6.1e

a	Bl 2/V 2 pressen *(an cuanzhu)* (→ 6.1.30)	Behandlungsdauer: Bis es zieht und spannt oder eine Minute Wirkungen: • Zerstreut Wind (ventus, *feng*) • Klärt die Sicht	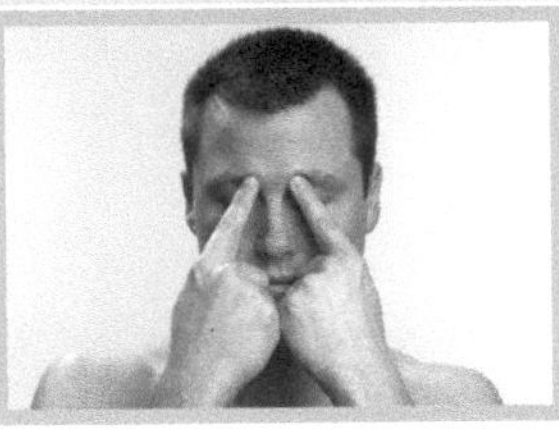

Tab. 7.6.1e

b	Gb 20/F 20 pressen und kneten *(an rou fengchi)* (→ 6.1.42)	Behandlungsdauer: Etwa eine bis drei Minuten pressen *(an)* und kneten *(rou)* Behandlungsrichtung: Vom Körperzentrum weg kneten *(rou)* → Ausleiten von Qi (dispulsio, *xie*) Wirkungen: • Zerstreut Wind (ventus, *feng*) • Kühlt Hitze (calor, *re*) • Klärt die Sicht	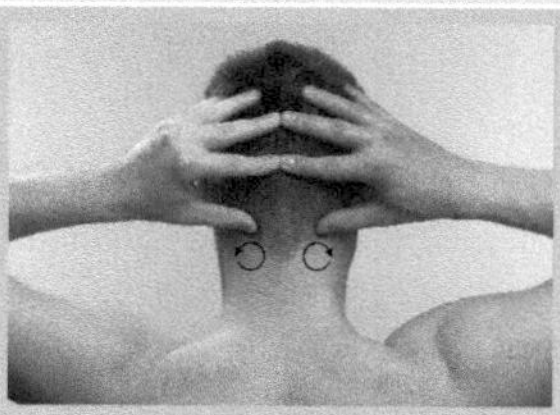
c	Lu 5/P 5 pressen *(an chize)* (→ 6.2.12)	Behandlungsdauer: Etwa eine Minute pressen *(an)* Wirkungen: • Stützt das Yin des Fk Lunge (yin renale, *feiyin*) • Kühlt Hitze (calor, *re*)	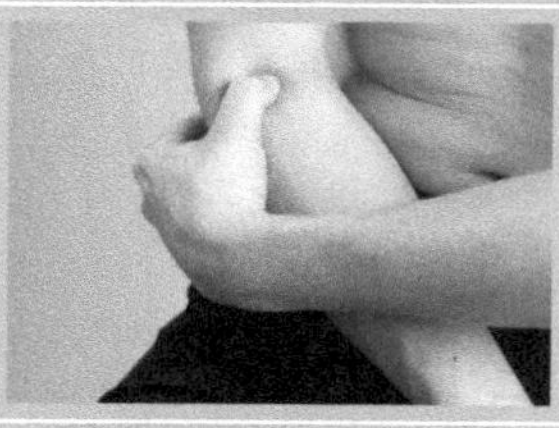
d	Di 4/IC 4 greifen und kneifen *(na nie hegu)* (→ 6.2.17)	Behandlungsdauer: Bis es lokal zieht und spannt, etwa 20- bis 30-mal greifen *(na)* und kneifen *(nie)* Wirkungen: • Zerstreut Wind (ventus, *feng*) • Kühlt Hitze (calor, *re*) • Kräftigt das Qi des Fk Lunge (qi pulmonale, *feiqi*)	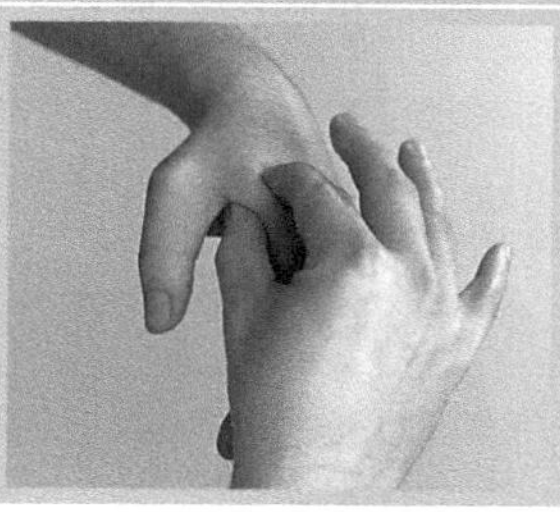

BEHANDLUNGSFREQUENZ

Die Abfolge der Behandlungsmethoden täglich morgens oder abends 3- bis 4-mal als Selbstbehandlung durchführen.

6 Latente Hitze (calor, *re*) bei konstitutioneller Schwäche des Yin und des Struktivpotenzials (*jing*) des Fk Niere (o. renalis, *shen*)

Krankheitsentstehung: Aufgrund einer konstitutionellen Schwäche des Struktivpotenzials *(jing)* und des Yin des Fk Niere (yin renale, *shenyin*) kann sich eine Schrägläufigkeit (Heteropathie, *xie*) im Inneren verbergen und in Hitze (calor, *re*) wandeln. Durch eine neue Wind-Hitze-Schrägläufigkeit (calor-venti-Heteropathie, *fengre xie*), die im Frühling oder Sommer auf die Oberfläche (extima, *biao*) trifft, aber auch durch Stress, emotionale Einstauungen und unregelmäßige Ernährung kann die latente Schrägläufigkeit (Heteropathie, *xie*) wieder aktiviert werden.

Die Beschwerden treten vor allem im Frühling auf, weil das physiologische Aufsteigen der Wehrenergie (qi defensivum, *weiqi*) im Frühling auch die latente Schrägläufigkeit (Heteropathie, *xie*) nach oben und außen bringt.

Hauptsymptome:

- Juckreiz
- Rötung und Brennen der Augen

- Symptome wie bei Wind-Hitze-Bild (calor venti, *fengre*), spricht aber auf entsprechende Therapie nicht gut an

Mögliche Allgemeinsymptome:
- Fieber
- Durst
- Trockener Mund
- Ruhelosigkeit
- Verschlechterung der Symptome in der Nacht
- Zungenkörper: rot, schmal, trocken
- Pulse: zart und beschleunigt (minuti und celeri, *xi shu*) oder oberflächlich und beschleunigt (superficiales und celeri, *fu shu*)

Behandlungsprinzipien:
- Stützen des Yin des Fk Niere (yin renale, *shenyin*) sowie des Struktivpotenzials *(jing)*
- Zerstreuen von Wind-Hitze (calor venti, *fengre*)

Behandlungsmethoden

Tab. 7.6.1f

a	Gb 21/F 21 mit der Faust schlagen *(chuiji jianjing)* (→ 6.1.43)	Behandlungsdauer: 20- bis 30-mal schlagen *(chui)* Wirkungen: • Zerstreut Wind (ventus, *feng*) • Kühlt Hitze (calor, *re*) • Bewegt das Qi	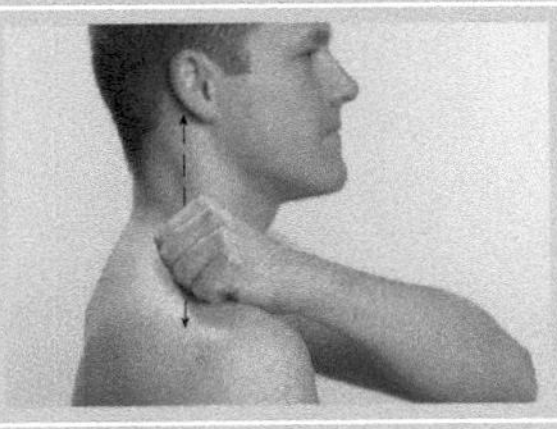
b	Du 4/Rg 4 pressen und kneten *(an rou mingmen)* (→ 6.6.7)	Behandlungsdauer: Bis es lokal zieht und spannt, etwa drei Minuten Behandlungsrichtung: Im Uhrzeigersinn kneten *(rou)* → Zuführen von Qi (suppletio, *bu*) Wirkungen: • Zerstreut Wind (ventus, *feng*) • Kräftigt den Fk Niere (o. renalis, *shen*) • Mehrt das Xue	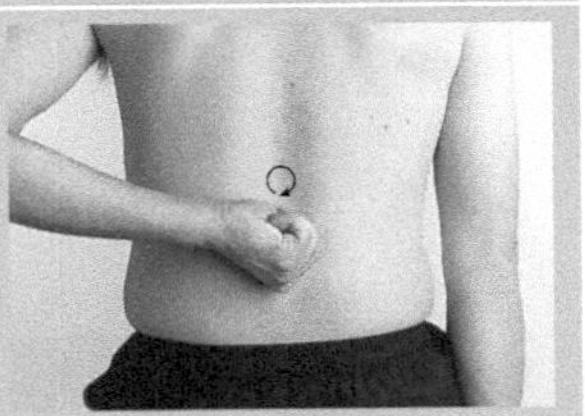
c	Das Tor des Struktivpotenzials reiben *(mo jingmen)* (→ 6.6.9)	Behandlungsdauer: Bis sich lokal Wärme entwickelt, etwa fünf Minuten Wirkungen: • Reguliert Qi und Xue • Stützt das Struktivpotenzial *(jing)*	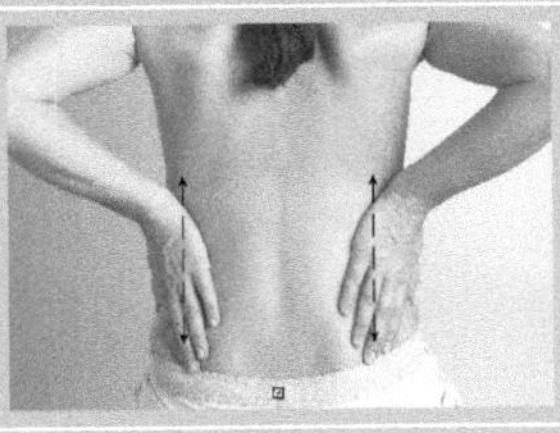
d	3E 5/T 5 pressen *(an waiguan)* (→ 6.2.29)	Behandlungsdauer: Bis es zieht und spannt oder eine Minute Wirkungen: • Zerstreut Hitze (calor, *re*) • Leitet Kälte (algor, *han*) aus	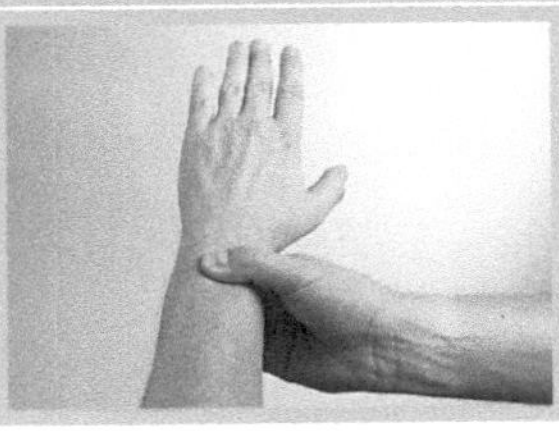

BEHANDLUNGSFREQUENZ
Die Abfolge der Behandlungsmethoden täglich morgens oder abends 3- bis 4-mal als Selbstbehandlung durchführen.

7.6.2 Allergische Rhinitis

Krankheitsbild und Therapie aus westlicher Sicht

Synonyme: Rhinitis allergica, Rhinopathia allergica, Heuschnupfen
Definition: IgE-vermittelte Hyperreaktivität der Nasenschleimhaut, die durch verschiedenste Inhalationsallergene, v. a. Baum- und Gräserpollen, verursacht wird.
Formen:
- Saisonale Rhinitis allergica: verursacht durch Baum- und Gräserpollen oder Sporen extramuraler Pilze (sog. Heuschnupfen)
- Perenniale Rhinitis allergica: verursacht durch häusliche Allergene (Hausstaubmilben, Bettfedern, intramurale Pilze, Haustierepithelien), bakterielle oder andere Allergene (z. B. Mehl-, Holz-, Pflanzenstaub, Chemikalien). Meist ganzjähriges Bestehen der Symptomatik.

Die allergische Rhinitis stellt oft die Vorstufe eines allergischen Asthmas dar („united airway disease").
Symptome:
- Niesreiz und Niesattacken
- Wässriger Nasenfluss
- Ödematöse Schwellung der Nasenschleimhaut

Therapie aus westlicher Sicht

- Allergenkarenz
- Hyposensibilisierung
- Bei saisonaler Rhinitis allergica: symptomatisch lokal mit Glukokortikoiden, Cromoglicinsäure, Antihistaminika

Krankheitsbild und Therapie aus Sicht der chinesischen Medizin

Übersicht

In der chinesischen Medizin wird allergische Rhinitis zur Kategorie der „Verstopften Nase, Nasenfluss mit klarem Sekret und Niesen" *(qiuti)* gerechnet und als „Nasenfluss mit klarem Sekret" *(biqiu)* bezeichnet. Die auf die Nasenschleimhaut wirkenden Allergene sind vor allem eingeatmete Pflanzenpollen, die einer Wind-Schrägläufigkeit (ventus-Heteropathie, *feng xie*) zugeordnet werden können, da sie mit Hilfe von Wind verfrachtet werden.

Enteilung nach Agenzien und Pathogenese

Mit Tuina können bezüglich der Krankheitsentstehung drei Formen der allergischen Rhinitis unterschieden und behandelt werden:

1. Energetische Schwäche (depletio, *xu*) der Fk Lunge und Milz (oo. pulmonalis et lienalis, *fei pi*) und Wind (ventus, *feng*)
2. Energetische Schwäche (depletio, *xu*) der Fk Lunge und Niere (oo. pulmonalis et renalis, *fei shen*) und Wind (ventus, *feng*)
3. Wind-Hitze (calor venti, *fengre*) des Fk Lunge (o. pulmonalis, *fei*)

Differenzierte Tuina-Therapie

1 Energetische Schwäche (depletio, *xu*) der Fk Lunge und Milz (oo. pulmonalis et lienalis, *fei pi*) und Wind (ventus, *feng*)

Krankheitsentstehung: Der Fk Lunge (o. pulmonalis, *fei*) ist zuständig für die Entfaltung des Qi. Er bringt einerseits die Bauenergie (qi constructivum, *yingqi*) und andererseits die Wehrenergie (qi defensivum, *weiqi*) hervor. Seine körperliche Darstellung hat er in der Haut und der Schleimhaut, die äußere Entfaltung in der Haut und den Haaren. Der Fk Milz (o. lienalis, *pi*) ist die Quelle für die Umwandlung und Hervorbringung von Qi und Xue. Bei einer energetischen Schwäche der Fk Lunge und Milz (depletio der oo. pulmonalis et lienalis, *fei pi xu*) sind die Interstitien und Poren *(couli)* nicht mehr geschlossen, die Abwehr nach außen ist nicht stabil, so dass es leicht zu einem Übergriff durch Wind-Schrägläufigkeiten (ventus-Heteropathien, *feng xie*) und Blütenpollen kommt, die im oberen Körperbereich die Körperöffnung Nase stören. Die Schrägläufigkeit (Heteropathie, *xie*) und die Geradläufigkeit (Orthopathie, *zheng*) bekämpfen einander, was zum Jucken der Nase und der Augen und zu häufigem Niesen führt, sobald sich der Betroffene im Wind aufhält.

Hauptsymptome:

- Anfallsartiger Juckreiz im Naseninneren
- Begleitendes Jucken der Augen und des Rachens
- Häufiges Niesen, bis zu über zehnmal hintereinander
- Verstopfte Nase mit vermindertem Riechvermögen
- Nasenfluss mit klarem, reichlichem, klebrigem Sekret
- Plötzliches Auftreten und Verschwinden der Symptome
- Anfallsartiges Auftreten der Erkrankung
- Kälteempfindlichkeit
- Kurzatmigkeit
- Husten mit wässrigem Auswurf

Mögliche Allgemeinsymptome:

- Kraftlosigkeit
- Verminderter Appetit
- Halbflüssige Stühle
- Zungenkörper: blassrot, eventuell Zahneindrücke am Zungenrand; Zungenbelag: dünn und weißlich
- Pulse: nachgiebig und schwach (lenes und invalidi, *ru ruo*)

Behandlungsprinzipien:

- Stützen (suppletio, *bu*) der Fk Lunge und Milz (oo. pulmonalis et lienalis, *fei pi*)
- Zerstreuen von Wind (ventus, *feng*)
- Durchgängigmachen der Körperöffnung Nase

Behandlungsmethoden

Tab. 7.6.2a

a	Den Nasenrücken und die Nasenmuscheln kräftig gerade reiben *(ca biliang bijia)* (→ 6.1.12)	Behandlungsdauer: Etwa 40- bis 50-mal kräftig gerade reiben *(ca)*, bis es im Bereich der Nase zieht, spannt und leicht schmerzt Wirkungen: • Zerstreut Wind (ventus, *feng*) • Macht die Körperöffnung Nase durchgängig • Verbessert die Blutzirkulation in der Nase	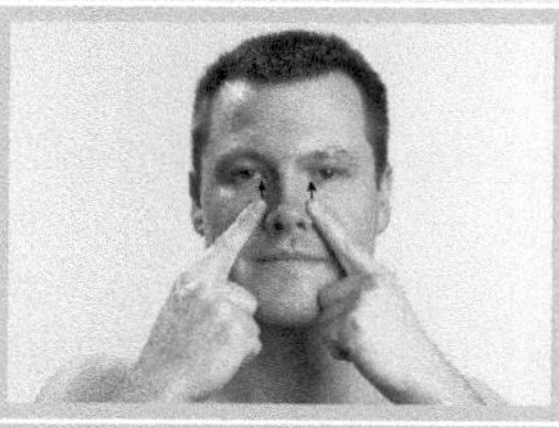
b	Gb 20/F 20 pressen und kneten *(an rou fengchi)* (→ 6.1.42)	Behandlungsdauer: Etwa eine bis drei Minuten pressen *(an)* und kneten *(rou)* Behandlungsrichtung: Vom Körperzentrum weg kneten *(rou)* ⟶ Ausleiten von Qi (dispulsio, *xie*) Wirkungen: • Zerstreut Wind (ventus, *feng*) • Kühlt Hitze (calor, *re*)	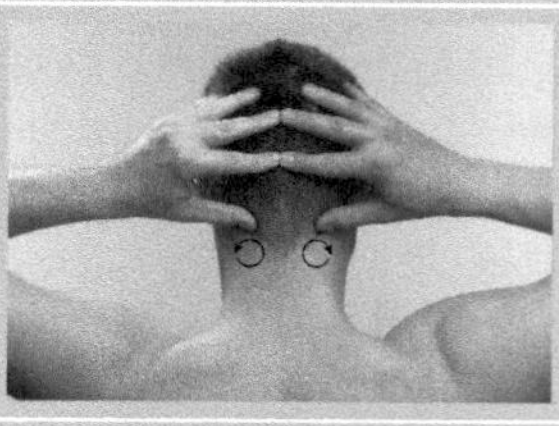
c	Ren 22/Rs 22 punktartig pressen und kneten *(dian an rou tiantu)* (→ 6.4.9)	Behandlungsdauer: Bis es lokal zieht und spannt oder eine Minute Behandlungsrichtung: Im Uhrzeigersinn kneten *(rou)* ⟶ Zuführen von Qi (suppletio, *bu*) Wirkung: Stärkt und reguliert das Qi der Fk Lunge und Milz (qi pulmonale et lienale, *fei pi qi*)	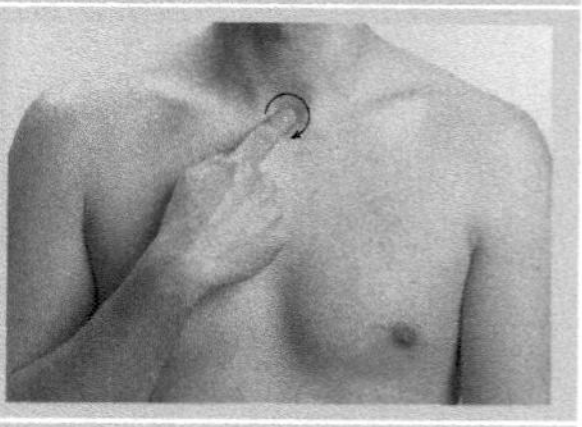
d	Ma 36/S 36 pressen und kneten *(an rou zusanli)* (→ 6.3.7)	Behandlungsdauer: Bis es zieht und spannt oder eine bis drei Minuten Behandlungsrichtung: Im Uhrzeigersinn kneten *(rou)* ⟶ Zuführen von Qi (suppletio, *bu*) Wirkungen: • Reguliert und harmonisiert Qi und Xue • Stützt und reguliert die Fk Milz und Magen (oo. lienalis et stomachi, *pi wei*)	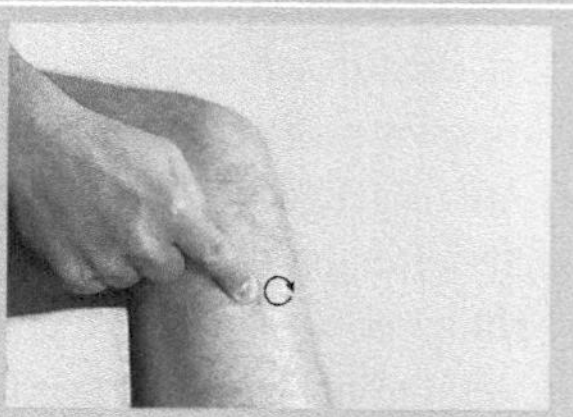

BEHANDLUNGSFREQUENZ

Die Abfolge der Behandlungsmethoden täglich morgens oder abends 3- bis 4-mal als Selbstbehandlung durchführen.

2 Energetische Schwäche (depletio, *xu*) der Fk Lunge und Niere (oo. pulmonalis et renalis, *fei shen*) und Wind (ventus, *feng*)

Krankheitsentstehung: Der Fk Lunge (o. pulmonalis, *fei*) ist zuständig für das Qi, und der Fk Niere (o. renalis, *shen*) ist die Wurzel des Qi. Der Fk Lunge (o. pulmonalis, *fei*) ist „die obere Quelle des Wassers" und der Fk Niere (o. renalis, *shen*) der „das Wasser dominierende Funktionskreis". Bei energetischer Schwäche der Fk Lunge und Niere (depletio der oo. pulmonalis et renalis, *fei shen xu*) kann der Fk Lunge (o. pulmonalis, *fei*) nicht mehr entfalten und absenken und der Fk Niere (o. renalis, *shen*) nicht mehr erwärmen. Die Kraft reicht nicht aus, um Schrägläufigkeiten (Heteropathien, *xie*) zu vertreiben, kaltes „Wasser" steigt auf, und es kommt zu allergischer Rhinitis.

Hauptsymptome:

- Auftreten der Symptome nach dem Aufstehen am Morgen
- Häufiges Niesen
- Langanhaltender Nasenfluss mit klarem Sekret
- Verschlechterung bei Kälte
- Rezidive das ganze Jahr über
- Nachts starke Verstopfung der Nase
- Verminderung des Riechvermögens
- Blasse und geschwollene Nasenschleimhaut
- Klares, dünnflüssiges Nasensekret im Nasengang

Mögliche Allgemeinsymptome:

- Aversion gegen Kälte
- Kalte Gliedmaßen
- Schwäche und Ziehen in Hüften und Knien
- Appetitlosigkeit
- Geistige Abgeschlagenheit
- Nächtliches Wasserlassen mit klarem Urin
- Zungenkörper: blassrot
- Pulse: untergetaucht und zart (mersi und minuti, *chen xi*)

Behandlungsprinzipien:

- Erwärmen und Stützen (suppletio, *bu*) der Fk Lunge und Niere (oo. pulmonalis et renalis, *fei shen*)
- Zerstreuen von Kälte (algor, *han*)
- Durchgängigmachen der Körperöffnungen

Behandlungsmethoden

Tab. 7.6.2b

a	Den Nasenrücken und die Nasenmuscheln kräftig gerade reiben *(ca biliang bijia)* (→ 6.1.12)	Behandlungsdauer: Etwa 40- bis 50-mal kräftig gerade reiben *(ca)*, bis es im Bereich der Nase zieht, spannt und leicht schmerzt Wirkungen: • Zerstreut Wind (ventus, *feng*) • Macht die Körperöffnung Nase durchgängig • Verbessert die Blutzirkulation in der Nase	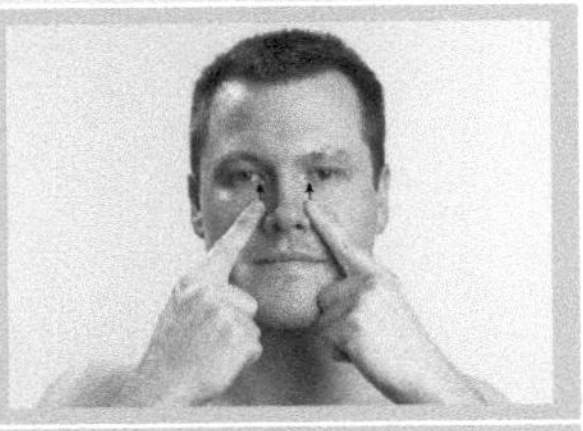
b	Lu 9/P 9 mit dem Daumennagel pressen *(qia taiyuan)* (→ 6.2.15)	Behandlungsdauer: Bis es zieht, spannt und schmerzt Wirkungen: • Stützt das Qi des Fk Lunge (qi pulmonale, *feiqi*) • Stützt das Yin des Fk Lunge (yin pulmonale, *feiyin*)	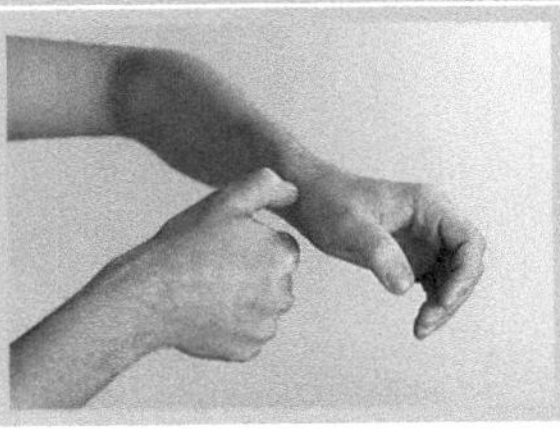

Tab. 7.6.2b

c	Du 20/Rg 20 punktartig pressen *(dian baihui)* (→ 6.1.47)	Behandlungsdauer: Bis es zieht und spannt oder eine Minute Wirkung: Macht die Sinnesöffnungen frei	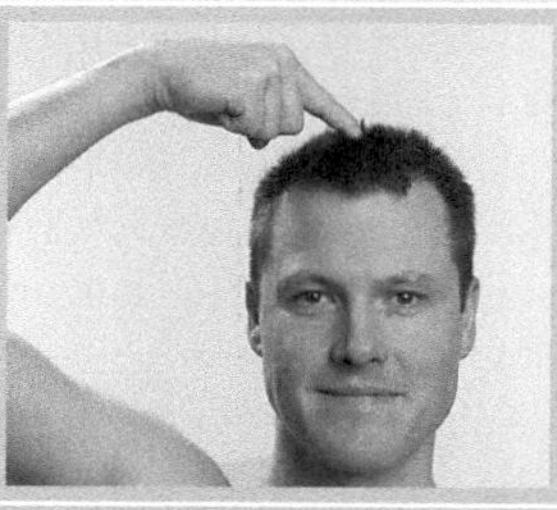
d	Ni 1/R 1 kräftig gerade reiben *(ca yongquan)* (→ 6.3.19)	Behandlungsdauer: Bis sich lokal Wärme entwickelt oder eine Minute Wirkungen: • Reguliert und stützt den Qi-Mechanismus • Macht die Sinnesöffnungen frei • Stützt den Fk Niere (o. renalis, *shen*)	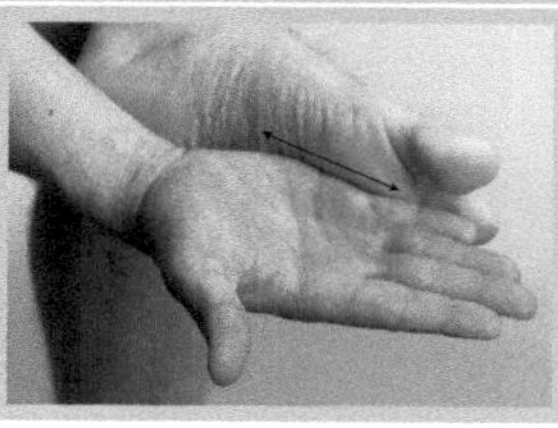

BEHANDLUNGSFREQUENZ

Die Abfolge der Behandlungsmethoden täglich morgens oder abends 3- bis 4-mal als Selbstbehandlung durchführen.

3 Wind-Hitze (calor venti, *fengre*) des Fk Lunge (o. pulmonalis, *fei*)

Krankheitsentstehung: Eine Wind-Hitze-Schrägläufigkeit (calor-venti-Heteropathie, *fengre xie*) dringt in die Oberfläche (extima, *biao*) ein und blockiert die Wehrenergie (qi defensivum, *weiqi*) und das Qi des Fk Lunge (qi pulmonale, *feiqi*) und behindert die Verteilung der klaren Säfte *(jinye)*. Durch die Auseinandersetzung der Wehrenergie (qi defensivum, *weiqi*) mit Wind (ventus, *feng*) entstehen die Symptome Juckreiz und Niesreiz der Nase. Hitze (calor, *re*) führt zu einer Schädigung der Säfte *(jinye)* und somit zu Symptomen wie trockenem Mund und Durstgefühl.

Hauptsymptome:
- Juckreiz in der Nase, im Hals und in den Augen
- Gerötete, tränende Augen
- Niesreiz
- Laufende oder verstopfte Nase
- Dickes, gelbes Nasensekret

Mögliche Allgemeinsymptome:
- Verschlechterung bei hohen Temperaturen
- Reizbarkeit
- Durst
- Deutliche Schweißneigung
- Trockener Mund
- Zungenkörper: gerötet; Zungenbelag: dünn und gelblich, zahlreiche Punkte im vorderen Drittel der Zunge

- Pulse: saitenförmig, oberflächlich und beschleunigt (chordales, superficiales und celeri, *xian fu shu*)

Behandlungsprinzipien:

- Zerstreuen von Wind-Hitze (calor venti, *fengre*)
- Öffnen der Oberfläche (extima, *biao*)
- Freimachen der Nase

Behandlungsmethoden

Tab. 7.6.2c

a	Den Nasenrücken und die Nasenmuscheln kräftig gerade reiben *(ca biliang bijia)* (→ 6.1.12)	Behandlungsdauer: Etwa 40- bis 50-mal kräftig gerade reiben *(ca)*, bis es im Bereich der Nase zieht, spannt und leicht schmerzt Wirkungen: • Zerstreut Wind (ventus, *feng*) • Macht die Körperöffnung Nase durchgängig	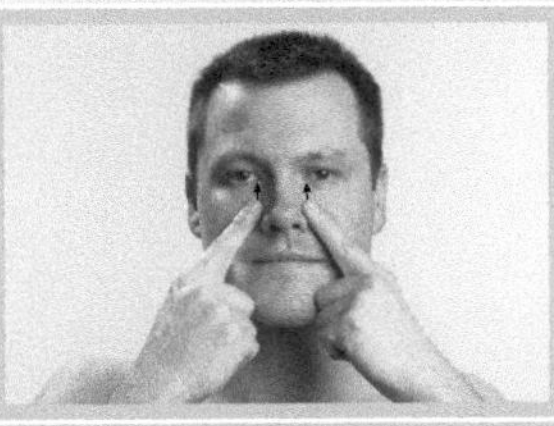
b	Ex-HN 3/Ex 1 kneifen *(nie yintang)* (→ 6.1.49)	Behandlungsdauer: Bis lokal rote Flecken zu sehen sind oder eine Minute Wirkungen: • Beseitigt Wind (ventus, *feng*) • Kühlt Hitze (calor, *re*)	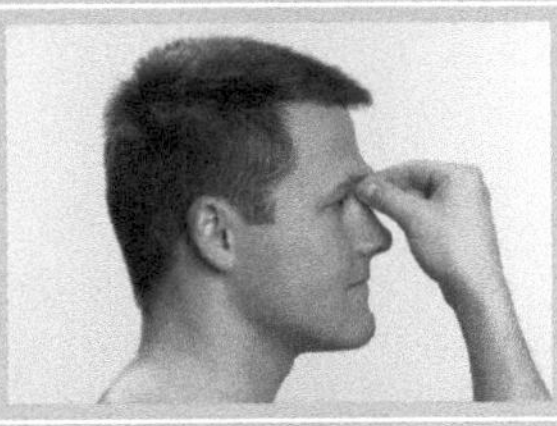
c	Gb 21/F 21 mit der Faust schlagen *(chuiji jianjing)* (→ 6.1.43)	Behandlungsdauer: 20- bis 30-mal schlagen *(chui)* Wirkungen: • Zerstreut Wind (ventus, *feng*) • Kühlt Hitze (calor, *re*)	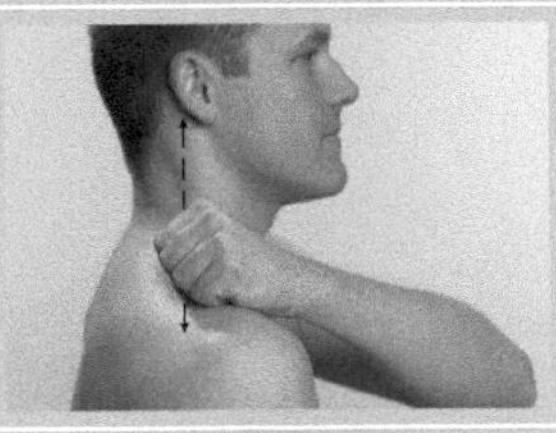
d	Di 20/IC 20 pressen und kneten *(an rou yingxiang)* (→ 6.1.19)	Behandlungsdauer: Bis es lokal zieht und spannt oder eine Minute Behandlungsrichtung: vom Körperzentrum weg kneten *(rou)* → Ausleiten von Qi (dispulsio, *xie*) • Macht die Nase durchgängig • Zerstreut Wind-Hitze (calor venti, *fengre*)	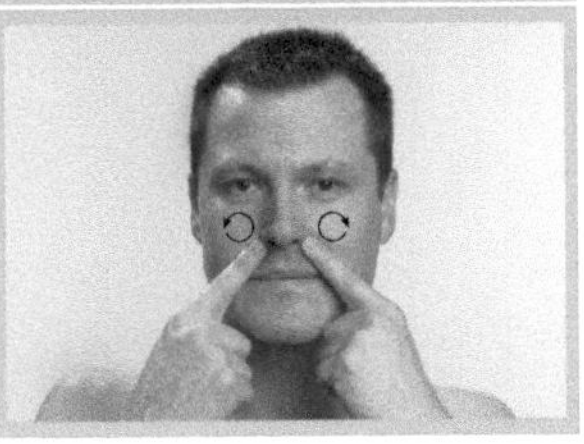

BEHANDLUNGSFREQUENZ

Die Abfolge der Behandlungsmethoden täglich morgens oder abends 3- bis 4-mal als Selbstbehandlung durchführen.

7.6.3 Allergische Sinusitis

Krankheitsbild und Therapie aus westlicher Sicht

Definition: Akute oder chronische Entzündung der Nasennebenhöhlen, bei Kindern am häufigsten des Labyrinthus ethmoidalis, bei Erwachsenen der Sinus maxillaris, mit Eiterung und eventuell Empyembildung.

Die chronische Sinusitis (Symptome bleiben länger als 8 Wochen bestehen) wird häufig durch zugrunde liegende Allergien verursacht.

Symptome:
- Gesichts- und Kopfschmerzen
- (Einseitige) Behinderung der Nasenatmung und des Geruchssinns
- Allgemeine Abgeschlagenheit
- Eitriges, grünliches, gelbliches, seltener auch klares Nasensekret
- Häufig symptomarmer Verlauf mit Sekretablauf in den Rachen und dem ständigen Bedürfnis sich zu räuspern
- In Kombination mit allergischer Rhinitis häufig auch Niesreiz und laufende Nase

Therapie aus westlicher Sicht

- Allergenkarenz
- Abschwellend wirkende Nasentropfen
- Wärmeapplikation
- Punktion oder Spülung der Nasennebenhöhle
- Medikamentös: Antibiotika
- Operative Versorgung
- Physikalische Therapie: Inhalation, Kamillendampfbad

CAVE

Aufgrund schwerwiegender Komplikationen, wie Perforation in äußere Weichteile, in die Orbita oder Schädelhöhle mit Ausbildung einer Meningitis oder eines Stirnhöhlenabszesses, Osteomyelitis (bei Kindern und Jugendlichen) und Entzündung eines Hirnsinus, muss eine Sinusitis in jedem Fall zunächst schulmedizinisch untersucht und gegebenenfalls auch behandelt werden.

Krankheitsbild und Therapie aus Sicht der chinesischen Medizin

Übersicht

In der chinesischen Medizin wird das Krankheitsbild der Sinusitis als „Tiefer Teich in der Nase“ *(biyuan)* bezeichnet. Die Nase und das im Krankheitsfall entstehende Nasensekret werden dem Fk Lunge (o. pulmonalis, *fei*) zugeordnet. Das eitrige und faulig riechende Nasensekret, die verstopfte Nase, Kopfschmerzen und Niesreiz sind Leitsymptome der Sinusitis.

7

Wird eine akute Sinusitis nicht rechtzeitig oder nicht gründlich behandelt, entwickelt sie sich leicht zu einer chronischen Sinusitis. Eingedrungene äußere Schrägläufigkeiten (Heteropathien, *xie*), vor allem Wind-Kälte (algor venti, *fenghan*) und Wind-Hitze (calor venti, *fengre*) wurden falsch behandelt und nicht geklärt. Andererseits können wiederholte Affektionen durch Schrägläufigkeiten (Heteropathien, *xie*) bei gleichzeitiger energetischer Schwäche (depletio, *xu*) der Funktionskreise zu einer Ansammlung und Blockierung der Sinus durch schrägläufiges (heteropathisches, *xie*) Toxisches führen.

Enteilung nach Agenzien und Pathogenese

1. Energetische Schwäche (depletio, *xu*) des Fk Lunge (o. pulmonalis, *fei*)
2. Feuchtigkeit (humor, *shi*) aufgrund von energetischer Schwäche des Fk Milz (depletio des o. lienalis, *pi xu*)

Differenzierte Tuina-Therapie

1 Energetische Schwäche (depletio, *xu*) des Fk Lunge (o. pulmonalis, *fei*)

Krankheitsentstehung: Der Fk Lunge (o. pulmonalis, *fei*) ist maßgebend für das Qi und bringt die Wehrenergie (qi defensivum, *weiqi*) hervor. Daraus resultiert seine Hauptfunktion, die Abwehr von Schrägläufigkeiten (Heteropathien, *xie*). Bei energetischer Schwäche (depletio, *xu*) des Qi des Fk Lunge (qi pulmonale, *feiqi*) ist die Abwehr nach außen instabil, da auch die Wehrenergie (qi defensivum, *weiqi*) in ihrer Funktion abgeschwächt ist. Es kommt zu wiederholten Affektionen durch Schrägläufigkeiten (Heteropathien, *xie*) und zu Blockaden von Schrägläufig-Toxischem (Heteropathisch-Toxisches, *xiedu*) in den Sinus, die dort verweilen. Lange verweilende Blockaden von Schrägläufigkeiten (Heteropathien, *xie*) zersetzen das Sarkolemm und führen eventuell zu Qi-Blockaden, Xue-Stasen und zu Blockaden der klaren Säfte (*jinye*), die sich zu Schleim (pituita, *tan*) wandeln.

Hauptsymptome:

- Nasenfluss mit trübem, weißlichem, klebrigem Sekret
- Unterschiedlich stark verstopfte Nase
- Geschwollene und stark durchblutete Schleimhaut der Nasenhöhle
- Verdickte Nasenmuschel (Concha nasalis)
- Weißliches, klebriges, eitriges Sekret im Nasengang
- Druckgefühl oder Schmerzen in der Stirn oder über den Kieferhöhlen

Mögliche Allgemeinsymptome:

- Schwindel
- Spannungsgefühl im Kopf
- Kälte- und Zugluftaversion
- Kurzatmigkeit
- Verlangsamte Sprache
- Zungenkörper: rot; Zungenbelag: dünn und weißlich
- Pulse: erschöpft und schwach (invalidi und depleti, *ruo xu*)

Behandlungsprinzipien:

- Stützen des Fk Lunge (o. pulmonalis, *fei*)
- Durchgängigmachen der Körperöffnung Nase

Behandlungsmethoden

Tab. 7.6.3a

a	Den Nasenrücken kneifen *(nie biliang)* (→ 6.1.11)	Behandlungsdauer: 20- bis 30-mal nach oben und unten oder bis sich lokal Wärme entwickelt und es zieht und spannt Wirkung: Macht die Nase durchgängig	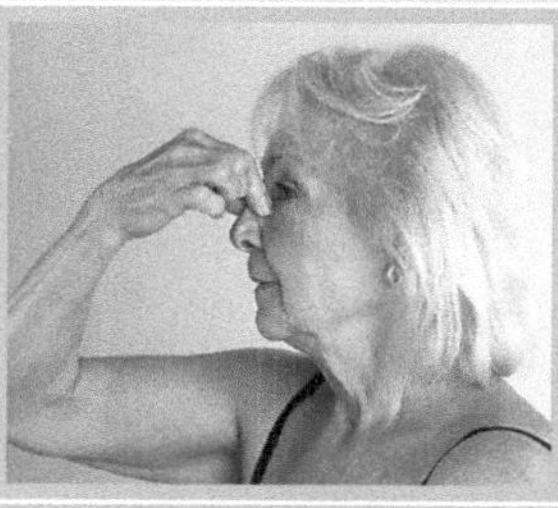
b	Ex-HN 8/Ex 3 mit dem Fingernagel pressen *(qia bitong)* (→ 6.1.51)	Behandlungsdauer: Bis es zieht, spannt und schmerzt Wirkung: Macht die Nase frei	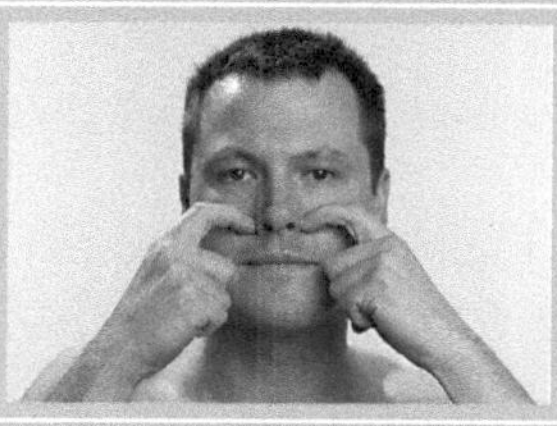
c	Di 20/IC 20 kneten *(rou yingxiang)* (→ 6.1.19)	Behandlungsdauer: Bis es lokal zieht und spannt Behandlungsrichtung: Vom Körperzentrum weg kneten *(rou)* ⟶ Ausleiten von Qi (dispulsio, *xie*) Wirkung: Macht die Nase durchgängig	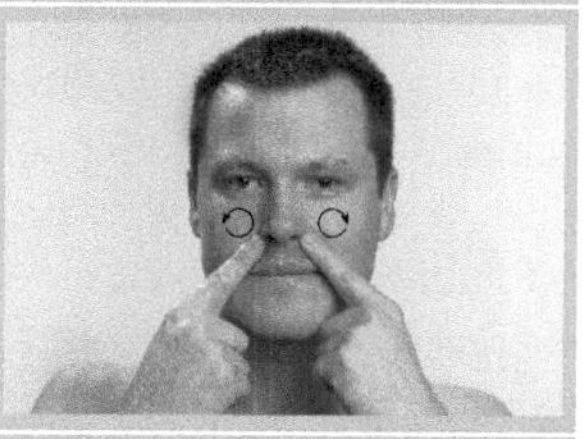
d	Gb 20/F 20 pressen und kneten *(an rou fengchi)* (→ 6.1.42)	Behandlungsdauer: Etwa 1–3 Minuten Behandlungsrichtung: Vom Körperzentrum weg kneten *(rou)* ⟶ Ausleiten von Qi (dispulsio, *xie*) Wirkung: Zerstreut Wind (ventus, *feng*)	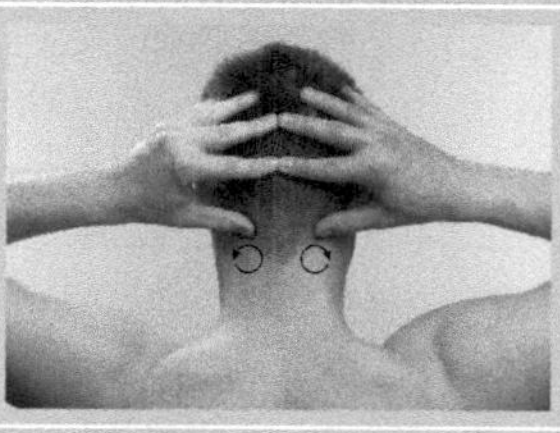
e	Lu 9/P 9 mit dem Fingernagel pressen *(qia taiyuan)* (→ 6.2.15)	Behandlungsdauer: Eine Minute Wirkungen: • Stützt das Qi der Fk Lunge und Milz (qi pulmonale et lienale, *fei pi qi*) • Stützt das Yin des Fk Lunge (yin pulmonale, *fei-yin*)	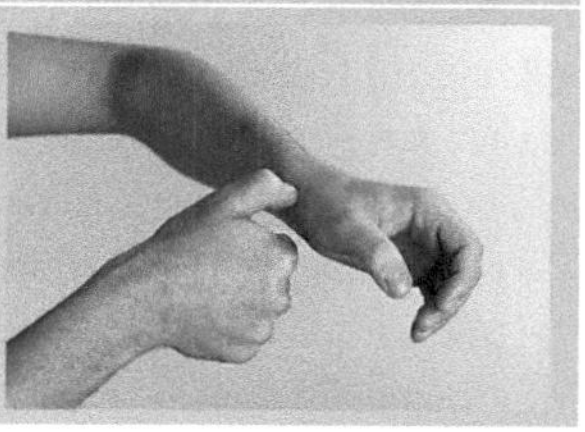

BEHANDLUNGSFREQUENZ

Die Abfolge der Behandlungsmethoden täglich morgens oder abends 3- bis 4-mal als Selbstbehandlung durchführen.

2 Feuchtigkeit (humor, *shi*) aufgrund von energetischer Schwäche des Fk Milz (depletio des o. lienalis, *pi xu*)

Krankheitsentstehung: Der Fk Milz (o. lienalis, *pi*) ist für die Aufnahme und Umsetzung energetischen Potenzials zuständig. Er sorgt somit für die Trennung von Klarem und Trübem. Klares hebt er empor, und Trübes senkt er ab. Bei mangelnder Ernährung nach langer Krankheit oder bei konstitutionell bedingter energetischer Schwäche (depletio, *xu*) kommt es zu einer depletiven Störung des Qi des Fk Milz (qi lienale, *piqi*). Bei energetischer Schwäche des Fk Milz (depletio des o. lienalis, *pi xu*) und gleichzeitiger energetischer Schwäche des Fk Lunge (depletio des o. pulmonale, *fei xu*) sind das Qi des Fk Lunge (qi pulmonale, *feiqi*) und das Qi des Fk Milz (qi lienalis, *piqi*) energetisch geschwächt (deplet, *xu*). Die Abwehr von Schrägläufigkeiten (Heteropathien, *xie*) erfolgt unvollständig, Bewegung und Umsetzung werden disharmonisch, klares Qi wird nicht emporgehoben und trübes Yin nicht abgesenkt. Trübe Schrägläufigkeiten (Heteropathien, *xie*) steigen empor und affizieren die „klaren Körperöffnungen", also die Körperöffnung im Kopfbereich, und wenn Feuchtigkeit (humor, *shi*) und Trübes sich über längere Zeit festsetzen, breiten sie sich in das Sarkolemm aus, und es kommt zu „Schnupfen" *(biyuan).*

Hauptsymptome:
- Ständiger Nasenfluss mit reichlich eitrigem, gelblichem Sekret
- Starke Nasenverstopfung
- Vermindertes Riechvermögen
- Verdickte Concha nasalis
- Hyperämische, dunkelrote Schleimhäute
- Eventuell Polypen
- Ansammlung von eitrigem Sekret im Nasengang

Mögliche Allgemeinsymptome:
- Schweregefühl des Kopfes
- Kopfschmerzen
- Müde Gliedmaßen
- Verminderter Appetit
- Halbflüssiger Stuhl
- Zungenkörper: blassrot
- Pulse: nachgiebig und schwach (lenes und invalidi, *ru ruo*)

Behandlungsprinzipien:
- Kräftigen des Fk Milz (o. lienalis, *pi*)
- Stützen des Qi
- Ausleiten von Feuchtigkeit (humor, *shi*)
- Beseitigen des Sekrets

Behandlungsmethoden

Tab. 7.6.3b

a	Ex-HN 8/Ex 3 mit dem Fingernagel pressen *(qia bitong)* (→ 6.1.51)	Behandlungsdauer: Bis es zieht, spannt und schmerzt Wirkung: Macht die Nase frei	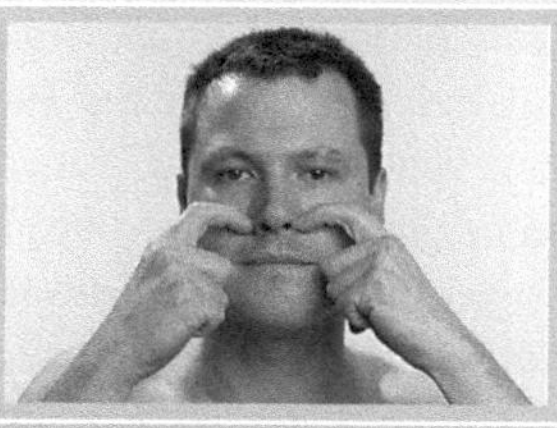
b	Di 4/IC 4 greifen und kneifen *(na nie hegu)* (→ 6.2.17)	Behandlungsdauer: Bis es lokal zieht und spannt, etwa 20- bis 30-mal Wirkungen: • Kräftigt das Qi des Fk Lunge (qi pulmonale, *feiqi*) • Stabilisiert die Wehrenergie (qi defensivum, *weiqi*)	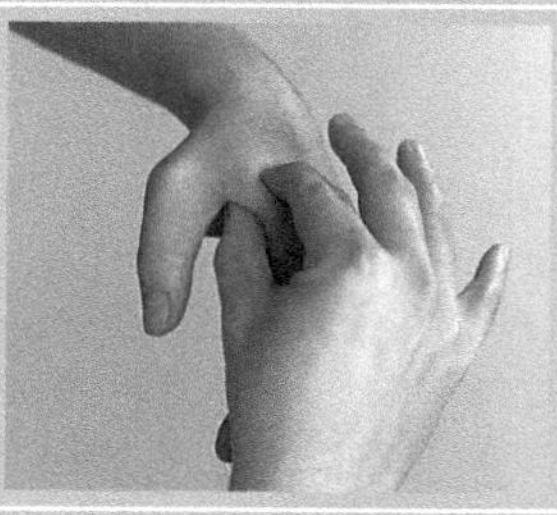
c	Das Abdomen reiben *(mo fu)* (→ 6.5.1)	Behandlungsdauer: An jeder Stelle etwa 30-mal in beide Richtungen Wirkungen: • Kräftigt den Fk Milz (o. lienalis, *pi*) • Reguliert Qi und Xue	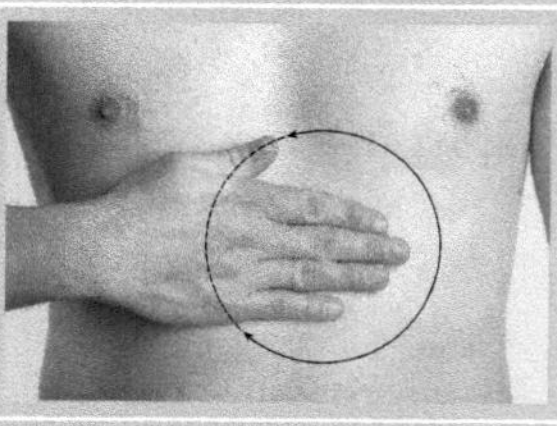
d	Ren 12/Rs 12 kneten *(rou zhongwan)* (→ 6.5.15)	Behandlungsdauer: Etwa eine Minute, bis sich ein Gefühl des „Erreichens des Qi" *(deqi)* einstellt Behandlungsrichtung: Im Uhrzeigersinn kneten *(rou)* → Zuführen von Qi (suppletio, *bu*) Wirkungen: • Kräftigt die „Mitte" (Fk Milz und Magen, oo. lienalis et stomachi, *pi wei*) • Harmonisiert das Qi • Kanalisiert Feuchtigkeit (humor, *shi*)	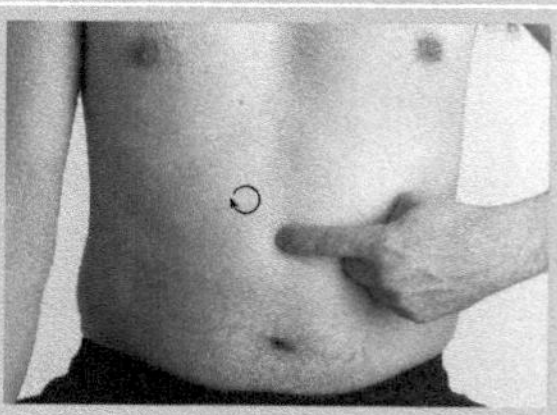
e	Ma 36/S 36 pressen und kneten *(an rou zusanli)* (→ 6.3.7)	Behandlungsdauer: Bis es zieht und spannt, etwa eine bis drei Minuten Behandlungsrichtung: Im Uhrzeigersinn kneten *(rou)* → Zuführen von Qi (suppletio, *bu*) Wirkungen: • Reguliert und harmonisiert Qi und Xue • Stützt die Fk Milz und Magen (oo. lienalis et stomachi, *pi wei*)	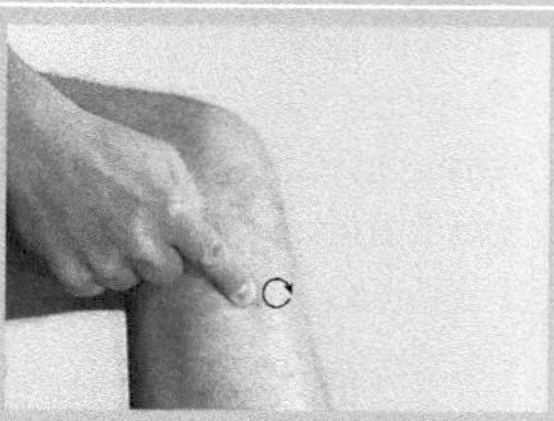

BEHANDLUNGSFREQUENZ

Die Abfolge der Behandlungsmethoden täglich morgens oder abends 3- bis 4-mal als Selbstbehandlung durchführen.

7.6.4 Allergisches Asthma bronchiale

Krankheitsbild und Therapie aus westlicher Sicht

Definition: Anfallsweises Auftreten von Atemnot infolge variabler und reversibler Bronchialverengung durch Entzündung und Hyperreaktivität der Atemwege. Das allergische Asthma bronchiale ist eine IgE-vermittelte Sofortreaktion durch Inhalation von Allergenen (meist Pollen sowie Hausstaubmilben, Tierhaare und -schuppen, Bettfedern und Schimmelpilzsporen), seltener durch Nahrungsmittel, Medikamente, Insektengifte und Hautkontakt mit Allergenen.
Epidemiologie: Asthma bronchiale gehört zu den häufigsten chronischen Erkrankungen. Bis zu 10% der Kinder und ca. 4-5% der Erwachsenen sind, bei steigender Inzidenz, betroffen. Bei Kindern sind ca. 80% der Fälle von Asthma allergischer Natur, im Erwachsenenalter ca. 60%.
Auslöser: Inhalationsallergene wie Pollen, Tierepithelien, Schimmelpilzsporen und Hausstaubmilben
Symptome: Klinisches Hauptsymptom eines Asthmaanfalls ist die plötzlich einsetzende Luftnot, Husten, meist zäher Auswurf, verlängerte Ausatmung, trockene Rasselgeräusche (Giemen und Brummen, oft sogar auf Distanz hörbar), thorakales Enge- oder Druckgefühl, in schweren Fällen Ausbildung eines Status asthmaticus.

Klinisch ist das allergische Asthma häufig als Folge einer mehrjährig bestehenden allergischen Rhinitis zu beobachten.
Prognose: Bei Kindern und Jugendlichen häufig spontane Remissionen, bei Erwachsenen meist chronischer Verlauf. Unter Umständen Übergang in ein obstruktives Lungenemphysem mit Cor pulmonale.

Therapie aus westlicher Sicht

- Allergenkarenz
- Medikamentös: Beta-2-Sympathomimetika, Kortikosteroide, Parasympatholytika, Theophyllin
- Eventuell Hyposensibilisierung
- Physiotherapie: Atemtherapie, Heiße Rolle, Massage (v. a. Schüttelungen, Vibrationen, Packegriffe), Rückenschule, Feuchtinhalationen

Krankheitsbild und Therapie aus Sicht der chinesischen Medizin

Übersicht

Akutes allergisches Asthma beruht laut chinesischer Medizin auf latent vorhandenem Schleim (pituita, *tan*) im Fk Lunge (o. pulmonalis, *fei*), der durch äußere Schrägläufigkeiten (Heteropathien, *xie*) wie zum Beispiel Wind-Kälte (algor venti, *fenghan*) oder Wind-Hitze (calor venti, *fengre*) mobilisiert wird. Die chronische Form ist Folge einer energetischen Schwäche (depletio, *xu*)

7

der Fk Lunge (o. pulmonalis, *fei*), Fk Milz (o. lienalis, *pi*) oder Fk Niere (o. renalis, *shen*).

Ente lung nach Agenzien und Pathogenese

A Akute Formen
1. Asthma aufgrund von Kälte (algor, *han*)
2. Asthma aufgrund von Hitze (calor, *re*)

B Chronische Formen
1. Energetische Schwäche (depletio, *xu*) des Qi des Fk Lunge (qi pulmonale, *feiqi*)
2. Energetische Schwäche (depletio, *xu*) des Qi des Fk Milz (qi lienale, *piqi*)
3. Energetische Schwäche (depletio, *xu*) des Fk Niere (o. renalis, *shen*)

Differenzierte Tuina-Therapie

A Akute Formen

1 Asthma aufgrund von Kälte (algor, *han*)

Krankheitsentstehung: Eine Wind-Kälte-Schrägläufigkeit (algor-venti-Heteropathie, *fenghan xie*) dringt über die Oberfläche (extima, *biao*) ein und trifft auf den Fk Lunge (o. pulmonalis, *fei*). Das Qi des Fk Lunge (qi pulmonale, *feiqi*) wird dadurch blockiert. Die klaren Säfte *(jinye)* sammeln sich im Fk Lunge (o. pulmonalis, *fei*) an und wandeln sich zu Schleim (pituita, *tan*). Das Qi des Fk Lunge (qi pulmonale, *feiqi*) kann nicht mehr abgesenkt werden und steigt schließlich gegenläufig (kontravektiv, *ni*) empor. Auf diese Weise entstehen Husten und Asthma.

Hauptsymptome:
- Keuchatmung
- Husten mit hörbarem Schleim
- Beschleunigte Atmung
- Schnaufendes Geräusch in der Kehle
- Weißlicher und klebriger Schleim
- Eventuell wässriger und schaumiger Auswurf

Mögliche Allgemeinsymptome:
- Eventuell Kopfschmerzen
- Aversion gegen Kälte und Zugluft
- Schweißlosigkeit
- Völle- und Druckgefühl in der Brust und am Zwerchfell
- Kein Durst
- Schmerzen in der Lumbalregion
- Dunkler, bläulicher, grünlicher Teint
- Zungenkörper: blass; Zungenbelag: weißlich und klebrig
- Pulse: oberflächlich und gespannt (superficiales und intenti, *fu jin*)

7

Behandlungsprinzipien:

- Bewegen des Qi des Fk Lunge (qi pulmonale, *feiqi*)
- Zerstreuen von Kälte (algor, *han*)
- Umwandeln von Schleim (pituita, *tan*)
- Durchgängigmachen der Körperöffnungen

Behandlungsmethoden

Tab. 7.6.4a

a	Gb 20/F 20 pressen und kneten *(an rou fengchi)* (→ 6.1.42)	Behandlungsdauer: Etwa eine bis drei Minuten pressen *(an)* und kneten *(rou)* Behandlungsrichtung: Vom Körperzentrum weg kneten *(rou)* → Ausleiten von Qi (dispulsio, *xie*) Wirkung: Zerstreut Wind (ventus, *feng*)	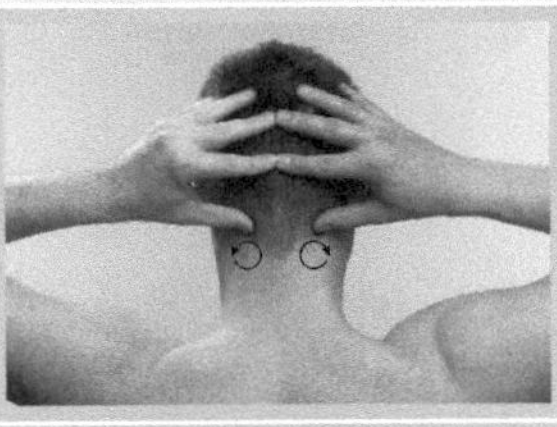
b	Den Brustbereich pressen und kneten *(an rou xiongbu)* (→ 6.4.2)	Behandlungsdauer: Bis es zieht und spannt, etwa dreimal jeden Zwischenrippenraum Wirkungen: • Macht die Haupt- und Netzleitbahnen (cardinales und reticulares, *jingmai luomai*) durchgängig • Macht die Brust frei • Macht das Qi durchgängig	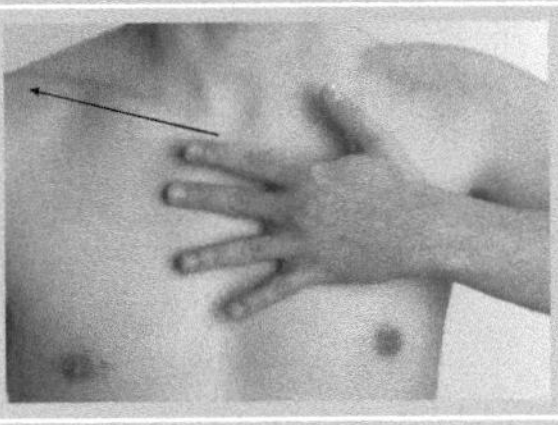
c	Lu 9/P 9 mit dem Fingernagel pressen *(qia taiyuan)* (→ 6.2.15)	Behandlungsdauer: Bis es zieht, spannt und schmerzt Wirkungen: • Wandelt Schleim (pituita, *tan*) um und leitet ihn aus • Stützt das Qi des Fk Lunge (qi pulmonale , *feiqi*) • Stillt Husten	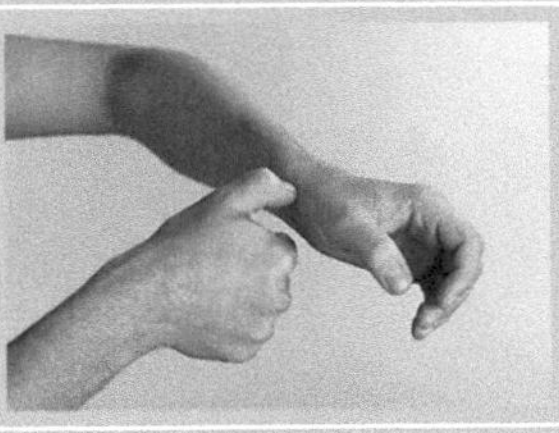
d	3E 5/T 5 pressen *(an waiguan)* (→ 6.2.29)	Behandlungsdauer: Bis es zieht und spannt oder eine Minute Wirkungen: • Leitet Kälte (algor, *han*) aus • Beseitigt Qi-Blockaden	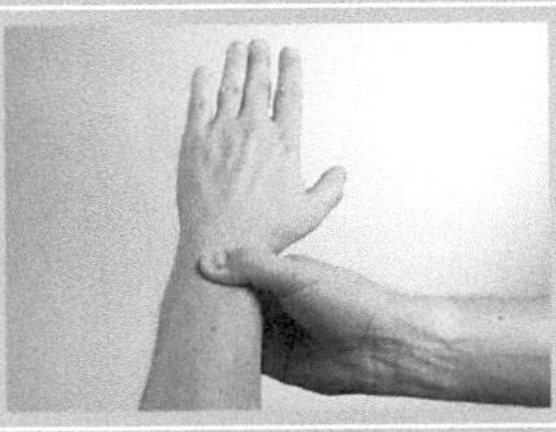
e	Ni 3/R 3 pressen *(an taixi)* (→ 6.3.20)	Behandlungsdauer: Etwa eine bis zwei Minuten pressen *(an)* Wirkungen: • Stützt und reguliert das Qi des Fk Niere (qi renale, *shenqi*) • Kräftigt den Lendenbereich	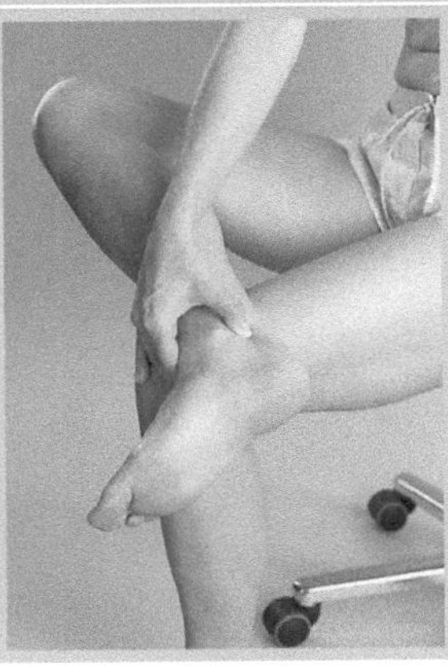

BEHANDLUNGSFREQUENZ

Die Abfolge der Behandlungsmethoden täglich morgens oder abends 3- bis 4-mal als Selbstbehandlung durchführen.

2 Asthma aufgrund von Hitze (calor, *re*)

Krankheitsentstehung: Asthma aufgrund von Hitze (calor, *re*) ist gekennzeichnet durch Hitze-Schleim (pituita calida, *retan*), der die Absenkung und Entfaltung des Fk Lunge (o. pulmonalis, *fei*) beeinträchtigt. Hitze (calor, *re*) entsteht entweder durch eine Hitze-Schrägläufigkeit (calor-Heteropathie, *rexie*) oder durch Umwandlung einer anhaltenden Kälte-Schrägläufigkeit (algor-Heteropathie, *hanxie*), die zu einer Blockade des Qi und zu einer Stagnation der Säfte *(jinye)* führt. Durch die Stagnation des Qi des Fk Lunge (qi pulmonale, *feiqi*) entsteht Hitze (calor, *re*). Diese Hitze (calor, *re*) verbindet sich mit den ebenfalls stagnierenden Säften *(jinye)*, und es entsteht Hitze-Schleim (pituita calida, *retan*). Die Absenkung und Entfaltung des Qi des Fk Lunge (qi pulmonale, *feiqi*) wird gestört, es verläuft gegenläufig (kontravektiv, *ni*) und führt zu asthmatischen Beschwerden.

Bei einer konstitutionellen energetischen Schwäche des Yin des Fk Niere (depletio des yin renale, *shenyin xu*) kann eine Schrägläufigkeit (Heteropathie, *xie*) schnell zur Bildung von Hitze-Schleim (pituita calida, *retan*) im Fk Lunge (o. pulmonalis, *fei*) führen. Das Qi des Fk Lunge (qi pulmonale, *feiqi*) kann sich nicht mehr entfalten, und es entsteht Asthma.

Hauptsymptome:
- Beschleunigte Atmung
- Schnaufendes Geräusch in der Kehle
- Kurzatmigkeit
- Sich hebende Brust
- Kurzatmigkeit
- Anfallsartiger Husten und Schlucken
- Dickflüssiger, gelblicher, klebriger Auswurf

Mögliche Allgemeinsymptome:
- Unruhe
- Schwitzen
- Durst mit dem Verlangen nach kalten Getränken
- Kopfschmerzen
- Fieber
- Aversion gegen Wind und Hitze
- Zungenkörper: rot; Zungenbelag: gelblich, dick und klebrig
- Pulse: schlüpfrig und beschleunigt (lubrici und celeri, *hua shu*)

Behandlungsprinzipien:
- Kühlen von Hitze (calor, *re*)
- Umwandeln von Schleim (pituita, *tan*)
- Besänftigen des Keuchens
- Entfalten des Fk Lunge (o. pulmonalis, *fei*)

Behandlungsmethoden

Tab. 7.6.4b

a	Gb 20/F 20 pressen und kneten *(an rou fengchi)* (→ 6.1.42)	Behandlungsdauer: Etwa eine bis drei Minuten pressen *(an)* und kneten *(rou)* Behandlungsrichtung: Vom Körperzentrum weg kneten *(rou)* → Ausleiten von Qi (dispulsio, *xie*) Wirkungen: • Zerstreut Wind (ventus, *feng*) • Kühlt Hitze (calor, *re*)	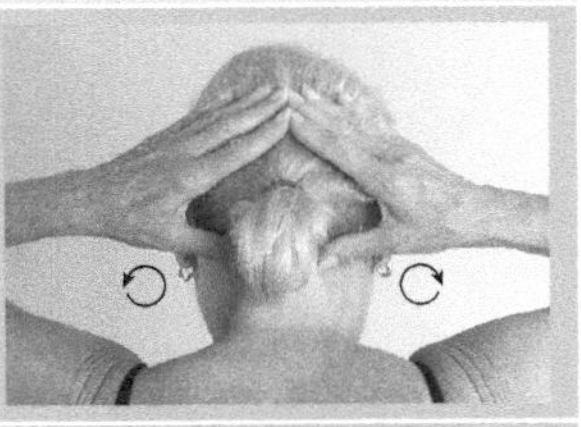
b	Ex-HN 3/Ex 1 kneifen *(nie yintang)* (→ 6.1.49)	Behandlungsdauer: Bis lokal rote Flecken zu sehen sind oder eine Minute Wirkungen: • Beseitigt Wind (ventus, *feng*) • Kühlt Hitze (calor, *re*)	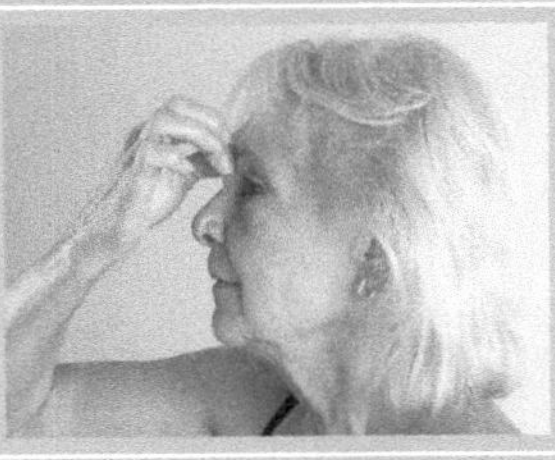
c	Lu 5/P 5 pressen *(an chize)* (→ 6.2.12)	Behandlungsdauer: Etwa eine Minute pressen *(an)* Wirkungen: • Wandelt Feuchtigkeit (humor, *shi*) um und leitet sie aus • Führt das Qi des Fk Lunge (qi pulmonale, *feiqi*) hinab • Kühlt Hitze (calor, *re*)	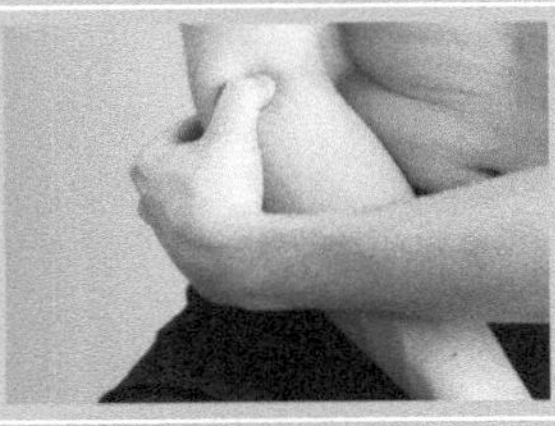
d	Ma 40/S 40 pressen *(an fenglong)* (→ 6.3.8)	Behandlungsdauer: Jeweils etwa eine Minute pressen *(an)* Wirkungen: • Wandelt Feuchtigkeit (humor, *shi*) um • Leitet Schleim (pituita, *tan*) aus	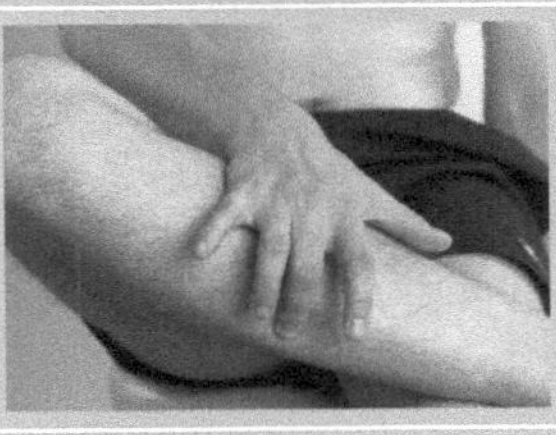
e	Ni 7/R 7 pressen *(an fuliu)* (→ 6.3.22)	Behandlungsdauer: Etwa eine bis zwei Minuten pressen *(an)* Wirkungen: • Stützt den Fk Niere (o. renalis, *shen*), insbesondere das Yin des Fk Niere (yin renale, *shenyin*) • Reguliert das Xue, den Säftehaushalt und die Bauenergie (qi constructivum, *yingqi*) • Kühlt Hitze (calor, *re*) • Kühlt Feuchtigkeit-Hitze (calor humidus, *shire*)	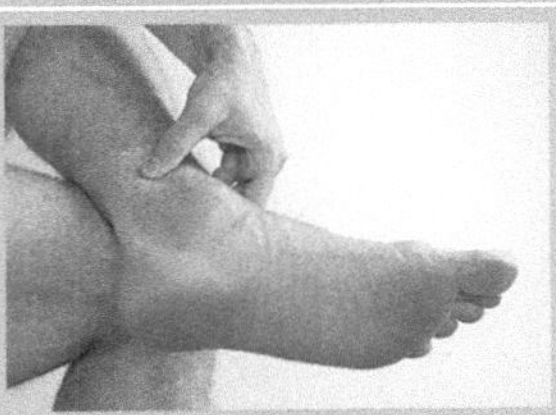

BEHANDLUNGSFREQUENZ

Die Abfolge der Behandlungsmethoden täglich morgens oder abends 3- bis 4-mal als Selbstbehandlung durchführen.

B Chronische Formen

1 Energetische Schwäche (depletio, *xu*) des Qi des Fk Lunge (qi pulmonale, *feiqi*)

Krankheitsentstehung: Durch chronische Erkrankungen im Bereich des Fk Lunge (o. pulmonalis, *fei*) wird das Qi des Fk Lunge (qi pulmonale, *feiqi*) und somit auch die Wehrenergie (qi defensivum, *weiqi*) energetisch geschwächt (deplet, *xu*). Die Wehrenergie (qi defensivum, *weiqi*) kann das Öffnen und Schließen der Poren *(couli)* nicht mehr regulieren und die Oberfläche (extima, *biao*), die Haut und die Muskeln nicht mehr ausreichend erwärmen. Die Abwehr gegen äußere Schrägläufigkeiten (Heteropathien, *xie*) ist nicht mehr gegeben, und sobald diese äußeren Schrägläufigkeiten (Heteropathien, *xie*) eindringen, kommt es zu Asthma-Anfällen.

Hauptsymptome:
- Asthma-Anfälle vor allem bei Wetterwechsel
- Vor dem Anfall häufig Niesen
- Verstopfte Nase
- Nasenfluss mit klarem Sekret

Mögliche Allgemeinsymptome:
- Kälte- und Zugluftaversion
- Spontane Schweißausbrüche
- Zungenkörper: blass; Zungenbelag: weißlich
- Pulse: oberflächlich (superficiales, *fu*)

Behandlungsprinzipien:
- Stützen (suppletio, *bu*) des Qi des Fk Lunge (qi pulmonale, *feiqi*)
- Stabilisieren der Wehrenergie (qi defensivum, *weiqi*)

Behandlungsmethoden

Tab. 7.6.4c

a	Ren 17/Rs 17 punktartig pressen und kneten *(dian an rou tanzhong)* (→ 6.4.8)	Behandlungsdauer: Bis es zieht und spannt, etwa eine bis zwei Minuten Behandlungsrichtung: Im Uhrzeigersinn kneten *(rou)* ⟶ Zuführen von Qi (suppletio, *bu*) Wirkungen: • Reguliert das Qi • Senkt Gegenläufigkeiten (Kontravektionen, *ni*) ab • Macht die Brust frei • Nimmt Druck von der Brust • Macht das Zwerchfell durchgängig	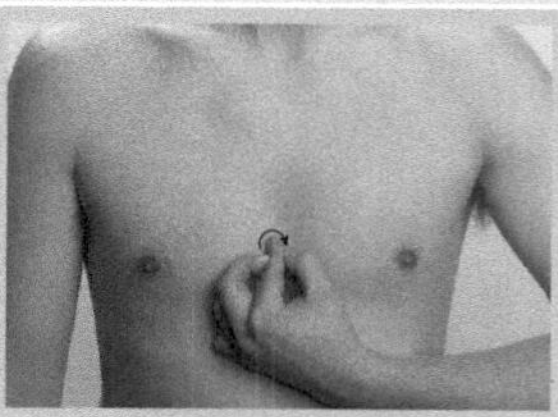
b	Lu 5/P 5 pressen *(an chize)* (→ 6.2.12)	Behandlungsdauer: Etwa eine Minute pressen *(an)* Wirkungen: • Stabilisiert das Qi der Fk Lunge und Milz (qi pulmonale et lienale, *fei pi qi*) • Führt das Qi des Fk Lunge (qi pulmonale, *feiqi*) hinab	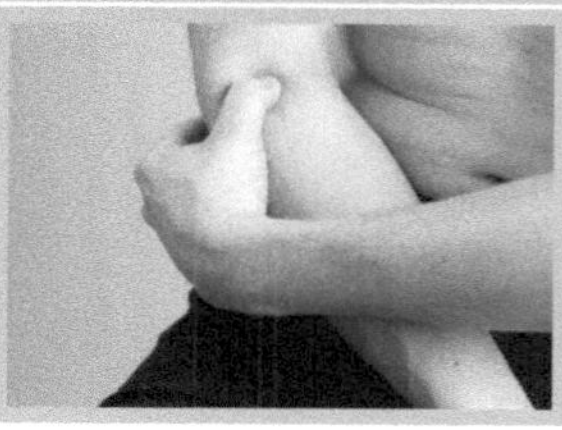

Tab. 7.6.4c

c	Lu 9/P 9 mit dem Fingernagel pressen *(qia taiyuan)* (→ 6.2.15)	Behandlungsdauer: Bis es zieht, spannt und schmerzt Wirkungen: • Stützt das Qi der Fk Lunge und Milz (qi pulmonale et lienale, *fei pi qi*) • Stillt Husten	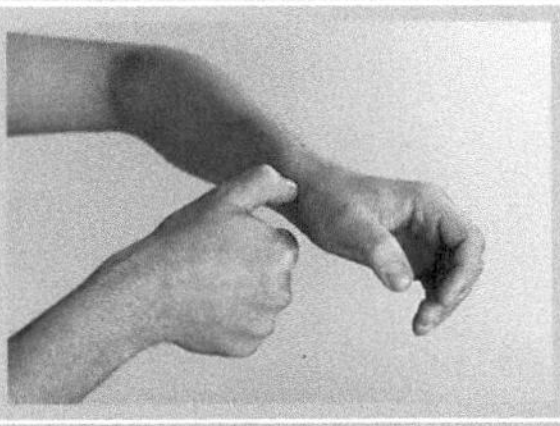
d	Di 4/IC 4 greifen und kneifen *(na nie hegu)* (→ 6.2.17)	Behandlungsdauer: Bis es lokal zieht und spannt, etwa 20- bis 30-mal greifen *(na)* und kneifen *(nie)* Wirkungen: • Stabilisiert die Wehrenergie (qi defensivum, *weiqi*) • Kräftigt das Qi des Fk Lunge (qi pulmonale, *feiqi*)	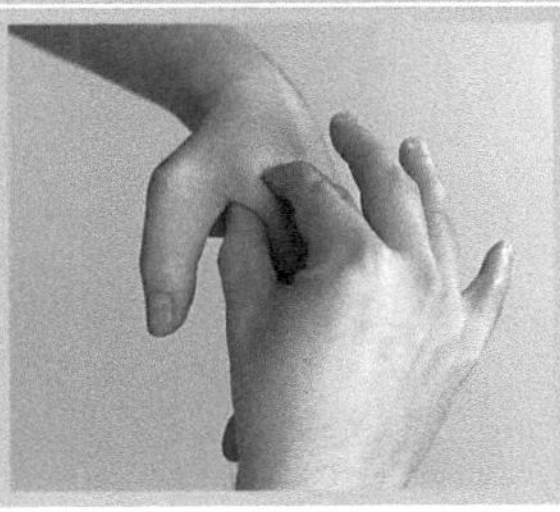

BEHANDLUNGSFREQUENZ

Die Abfolge der Behandlungsmethoden täglich morgens oder abends 3- bis 4-mal als Selbstbehandlung durchführen.

2 Energetische Schwäche (depletio, *xu*) des Qi des Fk Milz (qi lienale, *piqi*)

Krankheitsentstehung: Durch zu viel rohe, fette und süße Nahrung, aber auch durch chronische Erkrankungen und ständiges Grübeln wird das Qi des Fk Milz (qi lienale, *piqi*) energetisch geschwächt (deplet, *xu*). Es kann die aufgenommenen Flüssigkeiten und Nahrung nicht mehr ausreichend umsetzen. Feuchtigkeit (humor, *shi*) sammelt sich an und bildet Schleim (pituita, *tan*). Schleim-Trübes (pituita-Trübes, *tanzhuo*) blockiert das Qi der „Mitte" (Fk Milz und Magen, oo. lienalis et stomachi, *pi wei*), und dies führt zu Husten mit viel Auswurf.

Hauptsymptome:
- Asthma-Anfälle
- Außerhalb der Anfälle Husten mit viel Auswurf
- Auslösung der Asthma-Anfälle durch falsche Ernährung

Mögliche Allgemeinsymptome:
- Appetitlosigkeit
- Klumpengefühl im Magenraum
- Müdigkeit
- Kraftlosigkeit
- Weicher Stuhl
- Geistige Abgeschlagenheit
- Nach dem Genuss von fettigen Speisen und Meeresfrüchten leicht auftretende Diarrhö und Bauchschmerzen
- Zungenkörper: blass; Zungenbelag: weißlich, klebrig
- Pulse: nachgiebig (lenes, *ru*)

Behandlungsprinzipien:
- Kräftigen des Fk Milz (o. lienalis, *pi*)
- Umwandeln von Schleim (pituita, *tan*)

Behandlungsmethoden

Tab. 7.6.4d

a	Ren 22/Rs 22 punktartig pressen und kneten *(dian an rou tiantu)* (→ 6.4.9)	Behandlungsdauer: Bis es lokal zieht und spannt oder eine Minute Behandlungsrichtung: Im Uhrzeigersinn kneten *(rou)* → Zuführen von Qi (suppletio, *bu*) Wirkungen: • Stärkt und reguliert das Qi der Fk Lunge und Milz (qi pulmonale et lienale, *fei pi qi*) • Macht die Kehle frei	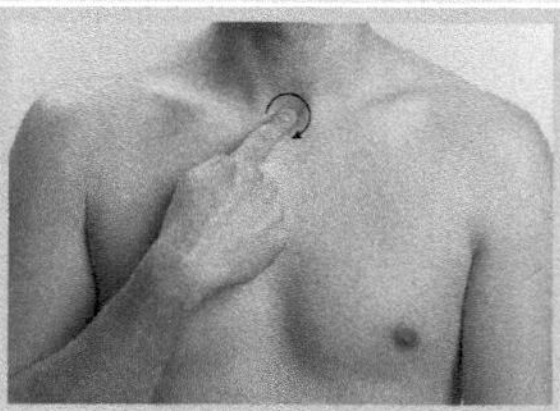
b	Das Abdomen reiben *(mo fu)* (→ 6.5.1)	Behandlungsdauer: Etwa 30-mal in beide Richtungen Wirkungen: • Kräftigt den Fk Milz (o. lienalis, *pi*) • Harmonisiert den Fk Magen (o. stomachi, *wei*) • Reguliert Qi und Xue	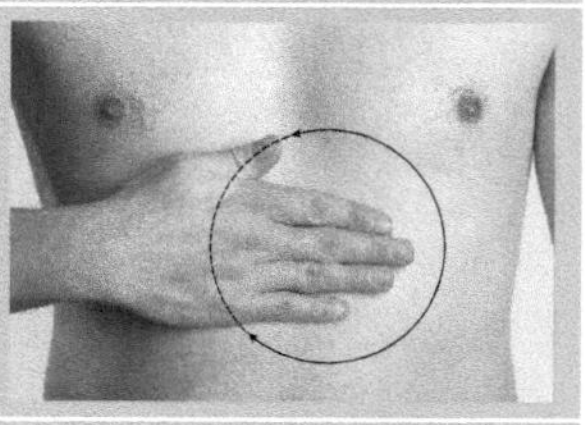
c	Ma 36/S 36 pressen und kneten *(an rou zusanli)* (→ 6.3.7)	Behandlungsdauer: Bis es zieht und spannt oder eine bis drei Minuten Behandlungsrichtung: Im Uhrzeigersinn kneten *(rou)* → Zuführen von Qi (suppletio, *bu*) Wirkungen: • Reguliert und harmonisiert Qi und Xue • Stützt und reguliert die Fk Milz und Magen (oo. lienalis et stomachi, *pi wei*)	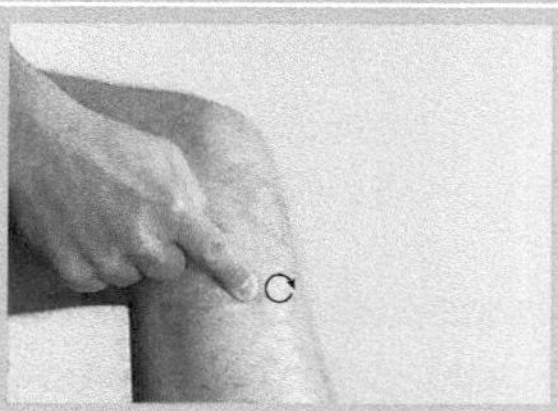
d	Ma 40/S 40 pressen *(an fenglong)* (→ 6.3.8)	Behandlungsdauer: Etwa eine Minute pressen Wirkungen: • Wandelt Feuchtigkeit (humor, *shi*) um • Leitet Schleim (pituita, *tan*) aus • Bewegt das Qi der Fk Milz und Magen (qi lienale et stomachi, *pi wei qi*)	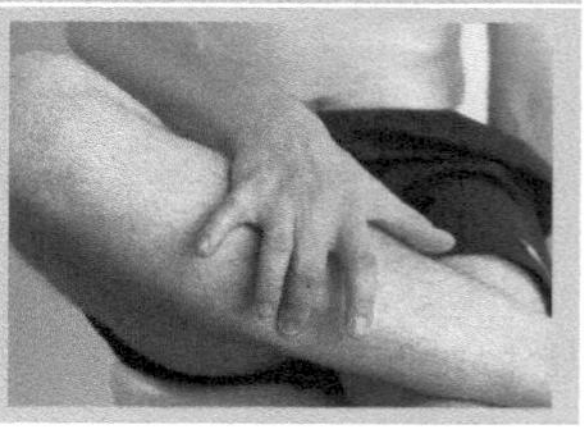

BEHANDLUNGSFREQUENZ

Die Abfolge der Behandlungsmethoden täglich morgens oder abends als Selbstbehandlung durchführen.

3 Energetische Schwäche (depletio, *xu*) des Fk Niere (o. renalis, *shen*)

Krankheitsentstehung: Durch langwierige Krankheiten und eine konstitutionelle Schwäche wird der Fk Niere (o. renalis, *shen*) geschädigt, das Qi des Fk Niere (qi renale, *shenqi*) erschöpft sich und kann das Qi des Fk Lunge (qi pulmonale, *weiqi*) nicht mehr aufnehmen. Das Qi des Fk Lunge (qi pulmonale, *weiqi*) verdichtet sich und wandelt sich im oberen Wärmebereich (oberes Calorium, *shangjiao*) zu Schleim (pituita, *tan*). Es kann nicht mehr abgesenkt werden und führt zu Asthma-Anfällen.

Hauptsymptome:
- Kurzatmigkeit und Asthma-Anfälle bei geringer körperlicher Belastung
- Gehäufte asthmatische Beschwerden im Winter

Mögliche Allgemeinsymptome:
- Schwäche und Ziehen in Hüften und Beinen
- Abneigung gegen Kälte
- Geistige Abgeschlagenheit
- Vermehrte Schweiße
- Kalte Extremitäten
- Zungenkörper: blass
- Pulse: erschöpft (depleti, *xu*)

Behandlungsprinzipien:
- Stützen (suppletio, *bu*) des Fk Niere (o. renalis, *shen*)
- Beenden der Asthma-Anfälle

Behandlungsmethoden

Tab. 7.6.4e

a	Zwischen Ren 21/Rs 21 und Ren 16/Rs 16 mit der Handfläche reiben *(mo xuanji zhongting)* (→ 6.4.10)	Behandlungsdauer: Etwa drei bis fünf Minuten lang reiben *(mo)* Wirkungen: • Reguliert das Qi • Senkt Gegenläufigkeiten (Kontravektionen, *ni*) ab • Leitet Feuchtigkeit (humor, *shi*) aus	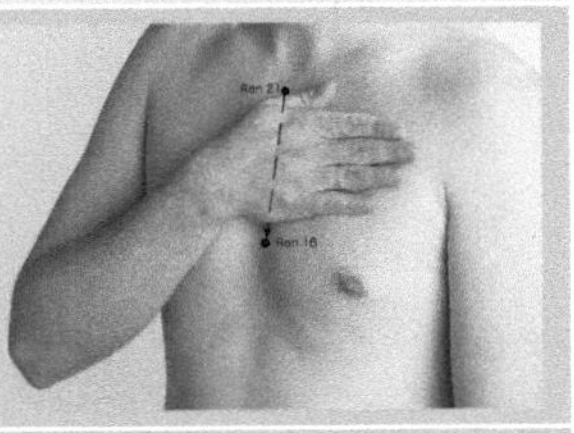
b	Bl 23/V 23 reiben *(mo shenshu)* (→ 6.6.5)	Behandlungsdauer: Bis sich lokal Wärme entwickelt, etwa 50-mal Wirkungen: • Konsolidiert, stützt und harmonisiert den Fk Niere (o. renalis, *shen*) • Erwärmt das Yang • Kräftigt den Lumbalbereich	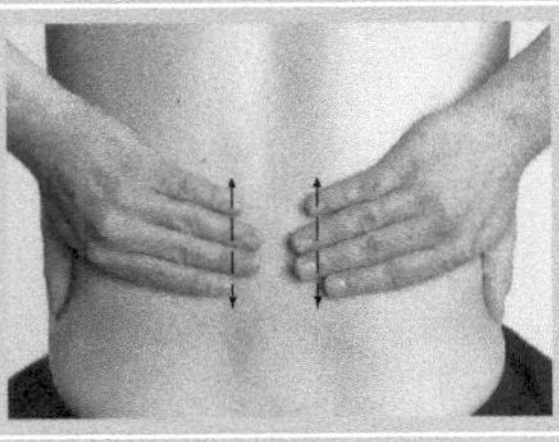
c	Neben der Wirbelsäule reiben *(mo jipang)* (→ 6.6.2)	Behandlungsdauer: Bis sich lokal Wärme entwickelt oder eine Minute Wirkungen: • Macht die Wirbelsäule im Lumbalbereich beweglich • Stützt das ursprüngliche Qi (qi primum, *yuanqi*) des Fk Niere (o. renalis, *shen*)	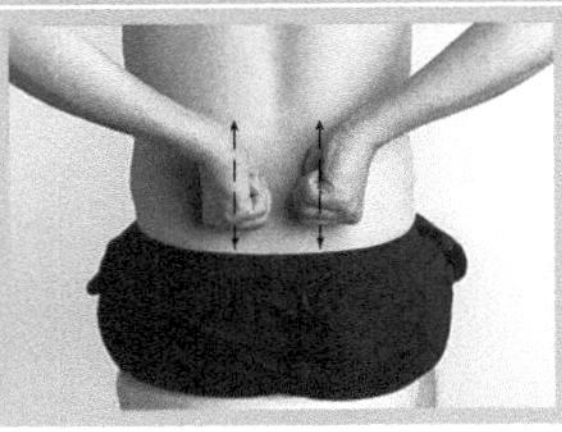

Tab. 7.6.4e

d	Ni 3/R 3 pressen *(an taixi)* (→ 6.3.20)	Behandlungsdauer: Etwa eine bis zwei Minuten pressen *(an)* Wirkungen: • Stützt und reguliert das Qi des Fk Niere (qi renale, *shenqi*) • Kräftigt den Lendenbereich und die Knie	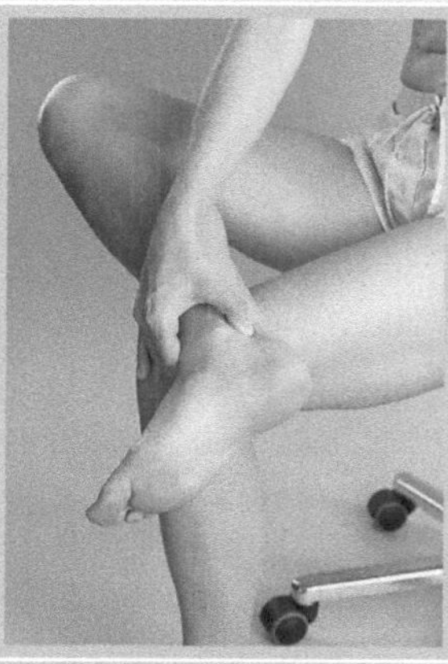
e	Ni 1/R 1 kräftig gerade reiben *(ca yongquan)* (→ 6.3.19)	Behandlungsdauer: Bis sich Wärme entwickelt oder eine Minute Wirkungen: • Stützt den Fk Niere (o. renalis, *shen*) • Reguliert und stützt den Qi-Mechanismus • Macht die Sinnesöffnungen frei	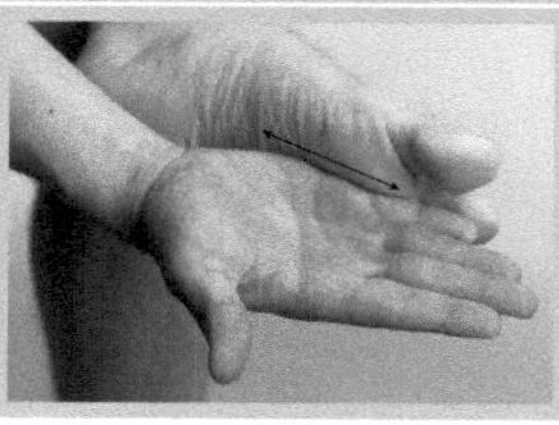

BEHANDLUNGSFREQUENZ

Die Abfolge der Behandlungsmethoden täglich morgens oder abends 3- bis 4-mal als Selbstbehandlung durchführen.

BEHANDLUNGSDAUER

Bei akuten Erkrankungen sollte der Betroffene möglichst bald mit Arzneimitteln behandelt werden, ergänzend dazu kann er Selbstmassage anwenden. Diese sollte jeweils etwa eine halbe Stunde dauern. Ist die Erkrankung im Abklingen begriffen, bilden in der Regel ein bis zwei Monate eine Behandlungseinheit, wobei zwischen den Behandlungseinheiten eine Unterbrechung von drei bis fünf Tagen möglich ist. Bei Husten und beschleunigter Atmung sollte eine Selbstmassage langfristig angewendet werden, um ein erneutes Auftreten zu verhindern und das Behandlungsergebnis zu stabilisieren.

7.7 Allgemeinerkrankungen

7.7.1 Kopfschmerzen

Krankheitsbild und Therapie aus westlicher Sicht

Synonyme: Cephalgia, Cephalgie
Definition: Schmerzempfindungen im Bereich des Kopfes, die auf einer Reizung von schmerzempfindlichen Kopforganen (Schädeldecke, Hirnhäute, Blutgefäße im Gehirn, Hirnnerven, oberste Spinalnerven) beruhen.

Formen

Spannungskopfschmerz (häufigste Kopfschmerzform)

Lokalisation: meist beidseitig, vom Hinterkopf zur Stirn oder in die Schultern ausstrahlend, aber auch diffus, frontal oder parietal
Schmerzcharakter: dumpf, drückend, kann auch in einen pulsierenden Schmerz übergehen
Ursache: Verspannungen der Nackenmuskulatur durch z. B. falsche Arbeitshaltung, Nikotin-Alkohol-Konsum, emotionale Faktoren
Zeitpunkt: tagsüber und abends
Geschlecht: Frauen > Männer und oft in Kombination mit Migräne (so genannter Kombinationskopfschmerz)
Dauer: 12 bis 48 Stunden
Begleitsymptome: Schlafstörungen, diffuser Schwindel
Therapie: Nikotin- und Alkoholkarenz, Vermeiden von Stress, Physiotherapie (z. B. klassische Massage, Muskeldehnübungen), autogenes Training, progressive Muskelentspannung nach Jacobson

Migräne

Hauptsymptome: meist einseitig auftretende Kopfschmerzen, häufig nachts oder in den frühen Morgenstunden beginnend, pochend und pulsierend, sehr heftig und wechselhaft
Mögliche Begleitsymptome: Übelkeit und Erbrechen, vegetative Symptome, Schwindel, Licht-, Geräusch- und Geruchsempfindlichkeit
Auslöser: Alkohol, Stress, Schlafmangel, Menstruation, Wochenende, Nahrungsmittel (z. B. Käse, Schokolade), Medikamente, Ovulationshemmer
Dauer: 2-72 Stunden
Geschlecht: Frauen sind doppelt so häufig betroffen wie Männer.
Migräne ohne Aura: Die häufigste Form der Migräne. Etwa zwei Drittel der Patienten leiden unter dieser Form.
Migräne mit Aura: Innerhalb von 10-20 Minuten entstehen dabei neurologische Ausfallserscheinungen wie z. B. Seh-, Sprach- und Sensibilitätsstörungen, Flimmerskotome und Lähmungen.
Therapie:

- Im akuten Schmerzanfall Analgetika wie Acetylsalicylsäure oder Triptane
- Ruhe

- Ausschaltung der auslösenden Reize
- Entspannungsverfahren

Cluster-Kopfschmerz

Lokalisation: unilateral orbital oder retroorbital
Schmerzcharakter: unerträglich, brennend, stechend oder bohrend
Ursache: unklar
Auslöser: Alkohol, Nitrate, Aufenthalt im Gebirge
Zeitpunkt: meist nachts
Alter, Geschlecht: 20-40 Jahre; Männer sind 7-mal häufiger betroffen als Frauen.
Dauer: 15-190 Minuten
Therapie: Sauerstoffzufuhr, Behandlung durch Spezialisten

Trigeminusneuralgie (s. auch Kap. 7.4.2)

Lokalisation: unilateral, Versorgungsgebiet des 2. u. 3. Asts des Nervus trigeminus (Stirn und Kiefer)
Schmerzcharakter: blitzartig einschießend, heftigst stechend und brennend
Auslöser: Essen, Kauen, Berührung, Schlucken, Luftzug
Zeitpunkt: tagsüber
Dauer: Sekunden bis wenige Minuten
Mögliche Begleitsymptome: Speichelsekretion und Rötung, eventuell Tic-artige Zuckungen der mimischen Muskulatur

Analgetika-Kopfschmerz

Symptome ähnlich wie bei Spannungskopfschmerz. Wenn mehr als zehn Medikamentendosen/Monat eingenommen werden, kann dieser auftreten.

Unklarer Kopfschmerz

Bei einer Vielzahl von Krankheiten können Kopfschmerzen als Symptom auftreten. Insbesondere wenn der Kopfschmerz erstmals aufgetreten ist, mit anderen unklaren Zeichen zusammen auftritt (z. B. sehr hohem Fieber) oder ein bekannter Kopfschmerz (wie Migräne) plötzlich massiv zunimmt oder sich stark verändert, kann eine organische Ursache vorliegen, und ein Arzt muss zu Rate gezogen werden.

CAVE

Weil differenzialdiagnostisch auch folgenschwere Erkrankungen in Frage kommen, ist eine ärztliche Abklärung dringend anzuraten.

Krankheitsbild aus Sicht der chinesischen Medizin

Übersicht

Der Kopf ist der „Zusammenkunftspunkt aller Yang-Leitbahnen" *(zhuyang zhi hui)*. Das raffinierte Xue der fünf Speicherfunktionskreise (oo. horreales, *zang*) und das klare Yang der sechs Durchgangsfunktionskreise (oo. aulici, *fu*) treffen sich im Kopf. Wenn Yin und Yang ungestört aufsteigen und absinken, Qi und Xue ausreichend vorhanden sind und keine Affektionen von außen eindringen, treten in der Regel keine Kopfschmerzen auf. Wenn allerdings Wind-Kälte (algor venti, *fenghan*), Wind-Hitze (calor venti, *fengre*) oder Wind-Feuchtigkeit (humor venti, *fengshi*) von außen eindringen und den Kopfbereich affizieren, das Yang des Fk Leber (yang hepatici, *ganyang*) emporschlägt, das Yang des Fk Niere (yang renale, *shenyang*) defizient ist, Qi und Xue energetisch geschwächt (deplet, *xu*) werden und Schleim-Trübes (pituita-Trübes, *tanzhuo*) und eingestautes Xue die Leitbahnen blockieren, können Kopfschmerzen entstehen.

Einteilung nach Agenzien, Pathogenese und Lokalisation

In der Tuina-Therapie wird dieses Krankheitsbild in drei große Gruppen unterteilt:

A Außen induzierte Kopfschmerzen:
1. Wind-Kälte (algor venti, *fenghan*)
2. Wind-Hitze (calor venti, *fengre*)
3. Wind-Feuchtigkeit (humor venti, *fengshi*)

B Kopfschmerzen aufgrund von inneren Schädigungen:
1. Kopfschmerzen aufgrund emporschlagendem Yang des Fk Leber (yang hepatici, *ganyang*)
2. Kopfschmerzen aufgrund energetischer Schwäche des Qi und des Xue (depletio qi et xue, *qi xue xu*)
3. Kopfschmerzen aufgrund Schleim-Trübem (pituita-Trübes, *tanzhuo*)
4. Kopfschmerzen aufgrund energetischer Schwäche des Fk Niere (depletio des o. renalis, *shenxu*)

C Kopfschmerzen nach ihrer Lokalisation:
Die Schmerzlokalisation richtet sich nach dem Ausbreitungsgebiet der entsprechenden Leitbahnen. Folgende Lokalisationen werden unterschieden:
1. Scheitelkopfschmerz/seitlicher (parietaler) Kopfschmerz: Leitbahnen: Hauptleitbahn des Fk Blase (c. vesicalis, *pangguang jing*), Hauptleibahn des Fk Dünndarm (c. intestini tenuis, *xiaochang jing*)
2. Stirn-/Frontal-/Gesichtskopfschmerz: Leitbahnen: Hauptleitbahn des Fk Magen (c. stomachi, *wei jing*), Hauptleitbahn des Fk Dickdarm (c. intestini crassi, *dachang jing*)
3. Oberhalb der Augenhöhle gelegener Kopfschmerz (Supraorbitalkopfschmerz): Leitbahnen: Hauptleitbahn des Fk Blase (c. vesicalis, *pangguang jing*), Hauptleitbahn des Fk Drei Wärmebereiche (c. tricalorii, *sanjiao jing*), Hauptleitbahn des Fk Gallenblase (c. fellea, *dan jing*), Hauptleitbahn des Fk Dickdarm (c. intestini crassi, *dachang jing*)
4. Schmerzen im Hinterkopf: Leitbahnen: Leitbahn der Steuerung (s. regens, *dumai*), Hauptleitbahn des Fk Blase (c. vesicalis, *pangguang jing*), Hauptleitbahn des Fk Gallenblase (c. fellea, *dan jing*), des Fk Dünndarm (c. intesteni tenuis, *xiaochang jing*)

5. Halbseitiger Kopfschmerz im Schläfenbereich (temporal) oder seitlich am Kopf (parietal): Leitbahnen: Hauptleitbahn des Fk Gallenblase (c. fellea, *dan jing*), Hauptleitbahn des Fk Drei Wärmebereiche (c. tricalorii, *sanjiao jing*)

Differenzierte Tuina-Therapie

A Außen induzierte Kopfschmerzen

Außen induzierte Kopfschmerzen können durch Sitzen und Liegen im Wind, den Aufenthalt in feuchter, kalter, zugiger Umgebung, langes Arbeiten in klimatisierten Räumen oder das Verweilen in verschwitzten oder nassen Kleidungsstücken entstehen. Auf diesem Weg können die äußeren pathogenen Faktoren Wind, Kälte, Hitze und Feuchtigkeit (ventus, algor, calor und humor, *feng han re shi*) über die Oberfläche (extima, *biao*) in die Leitbahnen eindringen. Im Kopfbereich affizieren sie den Scheitel und blockieren das klare Yang. Qi und Xue können nicht mehr frei fließen, die Haupt- und Netzleitbahnen (cardinales und reticulares, *jingmai luomai*) werden blockiert, und es entstehen Kopfschmerzen. Wind (ventus, *feng*) spielt in diesem Krankheitsmechanismus die zentrale Rolle. Bereits im 3. Kapitel der „Unbefangenen Fragen" im „Inneren Klassiker des Gelben Fürsten" (*Huangdi Neijing Suwen*, etwa 1. Jh. v. Chr.) wird er als der „Anführer von hundert Erkrankungen" beschrieben und dient als „Transportmittel" für die übrigen äußeren krankheitsauslösenden Faktoren (exogene Agenzien, *yin*).

7

1 Wind-Kälte (algor venti, *fenghan*)

Krankheitsentstehung: Eine Wind-Kälte-Schrägläufigkeit (algor-venti-Heteropathie, *fenghan xie*) dringt über die Oberfläche (extima, *biao*) in die Leitbahnen ein und führt zu einer Verlangsamung und Blockade des Qi-Flusses und zu Xue-Stasen. Die Netzleitbahnen (reticulares, *luomai*) sind nicht mehr durchlässig, und es entstehen Kopfschmerzen. Das Große Yang (yang maior, *taiyang*) dominiert die Oberfläche (extima, *biao*) des gesamten Körpers. Seine Leitbahnen verlaufen nach oben zum Scheitel am Rücken entlang, so dass die Schmerzen im Nacken- und oberen Rückenbereich lokalisiert sind. Klinisch treten diese Kopfschmerzen im Rahmen aller Erkältungskrankheiten auf.

Hauptsymptome:
- Immer wieder auftretende Kopfschmerzen, die in den Nacken und oberen Rücken ausstrahlen
- Schmerzender und steifer Nacken

Mögliche Allgemeinsymptome:
- Schweißlosigkeit
- Abneigung gegen Kälte und Wind
- Verstopfte oder laufende Nase mit klarem Nasensekret
- Niesen
- Kein Durst

- Zungenbelag: dünn, weißlich
- Pulse: oberflächlich (superficiales, *fu*) oder oberflächlich und gespannt (superficiales und intenti, *fu jin*)

Behandlungsprinzipien:

- Zerstreuen von Wind (ventus, *feng*)
- Beseitigen von Kälte (algor, *han*)
- Bewegen des Qi

Behandlungsmethoden

Tab. 7.7.1a

a	Den Nacken greifen *(na jingxiang)* (→ 6.1.55)	Behandlungsdauer: Zwei Minuten auf jeder Seite greifen *(na)* oder bis sich lokal Wärme bildet Wirkung: Reguliert Qi und Xue	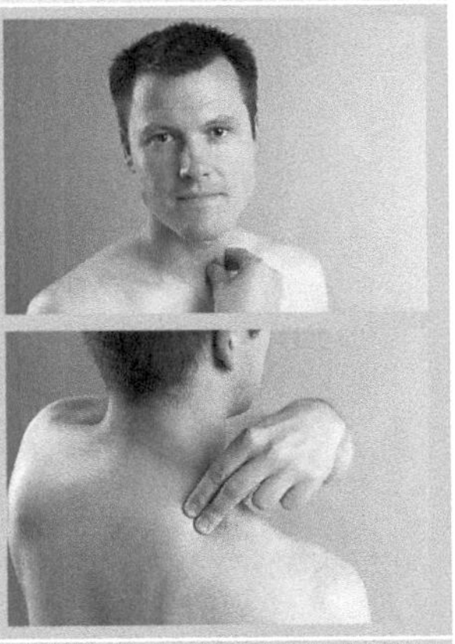
b	Den Nacken reiben *(mo jingxiang)* (→ 6.1.56)	Behandlungsdauer: Bis sich im Nacken Wärme entwickelt oder eine Minute Wirkungen: • Macht die Haupt- und Netzleitbahnen (cardinales und reticulares, *jingmai luomai*) durchgängig • Bewegt das Qi • Dynamisiert das Xue	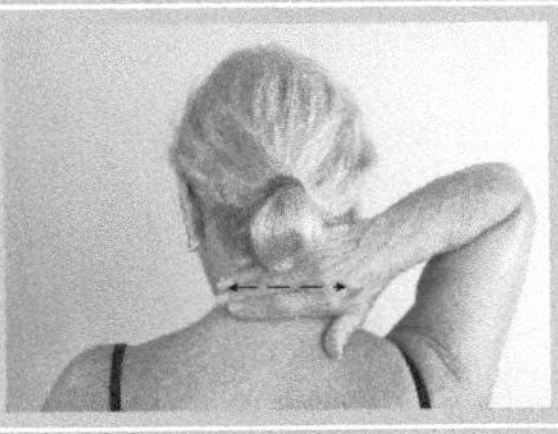
c	Du 16/Rg 16 greifen und kneifen *(na nie fengfu)* (→ 6.1.45)	Behandlungsdauer: Bis sich im Nacken Wärme entwickelt oder eine Minute Wirkungen: • Zerstreut Wind-Kälte (algor venti, *fenghan*) • Wirkt schmerzstillend und krampflösend	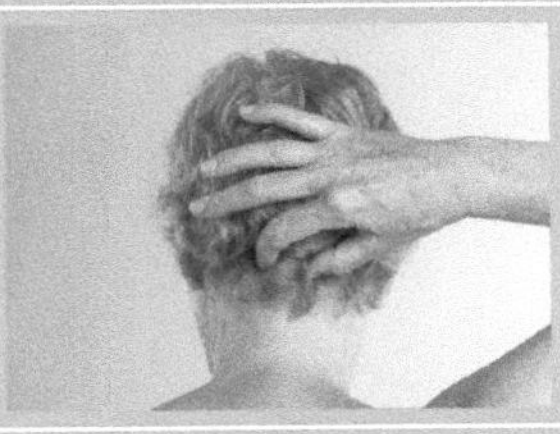
d	3E 5/T 5 pressen *(an waiguan)* (→ 6.2.29)	Behandlungsdauer: Bis es zieht und spannt oder eine Minute Wirkungen: • Leitet Kälte (algor, *han*) aus • Macht die Haupt- und Netzleitbahnen (cardinales und reticulares, *jingmai luomai*) durchgängig • Beseitigt Qi-Blockaden	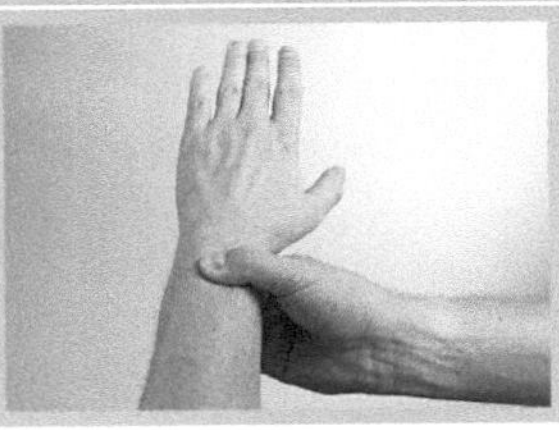

BEHANDLUNGSFREQUENZ

Die Abfolge der Behandlungsmethoden täglich morgens und abends 3- bis 4-mal als Selbstbehandlung durchführen.

2 Wind-Hitze (calor venti, *fengre*)

Krankheitsentstehung: Hitze (calor, *re*) ist ein Yang-Agens, das die Dynamik energetischer Vorgänge erhöht und in Verbindung mit Wind (ventus, *feng*) in den Kopfbereich emporströmen kann. Ist dies der Fall, stört Hitze (calor, *re*) die „klaren Körperöffnungen" (Körperöffnungen im Kopfbereich), blockiert die Netzleitbahnen (reticulares, *luomai*) und kann zu Kopfschmerzen mit starken Spannungsgefühlen führen.
Hauptsymptom: Kopfschmerzen mit starken Spannungsgefühlen, die das Gefühl geben, der Kopf würde zerbersten.
Mögliche Allgemeinsymptome:
- Erhöhte Temperatur, eventuell Fieber
- Abneigung gegen Wind
- Gerötetes Gesicht
- Gerötete Augen
- Durst
- Trockener Mund
- Halsschmerzen
- Mandelentzündung
- Verstopfte Nase mit gelbem Nasensekret
- Dunkler, spärlicher Urin
- Obstipation
- Zungenkörper: rot; Zungenbelag: gelblich
- Pulse: oberflächlich und beschleunigt (superficiales und celeri, *fu shu*)

Behandlungsprinzipien:
- Zerstreuen von Wind (ventus, *feng*)
- Kühlen von Hitze (calor, *re*)

Behandlungsmethoden

Tab. 7.7.1b

a	Ex-HN 5/Ex 2 pressen *(an taiyang)* (→ 6.1.50)	Behandlungsdauer: Bis es zieht und spannt oder eine Minute Wirkungen: • Leitet Wind-Hitze (calor venti, *fengre*) aus • Kühlt Hitze (calor, *re*)	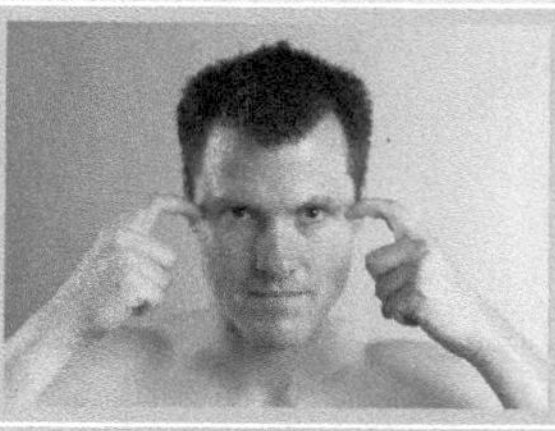
b	Gb 20/F 20 pressen und kneten *(an rou fengchi)* (→ 6.1.42)	Behandlungsdauer: Etwa eine bis drei Minuten pressen *(an)* und kneten *(rou)* Behandlungsrichtung: Vom Körperzentrum weg kneten *(rou)* → Ausleiten von Qi (dispulsio, *xie*) Wirkungen: • Zerstreut Wind (ventus, *feng*) • Kühlt Hitze (calor, *re*)	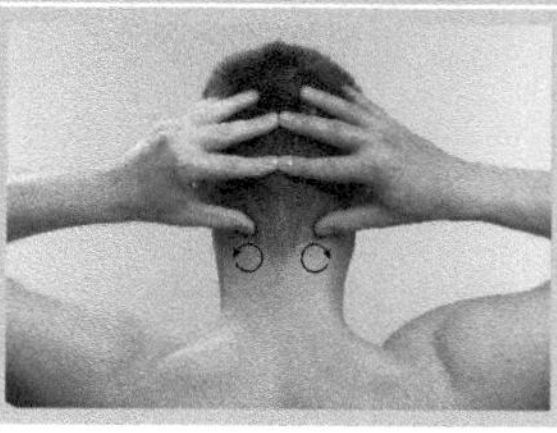

Tab. 7.7.1b

c	Gb 21/F 21 mit der Faust schlagen *(chui ji jianjing)* (→ 6.1.43)	Behandlungsdauer: 20- bis 30-mal schlagen *(chui)* Wirkungen: • Zerstreut Wind (ventus, *feng*) • Kühlt Hitze (calor, *re*) • Bewegt das Qi • Dynamisiert das Xue	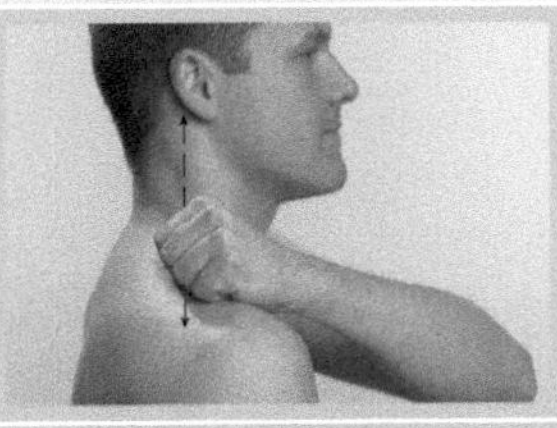
d	Du 16/Rg 16 greifen *(na fengfu)* (→ 6.1.45)	Behandlungsdauer: Bis sich im Nacken Wärme entwickelt oder eine Minute Wirkung: Wirkt schmerzstillend und krampflösend	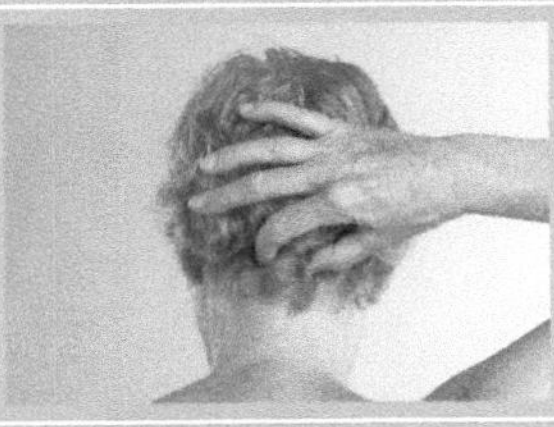
e	Di 4/IC 4 greifen und kneifen *(na nie hegu)* (→ 6.2.17)	Behandlungsdauer: Bis es lokal zieht und spannt, etwa 20- bis 30-mal greifen *(na)* und greifen *(nie)* Wirkungen: • Zerstreut Wind (ventus, *feng*) • Kühlt Hitze (calor, *re*)	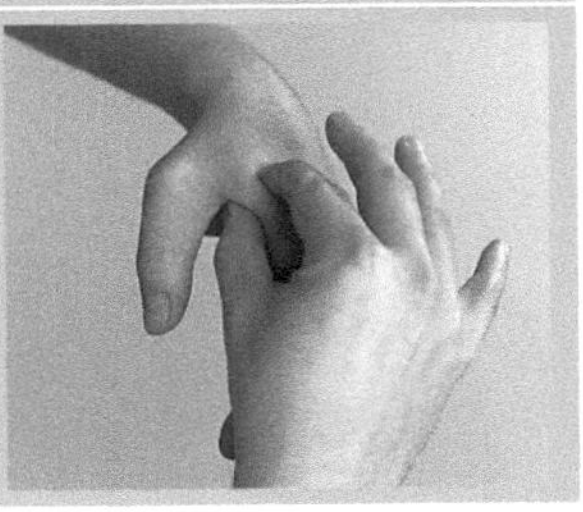

BEHANDLUNGSFREQUENZ

Die Abfolge der Behandlungsmethoden täglich morgens und abends 3- bis 4-mal als Selbstbehandlung durchführen.

3 Wind-Feuchtigkeit (humor venti, *fengshi*)

Krankheitsentstehung: Durch den Aufenthalt in feuchter Umgebung oder das Verweilen in verschwitzten und nassen Kleidungsstücken kann Feuchtigkeit (humor, *shi*) kombiniert mit Wind (ventus, *feng*) in die Leitbahnen eindringen und den oberen Körperbereich stören. Das klare Yang kann nicht mehr frei fließen, und es können Kopfschmerzen entstehen.

Hauptsymptom: Kopfschmerzen, die einem das unangenehme Gefühl geben, als wäre ein enges Seil um den Kopf gewickelt

Mögliche Allgemeinsymptome:

- Müde, schwere Gliedmaßen
- Müdigkeit, Abgeschlagenheit
- Appetitlosigkeit
- Flauheit des Magens
- Druckgefühl in Brust und Leibesmitte
- Harnverhalt
- Durchfälle
- Zungenkörper: weißlich; Zungenbelag: weiß, klebrig
- Pulse: schlüpfrig (lubrici, *hua*)

Behandlungsprinzipien:

- Zerstreuen von Wind (ventus, *feng*)
- Beseitigen von Feuchtigkeit (humor, *shi*)

Behandlungsmethoden

Tab. 7.7.1c

a	Den Kopf kämmen *(shu tou)* (→ 6.1.1)	Behandlungsdauer: Jeweils 10- bis 20-mal nach hinten und zu den Seiten kämmen Wirkungen: • Dynamisiert die Leitbahnen • Zerstreut Wind-Feuchtigkeit (humor venti, *feng-shi*)	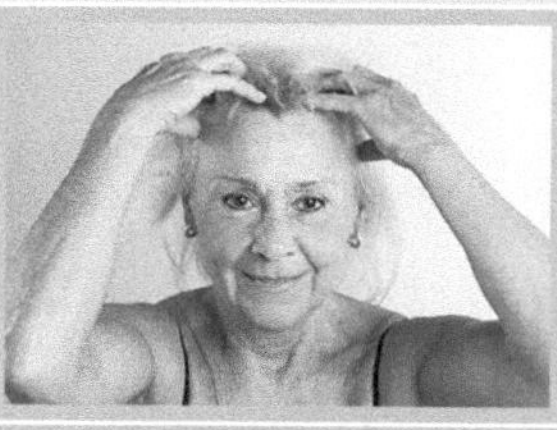
b	Gb 3/F 3 pressen und kneten *(an rou shangguan)* (→ 6.1.38)	Behandlungsdauer: Bis es zieht und spannt oder eine Minute Behandlungsrichtung: Vom Körperzentrum weg kneten *(rou)* → Ausleiten von Qi (dispulsio, *xie*) Wirkungen: • Leitet Feuchtigkeit (humor, *shi*) aus • Zerstreut Wind (ventus, *feng*)	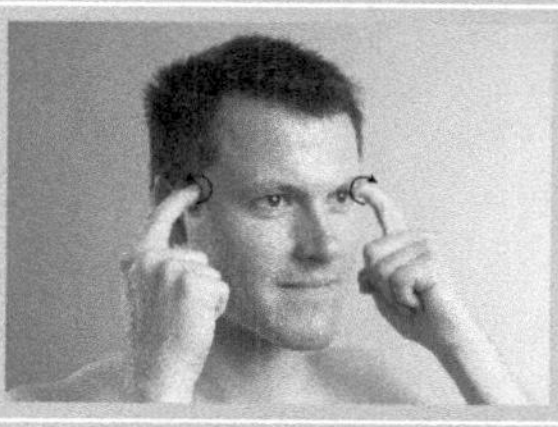
c	Die Brust kräftig gerade reiben *(ca xiong)* (→ 6.4.1)	Behandlungsdauer: Bis sich Wärme entwickelt oder eine Minute Wirkungen: • Macht die Brust frei • Reguliert das Qi	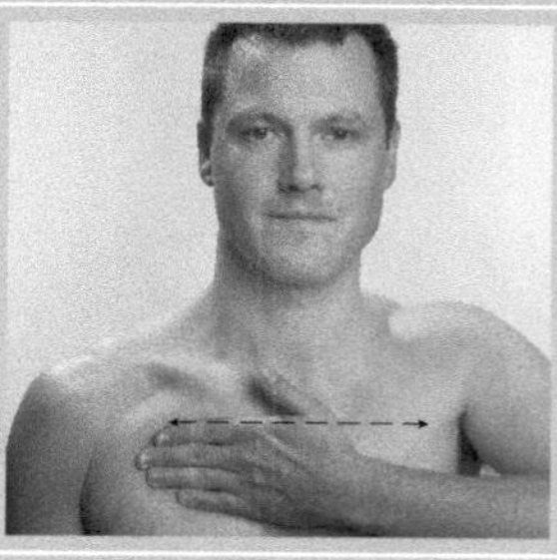
d	Ren 12/Rs 12 kneten *(rou zhongwan)* (→ 6.5.15)	Behandlungsdauer: Etwa eine Minute, bis sich ein Gefühl des „Erreichens des Qi" *(deqi)* einstellt Behandlungsrichtung: Gegen den Uhrzeigersinn kneten *(rou)* => Ausleiten von Qi (dispulsio, *xie*) Wirkungen: • Harmonisiert das Qi • Kanalisiert Feuchtigkeit (humor, *shi*)	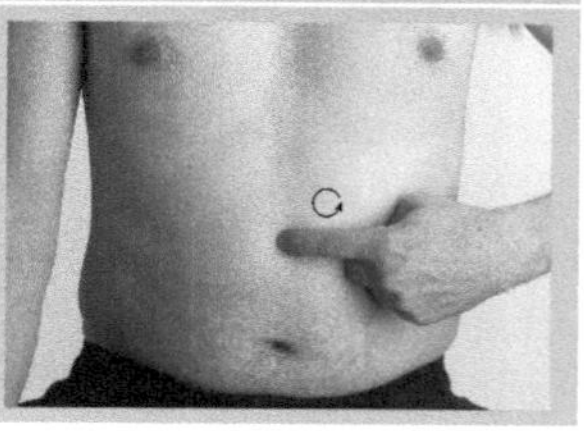

BEHANDLUNGSFREQUENZ

Die Abfolge der Behandlungsmethoden täglich morgens und abends 3- bis 4-mal als Selbstbehandlung durchführen.

B Kopfschmerzen durch innere Schädigungen

Kopfschmerzen aufgrund inneren Schädigungen stehen mit den Fk Leber, Niere und Milz (oo. hepaticus, renalis et lienalis, *gan shen pi*) sowie den Neben-Fk Gehirn und Rückenmark (paraorbes cerebri et medullae, *nao sui*) in enger Beziehung. Der Neben-Fk Gehirn (paraorbis cerebri, *nao*) liegt tief verborgen in der Schädelhöhle und befindet sich am höchsten Punkt des menschlichen Körpers. Der Neben-Fk Rückenmark (paraorbis medullae, *sui*) ist eine Substanz, die in den Knochenhöhlen vorhanden ist. Im Schädel wird der gespeicherte Neben-Fk Rückenmark (paraorbis medullae, *sui*) als Mark des Neben-Fk Gehirn (paraorbis cerebri, *nao*) bezeichnet, denn hier ist viel Mark angesammelt. Im 33. Kapitel des „Angelpunktes der Struktivkraft" im „Inneren Klassiker des Gelben Fürsten" (*Huangdi Neijing Lingshu*, etwa 1. Jh. v. Chr.) heißt es deshalb: „Der Neben-Fk Gehirn (paraorbis cerebri, *nao*) ist das Meer des Neben-Fk Rückenmark (paraorbis medullae, *sui*)." Die wichtigste Funktion des Neben-Fk Gehirn (paraorbis cerebri, *nao*) ist das Speichern des Neben-Fk Rückenmark (paraorbis medullae, *sui*) und das Lenken der Aktivitäten in die vier Extremitäten. Wenn Qi und Xue blockiert sind, das Struktivpotenzial *(jing)* des Fk Niere (o. renalis, *shen*) defizient ist, die erworbene Konstitution (qi ascitum, *houtian zhi qi*) nur mangelhaft ernährt wird, Schleim-Trübes (pituita-Trübes, *tanzhuo*) den oberen Körperbereich affiziert und Traumen die Neben-Fk Gehirn und Rückenmark (paraorbes cerebri et medullae, *nao sui*) erschüttern, wird das klare Yang gestört, die sieben Körperöffnungen werden geschädigt, und es können Kopfschmerzen entstehen.

1 Kopfschmerzen aufgrund emporschlagendem Yang des Fk Leber (yang hepatici, *ganyang*)

Krankheitsentstehung

Durch emotionale Belastungen, wie z. B. beruflichen Stress, Partnerschaftsproblemen, allgemeines Frustrationsgefühl, familiäre Spannungen oder auch Zorn (ira, *nu*), kann sich das Qi des Fk Leber (qi hepatici, *ganqi*) nicht mehr frei entfalten, und es entstehen Blockaden. Als Folge wird auch die Zirkulation des Xue gestört, und es stagniert. Durch die Einstauung von Qi und Xue entsteht erst Hitze (calor, *re*), dann Glut (ardor, *huo*). Das Yang des Fk Leber (yang hepatici, *ganyang*) neigt dazu, sich nach oben zu entfalten. Glut (ardor, *huo*) verstärkt diese Tendenz noch zusätzlich, so dass das Yang des Fk Leber (yang hepatici, *ganyang*) nicht mehr gebändigt werden kann und entlang den Leitbahnen ungezügelt emporschlägt. Die „klaren Körperöffnungen" im Kopfbereich werden gestört, und es können Kopfschmerzen mit Benommenheit entstehen.

Hauptsymptom: Stärkste Spannungskopfschmerzen mit Benommenheit

Mögliche Allgemeinsymptome:

- Nervosität
- Reizbarkeit
- Unruhiger Schlaf
- Schmerzen in der Flankenregion
- Roter Teint
- Gerötete Augen
- Tinnitus
- Bitterer Geschmack im Mund
- Zungenkörper: rot; Zungenbelag: dünn, gelblich
- Pulse: saitenförmig und angefüllt (chordales und repleti, *xian shi*)

Behandlungsprinzipien:

- Kühlen von Hitze (calor, *re*) und Glut (ardor, *huo*)
- Absenken des emporschlagenden Yang des Fk Leber (yang hepatici, *ganyang*)

Behandlungsmethoden

Tab. 7.7.1d			
a	Den Kopf klopfen *(kou tou)* (→ 6.1.2)	Behandlungsdauer: Insgesamt etwa 30- bis 50-mal auf den Kopf klopfen *(kou)* Wirkungen: • Klärt den Neben-Fk Gehirn (paraorbis cerebri, *nao*) • Macht die Netzleitbahnen (reticulares, *luomai*) durchgängig	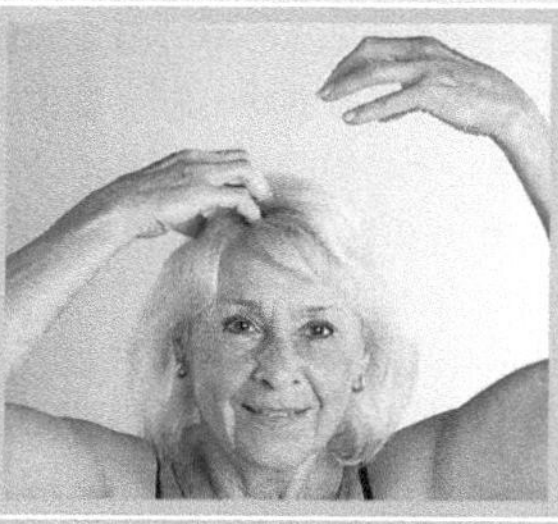
b	Du 20/Rg 20 punktartig pressen *(dian baihui)* (→ 6.1.47)	Behandlungsdauer: Bis es zieht und spannt oder eine Minute Wirkungen: • Reguliert den Fk Leber (o. hepaticus, *gan*) • Senkt das Yang des Fk Leber (yang hepatici, *ganyang*) ab • Besänftigt Wind (ventus, *feng*)	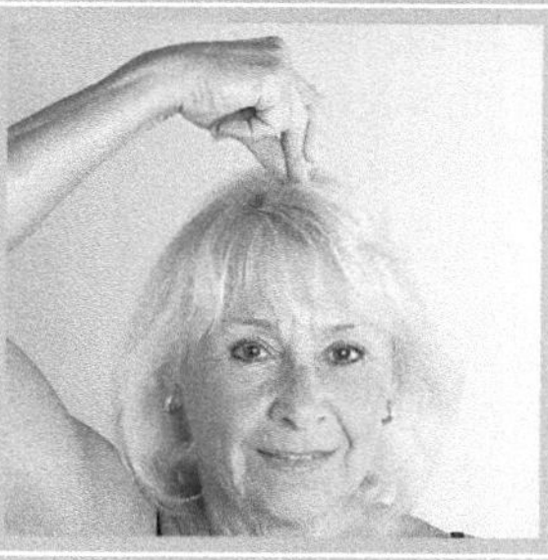
c	Ex-HN 3/Ex 1 kneifen *(nie yintang)* (→ 6.1.49)	Behandlungsdauer: Bis lokal rote Flecken zu sehen sind oder eine Minute Wirkungen: • Kühlt Hitze (calor, *re*) • Sediert die konstellierende Kraft *(shen)*	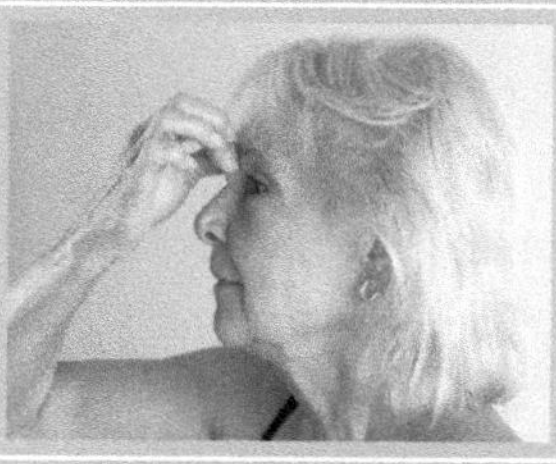
d	Le 13/H 13 reiben *(mo zhangmen)* (→ 6.4.6)	Behandlungsdauer: Bis sich Wärme entwickelt oder eine Minute Wirkung: Löst den Fk Leber (o. hepaticus, *gan*)	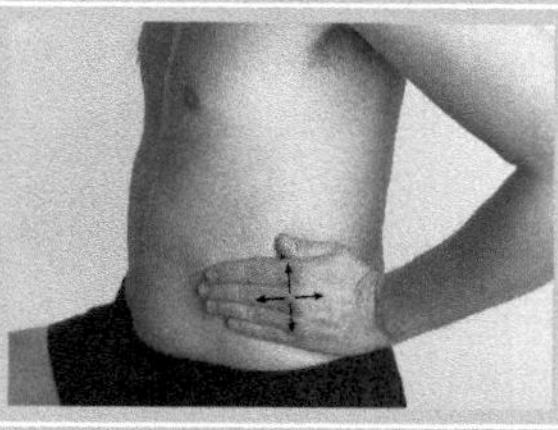
e	Le 3/H 3 pressen und kneten *(an rou taichong)* (→ 6.3.27)	Behandlungsdauer: Etwa eine bis drei Minuten pressen *(an)* und kneten *(rou)* Behandlungsrichtung: Gegen den Uhrzeigersinn kneten *(rou)* → Ausleiten von Qi (dispulsio, *xie*) Wirkungen: • Reguliert und kühlt das Xue • Senkt das Yang des Fk Leber (yang hepatici, *ganyang*) ab	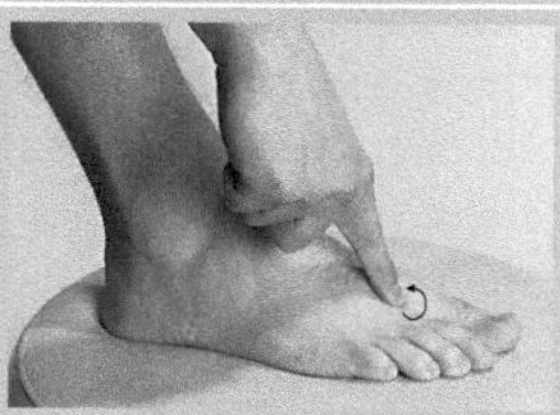

BEHANDLUNGSFREQUENZ

Die Abfolge der Behandlungsmethoden täglich morgens und abends 3- bis 4-mal als Selbstbehandlung durchführen.

2 Kopfschmerzen aufgrund energetischer Schwäche des Qi und des Xue (depletio qi et xue, *qi xue xu*)

Krankheitsentstehung: Wenn ein durch langwierige Krankheit oder übermäßigen Xue-Verlust geschwächter Körper zusätzlich überanstrengt wird, wird das Qi der „Mitte" (qi medii, *zhongqi*) defizient, das klare Yang steigt nicht mehr auf, die klaren Körperöffnungen sind nicht mehr durchgängig, das Xue des Fk Leber (xue hepatici, *ganxue*) wird vermindert, die Bauenergie (qi constructivum, *yingqi*) und das Xue werden schwach und können im oberen Körperbereich den Neben-Fk Gehirn (paraorbis cerebri, *nao*) nicht versorgen. So können Kopfschmerzen und Schwindel entstehen. Da das Qi durch geistige und körperliche Überanstrengung verbraucht wird, verstärken sich dabei die Symptome.

Hauptsymptome:
- Kopfschmerzen und Schwindel, die bei Überanstrengung stärker werden
- Besserung der Kopfschmerzen durch Ruhe und im Liegen

Mögliche Allgemeinsymptome:
- Geistige Abgeschlagenheit
- Kraftlosigkeit
- Palpitationen
- Appetitlosigkeit
- Leuchtend weiße Gesichtsfarbe
- Zungenkörper: blass; Zungenbelag: dünn, weißlich
- Pulse: zart und erschöpft (minuti und depleti, *xi xu*)

Behandlungsprinzipien:
- Suppletieren des Qi
- Nähren des Xue

Behandlungsmethoden

Tab. 7.7.1e

a	Du 20/Rg 20 punktartig pressen *(dian baihui)* (→ 6.1.47)	Behandlungsdauer: Bis es zieht und spannt oder eine Minute Wirkungen: • Führt das echte Yang (yang merum, *zhenyang*) aus dem unteren Wärmebereich (unteres Calorium, *xiajiao*) empor • Hebt das Qi empor • Stabilisiert den Fk Leber (o. hepaticus, *gan*)	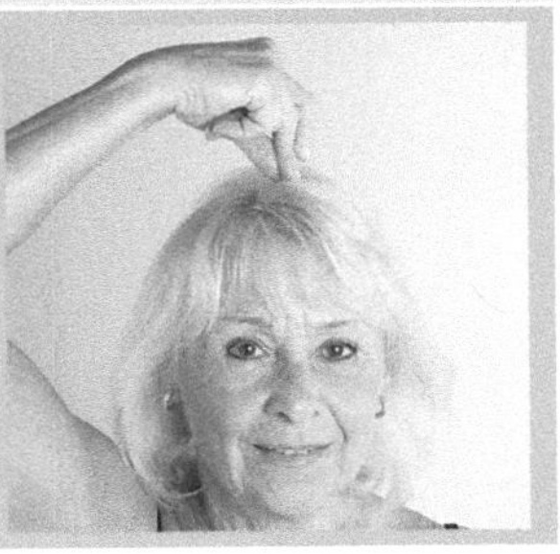

Tab. 7.7.1e

b	Du 14/Rg 14 greifen *(na dazhui)* (→ 6.1.44)	Behandlungsdauer: Bis sich im Nacken Wärme entwickelt oder eine Minute Wirkungen: • Stützt und reguliert das Qi der „Mitte" (Fk Milz und Magen, oo. lienalis et stomachi, *pi wei*) • Kräftigt den Fk Leber (o. hepaticus, *gan*)	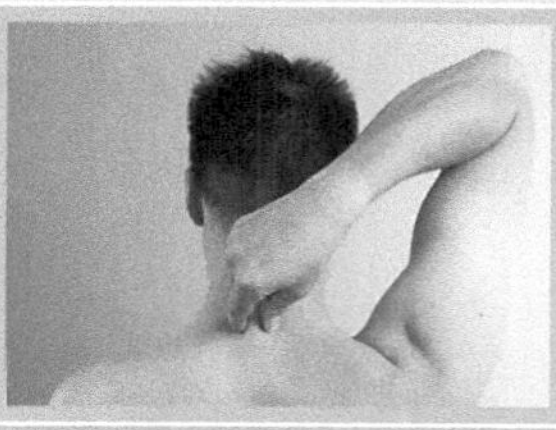
c	Ren 6/Rs 6 punktartig pressen *(dian an qihai)* (→ 6.5.12)	Behandlungsdauer: Etwa 20- bis 30-mal punktartig pressen *(dian an)* Wirkung: Stützt das Qi	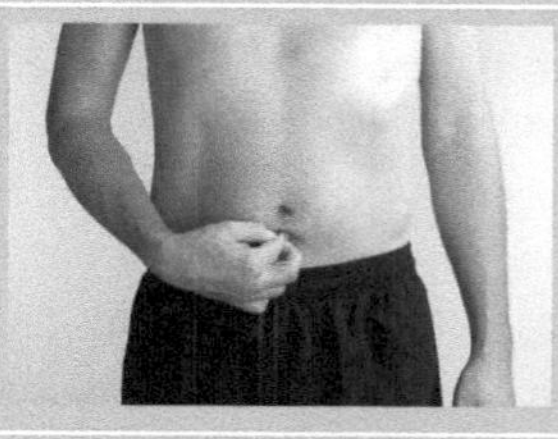
d	Ma 36/S 36 pressen und kneten *(an rou zusanli)* (→ 6.3.7)	Behandlungsdauer: Bis es zieht und spannt oder eine bis drei Minuten Behandlungsrichtung: Im Uhrzeigersinn kneten *(rou)* → Zuführen von Qi (suppletio, *bu*) Wirkung: Reguliert und harmonisiert Qi und Xue	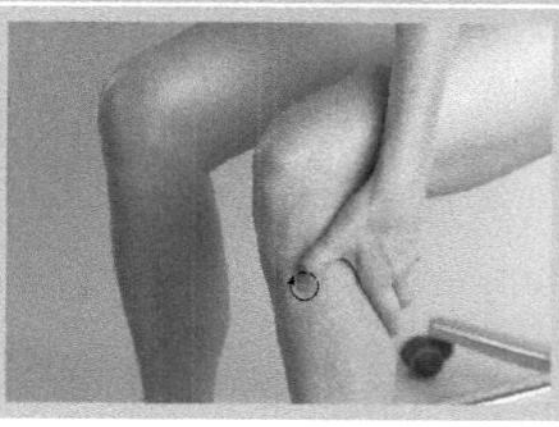

BEHANDLUNGSFREQUENZ

Die Abfolge der Behandlungsmethoden täglich morgens und abends 3- bis 4-mal als Selbstbehandlung durchführen.

3 Kopfschmerzen aufgrund Schleim-Trübes (pituita-Trübes, *tanzhuo*)

Krankheitsentstehung: Durch falsche Ernährung mit übermäßigem Verzehr von süßen und fetten Speisen kann der Fk Milz (o. lienalis, *pi*) seiner Umsetzungsfunktion nicht mehr nachkommen. Es sammelt sich Feuchtigkeit (humor, *shi*) an, und es entsteht Schleim (pituita, *tan*). Schleim-Trübes (pituita-Trübes, *tanzhuo*) blockiert die Entfaltung des Yang und bedeckt im Kopfbereich die „klaren Körperöffnungen". Folglich entstehen Kopfschmerzen und Benommenheit.

Hauptsymptome:

- Kopfschmerzen
- Reifengefühl um den Kopf
- Benommenheit

Mögliche Allgemeinsymptome:

- Klumpen- und Druckgefühl im Brustbereich und im Oberbauch
- Appetitlosigkeit
- Erbrechen
- Zungenbelag: weißlich, klebrig
- Pulse: saitenförmig und schlüpfrig (chordales und lubrici, *xian hua*)

Behandlungsprinzipien:
- Umwandeln von Schleim (pituita, *tan*)
- Ausleiten von Feuchtigkeit (humor, *shi*)
- Absenken der Gegenläufigkeit (Kontravektion, *ni*)

Behandlungsmethoden

Tab. 7.7.1f

a	Ma 8/S 8 pressen und kneten *(an rou touwei)* (→ 6.1.27)	Behandlungsdauer: Bis es zieht und spannt oder eine Minute Behandlungsrichtung: Vom Körperzentrum weg kneten *(rou)* → Ausleiten von Qi (dispulsio, *xie*) Wirkung: Leitet Feuchtigkeit (humor, *shi*) aus	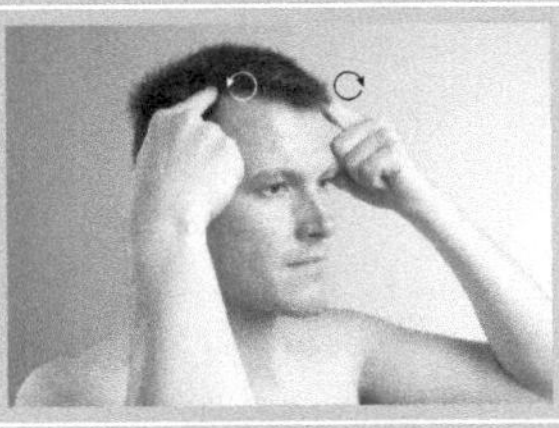
b	Gb 3/F 3 pressen und kneten *(an rou shangguan)* (→ 6.1.38)	Behandlungsdauer: Bis es zieht und spannt oder eine Minute Behandlungsrichtung: Vom Körperzentrum weg kneten *(rou)* → Ausleiten von Qi (dispulsio, *xie*) Wirkung: Leitet Feuchtigkeit (humor, *shi*) aus	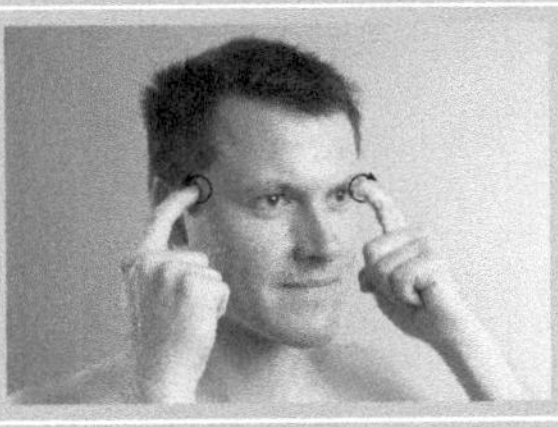
c	Ren 12/Rs 12 kneten *(rou zhongwan)* (→ 6.5.15)	Behandlungsdauer: Etwa eine Minute, bis sich ein Gefühl des „Erreichens des Qi" *(deqi)* einstellt Behandlungsrichtung: Gegen den Uhrzeigersinn kneten *(rou)* → Ausleiten von Qi (dispulsio, *xie*) Wirkungen: • Kanalisiert Feuchtigkeit (humor, *shi*) • Senkt Gegenläufigkeiten (Kontravektionen, *ni*) ab	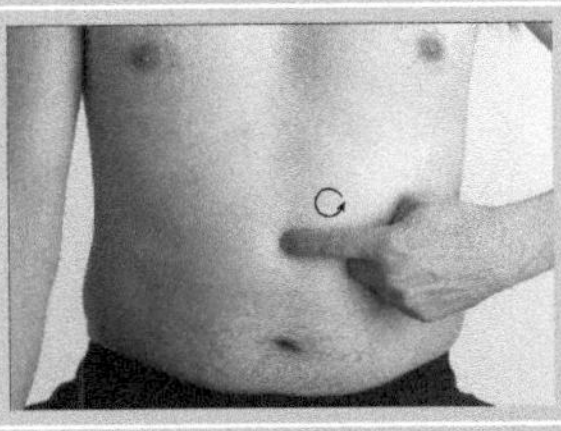
d	Ma 40/S 40 pressen und kneten *(an rou fenglong)* (→ 6.3.8)	Behandlungsdauer: Jeweils eine Minute pressen *(an)* und kneten *(rou)* Behandlungsrichtung: Gegen den Uhrzeigersinn kneten *(rou)* → Ausleiten von Qi (dispulsio, *xie*) Wirkungen: • Wandelt Feuchtigkeit (humor, *shi*) um • Leitet Schleim (pituita, *tan*) aus	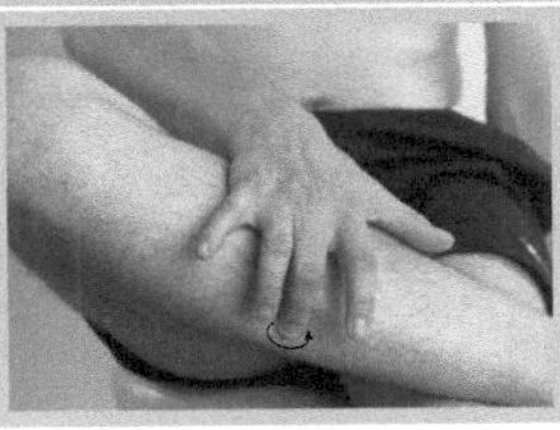

BEHANDLUNGSFREQUENZ

Die Abfolge der Behandlungsmethoden täglich morgens und abends 3- bis 4-mal als Selbstbehandlung durchführen.

4 Kopfschmerzen aufgrund energetischer Schwäche des Fk Niere (depletio des o. renalis, *shenxu*)

Krankheitsentstehung: Wenn die angeborenen Reserven und das Struktivpotenzial *(jing)* des Fk Niere (o. renalis, *shen*) durch schnell aufeinander folgende Geburten, chronische Erkrankungen, durch den natürlichen Alterungsprozess, geistige und körperliche Überarbeitung oder übermäßige sexuelle Aktivität abnehmen und die Neben-Fk Gehirn und Rückenmark (paraorbes cerebri et medullae, *nao sui*) energetisch geschwächt (deplet, *xu*) sind, können Kopfschmerzen entstehen.

Hauptsymptom: Schmerzen im Kopf, verbunden mit einem Leeregefühl

Mögliche Allgemeinsymptome:

- In schweren Fällen Tinnitus
- Drehschwindel
- Allgemeine Mattigkeit und Müdigkeit
- Schmerzhaftigkeit und Schwächegefühl in den Kniegelenken und im Lumbalbereich
- Kalte Extremitäten
- Kälteaversion
- Blasser Teint
- Chronischer vaginaler Ausfluss (Fluor genitalis)
- Zungenkörper: blass
- Pulse: zart und tief (minuti und mersi, *xi chen*)

Behandlungsprinzipien:

- Stützen des Fk Niere (o. renalis, *shen*)
- Stützen des Struktivpotenzials *(jing)*
- Stützen des Neben-Fk Gehirn (paraorbes cerebri, *nao*)
- Beenden der Kopfschmerzen

Download Behandlungsmethoden

Tab. 7.7.1g

a	Die Stirn reiben *(mo qian'e)* (→ 6.1.4)	Behandlungsdauer: Etwa 20-mal reiben *(mo)* Wirkung: Beendet Kopfschmerzen	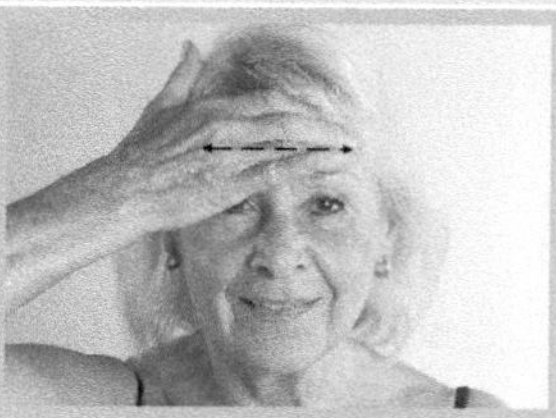
b	Die Schläfen streichen *(mo liangnie)* (→ 6.1.6)	Behandlungsdauer: Etwa 30-mal, bis es zieht und spannt Wirkung: Kräftigt den Neben-Fk Gehirn (paraorbis cerebri, *nao*)	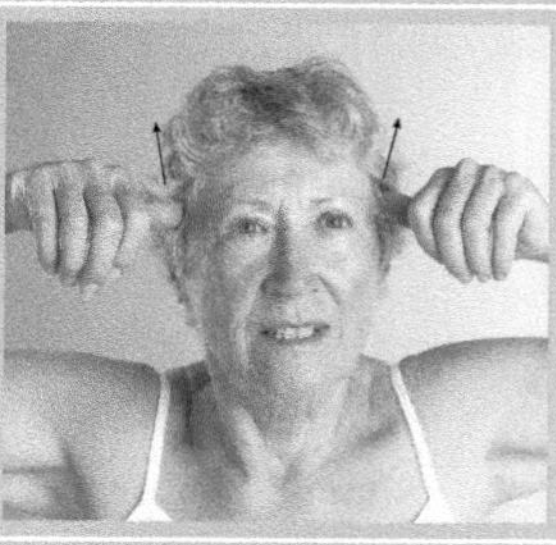
c	Den Extrapunkt „Lendenauge" kneten *(rou yaoyan)* (→ 6.6.8)	Behandlungsdauer: Bis es zieht und spannt oder eine Minute Behandlungsrichtung: Zum Körperzentrum hin kneten *(rou)* → Zuführen von Qi (suppletio, *bu*) Wirkungen: • Konsolidiert den Fk Niere (o. renalis, *shen*) • Stärkt den Lumbalbereich	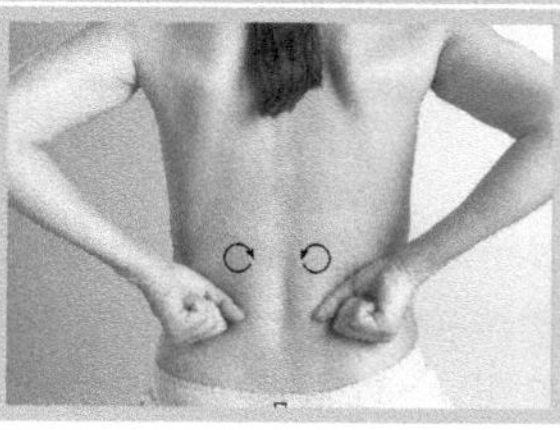

Tab. 7.7.1g

d	Das Tor des Struktivpotenzials reiben *(mo jingmen)* (→ 6.6.9)	Behandlungsdauer: Bis sich lokal Wärme entwickelt, etwa fünf Minuten Wirkungen: • Reguliert Qi und Xue • Stützt das Struktivpotenzial *(jing)* und den Neben-Fk Rückenmark (paraorbis medullae, *sui*)	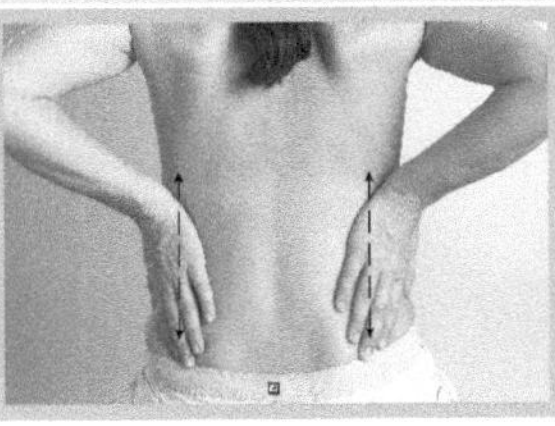

BEHANDLUNGSFREQUENZ

Die Abfolge der Behandlungsmethoden täglich morgens und abends 3- bis 4-mal als Selbstbehandlung durchführen.

C Kopfschmerzen nach ihrer Lokalisation

1 Scheitelkopfschmerz/parietaler Kopfschmerz

Leitbahnen: Hauptleitbahn des Fk Blase (c. vesicalis, *pangguang jing*), Hauptleibahn des Fk Dünndarm (c. intestini tenuis, *xiaochang jing*)

Behandlungsmethoden

Tab. 7.7.1h

a	Du 20/Rg 20 punktartig pressen *(dian baihui)* (→ 6.1.47)	Behandlungsdauer: Bis es zieht und spannt oder eine Minute Wirkungen: • Stabilisiert und reguliert den Fk Leber (o. hepaticus, *gan*) • Senkt das Yang des Fk Leber (yang hepatici, *ganyang*) ab	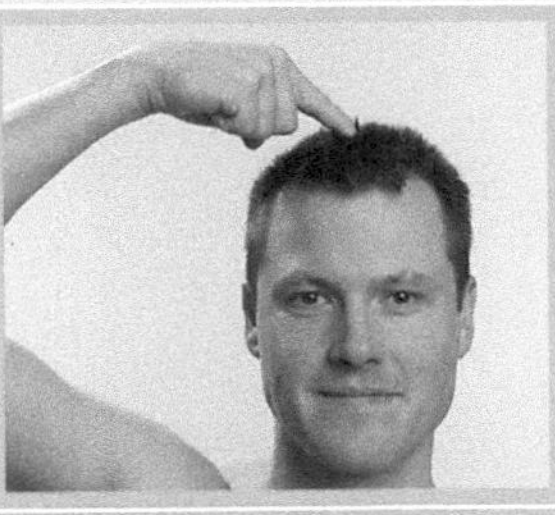
b	Bl 7/V 7 pressen *(an tongtian)* (→ 6.1.31)	Behandlungsdauer: Bis es zieht und spannt oder eine Minute Wirkungen: • Zerstreut Wind (ventus, *feng*) • Bricht Blockaden durch Wind-Feuchtigkeit (humor venti, *fengshi*) auf	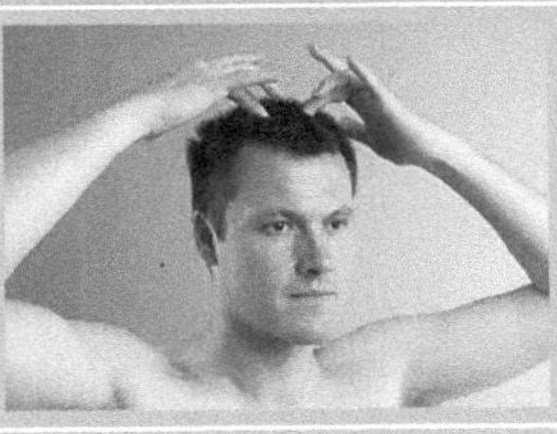
c	Bl 67/V 67 mit dem Daumennagel pressen *(qia zhiyin)* (→ 6.3.18)	Behandlungsdauer: Etwa eine Minute mit dem Fingernagel pressen *(qia)* Wirkungen: • Stützt das Yin des Fk Niere (yin renale, *shenyin*) • Kräftigt und harmonisiert die Fk Niere und Leber (oo. renalis et hepaticus, *shen gan*)	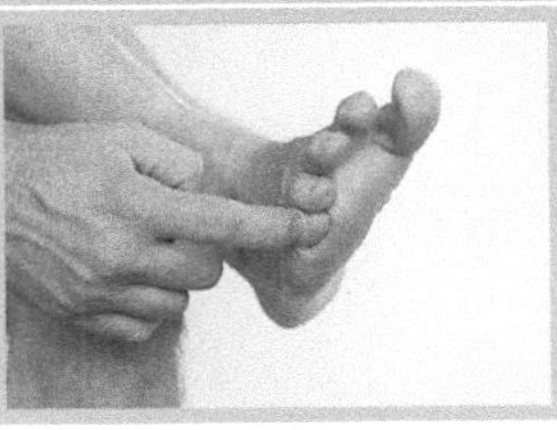

Tab. 7.7.1h

d	Ni 1/R 1 kräftig gerade reiben *(ca yongquan)* (→ 6.3.19)	Behandlungsdauer: Bis sich Wärme entwickelt oder eine Minute Wirkungen: • Sediert • Stützt den Fk Niere (o. renalis, *shen*) • Reguliert und stützt den Qi-Mechanismus	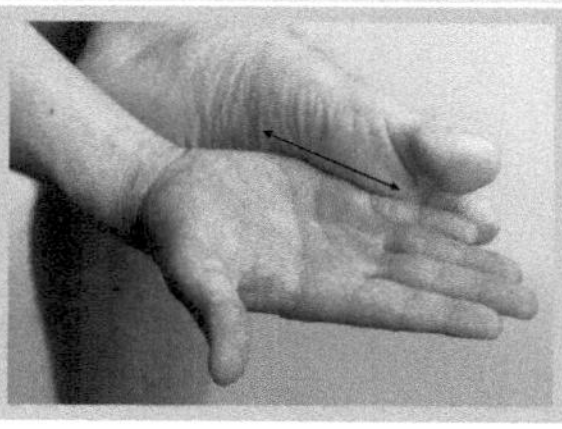

BEHANDLUNGSFREQUENZ

Die Abfolge der Behandlungsmethoden täglich morgens und abends 3- bis 4-mal als Selbstbehandlung durchführen.

2 Stirn-/Frontal-/Gesichtskopfschmerz

Leitbahnen: Hauptleitbahn des Fk Magen (c. stomachi, *wei jing*), Hauptleitbahn des Fk Dickdarm (c. intestini crassi, *dachang jing*)

Download Behandlungsmethoden

Tab. 7.7.1i

a	Du 23/Rg 23 pressen *(an shangxing)* (→ 6.1.48)	Behandlungsdauer: Etwa eine Minute pressen *(an)* Wirkung: Leitet Wind-Hitze (calor venti, *fengre*) aus	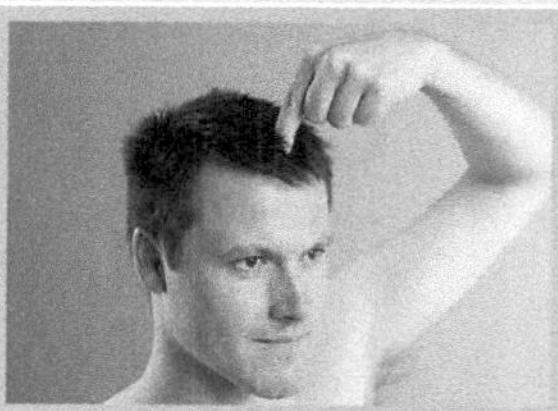
b	Ex-HN 3/Ex 1 kneifen *(nie yintang)* (→ 6.1.49)	Behandlungsdauer: Bis lokal rote Flecken zu sehen sind oder eine Minute Wirkungen: • Klärt den Neben-Fk Gehirn (paraorbis cerebri, *nao*) • Beseitigt Wind (ventus, *feng*) • Kühlt Hitze (calor, *re*) • Sediert die konstellierende Kraft *(shen)*	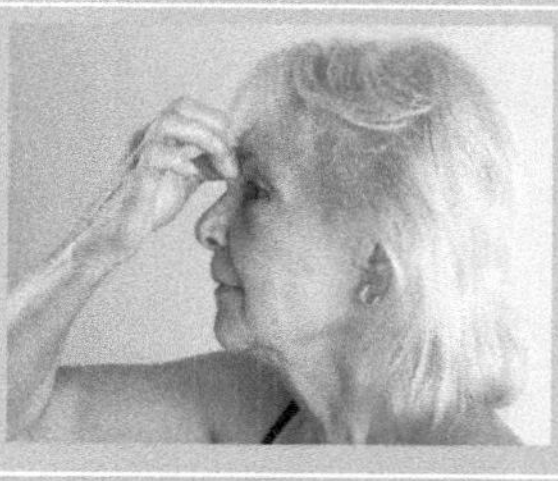
c	Ma 8/S 8 pressen und kneten *(an rou touwei)* (→ 6.1.27)	Behandlungsdauer: Bis es zieht und spannt oder eine Minute Behandlungsrichtung: Vom Körperzentrum weg kneten *(rou)* → Ausleiten von Qi (dispulsio, *xie*) Wirkungen: • Zerstreut Wind (ventus, *feng*) • Stützt und harmonisiert die Fk Leber und Gallenblase (oo. hepaticus et felleus, *gan dan*) • Leitet Feuchtigkeit (humor, *shi*) aus	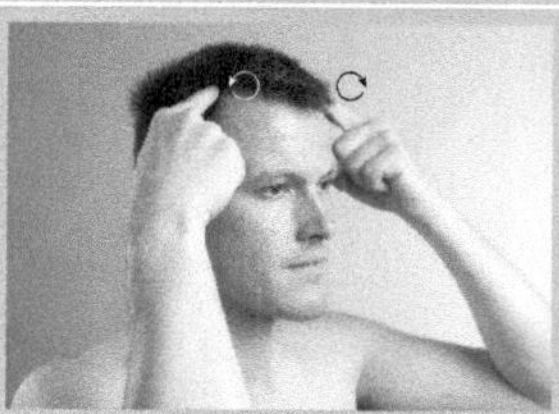

Tab. 7.7.1i

d	Di 4/IC 4 greifen und kneifen *(na nie hegu)* (→ 6.2.17)	Behandlungsdauer: Bis es lokal zieht und spannt, etwa 20- bis 30-mal greifen *(na)* Wirkungen: • Zerstreut Wind (ventus, *feng*) • Macht die Netzleitbahnen (reticulares, *luomai*) durchgängig • Stillt Schmerzen	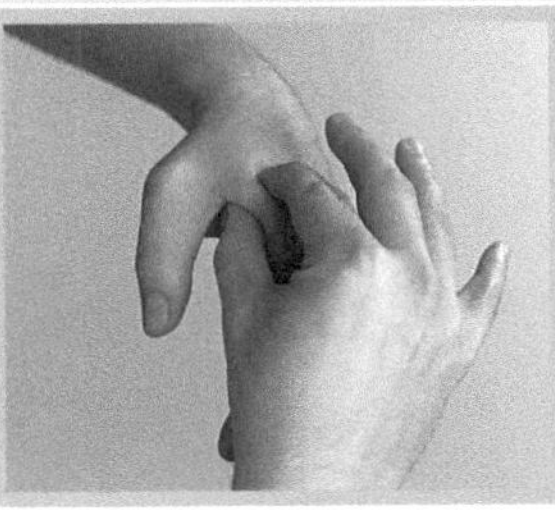

BEHANDLUNGSFREQUENZ

Die Abfolge der Behandlungsmethoden täglich morgens und abends 3- bis 4-mal als Selbstbehandlung durchführen.

3 Oberhalb der Augenhöhle gelegener Kopfschmerz (Supraorbitalkopfschmerz)

Leitbahnen: Hauptleitbahn des Fk Blase (c. vesicalis, *pangguang jing*), Hauptleitbahn des Fk Drei Wärmebereiche (c. tricalorii, *sanjiao jing*), Hauptleitbahn des Fk Gallenblase (c. fellea, *dan jing*), Hauptleitbahn des Fk Dickdarm (c. intestini crassi, *dachang jing*)

Behandlungsmethoden

Tab. 7.7.1j

a	Bl 2/V 2 pressen *(an cuanzhu)* (→ 6.1.30)	Behandlungsdauer: Bis es zieht und spannt oder eine Minute Wirkungen: • Zerstreut Wind (ventus, *feng*) • Macht die Netzleitbahnen (reticulares, *luomai*) frei	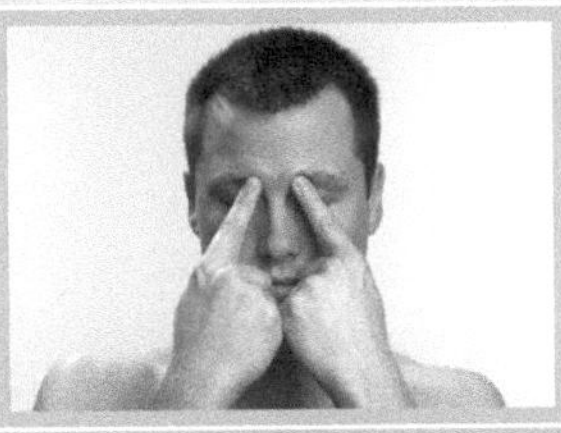
b	Gb 20/F 20 pressen und kneten *(an rou fengchi)* (→ 6.1.42)	Behandlungsdauer: Etwa eine bis drei Minuten pressen *(an)* und kneten *(rou)* Behandlungsrichtung: Vom Körperzentrum weg kneten *(rou)* → Ausleiten von Qi (dispulsio, *xie*) Wirkungen: • Zerstreut Wind (ventus, *feng*) • Kühlt Hitze (calor, *re*)	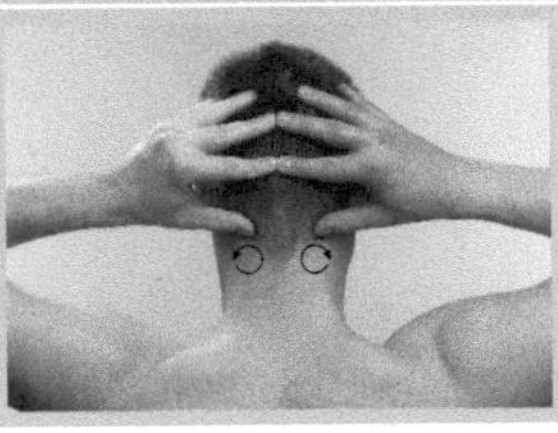

7

Tab. 7.7.1j

c	Di 4/IC 4 greifen und kneifen *(na nie hegu)* (→ 6.2.17)	Behandlungsdauer: Bis es lokal zieht und spannt, etwa 20- bis 30-mal greifen *(na)* und kneifen *(nie)* Wirkungen: • Zerstreut Wind (ventus, *feng*) • Kühlt Hitze (calor, *re*) • Öffnet die Oberfläche (extima, *biao*) • Macht die Netzleitbahnen (reticulares, *luomai*) durchgängig • Stillt Schmerzen	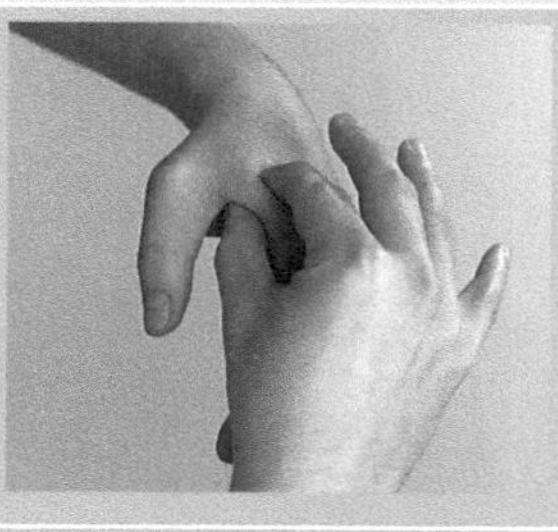
d	Bl 57/V 57 pressen *(an chengshan)* (→ 6.3.16)	Behandlungsdauer: Etwa eine bis drei Minuten, bis es zieht, spannt und schmerzt oder eine Minute Wirkungen: • Kräftigt und reguliert das Qi der „Mitte" (Fk Milz und Magen, oo. lienalis et stomachi, *pi wei*) und des Fk Leber (o. hepaticus, *gan*) • Kühlt Hitze (calor, *re*) • Leitet Feuchtigkeit (humor, *shi*) aus	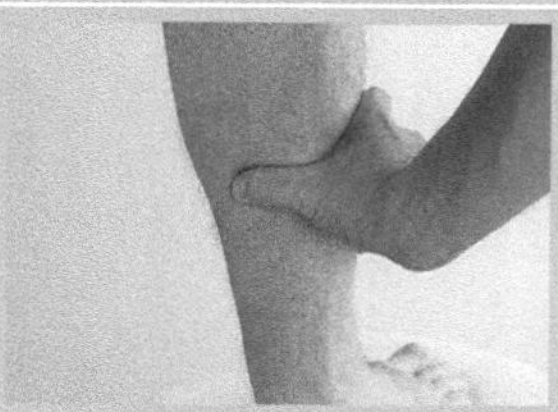

BEHANDLUNGSFREQUENZ

Die Abfolge der Behandlungsmethoden täglich morgens und abends 3- bis 4-mal als Selbstbehandlung durchführen.

4 Schmerzen im Hinterkopf

Leitbahnen: Leitbahn der Steuerung (s. regens, *dumai*), Hauptleitbahn des Fk Blase (c. vesicalis, *pangguang jing*), Hauptleitbahn des Fk Gallenblase (c. fellea, *dan jing*), Hauptleitbahn des Fk Dünndarm (c. intesteni tenuis, *xiaochang jing*)

Behandlungsmethoden

Tab. 7.7.1k

a	Du 19/Rg 19 pressen *(an houding)* (→ 6.1.46)	Behandlungsdauer: Etwa eine Minute pressen *(an)* Wirkungen: • Besänftigt Wind (ventus, *feng*) • Reguliert das Qi des Fk Leber (qi hepatici, *ganqi*)	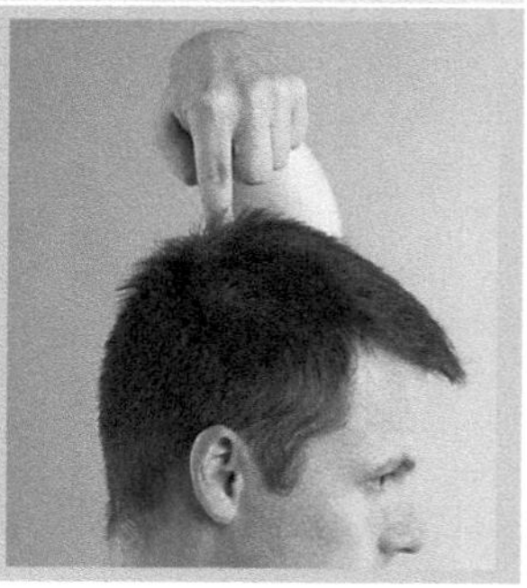

Tab. 7.7.1k

b	Gb 20/F 20 pressen und kneten *(an rou fengchi)* (→ 6.1.42)	Behandlungsdauer: Etwa eine bis drei Minuten pressen *(an)* und kneten *(rou)* Behandlungsrichtung: Vom Körperzentrum weg kneten *(rou)* → Ausleiten von Qi (dispulsio, *xie*) Wirkungen: • Zerstreut Wind (ventus, *feng*) • Kühlt Hitze (calor, *re*)	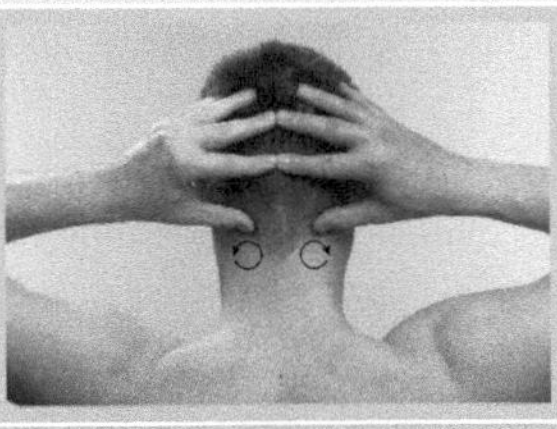
c	Bl 62/V 62 pressen *(an shenmai)* (→ 6.3.17)	Behandlungsdauer: Etwa eine Minute pressen *(an)* Wirkungen: • Stützt und harmonisiert das Qi des Fk Leber (qi hepatici, *ganqi*) • Macht die Emporziehende Yang-Leitbahn (s. ascendens yang, *yang qiaomai*) durchgängig	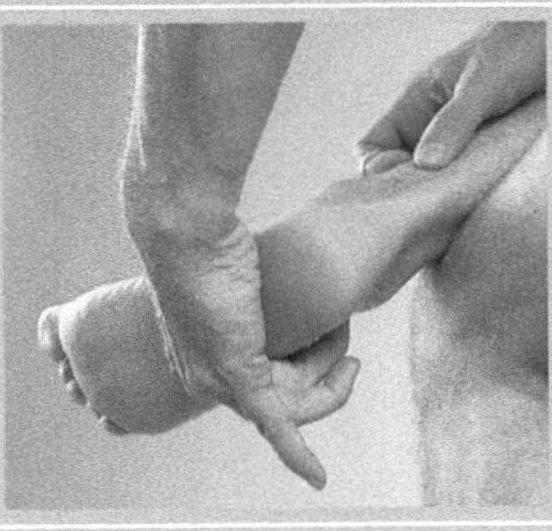
d	Dü 3/IT 3 mit dem Daumennagel pressen *(qia houxi)* (→ 6.2.22)	Behandlungsdauer: Etwa eine Minute mit dem Daumennagel pressen *(an)* Wirkung: • Zerstreut Wind-Hitze (calor venti, *fengre*) • Macht die Leitbahnen frei • Macht die Leitbahn der Steuerung (s. regens, *dumai*) durchgängig	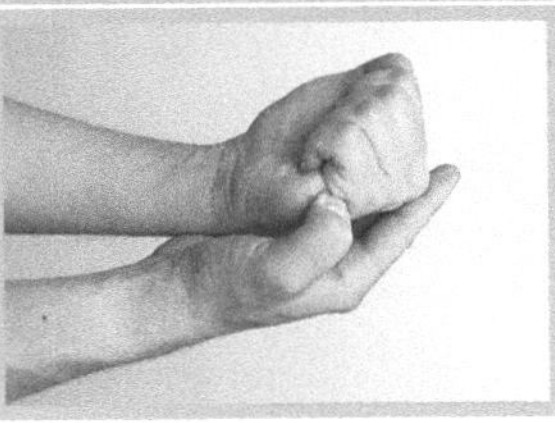

BEHANDLUNGSFREQUENZ

Die Abfolge der Behandlungsmethoden täglich morgens und abends 3- bis 4-mal als Selbstbehandlung durchführen.

5 Halbseitiger Kopfschmerz im Schläfenbereich (temporal) oder seitlich am Kopf (parietal)

Leitbahnen: Hauptleitbahn des Fk Gallenblase (c. fellea, *dan jing*), Hauptleitbahn des Fk Drei Wärmebereiche (c. tricalorii, *sanjiao jing*)

Download Behandlungsmethoden

Tab. 7.7.1l

a	Ma 8/S 8 pressen und kneten *(an rou touwei)* (→ 6.1.27)	Behandlungsdauer: Bis es zieht und spannt oder eine Minute Behandlungsrichtung: Vom Körperzentrum weg kneten *(rou)* → Ausleiten von Qi (dispulsio, *xie*) Wirkungen: • Zerstreut Wind (ventus, *feng*) • Stützt und harmonisiert die Fk Leber und Gallenblase (oo. hepaticus et felleus, *gan dan*) • Leitet Feuchtigkeit (humor, *shi*) aus	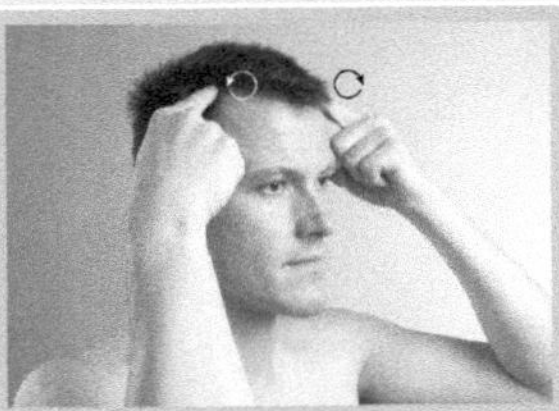

Tab. 7.7.1l

b	Gb 8/F 8 pressen *(an erjian)* (→ 6.1.39)	Behandlungsdauer: Etwa eine Minute pressen *(an)* Wirkungen: • Zerstreut Schleim (pituita, *tan*) • Zerstreut Wind-Feuchtigkeit (humor venti, *fengshi*) • Zerstreut Wind (ventus, *feng*)	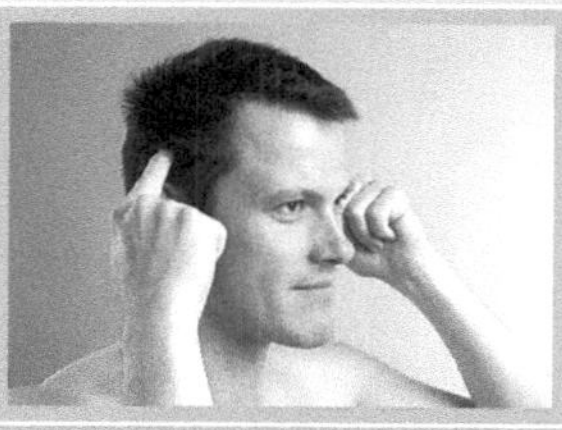
c	3E 5/T 5 pressen *(an waiguan)* (→ 6.2.29)	Behandlungsdauer: Bis es zieht und spannt oder eine Minute Wirkungen: • Öffnet die Oberfläche (extima, *biao*) • Zerstreut Hitze (calor, *re*) • Leitet Kälte (algor, *han*) aus • Macht die Haupt- und Netzleitbahnen (cardinales und reticulares, *jingmai luomai*) durchgängig • Beseitigt Qi-Blockaden	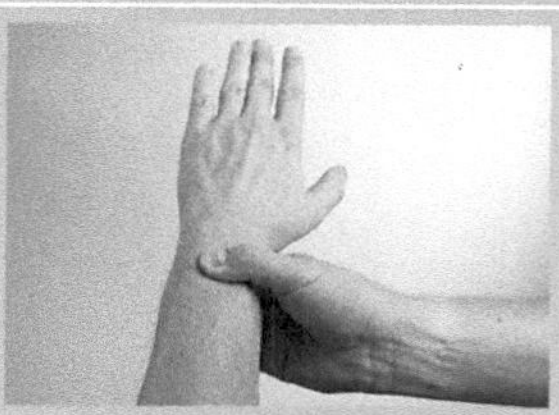
d	Gb 41/F 41 mit dem Fingernagel pressen *(qia zulinqi)* (→ 6.3.25)	Behandlungsdauer: Bis es lokal zieht und spannt oder eine Minute Wirkungen: • Zerstreut repletive Zustände der Fk Leber und Gallenblase (oo. hepaticus et felleus, *gan dan*) • Harmonisiert die Gürtelleitbahn (s. zonalis, *daimai*) und macht sie durchgängig	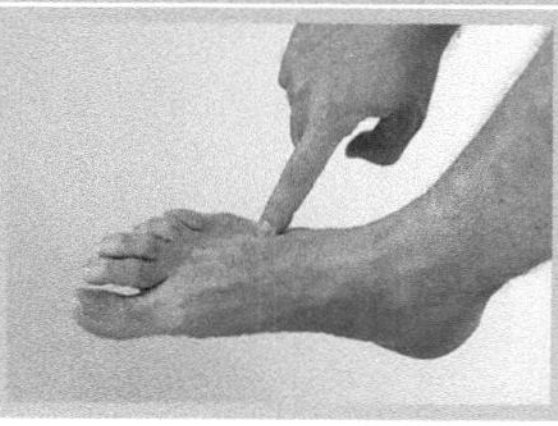

BEHANDLUNGSFREQUENZ

Die Abfolge der Behandlungsmethoden täglich morgens und abends 3- bis 4-mal als Selbstbehandlung durchführen.

7.7.2 Drehschwindel

Krankheitsbild und Therapie aus westlicher Sicht

Synonyme: Vertigo, vestibulärer Schwindel
Definition: Drehschwindel mit Scheinbewegungen der Umwelt oder des eigenen Körpers
Ursache: Vestibularisschädigung
Formen: periphere oder zentrale Vestibularisschädigung

Periphere Vestibularisschädigung

Die Schädigung betrifft den Vestibularapparat oder den Nervus vestibulocochlearis.
Ursachen: z. B. Schädelbasisfraktur, Labyrinthitis, Meningitis, Kleinhirnbrückenwinkeltumor, toxische Schädigung (Aminoglykoside, Cisplatin), Sarkoidose, Vaskulitis, Morbus Ménière, BPPV (benigner peripherer, paroxysmaler Lagerungsschwindel), Neuritis vestibularis

Klinisches Bild: Heftiger Drehschwindel, Spontannystagmus (horizontal rotierend) in Richtung des gesunden Ohrs, Fallneigung in Richtung des betroffenen Ohrs, Übelkeit und Erbrechen

Therapie aus westlicher Sicht

- Medikamentöse Behandlung der Grunderkrankung
- Physiotherapie: Gleichgewichtstraining
- Bei BPPV: Befreiungsmanöver, bei dem der Patient in einer Bewegung ohne Positionsänderung des Kopfes auf die Gegenseite gelagert wird

Zentrale Vestibularisschädigung

Störungen zentraler vestibulärer Strukturen in Pons (Vestibulariskerne) und Kleinhirn

Ursachen: ischämische, hämorrhagische, entzündliche oder neoplastische Erkrankungen

Klinisches Bild: Drehschwindel, zentrale Okulomotorikstörung (z. B. Blickrichtungsnystagmus, rein horizontaler Nystagmus), Sensibilitätsstörungen, Paresen, Doppelbilder, Sprech-, Schluckstörungen

Therapie aus westlicher Sicht

- Medikamentöse Behandlung der Grunderkrankung
- Physiotherapie: Gleichgewichtstraining

CAVE

Aufgrund der vielfältigen und ernsthaften differenzialdiagnostischen Möglichkeiten ist eine ärztliche Abklärung dringend erforderlich.

Krankheitsbild und Therapie aus Sicht der chinesischen Medizin

Übersicht

Aus Sicht der chinesischen Medizin gibt es mehrere Faktoren, die zu „Drehschwindel" *(xuanyun)* führen können. Im 74. Kapitel der „Unbefangenen Fragen" im „Inneren Klassiker des Gelben Fürsten" (*Huangdi Neijing Suwen*, aus dem 1. Jh. v. Chr.) heißt es: „Alle Wind-Erkrankungen (ventus, *feng*), die mit Stürzen und Schwindel einhergehen, werden dem Fk Leber (o. hepaticus, *gan*) zugerechnet." Aber auch Glut (ardor, *huo*) und Schleim (pituita, *tan*) und die Fk Milz und Niere (oo. lienalis et renalis, *pi shen*) spielen bei der Entstehung von Drehschwindel eine wichtige Rolle.

Einteilung nach Agenzien und Pathogenese

Den klinischen Manifestationen entsprechend kann zwischen energetischer Schwäche (depletio, *xu*) und energetischer Überladung (repletio, *shi*) differenziert werden.

A Energetische Schwäche (depletio, *xu*)
1. Energetische Schwäche (depletio, *xu*) der Fk Herz und Milz (oo. cardialis et lienalis, *xin pi*)
2. „Kaltes Wasser" affiziert den oberen Körperbereich

B Energetische Überladung (repletio, *shi*)
1. Emporschlagen des Yang des Fk Leber (yang hepatici, *ganyang*)
2. Blockaden von Schleim-Trübem (pituita-Trübes, *tanzhuo*)

Differenzierte Tuina-Therapie

A Energetische Schwäche (depletio, *xu*)

1 Energetische Schwäche (depletio, *xu*) der Fk Herz und Milz (oo. cardialis et lienalis, *xin pi*)

Krankheitsentstehung: Chronische Erkrankungen, Blutungen, Grübeln, Schreibtischarbeit und geistige Überarbeitung können zu einer Schädigung der Fk Herz (o. cardialis, *xin*) und Fk Milz (o. lienalis, *pi*) führen. Qi und Xue werden erschöpft und vermindert, sie können den Kopfbereich nicht mehr versorgen, und dies führt zu Benommenheit und Schwindel. Klares kann nicht mehr emporgehoben und Trübes nicht mehr abgesenkt werden, so dass das klare Qi nicht in den Kopfbereich aufsteigen kann, und es kann zu Drehschwindel kommen.
Hauptsymptome:
- Drehschwindel
- Verschwommene Sicht
- Benommenheit
- Ohrensausen
- Übelkeit

Mögliche Allgemeinsymptome:
- Kurzatmigkeit
- Viel wässriges Sputum
- Wortkargheit
- Auffallend blasser Teint
- Geistige Abgeschlagenheit
- Kraftlosigkeit
- Spontane Schweißausbrüche
- Schlafstörungen
- Kalte Extremitäten
- Abneigung gegen Kälte
- Schreckhaftigkeit
- Viele Träume
- Zungenkörper: blass, weich, eventuell Zahneindrücke
- Pulse: zart (minuti, *xi*)

Behandlungsprinzipien:
- Stützen von Qi und Xue

- Kräftigen des Fk Milz (o. lienalis, *pi*)
- Beruhigen der konstellierenden Kraft *(shen)*

Behandlungsmethoden

Tab. 7.7.2a

a	Die Stirn reiben *(mo qian'e)* (→ 6.1.4)	Behandlungsdauer: Etwa eine Minute, bis sich ein Gefühl des „Erreichens des Qi" *(deqi)* einstellt Behandlungsrichtung: Im Uhrzeigersinn kneten *(rou)* → Zuführen von Qi (suppletio, *bu*) Wirkungen: • Kräftigt die „Mitte" (Fk Milz und Magen, oo. lienalis et stomachi, *pi wei*) • Harmonisiert das Qi	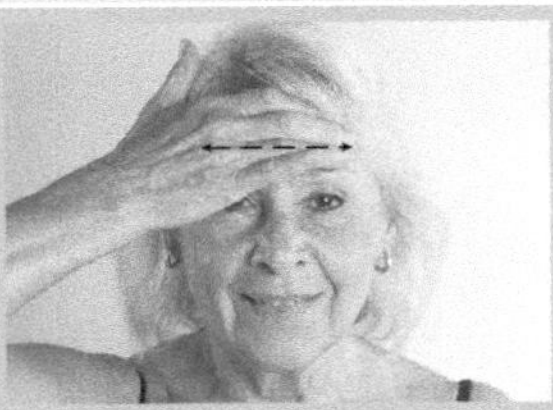
c	Ren 8/Rs 8 kneten *(rou shenque)* (→ 6.5.13)	Behandlungsdauer: Etwa eine Minute, bis sich ein Gefühl des „Erreichens des Qi" *(deqi)* einstellt Behandlungsrichtung: Im Uhrzeigersinn kneten *(rou)* → Zuführen von Qi (suppletio, *bu*) Wirkungen: • Beruhigt die konstellierende Kraft *(shen)* • Stabilisiert die „Mitte" (Fk Milz und Magen, oo. lienalis et stomachi, *pi wei*)	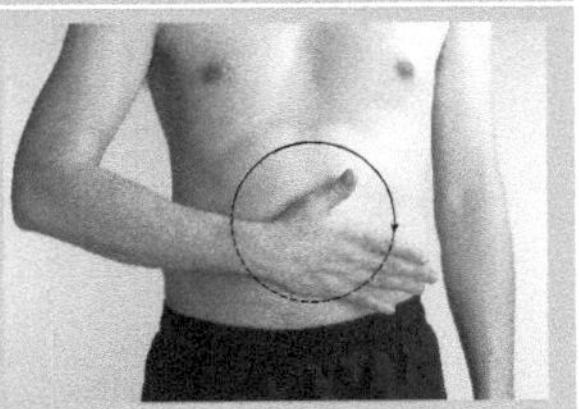
d	Pe 6/Pc 6 pressen und kneten *(an rou neiguan)* (→ 6.2.24)	Behandlungsdauer: Jeweils eine Minute pressen *(an)* und kneten *(rou)* Behandlungsrichtung: Im Uhrzeigersinn kneten *(rou)* → Zuführen von Qi (suppletio, *bu*) Wirkungen: • Stützt den Fk Milz (o. lienalis, *pi*) • Reguliert das Qi	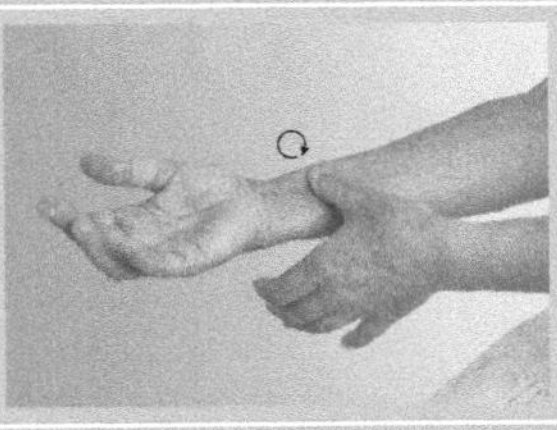
e	Mi 10/L 10 pressen und kneten *(an rou xuehai)* (→ 6.3.14)	Behandlungsdauer: Etwa eine Minute pressen *(an)* und kneten *(rou)*, bis es zieht und spannt oder lokal rote Flecken entstehen Behandlungsrichtung: Im Uhrzeigersinn kneten *(rou)* → Zuführen von Qi (suppletio, *bu*) Wirkung: Reguliert das Xue	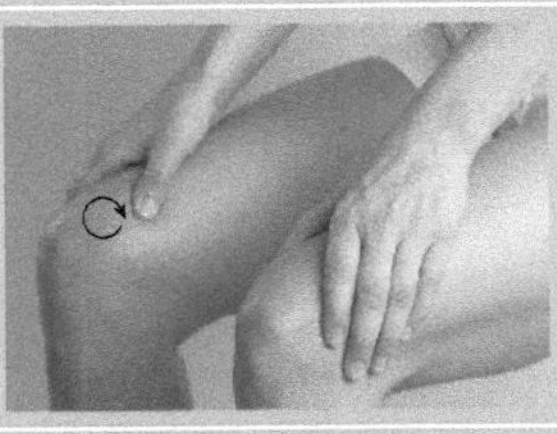
f	Ma 36/S 36 pressen und kneten *(an rou zusanli)* (→ 6.3.7)	Behandlungsdauer: Bis es zieht und spannt oder eine bis drei Minuten Behandlungsrichtung: Im Uhrzeigersinn kneten *(rou)* → Zuführen von Qi (suppletio, *bu*) Wirkungen: • Reguliert und harmonisiert Qi und Xue • Stützt und reguliert die Fk Milz und Magen (oo. lienalis et stomachi, *pi wei*)	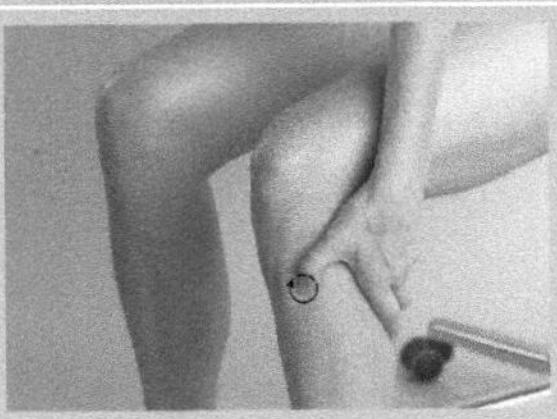

BEHANDLUNGSFREQUENZ

Die Abfolge der Behandlungsmethoden täglich morgens oder abends 3- bis 4-mal als Selbstbehandlung durchführen.

2 „Kaltes Wasser" affiziert den oberen Körperbereich

Krankheitsentstehung: Durch eine konstitutionell bedingte Schwäche der Fk Niere und Lunge (depletio der oo. renalis et pulmonalis, *shen fei*), chronische Erkrankungen, hohes Alter oder exzessive Erschöpfungen ist das Yang des Fk Niere (yang renale, *shenyang*) energetisch geschwächt (deplet, *xu*). Folglich kann auch das Qi des Fk Niere (qi renale, *shenqi*) nicht mehr ausreichend gebildet werden. Die struktiven Säfte *(ye)* können nicht mehr erwärmt werden, und „kaltes Wasser“ affiziert den oberen Körperbereich. Auf diese Weise kann Drehschwindel entstehen.

Hauptsymptome:
- Drehschwindel mit gleichzeitigen Palpitationen
- Kurzatmigkeit, besonders bei Anstrengung
- Vermehrte Schweiße
- Kalte Extremitäten
- Nachts häufige Miktion mit klarem und reichlichem Urin

Mögliche Allgemeinsymptome:
- Husten mit Aushusten von wässrigem, weißem Schleim
- Asthmatische Beschwerden
- Schmerzen und Schwächegefühl im Lumbalbereich
- Energielosigkeit
- Zungenkörper: blass; Zungenbelag: weißlich, dünn
- Pulse: untergetaucht, zart und schwach (mersi, minuti und invalidi, *chen xi ruo*)

Behandlungsprinzipien:
- Erwärmen und Stärken des Yang des Fk Niere (yang renale, *shenyang*)
- Zerstreuen von Kälte (algor, *han*)
- Ausleiten von „Wasser“

Behandlungsmethoden

Tab. 7.7.2b

a	Ren 17/Rs 17 punktartig pressen und kneten *(dian an rou tanzhong)* (→ 6.4.8)	Behandlungsdauer: Bis es zieht und spannt, etwa eine bis zwei Minuten Behandlungsrichtung: Im Uhrzeigersinn kneten *(rou)* → Zuführen von Qi (suppletio, *bu*) Wirkungen: • Reguliert das Qi • Senkt Gegenläufigkeiten (Kontravektionen, *ni*) ab • Macht die Brust frei	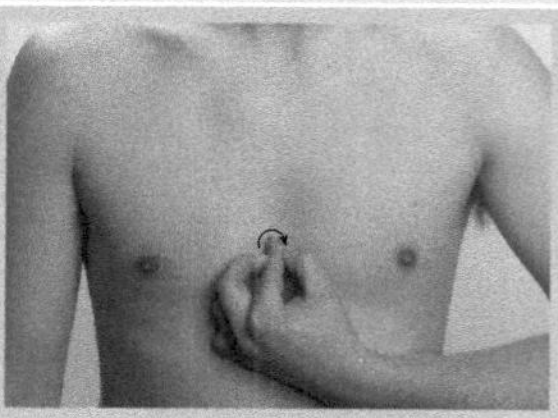
b	Ren 6/Rs 6 punktartig pressen *(dian an qihai)* (→ 6.5.12)	Behandlungsdauer: Etwa 20- bis 30-mal punktartig pressen *(dian an)* Wirkung: Stützt und reguliert den Fk Niere (o. renalis, *shen*)	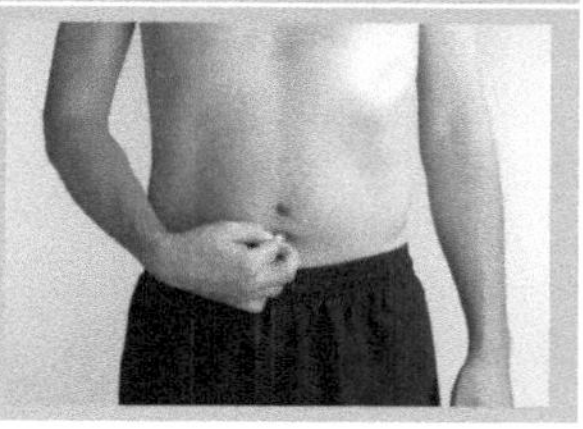

Tab. 7.7.2b

c	Den Lumbalbereich kräftig gerade reiben *(ca yao)* (→ 6.6.1)	Behandlungsdauer: Bis sich lokal Wärme bildet oder eine Minute Wirkungen: • Erwärmt das Yang des Fk Niere (yang renale, *shenyang*) • Zerstreut Kälte (algor, *han*)	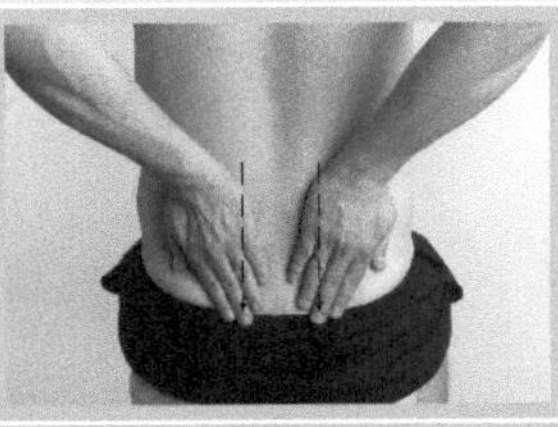
d	Ni 1/R 1 kräftig gerade reiben *(ca yongquan)* (→ 6.3.19)	Behandlungsdauer: Bis sich Wärme entwickelt oder eine Minute Wirkung: Stützt den Fk Niere (o. renalis, *shen*)	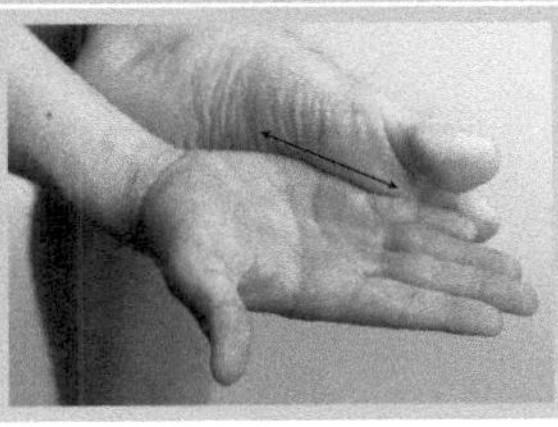

BEHANDLUNGSFREQUENZ

Die Abfolge der Behandlungsmethoden täglich morgens oder abends 3- bis 4-mal als Selbstbehandlung durchführen.

B Energetische Überladung (repletio, *shi*)

1 Emporschlagen des Yang des Fk Leber (yang hepatici, *ganyang*)

Krankheitsentstehung: Durch ständige berufliche und partnerschaftliche Konflikte, allgemeines Frustrationsgefühl oder den übermäßigen Verzehr von fetten und heißen Speisen und Alkohol kommt es zu einer Stagnation des Qi des Fk Leber (qi hepatici, *ganqi*) und einer daraus resultierenden Störung im Fluss des Xue. Einstauungen von Qi und Xue wandeln sich einerseits zu Glut (ardor, *huo*), mit der Folge, dass das Yang des Fk Leber (yang hepatici, *ganyang*) emporschlägt. Andererseits entsteht innerer Wind (ventus internus, *neifeng*), der den oberen Kopfbereich stört, was zu Drehschwindel führen kann.

Hauptsymptome:
- Schwindel
- Kopfschmerzen temporal und im Scheitelbereich
- Gerötetes Gesicht

Mögliche Allgemeinsymptome:
- Migräne
- Nervosität, Reizbarkeit
- Völle- und Klumpengefühle im Brust- und Flankenbereich
- In schweren Fällen Erbrechen
- Gleichgewichtsstörungen
- Schlafstörungen mit vielen Träumen
- Bitterer Geschmack im Mund

7

- Zungenkörper: rot, besonders an den Seiten und der Spitze; Zungenbelag: trocken, leicht gelblich
- Pulse: saitenförmig und beschleunigt (chordales und celeri, *xian shu*)

Behandlungsprinzipien:

- Absenken des hochschlagenden Yang des Fk Leber (yang hepatici, *gan-yang*)
- Kühlen von Hitze (calor, *re*) und Glut (ardor, *huo*)
- Zerstreuen von Wind (ventus, *feng*)

Behandlungsmethoden

Tab. 7.7.2c

a	Du 20/Rg 20 punktartig pressen *(dian baihui)* (→ 6.1.47)	Behandlungsdauer: Bis es zieht und spannt oder eine Minute Wirkungen: • Senkt das Yang des Fk Leber (yang hepatici, *ganyang*) ab • Besänftigt Wind (ventus, *feng*)	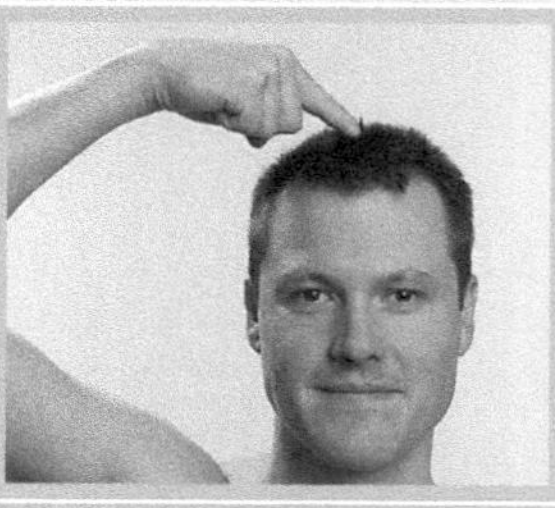
b	Gb 20/F 20 pressen und kneten *(an rou fengchi)* (→ 6.1.42)	Behandlungsdauer: Etwa eine bis drei Minuten pressen *(an)* und kneten *(rou)* Behandlungsrichtung: Vom Körperzentrum weg kneten *(rou)* → Ausleiten von Qi (dispulsio, *xie*) Wirkungen: • Zerstreut Wind (ventus, *feng*) • Kühlt Hitze (calor, *re*)	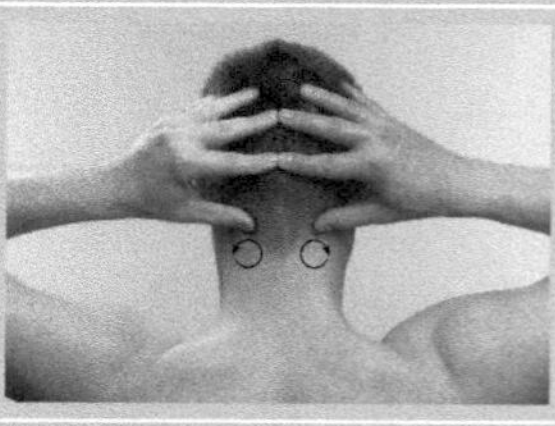
c	Di 11/IC 11 pressen und kneten *(an rou quchi)* (→ 6.2.19)	Behandlungsdauer: Bis es lokal zieht und schmerzt oder eine Minute Behandlungsrichtung: Gegen den Uhrzeigersinn kneten *(rou)* → Ausleiten von Qi (dispulsio, *xie*) Wirkung: Kühlt Hitze (calor, *re*)	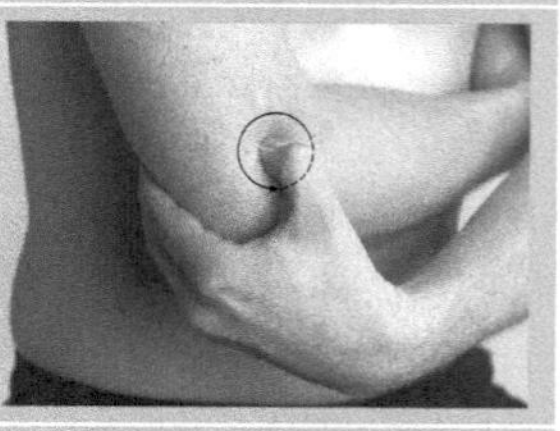
d	Gb 34/F 34 greifen und kneifen *(na nie yanglingquan)* (→ 6.3.24)	Behandlungsdauer: Bis das Ziehen und Spannen zu den Zehen ausstrahlt oder 15- bis 30-mal Wirkungen: • Eliminiert Wind (ventus, *feng*) • Macht die Netzleitbahnen (reticulares, *luomai*) durchgängig	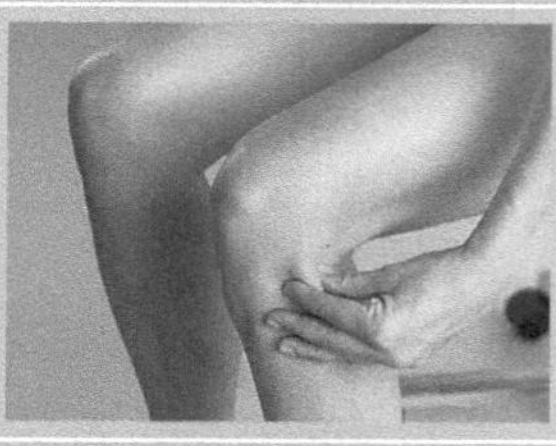
e	Le 3/H 3 pressen und kneten *(an rou taichong)* (→ 6.3.27)	Behandlungsdauer: Etwa eine bis drei Minuten pressen *(an)* und kneten *(rou)* Behandlungsrichtung: Gegen den Uhrzeigersinn kneten *(rou)* → Ausleiten von Qi (dispulsio, *xie*) Wirkungen: • Senkt das Yang des Fk Leber (yang hepatici, *ganyang*) ab • Reguliert und kühlt das Xue	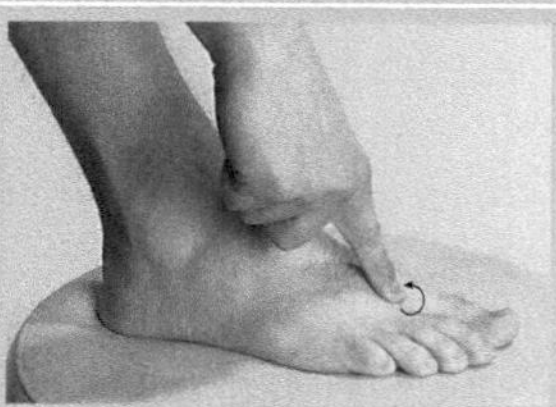

BEHANDLUNGSFREQUENZ
Die Abfolge der Behandlungsmethoden täglich morgens oder abends 3- bis 4-mal als Selbstbehandlung durchführen.

2 Blockaden von Schleim-Trübem (pituita-Trübes, *tanzhuo*)

Krankheitsentstehung: Bei einem mangelnden Umsetzungsvermögen des Fk Milz (o. lienalis, *pi*) durch den übermäßigen Verzehr roher Nahrungsmittel, durch chronische Erkrankungen, aber auch durch Kummer und Sorgen und geistige Überarbeitung nimmt Schleim-Trübes (pituita-Trübes, *tanzhuo*) im Inneren überhand und blockiert das Yang-Qi. Das klare Yang steigt nicht auf, das trübe Yin sinkt nicht ab, und die „klaren Körperöffnungen" werden bedeckt. Dies führt zu Drehschwindel und Spannungs- und Schweregefühl an der Stirn.

Hauptsymptome:
- Drehschwindel
- Spannungs- und Schweregefühl an der Stirn

Mögliche Allgemeinsymptome:
- Unangenehmes Druckgefühl in der Brust
- Starke Übelkeit mit Erbrechen
- Palpitationen
- Appetitlosigkeit
- Abgeschlagenheit
- Zungenbelag: weißlich und klebrig
- Pulse: nachgiebig und schlüpfrig (lenes und lubrici, *ru hua*)

Behandlungsprinzipien:
- Kräftigen des Fk Milz (o. lienalis, *pi*)
- Trocknen von Feuchtigkeit (humor, *shi*)
- Ausleiten von Schleim (pituita, *tan*)

Behandlungsmethoden

Tab. 7.7.2d

a	Die Brust kräftig gerade reiben *(ca xiong)* (→ 6.4.1)	Behandlungsdauer: Bis sich Wärme entwickelt oder eine Minute Wirkung: Macht die Brust frei	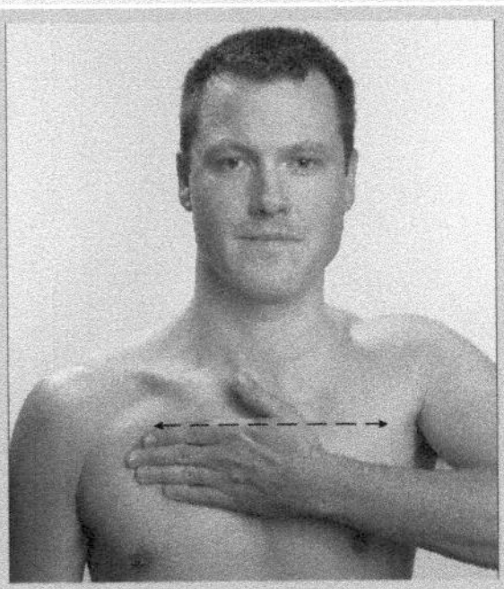

Tab. 7.7.2d

b	Das Abdomen reiben *(mo fu)* (→ 6.5.1)	Behandlungsdauer: Etwa 30-mal in beide Richtungen Wirkungen: • Kräftigt den Fk Milz (o. lienalis, *pi*) • Harmonisiert den Fk Magen (o. stomachi, *wei*)	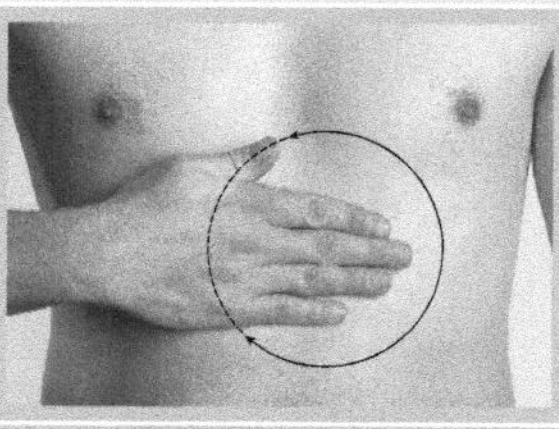
c	Pe 6/Pc 6 pressen und kneten *(an rou neiguan)* (→ 6.2.24)	Behandlungsdauer: Jeweils eine Minute pressen *(an)* und kneten *(rou)* Behandlungsrichtung: Gegen den Uhrzeigersinn kneten *(rou)* → Ausleiten von Qi (dispulsio, *xie*) Wirkung: Leitet Feuchtigkeit (humor, *shi*) aus	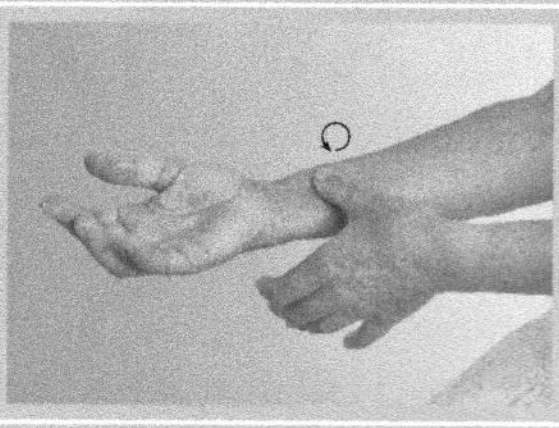
d	Ma 40/S 40 pressen und kneten *(an rou fenglong)* (→ 6.3.8)	Behandlungsdauer: Jeweils eine Minute lang pressen *(an)* und kneten *(rou)* Behandlungsrichtung: Gegen den Uhrzeigersinn kneten *(rou)* → Ausleiten von Qi (dispulsio, *xie*) Wirkungen: • Wandelt Feuchtigkeit (humor, *shi*) um • Leitet Schleim (pituita, *tan*) aus	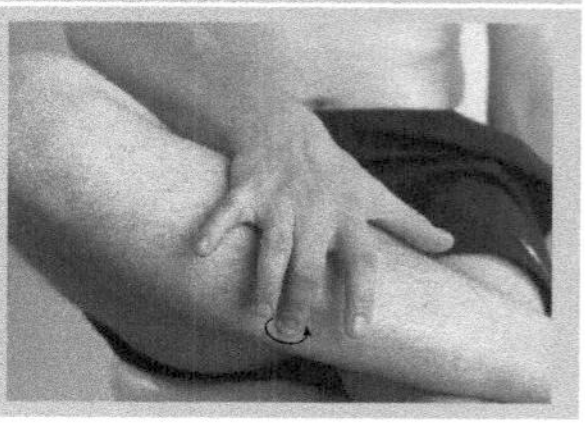

BEHANDLUNGSFREQUENZ

Die Abfolge der Behandlungsmethoden täglich morgens oder abends 3- bis 4-mal als Selbstbehandlung durchführen.

BEACHTENSWERTES

Alle Möglichkeiten zur Lösung von psychischem Stress sollten genutzt werden. Man sollte keine zu stark gewürzten, gebratenen Speisen zu sich nehmen, regelmäßig und bewusst essen und Nikotin und Alkohol meiden. Je nach Krankheitszustand ist ergänzend zur westlichen Medizin mit chinesischen Arzneimitteln zu behandeln. Außerdem empfehlen sich Qigong und Taiji, wobei täglich einmal geübt werden sollte.

7.7.3 Ein- und Durchschlafstörungen

Krankheitsbild und Therapie aus westlicher Sicht

Synonyme: Schlaflosigkeit, Insomnie, Asomnie
Definition: Über längere Zeit (mindestens einen Monat) andauernde Schlafstörung mit ungenügender Zeitdauer des Schlafes und mangelnder Erholung im Schlaf. Daraus resultiert häufig ein starker Leidensdruck aufgrund erheblicher Müdigkeit am Tag mit Beeinträchtigung der beruflichen und sozialen Leistungsfähigkeit.

Formen:

- Einschlafstörung: primär bei Erkrankungen der Schlafzentren, sekundär z. B. bei Einwirkung von Störfaktoren wie Lärm, Licht, niedriger Luftdruck oder nach Drogenkonsum (z. B. Amphetamine, Ecstasy, Haschisch), aber auch durch Alkohol, Nikotin, Koffein und bei Schmerzen, Stress, Sorge, Angst, Depression, Psychosen
- Durchschlafstörung mit beeinträchtigter Regelmäßigkeit des Schlafes, häufig im Alter
- Morgendliches Früherwachen: häufig i. R. eines depressiven Syndroms
- Ursachen: belastende Lebensereignisse, Schichtarbeit, Jetlag, aber auch schwerwiegende organische Ursachen, wie Enzephalitis, Schlafapnoesyndrom, Myoklonien, Herzinsuffizienz sowie psychiatrische Erkrankungen wie Depression, Demenz, Psychose, aber auch Fibromyalgie und Restless-Legs-Syndrom

Therapie aus westlicher Sicht

- Behandlung der Grunderkrankung
- Meidung der Auslöser: z. B. Alkohol- und Nikotinkarrenz
- Einübung des normalen Schlaf-Wach-Rhythmus
- Schlafhygiene (Einübung schlaffördernd wirkender Verhaltensweisen)
- Entspannungsübungen wie autogenes Training oder Progressive Muskelentspannung nach Jacobsen
- Medikamentöser Einsatz von Präparaten aus Baldrian oder Johanniskraut

CAVE

Durch eine Selbstbehandlung mit Tuina kann der Patient Ein- und auch Durchschlafstörungen lindern. Aufgrund der vielfältigen und oft auch schwerwiegenden Grunderkrankungen ist eine zusätzliche ärztliche Abklärung und Behandlung notwendig.

Krankheitsbild und Therapie aus Sicht der chinesischen Medizin

Übersicht

Mit dem Begriff „Schlafstörungen" wird in der chinesischen Medizin ein Krankheitsbild bezeichnet, bei dem der Betroffene immer wieder keinen ausreichenden Schlaf findet. Zurückzuführen ist dies meistens auf pathologische Veränderungen der Fk Herz und Milz (oo. cardialis et lienalis, *xin pi*), die durch Ängste, anhaltendes Grübeln und geistige Überarbeitung geschädigt werden. Aber auch Einstauungen des Qi des Fk Leber (qi hepatici, *ganqi*) durch z. B. familiären oder beruflichen Stress oder energetische Schwäche des Fk Niere (depletio des o. renalis, *shenxu*) durch chronische Erkrankungen können zu Schlafstörungen führen.

Einteilung nach Agenzien und Pathogenese

Mit Tuina werden folgende vier Formen differenziert und behandelt:
1. Energetische Schwäche der Fk Herz und Milz (depletio der oo. cardialis et lienalis, *xin pi liang xu*) bei gleichzeitiger energetischer Schwäche (depletio, *xu*) des Xue
2. Emporschlagende Glut (ardor, *huo*) aufgrund energetischer Schwäche des Yin des Fk Herz (depletio des yin cardiale, *xinyin xu*)
3. Sich zu Glut (ardor, *huo*) wandelnde Einstauungen des Qi des Fk Leber (qi hepatici, *ganqi*)
4. Disharmonie des Qi des Fk Magen (qi stomachi, *weiqi*)

Differenzierte Tuina-Therapie

1 Energetische Schwäche der Fk Herz und Milz (depletio der oo. cardialis et lienalis, *xin pi liang xu*) bei gleichzeitiger energetischer Schwäche (depletio, *xu*) des Xue

Krankheitsentstehung: Durch langwieriges Grübeln, übermäßiges Nachdenken oder auch geistige und körperliche Überanstrengung wird das Qi der Fk Herz und Milz (qi cardiale et lienale, *xin pi qi*) geschwächt. Der Fk Milz (o. lienalis, *pi*) kann das Xue nicht mehr zusammenhalten, der Fk Herz (o. cardialis, *xin*) kann es nur noch unzureichend bilden. Durch die Schwächung des Xue kann sich die vom Fk Herz (o. cardialis, *xin*) beherbergte konstellierende Kraft *(shen)* nicht mehr in das Yin des Fk Herz (yin cardiale, *xinyin*) zurückziehen und zu Ruhe kommen. Folglich können Schlafstörungen entstehen.

Hauptsymptome:
- Einschlafstörungen
- Viele Träume
- Leichte Erweckbarkeit
- Schlaflosigkeit

Mögliche Allgemeinsymptome:
- Palpitationen
- Ängstlichkeit
- Schreckhaftigkeit
- Ruhelosigkeit
- Vergesslichkeit
- Mangelndes Geschmacksempfinden
- Appetitlosigkeit
- Geistige Abgeschlagenheit
- Konzentrationsschwäche
- Blasser Teint
- Zungenkörper: blass; Zungenbelag: dünn
- Pulse: zart und rau (minuti und asperi, *xi se*)

Behandlungsprinzipien:

- Stützen der Fk Herz und Milz (oo. cardialis et lienalis, *xin pi*)
- Beruhigen der konstellierenden Kraft *(shen)*
- Stützen des Xue
- Dynamisieren der Leitbahnen

Behandlungsmethoden

Tab. 7.7.3a

a	Den Kopf kämmen *(shu tou)* (→ 6.1.1)	Behandlungsdauer: Jeweils 10- bis 20-mal nach hinten und zu den Seiten kämmen Wirkung: Dynamisiert die Leitbahnen	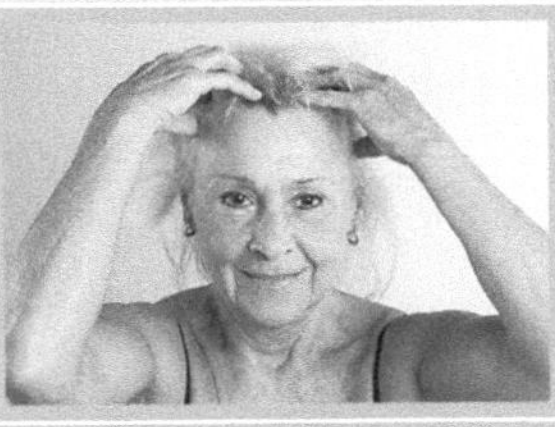
b	Ex-HN 3/Ex 1 kneifen *(nie yintang)* (→ 6.1.49)	Behandlungsdauer: Bis lokal rote Flecken zu sehen sind oder eine Minute Wirkung: Sediert die konstellierende Kraft *(shen)*	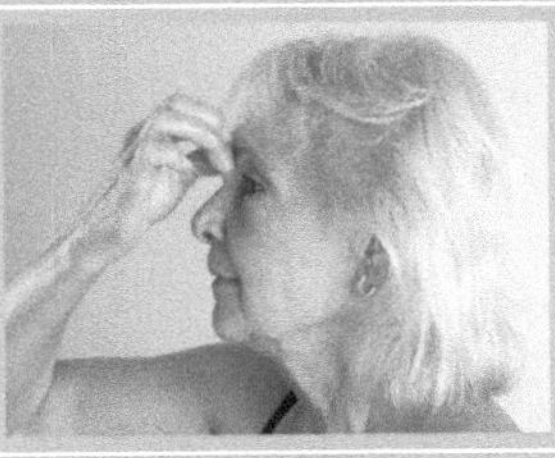
c	Pe 6/Pc 6 pressen und kneten *(an rou neiguan)* (→ 6.2.24)	Behandlungsdauer: Jeweils eine Minute pressen *(an)* und kneten *(rou)* Behandlungsrichtung: Im Uhrzeigersinn kneten *(rou)* ⟶ Zuführen von Qi (suppletio, *bu*) Wirkungen: • Stützt, harmonisiert und sediert die Fk Herz und Milz (oo. cardialis et lienalis, *xin pi*) • Reguliert das Qi	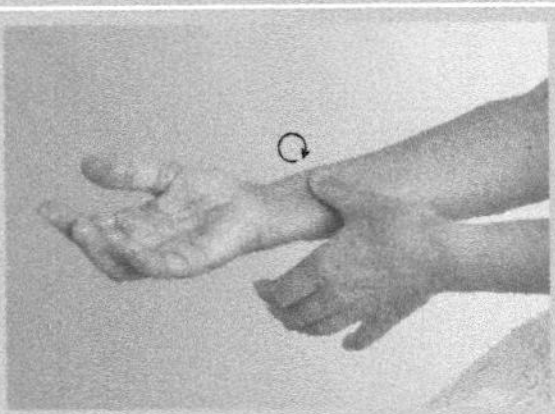
d	Ma 36/S 36 pressen und kneten *(an rou zusanli)* (→ 6.3.7)	Behandlungsdauer: Jeweils eine Minute pressen *(an)* und kneten *(rou)* Behandlungsrichtung: Im Uhrzeigersinn kneten *(rou)* => Zuführen von Qi (suppletio, *bu*) Wirkung: Stützt und reguliert die Fk Milz und Magen (oo. lienalis et stomachi, *pi wei*)	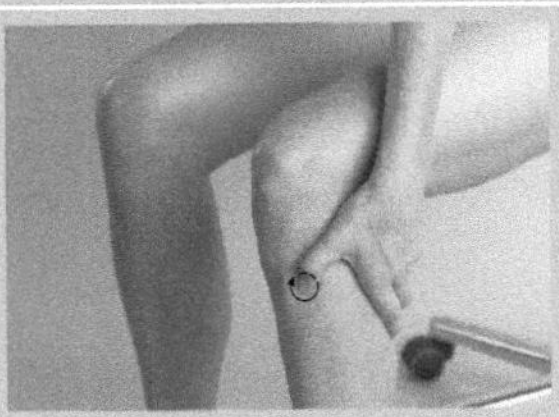
e	Mi 6/L 6 pressen und kneten *(an rou sanyinjiao)* (→ 6.3.11)	Behandlungsdauer: Jeweils eine Minute pressen *(an)* und kneten *(rou)* Behandlungsrichtung: Im Uhrzeigersinn kneten *(rou)* ⟶ Zuführen von Qi (suppletio, *bu*) Wirkung: Kräftigt den Fk Milz (o. lienalis, *pi*)	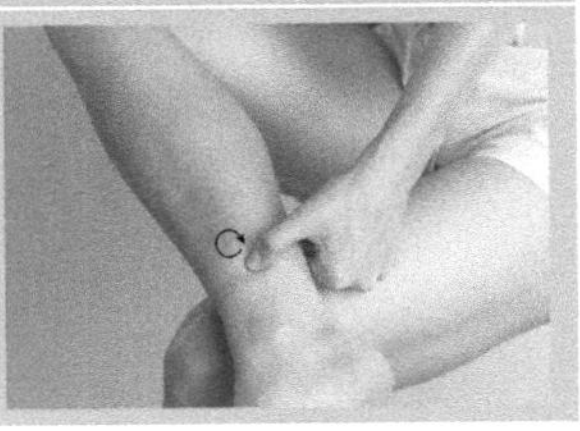

BEHANDLUNGSFREQUENZ

Die Abfolge der Behandlungsmethoden täglich morgens oder abends 3- bis 4-mal als Selbstbehandlung durchführen.

2 Emporschlagende Glut (ardor, *huo*) aufgrund energetischer Schwäche des Yin des Fk Herz (depletio des yin cardiale, *xinyin xu*)

Krankheitsentstehung: Durch eine konstitutionell bedingte energetische Schwäche (depletio, *xu*) bei chronischen Erkrankungen oder durch exzessiven Lebenswandel erschöpft sich das Struktivpotenzial *(jing)* des Fk Niere (o. renalis, *shen*). Dadurch wird auch das Yin des Fk Niere (yin renale, *shenyin*) geschwächt und das Yin des Fk Herz (yin cardiale, *xinyin*) unzureichend gebildet. Emotionale Belastungen, wie z. B. andauernde Besorgtheit und Angstzustände, können dann leicht zu einer Stagnation des Qi und schließlich zur Bildung von Glut (ardor, *huo*) führen. Die Wandlungsphase Wasser kann die Wandlungsphase Feuer nicht mehr bezwingen, und die im Fk Herz (o. cardialis, *xin*) entstandene Glut (ardor, *huo*) schlägt empor. Die konstellierende Kraft *(shen)* wird unruhig, und es können Schlafstörungen entstehen.

Hauptsymptome:
- Einschlafstörungen
- Mangelnder und von Träumen und Albträumen gestörter Schlaf

Mögliche Allgemeinsymptome:
- Allgemeine Unruhe
- Schwindel
- Migräne
- Tinnitus, Taubheit
- Nervosität
- Reizbarkeit
- Allgemeines Hitzegefühl
- Hitzegefühl an Fußsohlen und Händen
- Ziehende Schmerzen im Lenden- und Kniebereich
- Trockener Mund, wenig Speichel
- Bitterer Geschmack im Mund
- Zungenkörper: rot, besonders an den Seiten und der Spitze; Zungenbelag: trocken, gelblich
- Pulse: zart und beschleunigt (minuti und celeri, *xi shu*)

Behandlungsprinzipien:
- Kühlen von Glut (ardor, *huo*)
- Beruhigen der konstellierenden Kraft *(shen)*
- Kühlen und Sedieren des Fk Herz (o. cardialis, *xin*)
- Stützen des Fk Niere (o. renalis, *shen*)

Behandlungsmethoden

Tab. 7.7.3b

a	He 7/C 7 mit dem Daumennagel pressen *(qia duichong)* (→ 6.2.21)	Behandlungsdauer: Etwa eine Minute lang mit dem Fingernagel pressen *(qia)*, bis es zieht und spannt Wirkungen: • Beruhigt und sediert • Kühlt Hitze (calor, *re*)	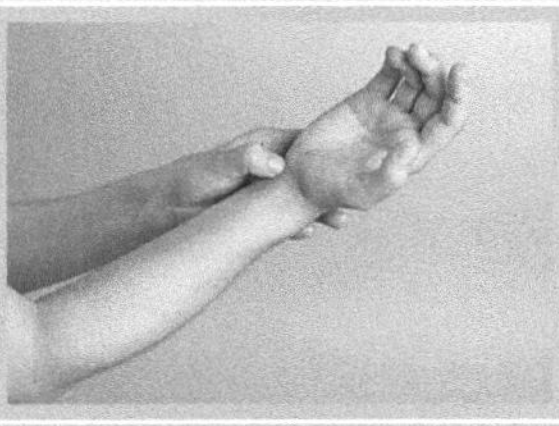
b	Pe 7/Pc 7 pressen und kneten *(an rou daling)* (→ 6.2.25)	Behandlungsdauer: Jeweils eine Minute pressen *(an)* und kneten *(rou)* Behandlungsrichtung: Gegen den Uhrzeigersinn kneten *(rou)* → Ausleiten von Qi (dispulsio, *xie*) Wirkungen: • Kühlt und sediert den Fk Herz (o. cardialis, *xin*) • Leitet Hitze (calor, *re*) aus	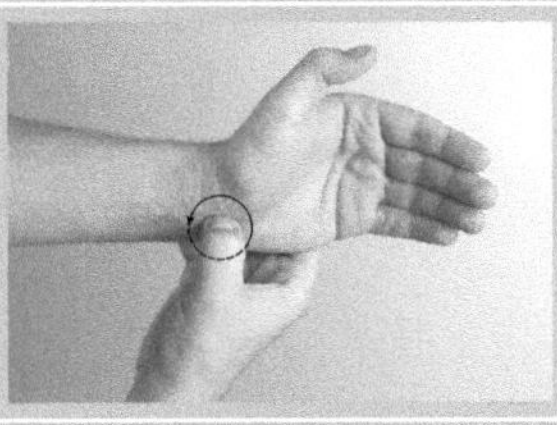
c	Pe 8/Pc 8 pressen und kneten *(an rou laogong)* (→ 6.2.26)	Behandlungsdauer: Etwa eine Minute lang pressen *(an)* und kneten *(rou)*, bis es zieht und spannt Behandlungsrichtung: Gegen den Uhrzeigersinn kneten *(rou)* → Ausleiten von Qi (dispulsio, *xie*) Wirkungen: • Kühlt den Fk Herz (o. cardialis, *xin*) • Zerstreut Hitze (calor, *re*)	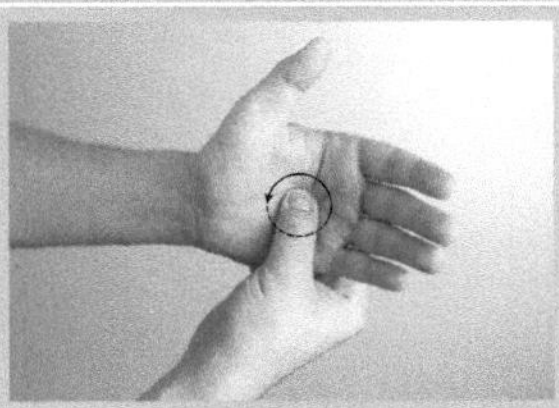
d	Du 4/Rg 4 pressen und kneten *(an rou mingmen)* (→ 6.6.7)	Behandlungsdauer: Bis es lokal zieht und spannt, etwa drei Minuten Behandlungsrichtung: Im Uhrzeigersinn kneten *(rou)* → Zuführen von Qi (suppletio, *bu*) Wirkungen: • Beendet Rückenschmerzen • Kräftigt den Fk Niere (o. renalis, *shen*)	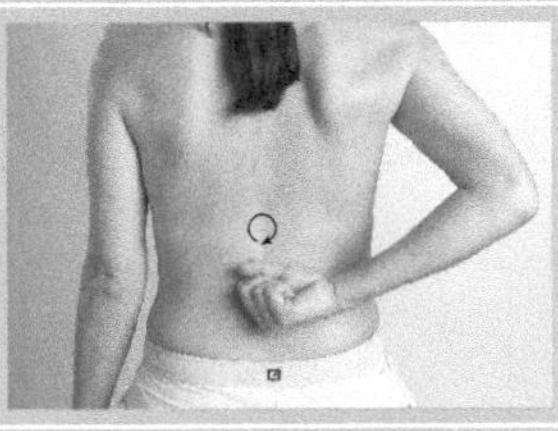
e	Mi 6/L 6 pressen und kneten *(an rou sanyinjiao)* (→ 6.3.11)	Behandlungsdauer: Jeweils eine Minute lang pressen *(an)* und kneten *(rou)* Behandlungsrichtung: Im Uhrzeigersinn kneten *(rou)* → Zuführen von Qi (suppletio, *bu*) Wirkung: Stützt den Fk Niere (o. renalis, *shen*)	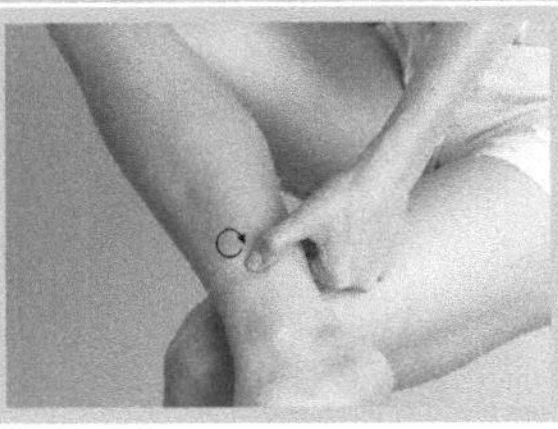

BEHANDLUNGSFREQUENZ

Die Abfolge der Behandlungsmethoden täglich morgens oder abends 3- bis 4-mal als Selbstbehandlung durchführen.

3 Sich zu Glut (ardor, *huo*) wandelnde Einstauungen des Qi des Fk Leber (qi hepatici, *ganqi*)

Krankheitsentstehung: Durch emotionale Einflüsse wie z. B. Zorn (ira, *nu*), Frustration, beruflichem Stress oder Ärger im partnerschaftlichen Bereich wird der Fk Leber (o. hepaticus, *gan*) geschädigt. Er kann seine Hauptfunktion, die kontrollierte Verteilung des Qi nach außen und oben, nicht mehr erfüllen. Qi und Xue des Fk Leber (qi et xue hepatici, *gan qi xue*) stagnieren. Durch die Blockaden des Qi und Stasen des Xue entsteht zunächst Hitze (calor, *re*), dann Glut (ardor, *huo*). Da die Tendenz des Yang des Fk Leber (yang hepatici, *ganyang*), sich nach oben zu entfalten, durch die erhöhte Dynamik der Glut (ardor, *huo*) noch verstärkt wird, schlägt es empor, und es können Schlafstörungen entstehen.

Hauptsymptome:
- Unruhiger Schlaf
- Vor allem Durchschlafstörungen mit Erwachen zwischen 3 und 5 Uhr
- Albträume

Mögliche Allgemeinsymptome:
- Unruhe
- Reizbarkeit
- Nervosität
- Durst
- Bitterer Mundgeschmack
- Spannungsgefühle und Schmerzen im Rippenbereich
- Kopfschmerzen und Schwindel
- Zungenkörper: rot
- Pulse: saitenförmig, angefüllt und beschleunigt (chordales, repleti und celeri, *xian shi shu*)

Behandlungsprinzipien:
- Kühlen von Glut (ardor, *huo*)
- Absenken des emporschlagenden Yang des Fk Leber (yang hepatici, *ganyang*)

Behandlungsmethoden

Tab. 7.7.3c

a	Du 20/Rg 20 punktartig pressen *(dian baihui)* (→ 6.1.47)	Behandlungsdauer: Bis es zieht und spannt oder eine Minute Wirkungen: • Senkt das Yang des Fk Leber (yang hepatici, *ganyang*) ab • Stabilisiert und reguliert den Fk Leber (o. hepaticus, *gan*)	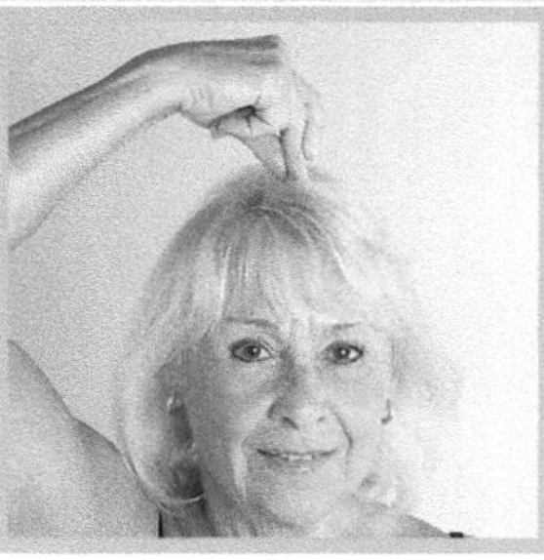

Tab. 7.7.3c

b	Gb 34/F 34 greifen und kneifen *(na nie yanglingquan)* (→ 6.3.24)	Behandlungsdauer: Bis das Ziehen und Spannen zu den Zehen ausstrahlt, etwa 15- bis 30-mal Wirkungen: • Eliminiert Hitze (calor, *re*) • Reguliert den Fk Leber (o. hepaticus, *gan*)	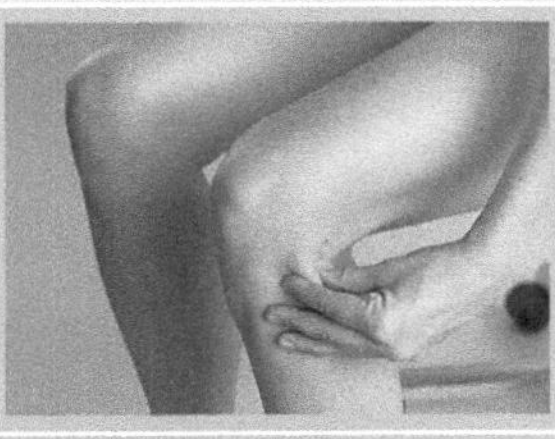
c	Le 3/H 3 pressen und kneten *(an rou taichong)* (→ 6.3.27)	Behandlungsdauer: Etwa eine bis drei Minuten pressen *(an)* und kneten *(rou)* Behandlungsrichtung: Gegen den Uhrzeigersinn kneten *(rou)* → Ausleiten von Qi (dispulsio, *xie*) Wirkung: Senkt das Yang des Fk Leber (yang hepatici, *ganyang*) ab	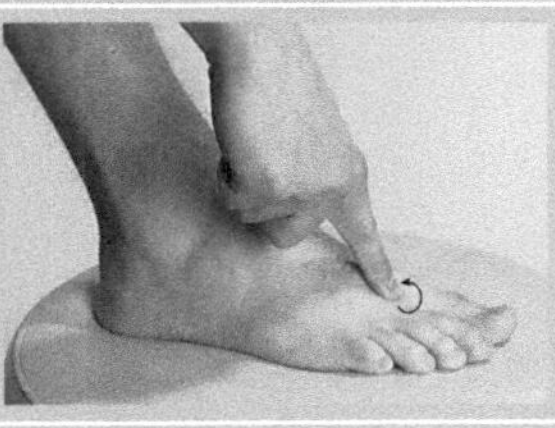
d	Le 2/H 2 pressen *(an xingjian)* (→ 6.3.26)	Behandlungsdauer: Etwa eine bis drei Minuten pressen *(an)* Wirkungen: • Harmonisiert den Fk Leber (o. hepaticus, *gan*) • Kühlt das Xue • Leitet Glut (ardor, *huo*) aus	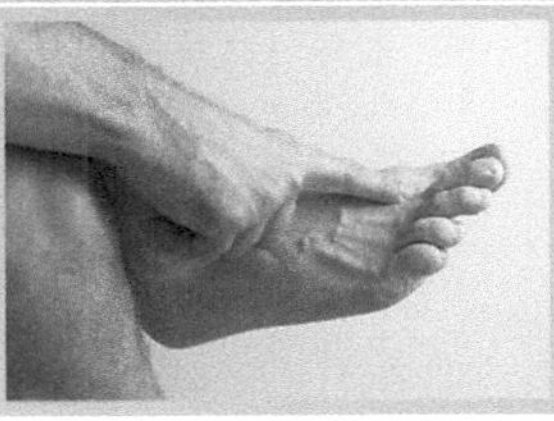

BEHANDLUNGSFREQUENZ

Die Abfolge der Behandlungsmethoden täglich morgens oder abends 3- bis 4-mal als Selbstbehandlung durchführen.

4 Disharmonie des Qi des Fk Magen (qi stomachi, *weiqi*)

Krankheitsentstehung: Durch falsche Ernährung werden die Fk Magen, Dick- und Dünndarm (oo. stomachi et intestinorum, *wei chang*) geschädigt. Die Nahrung verweilt, stagniert und wandelt sich zu Schleim-Hitze (calor pituitae, *tanre*). Schleim-Hitze (calor pituitae, *tanre*) blockiert die „Mitte" (Fk Milz und Magen, oo. lienalis et stomachi, *pi wei*) und stört den oberen Körperbereich. Das Qi des Fk Magen (qi stomachi, *weiqi*) wird disharmonisch, und es können Schlafstörungen entstehen.

Hauptsymptome:
- Mangelnder Schlaf
- Schlechte Schlafqualität

Mögliche Allgemeinsymptome:
- Druckgefühle in der Brust
- Unangenehmes Gefühl im Abdomen
- Aufstoßen mit fauligem Geruch
- Übler Mundgeruch
- Unangenehme Stuhlentleerung
- Zungenbelag: dünn
- Pulse: saitenförmig und schlüpfrig (chordales und lubrici, *xian hua*)

Behandlungsprinzipien:

- Stützen des Qi der „Mitte“ (Qi der Fk Milz und Magen, qi lienale et stomachi, *pi wei qi*)
- Ausleiten von Schleim-Hitze (calor pituitae, *tanre*)

Behandlungsmethoden

Tab. 7.7.3d

a	Das Abdomen reiben *(mo fu)* (→ 6.5.1)	Behandlungsdauer: Etwa 30-mal in beide Richtungen Wirkungen: • Kräftigt den Fk Milz (o. lienalis, *pi*) • Harmonisiert den Fk Magen (o. stomachi, *wei*)	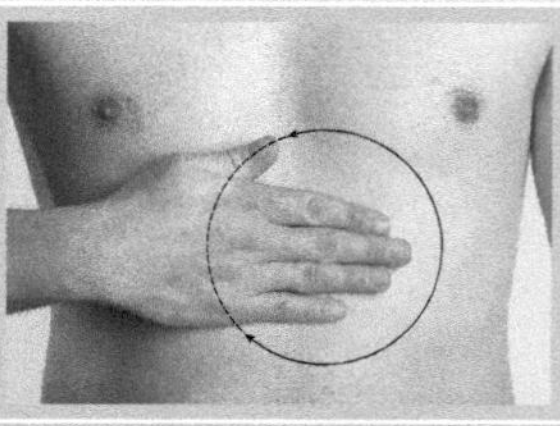
b	Ren 12/Rs 12 kneten *(an zhongwan)* (→ 6.5.15)	Behandlungsdauer: Etwa ein Minute, bis sich ein Gefühl des „Erreichens des Qi“ *(deqi)* einstellt Behandlungsrichtung: Gegen den Uhrzeigersinn kneten *(rou)* → Ausleiten von Qi (dispulsio, *xie*) Wirkungen: • Kräftigt die „Mitte“ (Fk Milz und Magen, oo. lienalis et stomachi, *pi wei*) • Reguliert den Fk Magen (o. stomachi, *wei*) • Harmonisiert das Qi • Kanalisiert Feuchtigkeit (humor, *shi*)	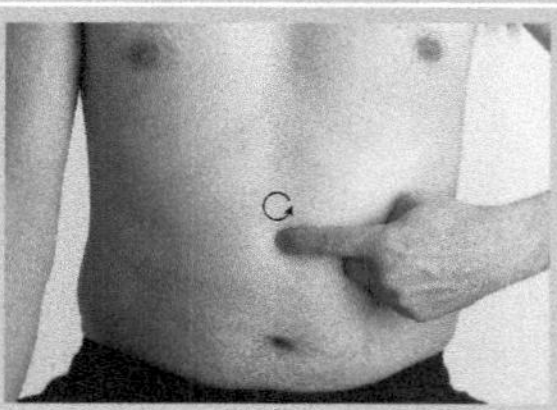
c	Pe 7/Pc 7 pressen und kneten *(an rou daling)* (→ 6.2.25)	Behandlungsdauer: Jeweils eine Minute pressen *(an)* und kneten *(rou)* Behandlungsrichtung: Gegen den Uhrzeigersinn kneten *(rou)* → Ausleiten von Qi (dispulsio, *xie*) Wirkungen: • Harmonisiert den Fk Magen (o. stomachi, *wei*) • Leitet Hitze (calor, *re*) aus	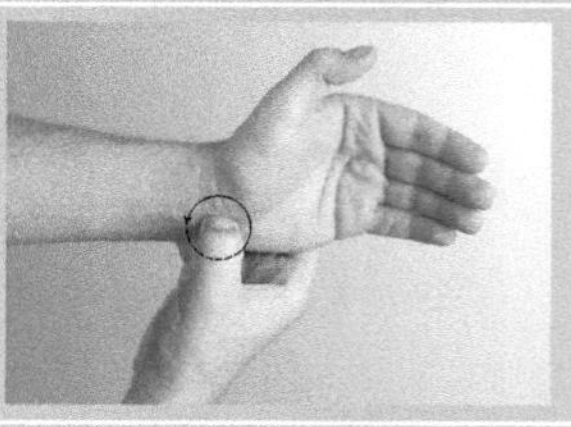
d	Ma 36/S 36 pressen und kneten *(an rou zusanli)* (→ 6.3.7)	Behandlungsdauer: Bis es zieht und spannt oder eine bis drei Minuten Behandlungsrichtung: Im Uhrzeigersinn kneten *(rou)* → Zuführen von Qi (suppletio, *bu*) Wirkung: Stützt und reguliert die Fk Milz und Magen (oo. lienalis et stomachi, *pi wei*)	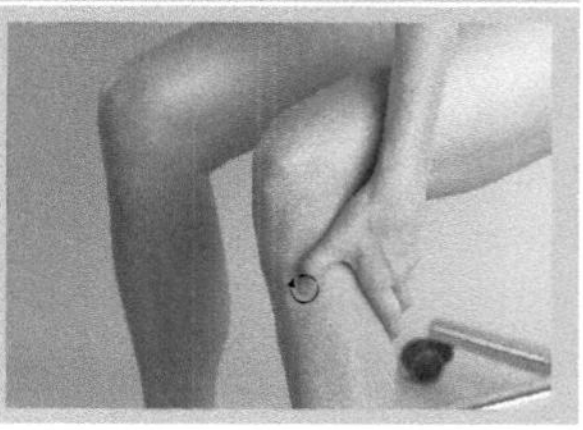

BEHANDLUNGSFREQUENZ

Die Abfolge der Behandlungsmethoden täglich morgens oder abends 3- bis 4-mal als Selbstbehandlung durchführen.

7.7.4 Wadenkrämpfe

Krankheitsbild und Therapie aus westlicher Sicht

Synonym: Krampussyndrom
Definition: Auf einen Muskel oder eine Muskelgruppe beschränkter schmerzhafter, tonischer Krampf. Er tritt meist einseitig und in den Morgenstunden (Crampi nocturni) auf und betrifft die Waden- und Zehenmuskulatur.
Vorkommen
- Nach sportlicher Dauerleistung (v. a. nach anstrengenden Märschen)
- Bei Wurzelirritationssyndrom
- Bei Elektrolytstörungen

Therapie aus westlicher Sicht

- Dehnung der betroffenen Muskelgruppe als Sofortmaßnahme
- Physiotherapie (Massagen, passive und aktive Dehnungen etc.)
- Elektrolytsubstitution (z. B. Magnesium)

CAVE
Um mögliche Erkrankungen der Wirbelsäule und andere Differenzialdiagnosen auszuschließen, sollte vor der Selbstbehandlung mit Tuina eine ärztliche Abklärung erfolgen.

Krankheitsbild und Therapie aus Sicht der chinesischen Medizin

Defizienz von Qi und Xue

Krankheitsentstehung: Chronische Erkrankungen, geistige und körperliche Überarbeitung, zunehmendes Alter, aber auch massive Blutverluste bei Verletzungen und Geburten oder eine energetische Schwäche (depletio, *xu*) der „Mitte" (Fk Milz und Magen, oo. lienalis et stomachi, *pi wei*) führen zu einem Mangel des Yin des Fk Niere (yin renale, *shenyin*). Die Defizienz des Yin des Fk Niere (yin renale, *shenyin*) führt zu einem allgemeinen Säftemangel und einer mangelnden Bereitstellung des Yin des Fk Leber (yin hepatici, *ganyin*). Die Muskeln und Sehnen werden nicht mehr mit Xue versorgt, und es entstehen Muskelkrämpfe.
Hauptsymptom:
Wadenkrämpfe
Mögliche Allgemeinsymptome:
- Schwindel
- Verschwommene Sicht
- Tinnitus
- Muskelschwäche
- Blasser Teint
- Zungenkörper: blass, trocken
- Pulse: rau, zart und saitenförmig (asperi, minuti und chordales, *se xi xian*)

Behandlungsprinzipien:

- Stillen der Schmerzen
- Durchgängigmachen der Netzleitbahnen (reticulares, *luomai*)
- Lösen der Muskeln und Sehnen
- Dynamisieren des Xue

Differenzierte Tuina-Therapie

dlungsmethoden

Tab. 7.7.4

a	Die Wadenmuskulatur dehnen (→ 6.3.1)	Behandlungsdauer: Das Bein ca. 30 Sekunden gestreckt halten. Mindestens fünfmal wiederholen Wirkungen: • Bewegt das Qi • Dynamisiert das Xue • Löst die Muskeln und Sehnen	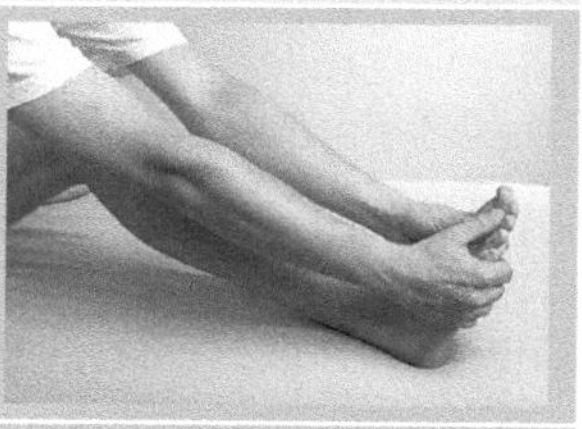
b	Den Unterschenkel greifen *(na xiaotui)* (→ 6.3.3)	Behandlungsdauer: Etwa zehnmal greifen *(na)* und kneifen *(nie)*, dann zehnmal schieben *(tui)* Wirkungen: • Löst die Muskeln und Sehnen • Macht die Netzleitbahnen (reticulares, *luomai*) durchgängig	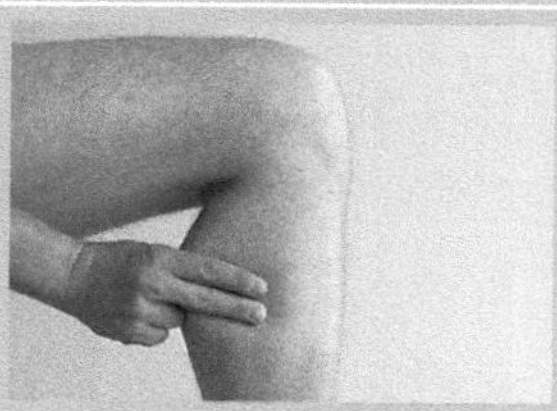 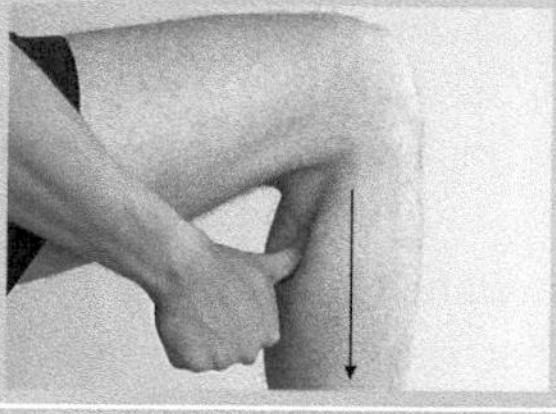
c	Bl 40/V 40 greifen und kneifen *(na nie weizhong)* (→ 6.3.15)	Behandlungsdauer: Bis es zieht und spannt, etwa 30-mal Wirkungen: • Stillt Schmerzen • Stützt und reguliert die Fk Niere und Leber (oo. renalis et hepaticus, *shen gan*)	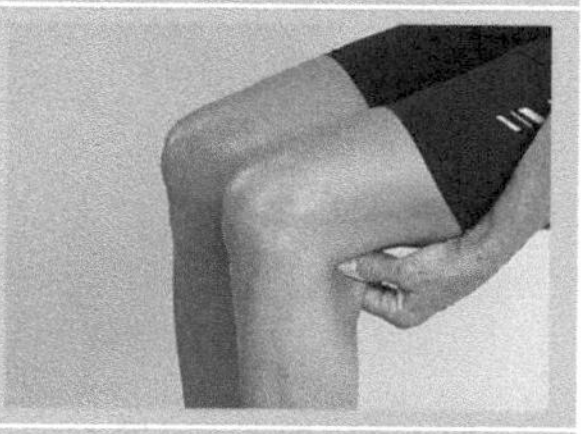
d	Gb 34/F 34 greifen und kneifen *(na nie yang-lingquan)* (→ 6.3.24)	Behandlungsdauer: Bis das Ziehen und Spannen zu den Zehen ausstrahlt, etwa 15- bis 30-mal Wirkungen: • Löst die Muskeln und Sehnen • Dynamisiert das Xue • Macht die Netzleitbahnen (reticulares, *luomai*) durchgängig	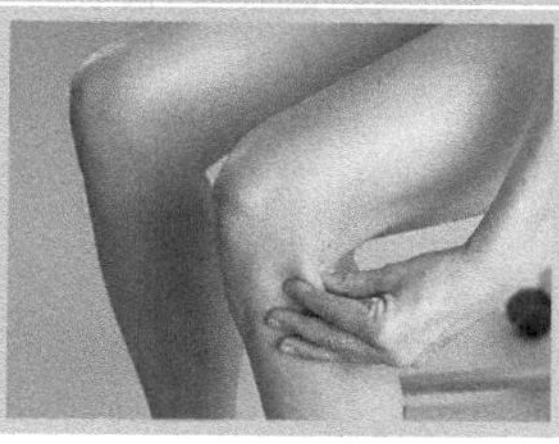

Tab. 7.7.4

e	Den Wadenmuskel zwirbeln *(cuo)* (→ 6.3.4)	Behandlungsdauer: Ca. 20-mal den M. gastrocnemius zwirbeln *(cuo)* Wirkungen: • Löst die Muskeln • Lindert Schmerzen • Fördert die Blutzirkulation	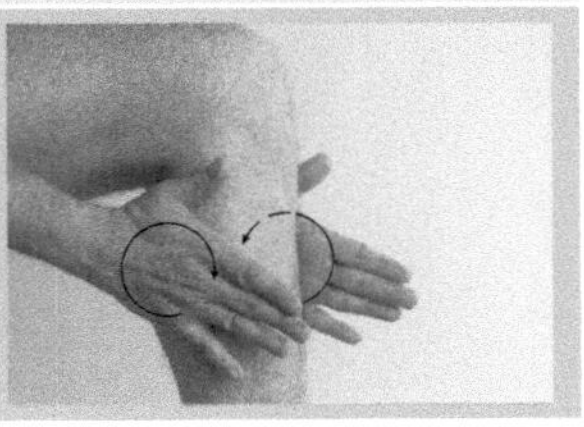

BEHANDLUNGSFREQUENZ

Die Abfolge der Behandlungsmethoden täglich morgens oder abends 3- bis 4-mal als Selbstbehandlung durchführen.

7.7.5 Schluckauf

Krankheitsbild und Therapie aus westlicher Sicht

Synonym: Singultus
Definition: reflektorische, unwillkürliche schnelle Kontraktion des Zwerchfells mit tönender Inspiration und nachfolgendem plötzlichem und geräuschvollem Schluss der Stimmritze
Vorkommen: meist vorübergehend und ohne pathologische Bedeutung, selten organisch
Auslöser: große Mahlzeit, scharfes oder hastiges Essen, zu schnelles Trinken, Alkoholgenuss, falsches Atmen, Aufregung
Ursachen: Erkrankungen im ZNS (z. B. Hirntumor, Enzephalitis, Schädelhirntrauma), im Verlauf des N. phrenicus oder in der Zwerchfellregion (subphrenischer Abszess)

Therapie aus westlicher Sicht

- evtl. medikamentös
- ggf. chirurgisch

Krankheitsbild und Therapie aus Sicht der chinesischen Medizin

Übersicht

Aus Sicht der chinesischen Medizin ist Schluckauf auf gegenläufiges (kontravektives, *ni*) Emporsteigen des Qi des Fk Magen (qi stomachi, *weiqi*) zurückzuführen. Das Qi des Fk Magen (qi stomachi, *weiqi*) dominiert die Abwärtsbewegung, das Absinken. Durch energetische Schwäche (depletio, *xu*), aber auch durch energetische Überladung (repletio, *shi*) kann das Absinken des Qi des Fk Magen (qi stomachi, *weiqi*) beeinträchtigt werden. Das gegenläufige (kontravektive, *ni*) Emporsteigen des Qi des Fk Magen (qi stomachi, *weiqi*) führt zu einer Bewegung des Zwerchfells und dadurch zu Schluckauf.

Einteilung nach Agenzien, Pathogenese und Symptomatik

Den klinischen Manifestationen entsprechend kann zwischen energetischer Schwäche (depletio, *xu*) und energetischer Überladung (repletio, *shi*) differenziert werden.

A Energetische Schwäche (depletio, *xu*)
1. Energetische Schwäche (depletio, *xu*) des Qi der „Mitte" (Fk Milz und Magen, oo. lienalis et stomachi, *pi wei*)

B Energetische Überladung (repletio, *shi*)
1. Ansammlung von Kälte (algor, *han*) im Fk Magen (o. stomachi, *wei*)
2. Hitze (calor, *re*) und Glut (ardor, *huo*) im Fk Magen (o. stomachi, *wei*)
3. Eingestautes Qi und Blockaden von Schleim (pituita, *tan*)

Differenzierte Tuina-Therapie

A Energetische Schwäche (depletio, *xu*)

1 Energetische Schwäche (depletio, *xu*) des Qi der „Mitte" (Fk Milz und Magen, oo. lienalis et stomachi, *pi wei*)

7

Krankheitsentstehung: Durch schwere oder chronische Erkrankungen, geistige und körperliche Überarbeitung, ungesunde Ernährung oder falsche Anwendung von Arzneimitteln wird das Qi der „Mitte" (Fk Milz und Magen, oo. lienalis et stomachi, *pi wei*) verbraucht und eventuell auch das Yin des Fk Magen (yin stomachi, *weiyin*) geschädigt. Der Fk Magen (o. stomachi, *wei*) kann nicht mehr harmonisch absenken, und es kann zu Schluckauf kommen.
Hauptsymptom:
Tieftönender, kraftloser Schluckauf
Mögliche Allgemeinsymptome:
- Atembeschwerden
- Husten
- Kalte Extremitäten
- Appetitlosigkeit
- Übelkeit
- Blasser Teint
- Abgeschlagenheit
- Zungenkörper: blass; Zungenbelag: weißlich
- Pulse: zart, schwach (minuti und invalidi, *xi ruo*) und kraftlos

Behandlungsprinzipien:
- Stützen des Qi
- Regulieren der Fk Milz und Magen (oo. lienalis et stomachi, *pi wei*)

Behandlungsmethoden

Tab. 7.7.5a

a	Ren 22/Rs 22 punktartig pressen und kneten *(dian an rou tiantu)* (→ 6.4.9)	Behandlungsdauer: Bis es lokal zieht und spannt oder eine Minute Behandlungsrichtung: Im Uhrzeigersinn kneten *(rou)* → Zuführen von Qi (suppletio, *bu*) Wirkung: Stärkt und reguliert das Qi des Fk Milz (qi lienale, *piqi*)	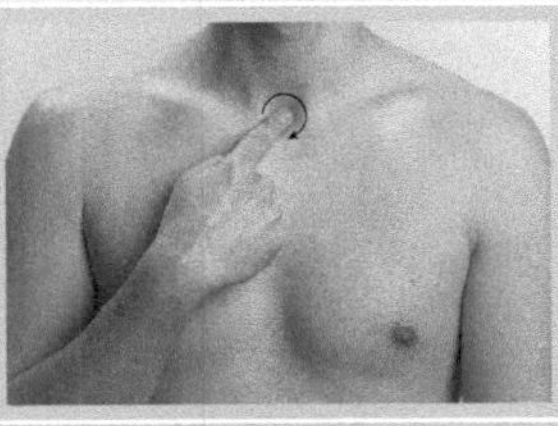
b	Ren 17/Rs 17 punktartig pressen und kneten *(dian an rou tanzhong)* (→ 6.4.8)	Behandlungsdauer: Bis es zieht und spannt, etwa eine bis zwei Minuten Behandlungsrichtung: Im Uhrzeigersinn kneten *(rou)* → Zuführen von Qi (suppletio, *bu*) Wirkungen: • Reguliert das Qi • Senkt Gegenläufigkeiten (Kontravektionen, *ni*) ab • Macht das Zwerchfell durchgängig	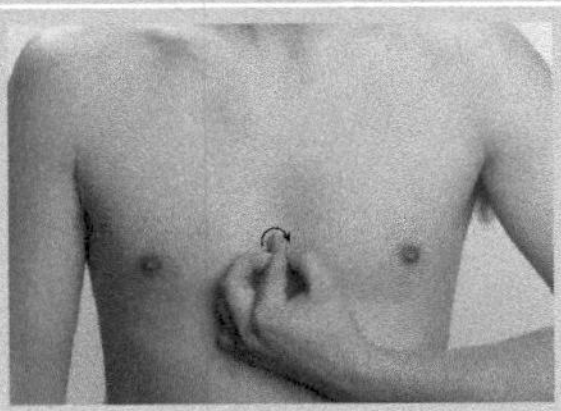
c	Das Abdomen reiben *(mo fu)* (→ 6.5.1)	Behandlungsdauer: Etwa 30-mal in beide Richtungen Wirkungen: • Kräftigt den Fk Milz (o. lienalis, *pi*) • Harmonisiert den Fk Magen (o. stomachi, *wei*)	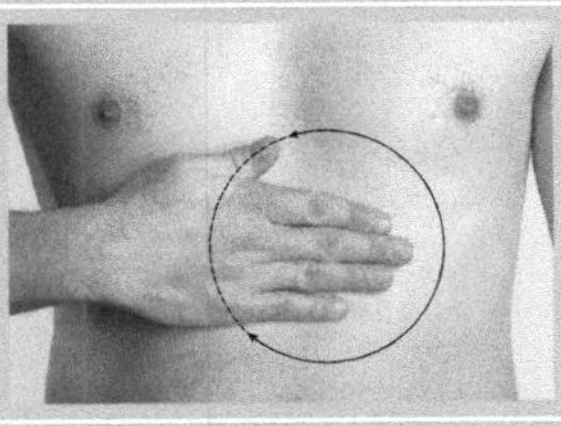
d	Ma 36/S 36 pressen und kneten *(an rou zusanli)* (→ 6.3.7)	Behandlungsdauer: Bis es zieht und spannt oder eine bis drei Minuten Behandlungsrichtung: Im Uhrzeigersinn kneten *(rou)* → Zuführen von Qi (suppletio, *bu*) Wirkungen: • Reguliert und harmonisiert Qi und Xue • Stützt und reguliert die Fk Milz und Magen (oo. lienalis et stomachi, *pi wei*)	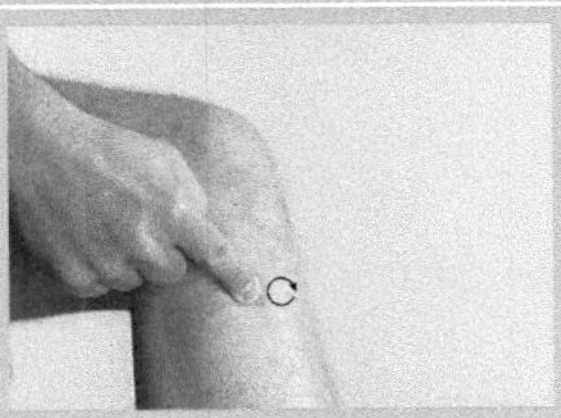

BEHANDLUNGSFREQUENZ

Die Abfolge der Behandlungsmethoden täglich morgens und abends oder während des Schluckaufs 3- bis 4-mal als Selbstbehandlung durchführen.

B Energetische Überladung (repletio, *shi*)

1 Ansammlung von Kälte (algor, *han*) im Fk Magen (o. stomachi, *wei*)

Krankheitsentstehung: Durch den übermäßigen Verzehr von kalten und rohen Nahrungsmitteln sammelt sich Kälte (algor, *han*) im Fk Magen (o. stomachi, *wei*) an. Das Qi des Fk Magen (qi stomachi, *weiqi*) wird nicht mehr harmonisch abgesenkt, steigt gegenläufig (kontravektiv, *ni*) empor und führt zu Schluckauf.

Hauptsymptome:
- Kraftvoller Schluckauf
- Lange Pausen zwischen den Geräuschen

Mögliche Allgemeinsymptome:
- Völle- und Druckgefühl im Magenraum
- Sodbrennen
- Schmerzen im Epigastrium
- Nachlassen der Symptome durch Wärme
- Verstärkung der Symptome durch Kälte
- Verlangen nach warmen Getränken und Speisen
- Appetitlosigkeit
- Kein Durst
- Zungenkörper: blass, geschwollen; Zungenbelag: weiß
- Pulse: untergetaucht und behäbig (mersi und languidi, *chen huan*)

Behandlungsprinzipien:
- Erwärmen des Fk Magen (o. stomachi, *wei*)
- Beseitigen von Kälte (algor, *han*)
- Bewegen des Qi

Download Behandlungsmethoden

Tab. 7.7.5b

a	Die Brust klatschen *(pai xiong)* (→ 6.4.3)	Behandlungsdauer: Etwa 20-mal klatschen *(pai)* Wirkung: Bewegt das Qi	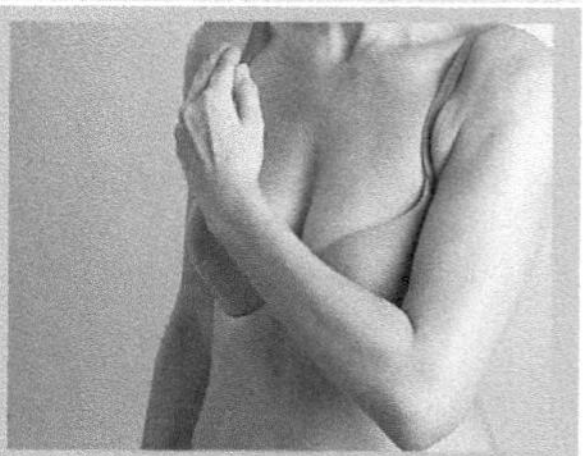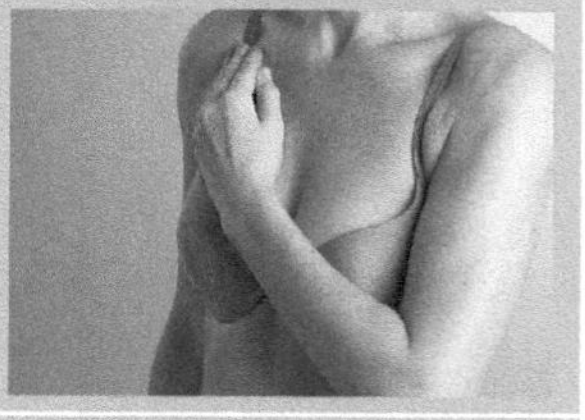
b	Ren 12/Rs 12 kneten *(rou zhongwan)* (→ 6.5.15)	Behandlungsdauer: Etwa eine Minute, bis sich ein Gefühl des „Erreichens des Qi" *(deqi)* einstellt Behandlungsrichtung: Im Uhrzeigersinn kneten *(rou)* → Zuführen von Qi (suppletio, *bu*) Wirkungen: • Kräftigt die „Mitte" (Fk Milz und Magen, oo. lienalis et stomachi, *pi wei*) • Reguliert den Fk Magen (o. stomachi, *wei*) • Harmonisiert das Qi • Senkt Gegenläufigkeiten (Kontravektionen, *ni*) ab	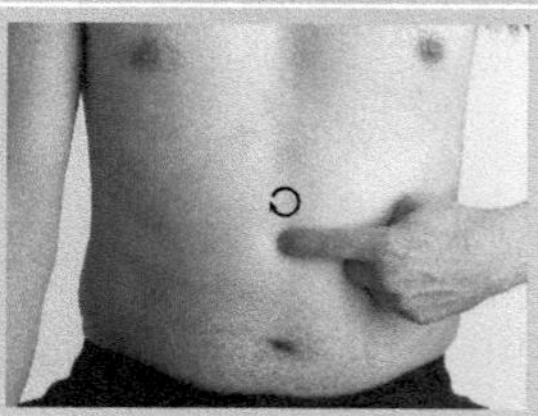

7

Tab. 7.7.5b

c	Bl 21/V 21 kneten *(rou weishu)* (→ 6.6.4)	Behandlungsdauer: Bis es zieht, spannt und warm wird oder eine Minute Behandlungsrichtung: Zum Körperzentrum hin kneten *(rou)* → Zuführen von Qi (suppletio, *bu*) Wirkungen: • Stützt und harmonisiert die Fk Milz und Magen (oo. lienalis et stomachi, *pi wei*) • Beseitigt Blockaden	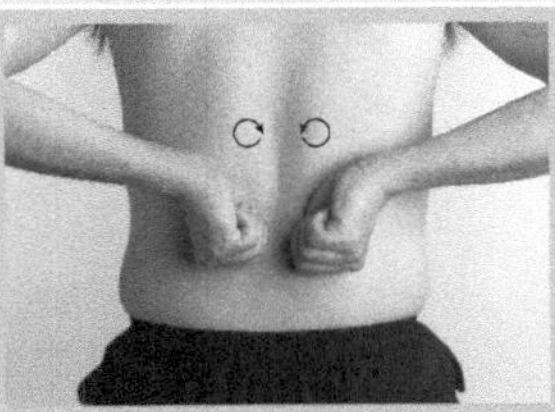
d	Ma 36/S 36 pressen und kneten *(an rou zusanli)* (→ 6.3.7)	Behandlungsdauer: Bis es zieht und spannt oder eine bis drei Minuten Behandlungsrichtung: Im Uhrzeigersinn kneten *(rou)* → Zuführen von Qi (suppletio, *bu*) Wirkungen: • Reguliert und harmonisiert Qi und Xue • Stützt und reguliert die Fk Milz und Magen (oo. lienalis et stomachi, *pi wei*)	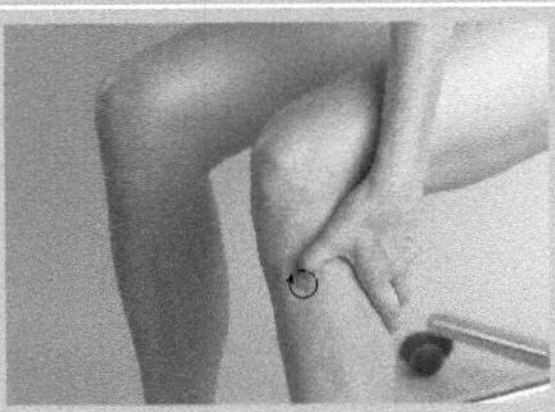

BEHANDLUNGSFREQUENZ

Die Abfolge der Behandlungsmethoden täglich morgens und abends oder während des Schluckaufs 3- bis 4-mal als Selbstbehandlung durchführen.

2 Hitze (calor, *re*) und Glut (ardor, *huo*) im Fk Magen (o. stomachi, *wei*)

Krankheitsentstehung: Durch die Aufnahme zu viel scharfer, fettiger und gewürzter Nahrungsmittel und Alkohol sammeln sich Hitze (calor, *re*) und Glut (ardor, *huo*) im Fk Magen (o. stomachi, *wei*) an. Das Yin des Fk Magen (yin stomachi, *weiyin*) wird verbraucht, das Qi des Fk Magen (qi stomachi, *weiqi*) kann nicht mehr abgesenkt werden und verläuft gegenläufig (kontravektiv, *ni*) nach oben. Das Zwerchfell wird bewegt, und es entsteht Schluckauf.

Hauptsymptom: Starker, helltönender, anhaltender, kraftvoller Schluckauf

Mögliche Allgemeinsymptome:

- Übler Mundgeruch
- Gesteigertes Durstempfinden
- Vermehrte Flüssigkeitsaufnahme
- Verlangen nach kühlen Getränken
- Gerötetes Gesicht
- Trockener Mund
- Zungenkörper: rot; Zungenbelag: gelblich
- Pulse: schlüpfrig und beschleunigt (lubrici und celeri, *hua shu*)

Behandlungsprinzipien:

- Absenken des Qi des Fk Magen (qi stomachi, *weiqi*)
- Bewegen des Qi
- Regulieren des Xue

Behandlungsmethoden

Tab. 7.7.5c

a	Den Magenraum kneten *(rou weiwan)* (→ 6.5.2)	Behandlungsdauer: Etwa drei bis fünf Minuten pressen *(an)* und kneten *(rou)*, bis sich ein angenehmes Gefühl entwickelt Behandlungsrichtung: Gegen den Uhrzeigersinn kneten *(rou)* ⟶ Ausleiten von Qi (dispulsio, *xie*) Wirkungen: • Reguliert den Fk Magen (o. stomachi, *wei*) • Harmonisiert die „Mitte" (Fk Milz und Magen, oo. lienalis et stomachi, *pi wei*) • Senkt Gegenläufigkeiten (Kontravektionen, *ni*) ab	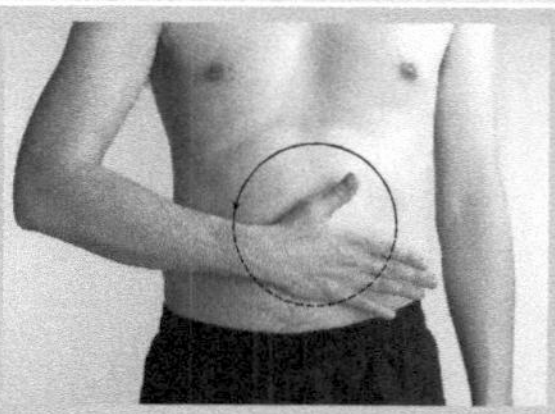
b	Ma 25/S 25 pressen und kneten *(an rou tianshu)* (→ 6.5.7)	Behandlungsdauer: Etwa drei Minuten pressen *(an)* und kneten *(rou)* Behandlungsrichtung: Vom Körperzentrum weg kneten *(rou)* ⟶ Ausleiten von Qi (dispulsio, *xie*) Wirkungen: • Reguliert das Qi • Beseitigt Blockaden	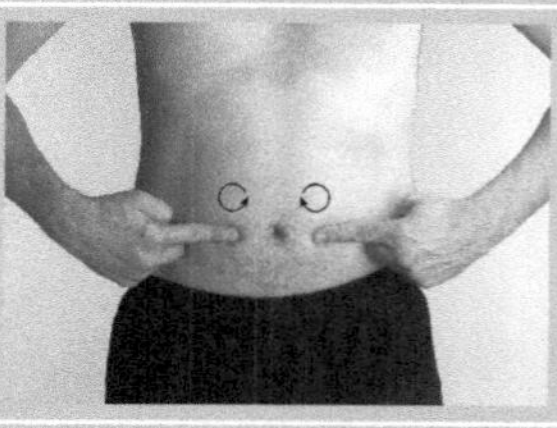
c	Ren 10/Rs 10 pressen und kneten *(an rou xiawan)* (→ 6.5.14)	Behandlungsdauer: Etwa eine Minute pressen *(an)* und kneten *(rou)* Behandlungsrichtung: Gegen den Uhrzeigersinn kneten *(rou)* ⟶ Ausleiten von Qi (dispulsio, *xie*) Wirkung: Leitet Feuchtigkeit-Hitze (calor humidus, *shire*) aus der „Mitte" (Fk Milz und Magen, oo. lienalis et stomachi, *pi wei*) aus	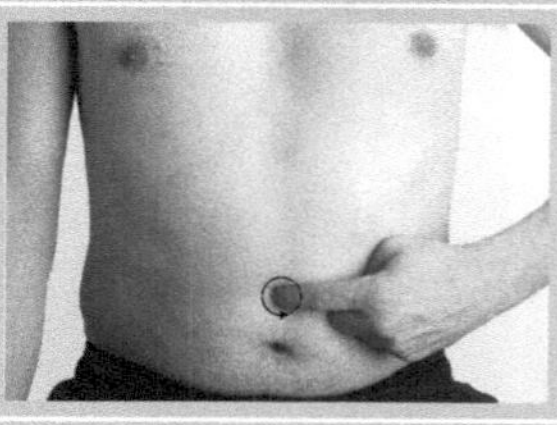
d	Pe 6/Pc 6 pressen und kneten *(an rou neiguan)* (→ 6.2.24)	Behandlungsdauer: Jeweils eine Minute pressen *(an)* und kneten *(rou)* Behandlungsrichtung: Gegen den Uhrzeigersinn kneten (rou) ⟶ Ausleiten von Qi (dispulsio, xie) Wirkungen: • Kühlt Hitze (calor, *re*) • Reguliert das Qi	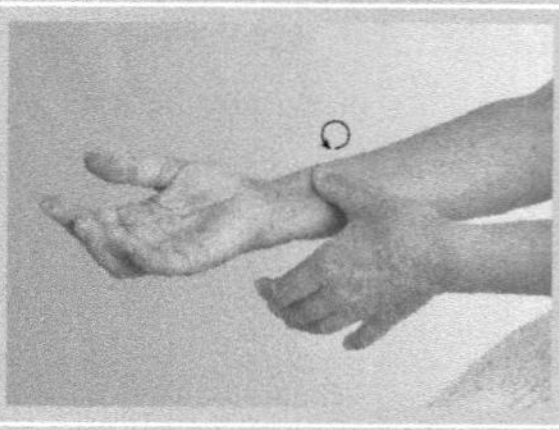
e	Ma 36/S 36 pressen und kneten *(an rou zusanli)* (→ 6.3.7)	Behandlungsdauer: Bis es zieht und spannt oder eine bis drei Minuten Behandlungsrichtung: Im Uhrzeigersinn kneten *(rou)* ⟶ Zuführen von Qi (suppletio, *bu*) Wirkungen: • Reguliert und harmonisiert Qi und Xue • Stützt und reguliert die Fk Milz und Magen (oo. lienalis et stomachi, *pi wei*)	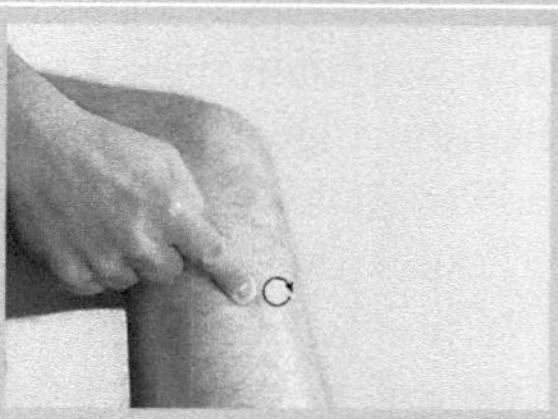

BEHANDLUNGSFREQUENZ

Die Abfolge der Behandlungsmethoden täglich morgens und abends oder während des Schluckaufs 3- bis 4-mal als Selbstbehandlung durchführen.

3 Eingestautes Qi und Blockaden von Schleim (pituita, *tan*)

Krankheitsentstehung: Bei emotionaler Unausgeglichenheit verursacht durch Zorn (ira, *nu*), Reizbarkeit oder auch Niedergeschlagenheit stagniert das Qi des Fk Leber (qi hepatici, *ganqi*), die Säfte *(jinye)* werden nicht mehr verteilt, wodurch Schleim-Trübes (pituita-Trübes, *tanzhuo*) hervorgebracht wird. Wenn das Qi des Fk Leber (qi hepatici, *ganqi*) gegenläufig (kontravektiv, *ni*) fließt und der Fk Lunge (o. pulmonalis, *fei*) und die „Mitte" (Fk Milz und Magen, oo. lienalis et stomachi, *pi wei*) überlagert werden, steigt das Qi des Fk Magen (qi stomachi, *weiqi*) zusammen mit Schleim (pituita, *tan*) gegenläufig (kontravektiv, *ni*) empor, und es kann zu Schluckauf kommen.

Hauptsymptome:
- Ununterbrochener Schluckauf
- Auftreten bei Niedergeschlagenheit und Zorn (ira, *nu*)
- Nachlassen bei guter psychischer Verfassung

Mögliche Allgemeinsymptome:
- Spannungs- und Druckgefühle in der Brust und im Flankenbereich
- Eventuell Übelkeit
- Appetitlosigkeit
- Benommenheit und Schwindel
- Zungenbelag: klebrig
- Pulse: saitenförmig und schlüpfrig (chordales und lubrici, *xian hua*)

Behandlungsprinzipien:
- Absenken des Qi des Fk Magen (qi stomachi, *weiqi*)
- Umwandeln von Feuchtigkeit (humor, *shi*)
- Regulation des Qi des Fk Leber (qi hepatici, *ganqi*)

Behandlungsmethoden

Tab. 7.7.5d

a	3E 6/T 6 pressen *(an feihu)* (→ 6.2.30)	Behandlungsdauer: Etwa eine Minute pressen *(an)* Wirkung: Entfaltet das Qi des Fk Leber (qi hepatici, *ganqi*)	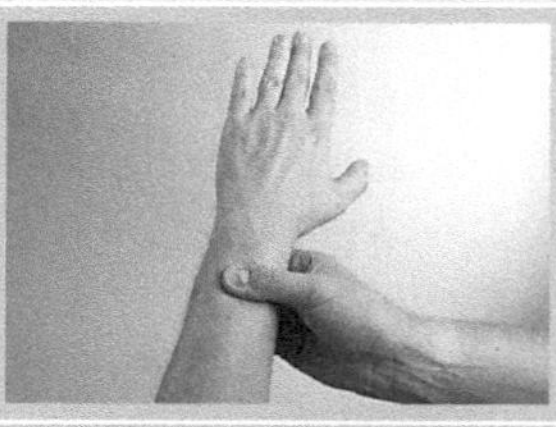
b	Gb 34/F 34 greifen und kneifen *(na nie yanglingquan)* (→ 6.3.24)	Behandlungsdauer: Bis das Ziehen und Spannen zu den Zehen ausstrahlt oder 15- bis 30-mal Wirkungen: • Reguliert den Fk Leber (o. hepaticus, *gan*) • Dynamisiert das Xue	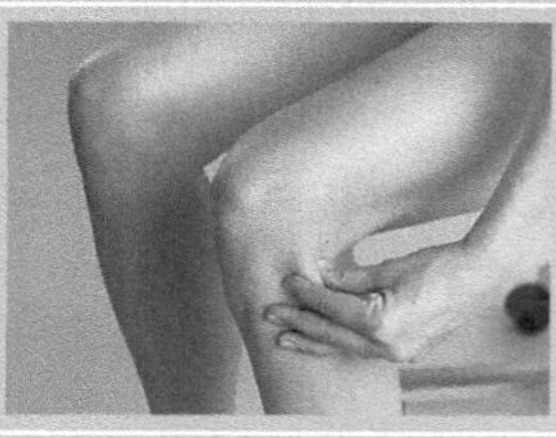
c	Mi 9/L 9 pressen *(an yinlingquan)* (→ 6.3.13)	Behandlungsdauer: Etwa eine Minute lang pressen *(an)* Wirkungen: • Führt das Qi in den unteren Wärmebereich (unteres Calorium, *xiajiao*) • Leitet Feuchtigkeit (humor, *shi*) aus • Bewegt und dynamisiert das Qi	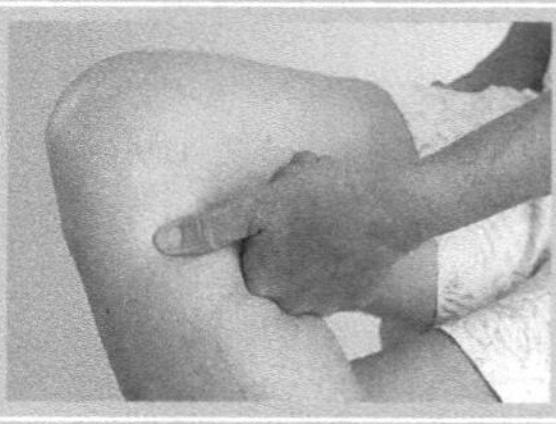
d	Mi 6/L 6 pressen und kneten *(an rou sanyinjiao)* (→ 6.3.11)	Behandlungsdauer: Jeweils eine Minute lang pressen *(an)* und kneten *(rou)* Behandlungsrichtung: Im Uhrzeigersinn kneten *(rou)* → Zuführen von Qi (suppletio, *bu*) Wirkungen: • Kräftigt den Fk Milz (o. lienalis, *pi*) • Wandelt Feuchtigkeit (humor, *shi*) um • Löst den Fk Leber (o. hepaticus, *gan*)	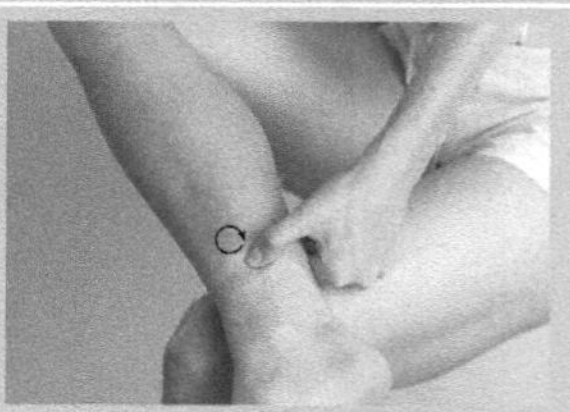
e	Le 3/H 3 pressen und kneten *(an rou taichong)* (→ 6.3.27)	Behandlungsdauer: Etwa eine bis drei Minuten pressen *(an)* und kneten *(rou)* Behandlungsrichtung: Gegen den Uhrzeigersinn kneten *(rou)* → Ausleiten von Qi (dispulsio, *xie*) Wirkungen: • Harmonisiert den Fk Leber (o. hepaticus, *gan*) • Reguliert und kühlt das Xue • Senkt das Yang des Fk Leber (yang hepatici, *ganyang*) ab	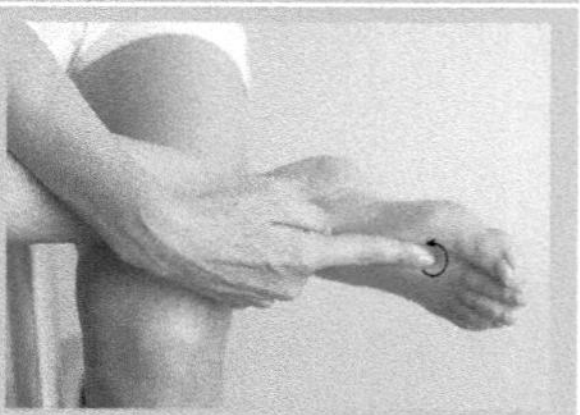

BEHANDLUNGSFREQUENZ

Die Abfolge der Behandlungsmethoden täglich morgens und abends oder während des Schluckaufs 3- bis 4-mal als Selbstbehandlung durchführen.

7.7.6 Zahnschmerzen

Krankheitsbild und Therapie aus westlicher Sicht

Definition: Ein zumeist starkes, kontinuierliches Schmerzgefühl, das von den Zähnen ausgeht.
Ursachen: meist Zahnkaries (als häufigste Zahnerkrankung, im fortgeschrittenen Stadium mit Einbruch der Zahnhartsubstanzen und damit Bildung kariöser, oft schmerzhafter Defekte (Kavitäten, „Löcher"), entzündliche Krankheiten wie Parodontitis (Entzündung des Zahnbettes), Durchbrechen der Zähne bei Kindern, Durchbrechen der Weisheitszähne bei Erwachsenen, aber auch als Begleitsymptom bei Kopfschmerzen, Migräne, Nasennebenhöhlenentzündung, Ohrenschmerzen, Angina Pectoris

CAVE
In seltenen Fällen kann akut auftretender Zahnschmerz Symptom eines Angina-Pectoris-Anfalls sein!

Symptome: Pochende Schmerzen, Schwellungen, auch der gesamten Backe, Bildung von Zahnfleischtaschen, Fisteln und Abszessen, als Spätsymptom erhöhte Zahnbeweglichkeit
Prophylaxe:
- Regelmäßige und gründliche Zahnpflege
- Einschränkung der Zuckerzufuhr, um das Entkalkungsrisiko zu vermindern
- Regelmäßige Fluoridanwendung, z. B. mit Zahnpasten
- Halbjährliche Kariesprophylaxe

7

Therapie aus westlicher Sicht

- Je nach Ursache Wurzelkanalbehandlung oder Parodontitisbehandlung
- Schmerzlindernde, entzündungshemmende Medikamente
- Kühlung
- Nelkenöl

CAVE
Durch eine Selbstbehandlung mit Tuina kann der Patient Schmerzen und andere Symptome lindern. Aufgrund der vielfältigen und ernstzunehmenden differenzialdiagnostischen Möglichkeiten ist eine zahnärztliche Abklärung und Behandlung erforderlich.

Krankheitsbild und Therapie aus Sicht der chinesischen Medizin

Übersicht

In der chinesischen Medizin werden Zähne als Verlängerung der Knochen angesehen und dem Funktionskreis Niere (o. renalis, *shen*) zugeordnet. Der Bereich des Zahnfleisches wird von der Leitbahn des Fk Dickdarm (c. intestini crassi, *dachang jing*) und von der Leitbahn des Fk Magen (c. stomachi, *wei jing*) passiert. Die Leitbahn des Fk Dickdarm (c. intestini crassi, *dachang jing*) tritt in die oberen Zähne und den Oberkiefer ein, die Leitbahn des Fk Magen (c. stomachi, *wei jing*) in die unteren Zähne und den Unterkiefer.

Einteilung nach Agenzien und Pathogenese

Differenzialdiagnostisch kommen folgende Möglichkeiten in Betracht:

A Repletive Zahnschmerzen
1. Schmerzen der oberen Zähne aufgrund Glut (ardor, *huo*) des Fk Magen (o. stomachi, *wei*)
2. Schmerzen der unteren Zähne aufgrund Hitze (calor, *re*) des Fk Dickdarm (o. intestini crassi, *dachang*)

B Depletive Zahnschmerzen

Differenzierte Tuina-Therapie

A Repletive Zahnschmerzen

Krankheitsentstehung: Die Leitbahn des Fk Dickdarm (c. intestini crassi, *dachang jing*) tritt in die oberen Zähne ein, die Leitbahn des Fk Magen (c. stomachi, *wei jing*) in die unteren Zähne. Bei Hitze (calor, *re*) der Fk Dickdarm und Magen (oo. intestini crassi et stomachi, *dachang wei*) oder wenn Hitze (calor, *re*) von außen in die Leitbahnen eindringt, kommt es zu Blockaden in der Überstrahlung des Yang (splendor yang, *yangming*). Diese wandeln sich zu Glut (ardor, *huo*), Glut (ardor, *huo*) schlägt entlang den Leitbahnen empor und kann zu Zahnschmerzen führen.

Hauptsymptome:
- Verstärkung der Schmerzen durch Reize wie Wärme, Saures und Süßes
- Schwellungen des Zahnfleisches
- Besserung der Schmerzen durch kühle Getränke
- Schmerzen in den oberen Zähnen aufgrund Glut (ardor, *huo*) des Fk Magen (o. stomachi, *wei*)
- Schmerzen der unteren Zähne aufgrund Hitze (calor, *re*) des Fk Dickdarm (o. intestini crassi, *dachang*)
- Nächtliche Zahnschmerzen v. a. durch Hitze (calor, *re*) des Fk Magen (o. stomachi, *wei*)

Mögliche Allgemeinsymptome:
- Obstipation
- Verlangen nach kalten Getränken
- Zungenkörper: rot; Zungenbelag: gelblich
- Pulse: beschleunigt (celeri, *shu*)

Behandlungsprinzipien:
- Ausleiten von Hitze (calor, *re*) und Glut (ardor, *huo*)
- Herauslösen von Wind (ventus, *feng*)
- Lösen und Durchgängigmachen der Haupt- und Netzleitbahnen (cardinales und reticulares, *jingmai luomai*)
- Stillen der Schmerzen
- Beseitigung der Schwellung

Behandlungsmethoden

Schmerzen der oberen Zähne aufgrund Glut (ardor, *huo*) des Fk Magen (o. stomachi, *wei*)

Tab. 7.7.6a

a	Ma 7/S 7 pressen *(an xiaguan)* (→ 6.1.26)	Behandlungsdauer: Bis es zieht und spannt oder eine Minute Wirkungen: • Leitet Feuchtigkeit-Hitze (calor humidus, *shire*) aus • Macht die Netzleitbahnen (reticularis, *luomai*) frei • Beseitigt Schwellungen • Stillt Schmerzen	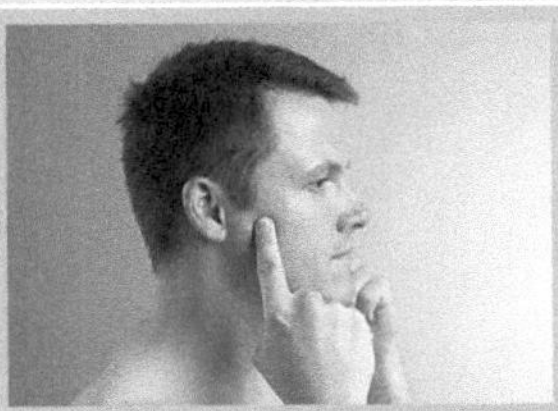
b	Ma 4/S 4 mit dem Fingernagel pressen *(qia dicang)* (→ 6.1.23)	Behandlungsdauer: Bis es zieht und spannt oder eine Minute Wirkungen: • Besänftigt inneren Wind (ventus internus, *neifeng*) • Beendet Zahnschmerzen	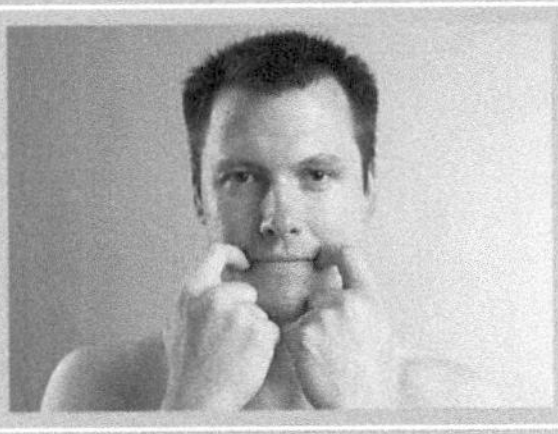
c	Di 4/IC 4 (an der gesunden Seite) greifen und kneifen *(na nie hegu)* (→ 6.2.17)	Behandlungsdauer: Bis es lokal zieht und spannt, etwa 20- bis 30-mal greifen *(na)* und kneifen *(nie)* Wirkungen: • Macht die Netzleitbahnen (reticulares, *luomai*) durchgängig • Stillt Schmerzen • Zerstreut Wind (ventus, *feng*)	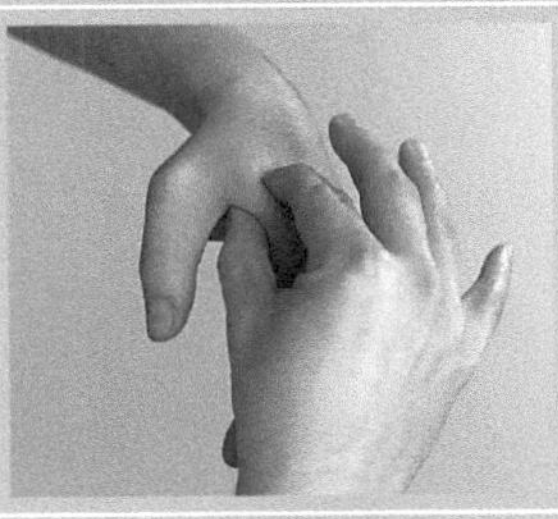
d	Ma 36/S 36 mit dem Daumennagel pressen *(qia zusanli)* (→ 6.3.7)	Behandlungsdauer: Bis es zieht und spannt oder etwa eine bis drei Minuten Wirkung: Reguliert und harmonisiert Qi und Xue	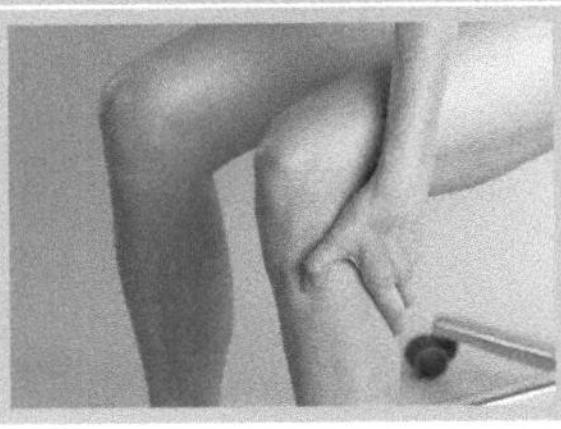

Tab. 7.7.6a

e	Ma 44/S 44 mit dem Daumennagel pressen *(qia neiting)* (→ 6.3.9)	Behandlungsdauer: Etwa eine bis drei Minuten, bis es zieht und spannt Wirkungen: • Kühlt Feuchtigkeit-Hitze (calor humidus, *shire*) und Glut (ardor, *huo*) des Fk Magen (o. stomachi, *wei*) • Reguliert das Qi • Wirkt schmerzstillend	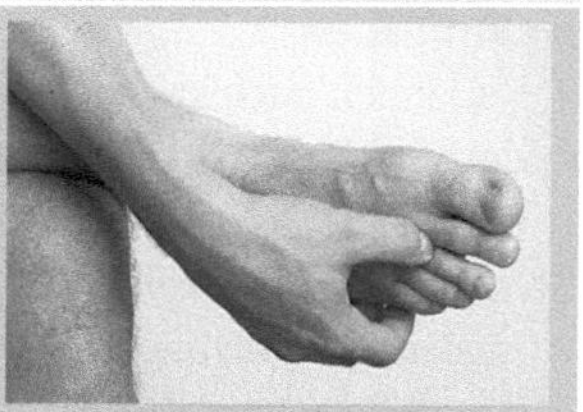

BEHANDLUNGSFREQUENZ

Die Abfolge der Behandlungsmethoden täglich morgens oder abends 3- bis 4-mal als Selbstbehandlung durchführen.

Schmerzen der unteren Zähne aufgrund Hitze (calor, *re*) des Fk Dickdarm (o. intestini crassi, *dachang*)

Tab. 7.7.6b

a	Ma 6/S 6 pressen und kneten *(an rou jiache)* (→ 6.1.25)	Behandlungsdauer: Etwa eine bis zwei Minuten pressen *(an)* und kneten *(rou)* Behandlungsrichtung: Vom Körperzentrum weg kneten *(rou)* → Ausleiten von Qi (dispulsio, *xie*) Wirkungen: • Löst Wind (ventus, *feng*) • Macht die Netzleitbahnen (reticularis, *luomai*) durchgängig	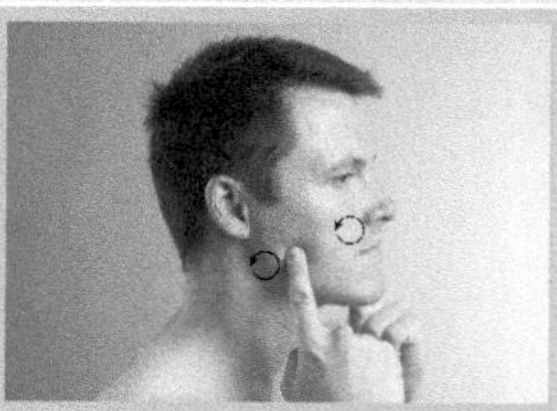
b	Ma 5/S 5 pressen *(an daying)* (→ 6.1.24)	Behandlungsdauer: Etwa eine bis zwei Minuten pressen *(an)* Wirkungen: • Zerstreut Wind (ventus, *feng)* • Macht die Netzleitbahnen (reticulares, *luomai*) durchgängig	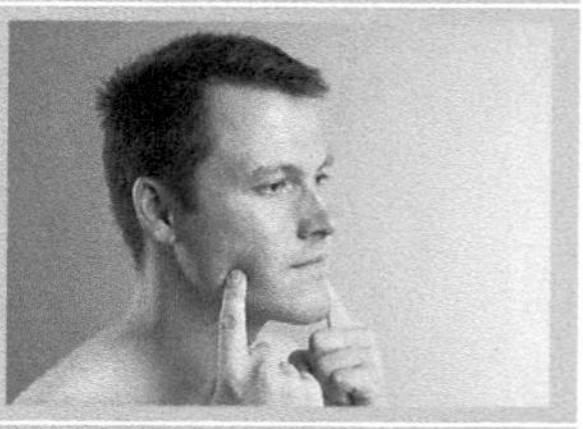
c	Di 11/IC 11 pressen und kneten *(an rou quchi)* (→ 6.2.19)	Behandlungsdauer: Bis es lokal zieht und schmerzt oder eine Minute Behandlungsrichtung: Gegen den Uhrzeigersinn kneten *(rou)* → Ausleiten von Qi (dispulsio, *xie*) Wirkung: Kühlt Hitze (calor, *re*)	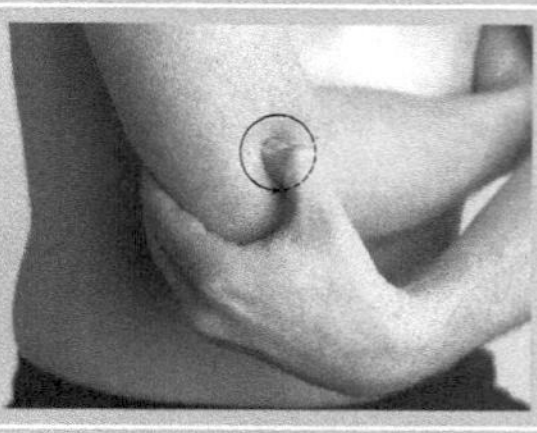
d	Di 10/IC 10 (an der gesunden Seite) mit dem Daumennagel pressen *(qia shousanli)* (→ 6.2.18)	Behandlungsdauer: Etwa eine Minute mit dem Daumennagel pressen *(qia)* Wirkung: Leitet Wind (ventus, *feng*) aus	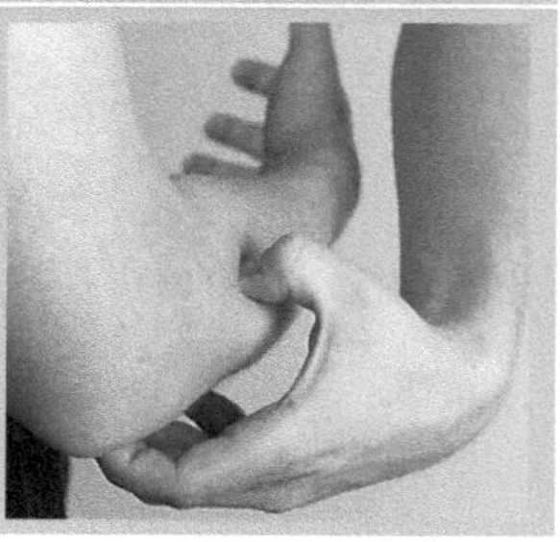

Tab. 7.7.6b

e	Di 4/IC 4 greifen und kneifen *(na nie hegu)* (→ 6.2.17)	Behandlungsdauer: Bis es lokal zieht und spannt, etwa 20- bis 30-mal greifen *(na)* und kneifen *(nie)* Wirkungen: • Kühlt Hitze (calor, *re*) • Macht die Netzleitbahnen (reticulares, *luomai*) durchgängig • Stillt Schmerzen	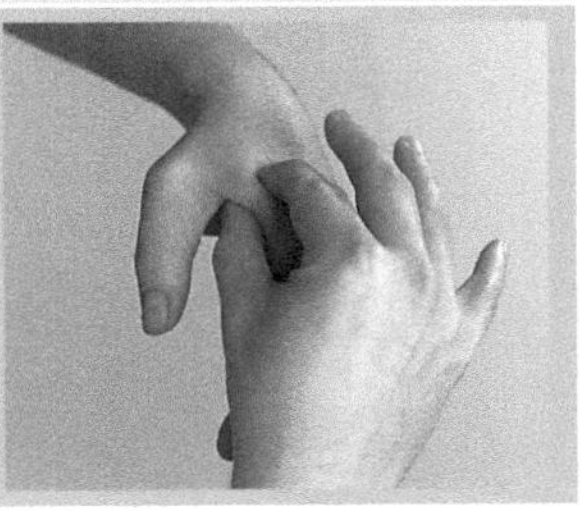

BEHANDLUNGSFREQUENZ

Die Abfolge der Behandlungsmethoden täglich morgens oder abends 3- bis 4-mal als Selbstbehandlung durchführen.

B Depletive Zahnschmerzen

Krankheitsentstehung: Depletive Zahnschmerzen entstehen häufig im fortgeschrittenen Alter, wenn das Yin des Fk Niere (yin renale, *shenyin*) defizient ist. Die energetische Schwäche (depletio, *xu*) des Yin des Fk Niere (yin renale, *shenyin*) führt zu einem allgemeinen Säftemangel und zu einer Minderung des Yin des Fk Leber (yin hepatici, *ganyin*) und des Yin des Fk Herz (yin cardiale, *xinyin*). Aufgrund dieser Defizienz des Yin kann das Yang nicht mehr gehalten werden, es schlägt empor, und es entstehen Symptome wie Schlafstörungen und Schwindel. Der Fk Niere (o. renalis, *shen*) dominiert die Knochen, und die Zähne sind die Verlängerung der Knochen. Eine Defizienz des Yin des Fk Niere (yin renale, *shenyin*) und emporschlagende Glut aufgrund von energetischer Schwäche (ardor depletionis, *xuhuo*) können deshalb zu Zahnschmerzen führen.

Hauptsymptome:
- Lockere Zähne
- Schmerzen im Bereich der Zahnwurzel
- Keine Schwellung des Zahnfleisches
- Bei Kindern: häufig Karies, mit schwarzen Verfärbungen der Zähne und Löchern

Mögliche Allgemeinsymptome:
- Nachtschweiße
- Schlafstörungen
- Schwindelanfälle
- Trockenheit des Rachens
- Vermehrter Durst
- Zungenkörper: rot; Zungenbelag: wenig
- Pulse: zart und beschleunigt (minuti und celeri, *xi shu*)

Behandlungsprinzipien:
- Befeuchten des Yin
- Suppletieren des Fk Niere (o. renalis, *shen*)
- Kühlen von Glut (ardor, *huo*)

Behandlungsmethoden

Tab. 7.7.6c

a	Mit den Zähnen klappern *(kou chi)* (→ 6.1.18)	Behandlungsdauer: Etwa 50-mal mit den Zähnen klappern *(kou chi)* Wirkung: Festigt die Zähne	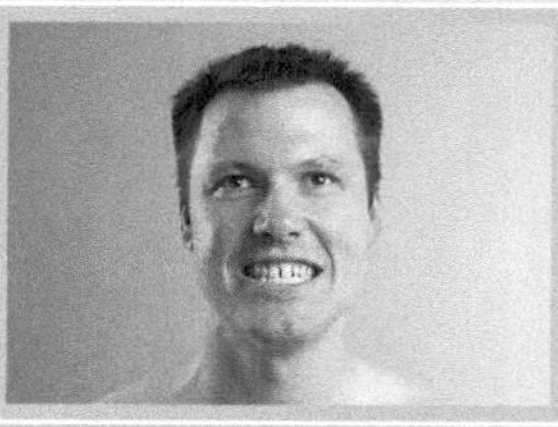
b	Den schmerzenden Punkt (Foramen ad hoc) pressen und kneten *(an rou ashixue)*	Behandlungsdauer: 100-mal oder bis es lokal zieht und spannt Behandlungsrichtung: Im Uhrzeigersinn kneten *(rou)* → Zuführen von Qi (suppletio, *bu*) Wirkungen: • Bewegt das Qi • Stillt Schmerzen	
c	Mi 6/L 6 pressen und kneten *(an rou sanyinjiao)* (→ 6.3.11)	Behandlungsdauer: Jeweils eine Minute lang pressen *(an)* und kneten *(rou)* Behandlungsrichtung: Im Uhrzeigersinn kneten *(rou)* → Zuführen von Qi (suppletio, *bu*) Wirkung: Stützt den Fk Niere (o. renalis, *shen*)	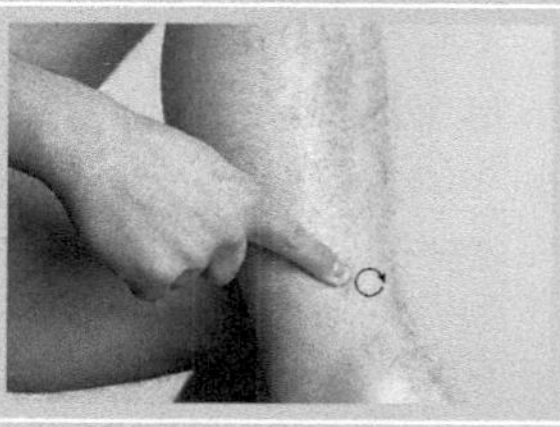
d	Ni 7/R 7 pressen *(an fuliu)* (→ 6.3.22)	Behandlungsdauer: Etwa eine bis zwei Minuten pressen *(an)* Wirkungen: • Stützt den Fk Niere (o. renalis, *shen*), insbesondere das Yin des Fk Niere (yin renale, *shenyin*) • Kühlt Hitze (calor, *re*)	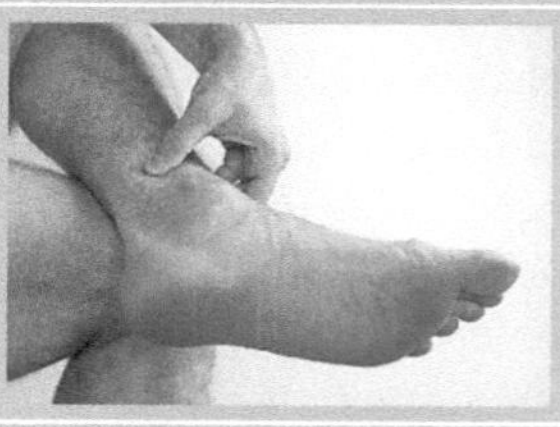
e	Ni 3/R 3 pressen *(an taixi)* (→ 6.3.20)	Behandlungsdauer: Etwa eine bis zwei Minuten pressen *(an)* Wirkungen: • Stützt und reguliert das Qi der Fk Niere und Leber (qi renale et hepatici, *shen gan qi*) • Kühlt Hitze (calor, *re*)	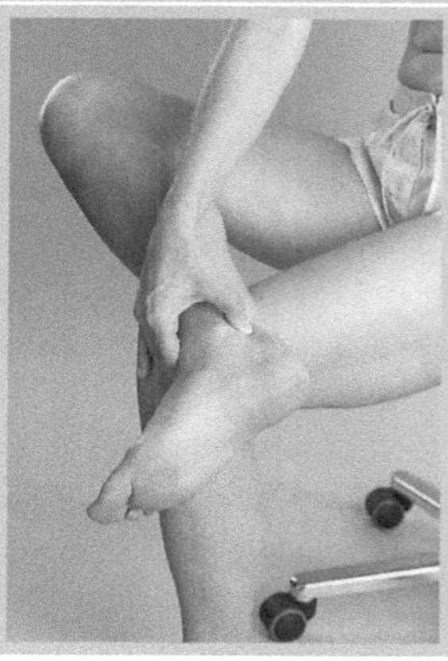

BEHANDLUNGSFREQUENZ

Die Abfolge der Behandlungsmethoden täglich morgens oder abends 3- bis 4-mal als Selbstbehandlung durchführen.

KAPITEL

8 Selbstbehandlung in der Geriatrie

Bei der Behandlung geriatrischer Krankheitsbilder kann Tuina ergänzend zur Schulmedizin und herkömmlicher Physiotherapie als Behandlung und Selbstbehandlung eingesetzt werden. Erkrankungen wie z.B. Morbus Parkinson und Demenz können zwar aus schulmedizinischer Sicht nur symptomatisch behandelt werden, Physiotherapie spielt aber bei der Behandlung geriatrischer Krankheitsbilder eine herausragende Rolle. Der tragende Therapiegedanke sollte neben der Erhaltung der Mobilität und Selbständigkeit auch die Verhinderung der sozialen Isolation sein. Deshalb ist es von größter Wichtigkeit, Angehörige in die Therapie mit einzubeziehen und unterstützend sowie beratend zur Seite zu stehen.

Aus Sicht der chinesischen Medizin werden im Alter Qi und Xue allmählich schwächer, das Struktivpotenzial *(jing)* wird defizient, und die Neben-Fk Gehirn und Rückenmark (paraorbes cerebri et medullae, *nao sui*) können nicht mehr genährt werden, so dass leicht Erkrankungen entstehen können. Zudem lassen im Alter das Seh-, Hör- und Riechvermögen, das Denken und die Erinnerungsfähigkeit nach. Diese stehen in einem engen Zusammenhang mit dem Neben-Fk Gehirn (paraorbis cerebri, *nao*).

8.1 Demenz

Krankheitsbild und Therapie aus westlicher Sicht

Definition: Fortschreitend verlaufender, organisch bedingter Verlust geistiger und intellektueller Fähigkeiten, in der Regel als chronischer Verwirrtheitszustand mit Gedächtnis-, Denk- und Wahrnehmungsstörungen, Persönlichkeitsveränderungen und Desorientiertheit bei erhaltenem Bewusstsein. Im späteren Verlauf mit allgemeinem körperlichem Verfall einhergehend.

8

Formen

Alzheimer-Demenz

Mit 70% die häufigste Form der degenerativen Demenz.

Sekundäre Demenzen

Ca. 20% aller Demenzen, die sich im Rahmen einer anderen Grunderkrankung entwickeln. Dabei sind die Multiinfarktdemenz mit 8% und die parkinsonsche Demenz mit 4% am häufigsten vertreten.

Symptome:

- Vergesslichkeit, Konzentrationsstörungen, Zerstreutheit
- Verlust des Tag-Nacht-Rhythmus durch räumliche und zeitliche Orientierungsstörungen
- Veränderungen der Persönlichkeitsstruktur
- Stimmungslabilität
- Ängstlichkeit

- Interesselosigkeit
- Verminderung der Gefühlsregungen
- Teilnahmslosigkeit
- Aggressivität oder Reizbarkeit
- Harn- oder Stuhlinkontinenz
- Veränderungen des Gangbildes (kleinschrittiger, unsicherer Gang mit erhöhter Sturzgefahr)

Schweregrade der Demenz:

- Leichte Demenz
  - Die Patienten sind unabhängig und können sich um ihren Haushalt und ihre Körperpflege selbst kümmern. Das Urteilsvermögen ist intakt. Soziale Aktivitäten sind deutlich beeinträchtigt.
- Mittelschwere Demenz
  - Die Patienten können nur mit Hilfe Dritter und deren Aufsicht ihren Alltag organisieren.
- Schwere Demenz
  - Die Patienten müssen ständig unter Aufsicht stehen. Ihre Handlungen sind sinnlos und zusammenhanglos. Der Patient kann sich nicht mehr um seine Körperhygiene kümmern.

Die Pflegebedürftigkeit im Alter ist am häufigsten in einer Demenz begründet.

Man geht davon aus, dass ca. 7% der über 65-Jährigen und 40% der über 85-Jährigen an einer Form der Demenz leiden.

Therapie aus westlicher Sicht

- Behandlung der Grunderkrankung
- Internistische Basistherapie
- Medikamente zur Verbesserung der Hirnleistung (Wirksamkeit aber umstritten!)
- Physiotherapie und Ergotherapie
- Beratung und Aufklärung der Angehörigen

CAVE

Die Ursachen einer Demenz können sehr vielfältig sein. Daher muss jede neu auftretende Demenz ärztlich abgeklärt werden.

Krankheitsbild und Therapie aus Sicht der chinesischen Medizin

Übersicht

Im 17. Kapitel der „Unbefangenen Fragen“ im „Inneren Klassiker des Gelben Fürsten“ (*Huangdi Neijing Suwen*, etwa 1. Jh. v. Chr.) heißt es: „Der Kopf ist die Versammlungshalle der geistigen Kräfte; wenn der Kopf absinkt und die Augen matt sind, werden das Struktivpotenzial *(jing)* und die konstellierende Kraft *(shen)* verfallen.“

8

Bei Demenz bildet der Neben-Fk Gehirn (paraorbis cerebri, *nao*) den Ort der Erkrankung, und „der Neben-Fk Gehirn (paraorbis cerebri, *nao*) ist die Versammlungshalle der ursprünglichen konstellierenden Kraft *(shen)*". Der Pathomechanismus ist immer eine „mangelnde Schärfe" der konstellierenden Kraft *(shen)* im Neben-Fk Gehirn (paraorbis cerebri, *nao*), die auf einer mangelnden Versorgung der Körperöffnungen im Kopfbereich oder auf Blockaden der Netzleitbahnen (reticulares, *luomai*) des Neben-Fk Gehirn (paraorbis cerebri, *nao*) durch Schleim-Trübes (pituita-Trübes, *tanzhuo*) bzw. eingestautes Xue zurückzuführen ist. Das Therapieprinzip ist es daher, die Neben-Fk Gehirn und Rückenmark (paraorbes cerebri et medullae, *nao sui*) zu stützen, Schleim (pituita, *tan*) umzuwandeln und die Körperöffnungen durchgängig zu machen.

Einteilung nach Agenzien und Pathogenese

1. Erschöpfung der Fk Leber und Niere (oo. hepaticus et renalis, *gan shen*)
2. Energetische Schwäche des Fk Milz (depletio des o. lienalis, *pixu*) mit Schleim-Blockaden (pituita, *tan*)
3. Blockade der Netzleitbahnen (reticulares, *luomai*) durch eingestautes Xue

Differenzierte Tuina-Therapie

Eine Selbstbehandlung mit Tuina ist eine gute Ergänzung zur täglichen Physiotherapie. Der behandelnde Therapeut sollte aber sehr geduldig sein und den Patienten nicht überfordern. Hilfreich ist es, die Behandlungsmethoden mit einem Angehörigen einzuüben, der den Patienten dann selbst behandeln kann.

1 Erschöpfung der Fk Leber und Niere (oo. hepaticus et renalis, *gan shen*)

Krankheitsentstehung: Mit zunehmendem Alter nimmt das Struktivpotenzial *(jing)* kontinuierlich ab. Im 5. Kapitel der „Unbefangenen Fragen" im „Inneren Klassiker des Gelben Fürsten" (*Huangdi Neijing Suwen*, etwa 1. Jh. v. Chr.) heißt es: „Mit vierzig Jahren hat sich das Yin-Qi halbiert, und die Kräfte für alltägliche Verrichtungen nehmen ab."

Ätiologisch sind auch langwierige oder chronische Erkrankungen zu nennen, durch die Qi und Xue verbraucht werden. Aber auch ständiges Grübeln verbraucht das Struktivpotenzial *(jing)* und das Xue. Schließlich werden die Fk Leber und Niere (oo. hepaticus et renalis, *gan shen*) energetisch schwach (deplet, *xu*), und die Neben-Fk Gehirn und Rückenmark (paraorbes cerebri et medullae, *nao sui*) werden nicht mehr genährt. Die konstellierende Kraft *(shen)* im Neben-Fk Gehirn (paraorbis cerebri, *nao*) kann ihrer Funktion des klaren Denkens nicht mehr nachkommen, die mentalen Aktivitäten werden verringert, und es kommt zu Demenz.

8

Hauptsymptome:
- Vergesslichkeit
- Starrer Gesichtsausdruck
- Langsame Bewegungen
- Unkontrolliertes Lachen und Weinen
- Wortkargheit
- Gleichzeitig Benommenheit und verschwommene Sicht

Mögliche Allgemeinsymptome:
- Schwäche und Ziehen in Hüften und Knien
- Palpitationen
- Kurzatmigkeit
- Zungenkörper: dunkel; Zungenbelag: dünn, weißlich
- Pulse: zart und beschleunigt (minuti und celeri, *xi shu*)

Behandlungsprinzipien:
- Stützen der Fk Leber und Niere (oo. hepaticus et renalis, *gan shen*)
- Ergänzen des Neben-Fk Rückenmark (paraorbis medullae, *sui*)
- Kräftigen des Neben-Fk Gehirn (paraorbis cerebri, *nao*)

Behandlungsmethoden

Tab. 8.1a

a	Du 20/Rg 20 punktartig pressen *(dian baihui)* (→ 6.1.47)	Behandlungsdauer: Bis es zieht und spannt oder eine Minute Wirkungen: • Stützt den Fk Herz (o. cardialis, *xin*) • Macht die Sinnesöffnungen frei	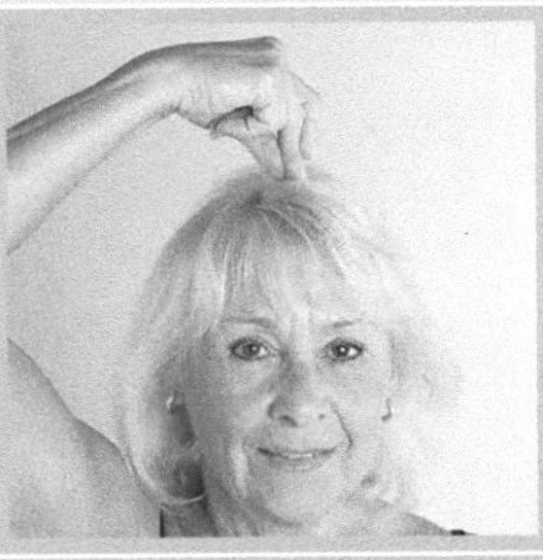
b	Den Kopf klopfen *(kou tou)* (→ 6.1.2)	Behandlungsdauer: Insgesamt etwa 30- bis 50-mal auf den Kopf klopfen Wirkungen: • Klärt den Neben-Fk Gehirn (paraorbis cerebri, *nao*) • Regt die konstellierende Kraft *(shen)* an • Macht die Netzleitbahnen (reticulares, *luomai*) durchgängig	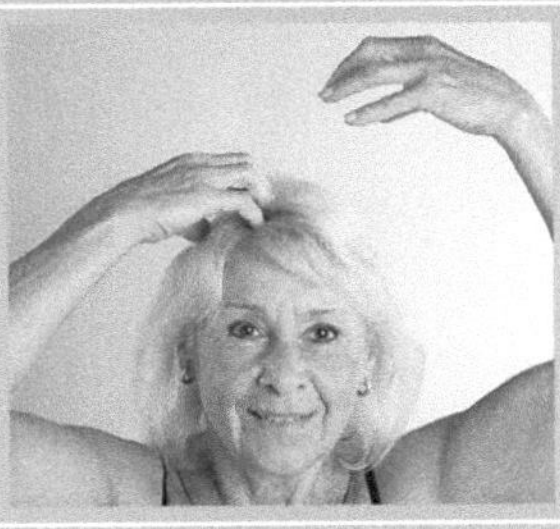
c	Ex-HN 1/Ex 6 pressen *(an sishencong)* (→ 6.1.53)	Behandlungsdauer: Bis es zieht und spannt oder eine Minute Wirkungen: • Senkt das Yang ab • Schärft das Gedächtnis	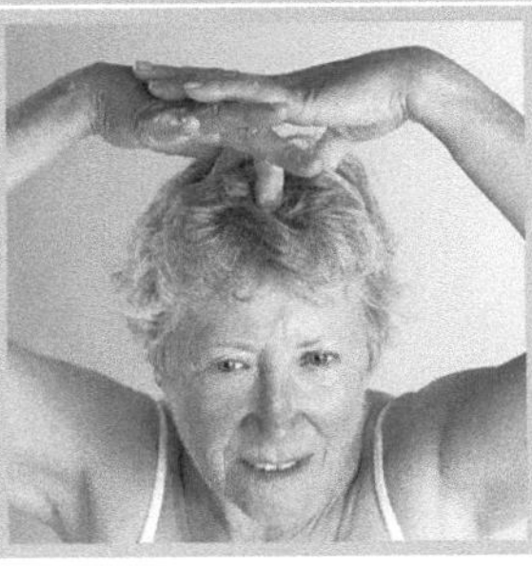

8

Tab. 8.1a

d	Die Schläfen streichen *(mo liangnie)* (→ 6.1.6)	Behandlungsdauer: Etwa 30-mal, bis es zieht und spannt Wirkungen: • Kräftigt den Neben-Fk Gehirn (paraorbis cerebri, *nao*) • Schärft die Intelligenz • Regt die konstellierende Kraft *(shen)* an	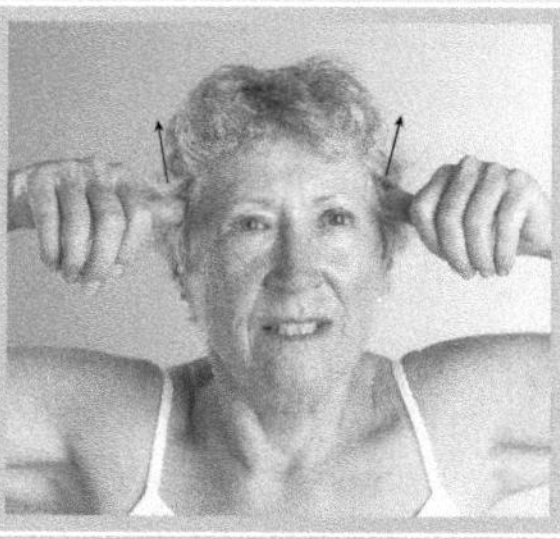
e	Das Tor des Struktivpotenzials reiben *(mo jingmen)* (→ 6.6.9)	Behandlungsdauer: Bis sich lokal Wärme entwickelt, etwa fünf Minuten Wirkungen: • Reguliert Qi und Xue • Stützt das Struktivpotenzial *(jing)* und den Neben-Fk Rückenmark (paraorbis medullae, *sui*)	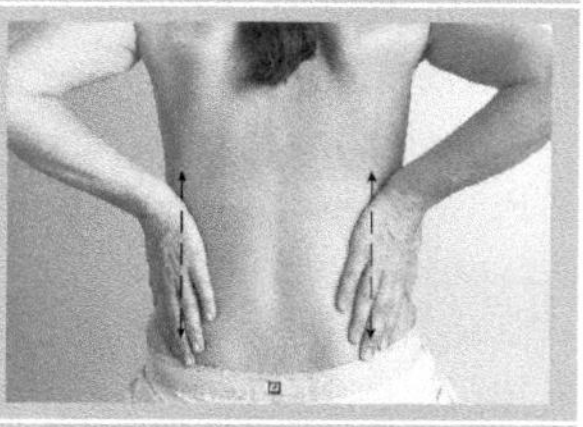
f	Bl 23/V 23 reiben *(mo shenshu)* (→ 6.6.5)	Behandlungsdauer: bis sich lokal Wärme entwickelt, etwa 50-mal Wirkungen: • Konsolidiert, stützt und harmonisiert den Fk Niere (o. renalis, *shen*) • Erwärmt das Yang • Kräftigt den Lumbalbereich	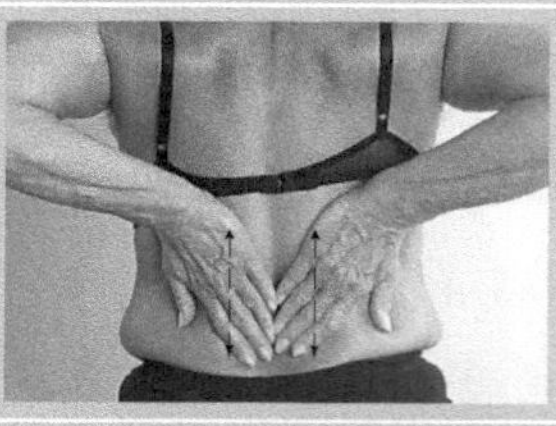
g	Gb 34/F 34 greifen und kneifen *(na nie yanglingquan)* (→ 6.3.24)	Behandlungsdauer: Bis das Ziehen und Spannen zu den Zehen ausstrahlt oder 15- bis 30-mal Wirkungen: • Löst die Sehnen und Muskeln • Dynamisiert das Xue • Macht die Netzleitbahnen (reticulares, *luomai*) durchgängig • Stützt die Fk Milz, Niere, Leber und Gallenblase (oo. lienalis, renalis, hepaticus et felleus, *pi shen gan dan*)	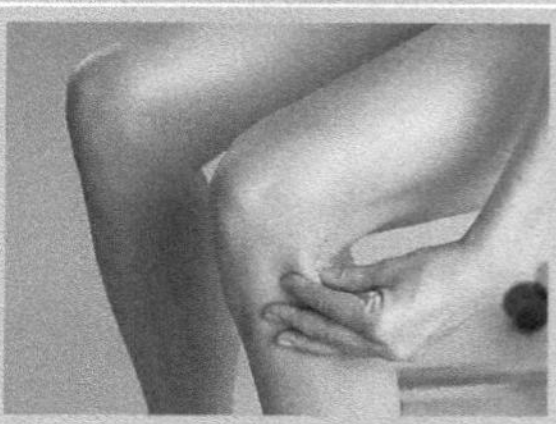

BEHANDLUNGSFREQUENZ

Die Abfolge der Behandlungsmethoden täglich morgens und abends 3- bis 4-mal als Selbstbehandlung durchführen. Falls sich der Patient nicht selbst behandeln kann, sollte der Therapeut den Patienten behandeln und zusätzlich die Behandlungsmethoden mit einem Angehörigen einüben.

2 Energetische Schwäche des Fk Milz (depletio des o. lienalis, *pixu*) mit Schleim-Blockaden (pituita, *tan*)

Krankheitsentstehung: Durch chronische Erkrankungen, geistige und körperliche Überlastung oder diätetische Fehler (zu viel süße, fettige oder rohe Kost) werden die Fk Milz und Magen (oo. lienalis et stomachi, *pi wei*) energetisch schwach (deplet, *xu*). Feuchtigkeit (humor, *shi*) entsteht und wandelt sich zu Schleim (pituita, *tan*). Schleim-Trübes (pituita-Trübes, *tanzhuo*) sammelt sich im Körper an und stört die Körperöffnungen im Kopfbereich. Die konstellierende Kraft *(shen)* kann ihrer Funktion des klaren Denkens nicht mehr nachkommen, und es kommt zu Symptomen einer Demenz.

Hauptsymptome:
- Wortkargheit
- Emotionale Schwankungen
- Ablehnung von angebotenen Speisen
- Mangelnde Körperhygiene

Mögliche Allgemeinsymptome:
- Appetitlosigkeit
- Auffallend blasser Teint
- Kurzatmigkeit
- Kraftlosigkeit
- Zungenkörper: vergrößert, blass; Zungenbelag: weißlich, klebrig
- Pulse: zart und schlüpfrig (minuti und lubrici, *xi hua*)

Behandlungsprinzipien:
- Kräftigen des Fk Milz (o. lienalis, *pi*)
- Mehren des Qi
- Umwandeln von Schleim (pituita, *tan*)
- Durchgängigmachen der Körperöffnungen

Behandlungsmethoden

Tab. 8.1b

a	Du 20/Rg 20 punktartig pressen *(dian baihui)* (→ 6.1.47)	Behandlungsdauer: Bis es zieht und spannt oder eine Minute Wirkungen: • Stützt den Fk Herz (o. cardialis, *xin*) • Macht die Sinnesöffnungen frei • Hebt das Qi empor	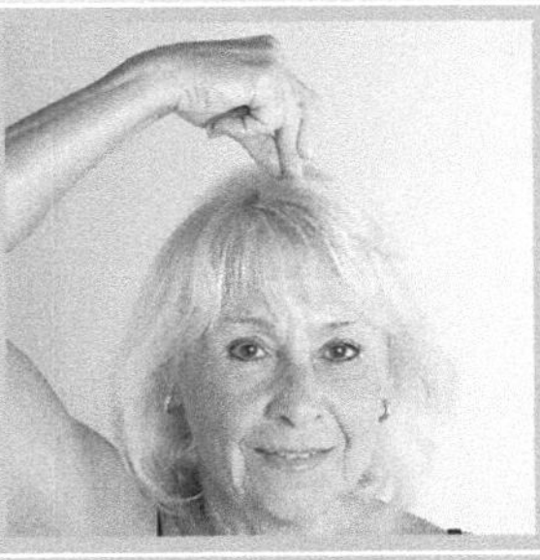
b	Ex-HN 1/Ex 6 pressen *(an sishencong)* (→ 6.1.53)	Behandlungsdauer: Bis es zieht und spannt oder eine Minute Wirkungen: • Senkt das Yang ab • Schärft das Gedächtnis	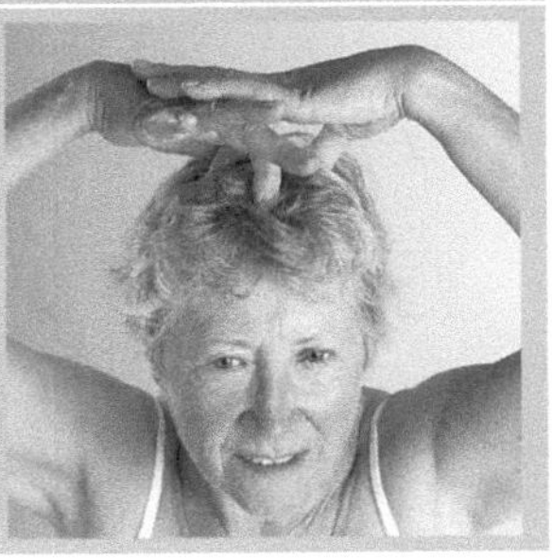

Tab. 8.1b

c	Die Schläfen streichen *(mo liangnie)* (→ 6.1.6)	Behandlungsdauer: Etwa 30-mal, bis es zieht und spannt Wirkungen: • Kräftigt den Neben-Fk Gehirn (paraorbis cerebri, *nao*) • Schärft die Intelligenz • Regt die konstellierende Kraft *(shen)* an	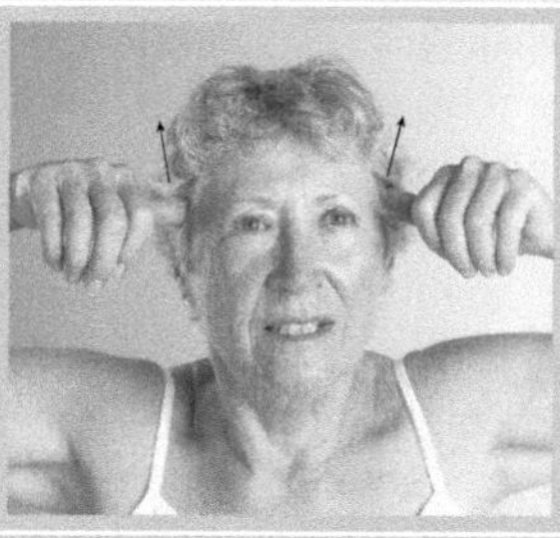
d	Ren 12/Rs 12 kneten *(rou zhongwan)* (→ 6.5.15)	Behandlungsdauer: Etwa eine Minute, bis sich ein Gefühl des „Erreichens des Qi" *(deqi)* einstellt Behandlungsrichtung: Im Uhrzeigersinn kneten *(rou)* → Zuführen von Qi (suppletio, *bu*) Wirkungen: • Kräftigt die „Mitte" (Fk Milz und Magen, oo. lienalis et stomachi, *pi wei*) • Reguliert den Fk Magen (o. stomachi, *wei*) • Harmonisiert das Qi • Kanalisiert Feuchtigkeit (humor, *shi*) • Senkt Gegenläufigkeiten (Kontravektionen, *ni*) ab	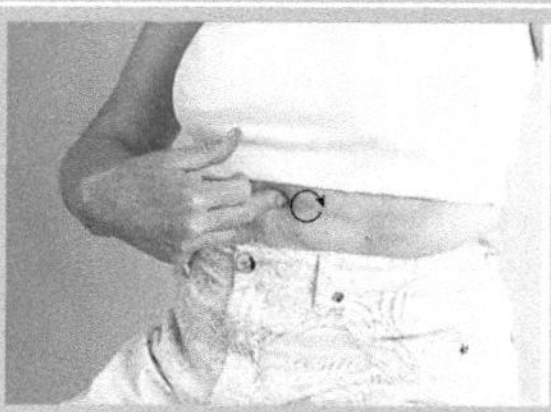
e	Ma 36/S 36 pressen und kneten *(an rou zusanli)* (→ 6.3.7)	Behandlungsdauer: Bis es zieht und spannt oder eine bis drei Minuten Behandlungsrichtung: Im Uhrzeigersinn kneten *(rou)* → Zuführen von Qi (suppletio, *bu*) Wirkungen: • Reguliert und harmonisiert Qi und Xue • Stützt und reguliert die Fk Milz und Magen (oo. lienalis et stomachi, *pi wei*) • Stützt die Hervorbringung des Xue	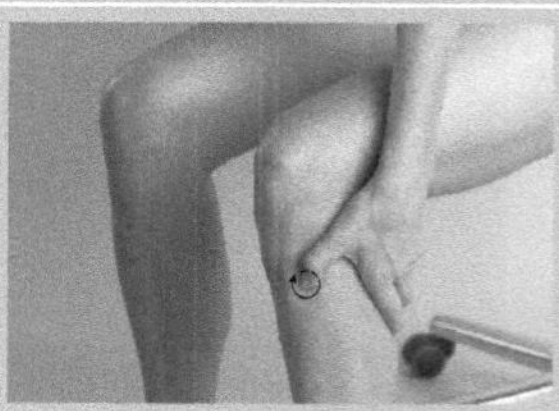
f	Gb 34/F 34 greifen und kneifen *(na nie yanglingquan)* (→ 6.3.24)	Behandlungsdauer: Bis das Ziehen und Spannen zu den Zehen ausstrahlt oder 15- bis 30-mal Wirkungen: • Löst die Sehnen und Muskeln • Dynamisiert das Xue • Macht die Netzleitbahnen (reticulares, *luomai*) durchgängig • Reguliert den Fk Leber (o. hepaticus, *gan*)	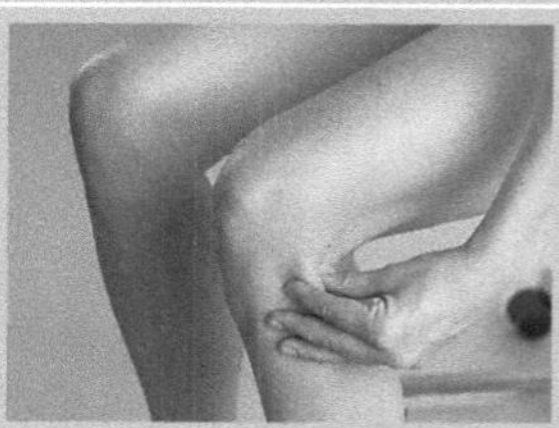

BEHANDLUNGSFREQUENZ

Die Abfolge der Behandlungsmethoden täglich morgens und abends 3- bis 4-mal als Selbstbehandlung durchführen. Falls sich der Patient nicht selbst behandeln kann, sollte der Therapeut den Patienten behandeln und zusätzlich die Behandlungsmethoden mit einem Angehörigen einüben.

3 Blockade der Netzleitbahnen (reticulares, *luomai*) durch eingestautes Xue

Krankheitsentstehung: Nach einem Geburts- oder anderen Trauma stagniert im Inneren Xue, und die Netzleitbahnen (reticulares, *luomai*) des Neben-Fk Gehirn (paraorbis cerebri, *nao*) werden blockiert. Das Qi kann nicht mehr frei fließen und stagniert. Die Neben-Fk Gehirn und Rückenmark (paraorbes cerebri et medullae, *nao sui*) werden nicht mehr ausreichend genährt, und die konstellierende Kraft *(shen)* im Neben-Fk Gehirn (paraorbis cerebri, *nao*) kann ihrer Funktion des klaren Denkens nicht mehr nachkommen. Dies hat Symptome einer Demenz zur Folge.

Hauptsymptome:
- Vorangegangenes Geburtstrauma oder anderes Trauma
- Apathischer Gesichtsausdruck
- Langsame Reaktion
- Vergesslichkeit

Mögliche Allgemeinsymptome:
- Ängstlichkeit
- Wortkargheit
- Zungenkörper: dunkelpurpurrot; Zungenbelag: dünn, weißlich
- Pulse: rau (asperi, *se*)

Behandlungsprinzipien:
- Umwandeln von Xue-Stasen
- Durchgängigmachen der Netzleitbahnen (reticulares, *luomai*)
- Kräftigen des Neben-Fk Gehirn (paraorbis cerebri, *nao*)
- Stärken der Intelligenz

Behandlungsmethoden

Tab. 8.1c

a	Du 20/Rg 20 punktartig pressen *(dian baihui)* (→ 6.1.47)	Behandlungsdauer: Bis es zieht und spannt oder eine Minute Wirkungen: • Stützt den Fk Herz (o. cardialis, *xin*) • Macht die Sinnesöffnungen frei • Hebt das Qi empor	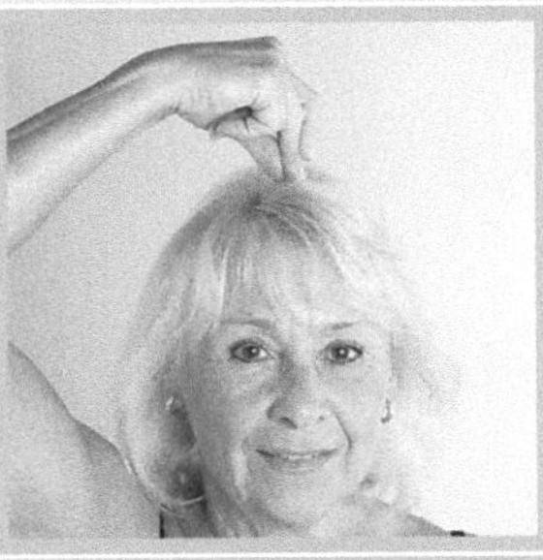
b	Ex-HN 1/Ex 6 pressen *(an sishencong)* (→ 6.1.53)	Behandlungsdauer: Bis es zieht und spannt oder eine Minute Wirkungen: • Senkt das Yang ab • Schärft das Gedächtnis	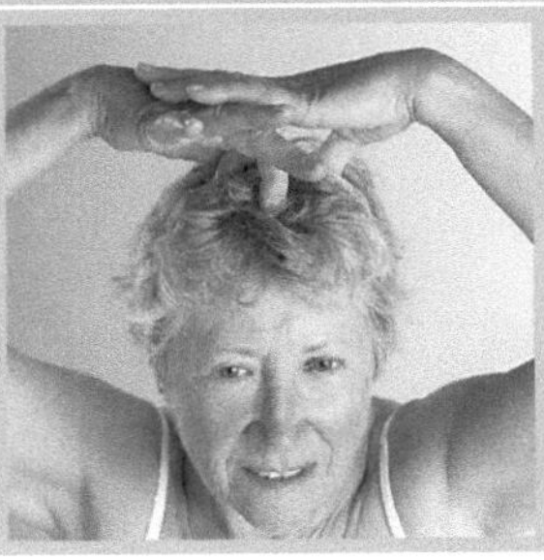

Tab. 8.1c

c	Die Schläfen streichen *(mo liangnie)* (→ 6.1.6)	Behandlungsdauer: Etwa 30-mal, bis es zieht und spannt Wirkungen: • Kräftigt den Neben-Fk Gehirn (paraorbis cerebri, *nao*) • Schärft die Intelligenz • Regt die konstellierende Kraft *(shen)* an	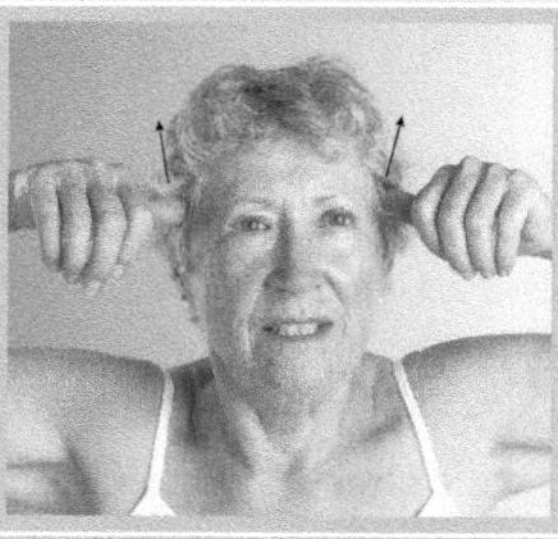
d	Pe 6/Pc 6 pressen und kneten *(an rou neiguan)* (→ 6.2.24)	Behandlungsdauer: Jeweils eine Minute pressen *(an)* und kneten *(rou)* Behandlungsrichtung: Im Uhrzeigersinn kneten *(rou)* → Zuführen von Qi (suppletio, *bu*) Wirkungen: • Stützt, harmonisiert und sediert die Fk Herz und Milz (oo. cardialis et lienalis, *xin pi*) • Reguliert und bewegt das Qi • Dynamisiert das Xue • Stillt Schmerzen	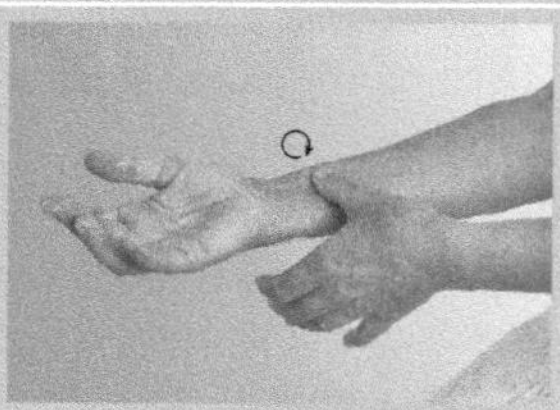
e	Mi 10/L 10 greifen und kneifen *(na nie xuehai)* (→ 6.3.14)	Behandlungsdauer: Etwa eine Minute lang greifen *(na)* und kneifen *(ni)*, bis es zieht und spannt oder lokal rote Flecken entstehen. Wirkungen: • Reguliert das Xue • Kühlt Hitze (calor, *re*)	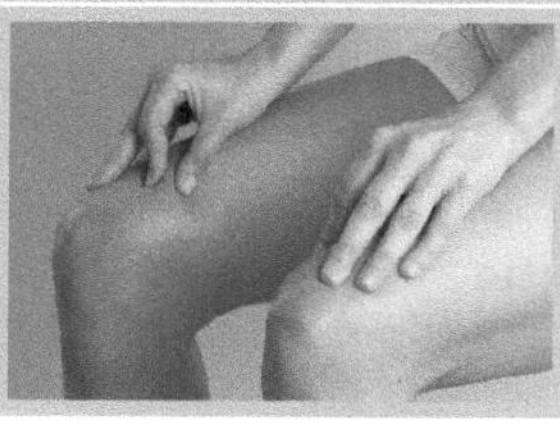

BEHANDLUNGSFREQUENZ

Die Abfolge der Behandlungsmethoden täglich morgens und abends 3- bis 4-mal als Selbstbehandlung durchführen. Falls sich der Patient nicht selbst behandeln kann, sollte der Therapeut den Patienten behandeln und zusätzlich die Behandlungsmethoden mit einem Angehörigen einüben.

8.2 Morbus Parkinson

Krankheitsbild und Therapie aus westlicher Sicht

Synonym: Schüttellähmung
Definition: Störungen des dopaminergen und cholinergen Systems, die zu einem klassischen Symptomentrias aus Akinese, Tremor und Rigor führt.
Epidemiologie: Ca. 1-2% der Gesamtbevölkerung leiden an Parkinson. Die Prävalenz steigt mit zunehmendem Alter, der Erkrankungsgipfel liegt zwischen dem vierzigsten und sechzigsten Lebensjahr.
Formen: Morbus Parkinson oder Primäres Parkinson-Syndrom. Sie tritt mit 80-90% am häufigsten auf.
Ursache: idiopathisch

Krankheitsentstehung: Durch den Untergang dopaminproduzierender Zellen in der Substantia nigra des Mittelhirns entsteht ein Ungleichgewicht zwischen cholinergen und dopaminergen System.

Symptomatisches Parkinson oder Sekundäres Parkinson-Syndrom

Multifaktorielle Ursachen: Intoxikationen, Medikamente, arteriosklerotische Veränderungen im Gehirn, Stoffwechselerkrankungen, Hirntumoren, Encephalitiden und Traumen.

Hauptsymptome: Trias aus:

- Tremor: Langsamer und grobschlägiger Ruhetremor der Hände, der sich im sog. Münzenzählen oder Pillendrehen zeigt.
- Akinese oder Hypokinese (allgemeine Bewegungsarmut): Z.B. starre und verminderte Mimik (Maskengesicht), kleinschrittiger Gang, Fehlen des Mitschwingens der Arme beim Gehen, Fallneigung nach vorne und zur Seite
- Rigor: Erhöhter Muskeltonus, der sich in Form eines wächsernen Widerstands äußert (Zahnradphänomen) und der bei passiver Bewegung während des gesamten Bewegungsablaufes gleich bleibt.

Begleitsymptome:

- Vegetative Symptome wie z. B. Störungen der Talgproduktion (Salbengesicht) und Speichelfluss
- Psychische Veränderungen, wie Depressionen, Gereiztheit und geistige Retardierung

Therapie aus westlicher Sicht

- Symptomatische, medikamentöse Behandlung
- Physiotherapie
- Operativ

CAVE

Die oben geschilderten Symptome müssen in jedem Fall neurologisch abgeklärt werden. Um die Mobilität, den Muskeltonus, die Körperhaltung und das Gangbild zu verbessern bzw. zu erhalten, sind physiotherapeutische Behandlungen kombiniert mit Tuina sinnvolle und notwendige Maßnahmen.

Krankheitsbild und Therapie aus Sicht der chinesischen Medizin

Übersicht

Morbus Parkinson wird in der chinesischen Medizin den Kategorien „Beben" *(chan)*, „Beben und Schütteln" *(chanzhen)*, „Schütteln und Stürzen" *(zhendiao)* und „Zittern und Beben" *(zhenchan)* zugeordnet.

Einteilung nach Agenzien, Pathogenese und Symptomatik

1. Energetische Schwäche (depletio, *xu*) des Xue führt zu inneren Wind (ventus internus, *neifeng*)
2. Energetische Schwäche (depletio, *xu*) der Fk Niere, Leber und Milz (oo. renalis, hepaticus et lienalis, *shen gan pi*)

Differenzierte Tuina-Therapie

1 Energetische Schwäche (depletio, *xu*) des Xue führt zu inneren Wind (ventus internus, *neifeng*)

Krankheitsentstehung: Die Muskeln und Sehnen sind auf die Nährung und Befeuchtung durch den Fk Leber (o. hepaticus, *gan*) angewiesen. Wenn es zu einer Erschöpfung des Xue kommt, kann innerer Wind (ventus internus, *neifeng*) entstehen, und die Muskeln und Sehnen werden nicht mehr versorgt. Der chinesische Arzt Wang Kentang schrieb in seinem Werk „Maßstab für Diagnose und Behandlung" (*Zhengzhi zhunsheng*, 1602 verfasst) im Kapitel „Verschiedene Erkrankungen": „Beben *(chan)* bedeutet Schütteln, und Zittern *(zhen)* bedeutet unwillkürliches Bewegen. Wenn die Muskeln und Sehnen nicht kontrolliert werden und nichts in der Hand gehalten werden kann, ist dies ein Zeichen von Wind (ventus, *feng*)." Symptome wie Tremor der Hände bzw. ein allgemeiner Kontrollverlust über die aktiven Bewegungen sind Zeichen für inneren Wind (ventus internus, *neifeng*).

Hauptsymptome:
- Tremor und Zittern der Extremitäten
- Zunehmendes Schütteln des Kopfes
- Nicht kontrollierbare Bewegungen
- Muskelkrämpfe
- Eventuell Taubheitsgefühle in den Extremitäten

Mögliche Allgemeinsymptome:
- Drehschwindel
- Spannungsgefühle im Kopf
- Gerötetes Gesicht
- Trockenheit von Mund und Zunge
- Zungenkörper: hell
- Pulse: saitenförmig (chordales, *xian*) oder rau (asperi, *se*)

Behandlungsprinzipien:
- Zerstreuen von Wind (ventus, *feng*)
- Besänftigen des Fk Leber (o. hepaticus, *gan*)
- Stützen des Yin und des Xue

Behandlungsmethoden

Tab. 8.2a

a	Rg 20/Du 20 punktartig pressen *(dian baihui)* (→ 6.1.47)	Behandlungsdauer: Bis es zieht und spannt oder eine Minute Wirkungen: • Stabilisiert und reguliert den Fk Leber (o. hepaticus, *gan*) • Senkt das Yang des Fk Leber (yang hepatici, *ganyang*) ab • Besänftigt Wind (ventus, *feng*)	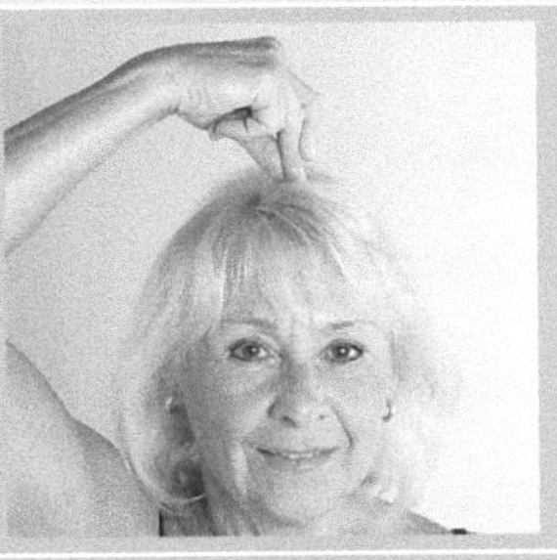
b	Du 16/Rg 16 greifen *(na fengfu)* (→ 6.1.45)	Behandlungsdauer: Bis sich im Nacken Wärme entwickelt oder eine Minute Wirkung: Wirkt schmerzstillend und krampflösend	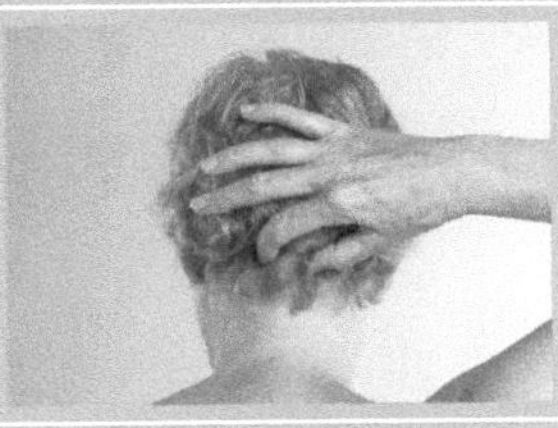
c	Gb 20/F 20 pressen und kneten *(an rou fengchi)* (→ 6.1.42)	Behandlungsdauer: Etwa eine bis drei Minuten pressen *(an)* und kneten *(rou)* Behandlungsrichtung: Vom Körperzentrum weg kneten (*rou*) ⟶ Ausleiten von Qi (dispulsio, *xie*) Wirkung: Zerstreut Wind (ventus, *feng*)	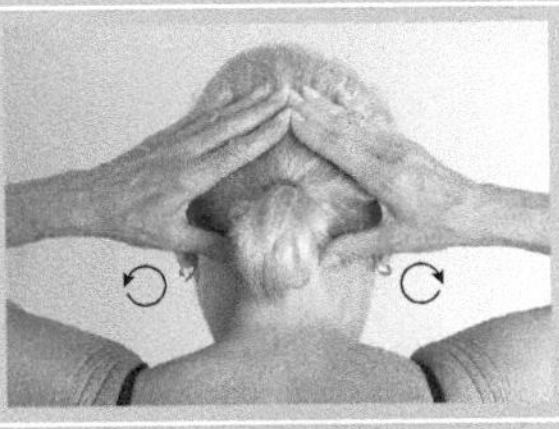
d	Mi 6/L 6 mit dem Daumennagel pressen *(qia sanyinjiao)* (→ 6.3.11)	Behandlungsdauer: Eine Minute mit dem Daumennagel pressen *(qia)* Wirkungen: • Kräftigt den Fk Milz (o. lienalis, *pi*) • Löst den Fk Leber (o. hepaticus, *gan*) • Stützt den Fk Niere (o. renalis, *shen*) • Dynamisiert das Xue	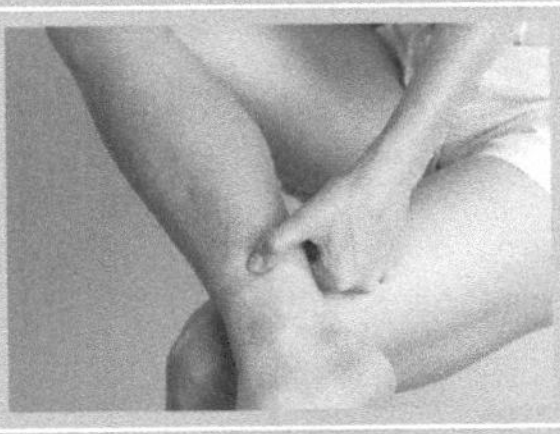
e	Ma 36/S 36 pressen und kneten *(an rou zusanli)* (→ 6.3.7)	Behandlungsdauer: Bis es zieht und spannt oder eine bis drei Minuten Behandlungsrichtung: Im Uhrzeigersinn kneten *(rou)* ⟶ Zuführen von Qi (suppletio, *bu*) Wirkungen: • Reguliert und harmonisiert Qi und Xue • Stützt und reguliert die Fk Milz und Magen (oo. lienalis et stomachi, *pi wei*) • Stützt die Hervorbringung des Xue	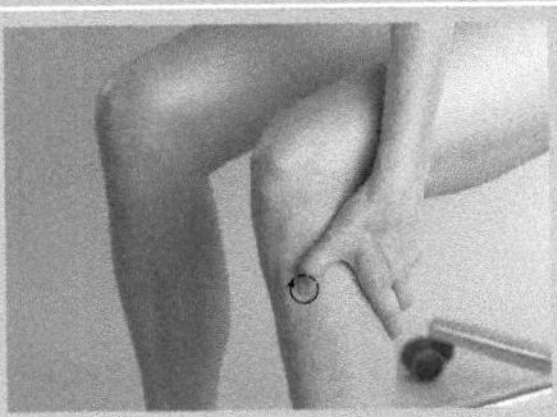
f	Le 3/H 3 pressen *(an taichong)* (→ 6.3.27)	Behandlungsdauer: Etwa eine bis drei Minuten pressen *(an)* Wirkungen: • Stützt und harmonisiert die Fk Leber und Gallenblase (oo. hepaticus et felleus, *gan dan*) • Reguliert das Xue • Senkt das Yang des Fk Leber (yang hepatici, *ganyang*) ab	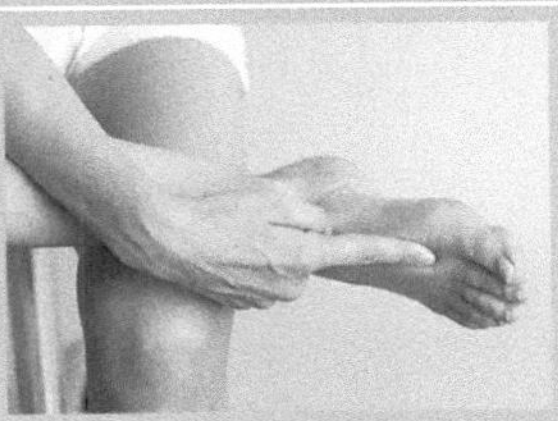

BEHANDLUNGSFREQUENZ

Die Abfolge der Behandlungsmethoden täglich morgens und abends 3- bis 4-mal als Selbstbehandlung durchführen. Falls sich der Patient nicht selbst behandeln kann, sollte der Therapeut den Patienten behandeln und zusätzlich die Behandlungsmethoden mit einem Angehörigen einüben.

2 Energetische Schwäche (depletio, *xu*) der Fk Niere, Leber und Milz (oo. renalis, hepaticus et lienalis, *shen gan pi*)

Krankheitsentstehung: Durch chronische Erkrankungen und mit fortschreitendem Alter werden das Struktivpotenzial (*jing*) und das Xue der Fk Leber und Niere (oo. hepaticus et renalis, *gan shen*) zunehmend schwächer. Die Emotionen Sorge (solicitudo, *you*) und Grübeln (cogitatio, *si*), falsche Ernährung, übermäßiger Alkoholgenuss oder geistige und körperliche Überarbeitung schädigen den Fk Milz (o. lienalis, *pi*) und verbrauchen das Qi der Fk Milz und Magen (qi lienale et stomachi, *pi wei qi*). Bei längerem Bestehen dieser krankheitsauslösenden Faktoren kommt es zu einer energetischen Schwäche (depletio, *xu*) der Fk Leber, Milz und Niere (oo. hepaticus, lienalis et renalis, *gan pi shen*). Aufgrund der Erschöpfung des Struktivpotenzials (*jing*) und des Mangels an Xue werden die Muskeln und Sehnen nicht mehr versorgt, und es entstehen Symptome wie Tremor und allgemeiner Bewegungsverlust.

Hauptsymptome:
- Lange bestehendes Zittern der Extremitäten bzw. des Kopfes
- Starrer Gesichtsausdruck
- Stockende Sprache
- Allgemeiner Bewegungsverlust
- Kalte Extremitäten
- Aversion gegen Kälte
- Allgemeines Gefühl der Kraftlosigkeit

Mögliche Allgemeinsymptome:
- Steifheit von Nacken und Rücken
- Schlafstörungen
- Vergesslichkeit
- Schwitzen
- Schmerzen und Ziehen im Lumbalbereich
- Spärlicher Urin
- Halbflüssiger Stuhl
- Zungenkörper: blassrot, Zungenbelag: dünn
- Pulse: untergetaucht und zart (mersi und minuti, *chen xi*)

Behandlungsprinzipien:
- Erwärmen und Stützen des Fk Niere (o. renalis, *shen*)
- Stützen der „Mitte“ (Fk Milz und Magen, oo. lienalis et stomachi, *pi wei*)
- Erwärmen des Yang

Behandlungsmethoden

Tab. 8.2b

a	Das Zinnoberfeld reiben *(mo dantian)* (→ 6.5.4)	Behandlungsdauer: Bis sich lokal Wärme entwickelt oder eine Minute Wirkungen: • Stützt den Fk Niere (o. renalis, *shen*) • Konsolidiert das Struktivpotenzial (*jing*) • Reguliert das Qi • Erwärmt das Yang	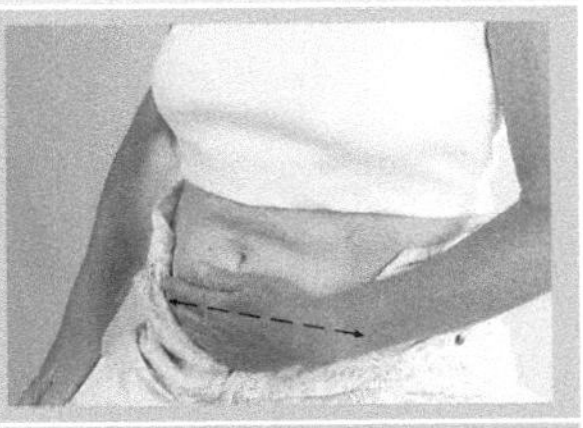
b	Bl 23/V 23 reiben *(mo shenshu)* (→ 6.6.5)	Behandlungsdauer: Bis sich lokal Wärme entwickelt, etwa 50-mal Wirkungen: • Konsolidiert, stützt und harmonisiert den Fk Niere (o. renalis, *shen*) • Erwärmt das Yang • Kräftigt den Lumbalbereich	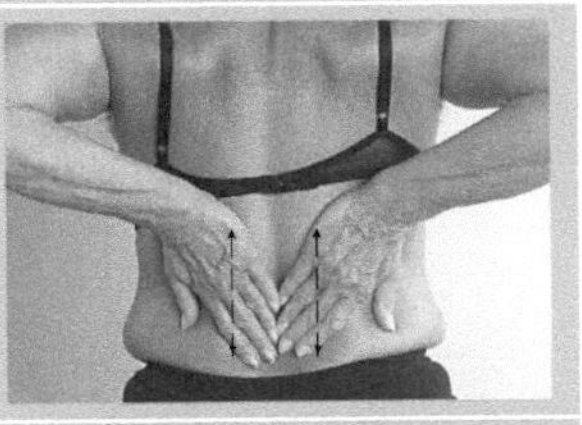
c	Die „Acht Kellerlöcher" kräftig gerade reiben *(ca baliao)* (→ 6.6.6)	Behandlungsdauer: Etwa 50-mal kräftig gerade reiben *(ca)*, bis sich Wärme entwickelt Wirkungen: • Erwärmt die Leitbahnen • Kräftigt den unteren Rücken • Dynamisiert Qi und Xue • Stützt den Fk Niere (o. renalis, *shen*)	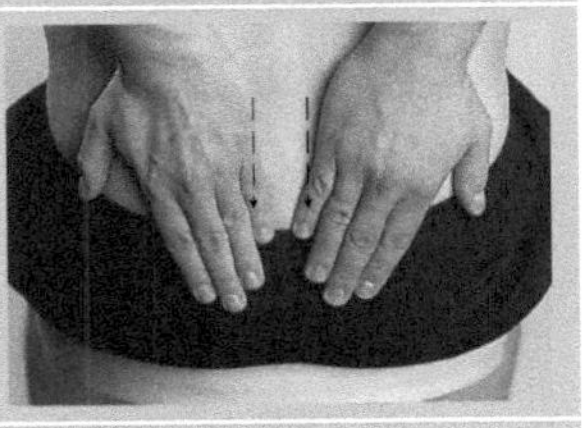
d	Ma 36/S 36 pressen und kneten *(an rou zusanli)* (→ 6.3.7)	Behandlungsdauer: Bis es zieht und spannt oder eine bis drei Minuten Behandlungsrichtung: im Uhrzeigersinn kneten *(rou)* → Zuführen von Qi (suppletio, *bu*) Wirkungen: • Reguliert und harmonisiert Qi und Xue • Stützt und reguliert die Fk Milz und Magen (oo. lienalis et stomachi, *pi wei*) • Stützt die Hervorbringung des Xue	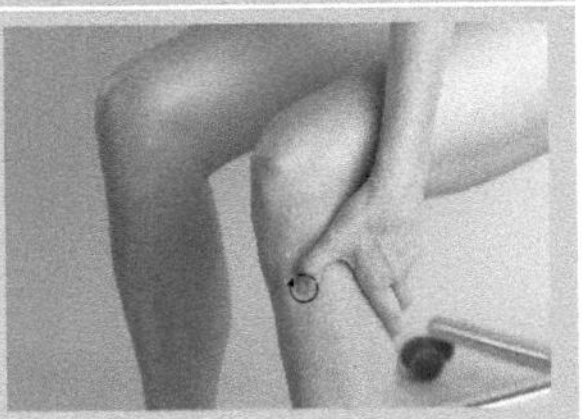
e	Ni 1/R 1 kräftig gerade reiben *(ca yongquan)* (→ 6.3.19)	Behandlungsdauer: Bis sich Wärme entwickelt oder eine Minute Wirkungen: • Reguliert und stützt den Qi-Mechanismus • Stützt den Fk Niere (o. renalis, *shen*)	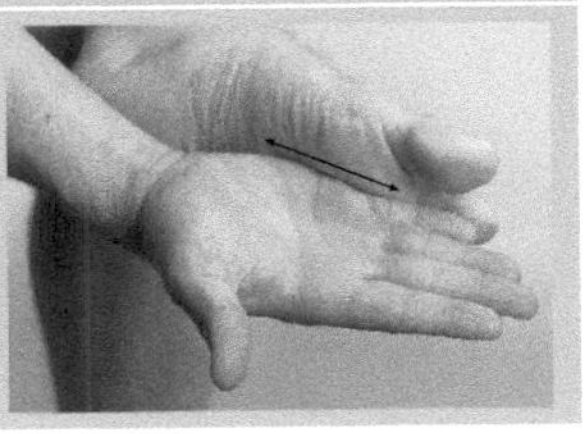

BEHANDLUNGSFREQUENZ

Die Abfolge der Behandlungsmethoden täglich morgens und abends 3- bis 4-mal als Selbstbehandlung durchführen. Falls sich der Patient nicht selbst behandeln kann, sollte der Therapeut den Patienten behandeln und zusätzlich die Behandlungsmethoden mit einem Angehörigen einüben.

8.3 Stressinkontinenz

Krankheitsbild und Therapie aus westlicher Sicht

Synonym: Blaseninkontinenz
Definition: Unwillkürlicher Harnabgang, überwiegend bei älteren Menschen

- Die häufigste Form der weiblichen Harninkontinenz!
- Bei Männern selten und meist in Folge einer Prostata-OP!

Definition: Unwillkürlicher Urinabgang durch Druckerhöhung (Husten, Niesen, Pressen) im Bauchraum.
Ursachen: Versagen des Verschlussmechanismus der Harnröhre infolge Muskelschwäche, Schwäche der Beckenbodenmuskulatur oder Östrogenmangel nach der Menopause
Therapie:

- Östrogentherapie
- Beckenbodentraining
- Eventuell operative Therapie

CAVE
Eine Harninkontinenz darf nie als „altersbedingte" Erkrankung geduldet werden und muss in jedem Fall abgeklärt werden.

Krankheitsbild und Therapie aus Sicht der chinesischen Medizin

Übersicht

Aus Sicht der chinesischen Medizin ist der Ort der Erkrankung bei Harninkontinenz der Fk Blase (o. vesicalis, *pangguang*), wobei ein enger Zusammenhang zu den Fk Drei Wärmebereiche (o. tricalorii, *sanjiao*), Fk Milz (o. lienalis, *pi*), Fk Lunge (o. pulmonalis, *fei*), Fk Niere (o. renalis, *shen*), Fk Leber (o. hepaticus, *gan*) und zur Leitbahn der Steuerung (s. regens, *dumai*) besteht.

Einteilung nach Agenzien und Pathogenese

1. Energetische Schwäche des Qi der Fk Milz und Lunge (depletio des qi lienale et pulmonale, *pi fei qi xu*)
2. Kälte aufgrund von energetischer Schwäche (algor depletionis, *xuhan*) im unteren Wärmebereich (unteres Calorium, *xiajiao*)
3. Defizienz des Fk Leber (o. hepaticus, *gan*)

8

Differenzierte Tuina-Therapie

1 Energetische Schwäche des Qi der Fk Milz und Lunge (depletio des qi lienale et pulmonale, *pi fei qi xu*)

Krankheitsentstehung: Durch Überanstrengung und übermäßiges Grübeln oder durch langanhaltendes Husten und Keuchen werden die Fk Milz und Lunge (oo. lienalis et pulmonalis, *pi fei)* geschädigt. Dies führt zu einer energetischen Schwäche (depletio, *xu*) des Qi, wodurch die Säfte *(jinye)* nicht mehr zusammengehalten werden können. Häufiger Harndrang und immer wieder unkontrolliert austretender Urin sind die Folge.

Hauptsymptome:
- Harninkontinenz
- Häufiger Harndrang
- Immer wieder unkontrolliertes Austreten von Urin

Mögliche Allgemeinsymptome:
- Auffallend blasser Teint
- Leise Stimme
- Spannungsgefühle im unteren Abdomen
- Zungenkörper: blass; Zungenbelag: dünn
- Pulse: erschöpft (depleti, *xu*) und kraftlos

Behandlungsprinzipien:
- Stützen der Fk Milz und Lunge (oo. lienalis et pulmonalis, *pi fei*)
- Regulieren des Qi
- Sammeln des „Wassers“

Behandlungsmethoden

Tab. 8.3a

a	Lu 9/P 9 mit dem Fingernagel pressen *(qia taiyuan)* (→ 6.2.15)	Behandlungsdauer: Bis es zieht, spannt und schmerzt oder eine Minute Wirkungen: • Stützt das Qi der Fk Milz und Lunge (qi lienale et pulmonale, *pi fei qi*) • Reguliert den Flüssigkeitshaushalt • Stützt das Yin des Fk Lunge (yin pulmonale, *fei-yin*)	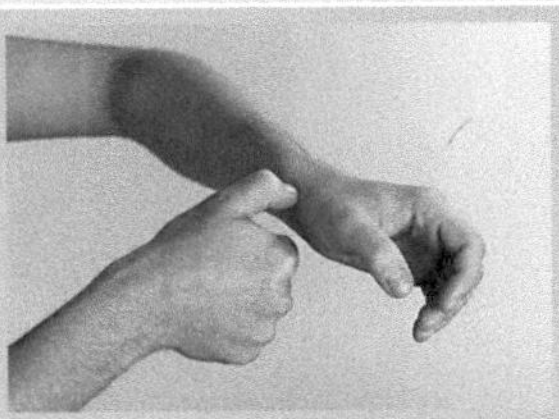
b	Le 13/H 13 reiben *(mo zhangmen)* (→ 6.4.6)	Behandlungsdauer: Bis sich Wärme entwickelt oder eine Minute Wirkungen: • Löst den Fk Leber (o. hepaticus, *gan*) • Kräftigt den Fk Milz (o. lienalis, *pi*) • Macht den Fk Gallenblase (o. felleus, *dan*) durchgängig • Macht Ansammlungen (concretiones, *zheng*) durchgängig	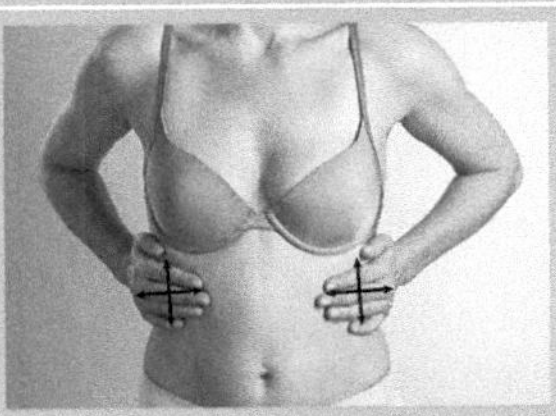

Tab. 8.3a

c	Ren 3/Rs 3 punktartig pressen *(dian an zhongji)* (→ 6.5.10)	Behandlungsdauer: Etwa 20- bis 30-mal punktartig pressen *(dian an)* Wirkungen: • Reguliert die Säfte *(jinye)* • Mehrt und harmonisiert das Xue • Leitet Feuchtigkeit (humor, *shi*) aus	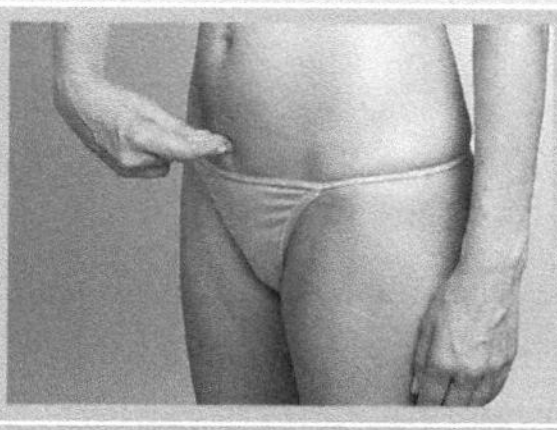
d	Ma 36/S 36 pressen und kneten *(an rou zusanli)* (→ 6.3.7)	Behandlungsdauer: Bis es zieht und spannt oder eine bis drei Minuten Behandlungsrichtung: Im Uhrzeigersinn kneten *(rou)* → Zuführen von Qi (suppletio, *bu*) Wirkungen: • Reguliert und harmonisiert Qi und Xue • Stützt und reguliert die Fk Milz und Magen (oo. lienalis et stomachi, *pi wei*) • Stützt die Hervorbringung des Xue	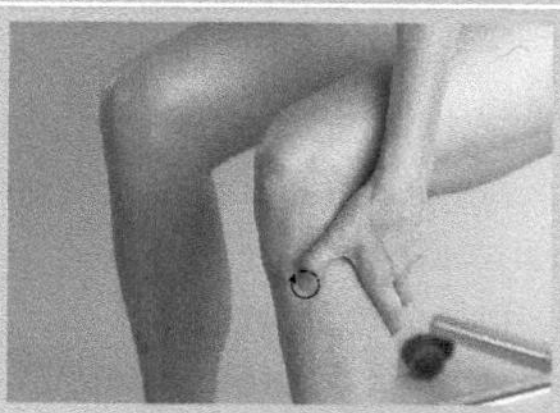
e	Mi 9/L 9 pressen *(an yinlingquan)* (→ 6.3.13)	Behandlungsdauer: Etwa eine Minute lang pressen *(an)* Wirkungen: • Führt das Qi in den unteren Wärmebereich (unteres Calorium, *xiajiao*) • Bewegt und dynamisiert das Qi	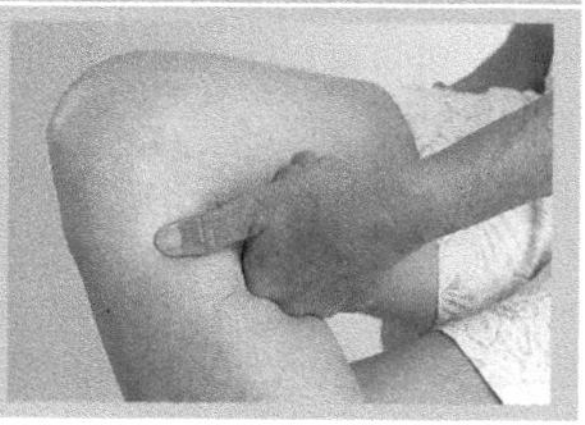

BEHANDLUNGSFREQUENZ

Die Abfolge der Behandlungsmethoden täglich morgens und abends 3- bis 4-mal als Selbstbehandlung durchführen.

2 Kälte aufgrund von energetischer Schwäche (algor depletionis, *xuhan*) im unteren Wärmebereich (unteres Calorium, *xiajiao*)

Krankheitsentstehung: Eine Defizienz des Yang des Fk Niere (yang renale, *shenyang*) führt zu Kälte aufgrund von energetischer Schwäche (algor depletionis, *xuhan*) des unteren Wärmebereichs (unteres Calorium, *xiajiao*). Der Fk Blase (o. vesicalis, *pangguang*) wird nicht mehr erwärmt, dadurch ist keine Umwandlung des Qi mehr möglich, deshalb tritt Urin unkontrolliert aus, und es kommt zu langen Entleerungen mit klarem Urin.

Hauptsymptome:
- Harninkontinenz
- Langandauernde Miktion mit reichlich klarem Urin

Mögliche Allgemeinsymptome:
- Aversion gegen Kälte
- Kalter Rücken
- Geistige Abgeschlagenheit
- Kraftlosigkeit
- Schwäche und Ziehen in Hüften und Knien

- Kältegefühl der Extremitäten
- Zungenkörper: blass; Zungenbelag: weißlich, feucht
- Pulse: untergetaucht und zart (mersi und minuti, *chen xi*) und kraftlos oder untergetaucht und behäbig (mersi und languidi, *chen huan*)

Behandlungsprinzipien:

- Erwärmen des Fk Niere (o. renalis, *shen*)
- Stützen des Yang des Fk Niere (yang renale, *shenyang*)

Behandlungsmethoden

Tab. 8.3b

a	Den Lumbalbereich kräftig gerade reiben *(ca yao)* (→ 6.6.1)	Behandlungsdauer: Bis sich lokal Wärme bildet oder eine Minute Wirkungen: • Erwärmt das Yang des Fk Niere (yang renale, *shenyang*) • Konsolidiert die Krankheitswurzel (stirps, *ben*) • Erwärmt die Leitbahnen • Zerstreut Kälte (algor, *han*)	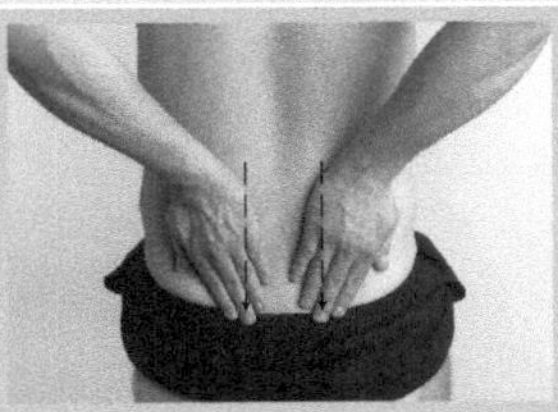
b	Du 4/Rg 4 pressen und kneten *(an rou mingmen)* (→ 6.6.7)	Behandlungsdauer: Bis es lokal zieht und spannt, etwa drei Minuten Behandlungsrichtung: Im Uhrzeigersinn kneten *(rou)* → Zuführen von Qi (suppletio, *bu*) Wirkungen: • Kräftigt den Fk Niere (o. renalis, *shen*) • Beendet Rückenschmerzen	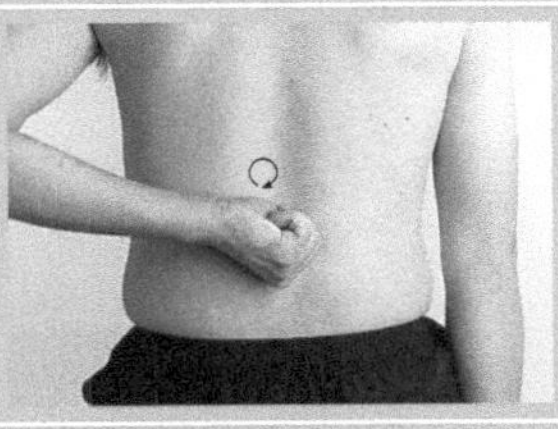
c	Ren 6/Rs 6 punktartig pressen *(dian an qihai)* (→ 6.5.12)	Behandlungsdauer: Etwa 20- bis 30-mal punktartig pressen *(dian an)* Wirkungen: • Stützt und reguliert den Fk Niere (o. renalis, *shen*) • Stützt das Qi	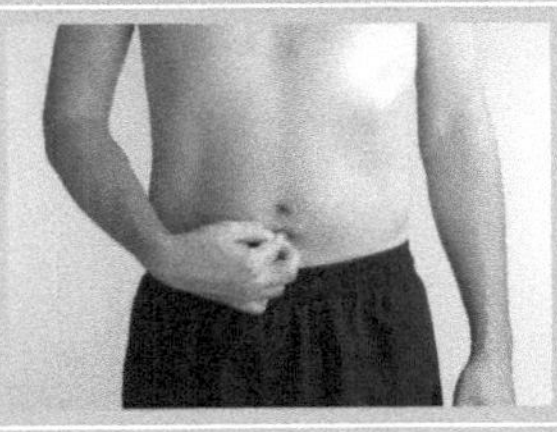
d	Ma 36/S 36 pressen und kneten *(an rou zusanli)* (→ 6.3.7)	Behandlungsdauer: Bis es zieht und spannt oder eine bis drei Minuten Behandlungsrichtung: Im Uhrzeigersinn kneten *(rou)* → Zuführen von Qi (suppletio, *bu*) Wirkungen: • Reguliert und harmonisiert Qi und Xue • Stützt und reguliert die Fk Milz und Magen (oo. lienalis et stomachi, *pi wei*) • Stützt die Hervorbringung des Xue	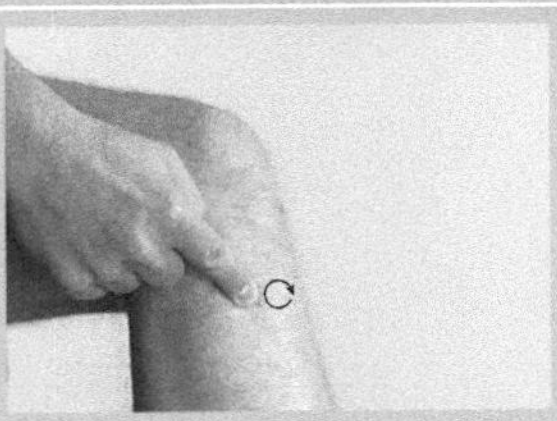

Tab. 8.3b

e	Ni 3/R 3 pressen *(an taixi)* (→ 6.3.20)	Behandlungsdauer: Etwa eine bis zwei Minuten pressen *(an)* Wirkungen: • Stützt und reguliert das Qi der Fk Niere und Leber (qi renale et hepatici, *shen gan qi*) • Kräftigt den Lendenbereich und die Knie	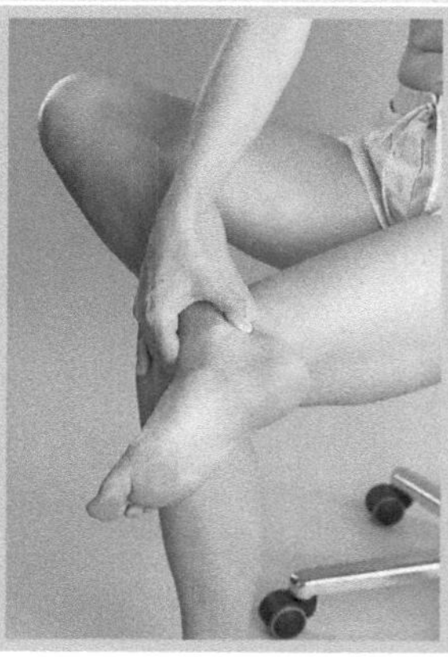

BEHANDLUNGSFREQUENZ

Die Abfolge der Behandlungsmethoden täglich morgens und abends 3- bis 4-mal als Selbstbehandlung durchführen.

3 Defizienz des Fk Leber (o. hepaticus, *gan*)

Krankheitsentstehung: Aufgrund einer Erschöpfung der Fk Leber und Niere (oo. hepaticus et renalis, *gan shen*) nach langer Krankheit oder mit zunehmendem Alter kann der Fk Blase (o. vesicalis, *pangguang*) die Säfte *(jinye)* nicht mehr zusammenhalten. Unkontrollierter Harnabgang ist die Folge.

Hauptsymptome:
- Harninkontinenz

Mögliche Allgemeinsymptome:
- Benommenheit
- Schwindel
- Schmerzen und Ziehen an der Wirbelsäule
- Schwäche und Ziehen in Hüften und Knien
- Bei Männern Impotenz
- Bei Frauen häufig Ausfluss
- Zungenkörper: blass; Zungenbelag: weißlich, feucht
- Pulse: zart und saitenförmig (minuti und chordales, *xi xian*) und kraftlos

Behandlungsprinzipien:
- Suppletieren der Fk Leber und Niere (oo. hepaticus et renalis, *gan shen*)
- Stützen der Leitbahn der Steuerung (s. regens, *dumai*)

8

Behandlungsmethoden

Tab. 8.3c

a	Bl 23/V 23 reiben *(mo shenshu)* (→ 6.6.5)	Behandlungsdauer: Bis sich lokal Wärme entwickelt, etwa 50-mal Wirkungen: • Konsolidiert, stützt und harmonisiert den Fk Niere (o. renalis, *shen*) • Erwärmt das Yang • Kräftigt den Lumbalbereich	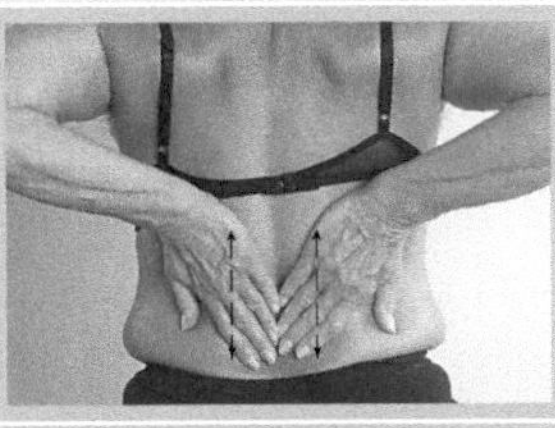
b	Ren 4/Rs 4 punktartig pressen *(dian an guanyuan)* (→ 6.5.11)	Behandlungsdauer: Etwa 20- bis 30-mal punktartig pressen *(dian an)* Wirkungen: • Stützt den Fk Niere (o. renalis, *shen*) • Reguliert das Qi • Löst Blockaden des Qi und des Xue • Zerstreut Zusammenballungen (concretiones, *zheng*) • Beendet Schmerzen	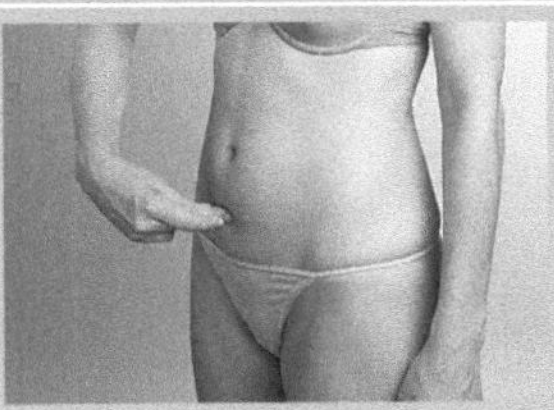
c	Ma 36/S 36 pressen und kneten *(an rou zusanli)* (→ 6.3.7)	Behandlungsdauer: Bis es zieht und spannt oder eine bis drei Minuten Behandlungsrichtung: Im Uhrzeigersinn kneten *(rou)* → Zuführen von Qi (suppletio, *bu*) Wirkungen: • Reguliert und harmonisiert Qi und Xue • Stützt und reguliert die Fk Milz und Magen (oo. lienalis et stomachi, *pi wei*) • Stützt die Hervorbringung des Xue	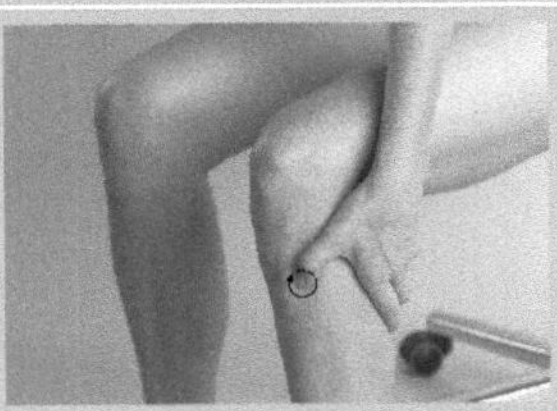
d	Mi 6/L 6 pressen und kneten *(an rou sanyinjiao)* (→ 6.3.11)	Behandlungsdauer: Jeweils eine Minute lang pressen *(an)* und kneten *(rou)* Behandlungsrichtung: Im Uhrzeigersinn kneten *(rou)* → Zuführen von Qi (suppletio, *bu*) Wirkungen: • Kräftigt den Fk Milz (o. lienalis, *pi*) • Löst den Fk Leber (o. hepaticus, *gan*) • Stützt den Fk Niere (o. renalis, *shen*) • Wandelt Feuchtigkeit (humor, *shi*) um • Dynamisiert das Xue	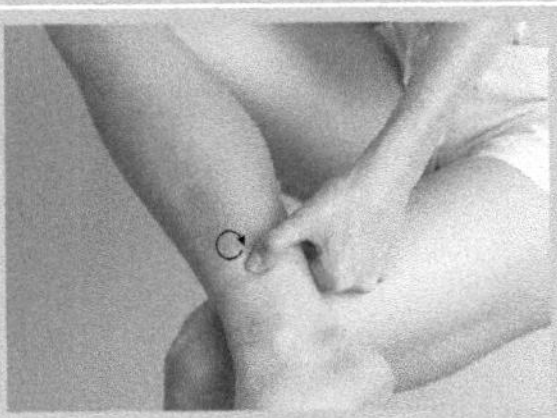
e	Ni 3/R 3 pressen *(an taixi)* (→ 6.3.20)	Behandlungsdauer: Etwa eine bis zwei Minuten pressen *(an)* Wirkungen: • Stützt und reguliert das Qi der Fk Niere und Leber (qi renale et hepatici, *shen gan qi*) • Kräftigt den Lendenbereich und die Knie	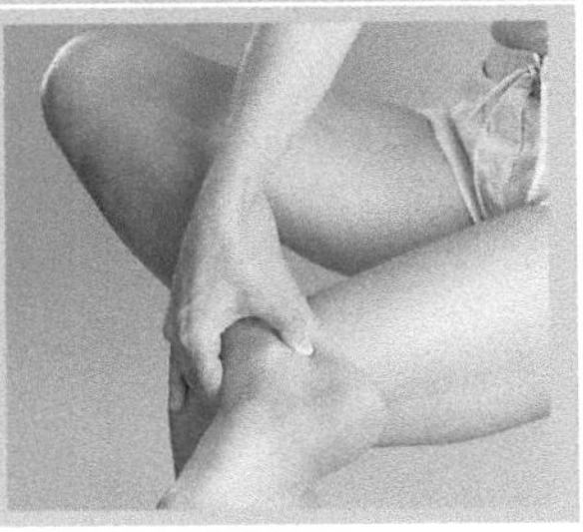

BEHANDLUNGSFREQUENZ

Die Abfolge der Behandlungsmethoden täglich morgens und abends 3- bis 4-mal als Selbstbehandlung durchführen.

8

KAPITEL

9 Die Behandlung von Kindern mit Tuina

9.1 Geschichtlicher Überblick

Die Kinderheilkunde existierte bereits in der Sui-Dynastie (589 bis 618) als eigenständige Fachrichtung. In der 610 erschienenen „Abhandlung über Ursprung und Verlauf aller Krankheiten" (*Zhubing yuanhou lun*, von Chao Yuanfang u. a.) werden bereits 255 pädiatrische Symptomatiken beschrieben. Das zu Beginn der Tang-Dynastie (618 bis 906) eingerichtete Oberste Medizinalamt *(taiyi shu)*, das in dieser Zeit für die ärztliche Ausbildung zuständig war, richtete fünf Fachbereiche ein; einer davon war die Kinderheilkunde.

Die chinesische manuelle Therapie Tuina war in dieser Zeit ebenfalls bereits weit verbreitet. Die Behandlung von Kindern mit Tuina, die stark von der Erwachsenen-Tuina abweicht, entwickelte sich im Laufe der Ming- (1368 bis 1644) und Qing-Zeit (1644 bis 1911) als eigenständiges Therapiesystem. Erste Erwähnung fand es in dem von Xu Yongxuan zusammengestellten und zwischen 1403 und 1424 veröffentlichten „Handbuch der Kinder-Rezepturen" *(Xiuzhen xiao'er fang)*, das verschiedene Techniken und zu behandelnde Regionen beschreibt. Die erste spezielle Abhandlung zu diesem Thema, der „Klassiker der Kinder-Massage" *(Xiao'er anmo jing)*, erschien im Jahre 1601 – als Teil der „Summe der Aku-Moxi-Therapie" *(Zhenjiu dacheng)* von Yang Jizhou. Zahlreiche weitere Werke folgten. Auf der in der Ming- und Qing-Zeit gelegten Basis wurde später die Kinder-Tuina ständig weiterentwickelt und verbreitete sich immer mehr, nicht zuletzt, weil sie von Kindern häufig besser toleriert wird als Akupunktur oder Arzneimitteltherapie.

9.2 Physiologische und pathologische Besonderheiten bei Kindern

Physiologische Besonderheiten

Das System der Funktionskreise und Leitbahnen ist unreif

Bei Kindern ist das System der Funktionskreise, Leitbahnen und Akupunkturpunkte noch nicht vollständig ausgebildet, und die Knochen, Muskeln und Sehnen sind noch zart und weich. Die physiologischen Regulations- und auch Abwehrmechanismen der Funktionskreise sind noch nicht vollständig entwickelt und instabil. Diese Auffälligkeiten des kindlichen Organismus bezeichnet man in der chinesischen Medizin auch als „Unreife von Yin und Yang".

Kinder sind voller Lebenskraft und entwickeln sich schnell

Kinder entwickeln sich sehr schnell. Nach einem halben Jahr hat sich das Geburtsgewicht bereits verdoppelt, nach einem Jahr verdreifacht und nach sechs Jahren ungefähr versechsfacht. Im Alter von vier Jahren hat sich bei einem gesunden Kind die Geburtsgröße verdoppelt, und mit zunehmendem

Lebensalter werden Körperbau, Intelligenz, die Funktionen der Funktionskreise (orbes, *zangfu*) und die Ausbildung des Leitbahnsystems mit den Akupunkturpunkten immer vollkommener und reifer. Je jünger die Kinder sind, umso schneller entwickeln sie sich. Um die rasante Dynamik und Vitalität dieser Entwicklung zu verdeutlichen, werden Kinder in der chinesischen Medizin als „reines Yang" *(chunyang)* bezeichnet.

Pathologische Besonderheiten

Kinder können leicht erkranken, der Krankheitsverlauf kann sich rasch ändern

Wie bereits erwähnt, sind die Funktionskreise noch unreif, so dass der kindliche Organismus von außen leicht durch die sechs klimatischen Agenzien affiziert werden kann. Zudem können Ernährungsfehler (z. B. eiskalte Getränke, zu viel Rohkost, zu scharfe und fettige Nahrung) aufgrund der energetischen Schwäche (depletio, *xu*) des Fk Milz (o. lienalis, *pi*) schnell zu Verdauungsblockaden führen. Typisch für den Krankheitsverlauf bei Kindern ist die schnelle Änderung der Symptomatik. So kann z. B. eine Wind-Kälte-Erkrankung (algor venti, *fenghan*) mit Symptomen wie verstopfte oder laufende Nase mit klarem Sekret, Kälte- und Windaversion, Frösteln, Verlangen nach heißen Getränken und ein dünner, weißer Zungenbelag schnell in eine Hitze-Erkrankung (calor, *re*) übergehen. Symptomatisch äußert sich dieses Krankheitsbild dann in hohem Fieber, Durst mit dem Verlangen nach kalten Getränken, gelblichem und trockenem Nasensekret und einem tiefroten Zungenkörper.

Die Abwehrfunktion ist instabil

Das Qi des Fk Lunge (qi pulmonale, *feiqi*) ist bei Kindern noch energetisch schwach (deplet, *xu*), die Haut und Schleimhaut sind dünn und zart, und die Schließ- und Öffnungsfunktion der Poren ist unvollkommen. Äußere krankheitsauslösende Faktoren können daher leicht eindringen und schädigen zuerst den Fk Lunge (o. pulmonalis, *fei*). Die Körperoberfläche ist bei Kindern relativ groß und die Regulation der Poren noch nicht vollständig entwickelt. Die Folge ist, dass Kinder leicht schwitzen. Sobald sie Kälte (algor, *han*) ausgesetzt sind, kann diese eindringen und zur „Erkältung" führen. Außerdem sind die Atemwege von Kindern aus Sicht der chinesischen Medizin „kurz", die Schleimhäute sind dünn und zart, und die Bewegung des Flimmerepithels der Bronchialschleimhaut findet nur in geringem Umfang statt. Die Immunabwehr ist daher noch instabil, und es kommt leicht zu Erkrankungen des Atmungssystems.

Der Fk Milz (o. lienalis, *xu*) ist noch zart

Bei Kindern sind die Funktionen der Fk Milz und Magen (oo. lienalis et stomachi, *pi wei*) noch nicht vollständig ausgereift. Die Aufnahme der Nahrung durch den Fk Magen (o. stomachi, *wei*) und die Trennung von Klarem und Trübem durch den Fk Milz (o. lienalis, *pi*) ist begrenzt. Um den Bedarf für Wachstum und Entwicklung trotzdem zu decken, werden die Fk Milz und Magen (oo. lienalis et stomachi, *pi wei*) stark gefordert. Durch z. B. zu viel oder zu wenig Nahrung, zu scharfe und fettige Speisen oder überwiegend Rohkost und Affektionen von außen durch krankheitsauslösende Faktoren können Verdauungsstörungen wie Diarrhö, Obstipation, Erbrechen, Bauchschmerzen und so genannte „Verdauungsblockaden bei Kindern unter fünf Jahren" *(gan)* entstehen.

Die Bedeutung des Qi des Fk Niere (qi renale, *shenqi*)

Der Fk Niere (o. renalis, *shen*) ist die Wurzel der angeborenen Konstitution, und das Qi des Fk Niere (qi renale, *shenqi*) ist die Quelle von Wachstum und Entwicklung bei Kindern. Das ausreichende Vorhandensein des Qi des Fk Niere (qi renale, *shenqi*) ist daher von der Befeuchtung und Nährung durch das raffinierte Qi der Fk Milz und Magen (oo. lienalis et stomachi, *pi wei*) abhängig. Wenn bei einer defizienten Konstitution oder nach langen Krankheiten die Erholung des Säuglings nicht ausreichend ist und noch eine Defizienz des Fk Milz (o. lienalis, *pi*) hinzukommt, so befindet sich das Qi des Fk Niere (qi renale, *shenqi*) in einem schwachen Zustand. Wird es nicht rechtzeitig gestützt, kann es zu Erkrankungen kommen, die mit der Defizienz des Qi des Fk Niere (qi renale, *shenqi*) zusammenhängen, so z. B. skoliotische Veränderungen der Wirbelsäule, Trichterbrust, Hühnerbrust, Spina bifida und Erkrankungen des Hüftgelenks.

9.3 Auswirkungen auf die Behandlung mit Tuina

Aufgrund der oben genannten physiologischen und pathologischen Besonderheiten unterscheidet sich auch die Tuina-Behandlung bei Kindern von der Therapie Erwachsener. Obwohl das System der Akupunkturpunkte und Leitbahnen bei Kindern unter sechs Jahren noch nicht vollständig angelegt ist, kann mit Tuina auf die Funktionskreise und auf krankhafte Veränderungen positiv eingewirkt werden. So werden zahlreiche Regionen, Strecken und Extrapunkte beschrieben, über die man auf die kindliche energetische Konstitution Einfluss nehmen, Symptome mildern und Rezidiven vorbeugen kann (Abb. 9.3a und Abb. 9.3b). Die Grifftechniken werden dabei deutlich sanfter und vorsichtiger als bei der Behandlung Erwachsener ausgeführt.

Bei der Behandlung von Kindern gelten die allgemeinen Kontraindikationen (S. 87). Zudem darf das Kind niemals zu einer Behandlung gezwungen werden. Die Massage mit Tuina sollte sich nicht zu einer Stresssituation entwickeln und zu Ängsten führen. Das Kind sollte mit der Behandlung vielmehr etwas Angenehmes und Wohltuendes assoziieren. Hifreich ist es, wenn der

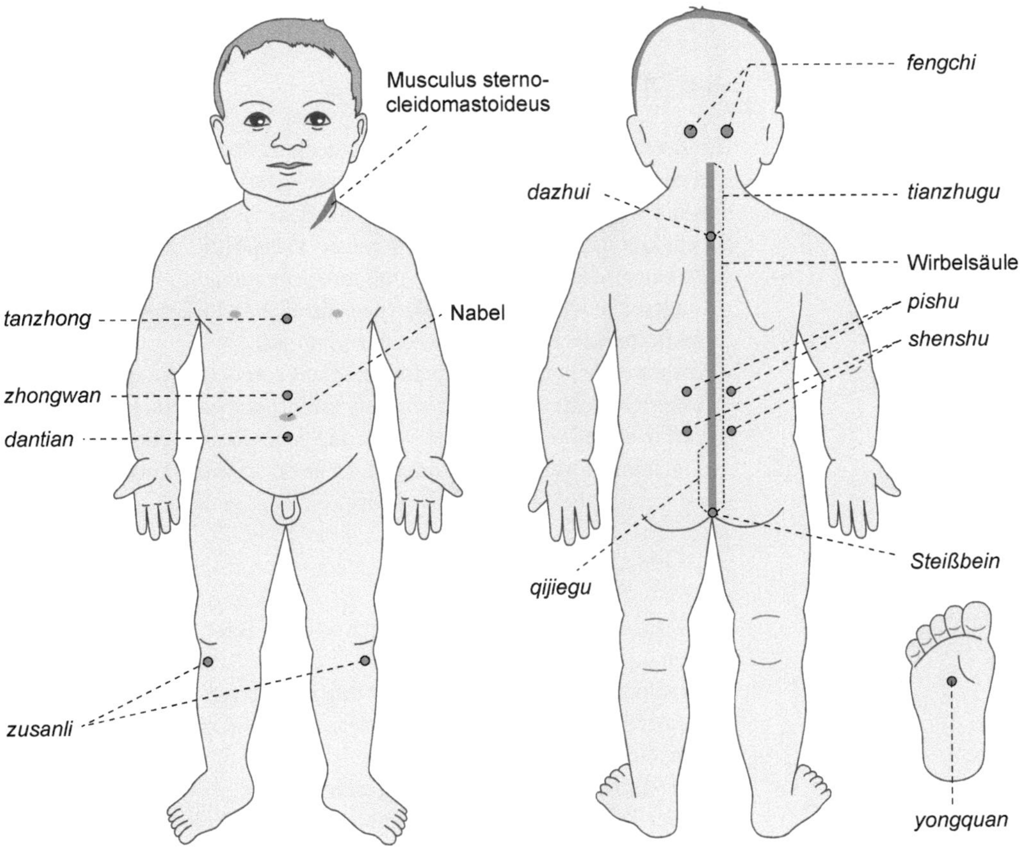

Abb. 9.3a und b

Therapeut (sogar gemeinsam mit dem Kind) zunächst die Mutter, den Vater oder eine Puppe behandelt, damit das Kind Vertrauen gewinnt.

9.4 Die vier diagnostischen Verfahren *(sizhen)*

Um eine chinesische Diagnose bei Kindern erstellen zu können, geht der Tuina-Therapeut, genauso wie bei der Behandlung Erwachsener, nach dem Prinzip der vier diagnostischen Verfahren vor. Dies sind:

- Betrachtung (inspectio, *wangzhen*)
- Beurteilung durch Geruch und Gehör (olfactio et auscultatio, *wenzhen*)
- Betastung (palpatio, *qiezhen*)
- Befragung der Eltern (interrogatio, *wenzhen*)

9.4.1 Die Betrachtung (inspectio, *wangzhen*)

Die Form des Kopfes

Der Bereich des Kopfes ist der Zusammenkunftsort aller Yang-Leitbahnen, und das Kopfhaar stellt die äußere Entfaltung des Fk Niere (o. renalis, *shen*) dar. Ein wohlgeformter Kopf mit vollem Haar ist physiologisch und deutet auf ein kräftiges Qi des Fk Niere (qi renale, *shenqi*) hin.

Pathologische Veränderungen und ihre Bedeutung:

- Eingesunkene Fontanelle → Defizienz der Neben-Fk Gehirn und Rückenmark (paraorbes cerebri et medullae, *nao sui*)
- Vorgewölbte Fontanelle → pathologische Veränderungen der Neben-Fk Gehirn und Rückenmark (paraorbes cerebri et medullae, *nao sui*)
- Verfilztes und unreines Haar → Störungen der Fk Dick- und Dünndarm (oo. intestinorum, *chang*) durch zu frühe oder falsche Entwöhnung

Die Gesichtsfarbe

Das Gesicht gesunder Kinder hat einen rosigen Teint, die Haut ist weder zu trocken noch zu fettig oder feucht.

Pathologische Veränderungen und ihre Bedeutung:

- Weißer Teint → energetische Schwäche (depletio, *xu*), Kälte (algor, *han*) oder Defizienz von Yin
- Roter Teint → Hitze-Erkrankung (calor, *re*)
- Gelber Teint → Feuchtigkeit (humor, *shi*) und pathologische Veränderungen in den Fk Milz und Magen (oo. lienalis et stomachi, *pi wei*). Blasses Gelb zum Beispiel deutet auf eine energetische Schwäche (depletio, *xu*) der Fk Milz und Magen (oo. lienalis et stomachi, *pi wei*) hin. Schmutziges, mattes Gelb deutet auf Kälte-Feuchtigkeit (humor algidus, *hanshi*).
- Schwärzlicher Teint → Kälte (algor, *han*)

Die konstellierende Kraft *(shen)* in den Augen

Gesunde Kinder haben klare, schimmernde Augen, und die Pupillen sind von reiner Zeichnung. Klagen Kinder dennoch über Beschwerden, handelt es sich in der Regel um leichte Erkrankungen.

Glänzen die Augen ungewöhnlich stark und sind die Pupillen getrübt, ist die konstellierende Kraft *(shen)* verloren gegangen oder zumindest beeinträchtigt.

Nasenfluss

- Gelbes, trübes, dickes Nasensekret → Wind-Hitze-Schädigung (calor venti, *fengre*)
- Klares, weißes, dünnes Nasensekret → Wind-Kälte-Schädigung (algor venti, *fenghan*)

Die Farbe der Lippen

Bei einem gesunden Kind sind die Lippen von mittelroter Farbe.

Pathologische Veränderungen und ihre Bedeutung:

- Tiefrote Lippen → Hitze (calor, *re*) oder energetische Überladung (repletio, *shi*)
- Blassrote Lippen → Kälte (algor, *han*) oder energetische Schwäche (depletio, *xu*)
- Tiefrote und trockene Lippen → Glut (ardor, *huo*) mit einer Schmälerung der Säfte *(jinye)*

Die Farbe des Urins

- Reichlicher, klarer, heller Urin → Kälte (algor, *han*)
- Spärlicher, trüber, dunkler Urin → Hitze (calor, *re*)

Farbe und Konsistenz des Stuhls

- Wässrig, fast geruchlos, mit unverdauten Speiseresten vermischt → Kälte (algor, *han*) im unteren Wärmebereich (unteres Calorium, *xiajiao*)
- Breiig oder verstopft, hart und übelriechend → Hitze (calor, *re*) im unteren Wärmebereich (unteres Calorium, *xiajiao*)
- Dünn und klar in Kombination mit Fieber und Schüttelfrost → Wind-Erkrankung (ventus, *feng*)

Farbe und Konsistenz von Erbrochenem

- Geruchlos, wässrig und klar → Kälte (algor, *han*)
- Säuerlich riechend und klumpig → Hitze (calor, *re*)
- Fadenziehend und schleimig, in Kombination mit Durstlosigkeit → Schleim (pituita, *tan*)

Die Betrachtung des Zungenkörpers

Bei einem gesunden Kind ist die Zunge von frischem, mittlerem Rot. Sie glänzt, ist weich und gut beweglich.

Pathologische Veränderungen und ihre Bedeutung:

- Tiefroter Zungenkörper → Hitze (calor, *re*) und energetische Überladung (repletio, *shi*)
- Blassroter Zungenkörper → Kälte (algor, *han*) und energetische Schwäche (depletio, *xu*)
- Scharlachroter Zungenkörper → pathologische Veränderung im Fk Herzbeutel (o. pericardialis, *xinbao*)

- Scharlachrote Zungenspitze → Glut (ardor, huo) im Fk Herz (o. cardialis, xin)
- Purpurfarbener, feuchter Zungenkörper → Xue-Stasen

Die Betrachtung des Zungenbelags

Der Zungenbelag ist bei einem gesunden Kind weißlich, durchschimmernd und weder zu feucht noch zu trocken.

Pathologische Veränderungen und ihre Bedeutung:

- Weißer Zungenbelag → Kälte (algor, *han*), Wind (ventus, *feng*) und Feuchtigkeit (humor, *shi*)
- Weißer, klebriger Zungenbelag → Feuchtigkeit-Hitze (calor humidus, *shire*) im mittleren Wärmebereich (mittleres Calorium, *zhongjiao*)
- Gelber Zungenbelag → Hitze (calor, *re*)
- Schwach gelber, fast farbloser Zungenbelag → Feuchtigkeit (humor, *shi*) aufgrund einer energetischen Schwäche des Fk Milz (depletio des o. lienalis, *pixu*)
- Dicker, gelber, ausgetrockneter Zungenbelag → Hitze (calor, *re*) im Fk Magen (o. stomachi, *wei*)

Die Betrachtung der Fingerlinie *(zhiwen)* als diagnostisches Verfahren

Die Palpation der Pulse im Rahmen der chinesischen Diagnostik wird bei der Behandlung von Kindern bis zum 4. Lebensjahr durch die Betrachtung der Fingerlinie *(zhiwen)* ergänzt. Sie befindet sich an der radialen Seite des Zeigefingers, entspricht bei Kindern dem Bereich der Lungen-Leitbahn (c. pulmonalis, *fei jing*) und reicht radial von der Spitze des Zeigefingerendglieds bis zum Grundgelenk. Damit die Fingerlinie deutlich sichtbar wird, streicht der Therapeut mehrmals auf der radialen Zeigefingerseite von distal nach proximal.

Die drei Bereiche der Fingerlinie *(zhiwen)*

9

Bei der Betrachtung der Fingerlinie *(zhiwen)* werden drei Bereiche unterschieden:

1. „Passstelle des Windes“ (clusa venti, *fengguan*)
2. „Passstelle des Qi“ (clusa qi, *qiguan*)
3. „Passstelle des Lebensloses“ (clusa fortunae, *mingguan*) (Abb. 9.4.1)

Physiologisches Aussehen der Fingerlinie *(zhiwen)*

Die Fingerlinie (*zhiwen*) erscheint beim gesunden Kind rosig und leicht gelblich. Häufig ist sie nur im Bereich der „Passstelle des Windes“ (clusa venti, *fengguan*) zu sehen.

Pathologisches Aussehen der Fingerlinie *(zhiwen):*

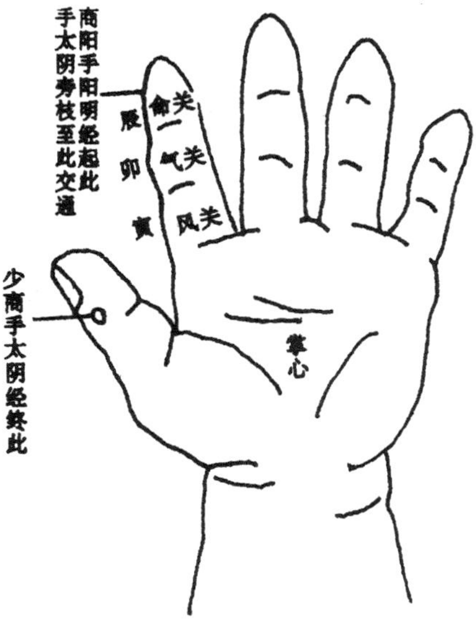

Abb. 9.4.1 Illustration zur Fingerlinie *(zhiwen)* bei Kindern aus der 1750 veröffentlichten „Sammlung zur Kinderheilkunde" *(Youyou jicheng*, von Chen Fuzheng, Nachdruck erschienen im Verlag für Wissenschaft und Technik Liaoning, Shenyang 1999)

Die pathologischen Veränderungen der Fingerlinie *(zhiwen)* sind sehr vielfältig. Generell gilt:

- Ist die Fingerlinie *(zhiwen)* nur im Bereich „Passstelle des Windes" (clusa venti, *fengguan*) zu sehen, handelt es sich um eine leichte Erkrankung. Der pathogene Faktor hat bislang nur den Bereich der Netzleitbahnen (reticulares, *luomai*) erreicht.
- Ist die Fingerlinie *(zhiwen)* auch im Bereich „Passstelle des Qi" (clusa qi, *qiguan*) zu sehen, sind bereits die Hauptleitbahnen (cardinales, *jingmai*) betroffen, und es handelt sich um eine ernsthafte Erkrankung.
- Ist die Fingerlinie *(zhiwen)* im Bereich „Passstelle des Lebensloses" (clusa fortunae, *mingguan*) zu sehen, ist die krankheitsauslösende Ursache bis in die Funktionskreise vorgedrungen, und es besteht ein lebensbedrohlicher Zustand.

CAVE

In der klinischen Realität trifft dies jedoch nicht immer zu. Manche Fingerlinien reichen nicht bis in den Bereich der „Passstelle des Lebensloses" (clusa fortunae, *mingguan*), obwohl die Erkrankung gefährlich ist, und manche Linien passieren sie, obwohl es sich nur um eine harmlose Erkrankung handelt. Allerdings ist der Anteil der bedrohlichen Erkrankungen, bei denen die Linien die „Passstelle des Lebensloses" (clusa fortunae, *mingguan*) passieren oder alle drei Passstellen durchqueren und bis zum Fingernagel reichen, relativ hoch.

- Ist die Fingerlinie *(zhiwen)* dunkel und purpurrot, handelt es sich um eine Schädigung durch innere Hitze (calor intimae, *neire*).
- Ist die Fingerlinie *(zhiwen)* gestaut *(zhi)*, weist dies auf eine energetische Überladung (repletio, *shi*) hin. In diesem Fall dringt eine Schrägläufigkeit (Heteropathie, *xie*) bei gleichzeitig kräftiger Konstitution und stabiler Bauenergie (qi constructivum, *yingqi*) ein und nimmt überhand. Einstau-

ungen und Undurchlässigkeit zeigen sich in der Fingerlinie und weisen auf eine energetische Überladung (repletio, *shi*) hin. Außerdem lassen gestaute *(zhi)* Fingerlinien Rückschlüsse auf Hitze aufgrund energetischer Überladung (calor repletionis, *shire*) zu.
- Ist die Fingerlinie *(zhiwen)* durchlässig *(dan)*, also nicht gestaut, weist dies auf ein geschwächtes geradläufiges (orthopathisches, *zheng*) Qi und eine Defizienz von Qi und Xue hin. Der Fluss in den Fingerlinien bleibt ungehindert, und deshalb liegt bei durchlässigen *(dan)* Linien eine energetische Schwäche (depletio, *xu*) bzw. eine Kälte aufgrund energetischer Schwäche (algor depletionis, *xuhan*) vor.

9.4.2 Die Beurteilung durch Geruch und Gehör (olfactio et auscultatio, *wenzhen*)

Die Beurteilung durch Geruch

Geruch von Stuhl und Urin: Übelriechender Stuhl und Urin deuten auf Hitze (calor, *re*) hin. Sind die Ausscheidungen eher geruchlos, ist das ein Hinweis auf Kälte (algor, *han*).
Geruch des Atems: Übler Mundgeruch deutet auf Hitze (calor, *re*) im Fk Magen (o. stomachi, *wei*) hin.

Die Beurteilung durch Gehör

Klang des Hustens:
- Lauter und rauer Husten mit weißlichem Auswurf und verstopfter Nase → äußere Affektion durch Wind-Kälte (algor venti, *fenghan*)
- Gedämpfter Husten mit gelblichem Auswurf → Hitze (calor, *re*)
- Husten mit wenig klebrigem Auswurf → Glut (ardor, *huo*)

Klang des Weinens:
- Schwaches, leises Weinen → energetische Schwäche (depletio, *xu*)
- Lautes, kräftiges Weinen → energetische Überladung (repletio, *shi*)

9

9.4.3 Die Betastung (palpatio, *qiezhen*)

Die Betastung der Extremitäten

- Kalte Waden → Kälte (algor, *han*)
- Heiße Fußsohlen → Hitze (calor, *re*)
- Kalte Fingerspitzen → Symptom von durch Schreck ausgelöstes „Zurückweichen der Lebensenergie" (flexus pavoris, *jingjue*)
- Hitze am Mittelfinger → Affektion durch Wind-Kälte (algor venti, *fenghan*)

Die Betastung der Stirn

- Bei Hitze aufgrund energetischer Schwäche (calor depletionis, *xure*) ist die Stirn bei Fieber nicht so heiß wie die Handteller des Kindes.
- Bei Hitze (calor, *re*) der Oberfläche (extima, *biao*) ist die Stirn bei Fieber deutlich heißer als die Handteller.

Die Betastung des Pulses

Wie bereits auf Seite 532 erwähnt, wird bei der Behandlung von Kleinkindern in der Regel die Betastung des Pulses durch die Betrachtung der Fingerlinie (*zhiwen*) ersetzt. Im Laufe des Wachstums ist die Betastung und Differenzierung des Pulses am Handgelenk durchaus möglich und kann zur Diagnosestellung hinzugezogen werden. Der physiologische Puls bei Kindern ist stets oberflächlich (superficial, *fu*) und beschleunigt (celer, *shu*). Die wichtigsten pathologischen Pulsformen werden im folgenden Abschnitt vorgestellt:

- Zarter Puls (minutus, *xi*) → energetische Schwäche (depletio, *xu*) von Qi und Xue oder Feuchtigkeit (humor, *shi*)
- Beschleunigter Puls (celer, *shu*) → physiologisch, aber auch pathologisch bei Hitze (calor, *re*)
- Saitenförmiger Puls (chordalis, *xian*) → Wind (ventus, *feng*) im Fk Leber (o. hepaticus, *gan*), Schmerzen, Schleim-Blockaden (pituita, *tan*)
- Erschöpfter Puls (depletus, *xu*) → energetische Schwäche (depletio, *xu*)
- Schwacher Puls (invalidus, *ruo*) → energetische Schwäche (depletio, *xu*) von Qi und Xue
- Schlüpfriger Puls (lubricus, *hua*) → Feuchtigkeit (humor, *shi*) oder Schleim (pituita, *tan*), Hitze (calor, *re*), Verdauungsblockaden
- Untergetauchter Puls (mersus, *chen*) → Schädigung des Inneren (intima, *li*):
  - kraftvoller Puls → energetische Überladung (repletio, *shi*) des Inneren (intima, *li*)
  - kraftloser Puls → energetische Schwäche (depletio, *xu*) des Inneren (intima, *li*)
- Behäbiger Puls (languidus, *huan*) → Feuchtigkeit (humor, *shi*)

9

9.4.4 Die Befragung der Eltern (interrogatio, *wenzhen*)

Temperaturempfinden

- Schüttelfrost und Frösteln bei niedrigem Fieber → Affektion mit Wind-Kälte (algor venti, *fenghan*)
- Schüttelfrost und Frösteln bei hohem Fieber → Affektion mit Wind-Hitze (calor venti, *fengre*)

Schweiße

- Spontane Schweiße ohne Anstrengung → energetische Schwäche (depletio, *xu*) des Yang
- Schweiße während des Schlafes → energetische Schwäche (depletio, *xu*) des Yin
- Schweiße im Kopfbereich → Hitze (calor, *re*) im oberen Wärmebereich (oberes Calorium, *shangjiao*)
- Schweiße im Kopfbereich verbunden mit Müdigkeit → Feuchtigkeit-Hitze (calor humidus, *shire*)
- Schweiße im Kopfbereich verbunden mit kalten Extremitäten → energetische Schwäche (depletio, *xu*) des Yang

Miktion und Stuhlgang

- Vermehrter Urin ohne Durst → energetische Schwäche (depletio, *xu*) des Fk Niere (o. renalis, *shen*)
- Geringe Ausscheidungen von Urin → Hitze (calor, *re*)
- Häufige Ausscheidungen von klarem Urin → Kälte aufgrund energetischer Schwäche (algor depletionis, *xuhan*) im unteren Wärmebereich (unteres Calorium, *xiajiao*)
- Ständiges Harnträufeln → energetische Schwäche (depletio, *xu*) des Yin und innere Hitze (calor intimae, *neire*)

Appetit und Durst

- Verminderter Appetit → Schädigung des Qi des Fk Magen (qi stomachi, *weiqi*)
- Verminderter Appetit bei exogenen Affektionen → Blockade des Qi der Fk Milz und Magen (qi lienale et stomachi, *pi wei qi*)
- Verminderter Appetit bei endogenen Affektionen → energetische Schwäche (depletio, *xu*) der Fk Milz und Magen (oo. lienalis et stomachi, *pi wei*)
- Trotz guter Nahrungsaufnahme Magerkeit und Hunger → Glut (ardor, *huo*) im Fk Magen (o. stomachi, *wei*)

Schlaf

- Schlaflosigkeit, die sich in der zweiten Nachthälfte verstärkt, verbunden mit Weinen → Kälte (algor, *han*) im Fk Milz (o. lienalis, *pi*)
- Schlaflosigkeit, verbunden mit lautem Weinen, das sich bei Licht oder in der ersten Nachthälfte verstärkt → Hitze (calor, *re*), die den oberen Körperbereich schädigt und dadurch zu Unruhe des Fk Herz (o. cardialis, *xin*) und der konstellierenden Kraft (*shen*) führt
- Leichtes Aufschrecken aus dem Schlaf und Unruhe → Schreck (pavor, *jing*), der zu Unruhe der konstellierenden Kraft (*shen*) führt

Ergänzende Informationen

Der Tuina-Therapeut sollte neben der aktuellen Problematik folgende Punkte erfragen und untersuchen:
- Anamnese der Eltern (Alter, genetische und familiäre Erkrankungen, soziale Situation)
- Schwangerschaftsanamnese: Komplikationen, Geburtstermin (Frühgeburt?)
- Geburtsanamnese: Lage des Fetus, Geburtsverlauf (Kaiserschnitt, natürliche Geburt, Saugglocke, Zangengeburt)
- Anamnese des Kindes: Alter, Erkrankungen, Operationen, Krampfanfälle, Medikamente
- Entwicklung und Wachstum des Kindes: Reflexe, motorische, sprachliche und soziale Entwicklung, Körpergröße
- Ernährung: Wurde oder wird das Kind gestillt? Ernährung der Mutter während des Stillens. Trinkhäufigkeit, Trinkmenge. Welche Nahrungsmittel bevorzugt das Kind, welche lehnt es ab?

Nach der umfassenden Untersuchung des Kindes werden alle gesammelten Symptome nach den acht Leitkriterien bewertet (siehe → 11), und die krankheitsauslösenden Faktoren sowie die betroffenen und pathologisch veränderten Funktionskreise werden bestimmt. Der Tuina-Therapeut kann nun im Sinne der chinesischen Medizin eine Diagnose und ein daraus resultierendes Behandlungsprinzip formulieren.

9.5 Behandlungsmethoden der Kinder-Tuina

Die Kinder-Tuina unterscheidet sich bezüglich der Lokalisationen und Ausführung der Grifftechniken deutlich von der Erwachsenen-Tuina. Es werden zwar die gleichen Grundtechniken (Kap. 5) eingesetzt, aber wesentlich vorsichtiger und sanfter ausgeführt.

In der Kinder-Tuina existieren über 200 so genannte „spezielle Akupunkturpunkte" *(teding xuewei)*, die auch als „Regionen" bezeichnet werden. Diese Regionen umfassen Akupunkturpunkte auf den Leitbahnen, Extrapunkte (nicht auf den Leitbahnen liegende Punkte), schmerzhafte Punkte (Foramina ad hoc, *ashixue*) sowie speziell festgelegte Regionen.

Die Regionen können drei verschiedene Formen aufweisen:
- Die Form eines Punktes; ähnlich den klassischen Akupunkturpunkten:
  - z .B. das „Kleine Himmelszentrum" (*xiaotianxin*; Abb. 9.5.1), „Besteigen des Pferdes" (*shangma*; Abb. 9.5.1)
  - können durch Techniken wie Kneten *(rou)*, punktartiges Pressen *(dian)* etc. behandelt werden
- Die Form einer Linie bzw. Strecke; die Verbindungslinie zwischen zwei bestimmten Punkten:
  - z. B. „Himmlisches Flusswasser" *(tianheshui;* Abb. 9.5.1), „Sechs Durchgangsfunktionskreise" *(liufu*; Abb. 9.5.1)
  - können durch Techniken wie z.B. Schieben *(tui)* behandelt werden

- Die Form einer Fläche; große und kleine Flächen:
  - z. B. „Leitbahn des Fk Milz" (*pi jing*; Abb. 9.5.1), Abdomen (*fu*)
  - können mit Techniken wie Reiben *(mo)*, Schieben *(tui)* etc. behandelt werden

CAVE

Die in der Kinder-Tuina verwendeten Regionen werden teilweise genauso bezeichnet wie klassische Akupunkturpunkte, obwohl sie eine andere Lokalisation aufweisen. Andere Regionen sind ähnlich lokalisiert wie bestimmte klassische Akupunkturpunkte, sie werden jedoch anders bezeichnet. Um eine Verwechslung zu vermeiden, sollte die jeweils angegebene Lokalisation immer genau beachtet werden. So beschreibt etwa der Begriff „Zusammengelegter Bambus" (*cuanzhu*; Abb. 9.5.1) bei Erwachsenen den Akupunkturpunkt Bl 2/V 2, bei Kindern jedoch die Strecke vom Punkt zwischen den Augenbrauen bis zur vorderen Haargrenze.

In der chinesischen Literatur herrscht nicht immer Einigkeit über Lage und Bezeichnungen der in der Kinder-Tuina verwendeten Regionen. Bei unseren nachfolgenden Ausführungen haben wir uns an der vorherrschenden Meinung und an unseren eigenen klinischen Erfahrungen orientiert.

Eine Erläuterung der verwendeten Lage- und Richtungsbezeichnungen findet sich in Kapitel 2.3, S. 44.

Die nachfolgenden Behandlungsmethoden sollten nach Anleitung durch einen Therapeuten regelmäßig von einem Elternteil durchgeführt werden. Die Mitarbeit der Eltern in Form einer konsequenten und regelmäßigen Behandlung ihres Kindes kann den Therapieerfolg deutlich erhöhen und ist deshalb überaus wichtig.

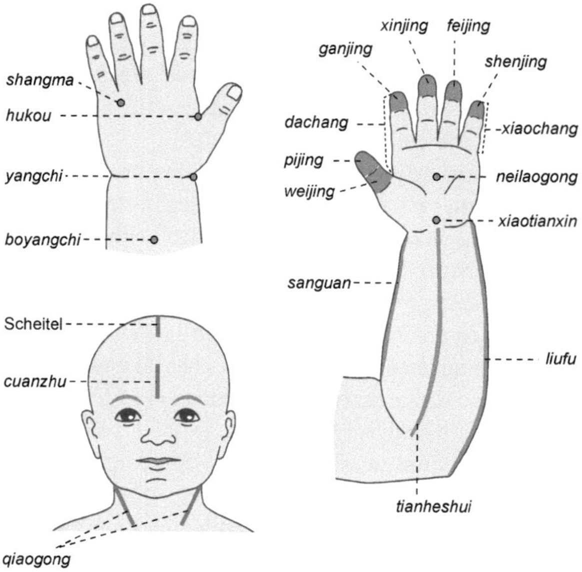

Abb. 9.5.1 Lokalisation der verwendeten Regionen in der Kinder-Tuina

9.5.1 Behandlungsmethoden im Kopf- und Nackenbereich

9.5.1.1 Den „Zusammengelegten Bambus" schieben *(tui cuanzhu)*

Lokalisation	Strecke in der Mitte der Stirn, vom Punkt zwischen den Augenbrauen bis zur vorderen Haargrenze.
Ausgangsstellung	Das Kind liegt auf dem Rücken. Der Therapeut steht neben dem Kind.
Ausführung	Der Therapeut schiebt *(tui)* abwechselnd gerade mit beiden Daumen vom Punkt zwischen den Augenbrauen nach oben bis zur vorderen Haargrenze.
Behandlungsdauer	50-mal abwechselnd mit beiden Daumen vom Punkt zwischen den Augenbrauen nach oben bis zur vorderen Haargrenze gerade schieben *(zhitui)*.

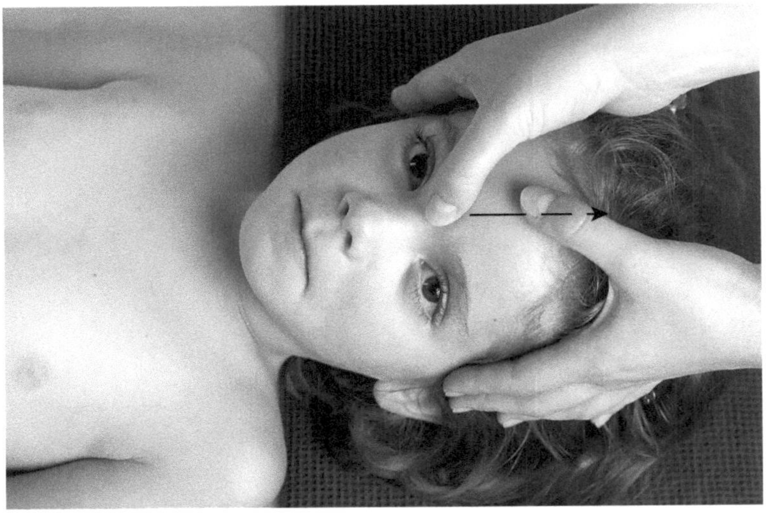

Abb. 9.5.1a Den „Zusammenlegten Bambus" schieben

Wirkungen:
- Beruhigt die konstellierende Kraft (*shen*)
- Klärt die geistigen Kräfte
- Leitet Wind (ventus, *feng*) aus
- Öffnet die Oberfläche (extima, *biao*)
- Macht die Sinnesöffnungen frei

Indikationen:
- ADHS
- Unruhe
- Erkältung
- Fieber
- Kopfschmerzen
- Geistige Abgeschlagenheit

9.5.1.2 Den „Knochen an der Säule des Himmels" schieben *(tui tianzhugu)*

Lokalisation	Die gerade Linie zwischen der Haargrenze an der Mitte hinten am Hals und dem Foramen Du 14/Rg 14 („Punkt aller Strapazen", *dazhui*).
Ausgangsstellung	Das Kind liegt auf dem Bauch. Der Therapeut steht neben dem Kind.
Ausführung	Der Therapeut schiebt gerade *(tui)* mit dem Daumen oder dem Zeigefinger von oben nach unten.
Behandlungsdauer	300-mal mit dem Daumen oder dem Zeigefinger von oben nach unten gerade schieben *(tui)*.

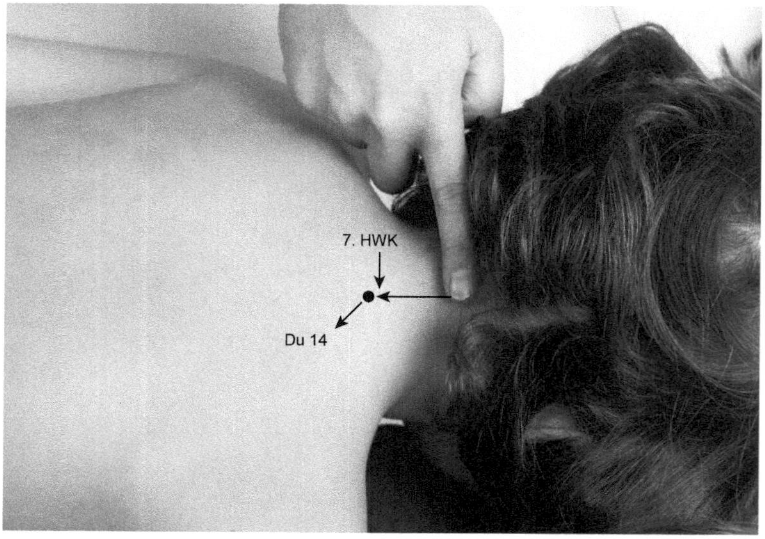

Abb. 9.5.1b Den „Knochen an der Säule des Himmels" schieben

Wirkungen:
- Senkt Gegenläufigkeiten (Kontravektionen, *ni*) ab
- Beseitigt Brechreiz
- Beseitigt Wind (ventus, *feng*)
- Kühlt Hitze (calor, *re*)

Indikationen:
- Speichelfluss
- Nackensteife
- Fieber
- Erbrechen

9.5.1.3 Den Musculus sternocleidomastoideus kneten *(rou)*

Lokalisation	Der Halsmuskel Sternocleidomastoideus ist nach seinen beiden Ursprungsstellen, dem Brustbein (Sternum) und Schlüsselbein (Clavicula) und seinem Ansatz, dem Warzenfortsatz (Processus mastoideus), benannt. Bei einseitiger Anspannung neigt er den Hinterkopf auf die gleiche Seite und dreht das Gesicht nach der anderen Seite. Bei angeborener, einseitiger Kontraktur dieses Muskels entsteht der muskuläre Schiefhals.
Ausgangsstellung	Das Kind liegt auf dem Rücken. Der Therapeut steht auf der Seite, auf der der Muskel pathologisch verändert ist.
Ausführung	Der Therapeut knetet *(rou)* mit Zeige-, Mittel- und Ringfinger gegen den Muskelverlauf (vom Warzenfortsatz in Richtung Brustbein) auf dem erkrankten Musculus sternocleidomastoideus.
Behandlungsprinzip	Ausleiten von Qi (dispulsio, *xie*) → gegen den Uhrzeigersinn kneten *(rou)*.
Behandlungsdauer	5-10 Minuten mit Zeige-, Mittel- und Ringfinger gegen den Muskelverlauf (vom Warzenfortsatz in Richtung Brustbein) auf dem erkrankten Musculus sternocleidomastoideus kneten *(rou)*.

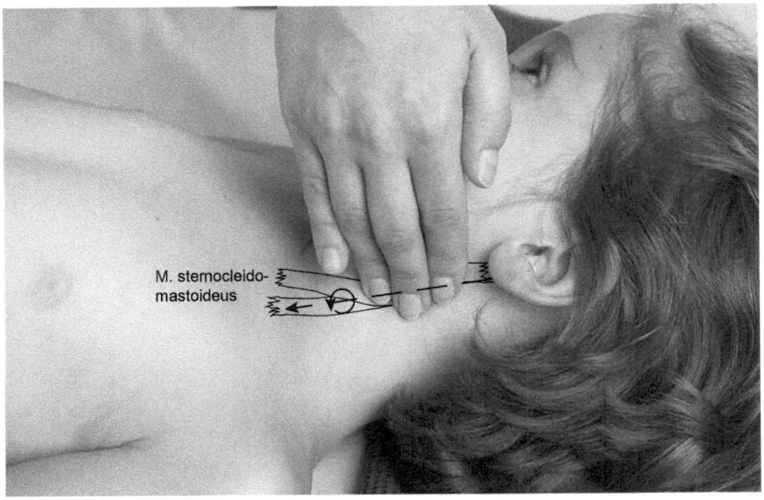

Abb. 9.5.1c Den Musculus sternocleidomastoideus kneten

Wirkungen:
- Bewegt das Qi
- Dynamisiert das Xue
- Löst die Leitbahnen

9

- Macht die Netzleitbahnen (reticulares, *luomai*) durchgängig
- Fördert die Absorption von Hämatomen

Indikation:
- Muskulärer Schiefhals (Torticollis)
- Muskuläre Verspannungen im Nackenbereich
- Kopfschmerzen

9.5.1.4 „Brückenbogen" *(qiaogong)*

Lokalisation	Die schräge Linie zwischen 3E 17/T 17 („Schutzschirm gegen Wind", *yifeng*) hinter dem Ohr und Ma 12/S 12 („Grube über dem Schlüsselbein", *quepen*).
Ausgangsstellung	Das Kind liegt auf dem Rücken. Der Therapeut steht auf der Seite, auf der der Muskel pathologisch verändert ist.

Den „Brückenbogen" streichen *(mo qiaogong)*

Ausführung	Der Therapeut streicht *(mo)* mit der Linienseite des Daumens von oben nach unten.
Behandlungsdauer	Etwa 20-mal mit der Linienseite des Daumens von oben nach unten streichen *(mo)*.

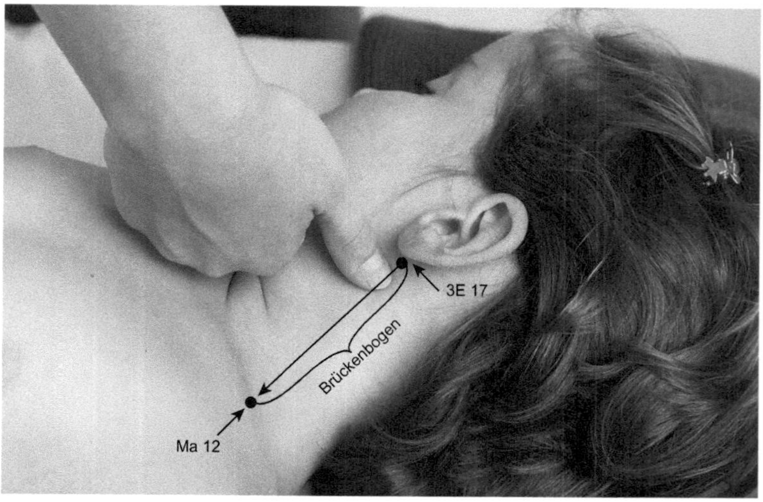

Abb. 9.5.1d Den „Brückenbogen" streichen

Wirkungen:
- Bewegt das Qi
- Dynamisiert das Xue

Den „Brückenbogen" greifen *(na qiaogong)*

Ausführung	Der Therapeut greift *(na)* und kneift *(nie)* mit Daumen und Zeige- und Mittelfinger den Brückenbogen *(qiaogong)*.
Behandlungsdauer	Etwa 3- bis 5-mal mit Daumen und Zeige- und Mittelfinger greifen *(na)*.

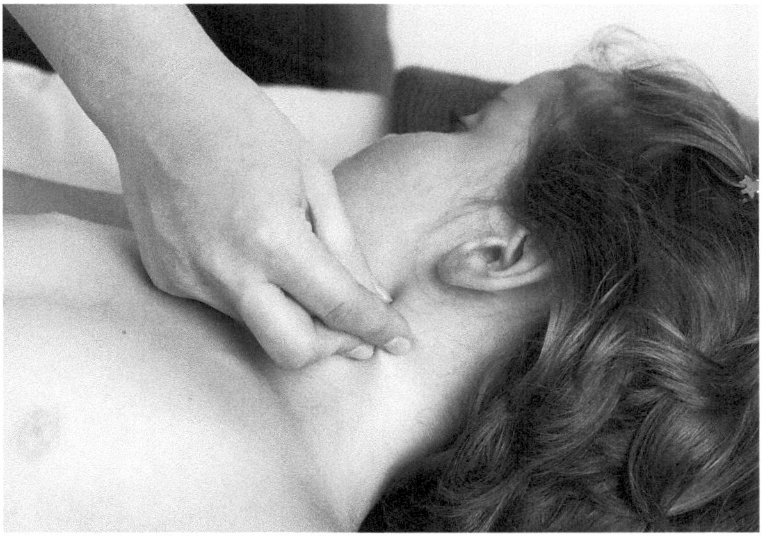

Abb. 9.5.1e Den „Brückenbogen" greifen

Wirkungen:
- Beseitigt Verhärtungen
- Reduziert Schwellungen

Den „Brückenbogen" kneten *(rou qiaogong)*

Ausführung	Der Therapeut knetet *(rou)* mit Zeige-, Mittel- und Ringfinger den Brückenbogen *(qiaogong)*.
Behandlungsprinzip	Ausleiten von Qi (dispulsio, *xie*) → gegen den Uhrzeigersinn kneten *(rou)*.
Behandlungsdauer	Etwa 100-mal mit Zeige-, Mittel- und Ringfinger kneten *(rou)*.

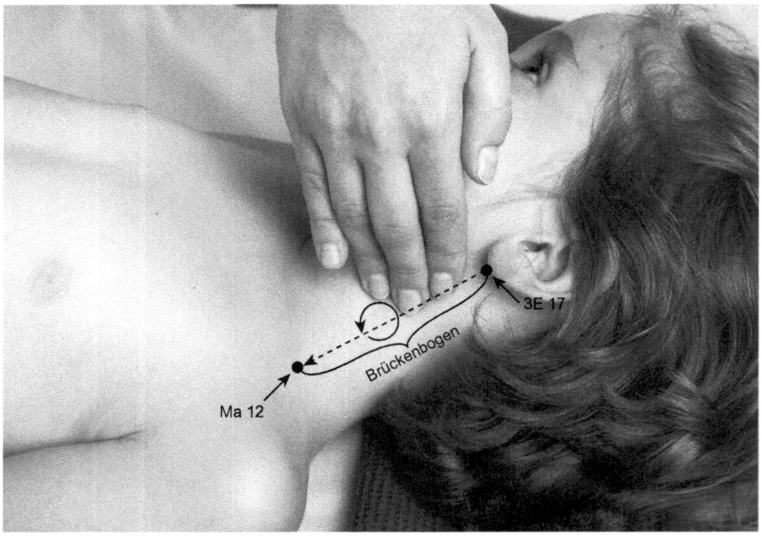

Abb. 9.5.1f Den „Brückenbogen" kneten

Wirkungen:
- Löst die Muskeln und Sehnen
- Macht die Netzleitbahnen (reticulares, *luomai*) durchgängig

Indikationen:
- Muskulärer Schiefhals (Torticollis)
- Muskuläre Verspannungen im Nackenbereich
- Kopfschmerzen

9.5.1.5 Den „Teich des Windes" greifen *(na fengchi)*

Lokalisation	Der Punkt in der Vertiefung zwischen dem Musculus sternocleidomastoideus und dem Musculus trapezius, auf gleicher Höhe mit Du 16/Rg 16 („Versammlungshalle des Windes", *fengfu*) (etwas unterhalb der Protuberantia occipitale).
Ausgangsstellung	Das Kind liegt auf der Seite. Beim muskulären Schiefhals das Kind entweder auf die betroffene oder auch auf die andere Seite legen. Bei Lagerung auf der betroffenen Seite darauf achten, dass die passive Dehnung des verkürzten Muskels nur so weit erfolgt, wie sie das Kind zulässt. Bei der Lagerung auf der nicht betroffenen Seite sich ebenfalls an der zugelassenen Dehngrenze orientieren. Der Therapeut steht hinter dem Kind, sollte aber Blickkontakt halten.
Ausführung	Der Therapeut greift *(na)* und kneift *(nie)* mit dem Daumen und dem Zeige- und Mittelfinger den „Teich des Windes" *(fengchi)*.
Behandlungsdauer	5- bis 10-mal mit dem Daumen und dem Zeige- und Mittelfinger greifen *(na)* und kneifen *(nie)*.

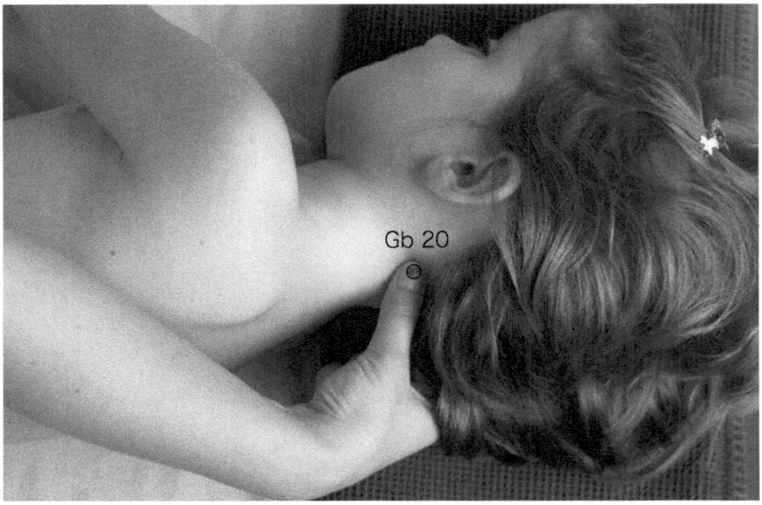

Abb. 9.5.1g Den „Teich des Windes" greifen

Wirkungen:
- Beseitigt Qi-Blockaden
- Bewegt das Xue
- Löst die Oberfläche (extima, *biao*)
- Beseitigt Wind (ventus, *feng*)

Indikationen:
- Muskulärer Schiefhals
- Nackenschmerzen
- Erkältung
- Kopfschmerzen
- Fieber
- Drehschwindel

9.5.1.6 Den Hals biegen und rotieren *(wan xuanzhuan jingbu)*

Ausgangsstellung	Das Kind liegt auf dem Rücken. Der Therapeut sitzt neben dem Kind.
Ausführung	Der Therapeut legt seine Hände auf die rechte und linke Kopfhälfte des Kindes. Dabei liegen Daumen und Zeigefinger jeweils vor den Ohren und die übrigen Finger hinter den Ohren, um ein unangenehmes Gefühl zu vermeiden. Dann biegt *(wan)* der Therapeut sanft den Kopf des Kindes passiv zur nicht betroffenen Seite und rotiert *(xuanzhuan)* ihn gleichzeitig zur gleichen Seite. Der Therapeut orientiert sich dabei an der zugelassenen Dehngrenze.
Behandlungsdauer	10-mal den Kopf des Kindes passiv zur nicht betroffenen Seite biegen *(wan)* und gleichzeitig zur gleichen Seite rotieren *(xuanzhuan)*. Die Kopfstellung jeweils, wenn möglich, ca. 30 Sekunden halten.

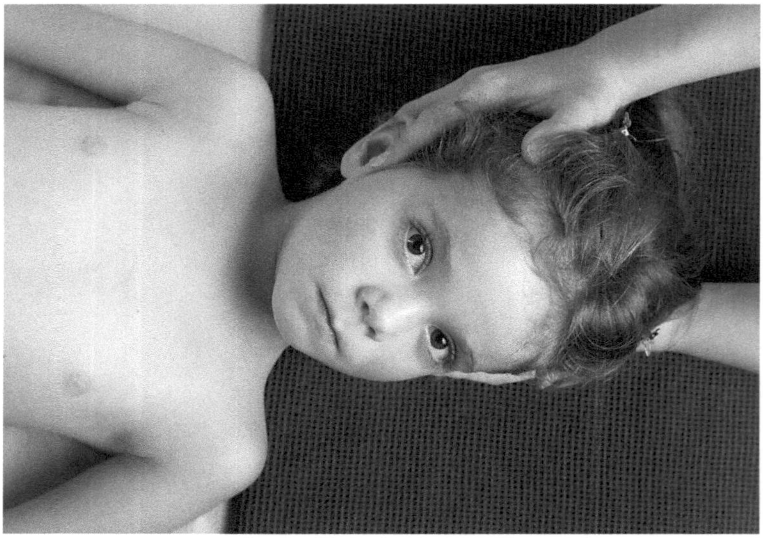

Abb. 9.5.1h Den Hals biegen und rotieren

Wirkungen:
- Dehnt die Muskeln und Sehnen
- Beseitigt krampfartige muskuläre Verspannungen
- Verbessert die Beweglichkeit der Halswirbelsäule

Indikationen:
- Muskulärer Schiefhals
- Nackenschmerzen

9.5.2 Behandlungsmethoden an der oberen Extremität

9.5.2.1 Die „Leitbahn des Fk Milz" suppletieren *(bu pi jing)*

Lokalisation	Die Linienseite des Daumenendglieds
Ausgangsstellung	Das Kind sitzt oder liegt auf dem Rücken. Der Therapeut sitzt neben dem Kind.
Ausführung	Der Therapeut kreist schiebend *(xuantui)* mit seinem Daumen auf der Linienseite des Daumenendglieds.
Behandlungsprinzip	Zuführen von Qi (suppletio, *bu*) → im Uhrzeigersinn kreisend schieben (*xuantui*).
Behandlungsdauer	300-mal auf der Linienseite des Daumenendglieds bis zur Daumenspitze kreisend schieben *(xuantui)*.

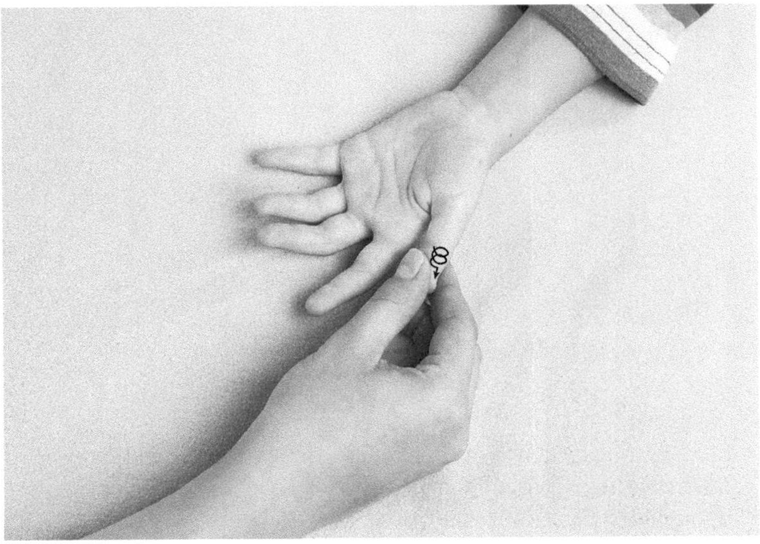

Abb. 9.5.2a Die „Leitbahn des Fk Milz" suppletieren

Wirkungen:
- Kräftigt die Fk Milz und Magen (oo. lienalis et stomachi, *pi wei*)
- Suppletiert Qi und Xue

Indikationen:
- Darmkrämpfe und Bauchschmerzen
- Speichelfluss
- Wiederholte Atemwegsinfektionen bei Kindern
- Energetische Schwäche (depletio, *xu*) der Fk Milz und Magen (oo. lienalis et stomachi, *pi wei*)
- Appetitlosigkeit, Abmagerung und Verdauungsstörungen aufgrund Defizienz von Qi und Xue
- Zur allgemeinen Gesunderhaltung

9.5.2.2 Die „Leitbahn des Fk Magen" kühlen *(qing wei jing)*

Lokalisation	Die Linienseite des Daumengrundglieds
Ausgangsstellung	Das Kind sitzt oder liegt auf dem Rücken. Der Therapeut sitzt neben dem Kind.
Ausführung	Der Therapeut schiebt gerade *(zhitui)* auf der Linienseite des Daumengrundglieds in Richtung des Fingergrundgelenks.
Behandlungsdauer	100- bis 300-mal auf dem Grundglied des Daumens in Richtung Grundgelenk gerade schieben *(zhitui)*.

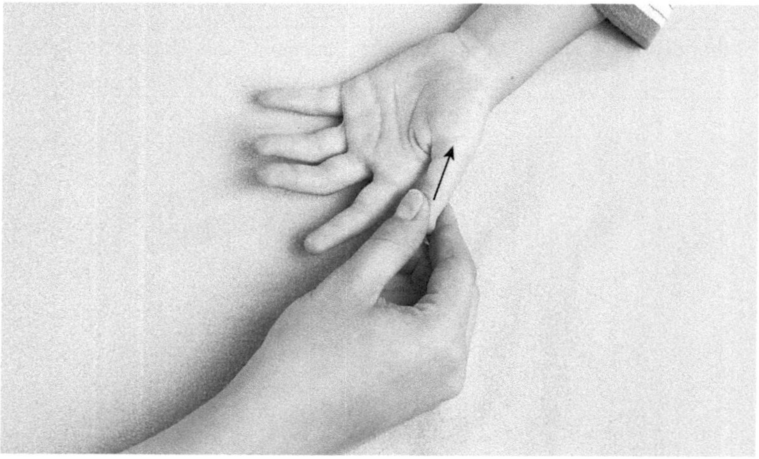

Abb. 9.5.2b Die „Leitbahn des Fk Magen" kühlen

Wirkungen:
- Kühlt Feuchtigkeit-Hitze (calor humidus, *shire*) im mittleren Wärmebereich (mittleres Calorium, *zhongjiao*)
- Harmonisiert den Fk Magen (o. stomachi, *wei*)
- Senkt Gegenläufigkeiten (Kontravektionen, *ni*) ab
- Leitet Glut (ardor, *huo*) des Fk Magen (o. stomachi, *wei*) aus
- Behebt Unruhe
- Stillt Durst

Indikationen:
- Speichelfluss
- Übelkeit
- Erbrechen
- Aufstoßen
- Starker Durst
- Großer Hunger
- Appetitlosigkeit
- Nasenbluten

9.5.2.3 Die „Leitbahn des Fk Leber" kühlen *(qing gan jing)*

Lokalisation	Die Linienseite des Zeigefingerendglieds
Ausgangsstellung	Das Kind sitzt oder liegt auf dem Rücken. Der Therapeut sitzt neben dem Kind.
Ausführung	Der Therapeut schiebt gerade *(zhitui)* auf der Linienseite des Zeigefingerendglieds von der Fingerspitze bis zum proximalen Ende des Fingerendglieds.
Behandlungsdauer	100-mal auf der Linienseite von der Zeigefingerspitze bis zum Ende des Zeigefingerendglieds gerade schieben *(zhitui)*.

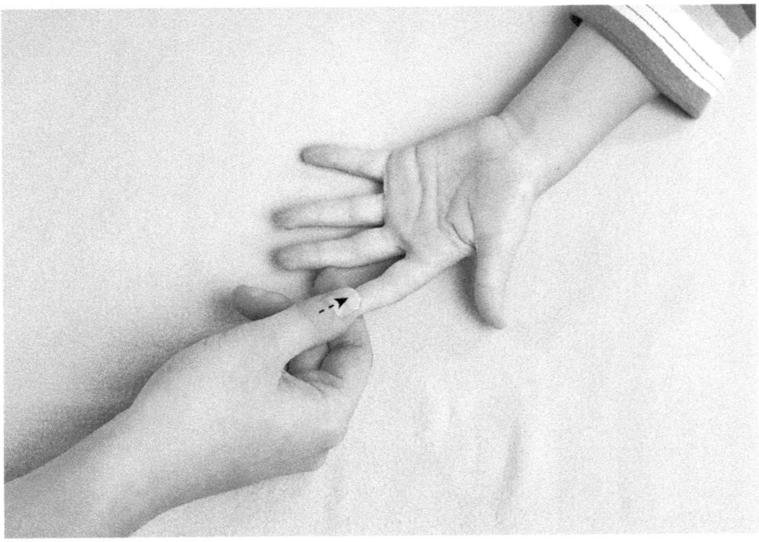

Abb. 9.5.2c Die „Leitbahn des Fk Leber" kühlen

Wirkungen:
- Besänftigt den Fk Leber (o. hepaticus, *gan*)
- Leitet Glut (ardor, *huo*) aus
- Behebt Unruhe
- Beendet Schreck

Indikationen:
- ADHS
- Krämpfe
- Nervosität und Unruhe
- Hitzegefühl auf Fußsohlen, Handflächen und im Brustbereich

9.5.2.4 Den „Fk Dickdarm" kühlen *(qing dachang)*

Lokalisation	Die gerade Linie am Rand der radialen Seite des Zeigefingers zwischen Fingerspitze und „Maul des Tigers" *(hukou)*
Ausgangsstellung	Das Kind sitzt oder liegt auf dem Rücken. Der Therapeut sitzt neben dem Kind.
Ausführung	Der Therapeut schiebt gerade *(zhitui)* an der radialen Seite des Zeigefingers von der Spitze bis zum „Maul des Tigers" *(hukou)*.
Behandlungsdauer	100-mal von der Spitze des Zeigefingers bis zum „Maul des Tigers" *(hukou)* gerade schieben *(zhitui)*.

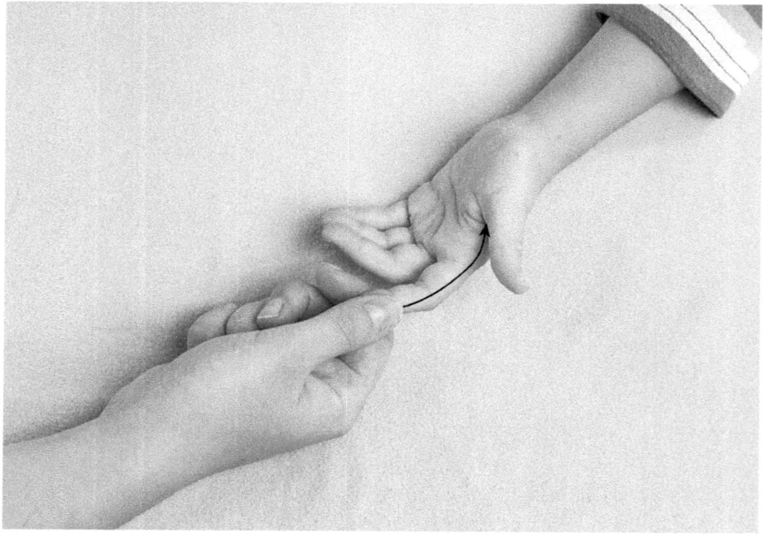

Abb. 9.5.2d Den „Fk Dickdarm" kühlen

Wirkungen:
- Kühlt Hitze (calor, *re*) im Fk Dickdarm (o. intestini crassi, *dachang*)
- Eliminiert Feuchtigkeit-Hitze (calor humidus, *shire*)
- Leitet Blockaden aus

Indikationen:
- Speichelfluss
- Blockaden von Nahrungsansammlungen im Darmtrakt
- Fieber mit Schmerzen im Abdomen
- Durchfall
- Obstipation

9.5.2.5 Die „Leitbahn des Fk Herz" kühlen *(qing xin jing)*

Lokalisation	Die Linienseite des Mittelfingerendglieds
Ausgangsstellung	Das Kind sitzt oder liegt auf dem Rücken. Der Therapeut sitzt neben dem Kind.
Ausführung	Der Therapeut schiebt gerade *(zhitui)* auf der Linienseite von der Mittelfingerspitze bis zum proximalen Ende des Mittelfingerendglieds.
Behandlungsdauer	100-mal von der Spitze des Mittelfingers bis zum Grundgelenk gerade schieben *(zhitui)*.

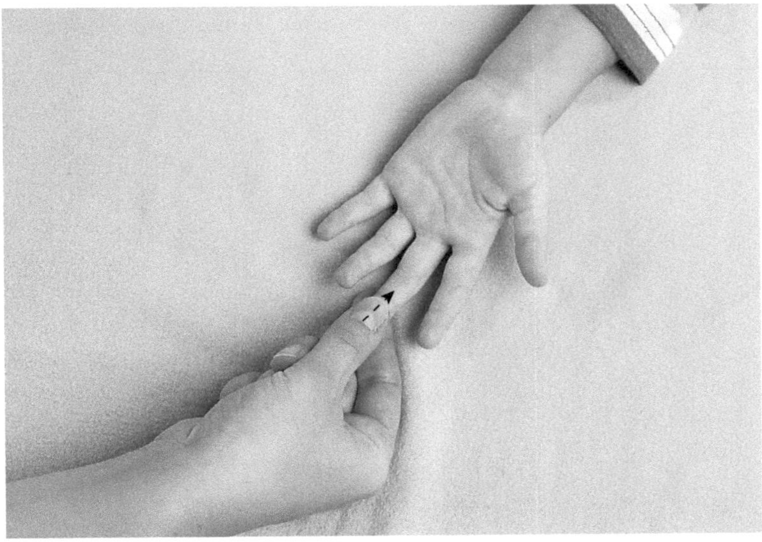

Abb. 9.5.2e Die „Leitbahn des Fk Herz" kühlen

Wirkung: Kühlt Hitze (calor, *re*) und Glut (ardor, *huo*) im Fk Herz (o. cardialis, *xin*)

Indikationen:
- ADHS
- Hohes Fieber
- Verwirrtheit
- Rötung des Gesichtes
- Aphthen
- Gelblicher, spärlicher Urin aufgrund emporschlagender Glut (ardor, *huo*) des Fk Herz (o. cardialis, *xin*)

9.5.2.6 Die „Leitbahn des Fk Lunge" suppletieren
(bu fei jing)

Lokalisation	Die Linienseite des Ringfingerendglieds
Ausgangsstellung	Das Kind sitzt oder liegt auf dem Rücken. Der Therapeut sitzt neben dem Kind.
Ausführung	Der Therapeut schiebt kreisend *(xuantui)* auf der Linienseite des Ringfingerendgliedes.
Behandlungsprinzip	Zuführen von Qi (suppletio, *bu*) → im Uhrzeigersinn kreisend schieben.
Behandlungsdauer	300-mal von der Ringfingerspitze bis zum proximalen Ende des Fingerendglieds kreisend schieben *(xuantui)*.

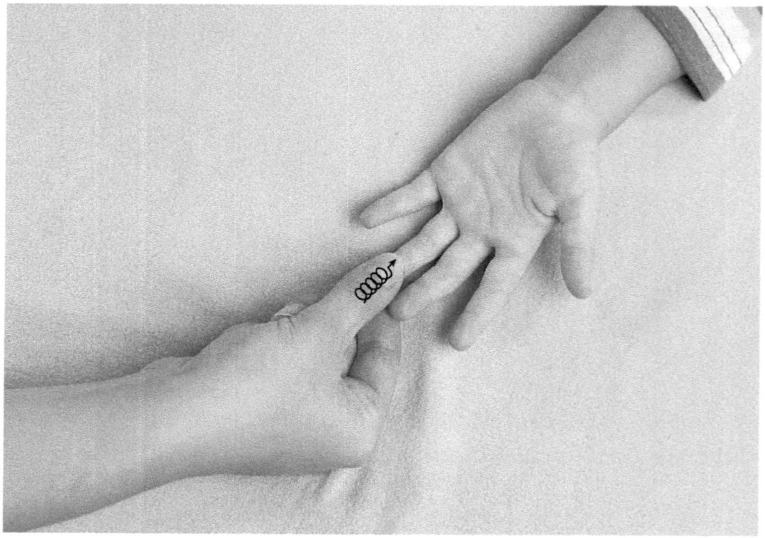

Abb. 9.5.2f Die „Leitbahn des Fk Lunge" suppletieren

Wirkung: stützt das Qi des Fk Lunge (qi pulmonale, *feiqi*)

Indikationen:
- Wiederholte Atemwegsinfektionen
- Husten
- Kurzatmigkeit
- Vermehrte Schweiße

9.5.2.7 Die „Leitbahn des Fk Niere" suppletieren
(bu shen jing)

Lokalisation	Die Linienseite des Kleinfingerendglieds
Ausgangsstellung	Das Kind sitzt oder liegt auf dem Rücken. Der Therapeut sitzt neben dem Kind.
Ausführung	Der Therapeut schiebt mit seinem Daumen gerade *(zhitui)* von proximal bis zur Kleinfingerspitze.
Behandlungsdauer	100- bis 500-mal mit dem Daumen auf der Linienseite des Kleinfingerendglieds von proximal bis zur Fingerspitze gerade schieben *(zhitui)*.

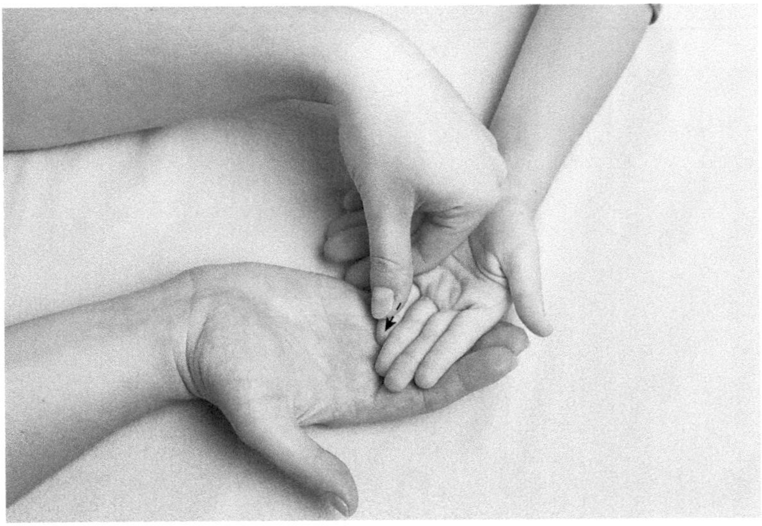

Abb. 9.5.2g Die „Leitbahn des Fk Niere" suppletieren

Wirkungen:
- Suppletiert den Fk Niere (o. renalis, *shen*)
- Stützt den Neben-Fk Gehirn (paraorbis cerebri, *nao*)
- Erwärmt und nährt den „unteren Ursprung" (*xiayuan*, entspricht dem Fk Niere [o. renalis, *shen*], besonders dem Yang und dem Qi des Fk Niere [o. renalis, *shen*])

Indikationen:
- Defizienz der angeborenen Konstitution
- Geschwächter Körper durch eine langwierige Erkrankung
- Langanhaltende Diarrhö bei energetischer Schwäche (depletio, *xu*) des Fk Niere (o. renalis, *shen*)
- Polyurie, Enuresis, Kurzatmigkeit, Schweiße aufgrund energetischer Schwäche (depletio, *xu*)
- ADHS
- Wiederholte Atemwegsinfektionen

9

9.5.2.8 Den „Fk Dünndarm" kühlen *(qing xiaochang)*

Lokalisation	Die gerade Linie zwischen Fingerspitze und Fingergrundgelenk am Rand der ulnaren Seite des kleinen Fingers
Ausgangsstellung	Das Kind sitzt oder liegt auf dem Rücken. Der Therapeut sitzt neben dem Kind.
Ausführung	Der Therapeut schiebt gerade *(zhitui)* auf der ulnaren Seite des Kleinfingers vom Fingergrundgelenk bis zur Fingerspitze.
Behandlungsdauer	100-mal an der ulnaren Seite des Kleinfingers vom Fingergrundgelenk bis zur Fingerspitze gerade schieben *(zhitui)*.

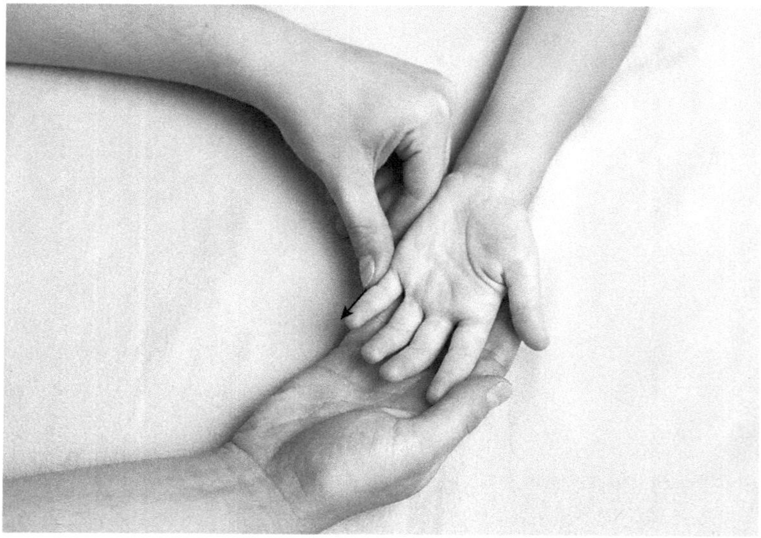

Abb. 9.5.2h Den „Fk Dünndarm" kühlen

Wirkungen:
- Kühlt und leitet Feuchtigkeit-Hitze (calor humidus, *shire*) im unteren Wärmebereich (unteres Calorium, *xiajiao*) aus
- Trennt Klares und Trübes

Indikationen:
- ADHS
- Enuresis
- Harnverhaltung
- Fieber

9.5.2.9 Das „Besteigen des Pferdes" kneten *(rou shangma)*

Lokalisation	Punkt auf dem Handrücken, in der Vertiefung zwischen Ring- und Kleinfingergrundgelenk
Ausgangsstellung	Das Kind sitzt oder liegt auf dem Rücken. Der Therapeut sitzt neben dem Kind.
Ausführung	Der Therapeut knetet *(rou)* mit seinem Daumen den Punkt.
Behandlungsprinzip	Zuführen von Qi (suppletio, *bu*) → im Uhrzeigersinn kneten *(rou)*.
Behandlungsdauer	50-mal mit dem Daumen kneten *(rou)*.

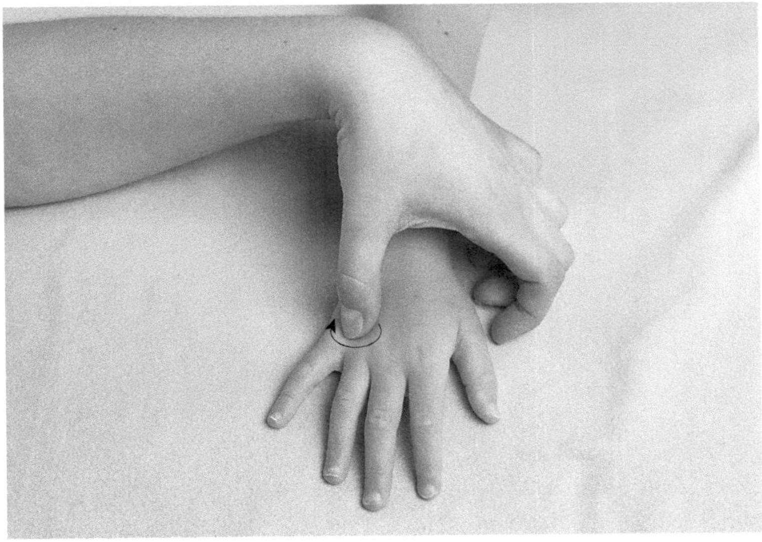

Abb. 9.5.2i Das „Besteigen des Pferdes" kneten

Wirkungen:
- Suppletiert den Fk Niere (o. renalis, *shen*)
- Befeuchtet das Yin
- Zerstreut Zusammenballungen

Indikationen:
- Emporschlagendes Yang aufgrund energetischer Schwäche (depletio, *xu*) des Yin mit Symptomen wie Hitzewallungen, Nervosität, Zahnschmerzen, rötlicher, spärlicher Urin
- ADHS
- Wiederholte Atemwegsinfektionen

9.5.2.10 Das „Kleine Himmelszentrum" mit dem Fingernagel pressen *(qia xiaotianxin)*

Lokalisation	Der Punkt liegt an der Handinnenfläche, dort wo sich Daumen- und Kleinfingerballen treffen.
Ausgangsstellung	Das Kind sitzt oder liegt auf dem Rücken. Der Therapeut sitzt neben dem Kind.
Ausführung	Der Therapeut presst mit seinem Fingernagel *(qia)* den Punkt.
Behandlungsdauer	5-mal mit dem Fingernagel pressen *(qia)*.

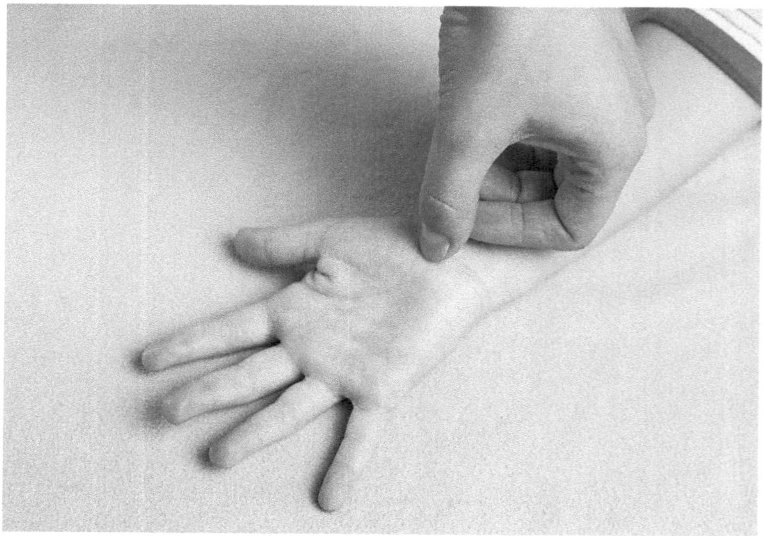

Abb. 9.5.2j Das „Kleine Himmelszentrum" mit dem Fingernagel pressen

Wirkungen:
- Beruhigt nach Schreck
- Beruhigt die konstellierende Kraft *(shen)*

Indikationen:
- ADHS
- Infantile Konvulsionen
- Nächtliches Weinen
- Schreckhaftigkeit
- Unruhe

9.5.2.11 Das „Kleine Himmelszentrum" kneten
(rou xiaotianxin)

Lokalisation	Der Punkt liegt an der Handinnenfläche, dort wo sich Daumen- und Kleinfingerballen treffen.
Ausgangsstellung	Das Kind sitzt oder liegt auf dem Rücken. Der Therapeut sitzt neben dem Kind.
Ausführung	Der Therapeut knetet *(rou)* mit der Spitze des Mittelfingers den Akupunkturpunkt.
Behandlungsprinzip	Ausleiten von Qi (dispulsio, *xie*) → gegen den Uhrzeigersinn kneten *(rou)*.
Behandlungsdauer	50-mal mit der Spitze des Mittelfingers kneten *(rou)*.

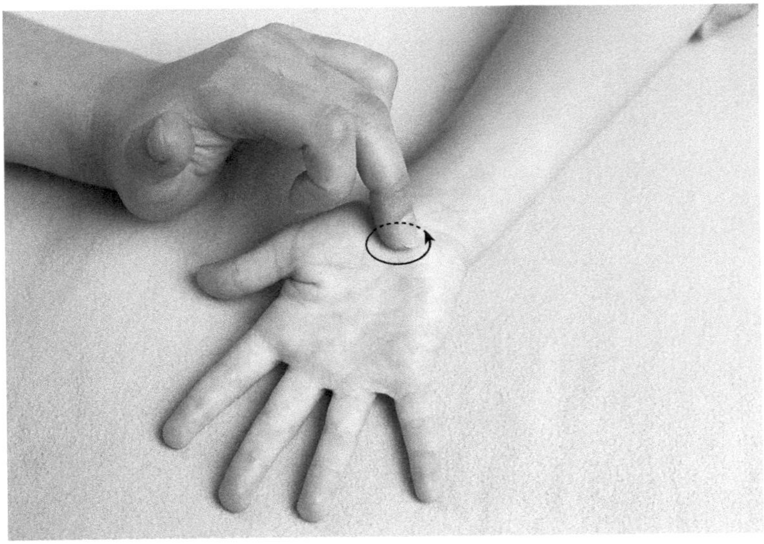

Abb. 9.5.2k Das „Kleine Himmelszentrum" kneten

Wirkung: Kühlt Hitze (calor, *re*) in der Leitbahn des Fk Herz (c. cardialis, *xin jing*)

Indikationen:
- ADHS
- Gerötete, geschwollene, schmerzende Augen
- Aphthen an Mund und Zunge
- Schreckhaftigkeit
- Unruhe

9

9.5.2.12 Den „Inneren Palast der Strapazen" kneten *(rou neilaogong)*

Lokalisation	In der Mitte des Handtellers, dort wo der Mittelfinger beim Ballen einer Faust auf die Handfläche trifft.
Ausgangsstellung	Das Kind sitzt oder liegt auf dem Rücken. Der Therapeut sitzt neben dem Kind.
Ausführung	Der Therapeut knetet *(rou)* mit der Spitze seines Mittelfingers den Punkt.
Behandlungsprinzip	Ausleiten von Qi (dispulsio, *xie*) → gegen den Uhrzeigersinn kneten *(rou)*.
Behandlungsdauer	50-mal mit der Spitze des Mittelfingers kneten *(rou)*.

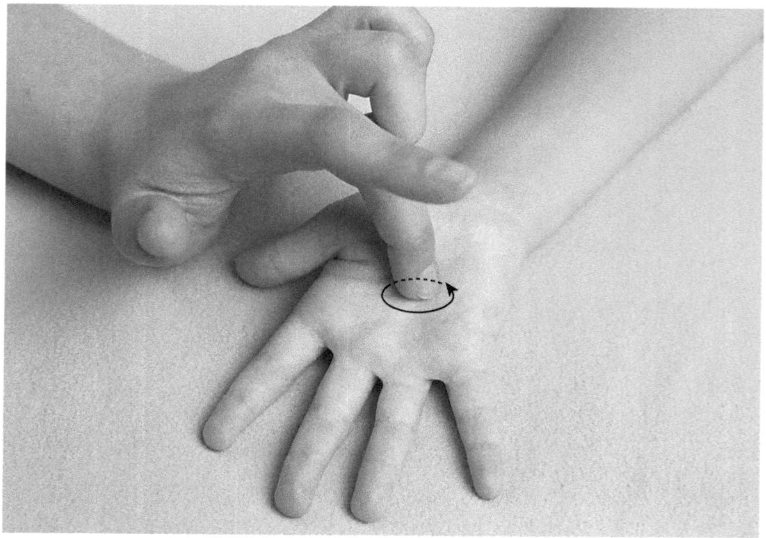

Abb. 9.5.2l Den „Inneren Palast der Strapazen" kneten

Wirkungen:
- Kühlt Hitze (calor, *re*)
- Behebt Unruhe

Indikationen:
- ADHS
- Aphthen an Mund und Zunge
- Fieber
- Polydipsie aufgrund Hitze (calor, *re*) in der Leitbahn des Fk Herz (c. cardialis, *xin jing*)

9.5.2.13 Den „Teich des Yang am Arm" mit dem Fingernagel pressen *(qia boyangchi)*

Lokalisation	Am Handrücken bei Beugung der Hand in Richtung des Handrückens, 3 *cun* proximal der Mitte der Handgelenksfalte.
Ausgangsstellung	Das Kind sitzt oder liegt auf dem Rücken. Der Therapeut sitzt neben dem Kind.
Ausführung	Der Therapeut presst mit seinem Fingernagel den „Teich des Yang am Arm" *(qia boyangchi)*.
Behandlungsdauer	5-mal mit dem Fingernagel pressen *(qia)*.

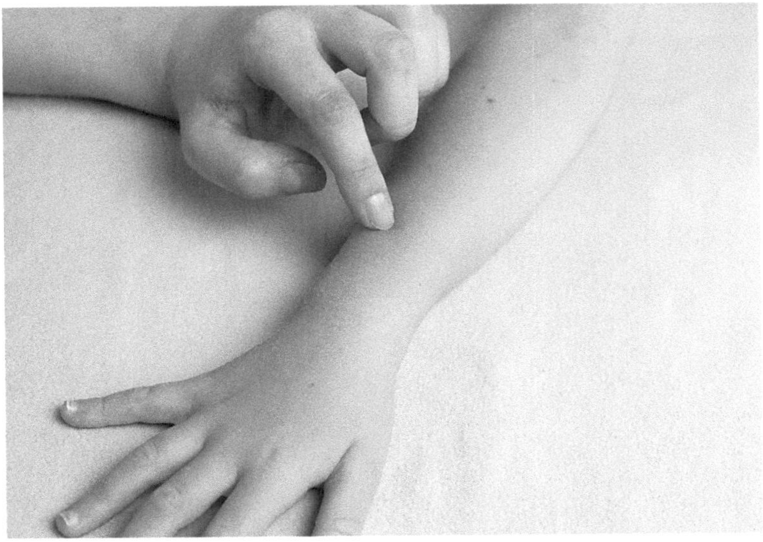

Abb. 9.5.2m Den „Teich des Yang am Arm" mit dem Fingernagel pressen

Wirkungen:
- Beendet Obstipation
- Stillt Kopfschmerzen
- Fördert die Miktion

Indikationen:
- Speichelfluss
- Obstipation
- Rötlicher Urin
- Erkältungsbedingte Kopfschmerzen

9.5.2.14 Die „Kleinen waagerechten Linien" mit dem Fingernagel pressen *(qia xiaohengwen)*

Lokalisation	Die waagerechten Linien an der Handinnenseite an den Fingergrundgelenken von Zeige-, Mittel-, Ring- und kleinem Finger.
Ausgangsstellung	Das Kind sitzt oder liegt auf dem Rücken. Der Therapeut sitzt neben dem Kind.
Ausführung	Der Therapeut presst *(qia)* jeweils 5-mal mit dem Fingernagel die „Kleinen waagerechten Linien" *(xiaohengwen)*.
Behandlungsdauer	Jeweils 5-mal mit dem Fingernagel pressen *(qia)*.

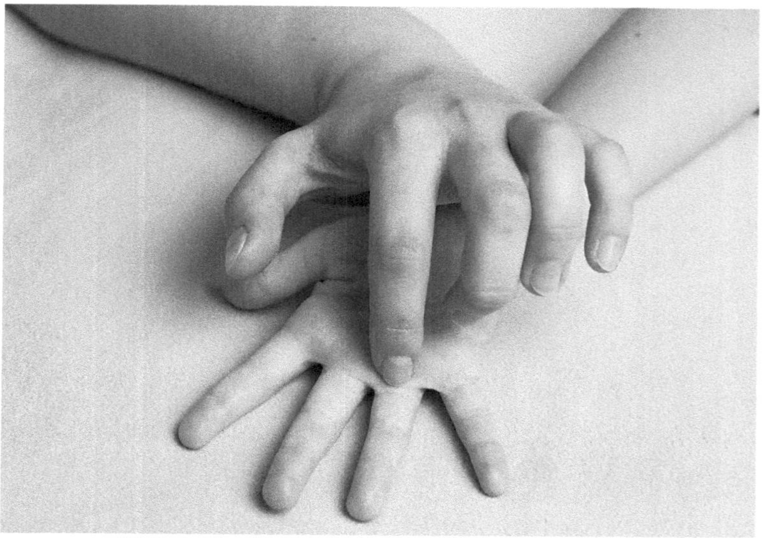

Abb. 9.5.2n Die „Kleinen waagerechten Linien" mit dem Fingernagel pressen

Wirkung: Kühlt Hitze (calor, *re*)

Indikationen:
- Darmkrämpfe und Bauchschmerzen
- Speichelfluss
- Fieber
- Nervosität
- Spannungsgefühle im Abdomen

9.5.2.15 Die „Drei Clusae" schieben *(tui sanguan)*

Lokalisation	An der radialen Seite des Unterarmes, die Strecke zwischen „Teich des Yang" *(yangchi)* und Di 11/ IC 11 („Gekrümmter Teich", *quchi*)
Ausgangsstellung	Das Kind sitzt oder liegt auf dem Rücken. Der Therapeut sitzt neben dem Kind.
Ausführung	Therapeut schiebt *(tui)* mit der Linienseite des Daumens oder den Linienseiten von Zeige- und Mittelfinger vom Handgelenk in Richtung des Ellenbogens.
Behandlungsdauer	300-mal mit der Linienseite des Daumens oder den Linienseiten von Zeige- und Mittelfinger vom Handgelenk in Richtung des Ellenbogens schieben *(tui)*.

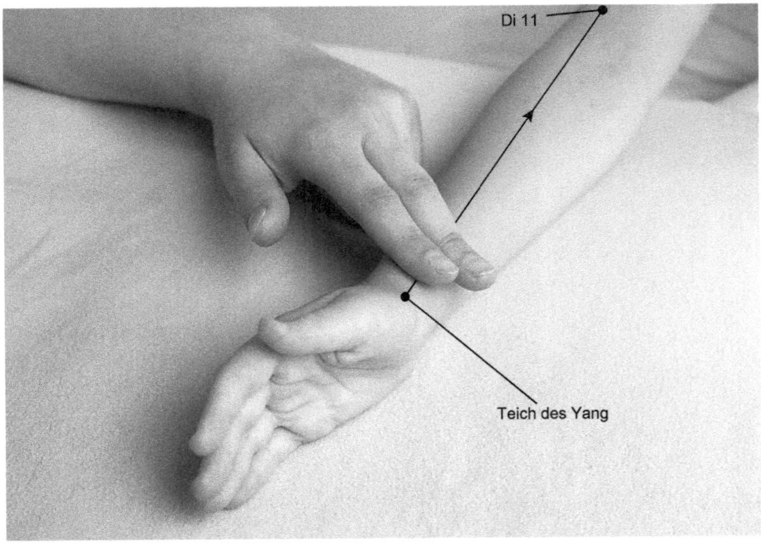

Abb. 9.5.2o Die „Drei Clusae" schieben

Wirkungen:
- Suppletiert und bewegt das Qi
- Erwärmt das Yang
- Zerstreut Kälte (algor, *han*)
- Fördert die Schweißabsonderung
- Löst die Oberfläche (extima, *biao*)

Indikationen:
- Darmkrämpfe und Bauchschmerzen
- Fieber
- Aversion gegen Kälte
- Schweißlosigkeit

9.5.2.16 Das „Himmlische Flusswasser" kühlen *(qing tianheshui)*

Lokalisation	An der palmaren Seite des Unterarmes, die gerade Strecke zwischen der Mitte der Handgelenksfalte und der Mitte der Ellenbogenfalte.
Ausgangsstellung	Das Kind sitzt oder liegt auf dem Rücken. Der Therapeut sitzt neben dem Kind.
Ausführung	Der Therapeut schiebt *(tui)* mit den Linienseiten von Zeige- und Mittelfinger vom Handgelenk zum Ellenbogen.
Behandlungsdauer	300-mal mit den Linienseiten von Zeige- und Mittelfinger vom Handgelenk zum Ellenbogen schieben *(tui)*.

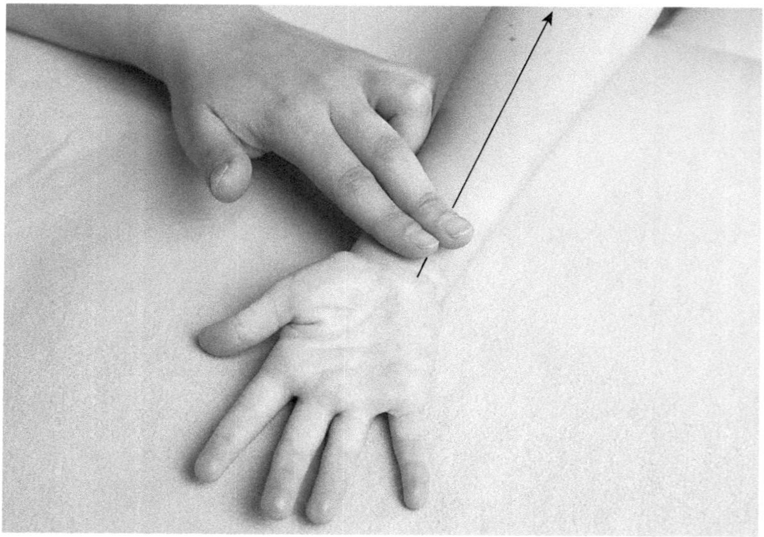

Abb. 9.5.2p Das „Himmlische Flusswasser" kühlen

Wirkungen:
- Kühlt Hitze (calor, *re*)
- Löst die Oberfläche (extima, *biao*)
- Leitet Glut (ardor, *huo*) aus
- Behebt Unruhe

Indikationen:
- Darmkrämpfe und Bauchschmerzen
- Fieber

9.5.2.17 Die „Sechs Durchgangsfunktionskreise" schieben *(tui liufu)*

Lokalisation	An der ulnaren Seite des Unterarmes, die gerade Strecke zwischen der Handgelenksfalte und der Ellenbogenfalte.
Ausgangsstellung	Das Kind sitzt oder liegt auf dem Rücken. Der Therapeut sitzt neben dem Kind.
Ausführung	Der Therapeut schiebt *(tui)* mit der Linienseite des Daumens oder von Zeige- und Mittelfinger vom Ellenbogen bis zum Handgelenk.
Behandlungsdauer	300-mal mit der Linienseite des Daumens oder von Zeige- und Mittelfinger vom Ellenbogen bis zum Handgelenk schieben *(tui)*.

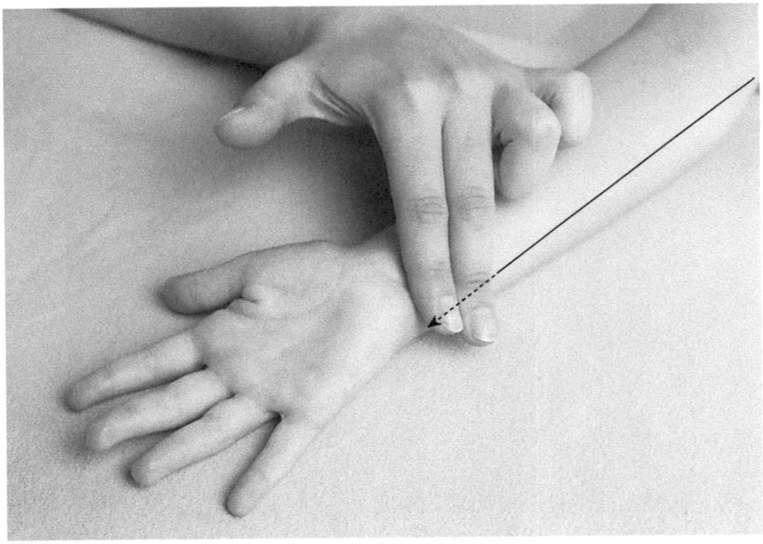

Abb. 9.5.2q Die „Sechs Durchgangsfunktionskreise" schieben

Wirkungen:
- Kühlt Hitze (calor, *re*)
- Kühlt das Xue
- Löst Toxisches heraus

Indikationen:
- Darmkrämpfe und Bauchschmerzen
- Fieber
- Polydipsie
- Parotitis

9

9.5.3 Behandlungsmethoden an der unteren Extremität

9.5.3.1 Den „Dritten Weiler am Fuß" kneten *(rou zusanli)*

Lokalisation	3 *cun* unterhalb der Patellaunterkante, 1 *cun* fibular der Tibiakante, in Höhe der Tuberositas tibiae.
Ausgangsstellung	Das Kind liegt auf dem Rücken, der Therapeut steht oder sitzt daneben.
Ausführung	Der Therapeut knetet *(rou)* mit seinem Daumen den Akupunkturpunkt.
Behandlungsprinzip	Zuführen von Qi (suppletio, *bu*) → im Uhrzeigersinn kneten *(rou)*.
Behandlungsdauer	50-mal mit dem Daumen kneten *(rou)*.

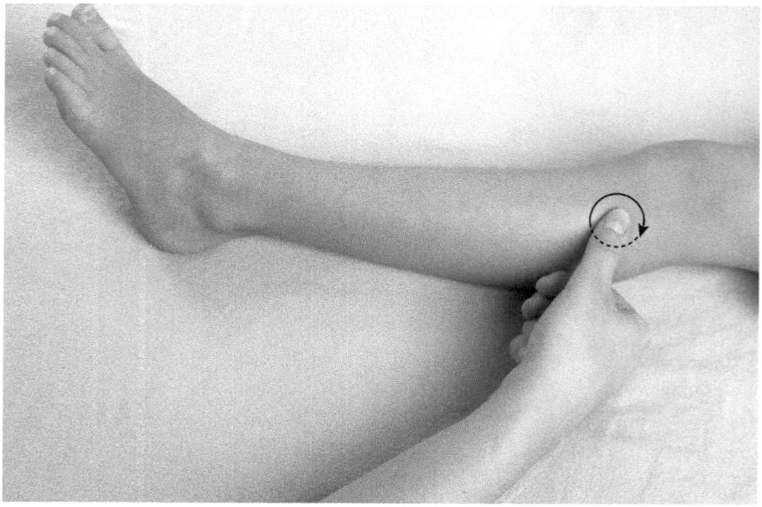

Abb. 9.5.3a Den „Dritten Weiler am Fuß" kneten

Wirkungen:
- Kräftigt den Fk Milz (o. lienalis, *pi*)
- Harmonisiert den Fk Magen (o. stomachi, *wei*)
- Reguliert die „Mitte" (Fk Milz und Magen, oo. lienalis et stomachi, *pi wei*)
- Reguliert das Qi
- Leitet Blockaden aus
- Macht die Netzleitbahnen (reticulares, *luomai*) durchgängig

Indikationen:
- Speichelfluss
- Darmkrämpfe und Bauchschmerzen
- ADHS
- Wiederholte Atemwegsinfektionen
- Erkrankungen des Verdauungssystems
- Spannungsgefühle und Schmerzen im Abdomen
- Diarrhö
- Zur allgemeinen Gesunderhaltung

9

9.5.3.2 „Die emporsprudelnde Quelle" schieben
(tui yongquan)

Lokalisation	Bei gebeugten Zehen in der Vertiefung genau vor der Mitte der Fußfläche.
Ausgangsstellung	Das Kind liegt auf dem Rücken, der Therapeut steht oder sitzt daneben.
Ausführung	Der Therapeut schiebt *(tui)* mit dem Daumen bis zur Spitze der zweiten Zehe.
Behandlungsdauer	50-mal mit dem Daumen schieben *(tui)*.

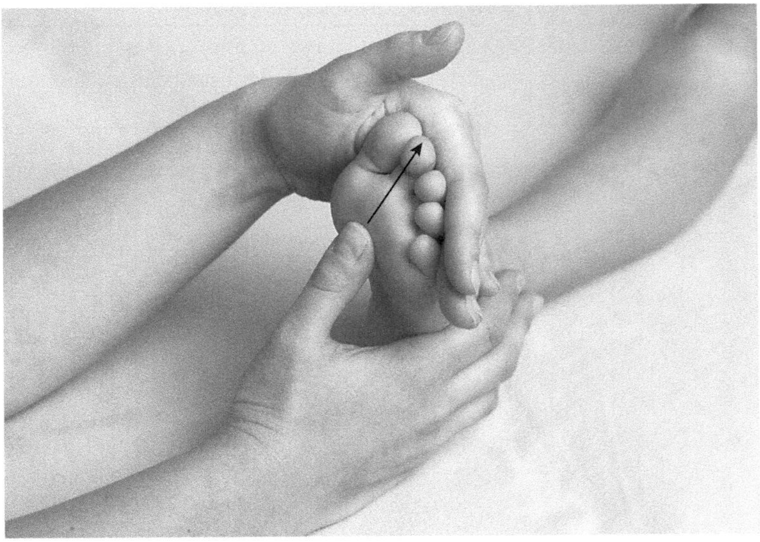

Abb. 9.5.3b „Die emporsprudelnde Quelle" schieben

Wirkung: Kühlt Hitze (calor, *re*)

Indikationen:
- Darmkrämpfe und Bauchschmerzen
- Fieber
- Erbrechen

9.5.4 Behandlungsmethoden im Brust- und Bauchbereich

9.5.4.1 Den „Vorhof der Brust" schieben *(tui tanzhong)*

Lokalisation	An der Mitte des Brustbeins, in der Mitte der Verbindungslinie zwischen den beiden Brustwarzen.
Ausgangsstellung	Das Kind liegt auf dem Rücken, der Therapeut steht oder sitzt daneben.
Ausführung	Der Therapeut schiebt *(tui)* mit den Linienseiten von Zeige- und Mittelfinger vom oberen Ende des Brustbeins nach unten bis zum Xiphoid.
Behandlungsdauer	100-mal mit den Linienseiten von Zeige- und Mittelfinger vom oberen Ende des Brustbeins nach unten bis zum Xiphoid schieben *(tui)*.

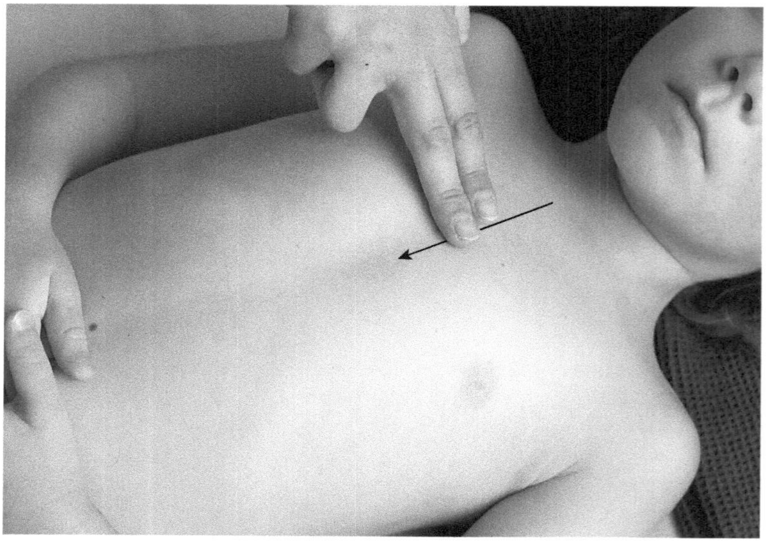

Abb. 9.5.4a Den „Vorhof der Brust" schieben

Wirkungen:
- Macht die Brust frei
- Reguliert das Qi
- Stillt Husten
- Wandelt Schleim (pituita, *tan*) um

Indikationen:
- Wiederholte Atemwegsinfektionen
- Druckgefühle in der Brust
- Erbrechen
- Husten und Keuchen

9.5.4.2 Die Brust kräftig gerade reiben *(ca xiong)*

Ausgangsstellung	Das Kind liegt auf dem Rücken, der Therapeut steht oder sitzt daneben.
Ausführung	Der Therapeut legt seine Finger unter das Xiphoid und presst *(an)* und reibt kräftig gerade *(ca)* von unten nach oben bis zum oberen Rand des Sternums und wieder nach unten bis zum Ausgangspunkt. Der Daumen wird dabei von der Haut abgehoben, so dass nur die übrigen vier Finger arbeiten.
Behandlungsdauer	3- bis 5-mal kräftig gerade reiben *(ca)*.

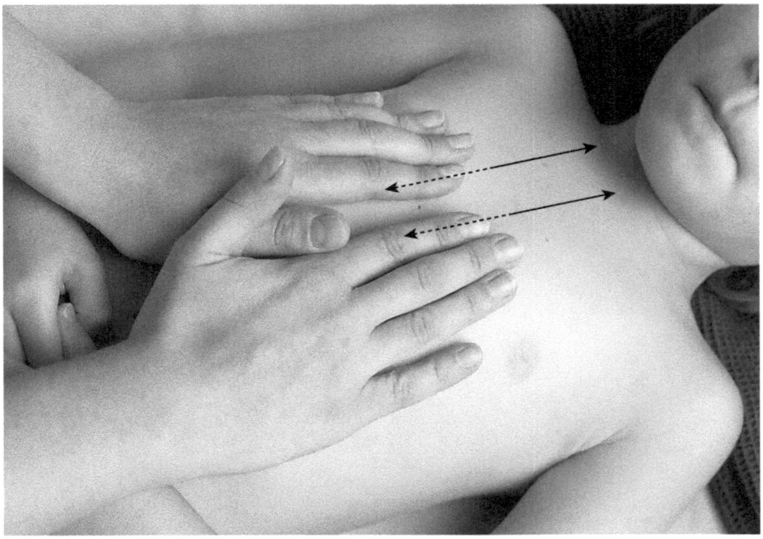

Abb. 9.5.4b Die Brust kräftig gerade reiben

Wirkungen:
- Stärkt die Funktion der Fk Herz und Lunge (oo. cardialis et pulmonalis, *xin fei*)
- Kräftigt die Abwehrfunktion

Indikation: Zur allgemeinen Gesunderhaltung

9.5.4.3 Den Nabel kneten *(rou qi)*

Lokalisation	In der Mitte des Nabels bzw. der Bereich von Nabel und Abdomen.
Ausgangsstellung	Das Kind liegt auf dem Rücken, der Therapeut steht oder sitzt daneben.
Ausführung	Der Therapeut knetet *(rou)* mit seinem Mittelfinger oder der Handwurzel den Nabel *(qi)*.
Behandlungsprinzip	Zuführen von Qi (suppletio, *bu*) → im Uhrzeigersinn kneten *(rou)*.
Behandlungsdauer	Etwa drei bis fünf Minuten in der Mitte des Nabels bzw. den Bereich von Nabel und Abdomen kneten *(rou)*.

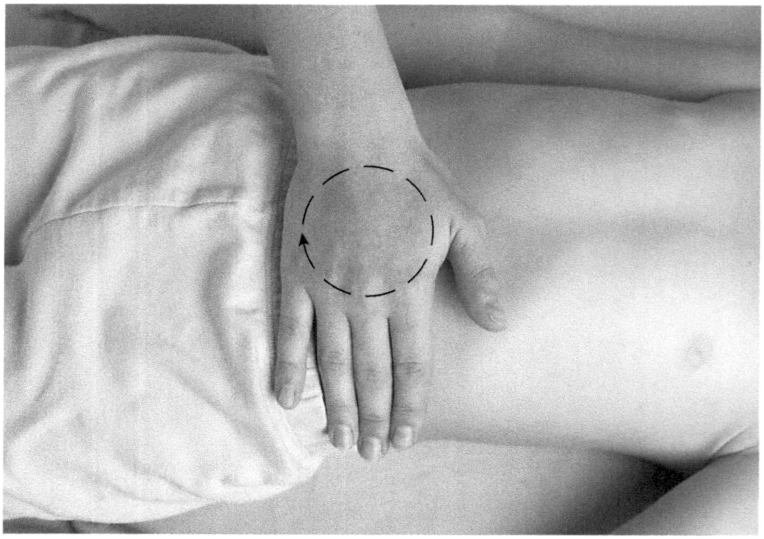

Abb. 9.5.4c Den Nabel kneten

Wirkungen:
- Erwärmt das Yang
- Zerstreut Kälte (algor, *han*)
- Stützt Qi und Xue
- Kräftigt den Fk Milz (o. lienalis, *pi*)
- Harmonisiert den Fk Magen (o. stomachi, *wei*)
- Fördert die Verdauung
- Beseitigt Blockaden

Indikationen:
- Darmkrämpfe und Bauchschmerzen
- Diarrhö
- Obstipation
- Schmerzen im Abdomen
- „Chronische Verdauungsblockaden bei Kindern unter fünf Jahren" *(ganji)*
- ADHS

9.5.4.4 Den „Sammlungspunkt des Magen-Funktionskreises" kneten *(rou zhongwan)*

Lokalisation	4 *cun* oberhalb des Nabels bzw. der Bereich des Magenraums.
Ausgangsstellung	Das Kind liegt auf dem Rücken, der Therapeut steht oder sitzt daneben.
Ausführung	Der Therapeut knetet *(rou)* mit der Handfläche den Akupunkturpunkt „Sammlungspunkt des Magen-Funktionskreises" *(zhongwan)*.
Behandlungsprinzip	Zuführen von Qi (suppletio, *bu*) → im Uhrzeigersinn kneten *(rou)*.
Behandlungsdauer	50-mal mit der Handfläche kneten *(rou)*.

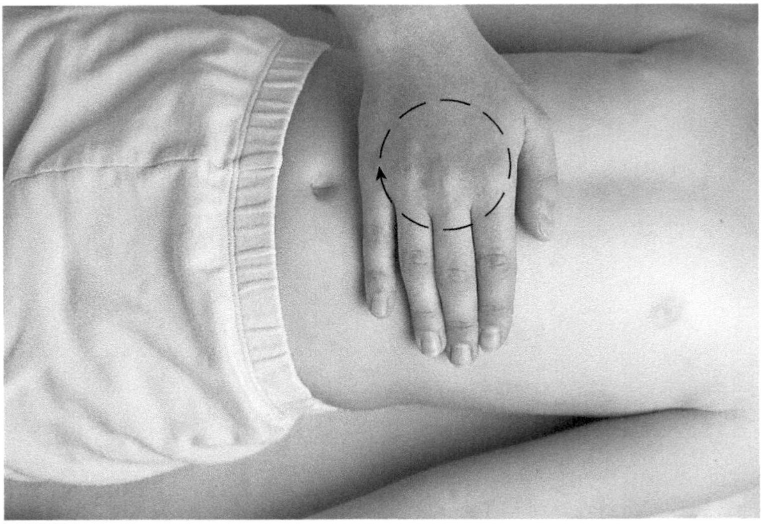

Abb. 9.5.4d Den „Sammlungspunkt des Magen-Funktionskreises" kneten

Wirkungen:
- Kräftigt den Fk Milz (o. lienalis, *pi*)
- Harmonisiert den Fk Magen (o. stomachi, *wei*)
- Fördert die Verdauung
- Harmonisiert die „Mitte" (Fk Milz und Magen, oo. lienalis et stomachi, *pi wei*)

Indikationen:
- Speichelfluss
- Diarrhö
- Erbrechen
- Spannungsgefühle im Abdomen
- Schmerzen im Abdomen
- Appetitlosigkeit

9.5.4.5 Das „Zinnoberfeld" kneten *(rou dantian)*

Lokalisation	Am Abdomen, der Bereich 2 *cun* bis 3 *cun* unterhalb des Nabels.
Ausgangsstellung	Das Kind liegt auf dem Rücken, der Therapeut steht oder sitzt daneben.
Ausführung	Der Therapeut knetet *(rou)* mit seiner Handfläche das „Zinnoberfeld" *(dantian)*.
Behandlungsprinzip	Zuführen von Qi (suppletio, *bu*) → im Uhrzeigersinn kneten *(rou)*.
Behandlungsdauer	50-mal den Bereich 2 *cun* bis 3 *cun* unterhalb des Nabels kneten *(rou)*.

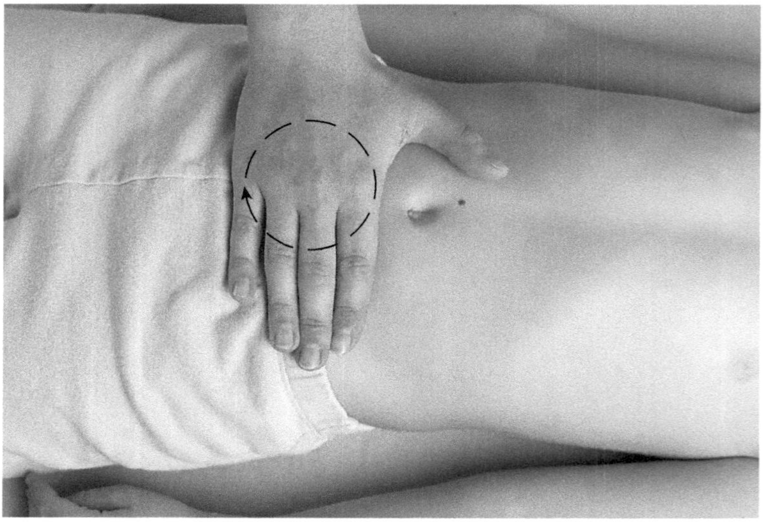

Abb. 9.5.4e Das „Zinnoberfeld" kneten

Wirkungen:
- Stützt den Fk Niere (o. renalis, *shen*)
- Konsolidiert die „Krankheitswurzel" (stirps, *ben*)
- Erwärmt und suppletiert den „unteren Ursprung" (*xiayuan*, entspricht dem Fk Niere [o. renalis, *shen*], besonders dem Yang und dem Qi des Fk Niere [o. renalis, *shen*])
- Trennt Klares und Trübes voneinander

Indikationen:
- Darmkrämpfe und Bauchschmerzen
- Defizienz der angeborenen Anlagen
- Bauchschmerzen aufgrund Verfestigungen von Kälte (algor, *han*) im unteren Abdomen
- Enuresis
- Analprolaps

9

9.5.4.6 Das Abdomen reiben *(mo fu)*

Lokalisation	Der Bereich des Abdomens
Ausgangsstellung	Das Kind liegt auf dem Rücken, der Therapeut steht oder sitzt daneben.
Ausführung	Der Therapeut reibt *(mo)* mit der Handfläche oder den vier Fingern das Abdomen.
Behandlungsdauer	Fünf Minuten mit der Handfläche oder den vier Fingern reiben *(mo)*.

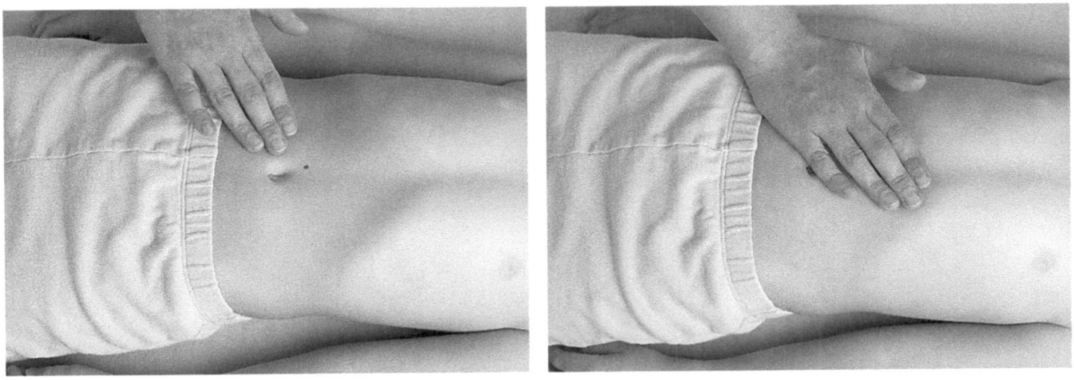

Abb. 9.5.4f a und b Das Abdomen reiben

Wirkungen:
- Kräftigt den Fk Milz (o. lienalis, *pi*)
- Harmonisiert den Fk Magen (o. stomachi, *wei*)
- Reguliert das Qi
- Fördert die Verdauung

Indikationen:
- Zur allgemeinen Gesunderhaltung
- Verdauungsstörungen
- Diarrhö
- Erbrechen
- Übelkeit
- Obstipation
- Spannungsgefühle im Abdomen
- Inappetenz

9

9.5.4.7 Yin und Yang am Abdomen auseinanderschieben
(fentui fu yinyang)

Lokalisation	Der Bereich des Abdomens
Ausgangsstellung	Das Kind liegt auf dem Rücken, der Therapeut steht oder sitzt daneben.
Ausführung	Der Therapeut legt seine Hände unterhalb des Xiphoids auf, so dass die Daumen parallel nebeneinander liegen und in Richtung Kopf zeigen. Dann schiebt *(tui)* er mit der radialen Seite der Daumen entlang der untersten Rippe beidseits nach außen.
Behandlungsdauer	200-mal mit der radialen Seite der Daumen auseinanderschieben *(fentui)*.

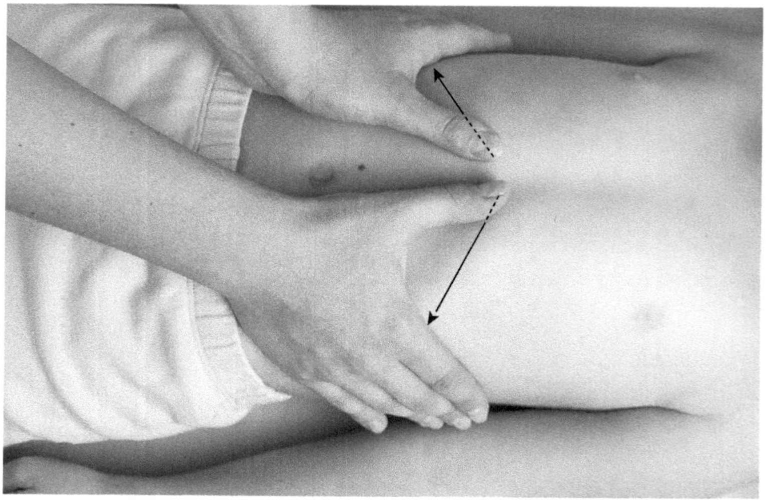

Abb. 9.5.4g Yin und Yang am Abdomen auseinanderschieben

Wirkungen:
- Kräftigt den Fk Milz (o. lienalis, *pi*)
- Harmonisiert den Fk Magen (o. stomachi, *wei*)
- Reguliert das Qi
- Fördert die Verdauung

Indikationen:
- Zur allgemeinen Gesunderhaltung
- Verdauungsstörungen
- Diarrhö
- Erbrechen
- Übelkeit
- Obstipation
- Spannungsgefühle im Abdomen
- Inappetenz

9.5.5 Behandlungsmethoden am Rücken

9.5.5.1 Den „Einflusspunkt des Nieren-Funktionskreises" kneten *(rou shenshu)*

Lokalisation	1,5 *cun* lateral des Dornfortsatzes des 2. Lendenwirbelkörpers
Ausgangsstellung	Das Kind liegt auf dem Bauch, der Therapeut steht daneben.
Ausführung	Der Therapeut knetet *(rou)* mit seinen Daumen die beiden Punkte.
Behandlungsprinzip	Zuführen von Qi (suppletio, *bu*) → zum Körperzentrum des Patienten hin kneten *(rou)*.
Behandlungsdauer	50- bis 100-mal mit beiden Daumen kneten *(rou)*.

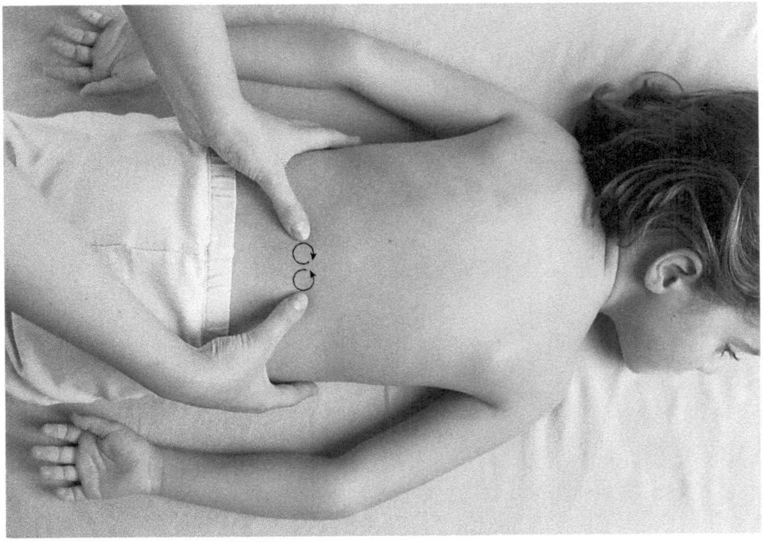

Abb. 9.5.5a Den „Einflusspunkt des Nieren-Funktionskreises" kneten

Wirkungen:
- Befeuchtet das Yin
- Stützt den Fk Niere (o. renalis, *shen*)
- Kräftigt das Yang

Indikationen:
- Energetische Schwäche (depletio, *xu*) des Fk Niere (o. renalis, *shen*)
- Asthma, Diarrhö, Obstipation aufgrund energetischer Schwäche (depletio, *xu*) des Yin
- Lähmung der unteren Extremität
- ADHS
- Wiederholte Atemwegsinfektionen

9.5.5.2 Den „Einflusspunkt des Mitten-Funktionskreises" kneten *(rou pishu)*

Lokalisation	1,5 *cun* seitlich des 11. Wirbels (zwischen den Dornfortsätzen des 11. und 12. Brustwirbels)
Ausgangsstellung	Das Kind liegt auf dem Bauch, der Therapeut steht daneben.
Ausführung	Der Therapeut knetet *(rou)* mit seinen Daumen die beiden Punkte.
Behandlungsprinzip	Zuführen von Qi (suppletio, *bu*) → zum Körperzentrum des Patienten hin kneten *(rou)*.
Behandlungsdauer	50- bis 100-mal mit beiden Daumen kneten *(rou)*.

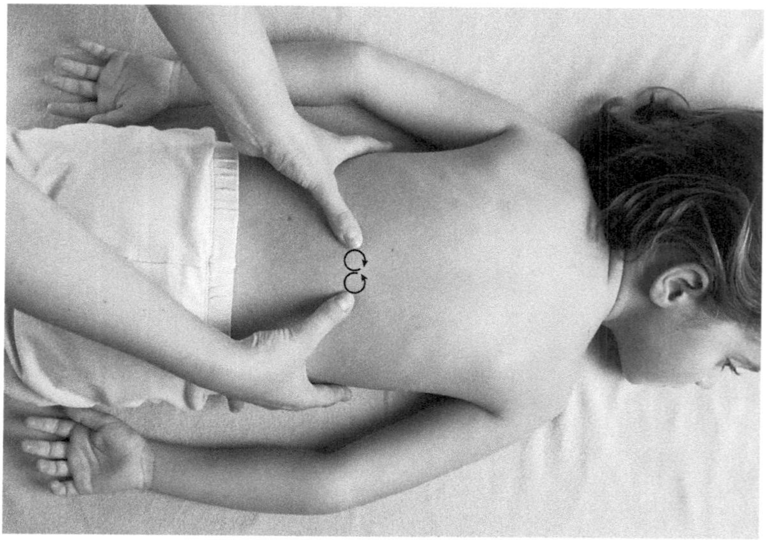

Abb. 9.5.5b Den „Einflusspunkt des Mitten-Funktionskreises" kneten

Wirkungen:
- Kräftigt die Fk Milz und Magen (oo. lienalis et stomachi, *pi wei*)
- Fördert die Umsetzung
- Beseitigt Feuchtigkeit (humor, *shi*)

Indikationen:
- Speichelfluss
- Wiederholte Atemwegsinfektionen
- Energetische Schwäche (depletio, *xu*) der Fk Milz und Magen (oo. lienalis et stomachi, *pi wei*)
- Verdauungsstörungen

9.5.5.3 Die „Sieben Gelenksknochen" nach oben schieben *(tui shang qijiegu)*

Lokalisation	Die gerade Linie zwischen Du 4/Rg 4 („Pforte des Lebensloses", *mingmen*) und dem Steißbein (Du 1/Rg 1, „Wachstum und Stärke", *changqiang*)
Ausgangsstellung	Das Kind liegt auf dem Bauch, der Therapeut steht daneben.
Ausführung	Der Therapeut schiebt gerade *(zhitui)* mit der Fingerbeere des Daumens oder von Zeige- und Mittelfinger von Du1/Rg1 bis zu Du4/Rg4.
Behandlungsdauer	100-mal mit der Fingerbeere des Daumens oder von Zeige- und Mittelfinger von unten nach oben gerade schieben *(zhitui)*.

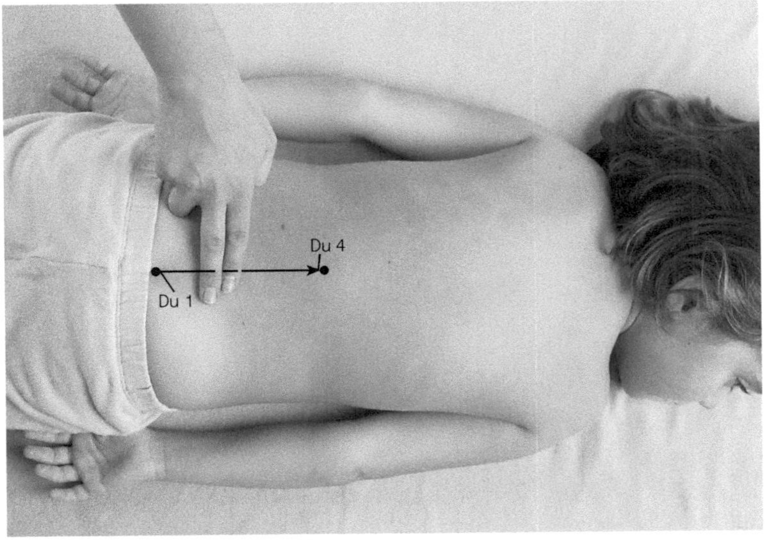

Abb. 9.5.5c Die „Sieben Gelenksknochen" nach oben schieben

9

Wirkungen:
- Erwärmt das Yang
- Beendet Diarrhö

Indikationen:
- Speichelfluss
- Glut aufgrund energetischer Schwäche (algor depletionis, *xuhuo*) mit Diarrhö, lange bestehender Dysenterie etc.

9.5.5.4 Die Wirbelsäule schieben *(tui jizhu)*

Lokalisation	Die Linie zwischen dem Foramen Du 14/Rg 14 („Punkt aller Strapazen“, *dazhui*) und dem „Schildkrötenschwanz“ (*guiwei*, Steißbein)
Ausgangsstellung	Das Kind liegt auf dem Bauch, der Therapeut steht daneben.
Ausführung	Der Therapeut schiebt gerade *(zhitui)* mit den Fingerbeeren von Zeige- und Mittelfinger von oben nach unten.
Behandlungsdauer	100-mal mit den Fingerbeeren von Zeige- und Mittelfinger von oben nach unten gerade schieben *(zhitui)*.

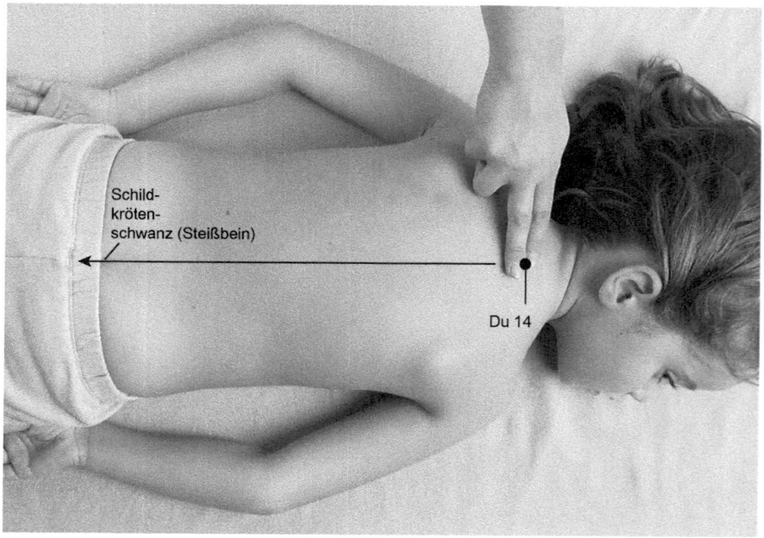

Abb. 9.5.5d Die Wirbelsäule schieben

Wirkung: Kühlt Hitze (calor, *re*)

Indikationen:
- Bauchschmerzen und Darmkrämpfe
- Fieber
- Infantile Konvulsion
- „Chronische Verdauungsblockaden bei Kindern unter fünf Jahren“ *(ganji)*
- Diarrhö
- Paralyse

9.5.5.5 Die Wirbelsäule von unten nach oben kneifen
(nie jizhu zi xia er shang)

Lokalisation	Die Linie zwischen dem Foramen Du 14/Rg 14 („Punkt aller Strapazen“, *dazhui*) und dem „Schildkrötenschwanz“ (*guiwei*, Steißbein)
Ausgangsstellung	Das Kind liegt auf dem Bauch, der Therapeut steht daneben.
Ausführung	Der Therapeut kneift *(nie)* mit den Fingerbeeren von Zeige-, Mittelfinger und Daumen die Wirbelsäule von unten nach oben.
Behandlungsdauer	3- bis 5-mal von unten nach oben kneifen *(nie)*.

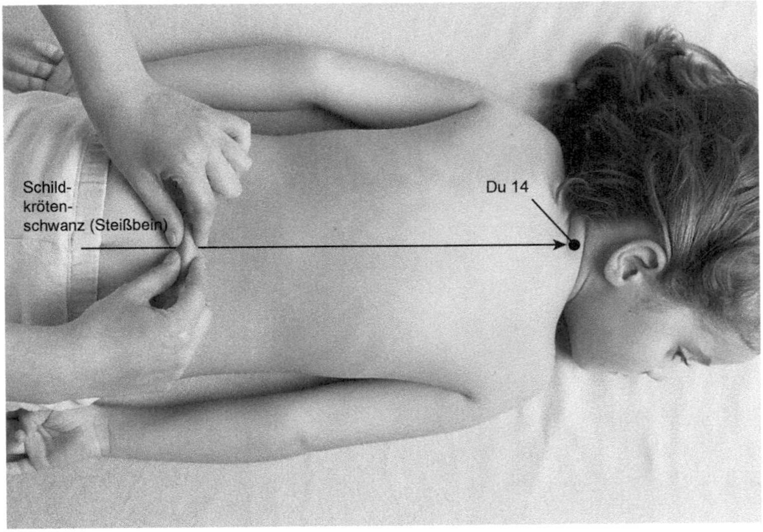

Abb. 9.5.5e Die Wirbelsäule von unten nach oben kneifen

Wirkungen:
- Reguliert Yin und Yang
- Reguliert Qi und Xue
- Harmonisiert die Funktionskreise
- Macht die Leitbahnen durchgängig
- Stützt das ursprüngliche Qi (qi primum, *yuanqi*)
- Kräftigt den Körper

Indikationen:
- Wiederholte Atemwegsinfektionen
- Angeborene und erworbene Defizienzen
- Lähmungen
- „Chronische Verdauungsblockaden bei Kindern unter fünf Jahren“ *(ganji)*
- Diarrhö
- Zur allgemeinen Gesunderhaltung

9.5.5.6 Den Rücken schieben *(tui bei)*

Ausgangsstellung	Das Kind liegt auf dem Bauch, der Therapeut steht am Fußende.
Ausführung	Der Therapeut legt beide Hände gleichzeitig auf das Gesäß des Kindes und schiebt *(tui)* langsam neben der Wirbelsäule nach oben bis zum Hals-Schulter-Bereich.
Behandlungsdauer	3- bis 5-mal neben der Wirbelsäule nach oben schieben *(tui)*.

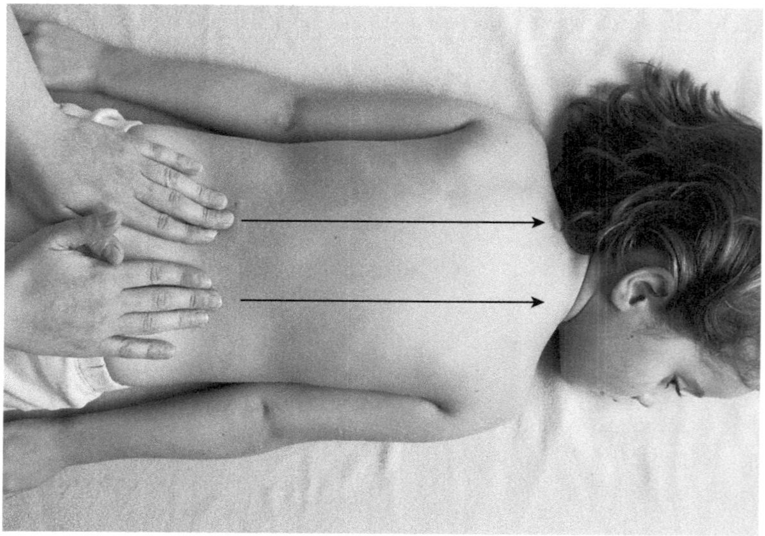

Abb. 9.5.5f Den Rücken schieben

Wirkungen:
- Reguliert das Qi
- Kräftigt den Fk Milz (o. lienalis, *pi*)
- Stützt den Fk Magen (o. stomachi, *wei*)
- Beruhigt die konstellierende Kraft (*shen)*

Indikation: Zur allgemeinen Gesunderhaltung

9.6 Erkrankungen bei Kindern

9.6.1 Muskulärer Schiefhals (Torticollis)

Krankheitsbild und Therapie aus westlicher Sicht

Synonym: Torticollis
Definition: Muskulär bedingte Schiefhaltung des Kopfes bei Neugeborenen infolge angeborener, selten erworbener einseitiger Verkürzung des Musculus sternocleidomastoideus.
Ursachen:

- Intrauterine Fehllage
- Geburtstrauma mit Hämatombildung
- Genetisch bedingt
- Neurologische Erkrankungen

Symptome:

- Einseitige Kontraktur des M. sternocleidomastoideus
- Neigung des Kopfes nach der betroffenen Seite
- Drehung zur Gegenseite
- Schmerzen im HWS-Bereich

Komplikation: Skoliotische Fehlhaltung der Halswirbelsäule mit schwerwiegenden Folgen für die Gesamtstatik

Therapie aus westlicher Sicht

- Physiotherapie (v. a. Lagerungs- und passive Bewegungsübungen)
- Bei Therapieresistenz operative Muskelspaltung in der Regel im 2. Lebensjahr

CAVE

Da eine Schiefhaltung des Kopfes auch neurologische Ursachen haben kann, ist eine ärztliche Abklärung erforderlich. Um folgenschwere Komplikationen für die physiologische Entwicklung und Körperstatik zu verhindern, muss das Kind manualtherapeutisch behandelt werden.

9

Krankheitsbild und Therapie aus Sicht der chinesischen Medizin

Differenzierte Tuina-Therapie

Krankheitsentstehung: Wie auch in der westlichen Medizin geht man in der chinesischen Medizin davon aus, dass intrauterine Fehllagen und Geburtstraumata (z. B. durch Zangendruck mit Hämatombildung) zu einer einseitigen Verkürzung und Kontraktur des Musculus sternocleidomastoideus führen können. Das Trauma führt zu Qi-Blockaden und Xue-Stasen und damit zu Schmerzen, muskulärer Kontraktur und Hämatombildung.

Hauptsymptome:

- Einseitige Kontraktur des Musculus sternocleidomastoideus
- Neigung des Kopfes nach der betroffenen Seite
- Drehung zur Gegenseite
- Schmerzen im HWS-Bereich

Behandlungsprinzipien:

- Lösen der Muskeln und Sehnen
- Dynamisieren von Xue
- Beseitigen von Qi-Blockaden
- Zerstreuen von Wind (ventus, *feng*)
- Beseitigen von muskulären Verhärtungen
- Lindern von Schmerzen

Behandlungsmethoden

Tab. 9.6.1

a	Den Musculus sternocleido-mastoideus kneten *(rou)* (→ 9.5.1.3)	Behandlungsdauer: Fünf bis zehn Minuten mit Zeige-, Mittel- und Ringfinger gegen den Muskelverlauf (vom Warzenfortsatz in Richtung Brustbein) auf dem erkrankten Musculus sternocleidomastoideus kneten *(rou)* Behandlungsrichtung: Gegen den Uhrzeigersinn kneten *(rou)* → Ausleiten von Qi (dispulsio, *xie*) Wirkungen: • Bewegt das Qi • Dynamisiert das Xue • Löst die Leitbahnen • Macht die Netzleitbahnen (reticulares, *luomai*) durchgängig • Fördert die Absorption des Hämatoms	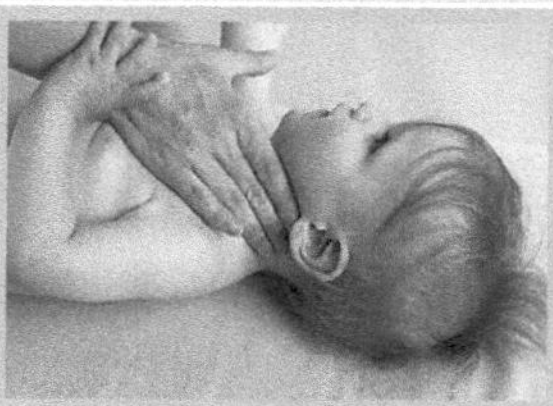
b	„Brückenbogen" *(qiaogong)* (→ 9.5.1.4)	Den „Brückenbogen" streichen *(mo qiaogong)*: Behandlungsdauer: Etwa 20-mal mit der Linienseite des Daumens von oben nach unten streichen *(mo)* Wirkung: Bewegt das Qi Den „Brückenbogen" greifen *(na qiaogong)*: Behandlungsdauer: 3- bis 5-mal mit dem Daumen und Zeige- und Mittelfinger greifen *(na)* Wirkungen: • Beseitigt Verhärtungen • Reduziert Schwellungen Den „Brückenbogen" kneten *(rou qiaogong)*: Behandlungsdauer: Etwa 100-mal mit Zeige-, Mittel- und Ringfinger kneten *(rou)* Behandlungsrichtung: Gegen den Uhrzeigersinn kneten *(rou)* → Ausleiten von Qi (dispulsio, *xie*) Wirkungen: • Löst Muskeln und Sehnen • Macht die Netzleitbahnen (reticulares, *luomai*) durchgängig	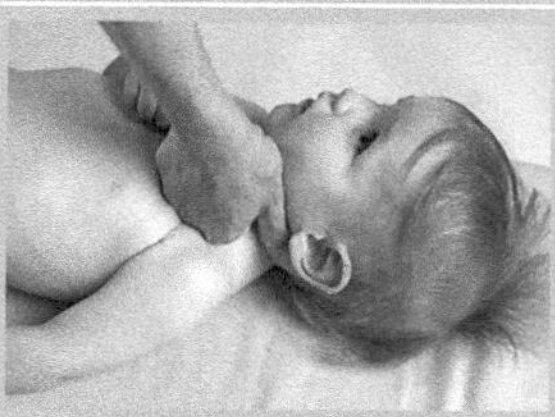 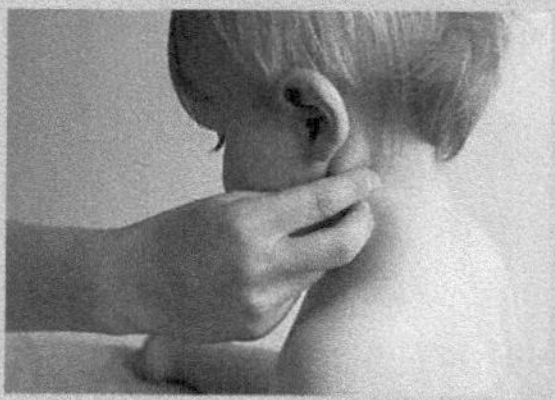 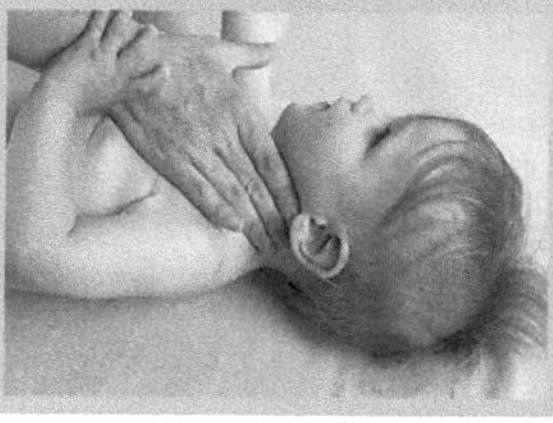

Tab. 9.6.1

c	Den „Teich des Windes" greifen *(na fengchi)* (→ 9.5.1.5)	Behandlungsdauer: 5- bis 10-mal mit dem Daumen und Zeige- und Mittelfinger greifen *(na)* und kneifen *(nie)* Wirkungen: • Beseitigt Blockaden des Qi • Bewegt das Xue • Löst die Oberfläche (extima, *biao*) • Beseitigt Wind (ventus, *feng*)	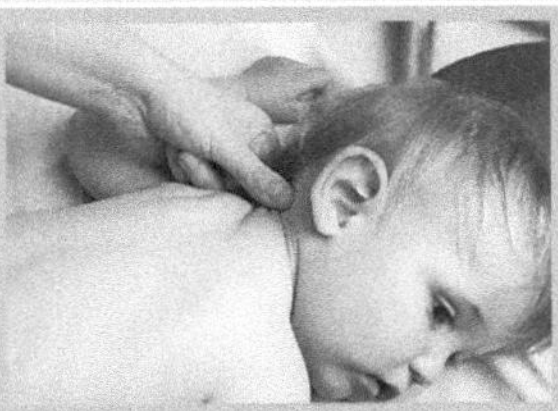
d	Den Hals biegen und rotieren *(wan xuanzhuan jingbu)* (→ 9.5.1.6)	Wirkungen: • Dehnt die Muskeln und Sehnen • Beseitigt krampfartige muskuläre Verspannungen • Verbessert die Beweglichkeit der Halswirbelsäule	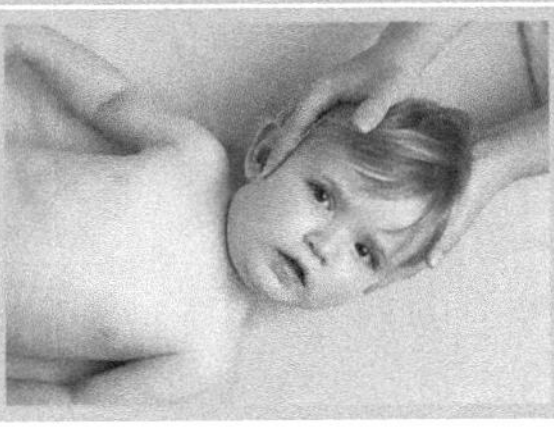

BEHANDLUNGSFREQUENZ

Das Kind dreimal täglich jeweils 3- bis 4-mal mit der Abfolge der Massagetechniken behandeln.

BEACHTENSWERTES

1. Die Haut von Säuglingen ist zart und kann leicht verletzt werden. Daher sollte man bei der Behandlung immer Öle oder Cremes etc. verwenden.
2. Im Liegen und beim Schlafen sollte auf eine richtige Lagerung geachtet werden.
   - Lagerung des Säuglings auf dem Bauch: Der Kopf des Kindes soll dabei entgegen der pathologischen Kopfstellung gelagert werden. Ist z. B. der rechte Musculus sternocleidomastoideus betroffen, sollte das Kind auf seiner linken Wange liegen. Diese Lagerung ist, wenn sie vom Kind toleriert wird, eine effektive Dehnung des Muskels und kann zu einer schnellen Besserung der Symptomatik führen.
   - Lagerung des Säuglings auf dem Rücken: Um Seitneigung und Drehungen des Kopfes zu vermeiden, kann man ein Kissen oder eine kleine Rolle neben dem Kopf der betroffenen Seite anbringen. Dadurch wird der Seitneigung entgegengewirkt. Versucht das Kind, mit seinem Rumpf eine Ausweichbewegung durchzuführen, muss sie durch die Lagerung einer Rolle verhindert werden.
   - Lagerung des Säuglings in Seitenlage: Bei Lagerung auf der betroffenen Seite muss darauf geachtet werden, dass die passive Dehnung des verkürzten Muskels nur so weit erfolgt, wie sie das Kind zulässt. Bei der Lagerung auf der nicht betroffenen Seite ebenfalls an der zugelassenen Dehngrenze orientieren. Das Kind darf keine Schmerzen äußern. Die Schulter, auf der das Kind liegt, darf nicht eingeklemmt werden, sondern muss etwas nach vorne gezogen, also protrahiert werden.
3. Therapeutisch wirksam und effektiv ist es auch, das Kind auf den Rücken zu lagern und sein Interesse mit Spielzeug zu wecken. Wichtig ist dabei, dass der Gegenstand so gehalten wird, dass das Kind den Kopf entgegen dem gewohnten Muster drehen muss. Der Therapeut kann dabei vorsichtig mithelfen.

9.6.2 Aufmerksamkeitsdefizit-Hyperaktivitätsstörung

Krankheitsbild und Therapie aus westlicher Sicht

Synonym: ADHS
Definition: Bei dem Krankheitsbild ADHS handelt es sich um ein Symptomen-Trias aus Aufmerksamkeitsstörung, motorischer Hyperaktivität und schwacher Impulskontrolle.
Manifestation: Beginn meist vor dem 7. Lebensjahr. Ca. 3% der Schulkinder sind betroffen, Jungen deutlich häufiger als Mädchen.
Ursachen:
- Genetische Disposition
- Verlangsamte Reifung der Hirnstrukturen

Umwelteinflüsse und psychosoziale Faktoren spielen für den Verlauf und die Aufrechterhaltung der Symptomatik eine große Rolle.
Symptome (werden v. a. in der Schule deutlich):
- Konzentrationsschwäche
- Leichte Ablenkbarkeit
- Starker Bewegungsdrang
- Störendes, impulsives Verhalten

Therapie aus westlicher Sicht

- Verhaltenstherapie
- Medikamentöse Behandlung

CAVE

Um andere Erkrankungen auszuschließen, muss das Kind ärztlich untersucht werden. Eine Behandlung mit Kinder-Tuina in Kombination mit Akupunktur und chinesischen Arzneimitteln kann die Symptomatik verringern.

Krankheitsbild und Therapie aus Sicht der chinesischen Medizin

Übersicht

Im 5. Kapitel der „Unbefangenen Fragen – Innerer Klassiker des Gelben Fürsten“ (*Huangdi Neijing Suwen*, aus dem 1. Jh. v. Chr., in der Tang- und Song-Zeit überarbeitet) steht: „Das Yin ist ruhig, das Yang rastlos.“ – „Das Yin im Inneren wird vom Yang bewahrt; das Yang außen wird vom Yin eingesetzt.“ Das Yin ist zuständig für Weichheit und Ruhe, das Yang für Härte und Rastlosigkeit. Yin und Yang wurzeln ineinander und müssen stets in gleichem Maße vorhanden sein. Wenn Yin und Yang ausreichend und harmonisch vorhanden sind, so ist auch der Organismus im Einklang und frei von Erkrankungen. Werden Yin und Yang disharmonisch, kann es zu Veränderungen des Verhaltens kommen. Kinder sind reines Yang, d. h. sie sind voller Lebenskraft, Dynamik und Vitalität. Das Widerlager Yin ist aber noch unreif

9

und nicht vollständig entwickelt. Bei einer Defizienz der angeborenen Konstitution kommt es sehr leicht zu einer energetischen Schwäche (depletio, *xu*) des Yin und einem Emporschlagen des Yang. Daraus resultiert das Krankheitsbild „mangelnde Ruhe des Yin, übermäßige Bewegung des Yang" *(yinjing buzu, yangdong youyu)*, das weitestgehend dem westlichen Krankheitsbild ADHS entspricht.

Einteilung nach Agenzien und Pathogenese

Differenzialdiagnostisch werden folgende Formen unterschieden und mit Kinder-Tuina behandelt:
1. Energetische Schwäche des Fk Niere (depletio des o. renalis, *shenxu*) und Blockaden des Qi des Fk Leber (qi hepatici, *ganqi*)
2. Defizienz der Fk Herz und Milz (oo. cardialis et lienalis, *xin pi*)
3. Den Fk Herz (o. cardialis, *xin*) störende Glut (ardor, *huo*)

Differenzierte Tuina-Therapie

1 Energetische Schwäche des Fk Niere (depletio des o. renalis, *shenxu*) und Blockaden des Qi des Fk Leber (qi hepatici, *ganqi*)

Krankheitsentstehung: Bei Kindern ist das Qi des Fk Leber (qi hepatici, *ganqi*) häufig gestaut, der Fk Niere (o. renalis, *shen*) ist häufig energetisch schwach (deplet, *xu*). Dadurch können Symptome wie motorische Hyperaktivität und Nachlassen der Konzentration entstehen.

Hauptsymptome:
- Ständiges Bewegen
- Ständiges Sprechen
- Mangelnde Konzentrationsfähigkeit
- Nervosität
- Reizbarkeit
- Impulsive Willkür
- Mangelnde Selbstkontrolle
- Zerstreutheit
- Ungeschickte Bewegungen

Mögliche Allgemeinsymptome:
- Stumpfe Nägel und Haare
- Hitzegefühl auf Fußsohlen, Handflächen und im Brustbereich
- Eventuell gerötete Wangen
- Zungenkörper: rot mit wenig oder keinem Belag
- Pulse: zart und beschleunigt (minuti und celeri, *xi shu*) oder saitenförmig, zart und beschleunigt (chordales, minuti und celeri, *xian xi shu*)
- Fingerlinie: blass

Behandlungsprinzipien:
- Befeuchten des Fk Niere (o. renalis, *shen*)
- Zum-Untertauchen-Bringen des Yang
- Beruhigen der konstellierenden Kraft (*shen*)

Behandlungsmethoden

Tab. 9.6.2a

a	Den „Zusammengelegten Bambus" schieben *(tui cuanzhu)* (→ 9.5.1.1)	Behandlungsdauer: 50-mal abwechselnd mit beiden Daumen vom Punkt zwischen den Augenbrauen nach oben bis zur vorderen Haargrenze gerade schieben *(zhitui)* Wirkungen: • Beruhigt die konstellierende Kraft *(shen)* • Klärt die geistigen Kräfte	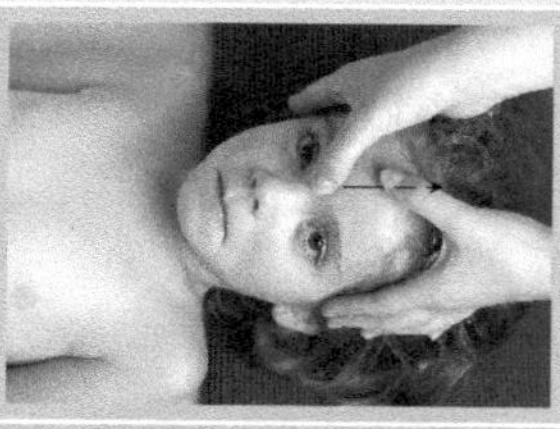
b	Die „Leitbahn des Fk Niere" suppletieren *(bu shen jing)* (→ 9.5.2.7)	Behandlungsdauer: 100- bis 500-mal mit dem Daumen auf der Linienseite des Kleinfingerendglieds von proximal bis zur Fingerspitze gerade schieben *(zhitui)* Wirkungen: • Suppletiert den Fk Niere (o. renalis, *shen*) • Stützt den Neben-Fk Gehirn (paraorbis cerebri, *nao*) • Erwärmt und nährt den „unteren Ursprung" (*xiayuan*, entspricht dem Fk Niere [o. renalis, *shen*], besonders dem Yang und dem Qi des Fk Niere [o. renalis, *shen*])	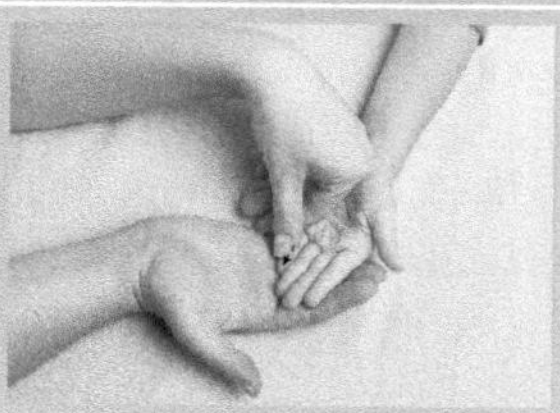
c	Die „Leitbahn des Fk Leber" kühlen *(qing gan jing)* (→ 9.5.2.3)	Behandlungsdauer: 100-mal auf der Linienseite von der Zeigefingerspitze bis zum Ende des Zeigefingerendglieds gerade schieben *(zhitui)* Wirkungen: • Besänftigt den Fk Leber (o. hepaticus, *gan*) • Leitet Glut (ardor, *huo*) aus • Behebt Unruhe	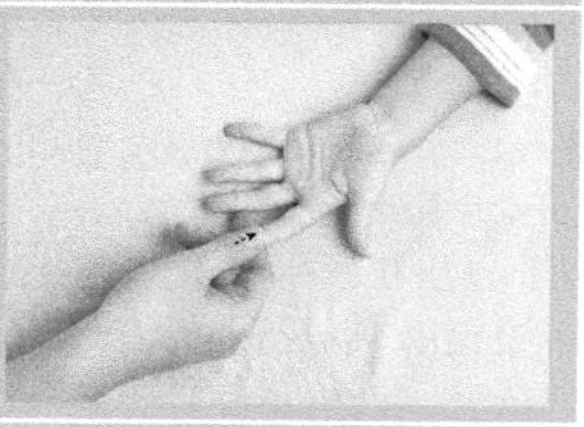
d	Das „Besteigen des Pferdes" kneten *(rou shangma)* (→ 9.5.2.9)	Behandlungsdauer: 50-mal mit dem Daumen kneten *(rou)* Behandlungsrichtung: Im Uhrzeigersinn kneten *(rou)* ⟶ Zuführen von Qi (suppletio, *bu*) Wirkungen: • Suppletiert den Fk Niere (o. renalis, *shen*) • Befeuchtet das Yin	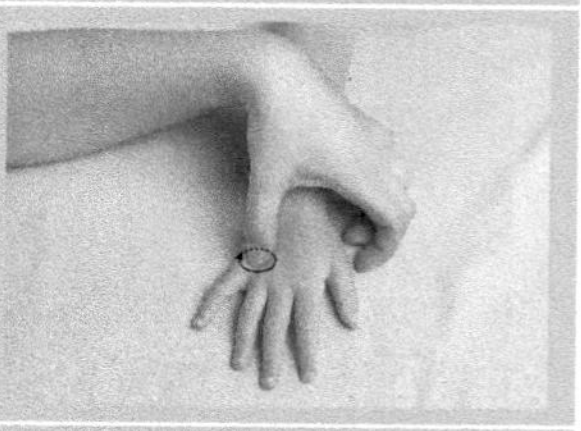
e	Den „Einflusspunkt des Nieren-Funktionskreises" kneten *(rou shenshu)* (→ 9.5.5.1)	Behandlungsdauer: 50- bis 100-mal mit beiden Daumen kneten *(rou)* Behandlungsrichtung: Zum Körperzentrum des Patienten hin kneten *(rou)* ⟶ Zuführen von Qi (suppletio, *bu*) Wirkungen: • Befeuchtet das Yin • Stützt den Fk Niere (o. renalis, *shen*)	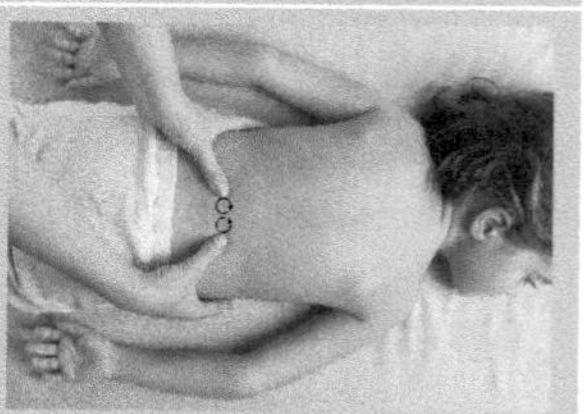

BEHANDLUNGSFREQUENZ

Das Kind morgens und abends jeweils 3- bis 4-mal mit der Abfolge der Massagetechniken behandeln. Fünf Tage bilden eine Behandlungseinheit. Dann folgt eine zweitägige Pause.

2 Defizienz der Fk Herz und Milz (oo. cardialis et lienalis, *xin pi*)

Krankheitsentstehung: Bei Kindern ist der Fk Milz (o. lienalis, *pi*) noch zart und kann durch diätetische Fehler oder bei Schädigungen durch Erkrankungen in seiner Umsetzungsfunktion gestört werden. Der Fk Milz (o. lienalis, *pi*) kann nicht mehr befeuchten und nähren, geistige Einflüsse können nicht mehr geklärt werden, Qi und Xue werden nicht mehr ausreichend hervorgebracht, und das Xue des Fk Herz wird schließlich energetisch schwach (deplet, *xu*). Die konstellierende Kraft (*shen*) kann sich nicht mehr zurückziehen, sie kommt nicht mehr zu Ruhe, und dadurch entstehen Symptome wie Unruhe und ständig wechselnde Interessen. Wenn die Wandlungsphase Erde energetisch schwach (deplet, *xu*) ist, schlägt die Wandlungsphase Holz empor. Bewegung und Ruhe können sind nicht mehr in gleichem Maß vorhanden, und dies führt zu Hyperaktivität und Unruhe.

Hauptsymptome:
- Zerstreutheit
- Mangelnde Konzentrationsfähigkeit
- Ständig wechselnde Interessen
- Geistige Abgeschlagenheit
- Ständiges Bewegen ohne tyrannisches Verhalten
- Schreckhaftigkeit

Mögliche Allgemeinsymptome:
- Kraftlosigkeit
- Appetitlosigkeit
- Abmagerung oder Aufgedunsenheit
- Zungenkörper: blass; Zungenbelag: weißlich, wenig oder dünn
- Pulse: erschöpft und schwach (depleti und invalidi, *xu ruo*)
- Fingerlinie: blass

Behandlungsprinzipien:
- Nähren des Fk Herz (o. cardialis, *xin*)
- Kräftigen des Fk Milz (o. lienalis, *pi*)
- Beruhigen der konstellierenden Kraft (*shen*)

Download Behandlungsmethoden

Tab. 9.6.2b

a	Den „Zusammengelegten Bambus" schieben (*tui cuanzhu*) (→ 9.5.1.1)	Behandlungsdauer: 50-mal abwechselnd mit beiden Daumen vom Punkt zwischen den Augenbrauen nach oben bis zur vorderen Haargrenze gerade schieben (*zhitui*) Wirkungen: • Beruhigt die konstellierende Kraft (*shen*) • Klärt die geistigen Kräfte	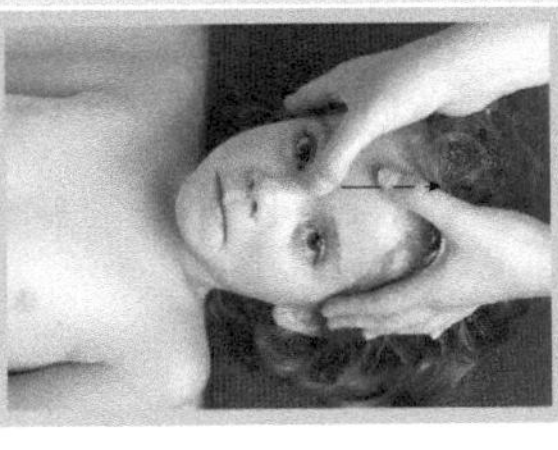

9

Tab. 9.6.2b

b	Die „Leitbahn des Fk Milz" suppletieren *(bu pi jing)* (→ 9.5.2.1)	Behandlungsdauer: 300-mal auf der Linienseite des Daumenendglieds bis zur Daumenspitze kreisend schieben *(xuantui)* Wirkungen: • Kräftigt die Fk Milz und Magen (oo. lienalis et stomachi, *pi wei*) • Suppletiert Qi und Xue	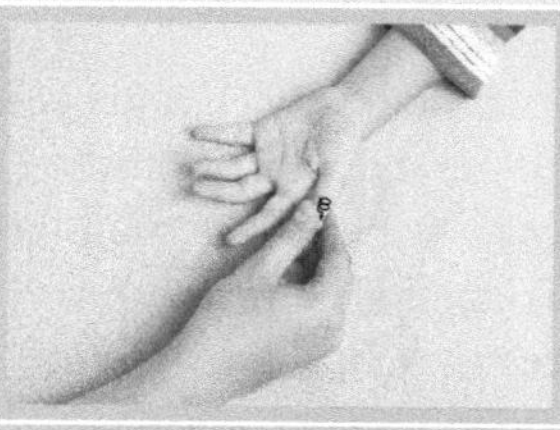
c	Das „Kleine Himmelszentrum" mit dem Fingernagel pressen *(qia xiaotianxin)* (→ 9.5.2.10)	Behandlungsdauer: 5-mal mit dem Fingernagel pressen *(qia)* Wirkung: Beruhigt die konstellierende Kraft (*shen*)	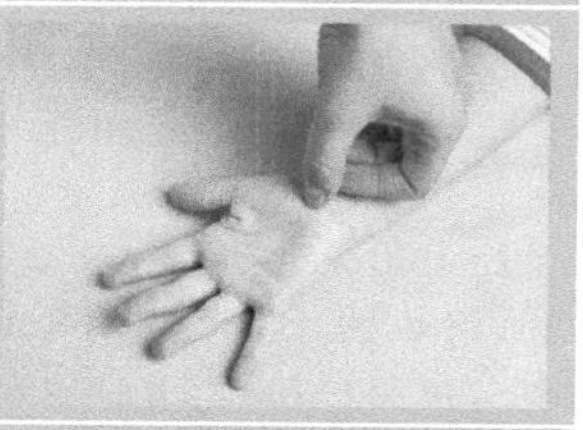
d	Den Nabel kneten *(rou qi)* (→ 9.5.4.3)	Behandlungsdauer: Etwa drei bis fünf Minuten in der Mitte des Nabels bzw. den Bereich von Nabel und Abdomen kneten *(rou)* Behandlungsrichtung: Im Uhrzeigersinn kneten *(rou)* → Zuführen von Qi (suppletio, *bu*) Wirkungen: • Kräftigt den Fk Milz (o. lienalis, *pi*) • Harmonisiert den Fk Magen (o. stomachi, *wei*)	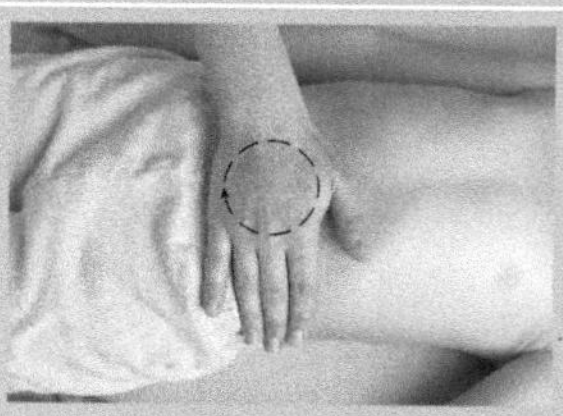
e	Den „Dritten Weiler am Fuß" kneten *(rou zusanli)* (→ 9.5.3.1)	Behandlungsdauer: 50-mal mit dem Daumen kneten *(rou)* Behandlungsrichtung: Im Uhrzeigersinn kneten *(rou)* → Zuführen von Qi (suppletio, *bu*) Wirkungen: • Kräftigt den Fk Milz (o. lienalis, *pi*) • Harmonisiert den Fk Magen (o. stomachi, *wei*)	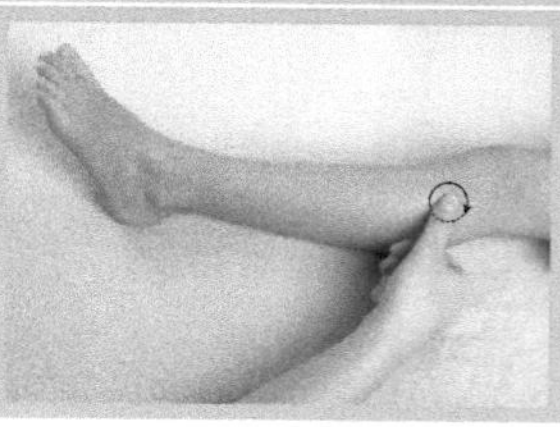

BEHANDLUNGSFREQUENZ

Das Kind morgens und abends jeweils 3- bis 4-mal mit der Abfolge der Massagetechniken behandeln. Fünf Tage bilden eine Behandlungseinheit. Dann folgt eine zweitägige Pause.

3 Den Fk Herz (o. cardialis, *xin*) störende Glut (ardor, *huo*)

Krankheitsentstehung: Der Fk Herz (o. cardialis, *xin*) dominiert das Xue und speichert die konstellierende Kraft (*shen*). Er ist die Quelle des Wissens und der Imagination, und alle geistigen Aktivitäten des Menschen sind auf den Fk Herz (o. cardialis, *xin*) zurückzuführen. Bei Kindern ist der Fk Herz (o. cardialis, *xin*) häufig energetisch überladen (replet, *shi*), Glut des Fk Herz (ardor cardiale, *xinhuo*) kann leicht emporschlagen, was zu Unruhe des Fk Herz (o. cardialis, *xin*) und der konstellierenden Kraft (*shen*) und damit zu Hyperaktivität führt.

Hauptsymptome:
- Ständiges Bewegen
- Ständiges Sprechen

- Nervosität
- Reizbarkeit
- Schwer kontrollierbare impulsive Willkür
- Zerstreutheit
- Mangelnde Konzentrationsfähigkeit

Mögliche Allgemeinsymptome:

- Druckgefühle in der Brust
- Appetitlosigkeit
- Reichlich Sputum
- Bitterer Geschmack im Mund
- Durst mit dem Verlangen nach viel Flüssigkeit
- Obstipation
- Rötlicher Urin
- Gelblicher, klebriger Zungenbelag
- Pulse: schlüpfrig und beschleunigt (lubrici und celeri, *hua shu*)
- Fingerlinie: purpurrot

Behandlungsprinzipien:

- Kühlen von Glut (ardor, *huo*)
- Beruhigen der konstellierenden Kraft (*shen*)
- Umwandeln von Schleim (pituita, *tan*)
- Freimachen der Sinnesöffnungen

Behandlungsmethoden

Tab. 9.6.2c

a	Den „Zusammengelegten Bambus" schieben *(tui cuanzhu)* (→ 9.5.1.1)	Behandlungsdauer: 50-mal abwechselnd mit beiden Daumen vom Punkt zwischen den Augenbrauen nach oben bis zur vorderen Haargrenze gerade schieben *(zhitui)* Wirkungen: • Beruhigt die konstellierende Kraft (*shen*) • Klärt die geistigen Kräfte	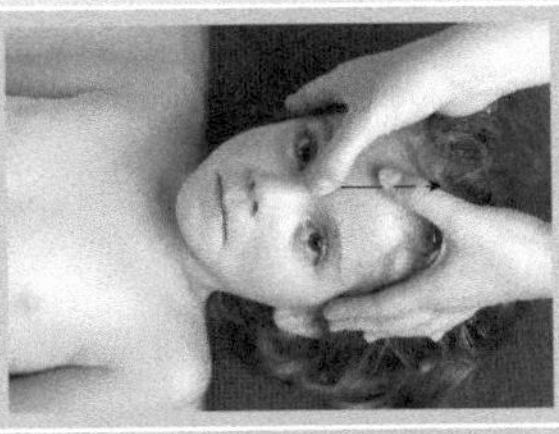
b	Die „Leitbahn des Fk Herz" kühlen *(qing xin jing)* (→ 9.5.2.5)	Behandlungsdauer: 100-mal von der Spitze des Mittelfingers bis zum Grundgelenk gerade schieben *(zhitui)* Wirkung: Kühlt Hitze (calor, *re*) und Glut (ardor, *huo*) im Fk Herz (o. cardialis, *xin*)	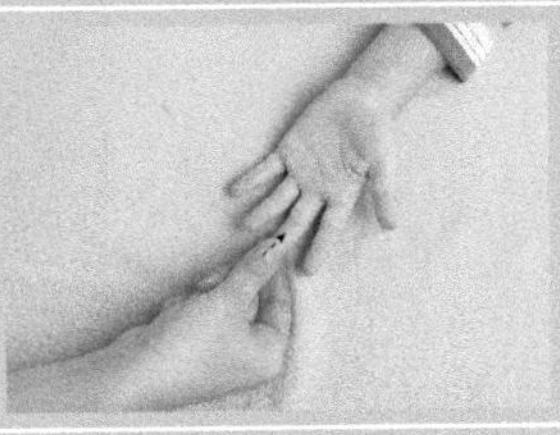
c	Den „Fk Dünndarm" kühlen *(qing xiaochang)* (→ 9.5.2.8)	Behandlungsdauer: 100-mal an der ulnaren Seite des Kleinfingers vom Fingergrundgelenk zur Fingerspitze gerade schieben *(zhitui)* Wirkung: Kühlt und leitet Feuchtigkeit-Hitze (calor humidus, *shire*) im unteren Wärmebereich (unteres Calorium, *xiajiao*) aus	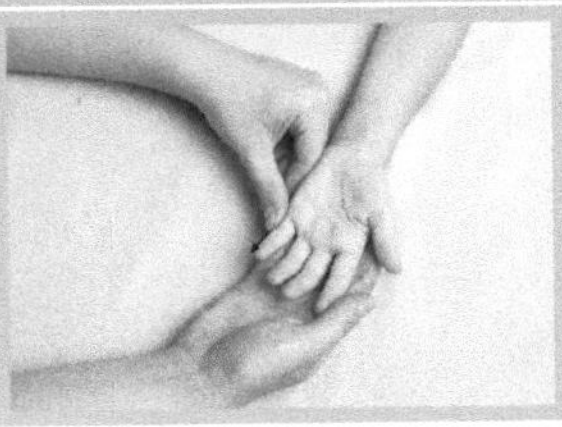

Tab. 9.6.2c

d	Das „Kleine Himmelszentrum" kneten *(rou xiaotianxin)* (→ 9.5.2.11)	Behandlungsdauer: 50-mal mit der Spitze des Mittelfingers kneten *(rou)* Behandlungsrichtung: Gegen den Uhrzeigersinn kneten *(rou)* → Ausleiten von Qi (dispulsio, *xie*) Wirkung: Kühlt Hitze (calor, *re*) in der Leitbahn des Fk Herz (c. cardialis, *xin jing*)	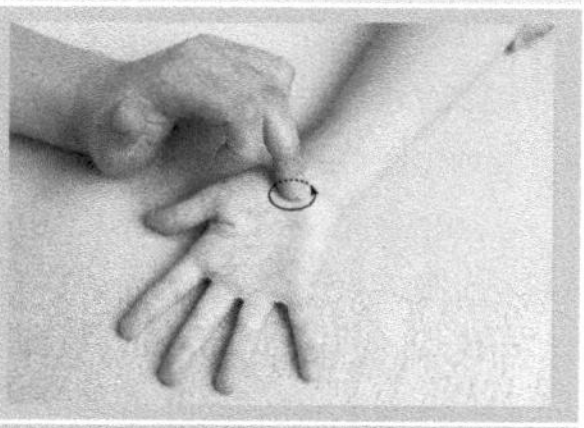
e	Den „Inneren Palast der Strapazen" kneten *(rou neilaogong)* (→ 9.5.2.12)	Behandlungsdauer: 50-mal mit der Spitze des Mittelfingers kneten *(rou)* Behandlungsrichtung: Gegen den Uhrzeigersinn kneten *(rou)* → Ausleiten von Qi (dispulsio, *xie*) Wirkungen: • Kühlt Hitze (calor, *re*) • Behebt Unruhe	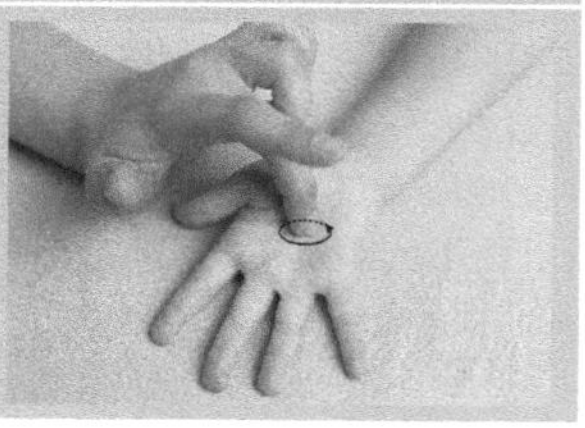

BEHANDLUNGSFREQUENZ

Das Kind morgens und abends jeweils 3- bis 4-mal mit der Abfolge der Massagetechniken behandeln. Fünf Tage bilden eine Behandlungseinheit. Dann folgt eine zweitägige Pause.

9.6.3 Bauchschmerzen und -krämpfe

Krankheitsbild und Therapie aus westlicher Sicht

Das Symptom „Bauchschmerzen" ist in der Pädiatrie ein häufiges, aber auch sehr unspezifisches Symptom. Bei den meisten Kindern kann keine organische Ursache für dieses Symptom gefunden werden. Zudem können Erkrankungen wie z. B. Mittelohrentzündung (Otitis media) zu Bauchschmerzen führen, obwohl sie topographisch eher entlegen ist.

Erschwerend kommt hinzu, dass das Zeitgefühl bei Kindern noch sehr schwach ausgebildet und eine Unterscheidung zwischen chronischen und akuten Symptomen daher nicht möglich ist. Unaufhörliches Schreien eines Säuglings oder Kleinkinds, das nicht zu beruhigen ist, lässt bis zum Beweis des Gegenteils auf die Verdachtsdiagnose akutes Abdomen schließen. Chronische Bauchschmerzen äußern sich häufig durch Einnehmen einer Schonhaltung (z. B. Zusammenkrümmen, Anziehen der Beine etc.) und starke Unruhe. Kinder nehmen Bauchschmerzen vor allem in der Region um den Nabel wahr, so dass topographische Charakteristika für die Diagnosestellung ausscheiden.

Akute Bauchschmerzen (akutes Abdomen)

CAVE

Anhaltendes Schreien eines Säuglings oder Kleinkindes, das sich nicht unterbrechen lässt, Abwehrspannung und eine Verschlechterung des Allgemeinzustands sind deutliche Symptome eines akuten Abdomens. Jegliche Manipulationen (z. B. Massagen) im Bauchraum sind kontraindiziert und zu unterlassen. Eine sofortige Klinikeinweisung ist notwendig!

Folgende Erkrankungen können bei Säuglingen und Kindern die Symptome eines akuten Abdomens **auslösen**:
- Akute Appendizitis
- Akute Gastroenteritis
- Akute Obstipation
- Ileus
- Säuglingskoliken
- Nabelkoliken
- Invagination (Einstülpung des Dünndarms in den Blinddarm oder den aufsteigenden Dickdarmast)
- Hodentorsion
- Stielgedrehtes Ovar
- Nahrungsmittelvergiftung
- Harnwegsinfekt
- Meteorismus
- Fieberhafte Infekte
- Blasenentzündung etc.

Im Folgenden aufgeführte Bauchschmerzen dürfen nach Abklärung durch einen Arzt und Ausschluss eines akuten Abdomens z. B. **mit Tuina behandelt** werden:
- Verdauungsblockaden
- Aufnahme falscher oder verdorbener Nahrungsmittel
- Zu schnelles und hastiges Essen und Trinken

Chronische Bauchschmerzen
- Entzündungen und Reizzustände der Bauchorgane
- Darmverengung
- Verengung der Pankreas- und Gallengänge
- Steinbildungen (Gallensteine)
- Erkrankungen des Urogenitaltrakts
- Nahrungsmittelunverträglichkeiten
- Psychogene Faktoren

Diagnostik und Therapie aus westlicher Sicht

- Anamnese, körperliche Untersuchung, Abdomensonographie, Blutbild, Bestimmung des CRP und Urinstreifentest
- Therapie der Ursache
- Lokale Wärmeanwendung zur Muskelentspannung und damit Schmerzreduktion

CAVE

Da viele der in Frage kommenden Differenzialdiagnosen ein schnelles chirurgisches Handeln erfordern, müssen Bauchschmerzen bei Kindern immer ernst genommen und ärztlich abgeklärt werden. Erst wenn der Arzt eine ernstzunehmende Erkrankung ausschließt, darf mit Kinder-Tuina behandelt werden.

Krankheitsbild und Therapie aus Sicht der chinesischen Medizin

Übersicht

Aus Sicht der chinesischen Medizin werden Darmkrämpfe der Kategorie „Bauchschmerzen" *(futong)* zugeordnet und entstehen meist aufgrund falscher Ernährung.

Einteilung nach Agenzien und Pathogenese

Differenzialdiagnostisch werden folgende Formen unterschieden und mit Kinder-Tuina behandelt:

1. Bauchschmerzen und -krämpfe bedingt durch Kälte aufgrund energetischer Schwäche (algor depletionis, *xuhan*)
2. Bauchschmerzen und -krämpfe bedingt durch Hitze aufgrund energetischer Überladung (calor repletionis, *shire*)

Differenzierte Tuina-Therapie

1 Bauchschmerzen und -krämpfe bedingt durch Kälte aufgrund energetischer Schwäche (algor depletionis, *xuhan*)

Krankheitsentstehung: Wenn das Kind überwiegend mit rohen und kalten Nahrungsmitteln ernährt wird und eiskalte Getränke zu sich nimmt oder bei einer angeborenen konstitutionellen Schwäche und langer Krankheit schädigt Kälte (algor, *han*) das Yang der „Mitte" (Fk Milz und Magen, oo. lienalis et stomachi, *pi wei*). Kälte (algor, *han*) verfestigt sich, blockiert den freien Fluss des Qi, und es treten Darmkrämpfe und Bauchschmerzen auf.

Hauptsymptome:

- Darmkrämpfe und Bauchschmerzen mit dem Wunsch, auf den Bauch zu drücken
- Leichtes Nachlassen der Krämpfe und Schmerzen bei Druck und Wärme
- Verschlimmerung durch Kälte

Mögliche Allgemeinsymptome:

- Blasser Teint
- Müdigkeit
- Magerkeit
- Kühler Atem
- Heller, flüssiger Stuhl

- Frösteln
- Klarer Urin
- Fingerlinie: blass
- Zungenkörper: blass; Zungenbelag: weiß
- Pulse: erschöpft (depleti, *xu*)

Behandlungsprinzipien:

- Suppletieren der energetischen Schwäche (depletio, *xu*)
- Wärmen des Abdomens
- Stillen der Schmerzen

Behandlungsmethoden

Tab. 9.6.3a

a	Die „Leitbahn des Fk Milz" suppletieren *(bu pi jing)* (→ 9.5.2.1)	Behandlungsdauer: 300-mal auf der Linienseite des Daumenendglieds bis zur Daumenspitze kreisend schieben *(xuantui)* Behandlungsrichtung: Im Uhrzeigersinn kneten *(rou)* → Zuführen von Qi (suppletio, *bu*) Wirkungen: • Kräftigt die Fk Milz und Magen (oo. lienalis et stomachi, *pi wei*) • Suppletiert Qi und Xue	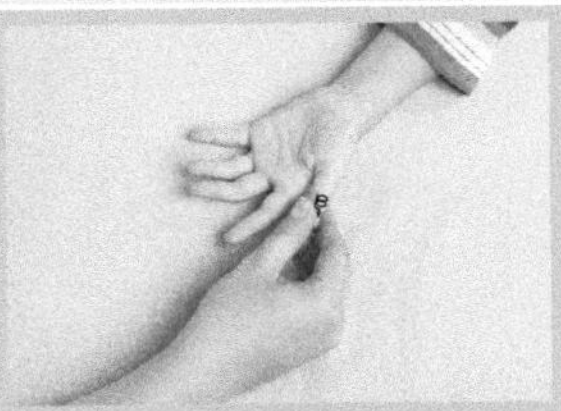
b	Die „Drei Clusae" schieben *(tui sanguan)* (→ 9.5.2.15)	Behandlungsdauer: 300-mal mit der Linienseite des Daumens oder den Linienseiten von Zeige- und Mittelfinger vom Handgelenk in Richtung des Ellenbogens schieben *(tui)* Wirkungen: • Suppletiert und bewegt das Qi • Erwärmt das Yang • Zerstreut Kälte (algor, *han*)	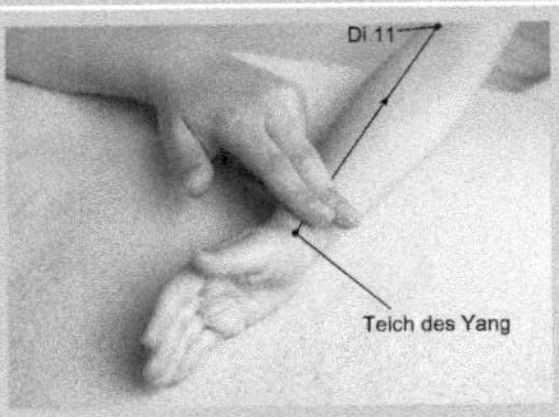
c	Den Nabel kneten *(rou qi)* (→ 9.5.4.3)	Behandlungsdauer: Etwa drei bis fünf Minuten in der Mitte des Nabels bzw. den Bereich von Nabel und Abdomen kneten *(rou)* Behandlungsrichtung: im Uhrzeigersinn kneten *(rou)* → Zuführen von Qi (suppletio, *bu*) Wirkungen: • Kräftigt den Fk Milz (o. lienalis, *pi*) • Harmonisiert den Fk Magen (o. stomachi, *wei*)	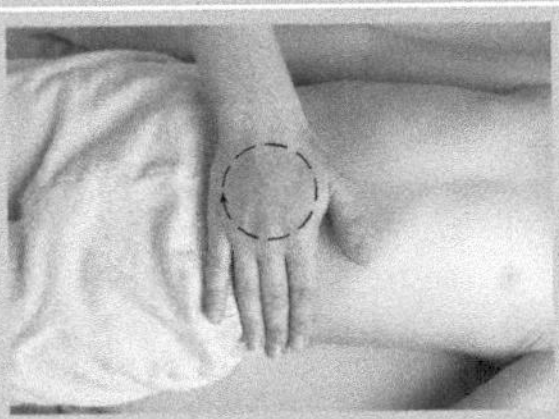
d	Das „Zinnoberfeld" kneten *(rou dantian)* (→ 9.5.4.5)	Behandlungsdauer: 50-mal den Bereich 2 *cun* bis 3 *cun* unterhalb des Nabels kneten *(rou)* Behandlungsrichtung: Im Uhrzeigersinn kneten *(rou)* → Zuführen von Qi (suppletio, *bu*) Wirkungen: • Stützt den Fk Niere (o. renalis, *shen*) • Konsolidiert die „Krankheitswurzel" (stirps, *ben*) • Erwärmt und suppletiert den „unteren Ursprung" (*xiayuan*, entspricht dem Fk Niere [o. renalis, *shen*], besonders dem Yang und dem Qi des Fk Niere [o. renalis, *shen*])	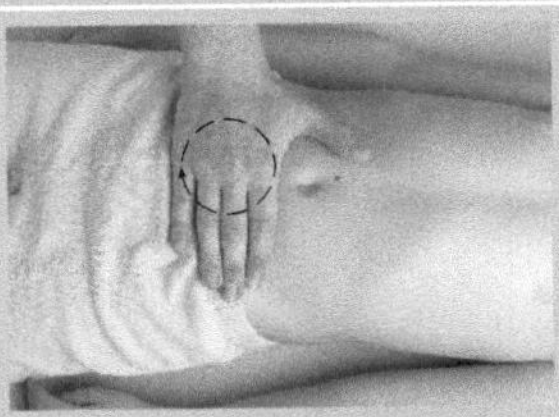

Tab. 9.6.3a

e	Den „Dritten Weiler am Fuß" kneten *(rou zusanli)* (→ 9.5.3.1)	Behandlungsdauer: 50-mal kneten *(rou)* Behandlungsrichtung: im Uhrzeigersinn kneten *(rou)* → Zuführen von Qi (suppletio, *bu*) Wirkungen: • Kräftigt den Fk Milz (o. lienalis, *pi*) • Harmonisiert den Fk Magen (o. stomachi, *wei*)	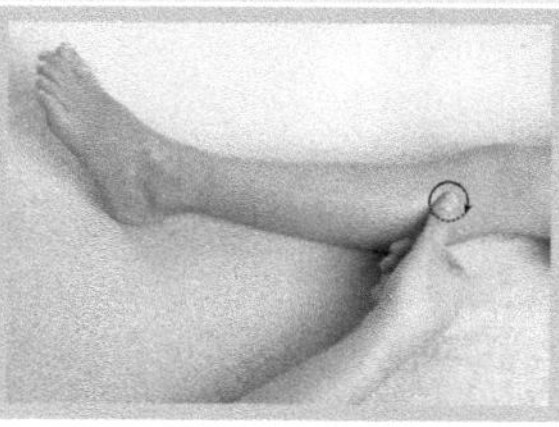

BEHANDLUNGSFREQUENZ

Das Kind morgens und abends jeweils 3- bis 4-mal mit der Abfolge der Massagetechniken behandeln. Fünf Tage bilden eine Behandlungseinheit. Dann folgt eine zweitägige Pause.

2 Bauchschmerzen und -krämpfe bedingt durch Hitze aufgrund energetischer Überladung (calor repletionis, *shire*)

Krankheitsentstehung: Durch den übermäßigen Verzehr fettiger und scharfer Nahrungsmittel oder unregelmäßige und einseitige Ernährung kann sich Hitze (calor, *re*) im Fk Magen (o. stomachi, *wei*) ansammeln und zu Bauchschmerzen und Darmkrämpfen führen.

Hauptsymptome:
- Darmkrämpfe und Bauchschmerzen mit Druckempfindlichkeit
- Verstärkung der Symptome durch Druck und Wärmeanwendungen

Mögliche Allgemeinsymptome:
- Durst mit dem Verlangen nach kalten Getränken
- Mundgeruch
- Rötlicher Teint
- Warmer Atem
- Obstipation
- Rötlicher, spärlicher Urin
- Fingerlinie: rot
- Zungenkörper: rot; Zungenbelag: gelblich
- Pulse: beschleunigt (celeri, *shu*)

Behandlungsprinzipien:
- Kühlen von Hitze (calor, *re*)
- Ausleiten von energetischer Überladung (repletio, *shi*)
- Stillen der Schmerzen

Behandlungsmethoden

Tab. 9.6.3b

a	Das „Himmlische Flusswasser" kühlen *(qing tianheshui)* (→ 9.5.2.16)	Behandlungsdauer: 300-mal mit den Linienseiten von Zeige- und Mittelfinger vom Handgelenk zum Ellenbogen schieben *(tui)* Wirkungen: • Kühlt Hitze (calor, *re*) • Löst die Oberfläche (extima, *biao*) • Leitet Glut (ardor, *huo*) aus	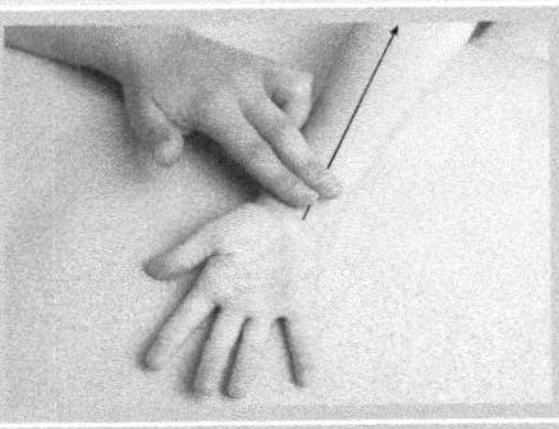
b	Die „Sechs Durchgangsfunktionskreise" schieben *(tui liufu)* (→ 9.5.2.17)	Behandlungsdauer: 300-mal mit der Linienseite des Daumens oder von Zeige- und Mittelfinger vom Ellenbogen bis zum Handgelenk schieben *(tui)* Wirkungen: • Kühlt Hitze (calor, *re*) • Kühlt das Xue	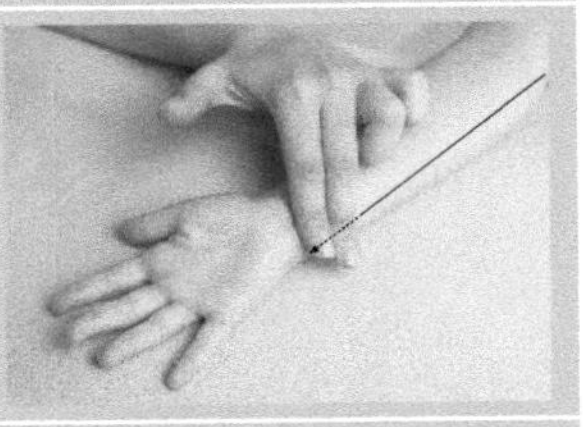
c	Die „Kleinen waagerechten Linien" mit dem Fingernagel pressen *(qia xiaohengwen)* (→ 9.5.2.14)	Behandlungsdauer: Jeweils 5-mal mit dem Fingernagel pressen *(qia)* Wirkung: Kühlt Hitze (calor, *re*)	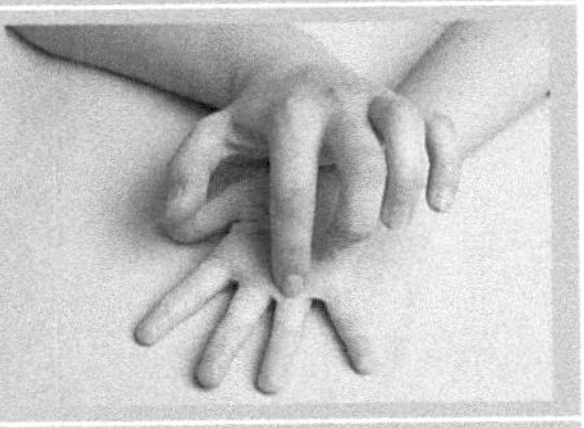
d	Die Wirbelsäule schieben *(tui jizhu)* (→ 9.5.5.4)	Behandlungsdauer: 100-mal mit den Fingerbeeren von Zeige- und Mittelfinger von oben nach unten gerade schieben *(zhitui)* Wirkung: Kühlt Hitze (calor, *re*)	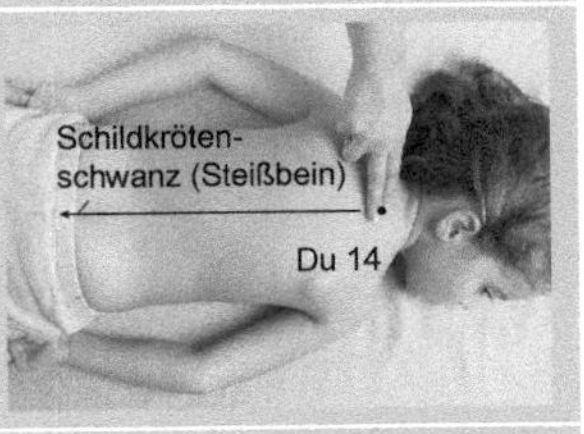
e	„Die emporsprudelnde Quelle" schieben *(tui yongquan)* (→ 9.5.3.2)	Behandlungsdauer: 50-mal mit dem Daumen schieben *(tui)* Wirkung: Kühlt Hitze (calor, *re*)	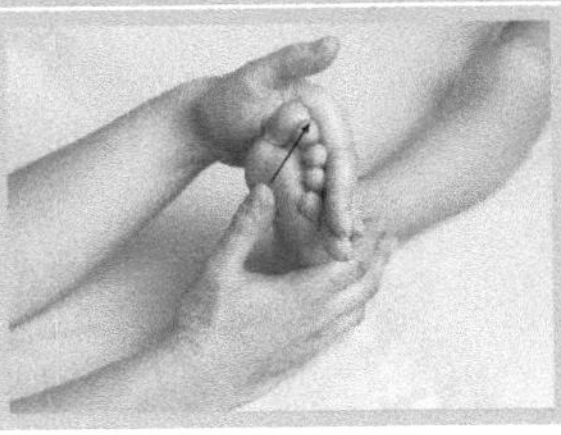

BEHANDLUNGSFREQUENZ

Das Kind morgens und abends jeweils 3- bis 4-mal mit der Abfolge der Massagetechniken behandeln. Fünf Tage bilden eine Behandlungseinheit. Dann folgt eine zweitägige Pause.

9.6.4 Häufige bronchiale Infekte

Krankheitsbild und Therapie aus westlicher Sicht

Definition: Häufig wiederkehrende entzündliche Erkrankung der Bronchialschleimhäute mit Schwellung der Schleimhäute und Hypersekretion, die bis zum Infektasthma fortschreiten kann.
Ursachen: multifaktoriell: Viren oder Bakterien, die auf eine durch Schadstoffe in der Luft, Zigarettenrauch oder Abgase vorgeschädigte Schleimhaut treffen
Begünstigende Faktoren:
- Immunabwehrschwäche
- Gestörte Darmflora

Symptome:
- Rezidivierender produktiver oder trockener Husten
- Schweiße im Schlaf
- Leicht erhöhte Körpertemperatur

Therapie aus westlicher Sicht

- Behandlung der Grunderkrankung
- Bronchodilatoren
- Kortikoide

CAVE
Aufgrund der vielfältigen differenzialdiagnostischen Möglichkeiten (z. B. Tracheakompression, Mukoviszidose, Bronchiektasien, Immundefekte etc.) und einem möglichen Übergang in Asthma bronchiale muss das Kind zunächst ärztlich untersucht werden.

Krankheitsbild und Therapie aus Sicht der chinesischen Medizin

Übersicht

Laut chinesischer Medizin sind wiederholte Atemwegsinfektionen und chronische Bronchitiden bei Kindern häufig auf eine energetische Schwäche (depletio, *xu*) der Fk Lunge und Milz (oo. pulmonalis et lienalis, *fei pi*) und auf latent verweilendes Schrägläufig-Toxisches (Heteropathisch-Toxisches, *xiedu*) zurückzuführen. Das rezidivierende Auftreten wird als ein „Übergreifen einer alten Erkrankung auf den Fk Niere (o. renalis, *shen*)" gesehen. Außerdem geht man von einem Zusammenhang mit einer nicht ausreichenden Stimulation des ursprünglichen Yang (yang primum, *yuanyang*) und einer Schwäche der Knochen bei energetischer Schwäche (depletio, *xu*) des Fk Niere (o. renalis, *shen*) aus, die dazu führen, dass die Bau- und Wehrenergie (qi constructivum et qi defensivum, *yingqi weiqi*) geschwächt werden. Dies führt zu immer wiederkehrenden Affektionen von außen, wobei Schrägläufig-Toxisches (Heteropathisch-Toxisches, *xiedu*) im Körper verweilt, und nach einer leichten Genesung tritt die Erkrankung wieder und wieder auf.

Einteilung nach Agenzien und Pathogenese

Differenzialdiagnostisch werden folgende Formen unterschieden und mit Kinder-Tuina behandelt:

1. Energetische Schwäche der Fk Lunge und Milz (depletio der oo. pulmonalis et lienalis, *fei pi xu*) mit Defizienz von Qi und Xue
2. Energetische Schwäche des Fk Niere (depletio des o. renalis, *shenxu*)

Differenzierte Tuina-Therapie

1 Energetische Schwäche der Fk Lunge und Milz (depletio der oo. pulmonalis et lienalis, *fei pi xu*) mit Defizienz von Qi und Xue

Krankheitsentstehung: Wenn Kleinkinder zu früh abgestillt oder mit schwerverdaulicher Nahrung gefüttert werden, bilden sich Nahrungsblockaden, die die Funktionskreise der „Mitte" (Fk Milz und Magen, oo. lienalis et stomachi, *pi wei*) schädigen. Diese können ihrer Umsetzungsfunktion nicht mehr vollständig nachkommen, und es wird zu wenig raffiniertes Energiepotential aus der Nahrung aufgenommen. Das Qi der Fk Milz und Lunge (qi lienale et pulmonale, *pi fei qi*) wird energetisch schwach (deplet, *xu*), und dadurch können äußere krankheitsauslösende Faktoren leicht eindringen. Die meisten Kinder, die unter rezidivierenden Atemwegsinfektionen leiden, sind beim Essen wählerisch oder anhaltend appetitlos.

Hauptsymptome:

- Immer wieder auftretende Atemwegsinfektionen
- Verschleimung
- Anhaltender Husten mit Keuchen bzw. erneutes Auftreten nach einer Genesung
- Starkes Schwitzen

Mögliche Allgemeinsymptome:

- Gelblicher, fahler Teint
- Appetitlosigkeit
- Verlangen nach fetten, süßen und kalten Speisen
- Muskelatrophie oder Aufgedunsenheit
- Diarrhö
- Blasse Lippen
- Zungenkörper: blassrot
- Pulse: erschöpft und schlüpfrig (depleti und lubrici, *xu hua*)
- Fingerlinie: durchlässig *(dan)*

Behandlungsprinzipien:

- Kräftigen des Fk Milz (o. lienalis, *pi*)
- Mehren des Qi
- Suppletieren des Fk Lunge (o. pulmonalis, *fei*)
- Festigen der Oberfläche (extima, *biao*)

Behandlungsmethoden

Tab. 9.6.4a

a	Die „Leitbahn des Fk Milz" suppletieren *(bu pi jing)* (→ 9.5.2.1)	Behandlungsdauer: 300-mal auf der Linienseite des Daumenendglieds bis zur Daumenspitze kreisend schieben *(xuantui)* Behandlungsrichtung. Im Uhrzeigersinn kreisend schieben (*xuantui*) → Zuführen von Qi (suppletio, *bu*) Wirkungen: • Kräftigt die Fk Milz und Magen (oo. lienalis et stomachi, *pi wei*) • Suppletiert Qi und Xue	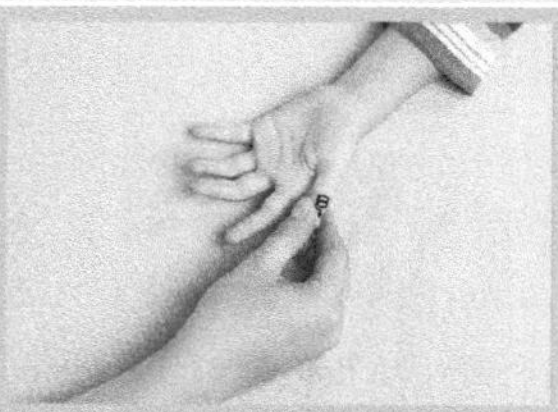
b	Die „Leitbahn des Fk Lunge" suppletieren *(bu fei jing)* (→ 9.5.2.6)	Behandlungsdauer: 300-mal vom Ende des Ringfingers bis zum Fingergrundgelenk kreisend schieben *(xuantui)* Behandlungsrichtung. Im Uhrzeigersinn kreisend schieben (*xuantui*) → Zuführen von Qi (suppletio, *bu*) Wirkung: Stützt das Qi des Fk Lunge (qi pulmonale, *feiqi*)	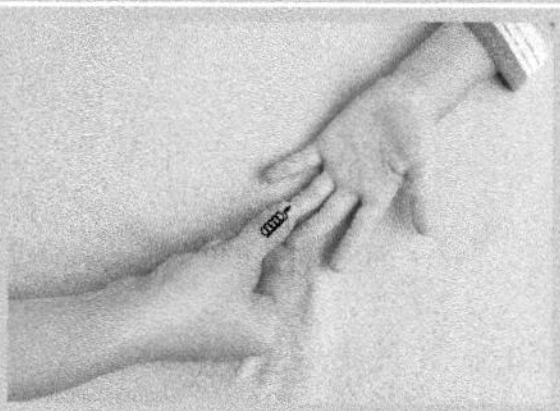
c	Den „Vorhof der Brust" schieben *(tui tanzhong)* (→ 9.5.4.1)	Behandlungsdauer: 100-mal mit den Linienseiten von Zeige- und Mittelfinger vom oberen Ende des Brustbeins nach unten bis zum Xiphoid schieben *(tui)* Wirkungen: • Macht die Brust frei • Reguliert das Qi • Stillt Husten	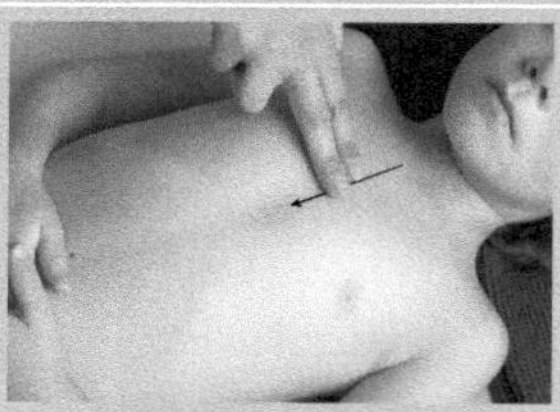
d	Den „Einflusspunkt des Mitten-Funktionskreises" kneten *(rou pishu)* (→ 9.5.5.2)	Behandlungsdauer: 50- bis 100-mal mit beiden Daumen kneten *(rou)* Behandlungsrichtung: Zum Körperzentrum hin kneten (*rou*) → Zuführen von Qi (suppletio, *bu*) Wirkung: Kräftigt die Fk Milz und Magen (oo. lienalis et stomachi, *pi wei*)	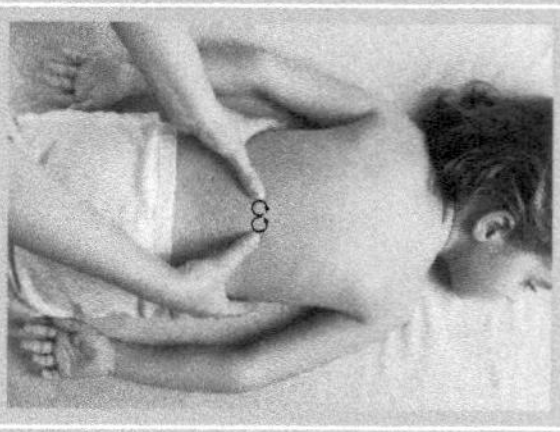
e	Den „Dritten Weiler am Fuß" kneten *(rou zusanli)* (→ 9.5.3.1)	Behandlungsdauer: 50-mal mit dem Daumen kneten *(rou)* Behandlungsrichtung: Im Uhrzeigersinn kneten *(rou)* → Zuführen von Qi (suppletio, *bu*) Wirkungen: • Kräftigt den Fk Milz (o. lienalis, *pi*) • Harmonisiert den Fk Magen (o. stomachi, *wei*) • Reguliert die „Mitte" (Fk Milz und Magen, oo. lienalis et stomachi, *pi wei*) • Reguliert das Qi	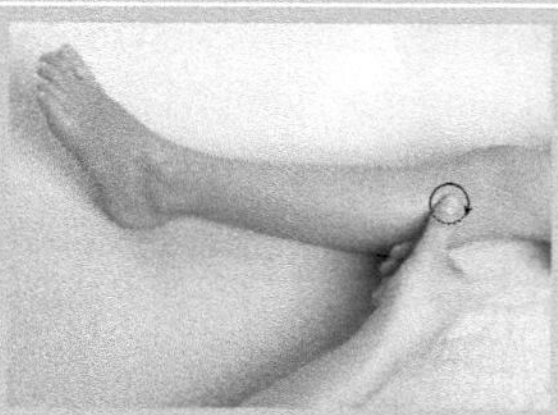

BEHANDLUNGSFREQUENZ

Das Kind morgens und abends jeweils 3- bis 4-mal mit der Abfolge der Massagetechniken behandeln. Fünf Tage bilden eine Behandlungseinheit. Dann folgt eine zweitägige Pause.

2 Energetische Schwäche des Fk Niere (depletio des o. renalis, *shenxu*)

Krankheitsentstehung: Wenn bereits die Eltern konstitutionell geschwächt sind und häufig krank waren, kann es auch bei dem Kind zu einer Defizienz der angeborenen Anlagen und einer geschwächten Konstitution kommen. Zu berücksichtigen ist auch, ob die Mutter während der Schwangerschaft erkrankt ist oder ob es sich um Frühgeburten und Zwillingsschwangerschaften handelt, durch die das fetale Qi geschwächt wird. Nach der Geburt sind die Muskulatur und die Knochen noch zart und die Haut und Behaarung „locker", so dass äußere krankheitsauslösende Faktoren leicht eindringen können und schnell zu einer Erkrankung führen. Die Eltern und Geschwister leiden häufig ebenfalls unter wiederholten Atemwegsinfektionen.

Hauptsymptome:

- Wiederholte Erkältungen
- In schweren Fällen mit Husten und Keuchatmung

Mögliche Allgemeinsymptome:

- Stumpfer Teint
- Schwache Muskulatur
- Tendenz zu Untergewicht
- Bei geringer körperlicher Anstrengung Schweißausbrüche
- Schweiße im Schlaf
- Unruhiger Schlaf
- Hitzegefühl auf Fußsohlen, Handflächen und im Brustbereich
- Instabiler Gang
- Eventuell verlangsamte Entwicklung des Stehens, des Gehens, des Sprechens und des Wachstums der Zähne und Haare
- Eventuell Pectus gallinaceum (Hühnerbrust) und Kyphose
- Zungenbelag: dünn, weißlich
- Pulse: beschleunigt (celer, *shu*) und kraftlos
- Fingerlinien: durchlässig *(dan)*

Behandlungsprinzipien:

- Suppletieren des Fk Niere (o. renalis, *shen*)
- Stärken der Knochen
- Ergänzen des Yin
- Erwärmen des Yang

Behandlungsmethoden

Tab. 9.6.4b

a	Die „Leitbahn des Fk Niere" suppletieren *(bu shen jing)* (→ 9.5.2.7)	Behandlungsdauer: 100- bis 500-mal mit dem Daumen auf der Linienseite des Kleinfingerendgliecs von proximal bis zur Fingerspitze gerade schieben *(zhitui)* Wirkung: Suppletiert den Fk Niere (o. renalis, *shen*)	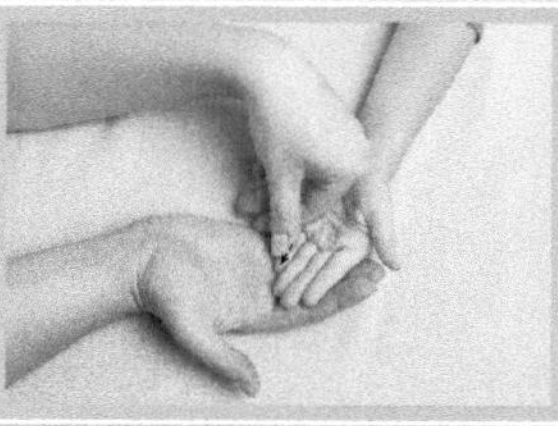
b	Das „Besteigen des Pferdes" kneten *(rou shangma)* (→ 9.5.2.9)	Behandlungsdauer: 50-mal mit dem Daumen kneten *(rou)* Behandlungsrichtung: Im Uhrzeigersinn kneten *(rou)* → Zuführen von Qi (suppletio, *bu*) Wirkungen: • Suppletiert den Fk Niere (o. renalis, *shen*) • Befeuchtet das Yin	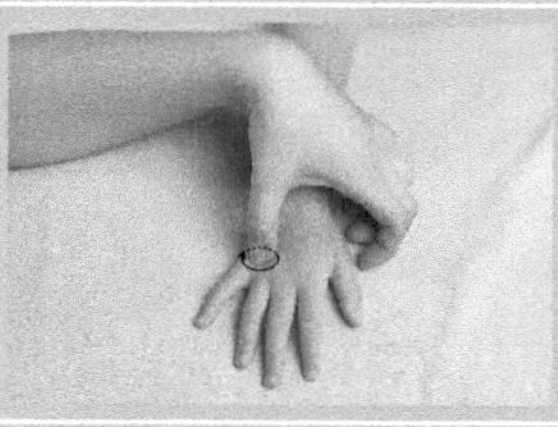
c	Den „Einflusspunkt des Nieren-Funktionskreises" kneten *(rou shenshu)* (→ 9.5.5.1)	Behandlungsdauer: 50- bis 100-mal mit beiden Daumen kneten *(rou)* Behandlungsrichtung: Zum Körperzentrum hin kneten *(rou)* → Zuführen von Qi (suppletio, *bu*) Wirkungen: • Befeuchtet das Yin • Stützt den Fk Niere (o. renalis, *shen*) • Kräftigt das Yang	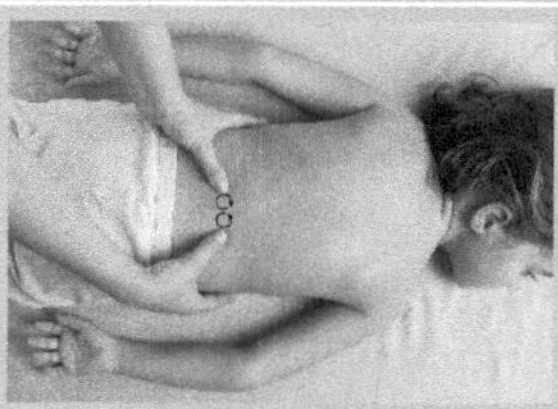
d	Die Wirbelsäule von unten nach oben kneifen *(nie jizhu zi xia er shang)* (→ 9.5.5.5)	Behandlungsdauer: 3- bis 5-mal von unten nach oben kneifen *(nie)* Wirkungen: • Reguliert Yin und Yang • Reguliert Qi und Xue • Harmonisiert die Funktionskreise • Macht die Leitbahnen durchgängig • Stützt das ursprüngliche Qi (qi primum, *yuanqi*) • Kräftigt den Körper	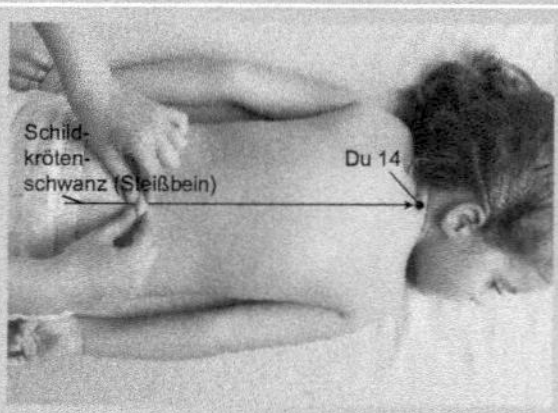
e	Den „Dritten Weiler am Fuß" kneten *(rou zusanli)* (→ 9.5.3.1)	Behandlungsdauer: 50-mal mit dem Daumen kneten *(rou)* Behandlungsrichtung: Im Uhrzeigersinn kneten *(rou)* → Zuführen von Qi (suppletio, *bu*) Wirkungen: • Kräftigt den Fk Milz (o. lienalis, *pi*) • Harmonisiert den Fk Magen (o. stomachi, *wei*) • Reguliert die „Mitte" (Fk Milz und Magen, oo. lienalis et stomachi, *pi wei*) • Reguliert das Qi	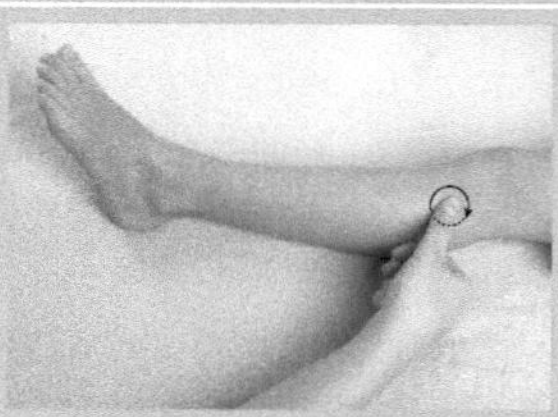

BEHANDLUNGSFREQUENZ

Das Kind morgens und abends jeweils 3- bis 4-mal mit der Abfolge der Massagetechniken behandeln. Fünf Tage bilden eine Behandlungseinheit. Dann folgt eine zweitägige Pause. Da diese Form konstitutionell bedingt ist, muss langfristig behandelt werden.

9

9.6.5 Vermehrter Speichelfluss (Ptyalismus)

Krankheitsbild und Therapie aus westlicher Sicht

Synonyme: Sialorrhö, Hypersalivation
Definition: übermäßig gesteigerter Speichelfluss
Physiologische Ursachen:
- Als bedingter Reflex vor der Nahrungsaufnahme durch psychische Faktoren wie z. B. eine positive Erwartungshaltung
- Als unbedingter Reflex durch die Erregung der Geruchsrezeptoren und während des Kauvorgangs durch die mechanische Reizung der Geschmacksrezeptoren

Pathologische Ursachen:
- Neurologische Erkrankungen
- Frühkindlicher Hirnschaden

Therapie aus westlicher Sicht

Behandlung der Grunderkrankung

CAVE

Vor der Behandlung mit Tuina müssen die Kinder ärztlich untersucht werden, um ernstzunehmende neurologische Erkrankungen auszuschließen. Aus Sicht der chinesischen Medizin kann vermehrter Speichelfluss auch aufgrund falscher Ernährung (z. B. zu viel Rohkost oder Scharfes) entstehen und muss nicht immer ein Symptom einer schweren Erkrankung sein. In diesem Fall ist eine Behandlung mit Kinder-Tuina als ergänzende Maßnahme zur Ernährungsberatung und zur chinesischen Phytotherapie anzuraten. Liegt eine neurologische Erkrankung vor, sollte mit Kinder-Tuina in Kombination mit speziellen physiotherapeutischen Maßnahmen (z. B. Vojta, Bobath etc.) in erster Linie versucht werden, eine optimale Tonusregulation zu erzielen, Kontrakturen zu vermindern und assoziierte Reaktionen zu hemmen.

Krankheitsbild und Therapie aus Sicht der chinesischen Medizin

Übersicht

Aus Sicht der chinesischen Medizin wird das Symptom „Vermehrter Speichelfluss“ (Ptyalismus) zur Kategorie „Nasse Wange“ *(zhiyi)* gezählt; es beschreibt ein unbewusstes Herausfließen von Speichel aus dem Mund bei Kindern. Am häufigsten findet sich dieses Symptom bei Kindern unter drei Jahren.

Einteilung nach Agenzien und Pathogenese

Differenzialdiagnostisch werden folgende Formen unterschieden und mit Kinder-Tuina behandelt:

1. Energetische Schwäche (depletio, *xu*) des Qi des Fk Milz (o. lienale, *piqi*)

9

2. Ansammlung von Feuchtigkeit (humor, *shi*) oder Feuchtigkeit-Hitze (calor humidus, *shire*) im Bereich der Dickdarm- und Magen-Leitbahnen (cc. intestini crassi et stomachi, *dachang wei jing*)

Differenzierte Tuina-Therapie

1 Energetische Schwäche (depletio, *xu*) des Qi des Fk Milz (qi lienale, *piqi*)

Krankheitsentstehung: Speichel ist die Flüssigkeit des Fk Milz (o. lienalis, *pi*). Bei energetischer Schwäche (depletio, *xu*) des Qi des Fk Milz (qi lienale, *piqi*) durch diätetische Fehler (zu kalte Getränke, Rohkost etc.) kann der Fk Milz (o. lienalis, *pi*) das Xue nicht mehr kontrollieren, der Speichel kann nicht mehr zusammengehalten werden, so dass er nach außen abfließt.
Hauptsymptom: Fluss von klarem Speichel
Mögliche Allgemeinsymptome:
- Schwäche
- Energielosigkeit
- Weicher Stuhl/Neigung zu Diarrhö
- Zungenkörper: blass und vergrößert
- Pulse: zart, untergetaucht und behäbig (minuti, mersi und languidi, *xi chen huan*)
- Fingerlinie: weiß und gelblich

Behandlungsprinzipien:
- Erwärmen von Kälte (algor, *han*)
- Beenden des Speichelflusses

Behandlungsmethoden

Tab. 9.6.5a

a	Die „Leitbahn des Fk Milz" suppletieren *(bu pi jing)* (→ 9.5.2.1)	Behandlungsdauer: 300-mal auf der Linienseite des Daumenendglieds bis zur Daumenspitze kreisend schieben *(xuantui)* Behandlungsrichtung: Im Uhrzeigersinn kreisend schieben *(xuantui)* → Zuführen von Qi (suppletio, *bu*) Wirkungen: • Kräftigt die Fk Milz und Magen (oo. lienalis et stomachi, *pi wei*) • Suppletiert Qi und Xue	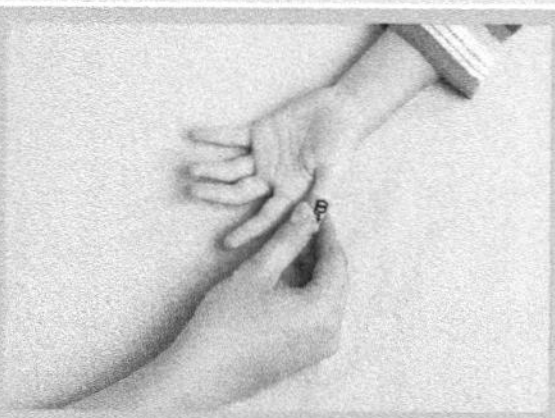
b	Den „Sammlungspunkt des Magen-Funktionskreises" kneten *(rou zhongwan)* (→ 9.5.4.4)	Behandlungsdauer: 50-mal mit der Handfläche kneten *(rou)* Behandlungsrichtung: Im Uhrzeigersinn kneten *(rou)* → Zuführen von Qi (suppletio, *bu*) Wirkungen: • Kräftigt den Fk Milz (o. lienalis, *pi*) • Harmonisiert den Fk Magen (o. stomachi, *wei*) • Harmonisiert die „Mitte" (Fk Milz und Magen, oo. lienalis et stomachi, *pi wei*)	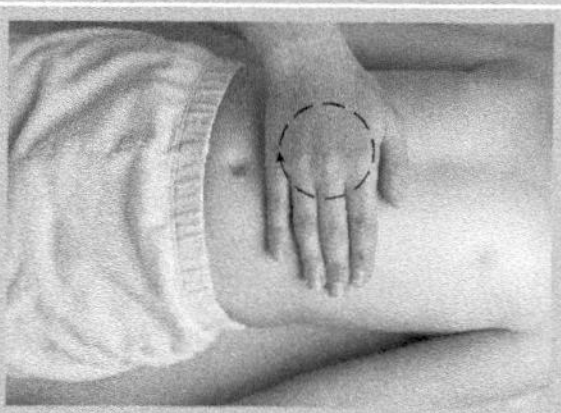

Tab. 9.6.5a

c	Den „Einflusspunkt des Mitten-Funktionskreises" kneten *(rou pishu)* (→ 9.5.5.2)	Behandlungsdauer: 50- bis 100-mal kneten *(rou)* Behandlungsrichtung: Zum Körperzentrum des Patienten hin kneten *(rou)* → Zuführen von Qi (suppletio, *bu)* Wirkung: Kräftigt die Fk Milz und Magen (oo. lienalis et stomachi, *pi wei)*	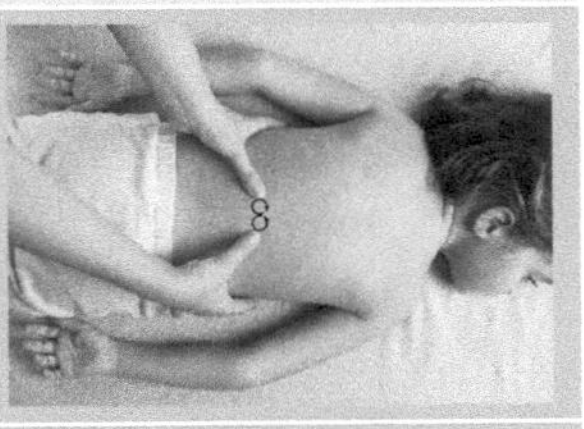
d	Die „Sieben Gelenks-knochen" nach oben schieben *(tui shang qijiegu)* (→ 9.5.5.3)	Behandlungsdauer: 100-mal mit der Fingerbeere des Daumens oder der Zeige- und Mittelfinger von unten nach oben gerade schieben *(zhitui)* Wirkungen: • Erwärmt das Yang • Beendet Diarrhö	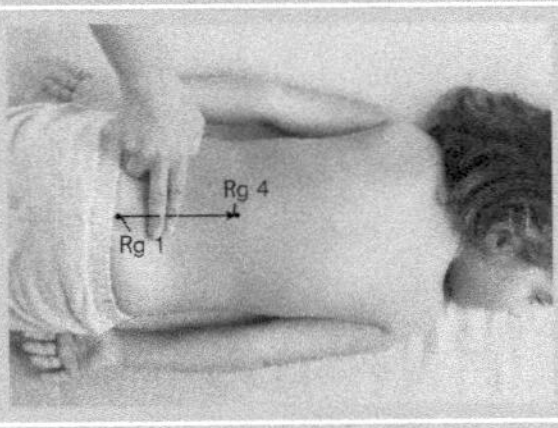
e	Den „Dritten Weiler am Fuß" kneten *(rou zusanli)* (→ 9.5.3.1)	Behandlungsdauer: 50-mal mit dem Daumen kneten *(rou)* Behandlungsrichtung: Im Uhrzeigersinn kneten *(rou)* → Zuführen von Qi (suppletio, *bu)* Wirkungen: • Kräftigt den Fk Milz (o. lienalis, *pi)* • Harmonisiert den Fk Magen (o. stomachi, *wei)* • Reguliert die „Mitte" (Fk Milz und Magen, oo. lienalis et stomachi, *pi wei)*	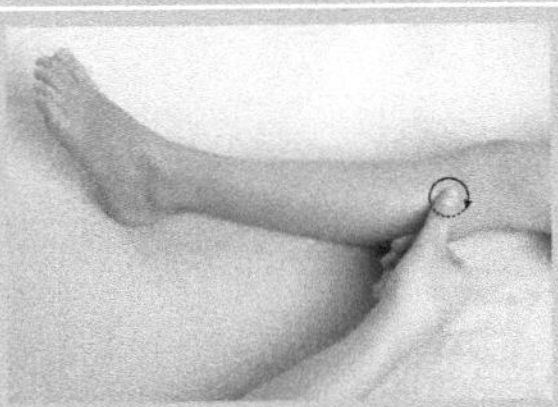

BEHANDLUNGSFREQUENZ

Das Kind morgens und abends jeweils 3- bis 4-mal mit der Abfolge der Massagetechniken behandeln. Fünf Tage bilden eine Behandlungseinheit. Dann folgt eine zweitägige Pause.

2 Ansammlung von Feuchtigkeit (humor, *shi*) oder Feuchtigkeit-Hitze (calor humidus, *shire*) im Bereich der Dickdarm- und Magen-Leitbahnen (cc. intestini crassi et stomachi, *dachang wei jing*)

Krankheitsentstehung: Hier ist die energetische Überladung (repletio, *shi*) auf Ansammlung von Feuchtigkeit (humor, *shi*) oder Feuchtigkeit-Hitze (calor humidus, *shire*) im Bereich der Überstrahlung des Yang (splendor yang, *yangming*) zurückzuführen. Ätiologisch sind in erster Linie diätetische Fehler (zu viel süße, ölige oder fettige Speisen) und äußere krankheitsauslösende Faktoren zu nennen.

Hauptsymptom: Speichelfluss, der sich beim Essen verstärkt

Mögliche Allgemeinsymptome:

- Obstipation
- Dunkler Urin
- Übler Mundgeruch
- Gerötete Lippen
- Zungenkörper: rot; Zungenbelag: gelblich

- Pulse: beschleunigt (celeri, *shu*)
- Fingerlinie: purpurrot

Behandlungsprinzipien:

- Kühlen und Ausleiten von Hitze (calor, *re*)
- Beenden des Speicheflusses

Behandlungsmethoden

Tab. 9.6.5b

a	Den „Fk Dickdarm" kühlen *(qing dachang)* (→ 9.5.2.4)	Behandlungsdauer: 100-mal von der Spitze des Zeigefingers bis zum „Maul des Tigers" *(hukou)* gerade schieben *(zhitui)* Wirkungen: • Kühlt Hitze (calor, *re*) im Fk Dickdarm (o. intestini crassi, *dachang*) • Leitet Blockaden aus	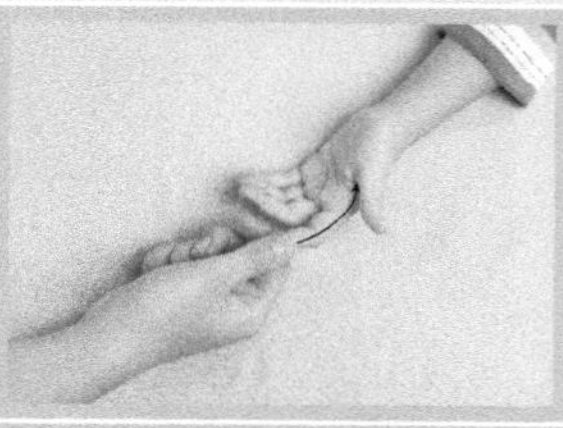
b	Die „Leitbahn des Fk Magen" kühlen *(qing wei jing)* (→ 9.5.2.2)	Behandlungsdauer: 100- bis 300-mal auf dem Grundglied des Daumens in Richtung Grundgelenk gerade schieben *(zhitui)* Wirkungen: • Kühlt Feuchtigkeit-Hitze (calor humidus, *shire*) im mittleren Wärmebereich (mittleres Calorium, *zhongjiao*) • Harmonisiert den Fk Magen (o. stomachi, *wei*) • Senkt Gegenläufigkeiten (Kontravektionen, *ni*) ab • Leitet Glut (ardor, *huo*) des Fk Magen (o. stomachi, *wei*) aus	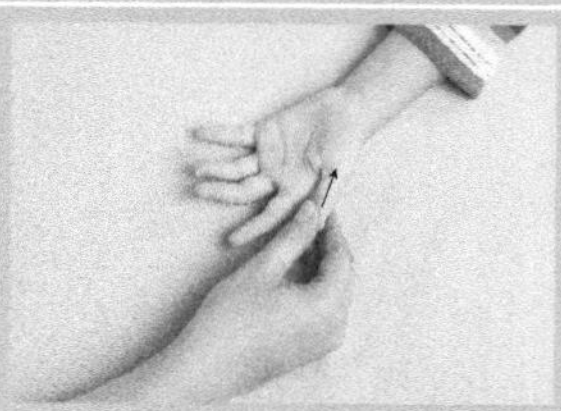
c	Den „Knochen an der Säule des Himmels" schieben *(tui tianzhugu)* (→ 9.5.1.2)	Behandlungsdauer: 300-mal mit dem Daumen oder dem Zeigefinger von oben nach unten gerade schieben *(tui)* Wirkung: Kühlt Hitze (calor, *re*)	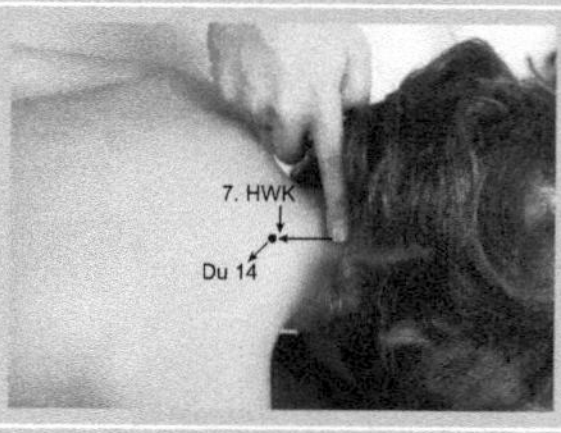
d	Den „Teich des Yang am Arm" mit dem Fingernagel pressen *(qia boyangchi)* (→ 9.5.2.13)	Behandlungsdauer: 5-mal mit dem Fingernagel pressen *(qia)* Wirkung: Beendet Obstipation	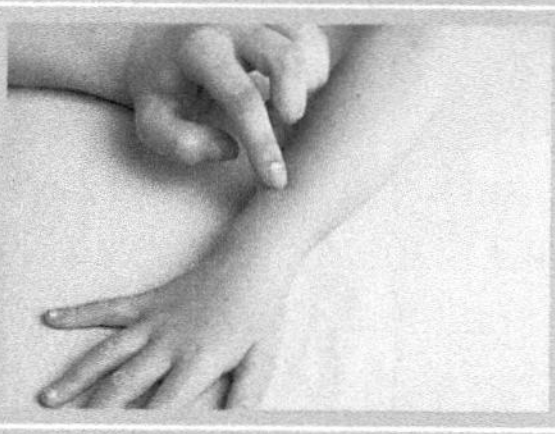
e	Die „Kleinen waagerechten Linien" mit dem Fingernagel pressen *(qia xiaohengwen)* (→ 9.5.2.14)	Behandlungsdauer: Jeweils 5-mal mit dem Fingernagel pressen *(qia)* Wirkung: Kühlt Hitze (calor, *re*)	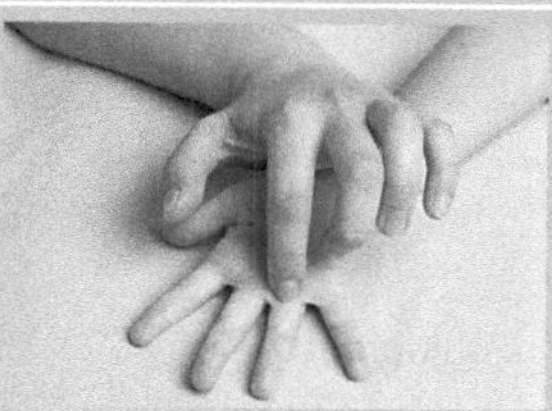

BEHANDLUNGSFREQUENZ

Das Kind morgens und abends jeweils 3- bis 4-mal mit der Abfolge der Massagetechniken behandeln. Fünf Tage bilden eine Behandlungseinheit. Dann folgt eine zweitägige Pause.

KAPITEL

10 Beispiele chinesischer Gesunderhaltung

10.1 Behandlungsmethoden zur allgemeinen Gesunderhaltung bei Erwachsenen

Praktiken zur Lebenspflege *(yangsheng)* sind seit alters her ein wichtiger Bestandteil der chinesischen Medizin. Die so genannte „Lebenspflege“ *(yangsheng)* wurde vor mehreren Tausend Jahren von Ärzten und Gelehrten entwickelt und umfasste verschiedene Methoden zur Gesunderhaltung und Verlängerung des Lebens. Im 1. Kapitel der „Unbefangenen Fragen“ im „Inneren Klassiker des Gelben Fürsten“ (*Huangdi Neijing Suwen*, aus dem 1. Jh. v. Chr., in der Tang- und Song-Zeit überarbeitet) findet sich ein Hinweis dazu: „In alten Zeiten kannten die Menschen das Dao, sie lebten im Einklang mit Yin und Yang und in Übereinstimmung mit den kosmologischen Gegebenheiten. Sie mäßigten sich bei der Einnahme von Speisen und Getränken, ihr Aufstehen und Zubettgehen folgte einer beständigen Ordnung, und niemand erschöpfte sich übermäßig. Auf diese Weise bewahrten die Alten ihre Gestalt und ihren Geist in Vollkommenheit, konnten so die ihnen zugemessene Lebenszeit voll ausschöpfen und gingen erst nach hundert Jahren davon.“ Durch die Techniken der Lebenspflege *(yangsheng)* sollte es demnach möglich sein, gesund zu bleiben und das Leben zu verlängern.

Innerhalb der Lebenspflege *(yangsheng)*, die verschiedene Methoden wie Massage (Tuina), Qigong, Akupunktur, Phytotherapie etc., aber auch Empfehlungen zur Lebensführung umfasst, nimmt Tuina eine wichtige Stellung ein, denn ihre Methoden der Gesunderhaltung sind sehr wirksam und zudem einfach zu erlernen und anzuwenden. Sie kann sowohl von einem Therapeuten als auch als Selbstbehandlung angewendet werden.

Die folgenden Behandlungsmethoden sollten im Rahmen der Prävention und Prophylaxe täglich einmal als Selbstbehandlung durchgeführt werden.

Behandlungsmethoden

10.1.1 Den Scheitel klatschen und schlagen *(pai ji touding)* (→ 6.1.5)

Ausgangsstellung	Der Patient sitzt. Die oberen und unteren Zähne liegen locker aufeinander.
Ausführung	Mit der Mitte des Handtellers am Foramen Du 22/ Rg 22 („Die große Fontanelle", *xinhui*) rhythmisch klatschen *(pai)* und schlagen *(ji)*.
Behandlungsdauer	Etwa 10-mal rhythmisch klatschen *(pai)* und schlagen *(ji)*.

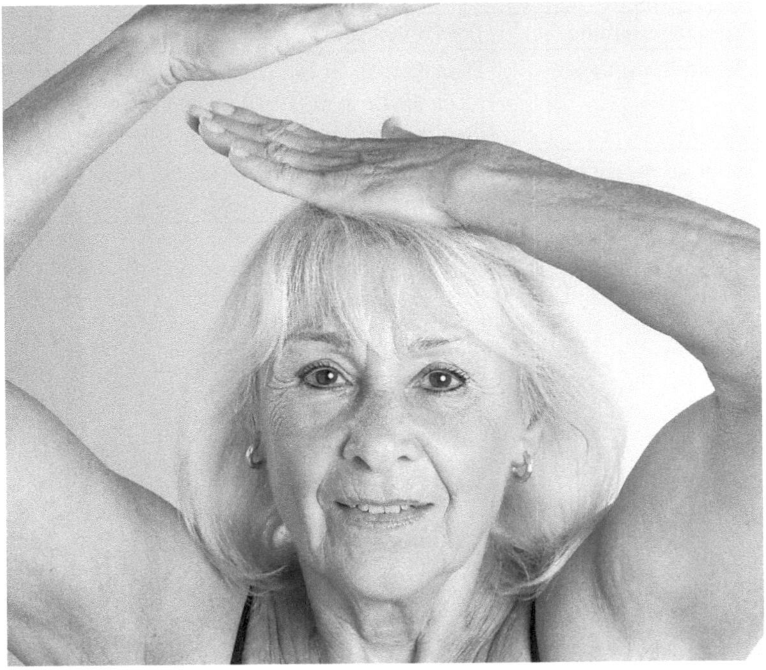

Abb. 10.1.1 Den Scheitel klatschen und schlagen

Wirkungen:
- Kräftigt den Neben-Fk Gehirn (paraorbis cerebri, *nao*)
- Stärkt die Intelligenz
- Beruhigt die konstellierende Kraft *(shen)*

10.1.2 Den Hinterkopf pressen und kneten *(an rou naohou)* (→ 6.1.3)

A Mit der Linienseite oder der Spitze beider Daumen Gb 20/F 20 („Teich des Windes", *fengchi*) fest pressen *(an)* und kneten *(rou)*.

Ausgangsstellung	Der Patient sitzt.
Behandlungsdauer	Ca. 10-mal Gb 20/F 20 („Teich des Windes", *fengchi*) fest pressen *(an)* und kneten *(rou)*.
Behandlungsrichtung	Vom Körperzentrum weg kneten *(rou)* → Ausleiten von Qi (dispulsio, *xie*).

B Mit der Linienseite oder der Spitze beider Daumen Gb 19/F 19 („Die Spalte zum Hirn", *naokong*) pressen *(an)* und kneten *(rou)*.

Ausgangsstellung	Der Patient sitzt.
Behandlungsdauer	Etwa 80-mal, bis es zieht und spannt, Gb 19/F 19 („Die Spalte zum Hirn", *naokong*) pressen *(an)* und kneten *(rou)*.
Behandlungsrichtung	Vom Körperzentrum weg kneten *(rou)* → Ausleiten von Qi (dispulsio, *xie*).

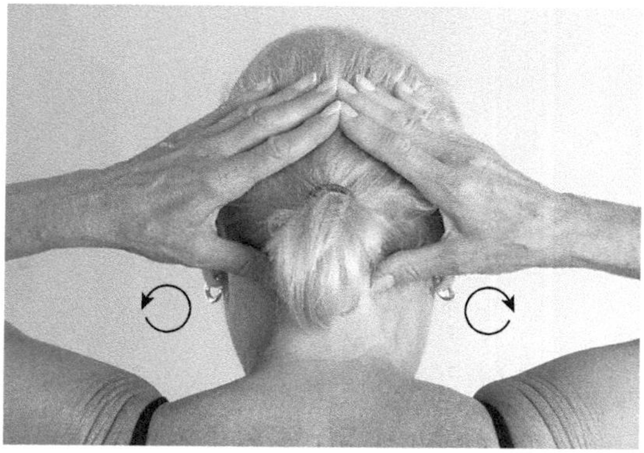
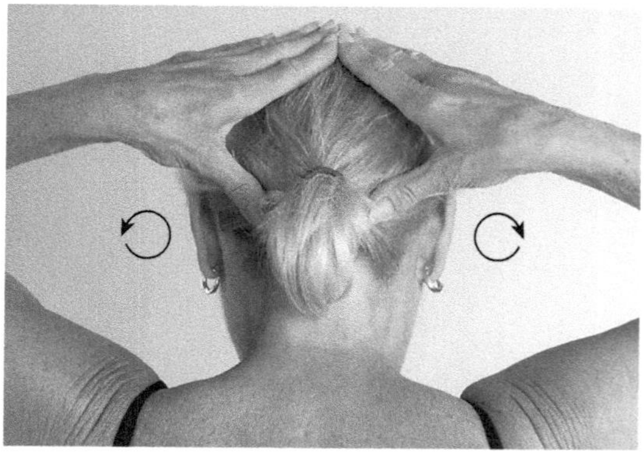

Abb. 10.1.2a und b Den Hinterkopf pressen und kneten

Wirkungen:
- Kräftigt den Neben-Fk Gehirn (paraorbis cerebri, *nao*)
- Stärkt die Intelligenz
- Beruhigt die konstellierende Kraft *(shen)*

10.1.3 Die Ohrmuschelleiste reiben und kräftig gerade reiben *(mo ca erlun)* (→ 6.1.16)

Ausgangsstellung	Der Patient sitzt.
Ausführung	Mit der Linienseite beider Daumen und den radialen (daumenseitigen) Seiten der gebeugten Zeigefinger die Ohrleisten an beiden Ohren leicht kneifen *(nie)*, nach oben und unten reiben *(mo)* und kräftig gerade reiben *(ca)*.
Behandlungsdauer	Die Ohrleisten etwa 20- bis 30-mal reiben *(mo)* und kräftig gerade reiben *(ca)*.

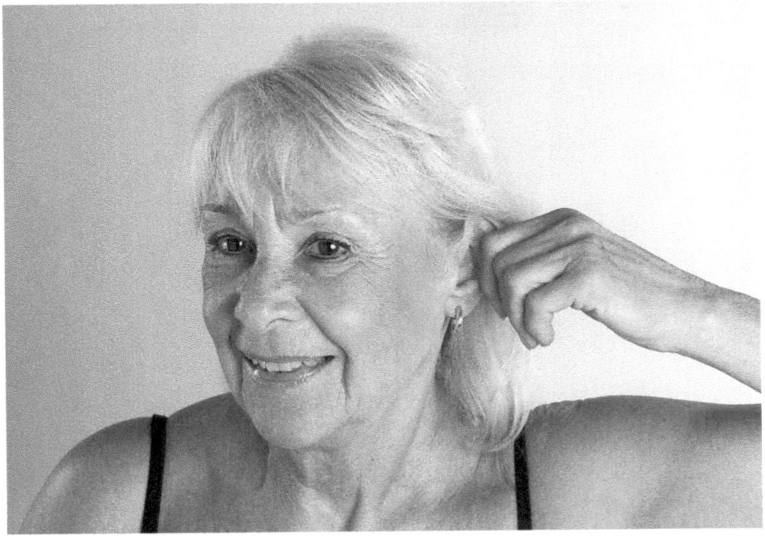

Abb. 10.1.3 Die Ohrmuschelleiste reiben und kräftig gerade reiben

Wirkungen:
- Macht die Leitbahnen durchgängig
- Schärft das Gehör
- Suppletiert das Qi des Fk Niere (qi renale, *shenqi*)

10.1.4 Schwingen des Magen-Funktionskreises *(dang wei)* (→ 6.5.5)

Ausgangsstellung	Der Patient liegt auf dem Rücken, beide Beine sind angestellt, oder er sitzt.
Ausführung	Der Patient legt beide Hände übereinander auf Ren 12/Rs 12 („Sammlungspunkt des Magen-Funktionskreises", *zhongwan*) und schiebt *(tui)* und schwingt *(dang)* beim Ausatmen mit den übereinandergelegten Händen nach oben. Beim Einatmen löst er die Hände wieder.
Behandlungsdauer	36-mal hin- und herschieben *(tui)* und -schwingen *(dang)*.

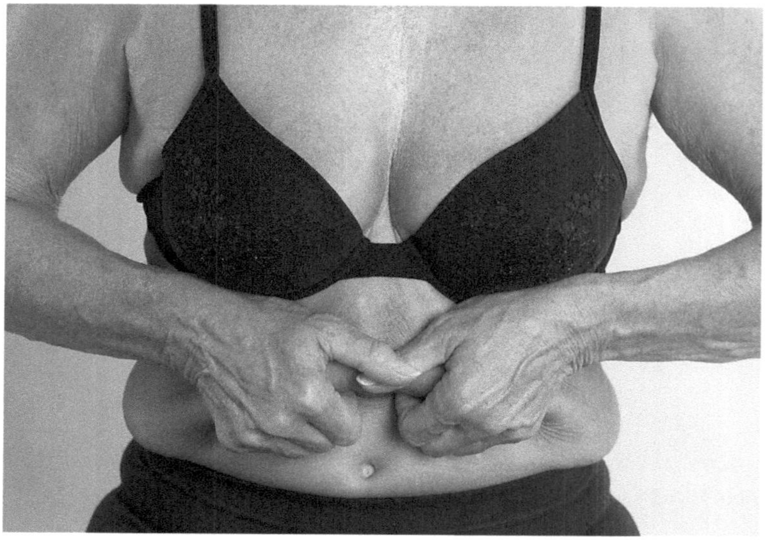

Abb. 10.1.4 Schwingen des Magen-Funktionskreises

Wirkungen:
- Kräftigt den Fk Milz (o. lienalis, *pi*)
- Stützt den Fk Magen (o. stomachi, *wei*

10.1.5 Teilen von Yin und Yang *(fen yinyang)* (→ 6.5.6)

Ausgangsstellung	Der Patient sitzt oder liegt auf dem Rücken, die Hände liegen in Höhe des Xiphoids auf. Die Fingerspitzen zeigen zueinander und berühren sich.
Ausführung	Der Patient schiebt *(tui)* mit wenig Kraft von innen, entlang des Rippenbogens, nach außen auseinander. Er wiederholt diesen Vorgang mehrmals und legt dabei seine Hände jedesmal etwas weiter unterhalb des Xiphoids auf, so dass er schließlich den gesamten Bauchraum, sowohl ober- als auch unterhalb des Nabels, bearbeitet hat.
Behandlungsdauer	Etwa 9-mal mit den Handflächen von innen nach außen auseinanderschieben *(fentui)*.

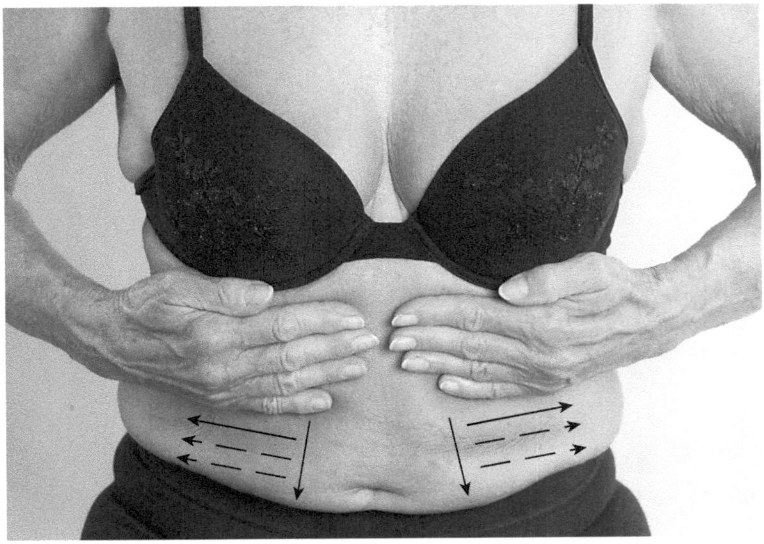

Abb. 10.1.5 Teilen von Yin und Yang

Wirkungen:
- Kräftigt den Fk Milz (o. lienalis, *pi*)
- Stützt den Fk Magen (o. stomachi, *wei*)

10.1.6 Den Rücken klatschen *(pai bei)* (→ 6.6.3)

Ausgangsstellung	Der Patient sitzt.
Ausführung	Der Patient führt seine rechte Hand auf die linke Seite des Rückens und bildet eine hohle Hand. Dann klatscht *(pai)* und schlägt *(da)* er den Rückenbereich mit angemessener Kraft und wechselt dann die Hände. Falls dabei Schmerzen im Schultergelenk entstehen, kann der Patient auch die gleichseitige Rückenhälfte behandeln.
Behandlungsdauer	Etwa 10-mal mit der hohlen Hand den Rückenbereich klatschen *(pai)* und schlagen *(da)*.

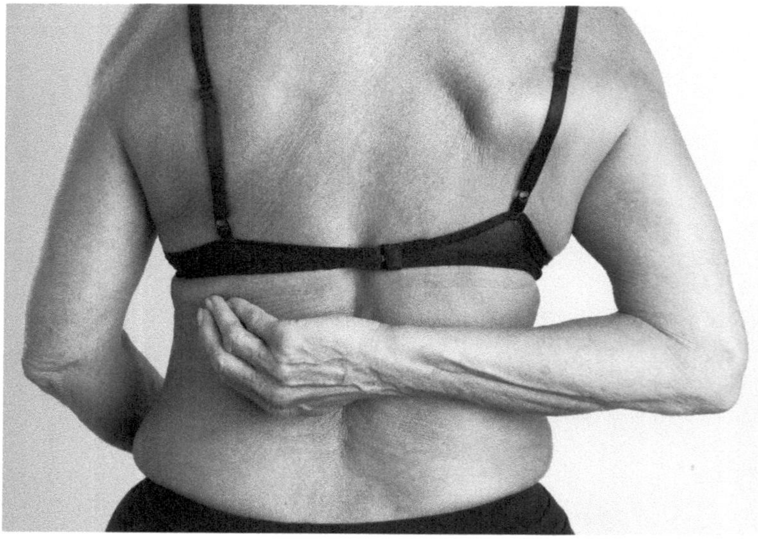

Abb. 10.1.6 Den Rücken klatschen

Wirkungen:

- Suppletiert den Fk Niere (o. renalis, *shen*)
- Kräftigt den Lumbalbereich
- Löst die Sehnen und Muskeln
- Dynamisiert das Xue
- Macht die Gelenke durchgängig
- Lockert die Muskeln im Lumbalbereich
- Erhöht die Beweglichkeit im Lumbalbereich
- Wirkt regenerierend bei Müdigkeit

10.1.7 Die Kniescheibe pressen und kneten *(an rou bingu)* (→ 6.3.5)

Ausgangsstellung	Der Patient sitzt. Beide Beine sind ausgestreckt.
Ausführung	Der Patient greift *(na)* und kneift *(nie)* und presst *(an)* und knetet *(rou)* mit der Fingerbeere des Daumens und der radialen Seite des gebeugten Zeigefingers den Bereich der Kniescheibe.
Behandlungsdauer	Etwa 20-mal den Bereich der Kniescheibe greifen *(na)* und kneifen *(nie)* sowie pressen *(an)* und kneten *(rou)*.

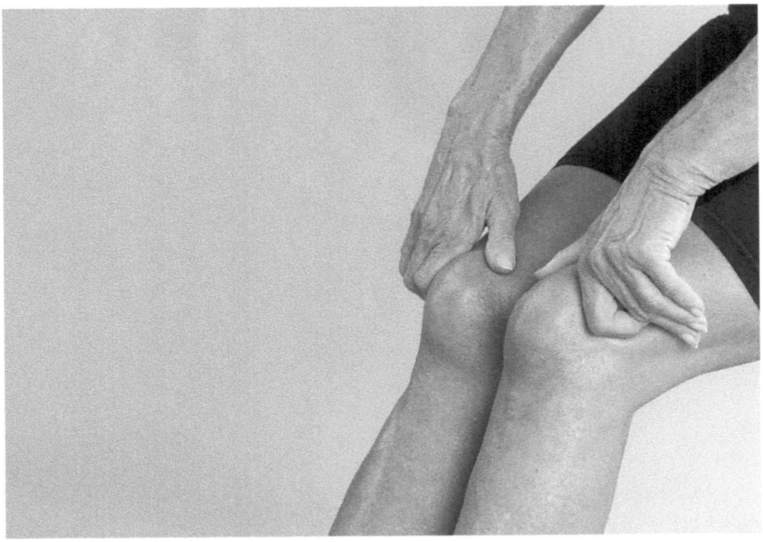

Abb. 10.1.7 Die Kniescheibe pressen und kneten

Wirkungen:
- Lockert die Muskeln und Sehnen
- Macht die Netzleitbahnen (reticulares, *luomai*) durchgängig
- Dynamisiert das Xue
- Wandelt Stasen um
- Beseitigt Wind (ventus, *feng*)
- Zerstreut Kälte (algor, *han*)
- Macht das Kniegelenk beweglicher

10.1.8 Das Knöchelgelenk rotieren *(yao huaiguanjie)* (→ 6.3.6)

Ausgangsstellung	Der Patient sitzt und legt das rechte Bein auf das linke.
Ausführung	Der Patient fixiert mit einer rechten Hand das rechte Sprunggelenk. Mit seiner linken Hand umgreift er die Zehen. Dann rotiert *(yao)* er mit der linken Hand den Fuß im und gegen den Uhrzeigersinn.
Behandlungsdauer	Etwa 20-mal den Fuß im und gegen den Uhrzeigersinn rotieren *(yao)*.

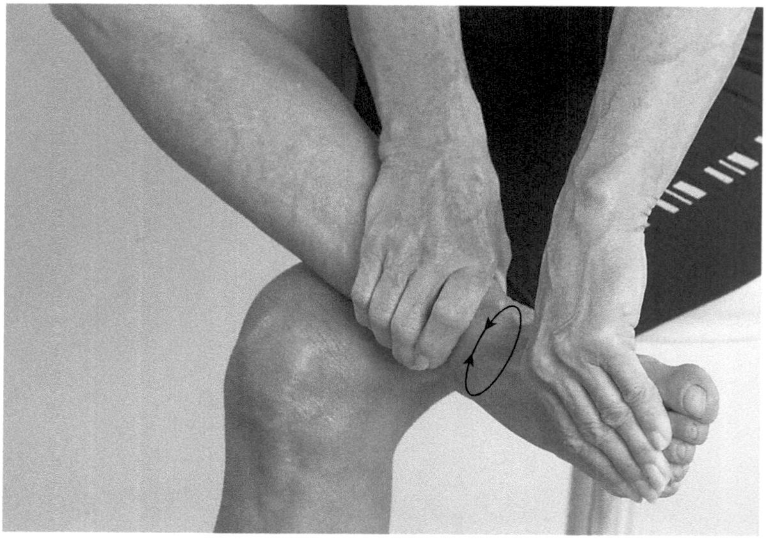

Abb. 10.1.8 Das Knöchelgelenk rotieren

Wirkungen:
- Lockert die Muskeln und Sehnen
- Macht die Netzleitbahnen (reticulares, *luomai*) durchgängig
- Dynamisiert das Xue
- Wandelt Stasen um
- Beseitigt Wind (ventus, *feng*)
- Zerstreut Kälte (algor, *han*)
- Macht das Sprunggelenk beweglicher

10.2 Behandlungsmethoden zur allgemeinen Gesunderhaltung bei Kindern

Die Anwendung gesundheitserhaltender Tuina-Methoden bei Kindern ist eine wirksame und effektive Möglichkeit, Erkrankungen vorzubeugen. Bereits in der Tang-Zeit schrieb Sun Simiao in den „Wichtigen Rezepturen, die tausend Goldstücke wert sind" (*Qianjin yaofang*, um 650 n. Chr. verfasst): „Auch wenn Kinder nicht krank sind, sollte man von früher Zeit an die Fontanelle und die Handteller und Fußsohlen mit Salben einreiben *(gaomo)*, dies vermeidet Wind (ventus, *feng*) und Kälte (algor, *han*) ... ".

Die in diesem Kapitel beschriebenen Behandlungsmethoden dienen der Prophylaxe und haben eine insgesamt stärkende Wirkung. Sie sollten täglich mindestens einmal nach Anleitung durch einen Therapeuten beispielsweise von einem Elternteil durchgeführt werden.

Behandlungsmethoden

10.2.1 Die „Leitbahn des Fk Milz" suppletieren *(bu pi jing)* (→ 9.5.2.1)

Lokalisation	Die Linienseite des Daumenendglieds.
Ausgangsstellung	Das Kind sitzt oder liegt auf dem Rücken. Der Therapeut sitzt neben dem Kind.
Ausführung	Der Therapeut kreist schiebend *(xuantui)* mit seinem Daumen auf der Linienseite des Daumenendglieds.
Behandlungsprinzip	Im Uhrzeigersinn kreisend schieben (*xuantui*) → Zuführen von Qi (suppletio, *bu*).
Behandlungsdauer	300-mal auf der Linienseite des Daumenendglieds bis zur Daumenspitze kreisend schieben *(xuantui).*

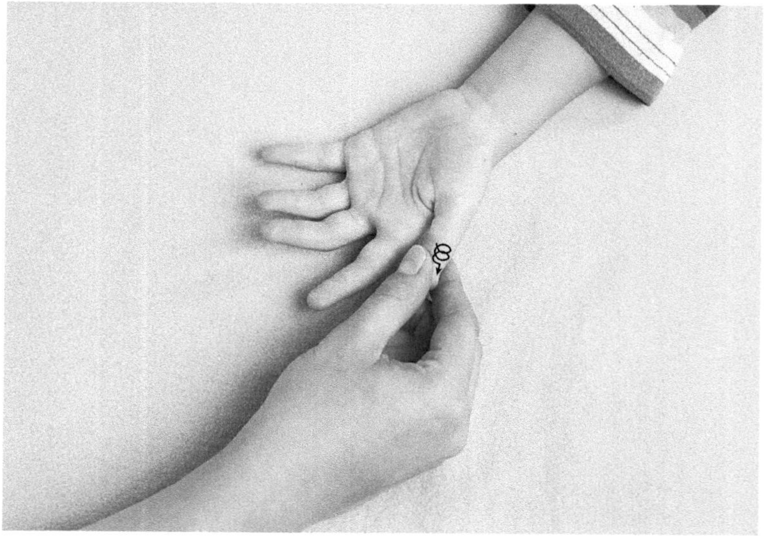

Abb. 10.2.1 Die „Leitbahn des Fk Milz" suppletieren

Wirkungen:

- Kräftigt die Fk Milz und Magen (oo. lienalis et stomachi, *pi wei*)
- Suppletiert Qi und Xue

10.2.2 Die Brust kräftig gerade reiben *(ca xiong)* (→ 9.5.4.2)

Ausgangsstellung	Das Kind liegt auf dem Rücken, der Therapeut steht oder sitzt daneben.
Ausführung	Der Therapeut legt seine Finger unter das Xiphoid und presst *(an)* und reibt kräftig gerade *(ca)* von unten nach oben bis zum oberen Rand des Sternums und wieder nach unten bis zum Ausgangspunkt. Der Daumen wird dabei von der Haut abgehoben, so dass nur die übrigen vier Finger arbeiten.
Behandlungsdauer	3- bis 5-mal kräftig gerade reiben *(ca)*.

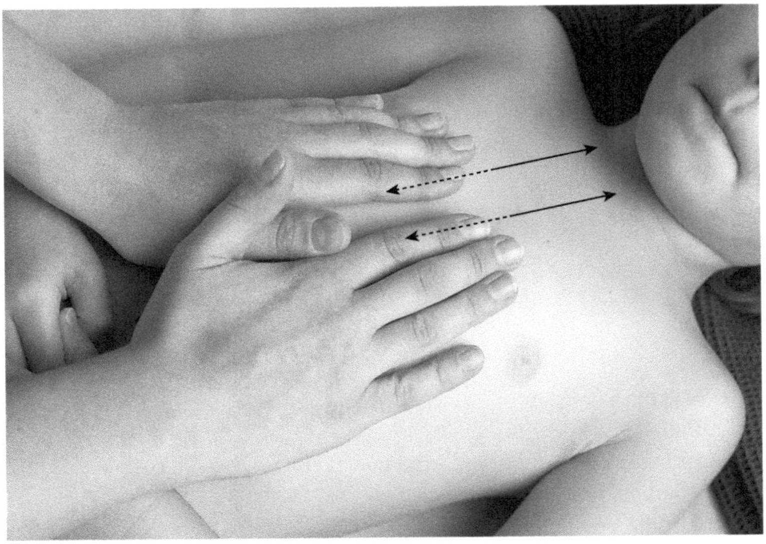

Abb. 10.2.2 Die Brust kräftig gerade reiben

Wirkungen:

- Stärkt die Funktion der Fk Herz und Lunge (oo. cardialis et pulmonalis, *xin fei*)
- Kräftigt die Abwehrfunktion

10.2.3 Das Abdomen reiben *(mo fu)* (→ 9.5.4.6)

Lokalisation	Der Bereich des Abdomens.
Ausgangsstellung	Das Kind liegt auf dem Rücken, der Therapeut steht oder sitzt daneben.
Ausführung	Der Therapeut reibt *(mo)* mit der Handfläche oder den vier Fingern das Abdomen.
Behandlungsdauer	Fünf Minuten mit der Handfläche oder den vier Fingern reiben *(mo)*.

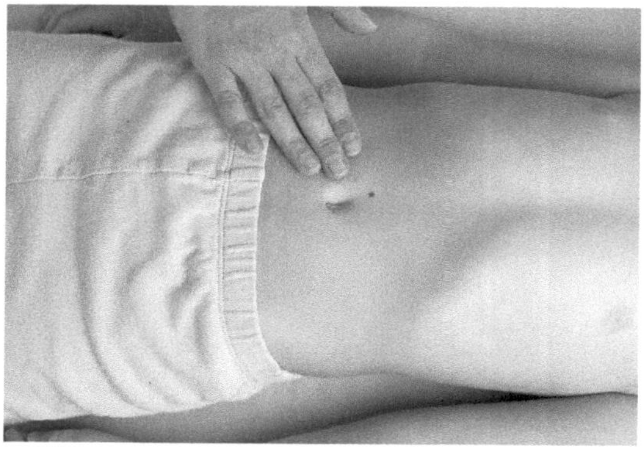
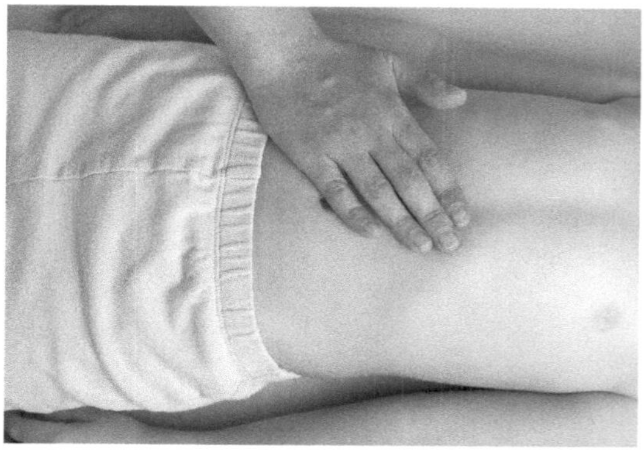

Abb. 10.2.3a und b Das Abdomen reiben

Wirkungen:
- Kräftigt den Fk Milz (o. lienalis, *pi*)
- Harmonisiert den Fk Magen (o. stomachi, *wei*)
- Reguliert das Qi
- Fördert die Verdauung

10.2.4 Yin und Yang am Abdomen auseinanderschieben *(fentui fu yinyang)* (→ 9.5.4.7)

Lokalisation	Der Bereich des Abdomens.
Ausgangsstellung	Das Kind liegt auf dem Rücken, der Therapeut steht oder sitzt daneben.
Ausführung	Der Therapeut legt seine Hände unterhalb des Xiphoids auf, so dass die Daumen parallel nebeneinander liegen und in Richtung Kopf zeigen. Dann schiebt *(tui)* er mit der radialen Seite der Daumen entlang der untersten Rippe beidseits nach außen.
Behandlungsdauer	200-mal mit der radialen Seite der Daumen auseinanderschieben *(fentui)*.

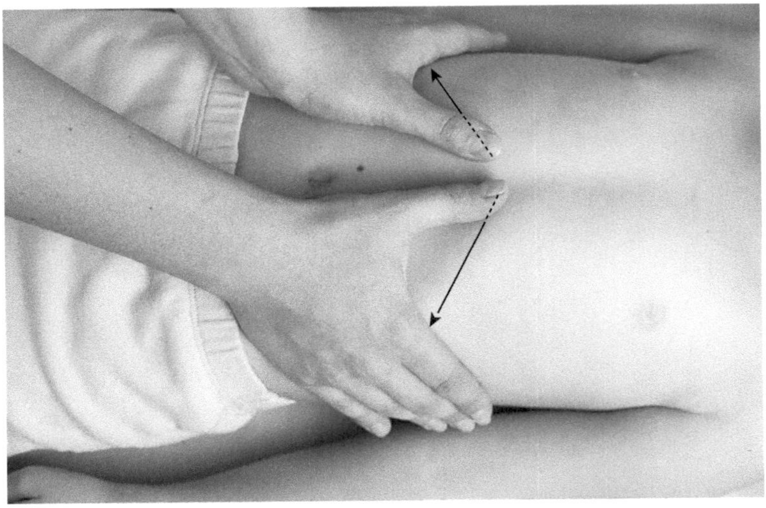

Abb. 10.2.4 Yin und Yang am Abdomen auseinanderschieben

Wirkungen:
- Kräftigt den Fk Milz (o. lienalis, *pi*)
- Harmonisiert den Fk Magen (o. stomachi, *wei*)
- Reguliert das Qi
- Fördert die Verdauung

10.2.5 Den „Dritten Weiler am Fuß" kneten *(rou zusanli)* (→ 9.5.3.1)

Lokalisation	3 *cun* unterhalb der Patellaunterkante, 1 *cun* fibular der Tibiakante, in Höhe der Tuberositas tibiae.
Ausgangsstellung	Das Kind liegt auf dem Rücken, der Therapeut steht oder sitzt daneben.
Ausführung	Der Therapeut knetet *(rou)* mit seinem Daumen den Akupunkturpunkt.
Behandlungsprinzip	Zuführen von Qi (suppletio, *bu*) → im Uhrzeigersinn kneten *(rou)*
Behandlungsdauer	50-mal mit dem Daumen kneten *(rou)*.

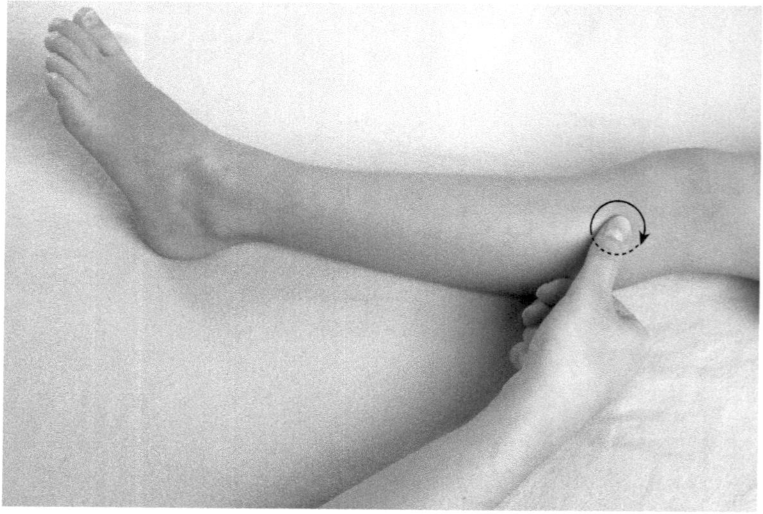

Abb. 10.2.5 Den „Dritten Weiler am Fuß" kneten

Wirkungen:
- Kräftigt den Fk Milz (o. lienalis, *pi*)
- Harmonisiert den Fk Magen (o. stomachi, *wei*)
- Reguliert die „Mitte" (Fk Milz und Magen, oo. lienalis et stomachi, *pi wei*)
- Reguliert das Qi

10.2.6 Die Wirbelsäule von unten nach oben kneifen *(nie jizhu zi xia er shang)* (→ 9.5.5.5)

Lokalisation	Die Linie zwischen dem Foramen Du 14/Rg 14 („Punkt aller Strapazen", *dazhui*) und dem „Schildkrötenschwanz" (*guiwei*, Steißbein).
Ausgangsstellung	Das Kind liegt auf dem Bauch, der Therapeut steht daneben.
Ausführung	Der Therapeut kneift *(nie)* mit den Fingerbeeren von Zeige-, Mittelfinger und Daumen die Wirbelsäule von unten nach oben.
Behandlungsdauer	3- bis 5-mal von unten nach oben kneifen *(nie)*.

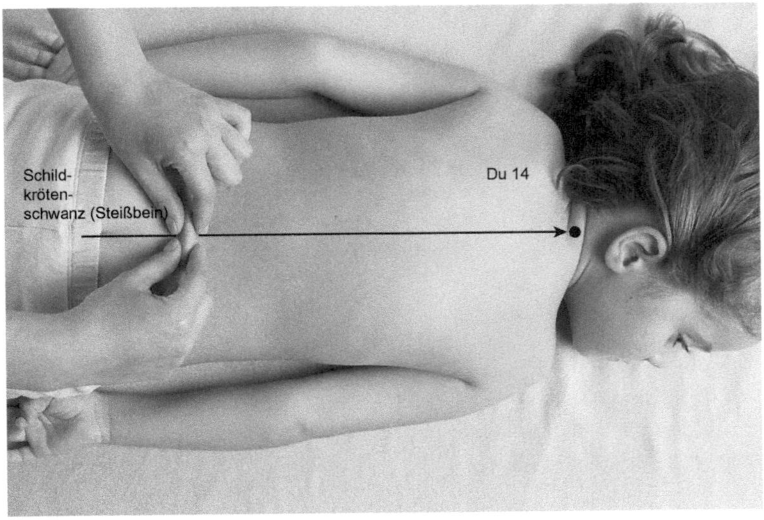

Abb. 10.2.6 Die Wirbelsäule von unten nach oben kneifen

Wirkungen:
- Reguliert Yin und Yang
- Reguliert Qi und Xue
- Kräftigt den Körper

10.2.7 Den Rücken schieben *(tui bei)* (→ 9.5.5.6)

Ausgangsstellung	Das Kind liegt auf dem Bauch, der Therapeut steht am Fußende.
Ausführung	Der Therapeut legt beide Hände gleichzeitig auf das Gesäß des Kindes und schiebt *(tui)* langsam neben der Wirbelsäule nach oben bis zum Hals-Schulter-Bereich.
Behandlungsdauer	3- bis 5-mal neben der Wirbelsäule nach oben schieben *(tui)*.

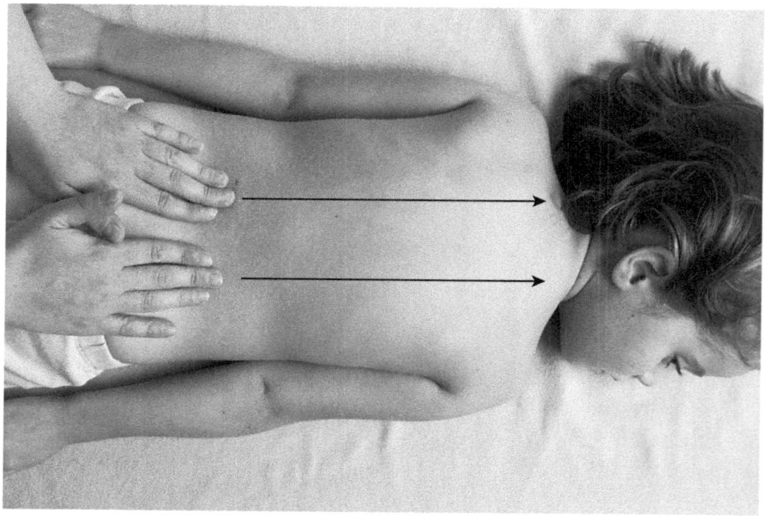

Abb. 10.2.7 Den Rücken schieben

Wirkungen:

- Reguliert das Qi
- Kräftigt den Fk Milz (o. lienalis, *pi*)
- Stützt den Fk Magen (o. stomachi, *wei*)
- Beruhigt die konstellierende Kraft *(shen)*

KAPITEL

11 Anhang

Ausbildungsangebote in chinesischer Medizin

Aus der großen Zahl von Ausbildungsangeboten haben wir im Folgenden eine Auswahl von Fachgesellschaften in Deutschland aufgeführt.

Internationale Gesellschaft für Chinesische Medizin, Societas Medicinae Sinensis, SMS
Franz-Joseph-Straße 38, D-80801 München
Ärztliche Ausbildung und allgemeine Fragen: Tel. (089) 38 88 80 31, Fax (089) 38 88 80 66
Offene Schule (Aus- und Fortbildungen in Qigong, Taiji, Tuina, Diätetik): Tel. (089) 75 90 57 85,
Fax (089) 75 90 57 86
Internet: www.tcm.edu oder www.akupunktur.ch
E-Mail: sms@tcm.edu

Universität Witten-Herdecke, Fortbildungsgang TCM
Sekretariat Frau Wessel
Alfred-Herrhausen-Str. 50, D-58448 Witten
Tel.: (02302) 926-705, Fax (02339) 4955
Internet: www.tcm-studium.de

Deutsche Ärztegesellschaft für Akupunktur e. V., DÄGfA
Würmtalstr. 54, D-81375 München
Tel. (089) 710 05-11, Fax (089) 710 05-25
Internet: www.daegfa.de
E-Mail: fz@daegfa.de

AGTCM e.V.
Wisbacher Straße 1
83435 Bad Reichenhall
Tel. (08651) 69 09 19
Fax (08651) 71 06 94
E-Mail: sekretariat@agtcm.de
Internet: www.agtcm.de

Medizinische Gesellschaft für Qigong Yangsheng e.V.
Colmantstr. 9, D-53115 Bonn
Tel. (0228) 69 60 04, Fax: (0228) 69 60 06
Internet: www.qigong-yangsheng.de
E-Mail: Qigong-yangsheng@t-online.de

Zur Aussprache des Chinesischen

Um die Aussprache der in diesem Buch angegebenen chinesischen Ausdrücke zu erleichtern, möchten wir im Folgenden eine kurze, stark vereinfachte Einführung in die Ausspracheregeln des Chinesischen geben. Dabei beziehen wir uns immer auf die chinesische Hochsprache („Mandarin“, chin. *Putonghua* oder *Guoyu*), die im Raum Beijing gesprochen, aber im gesamten Bereich der VR China als Amtssprache gelehrt und verwendet wird. Daneben existieren in der VR China und in Taiwan zahlreiche, stark voneinander abweichende Dialekte und auch von so genannten „nationalen Minderheiten“ gesprochene Sprachen, die zum Teil anderen Sprachfamilien angehören.

1958 wurde in der VR China – nachdem zuvor für das Chinesische mehrere Umschriften uneinheitlich verwendet worden waren – eine einheitliche Umschrift für die chinesischen Zeichen eingeführt, *Hanyu Pinyin* oder kurz *Pinyin* genannt. Inzwischen wird Pinyin weltweit als Standard genutzt, und auch in diesem Buch verwenden wir die *Pinyin*-Umschrift.

Die chinesische Sprache ist relativ arm an verwendeten Silben – insgesamt existieren nur etwa 1.300. Dies erklärt auch, warum sehr viele chinesische Wörter in der Umschrift gleich geschrieben werden, jedoch vollkommen verschiedene Bedeutungen haben. Die Bedeutung bzw. Bedeutungen einer Silbe oder eines Wortes erschließen sich erst durch das chinesische Zeichen. Beispielsweise sind in modernen chinesischen Wörterbüchern 79 Zeichen mit der Umschrift „*zhi*“ gelistet. Daher reicht es im Deutschen auch im medizinischen, also einem inhaltlich bereits stark eingeschränkten Bereich meist nicht aus, für Begriffe nur die *Pinyin*-Umschriften zu verwenden. So kann z. B. die Umschrift *shen* im Bereich der chinesischen Medizin für den Fk Niere (o. renalis), aber auch für die konstellierende Kraft stehen.

Ein chinesisches Wort kann aus einer Silbe bestehen, häufig setzen sie sich im modernen Chinesisch aus zwei oder drei Silben zusammen. Die Silbenzahl ist jedoch nicht beschränkt, so dass vor allem im technischen Bereich auch sehr lange Wörter mit sechs Silben oder mehr vorkommen.

Durch vier verschiedene Töne sowie einem neutralen Ton, in denen diese Silben gesprochen werden können, wird die Zahl der unterscheidbaren Silben erhöht. Da es außerordentlich schwer ist, diese Töne zu erlernen, und dies sehr viel Übung erfordert, verzichten wir in diesem Buch auf die Angabe der Töne.

Eine chinesische Silbe kann in den so genannten Anlaut, mit dem die Silbe beginnt, und in den Auslaut, mit dem die Silbe endet, unterteilt werden.

Die Anlaute sind:

Anlaut (Pinyin)	Aussprache	Internationale Umschrift (IPA)	Beispiel deutsch bzw. englisch	Beispiel chinesisch
b	im Wesentlichen wie im Deutschen	b	Baum	*ba*
c	ähnl. „z" im Deutschen, aber stärker aspiriert	ts^h	Ziege	*cang*
ch	ähnl. „tsch" im Deutschen	tʃ	Matsch	*chong*
d	im Wesentlichen wie im Deutschen	d	Dachs	*dan*
f	im Wesentlichen wie im Deutschen	f	Fuchs	*fei*
g	im Wesentlichen wie im Deutschen	g	Gans	*gan*
h	ähnl stimmhaftes „ch" im Deutschen	x	Sache	*han*

Anlaut (Pinyin)	Aussprache	Internationale Umschrift (IPA)	Beispiel deutsch bzw. englisch	Beispiel chinesisch
j	ähnl. „dj" oder „dch" im Deutschen	ɟ	Mädchen	*jing*
k	im Wesentlichen wie im Deutschen, aber stärker aspiriert	k^h	Katze	*kou*
l	im Wesentlichen wie im Deutschen	l	Luchs	*luo*
m	im Wesentlichen wie im Deutschen	m	Maus	*men*
n	im Wesentlichen wie im Deutschen	n	Nase	*nao*
p	im Wesentlichen wie im Deutschen, aber stärker aspiriert	p^h	Papagei	*pi*
q	ähnl. „tj" oder „tch" im Deutschen	$tɕ^h$	Brötchen	*qi*
r	ähnl. „r" im Englischen	ɹ	engl. run	*ru*
s	stimmlos, ähnl. „ß" oder „ss" im Deutschen	s	Fluss	*san*
sh	ähnl. „sch" im Deutschen	ʂ	Schnee	*shen*
t	im Wesentlichen wie im Deutschen, aber stärker aspiriert	t^h	Tiger	*tan*
w	ähnl. „w" im Englischen	w	engl. wind	*wei*
x	ähnl. stimmloses, weiches „ch" im Deutschen	ɕ	Milch	*xue*
y	je nach Auslaut ähnl. „j" im Deutschen oder nicht gesprochen	j	Jaguar	*yang; yin*
z	stimmhaftes „z", ähnl. „dz" im Deutschen	ts	Landsberg	*zang*
zh	ähnl. „dsch" im Deutschen	dʐ	Dschungel	*zhong*

Die Auslaute sind:

Auslaut (Pinyin)	Aussprache	Internationale Umschrift (IPA)	Beispiel deutsch bzw. englisch	Beispiel chinesisch
a	im Wesentlichen wie im Deutschen	a	acht	*ba*
ai	wie „ei" im Deutschen; Diphthong (die Vokale gehen ineinander über)	ai	zwei	*tai*
an	ähnl. „an" im Deutschen oder in der Silbe „yan" ähnl. „an" im Englischen	an, æn	Tanne, engl. can	*gan; yan*
ang	ähnl. „ang" im Deutschen, aber etwas nasaler	aŋ	Klang	*tang*

Auslaut (Pinyin)	Aussprache	Internationale Umschrift (IPA)	Beispiel deutsch bzw. englisch	Beispiel chinesisch
ao	ähnl. „ow" in manchen Fällen im Englischen	aʊ	engl. now	*nao*
e	je nach Position „ä" oder zwischen „ä" und „ö" im Deutschen	ɤ	engl. bird	*he*
ei	ähnl. „ay" im Englischen; Diphthong (die Vokale gehen ineinander über)	ei	engl. say	*wei*
en	ähnl. „än" im Deutschen	ɛ	Kännchen	*men*
eng	Mischung aus „o" und „ə", aber ohne Lippenrundung, gefolgt von ng	əŋ		*feng*
er	ähnl. „are" im Englischen	ɑ:		*er*
i	je nach Anlaut ähnl. „i" im Deutschen oder zwischen „i" und „ö" im Deutschen	i, ɨ		*pi; shi*
ia	ähnl. „ia" im Deutschen; Diphthong (die Vokale gehen ineinander über)	ia		*jia*
ian	ähnl. „iän" im Deutschen	iæn		*tian*
iang	ähnl. „iang" im Deutschen	iaŋ		*xiang*
iao	ähnl. deutsches „iao" oder ähnl. deutsches „iau"; Triphthong (die Vokale gehen ineinander über)	iaʊ	miau	*jiao*
ie	ähnl. „iä" im Deutschen	iæ		*jie*
in	im Wesentlichen wie im Deutschen	in		*xin*
ing	ähnl. „ing" im Deutschen, aber etwas nasaler	iŋ	Ding	*xing*
iong	ähnl. deutsches „iong" oder ähnl. deutsches „iung", aber etwas nasaler	ioŋ, iuŋ		*xiong*
iu	zwischen „iu" und „io" im Deutschen	iu, io		*liu*
o	ähnl. deutsches „o" oder ähnl. deutsches „u"	o, u		*wo*
ong	ähnl. deutsches „ong" oder ähnl. deutsches „ung", aber etwas nasaler	oŋ, uŋ		*chong*
ou	ähnl. „ow" in manchen Fällen im Englischen, Betonung auf dem „o"; zusammen, nicht getrennt gesprochen	əʊ	engl. snow	*lou*
u	im Wesentlichen wie im Deutschen	u	Hund	*shu*

Auslaut (Pinyin)	Aussprache	Internationale Umschrift (IPA)	Beispiel deutsch bzw. englisch	Beispiel chinesisch
ua	ähnl. „ua" im Deutschen; Diphthong (die Vokale gehen ineinander über)	ua		*hua*
uai	ähnl. „uai" im Deutschen; Triphthong (die Vokale gehen ineinander über)	uai		*guai*
uan	je nach Anlaut ähnl. „uan" oder „üän" im Deutschen	yæn		*guan; xuan*
uang	ähnl. „uang" im Deutschen, aber etwas nasaler	uaŋ		*guang*
ue	ähnl. „üä" im Deutschen	yæ		*xue*
ui	ähnl. „ui" im Deutschen; Diphthong (die Vokale gehen ineinander über)	ui	pfui	*tui*
un	im Wesentlichen wie im Deutschen oder ähnl. „ün" im Deutschen	un, yn		*hun; jun*
uo	ähnl. „uo" im Deutschen; Diphthong (die Vokale gehen ineinander über)	uɔ	engl. water	*luo*
ü	im Wesentlichen wie im Deutschen	y	Kübel	*nü*
üe	ähnl. „üä" im Deutschen	yæ		*lüe*

Ungefähre Aussprache von wichtigen Begriffen aus der chinesischen Medizin:

Pinyin	Aussprache in deutscher Schreibung	Bedeutung
Yin	in	Yin
Yang	jang	Yang
Qi	tji	Qi
Xue	hssüä	Xue
jing	djing	Struktivpotenzial *(jing)*
shen	schän	konstellierende Kraft *(shen)*
jinye	djin-jä	Körpersäfte
zangfu	dzang-fu	Funktionskreise (orbes)
dachang	da-tschang	Fk Dickdarm (o. intestini crassi)
dan	dan	Fk Gallenblase (o. felleus)
fei	fäj	Fk Lunge (o. pulmonalis)
gan	gan	Fk Leber (o. hepaticus)
pangguang	pang-guang	Fk Gallenblase (o. felleus)
pi	pi	Fk Milz (o. lienalis)
sanjiao	ssan-djiao	Fk Drei Wärmebereiche (o. tricalorii)

Pinyin	Aussprache in deutscher Schreibung	Bedeutung
shen	schän	Fk Niere (o. renalis)
wei	wäj	Fk Magen (o. stomachi)
xiaochang	hssiao-tschang	Fk Dünndarm (o. intestini tenuis)
xin	hssin	Fk Herz (o. cardialis)
xinbao	hssin-bao	Fk Herzbeutel (o. pericardialis)
feng	fäng	Wind (ventus)
han	hhan	Kälte (algor)
huo	hhuo	Glut (ardor)
shi	schö	Feuchtigkeit (humor)
shu	schu	Sommerhitze (aestus)
zao	dzao	Trockenheit (ariditas)

Chinesische Krankheitsbezeichnungen

Pinyin	Übersetzung	Mögliche Entsprechungen mit westlich definierten Krankheitsbildern, die in diesem Buch besprochen werden
Biqiu	„Nasenfluss mit klarem Sekret"	Allergische Rhinitis
Biyuan	„Tiefer Teich in der Nase"	Sinusitis, allergische Sinusitis
Bizheng	„Bi-Syndrom"	Akuter Schiefhals, Lumbago/Lumbalgien/Ischialgien, rheumatoide Arthritis, Epikondylitis humeri radialis, Zervikalspondylose
Bizhi	„Verstopfte Nase"	Chronische Rhinitis
Buyun	„Unfruchtbarkeit"	Endometriose
Chan	„Beben"	Morbus Parkinson
Chanzhen	„Beben und Schütteln"	Morbus Parkinson
Erming	„Geräusche im Ohr"	Tinnitus
Futong	„Bauchschmerzen"	Bauchschmerzen und -krämpfe
Jingxing fare	„Fieber während der Menstruation"	Endometriose
Jingzheng	„Krämpfe"	Zervikalspondylose
Miantong	„Gesichtsschmerzen"	Trigeminusneuralgie
Muyang zheng	„Juckendes Auge"	Allergische Konjunktivitis
Neizhang	„Innere Blockade"	Multiple Sklerose
Nengjin qieyuan	„Sicht in der Nähe, mangelnde Sicht in der Ferne"	Myopie
Piantoutong	„Einseitige Kopfschmerzen"	Trigeminusneuralgie
Qingmang	„Sehstörungen trotz klarer Augen"	Multiple Sklerose
Qiuti	„Verstopfte Nase, Nasenfluss mit klarem Sekret und Niesen"	Allergische Rhinitis
Shangfeng bise	„Nasenverstopfung aufgrund von schädigendem Wind"	Akute Rhinitis

Pinyin	Übersetzung	Mögliche Entsprechungen mit westlich definierten Krankheitsbildern, die in diesem Buch besprochen werden
Shenshui jiangku zheng	„Versiegen des *shen*-Wassers"	Sicca-Syndrom
Shizhan hunmiao	„Verschwommene Sicht"	Multiple Sklerose
Tanzheng	„Lähmung"	Zervikalspondylose
Tongjing	„Schmerzhafte Regelblutung"	Endometriose
Toufeng	„Wind des Kopfes"	Trigeminusneuralgie
Toutong	„Kopfschmerzen"	Hypertonie
Weizheng	„Atrophie"	Zervikalspondylose, multiple Sklerose
Xuanyun	„Drehschwindel"	Zervikalspondylose, Hypertonie, Multiple Sklerose
Yang ruo chongxing zheng	„Jucken wie Insektenkrabbeln"	Allergische Konjunktivitis
Yaotong	„Schmerzen im Lumbalbereich"	Lumbago/Lumbalgien/Ischialgien
Yaotuitong	„Schmerzen im Lumbalbereich und in den Beinen"	Lumbago/Lumbalgien/Ischialgien
Yinfei	„Verlust der Sprache und Unbrauchbarkeit der Arme und Beine"	Multiple Sklerose
Yinjing buzu, yangdong youyu	„Mangelnde Ruhe des Yin, übermäßige Bewegung des Yang"	Aufmerksamkeitsdefizit-Hyperaktivitätsstörung
Yuejing shitiao	„Menstruationsstörungen"	Endometriose
Zhenchan	„Zittern und Beben"	Morbus Parkinson
Zhendiao	„Schütteln und Stürzen"	Morbus Parkinson
Zhengjia	„Klumpenartige Verhärtungen im Abdomen"	Endometriose, Uterusmyom
Zhise	„Verstopftheit (der Nase)"	Akute Rhinitis, chronische Rhinitis
Zhiyi	„Nasse Wange"	Vermehrter Speichelfluss
Zhongfeng	„Getroffenwerden durch Wind"	Schlaganfall

Glossar

GRUNDBEGRIFFE

Deutsch	Lateinisch	Pinyin	Erklärung
aktive Körpersäfte		*jin*	Sickern und transpirieren aus den Poren, aktiver Anteil der Körpersäfte (*jin*); enstehen in der „Mitte" (Fk Milz und Magen, oo. lienalis et stomachi, *pi wei*); gelangen in den Fk Lunge (o. pulmonalis, *fei*); kühlende und befeuchtende Funktion
Akupunkturpunkt	Foramen	*xue*	Genau festgelegte Stellen an der Körperoberfläche, über die auf das energetische System des Individuums eingewirkt werden kann

GRUNDBEGRIFFE (Fortsetzung)

Deutsch	Lateinisch	Pinyin	Erklärung
Bauenergie	qi constructivum	*yingqi*	Aspekt des Qi, der für den Aufbau, den Ausbau und die Erhaltung des Körpers zuständig ist; zirkuliert in den Leitbahnen und Funktionskreisen
drei Wärmebereiche • oberer Wärmebereich • mittlerer Wärmebereich • unterer Wärmebereich	drei Calorien • oberes Calorium • mittleres Calorium • unteres Calorium	*sanjiao* *shangjiao* *zhongjiao* *xiajiao*	Unterteilung des gesamten Körpers in einen oberen, einen mittleren und einen unteren Bereich, die jeweils unterschiedliche Funktionen zu erfüllen haben
Durchgangsfunktionskreise	oo. aulici	*fu*	Sechs Yang-Funktionskreise, die den jeweiligen Yin-Funktionskreisen zugeordnet sind; assimilieren und bewegen Nahrungssäfte, zuständig für aktive energetische Prozesse
energetische Schwäche	depletio	*xu*	Leitkriterium in der chinesischen Diagnostik; energetische Defizienz oder Schwächung der Fähigkeit des Organismus, seine physiologischen Funktionen aufrechtzuerhalten
energetische Überladung	repletio	*shi*	Leitkriterium in der chinesischen Diagnostik; Überfülle oder übermäßige Aufladung von heteropathischen Energien, die die Fähigkeit des Organismus, seine physiologischen Funktionen aufrechtzuerhalten, stören
Funktionskreis	orbis	*zang, zangfu*	Zusammenfassung miteinander verwandter, natürlicher Funktionsabläufe
Gegenläufigkeit	Kontravektion	*ni*	Bewegung von Lebensfunktionen entgegen der natürlichen Bewegungsrichtung
genuines Qi	qi genuinum	*zongqi*	Im Brustraum gesammeltes Qi; Bezug zur Rhythmik
Hauptleitbahn	cardinalis	*jing, jingmai*	12 (mit Leitbahn der Steuerung und Aufnehmende Leitbahn, ss. regens et respondens, *dumai renmai*, insgesamt 14) Hauptleitbahnen, bilden das tragende Gerüst des Leitbahnsystems, jede Hauptleitbahn steht mit einem Funktionskreis in Beziehung
Inneres	intima	*li*	Leitkriterium in der chinesischen Diagnostik
Körpersäfte		*jinye*	Setzen sich zusammen aus den struktiven (*ye*) und aktiven Säften (*jin*)
konstellierende Kraft	konstellierende Kraft	*shen*	Sitz der konstellierenden Kraft *shen* ist der Fk Herz (o. cardialis, *xin*)
krankheitsauslösender Faktor	Agens	*yin, bingyin*	Bewirkt eine Ablenkung des orthopathischen Oi-Flusses
Leitbahnen	sinarteriae	*jingmai*	Leiten Energien wie Qi, Xue, Bauenergie (qi constructivum, *yingqi*) etc. zwischen den Funktionskreisen
Muskelleitbahnen	sinarteriae nervocardinales, nervus	*jinmai*	Stehen in direkter Verbindung mit den zwölf Hauptleitbahnen, berühren entweder Kopf oder Muskelfleisch

GRUNDBEGRIFFE (Fortsetzung)

Deutsch	Lateinisch	Pinyin	Erklärung
Netzleitbahn	reticularis	*luomai*	Bewirkt netzartige Verknüpfung des Leitbahnsystems; geht von dem Anknüpfungspunkt einer Leitbahn aus
Oberfläche	extima	*biao*	Leitkriterium in der chinesischen Diagnostik
Qi	qi	*qi*	Aktive, sich aktuell manifestierende und gerichtete Lebensenergie, individualspezifische aktive Energie
Rechtläufigkeit	Sekundovektion	*shun*	Bewegung von Lebensfunktionen entsprechend der natürlichen Bewegungsrichtung
Schleim	pituita	*tan, tanyin*	Teilweise abstrakte Beschreibung eines Befundes oder einer Funktionsanomalie
Speicherfunktionskreise	oo. horreales	*zang*	Fünf Yin-Funktionskreise: Fk Leber (o. hepaticus, *gan*), Fk Herz (o. cardialis, *xin*), Fk Milz (o. lienalis, *pi*), Fk Lunge (o. pulmonalis, *fei*) und Fk Niere (o. renalis, *shen*); speichern, unterstützen und erhalten generell das Leben
struktive Körpersäfte		*ye*	Fließen in die Bauenergie (qi constructivum, *yingqi*) ein, durchfeuchten das Knochengerüst, ergießen sich bei Beugung der Glieder, stärken die Neben-Fk Gehirn und Rückenmark (paraorbes cerebri et medullae, *nao sui*), geben der Haut ihren gesunden Schimmer
Struktivpotenzial	Struktivpotenzial	*jing*	Teil des Yin des Fk Niere (yin renale, *shenyin*), eine der wesentlichen Energieformen des Menschen
Wandlungsphase		*xing*	Teil der Normkonventionen; Unterschieden werden insgesamt 5 Wandlungsphasen: Erde, Metall, Wasser, Holz, Feuer
Wehrenergie	qi defensivum	*weiqi*	Aspekt des Qi, der sich außerhalb der Leitbahnen bewegt und vor allem die Oberfläche versorgt; zuständig für den Schutz des Organismus gegen schädigende Einflüsse
Xue	xue	*xue*	Struktives und stoffliches Komplement zum Qi, individualspezifische struktive Energie; umfasst die Gesamtheit der struktiven Säfte (*ye*) des menschlichen Körpers, darunter auch das Blut
Yang	yang	*yang*	Das Aktive; der aktive Aspekt einer Wirkung; klassische Unterteilung in Großes Yang (yang maior, *taiyang*), Kleines Yang (yang minor, *shaoyang*), Überstrahlung des Yang (splendor yang, *yangming*)
Yin	yin	*yin*	Das Struktive; der stoffliche Aspekt einer Wirkung; klassische Unterteilung in Großes Yin (yin maior, *taiyin*), Weichendes Yin (yin flectens, *jueyin*), Kleines Yin (yin minor, *shaoyin*)

GRUNDBEGRIFFE (Fortsetzung)

Deutsch	Lateinisch	Pinyin	Erklärung
AGENZIEN			
Feuchtigkeit	humor	*shi*	Äußeres Krankheitsagens; Beziehung zu den Fk Milz und Magen (oo. lienalis et stomachi, *pi wei*)
„Furcht"	timor	*kong*	Inneres Krankheitsagens; Beziehung zum Fk Niere (o. renalis, *shen*)
Glut	ardor	*huo*	Steigerung von Hitze (calor, *re*); äußeres Krankheitsagens
„Grübeln"	cogitatio	*si*	Inneres Krankheitsagens; Beziehung zu den Fk Milz und Magen (oo. lienalis et stomachi, *pi wei*)
Hitze	calor	*re*	Steigerung der Funktionsdynamik; Leitkriterium in der chinesischen Diagnostik
Kälte	algor	*han*	Leitkriterium in der chinesischen Diagnostik; äußeres Krankheitsagens; beschreibt die Verringerung der Lebensdynamik
„Lust"	voluptas	*xi*	Inneres Krankheitsagens; Beziehung vor allem zum Fk Herz (o. cardialis, *xin*)
„Schreck"	pavor	*jing*	Inneres Krankheitsagens; Beziehung zum Fk Herz (o. cardialis, *xin*) und zum Fk Niere (o. renalis, *shen*)
„Sorge"	solicitudo	*you*	Inneres Krankheitsagens; Beziehung zu den Fk Lunge und Dickdarm (oo. pulmonalis et intestini crassi, *fei dachang*)
„Trauer"	maeror	*bei*	Inneres Krankheitsagens; Beziehung zu den Fk Lunge und Dickdarm (oo. pulmonalis et intestini crassi, *fei dachang*)
Trockenheit	ariditas	*zao*	Äußeres Krankheitsagens; Beziehung zu den Fk Lunge und Dickdarm (oo. pulmonalis et intestini crassi, *fei dachang*)
Wind	ventus	*feng*	Äußeres Krankheitsagens; Beziehung zu den Fk Leber und Gallenblase (oo. hepaticus et felleus, *gan dan*)
„Zorn"	ira	*nu*	Inneres Krankheitsagens, Beziehung zu den Fk Leber und Gallenblase (oo. hepaticus et felleus, *gan dan*)
FUNKTIONSKREISE			
Fk Blase	o. vesicalis	*pangguang*	Durchgangsfunktionskreis; Wandlungsphase Wasser
Fk Dickdarm	o. intestini crassi	*dachang*	Durchgangsfunktionskreis; Wandlungsphase Metall
Fk Drei Wärmebereiche	o. tricalorii	*sanjiao*	Durchgangsfunktionskreis; Wandlungsphase Feuer
Fk Dünndarm	o. intestini tenuis	*xiaochang*	Durchgangsfunktionskreis; Wandlungsphase Feuer
Fk Dünndarm und Dickdarm	oo. intestinorum	*chang*	Zusammenfassender Begriff

GRUNDBEGRIFFE (Fortsetzung)

Deutsch	Lateinisch	Pinyin	Erklärung
Fk Galle	o. felleus	*dan*	Durchgangsfunktionskreis; Wandlungsphase Holz
Fk Herz	o. cardialis	*xin*	Speicherfunktionskreis; Wandlungsphase Feuer
Fk Herzbeutel	o. pericardialis	*xinbao*	Speicherfunktionskreis; Wandlungsphase Feuer
Fk Leber	o. hepaticus	*gan*	Speicherfunktionskreis; Wandlungsphase Holz
Fk Lunge	o. pulmonalis	*fei*	Speicherfunktionskreis; Wandlungsphase Metall
Fk Magen	o. stomachi	*wei*	Durchgangsfunktionskreis; Wandlungsphase Erde
Fk Milz	o. lienalis	*pi*	Speicherfunktionskreis, Wandlungsphase Erde
Fk Niere	o. renalis	*shen*	Speicherfunktionskreis, Wandlungsphase Wasser
Neben-Fk Gehirn	paraorbis cerebri	*nao*	Das Meer des Neben-Fk Rückenmark (paraorbis medullae, *sui*) (= mare medullae), der Zusammenkunftsort aller Yang-Leitbahnen, steht mit den sieben Körperöffnungen in Verbindung, lenkt die Aktivitäten der Gliedmaßen
Neben-Fk Knochen	paraorbis ossum	*gu*	Lagert Rückenmark (paraorbis medullae, *sui*) ein, stützt den Körper, schützt die Funktionskreise im Körperinneren
Neben-Fk Leitbahnen	paraorbis sinarteriarum	*mai*	Bildet die Wege, in denen Qi und Xue zirkulieren, spiegelt den Zustand des Körpers wider
Neben-Fk Rückenmark	paraorbis medullae	*sui*	Nährt den Neben-Fk Gehirn (paraorbis cerebri, *nao*), befeuchtet und nährt das Knochengerüst, bringt Xue hervor
Neben-Fk Uterus	paraorbis uteri	*zigong*	Dominiert die Menstruation, trägt den Fetus aus
LEITBAHNEN			
Lungen-Leitbahn (Abkürzung: Lu)	cardinalis pulmonalis (Abkürzung: P)	*fei jing*	Leitbahn des Fk Lunge (o. pulmonalis, *fei*)
Dickdarm-Leitbahn (Abkürzung: Di)	cardinalis intestini crassi (Abkürzung: IC)	*dachang jing*	Leitbahn des Fk Dickdarm (o. intestini crassi, *dachang*)
Magen-Leitbahn (Abkürzung: Ma)	cardinalis stomachi (Abkürzung: S)	*wei jing*	Leitbahn des Fk Magen (o. stomachi, *wei*)
Milz-Leitbahn (Abkürzung: Mi)	cardinalis lienalis (Abkürzung: L)	*pi jing*	Leitbahn des Fk Milz (o. lienalis, *pi*)
Herz-Leitbahn (Abkürzung: He)	cardinalis cardialis (Abkürzung: C)	*xin jing*	Leitbahn des Fk Herz (o. cardialis, *xin*)
Dünndarm-Leitbahn (Abkürzung: Dü)	cardinalis intestini tenuis (Abkürzung: IT)	*xiaochang jing*	Leitbahn des Fk Dünndarm (o. intestini tenuis, *xiaochang*)

GRUNDBEGRIFFE (Fortsetzung)

Deutsch	Lateinisch	Pinyin	Erklärung
Blasen-Leitbahn (Abkürzung: Bl)	cardinalis vesicalis (Abkürzung: V)	*pangguang jing*	Leitbahn des Fk Blase (o. vesicalis, *pangguang*)
Nieren-Leitbahn (Abkürzung: Ni)	cardinalis renalis (Abkürzung: R)	*shen jing*	Leitbahn des Fk Niere (o. renalis, *shen*)
Herzbeutel-Leitbahn (Abkürzung: Pe)	cardinalis pericardialis (Abkürzung: Pc)	*xinbao jing*	Leitbahn des Fk Herzbeutel (o. pericardialis, *xinbao*)
Drei-Wärmebereiche-Leitbahn (Abkürzung: 3E)	cardinalis tricalorii (Abkürzung: T)	*sanjiao jing*	Leitbahn des Fk Drei Wärmebereiche (o. tricalorii, *sanjiao*)
Gallenblasen-Leitbahn (Abkürzung: Gb)	cardinalis fellea (Abkürzung: F)	*dan jing*	Leitbahn des Fk Gallenblase (o. felleus, *dan*)
Leber-Leitbahn (Abkürzung: Le)	cardinalis hepatica (Abkürzung: H)	*gan jing*	Leitbahn des Fk Leber (o. hepaticus, *gan*)
Leitbahn der Steuerung (Abkürzung: Du)	sinarteria regens (Abkürzung: Rg)	*dumai*	Unpaarige Leitbahn; stellt die Verbindung zwischen dem Genitale, sämtlichen Yang-Leitbahnen und dem Kopf dar; sorgt für die Verteilung des ursprünglichen Qi (qi primum, *yuanqi*)
Aufnehmende Leitbahn (Abkürzung: Ren)	sinarteria respondens (Abkürzung: Ren)	*renmai*	Unpaarige Leitbahn; steht mit allen Yin-Leitbahnen, dem Haltenetz des Yin (s. retinens yin, *yin weimai*) und der Breiten Trossstraße (s. impedimentalis, *chongmai*) in Verbindung; dient als „Ausgleichsreservoir" der gesamten struktiven Energien

Literatur zur chinesischen Medizin und zu Tuina

LITERATUR IN WESTLICHEN SPRACHEN

Cao Jiming, Su Xinming, Cao Junqi: Essentials of Traditional Chinese Pediatrics. Foreign Languages Press, Beijing 1998

Engelhardt U, Hempen C-H: Chinesische Diätetik. Urban & Fischer, München – Jena 2006 (3. Auflage)

Fan Chaoyang, Hummelsberger J, Wislsperger G: Tuina. Eine altchinesische manuelle Therapie neu entdeckt. Müller & Steinicke, München 2006

Fatrai A, Uhrig S, Engelhardt U, Hempen CH, Han C, Hummelsberger J, Leonhardy H: Chinesische Medizin in der Augenheilkunde. Urban & Fischer, München – Jena 2005

Focks C, Hillenbrand N (ed): Leitfaden Traditionelle Chinesische Medizin. Urban & Fischer. München – Jena 2000

Gernet J: Die chinesische Welt. Suhrkamp, Frankfurt am Main 1988

Han Chaling: Leitfaden Tuina. Urban & Fischer, München – Jena 2005 (2. Auflage)

Hartner W: Heilkunde im Alten China. Sinica XVI 1941 217–265, Sinica XVII 1942 27–89

Hempen C-H: Darstellung der einzelnen Orbes („Funktionsbereiche") in der chinesischen Medizin. Chin Med, München 1991 – 93

Hempen C-H: dtv-Atlas zur Akupunktur. Deutscher Taschenbuch Verlag, München 1999 (5. Auflage)

11

Jin Hongzhu et al.: Chinese Tuina (Massage). Publishing House of Shanghai University of Traditional Chinese Medicine. 2002
Kovacs J, Unschuld P U: Essential Subtleties on the Silver Sea (The Yin-hai jing-wei). University of California Press, Berkeley 1998
Krokowski C, Fatrai A: Akupunktur und Phytotherapie bei Kaninchen und Meerschweinchen. Sonntag Verlag, Stuttgart 2007
Porkert M.: Die Theoretischen Grundlagen der chinesischen Medizin. Acta Medicinae Sinensis, Phainon, Dinkelscherben 1991
Porkert M: Neues Lehrbuch der chinesischen Diagnostik. Acta Medicinae Sinensis, Phainon, Dinkelscherben 1993
Porkert M, Hempen C-H: Systematische Akupunktur. Urban & Schwarzenberg, München–Wien–Baltimore 1985
Sivin N. Traditional Medicine in Contemporary China. Center for Chinese Studies, University of Michigan 1987
Stux G, Stiller N, Berman B, Pommeranz B: (2003) Akupunktur, Lehrbuch und Atlas, 5. Auflage, Springer, Berlin, Heidelberg, New York
Tian L, Lachner A: Wortschatz Chinesische Medizin. Urban & Fischer, München – Jena 2005
Wullinger M, Fatrai A: Allergiebehandlung mit chinesischer Medizin. Urban & Fischer, München – Jena 2007

CHINESISCHSPRACHIGE LITERATUR

Cao Renfa et al.: Praktische Tuina (*Shiyong tuina xue*). Volksverlag für Militärmedizin, Beijing 1998
Chai Tiequ et al.: Akupunktur- und Tuina-Ambulanz: Allergische Erkrankungen (*Zhentui menzhen – Biantai fanyingxing jibing*). Verlag für wissenschaftliche und technische Dokumente, Beijing 2006
Chao Yuanfang et al.: Abhandlung über Ursprung und Verlauf aller Krankheiten (*Zhubing yuanhou lun*). Verlag für Wissenschaft und Technik Liaoning, Shenyang 1999
Chen Mingju et al.: Traditionelle chinesische Augenheilkunde (*Zhongyi yanke xue*). Wissenschaftsverlag, Beijing 1996
Chen Xiaofeng et al.: Die Integration von chinesischer und westlicher Medizin – Allergologie (*Zhongxiyi jiehe – biantai fanyingbing xue*). Volksverlag für Hygiene, Beijing 2003
Fan Binghua et al.: Selbstbehandlung mit Tuina bei häufigen geriatrischen Erkrankungen (*Laonian changjianbing ziwo tuina*). Verlag für Wissenschaft und Technik Zhejiang, Hangzhou 2000
Feng Weibin et al.: Ausgewählte respiratorische Erkrankungen (*Huxike zhuanbing*). Volksverlag für Hygiene, Beijing 2003
Gao Jiansheng et al.: Reihe „Basiswissen zu klinischen Anzeichen der chinesischen Medizin", Band Augenheilkunde (*Jiceng zhongyi linzheng bidu daxi*). Verlag für Wissenschaft und Technik, Beijing 1997
He Wenbin et al.: Unbefangene Fragen (*Suwen*). Chinesischer Verlag für Medizin, Naturwissenschaften und Technik, Beijing 1998
Hu Liansheng et al.: Hals-, Nasen- und Ohrenheilkunde in der chinesischen Medizin (*Zhongyi erbi yanhou ke xue*). Chinesischer Verlag für Chinesische Medizin und Arzneimittel, Beijing 2004
Li Jingwei et al.: Großes Lexikon der chinesischen Medizin (*Zhongyi da cidian*). Volksverlag für Hygiene, Beijing 1995
Li Mingjun et al.: Selbstmassage in Bildern (Buchreihe) (*Ziwo anmo tujie*). Verlag für Wissenschaft und Technik Jilin, Changchun 2003-2005
Li Yunying et al.: Ausgewählte Erkrankungen aus der Hals-Nasen-Ohrenheilkunde (*Erbihouke zhuanbing*). Volksverlag für Hygiene, Beijing 2005, 2. Auflage
Li Zhuanke et al.: Neue traditionelle chinesische Augenheilkunde (*Xinbian zhongyi yanke xue*). Volksverlag für Militärmedizin, Beijing 1997
Li Zhuanke et al.: Traditionelle chinesische Augenheilkunde (*Zhongyi yanke xue*). Volksverlag für Hygiene, Beijing 1999

Lu Zhaolin et al.: Abhandlung über Ursprung und Verlauf aller Krankheiten (*Zhubing yuanhou lun*). Verlag für Wissenschaft und Technik Liaoning, Shenyang 1999
Luo Xiaorong et al.: Ausgewählte Erkrankungen aus der Kinderheilkunde – Diagnose und Behandlung mit chinesischer Medizin (*Erke zhuanbing zhongyi linchuang zhenzhi*). Volksverlag für Hygiene, Beijing 2005
Lü Jianping et al.: Akupunktur (*Zhenjiuxue*). Wissenschaftsverlag, Beijing 1996
Shen Guoquan et al.: Illustrationen zu Tuina-Techniken (*Tuina shoufa tujie*). Verlag für Wissenschaft und Technik Shanghai, Shanghai 2004
Sheng Feng et al: Sein eigener Tuina-Therapeut sein (*Zuo zijide tuinashi*). Verlag der Universität für Chinesische Medizin und Arzneimittel, Shanghai 2005
Tan Yisong et al.: Angelpunkt der Struktivkraft (*Lingshu jing*). Chinesischer Verlag für Medizin, Naturwissenschaften und Technik, Beijing 1998
Wang Chengmin et al.: Vollständiges Buch zur chinesischen Massage (*Zhongguo anmo quanshu*). Huaxia-Verlag, Beijing 1999
Wang Chenying et al.: Traditionelle chinesische Hals-Nasen-Ohrenheilkunde (*Zhongyi erbihouke xue*). Wissenschaftsverlag, Beijing, 1996
Wang Qi et al.: Orbisikonographie in der Chinesischen Medizin (*Zhongyi zangxiang xue*). Volksverlag für Hygiene, Beijing 1997
Wang Xudan: Handbuch zur natürlichen Behandlung von Asthma mit chinesischer und westlicher Medizin (*Qichuan zhongxiyi shuangxiao ziliao shouce*). Wangjiaoshe-GmbH, Taibei 2000
Wang Yue et al.: Die typische TCM-Behandlung von Asthma bronchiale (*Zhiqiguan xiaochuan de zhongyi tese liaofa*). Verlag der Universität für TCM Shanghai, 2004
Wang Yunkai et al.: Großes Kompendium der chinesischen Tuina (*Zhonghua tuina dacheng*). Verlag für Wissenschaft und Technik Hebei, 1997
Xiao Guoshi et al.: Klinisches Handbuch der traditionellen chinesischen Augenheilkunde (*Zhongyi yanke linchuang shouce*). Volksverlag für Hygiene, Beijing 1996
Yan Hongchen et al.: Kompendium der Traditionellen Heilmethoden (*Chuantong liaofa dacheng*). Changchun-Verlag, Changchun 1995
Zeng Qinghua et al.: Praktische Akupunktur in der Augenheilkunde und Hals-Nasen-Ohrenheilkunde (*Shiyong yan erbihou zhenjiuxue*). Volksverlag für Hygiene, Beijing, 1993
Zha Wei et al.: Illustrierte Behandlung von Kindern mit Massage (*Tujie xiao'er anmo chu baibing*). Verlag für Wissenschaft und Technik Jiangsu, 2000
Zhang Meifang et al.: Ausgewählte Erkrankungen aus der Augenheilkunde (*Yanke zhuanbing*). Volksverlag für Hygiene, Beijing 2005, 2. Auflage
Zhao Jianqiu: Tuina bei Kindern (*Youke tuina*). Qingdao-Verlag, Qingdao 2000, 2. Auflage
Zhou Xinwen et al.: Praktische Tuina in der chinesischen Medizin (*Shiyong zhongyi tuinaxue*). Verlag für Wissenschaft und Technik Shanghai, 2002

Literatur zur westlichen Medizin

Bierbach, E: Naturheilpraxis Heute. Urban & Fischer, München – Jena 2002 (2. Auflage)
Feneis, H: Anatomisches Bildwörterbuch. Georg Thieme Verlag, Stuttgart 1988 (6. unveränderte Auflage)
Ficklscherer, A: BASICS Orthopädie und Traumatologie. Urban & Fischer, München – Jena 2005
Frisch, H: Programmierte Untersuchung des Bewegungsapparates. Springer – Verlag 1998 (7., neubearbeitete und ergänzte Auflage)
Frisch, H: Programmierte Therapie am Bewegungsapparat. Springer – Verlag 2003 (4. überarbeitete und ergänzte Auflage)
Graumann W, v. Keyserlingk D, Sasse D: Taschenbuch der Anatomie. Band 1 Histologie, Bewegungsapparat. Gustav Fischer Verlag, Stuttgart – Jena – New York 1994
Gruber, C: BASICS Pädiatrie. Urban & Fischer, München – Jena 2006

Gruber, S: BASICS Gynäkologie und Geburtshilfe. Urban & Fischer, München – Jena 2007
Hoffa, Gocht, Storck, Lüdke, Storck: Technik der Massage. Ferdinand Enke Verlag Stuttgart 1993 (16. Auflage)
Kolster B, Ebelt – Paprotny G: Leitfaden Physiotherapie. Jungjohann Verlagsgesellschaft, Neckarsulm – Lübeck – Ulm 1996 (2. neu bearbeitete Auflage)
Krzovska, M: BASICS Neurologie. Urban & Fischer, München – Jena 2006
Muschinsky, B: Massagelehre in Theorie und Praxis. Gustav Fischer Verlag, Stuttgart – New York 1984
Nagel, P: BASICS Hals-Nasen-Ohren-Heilkunde. Urban & Fischer, München – Jena 2005
Platzer, W: dtv-Atlas der Anatomie. Band 1: Bewegungsapparat. Georg Thieme Verlag, Stuttgart 1991 (6. überarbeitete Auflage)
Pschyrembel, Klinisches Wörterbuch. Walter de Gruyter, Berlin – New York 2004 (260., neu bearbeitete Auflage)
Trepel, M: Neuroanatomie. Struktur und Funktion. Urban & Fischer, München – Jena 2004 (3., neu bearbeitete Auflage)
Wunn, E: BASICS Psychiatrie. Urban & Fischer, München – Jena 2006

KAPITEL

12 Register

B

C

D

R

X

Y

FSC
www.fsc.org
MIX
Papier | Fördert gute Waldnutzung
FSC® C083411

Kolibri 360 GmbH
Ferdinand-Jühlke-Straße 7
99095 Erfurt, Deutschland
produktsicherheit@kolibri360.de